DICTIONNAIRE ENCYCLOPÉDIQUE

DES

SCIENCES MÉDICALES

PARIS. — TYPOGRAPHIE A. LAHURE
Rue de Fleurus, 9.

DICTIONNAIRE ENCYCLOPÉDIQUE

DES

SCIENCES MÉDICALES

DIRECTEURS

A. DECHAMBRE — L. LEREBOULLET
DE 1864 A 1885   DEPUIS 1886

DIRECTEUR-ADJOINT : L. HAHN

COLLABORATEURS : MM. LES DOCTEURS

ARCHAMBAULT, ARLOING, ARNOULD (J.), ARNOZAN, ARSONVAL (D'), AUBRY (J.), AUVARE, AXENFELD, BAILLARGER, BAILLON, BALBIANI, BALL, BARIÉ, BARTH, BAZIN, BEAUGRAND, BÉCLARD, BÉHIER, BENEDEN (VAN), BERGER, BERNHEIM, BERTILLON, BERTIN-SANS, BESNIER (ERNEST), BLACHE, BLACHEZ, BLANCHARD (R.), BLAREZ, BOINET, BOISSEAU, BORDIER, BORIUS, BOUCHACOURT, BOUCHARD (CH.), BOUCHEREAU, BOUISSON, BOULAND (P.), BOULEY (H.), BOUREL-RONCIÈRE, BOURGOIN, BOURRU, BOURSIER, BOUSQUET, BOUVIER, BOYER, BRASSAC, BROCA, BROCHIN, BROUARDEL, BROWN-SÉQUARD, BRUN, BURCKER, BURLUREAUX, BUSSARD, CADIAT, CALMEIL, CAMPANA, CAELET (G.), CERISE, CHAMBARD, CHARCOT, CHARVOT, CHASSAIGNAC, CHAUVEAU, CHAUVEL, CHÉREAU, CHERVIN, CHOUPPE, CHRÉTIEN, CHRISTIAN, CLERMONT, COLIN (L.), CORNIL, COTARD, COULIER, COURTY, COYNE, DALLY, DAVAINE, DECHAMBRE (A.), DELENS, DELIOUX DE SAVIGNAC, DELORE, DELPECH, DEMANGE, DENONVILLIERS, DEPAUL, DIDAY, DOLBEAU, DUBUISSON, DU CAZAL, DI CLAUX, DUGUET, DUJARDIN-BEAUMETZ, DUPLAY (S.), DUREAU, DUTROULAU, DUWEZ, DUZÉA, EGGER, ÉLOY, ÉLY, FALRET (J.), FARABEUF, FÉLIZET, FÉRIS, FERRAND, FLEURY (DE), FOLLIN, FONSSAGRIVES, FORGUES, FOURNIER (E.), FRANCK-FRANÇOIS, FRÉDÉRICQ, GALTIER-BOISSIÈRE, GARIEL, GAVARRET, GAYET, GAYRAUD, GERVAIS (P.), GILLETTE, GIRAUD-TEULON, GOBLEY, GRANCHER, GRASSET, GREENHILL, GRISOLLE, GUBLER, GUÉNIOT, GUÉRARD, GUILLARD, GUILLAUME, GUILLEMIN, GUYON (F.), HAHN (L.), HAMELIN, HAYEM, HECHT, HECKEL, HENNEGUY, HÉNOCQUE, HERRMANN, HEYDENREICH, HOVELACQUE, HUMBERT, HUTINEL, ISAMBERT, JACQUEMIER, JUHEL-RÉNOY, KARTH, KELSCH, KIRMISSON, KRISHABER, LABBÉ (LÉON), LABBÉE, LABORDE, LABOULBÈNE, LACASSAGNE, LADREIT DE LA CHARRIÈRE, LAGNEAU (G.), LAGRANGE, LANCEREAUX, LARCHER (O.), LAURE, LAVERAN, LAVERAN (A.), LAYET, LECLERC (L.), LECORCHÉ, LE DOUBLE, LEFÈVRE (ED.), LEFORT (LÉON), LEGOUEST, LEGOYT, LEGROS, LEGROUX, LEREBOULLET, LEROUX, LE ROY DE MÉRICOURT, LETOURNEAU, LEVEN, LÉVY (MICHEL), LIÉGEOIS, LIÉTARD, LINAS, LIOUVILLE, LITTRÉ, LONGET, LONGUET, LUTZ, MAGITOT (E.), MAHÉ, MALAGUTTI, MARCHAND, MAREY, MARIE, MARTIN (A.-J.), MARTINS, MASSE, MATHIEU, MERKLEN, MERRY-DELABOST, MICHEL (DE NANCY), MILLARD, MOLLIÈRE (DANIEL), MONOD (CH.), MONTANIER, MORACHE, MORAT, MOREL (B.-A.), MOSSÉ, MUSELIER, NICAISE, NUEL, OBÉDÉNARE, OLLIER, ONIMUS, ORFILA (L.), OUSTALET, PAJOT, PARCHAPPE, PARROT, PASTEUR, PAULET, PÉCHOLIER, PERRIN (MAURICE), PETER (M.), PETIT (A.), PETIT (L.-H.), PEYROT, PICQUÉ, PIGNOT, PINARD, PINGAUD, PITRES, POLAILLON, PONCET (ANT.), POTAIN, POUCHET (GABR.), POZZI, QUÉNU, RAULIN, RAYMOND, RECLUS, REGIS, REGNARD, REGNAULD, RENAUD (I.), RENAUT, RENDU, RENOU, REITERER, REY, REYNAL, RICHE, RICKLEN, RITTI, ROBIN (ALBERT), ROBIN (CH.), ROCHARD, ROCHAS (DE), ROCHEFORT, ROGER (H.), ROHMER, ROLLET, ROTUREAU, ROUGET, ROYER (CLÉMENCE), SAINTE-CLAIRE DEVILLE (H.), SANNÉ, SANSON, SAUVAGE, SCHÜTZENBERGER (CH.), SCHÜTZENBERGER (P.), SÉDILLOT, SÉE (MARC), SERVIER, SEYNES (DE), SINÉTY (DE), SIRY, SOUBEIRAN (L.), SPILLMANN (E.), STEPHANOS (CLÔN), STRAUSS (H.), TARTIVEL, TESTELIN, TESTUT, THIBIERGE, THOMAS (L.), TILLAUX (P.), TOURDES, TOURNEUX, TRÉLAT (U.), TRIPIER (LÉON), TROISIER, VALLIN, VARIGNY (DE), VELPEAU, VERNEUIL, VÉZIAN, VIAUD-GRAND-MARAIS, VIDAL (ÉM.), VIDAU, VILCOQ, VILLEMIN, VINCENT, VOILLEMIER, VULPIAN, WAREOMONT, WERTHEIMER, WIDAL, WILLM, WORMS (J.), WURTZ, ZUBER.

CINQUIÈME SÉRIE

U — Z

TOME DEUXIÈME

UTÉ — VÉR

PARIS

G. MASSON
LIBRAIRE DE L'ACADÉMIE DE MÉDECINE
Boulevard Saint-Germain, en face de l'École de Médecine

P. ASSELIN ET Cie
LIBRAIRES DE LA FACULTÉ DE MÉDECINE
Place de l'Ecole-de-Médecine

MDCCCLXXXVI

DICTIONNAIRE

ENCYCLOPÉDIQUE

DES

SCIENCES MÉDICALES

UTÉRUS. § V. **Pathologie.** Nous ne nous occuperons, dans cet article, que de la pathologie de l'utérus à l'état de vacuité, ce qui concerne l'organe gravide ayant déjà été traité dans d'autres parties de ce Dictionnaire (*voy.* Grossesse, Accouchement).

Nous diviserons notre sujet en dix chapitres principaux :

1° Les arrêts de développement, vices de conformation et anomalies de structure de l'organe utérin ;

2° Les anomalies de situation, déplacements, déviations, abaissement, prolapsus, hernies ;

3° Les fistules utérines ;

4° Les différentes variétés d'inflammation aiguë ou chronique et les accidents qui s'y rapportent, décrits par plusieurs auteurs sous le nom de congestion, engorgement, catarrhe ;

5° Les ulcérations et les varices de la région cervicale ;

6° Les éruptions diverses du col ;

7° Les tubercules de l'utérus ;

8° Le chancre simple utérin ;

9° La syphilis utérine et ses manifestations aux différentes périodes de la maladie ;

10° Les tumeurs, divisées elles-mêmes en tumeurs bénignes et tumeurs malignes.

1° Arrêts de développement, vices de conformation et anomalies de l'organe utérin. Nous savons que l'utérus se développe aux dépens d'organes transitoires connus sous le nom de canaux de Müller. Selon que l'un ou l'autre de ces canaux manque ou s'atrophie de bonne heure, ou que leur fusion est complétement ou partiellement entravée, on voit se produire les différents genres de malformations congénitales de l'utérus, *absence de l'utérus* ou *utérus rudimentaire.*

L'absence complète d'utérus est extrêmement rare. Quelques auteurs même l'ont niée. Dans beaucoup de cas considérés d'abord comme tels, des recherches plus attentives ont fait trouver des tractus fibro-musculaires ou un utérus microscopique. On a publié des cas d'utérus rudimentaires, rencontrés simultanément dans une même famille, où plusieurs sœurs présentaient cette anomalie. Dans une de ces observations, on a noté que les sœurs de la mère du sujet examiné n'avaient jamais été menstruées, et trois d'entre elles étaient mariées et stériles.

Tantôt l'utérus est représenté par une lame fibro-musculaire, sans forme déterminée, ou rappelant un utérus en miniature, avec ou sans cavité. D'autres fois les trompes sont réunies par une espèce d'arc, sans aucun vestige du segment cervical. Les trompes, les ovaires, le vagin, peuvent ou non participer à l'arrêt de développement de l'utérus, sans que l'on constate rien d'anormal du côté des organes génitaux externes.

Toutes les variétés d'utérus rudimentaire ont une même signification au point de vue pratique. Parmi les femmes présentant ces vices de conformation, les unes conservent absolument le caractère féminin, développement des seins et du bassin, voix, dispositions psychiques; d'autres, avec un bassin étroit, des seins peu volumineux, ont un aspect tout spécial. Le signe clinique le plus constant, pour cette catégorie de femmes, consiste en l'absence d'hémorrhagie menstruelle, avec ou sans molimen périodique. On a prétendu que, lorsque le molimen menstruel existait, c'est qu'il y avait des ovaires. Cette assertion n'est nullement prouvée et demande de nouvelles recherches. Lorsqu'avec un utérus rudimentaire, coexiste un vagin en cul-de-sac, les rapports sexuels ayant lieu dans ce cul-de-sac, celui-ci finit par s'allonger et acquérir les dimensions du vagin normal. Ou bien le coït a lieu par l'urèthre, et presque toujours, chose curieuse, sans que ces manœuvres s'accompagnent d'incontinence d'urine.

Il est parfois difficile de préciser le diagnostic de l'utérus rudimentaire, surtout lorsqu'il existe en même temps un cloisonnement du vagin. Ce point est cependant important à élucider, relativement à l'utilité d'une intervention et à l'avenir de la fonction de reproduction.

Beaucoup de femmes se marient malgré ce vice de conformation, dont on ne s'aperçoit que plus tard.

La palpation abdominale combinée au toucher rectal, l'introduction d'une sonde ou d'un doigt dans la vessie et d'un autre doigt dans le rectum donnent quelques renseignements. Mais souvent, malgré ces divers procédés d'exploration, le diagnostic clinique reste assez embarrassant.

Il n'y a aucun moyen de modifier la situation physiologique d'une femme porteur d'un utérus rudimentaire. Tout traitement serait condamné d'avance à l'insuccès. Lorsqu'il existe des douleurs présentant un caractère périodique, on pourra les calmer au moyen des narcotiques. Du reste, ces phénomènes douloureux disparaissent d'ordinaire spontanément, au bout de peu d'années, et bien avant l'âge où s'établit la ménopause, chez les femmes normalement conformées.

Utérus doubles. Les utérus doubles présentent plusieurs variétés auxquelles on a donné les noms d'*uterus duplex, bicornis, cordiformis, septus, subseptus, didelphis.*

On appelle *uterus duplex* celui qui a un col unique et deux cornes à partir du col. Dans l'*utérus bicornis,* la fusion des canaux de Müller s'est prolongée au-dessus du col, mais ne s'est pas complétée à la partie supérieure. Il existe donc une division sur le fond de l'utérus. Si la division est peu accusée, on a l'*uterus cordiformis.*

Lorsque l'organe utérin, présentant une configuration extérieure normale, est divisé en deux, intérieurement, par une cloison médiane, l'utérus est dit *septus*, et *subseptus* lorsque la cloison est incomplète et s'arrête au niveau de l'orifice interne, ou à petite distance de l'isthme. Avec l'*uterus septus*, comme avec l'*uterus bicornis*, le vagin est tantôt simple et tantôt double. Il est presque toujours double dans les cas d'*uterus didelphis*, où les deux canaux de Müller sont restés séparés dans toute leur étendue : on a alors deux utérus distincts, ayant chacun une trompe, un ovaire et un ligament rond. Ces diverses formes d'utérus doubles ont une signification à peu près identique au point de vue physiologique. On a noté cependant quelques différences, selon que la séparation à lieu au niveau de l'union du col et du corps, ou à une certaine distance du col. Dans le premier cas, les deux cornes semblent posséder des contractions et, par conséquent, une innervation indépendante ; il n'en serait pas de même dans le second. Ainsi on a cité des femmes qui, dans ces conditions, avaient accouché d'un fœtus de dix mois, et trois mois après d'un enfant à terme. La duplicité de l'utérus paraît être une condition favorable à la possibilité de la superfétation.

La présence d'un utérus double n'a généralement aucune influence sur la menstruation. Le sang s'écoule tantôt par les deux orifices, tantôt par l'un seulement. L'hémorrhagie périodique peut se montrer par chacun des orifices, à des époques différentes. Plus souvent les règles coïncident pour les deux moitiés de l'utérus et apparaissent au même moment. La fécondité n'est nullement entravée par le fait d'un utérus double. Des femmes présentant cette anomalie ont eu jusqu'à 12 et 17 grossesses. Parfois la gestation n'arrive pas à son terme. Bayard a rapporté un cas de 14 grossesses suivies d'avortement, chez le même sujet. Le plus souvent, cependant, le produit de conception arrive au terme.

Les modifications imprimées à l'utérus par la gestation se montrent aussi bien dans la corne vide que dans celle qui contient le fœtus, ainsi que nous l'avons vérifié nous-même. On a noté parfois, dans ces conditions, des ruptures de l'utérus et des hémorrhagies graves après l'accouchement, lorsque l'insertion placentaire a lieu sur la cloison. On a attribué ces hémorrhagies à la faible quantité de fibres musculaires contenues dans le tissu de la cloison, d'ou insuffisance de la contraction pour amener le rétrécissement des vaisseaux sanguins (Bailly).

La plupart des cas d'utérus doubles ne sont constatés qu'à l'autopsie ou au moment de l'accouchement. D'autres fois des troubles menstruels, ou des difficultés dans les rapprochements sexuels, attirent l'attention des malades. Pour se rendre compte, sur le vivant, de la disposition des parties, dans les cas d'utérus doubles, le mieux est d'introduire deux sondes qui permettent d'apprécier les dimensions et la situation exacte de la cloison.

Utérus unicorne. L'utérus unicorne résulte de l'atrophie de l'un des canaux de Müller. Cette atrophie est plus ou moins complète, et la corne rudimentaire peut être représentée par un tractus fibreux plein ou possédant une cavité. Parfois l'utérus unicorne atteint les dimensions d'un organe normal. Il présente alors une forme conique, mais, à l'inverse de l'utérus complet, le sommet du cône, dans ces cas-là, est dirigé en haut. On a signalé des anomalies de l'ovaire et du rein, du coté atrophié, coïncidant avec un utérus unicorne.

Cette disposition anatomique ne s'oppose pas à la fécondation. Si le produit de conception est logé dans la corne principale, il n'y a généralement aucun accident, et tout se passe dans les conditions ordinaires. Si c'est la corne rudimentaire qui contient le fœtus, on doit craindre une rupture du troisième au sixième mois, comme pour les grossesses tubaires. Ce même accident a été signalé aussi dans des cas où l'embryon s'était développé dans la corne principale.

Il est parfois difficile, même à l'autopsie, de différencier une grossesse avec utérus unicorne d'une grossesse tubaire. L'insertion du ligament rond permet, presque toujours, de faire le diagnostic anatomique. Dans le cas d'utérus unicorne, l'insertion du ligament rond a lieu en dehors du sac fœtal, tandis que dans la grossesse tubaire il est situé entre l'œuf et l'utérus.

Utérus fœtal. On désigne sous le nom d'utérus fœtal, celui qui, chez la femme adulte, a conservé les caractères qu'il présente chez le nouveau-né. La forme de l'utérus est restée cylindrique, au lieu de devenir conoïde. Le col constitue la presque totalité de l'organe; la cavité du corps est rudimentaire, et ses parois moins épaisses que celles du segment cervical. Le museau de tanche fait à peine saillie dans le vagin, l'orifice externe a des dimensions minimes et la totalité de la cavité utérine ne dépasse guère 4 centimètres, ainsi qu'on peut s'en assurer sur le vivant au moyen d'un stylet, car un hystéromètre ordinaire ne peut pas pénétrer. Dans un cas dont nous avons fait l'examen histologique, la muqueuse du corps était représentée par une seule rangée de cellules, avec quelques enfoncements, tels qu'on en observe chez le nouveau-né. Mais nulle part on ne rencontrait, dans le corps utérin, la série de glandes en tubes qui existent chez l'adulte.

L'état des ovaires, du vagin, du bassin, des mamelles, est très-variable dans les cas de ce genre. Le symptôme le plus important et qui attire surtout l'attention, c'est l'absence d'hémorrhagie menstruelle. Tantôt il n'y a aucune manifestation périodique d'aucun genre; d'autres fois le molimen menstruel persiste avec son cortége de douleurs lombaires, de migraine, même de leucorrhée. La stérilité est la conséquence nécessaire de cet arrêt de développement, qu'aucune intervention thérapeutique ne peut modifier. Il importe cependant, dans les cas de ce genre, de faire un diagnostic précis, ne serait-ce que pour éviter aux malades les ennuis et les inconvénients d'un traitement inutile. Si, malgré l'absence d'hémorrhagie menstruelle, les femmes accusent des douleurs vives se reproduisant périodiquement, il y a lieu d'administrer le sulfate de quinine à la dose de 20 à 40 centigrammes par jour, associé à 5, à 10 milligrammes de chlorhydrate de morphine. Cette médication doit être instituée pendant les quatre à cinq jours qui précèdent l'apparition probable des douleurs périodiques.

Nous signalons en passant l'arrêt de développement décrit sous le nom d'*utérus infantile*. Il est impossible, cliniquement, de distinguer l'utérus infantile de l'utérus fœtal. Ces deux états ne présentent que quelques légères différences anatomiques sans importance. Leur signification, au point de vue pratique, est identique de tout point.

Utérus pubescent. Dans cette variété d'arrêt de développement désigné par Puech sous le nom d'*utérus pubescent*, et par d'autres auteurs sous le nom de *développement incomplet*, l'organe utérin est resté dans un état intermédiaire entre l'utérus infantile et celui de la jeune fille au début de la période d'activité sexuelle. Nous n'avons plus ici une prédominance du col sur le corps: les deux régions se partagent l'organe à peu près à parties égales. D'après Puech, l'utérus pubescent est moins lourd que l'utérus adulte (27 grammes au lieu de 45). Sa cavité présente un centimètre de moins que chez les jeunes filles après l'apparition des premières règles (4 à 4 1/2 au lieu de 5 à 5 1/2 centimètres). L'état du vagin, des ovaires, des mamelles, est variable dans ces conditions.

La cause de l'utérus pubescent nous est aussi inconnue que celle de tous les arrêts de développement qui atteignent cet organe. On a fait valoir la débilité, le rachitisme, la scrofule, la chlorose, au moment de la puberté. Ces hypothèses ont d'autant moins d'importance qu'on a rencontré l'utérus pubescent chez des femmes fortes, bien constituées du reste, et ne présentant aucun autre vice de conformation.

On observe presque constamment, chez les sujets porteurs d'un utérus pubescent, des troubles du côté des fonctions génitales. La menstruation fait complétement défaut, ou bien est faible, insuffisante, irrégulière. Le vagin est ordinairement plus petit qu'à l'état normal. On constate, au moyen du toucher, que le museau de tanche, très-diminué de volume, fait à peine saillie dans le vagin. L'orifice externe est trop étroit pour permettre l'introduction d'un hystéromètre. C'est donc au moyen d'un stylet qu'on s'assurera des dimensions de la cavité utérine.

La stérilité est un fait presque constant dans les cas de ce genre. Néanmoins quelques auteurs admettent la possibilité d'une guérison et d'une fécondation ultérieure. Ce point est parfois délicat à décider, lorsqu'on est consulté pour une jeune fille, relativement à l'opportunité d'un mariage.

Quand les règles ne se montrent pas à l'âge où elles apparaissent d'ordinaire, il y a toujours lieu de se demander si l'aménorrhée dépend d'une cause anatomique ou physiologique, c'est-à-dire d'une malformation ou d'un état général de l'organisme. Si la femme n'a que seize ou dix-sept ans, on peut attendre et surveiller la marche des phénomènes. Si elle a dépassé vingt ans, il est très-probable que l'absence des règles tient à une cause anatomique, qu'un examen complet seul permettra de préciser.

La possibilité de la guérison de l'utérus pubescent, admise par plusieurs auteurs, doit engager à intervenir dans les cas de ce genre. La première indication consiste à fortifier la constitution des sujets, au moyen de l'exercice, de la gymnastique, de l'hydrothérapie. Le régime alimentaire sera aussi substantiel que possible. Le fer, le quinquina, les inhalations d'oxygène, seront utiles, surtout s'il y a un état chloro-anémique. Lorsque la jeune fille a atteint l'âge de vingt ans environ, on peut chercher à agir directement sur l'organe utérin par l'électricité, par des applications de ventouses sèches sur le col. Les tiges ou pessaires intra-utérins, en amenant une excitation de la muqueuse, seront également indiqués.

Chez toute femme atteinte d'aménorrhée, avec développement incomplet de l'utérus, il faut se méfier de la plupart des médicaments dits emménagogues, qui n'ont d'autre résultat que de fatiguer l'estomac des malades. Le seul que nous employons en pareille circonstance est l'ergot de seigle en nature, qu'on donne sous forme de poudre, en deux doses par jour, de 15 ou 20 centigrammes chaque; après quinze jours de l'administration de l'ergot, on doit en suspendre l'usage pendant deux ou trois semaines, pour le reprendre ensuite pendant une égale période de temps.

Rétrécissement du canal cervical. Le rétrécissement du col est congénital ou acquis. Courty a proposé de réserver le nom de rétrécissement aux cas acquis, et d'appeler étroitesse ceux d'origine congénitale. Cette seconde catégorie est rare. Les cas que l'on désigne ainsi n'existent presque jamais à la naissance et résultent d'arrêts ou de modifications ultérieures dans le développement de l'utérus.

Le rétrécissement peut siéger sur divers points de la cavité cervicale. Dans la forme dite congénitale, il porte sur toute la longueur. Le museau de tanche est conique, pointu, d'une consistance presque cartilagineuse.

Plus rarement il est gonflé et comme œdémateux. L'orifice externe est petit, souvent à peine reconnaissable à une gouttelette de mucus qui s'en échappe. Quelquefois cet orifice est caché par la lèvre antérieure, plus saillante que la postérieure.

Le rétrécissement s'observe isolément à l'un des orifices interne ou externe, ou bien aux deux à la fois. Celui de l'orifice externe est de beaucoup le plus fréquent. Si les deux sont atteints, la cavité cervicale est dilatée et le corps de l'utérus est séparé du col par un étranglement circulaire. Si le rétrécissement ne porte que sur l'orifice externe, cet étranglement manque, et l'isthme de l'utérus est également dilaté.

Les femmes atteintes de rétrécissement du col accusent presque constamment de la dysménorrhée. Le sang menstruel ne sort que par intervalle et en petite quantité. L'intensité des douleurs n'est pas toujours en rapport avec le degré du rétrécissement. Elle dépend beaucoup de la quantité de sang qui s'accumule dans la cavité utérine dans un même espace de temps. Si l'exhalation sanguine se produit tout d'un coup, en grande abondance, les douleurs seront vives, même avec un orifice peu rétréci. Si, au contraire, le sang s'élimine lentement et en petite quantité, il passera facilement, même à travers un col plus étroit.

Le rétrécissement du col utérin ne présente pas, par lui-même, de danger pour la vie de la femme. Mais, à la longue, l'irritation résultant de la congestion prolongée et de la difficulté qu'éprouve le sang à se faire jour au dehors peut amener des ménorrhagies, ou être le point de départ de la métrite et de la périmétrite. En outre cet état présente une certaine importance, à cause de la vie pénible imposée aux malades par les crises de dysménorrhée, et de l'obstacle qu'il apporte à la fécondation (*voy.* l'article STÉRILITÉ).

On peut, la plupart du temps, par un traitement approprié, faire disparaître en même temps dysménorrhée et stérilité. Ce traitement consiste à dilater ou à inciser la cavité cervicale. La dilatation s'obtient par différents procédés. Les uns consistent à introduire des bougies de plus en plus volumineuses dans la cavité cervicale, comme on le fait pour les rétrécissements de l'urèthre chez l'homme. Ou bien l'on emploie des instruments dilatateurs à branches divergentes, dont on a construit de nombreux modèles. Si les résultats ainsi obtenus sont insuffisants, on s'adresse à la dilatation graduelle, au moyen de substances qui possèdent la propriété, en s'imbibant de liquides, d'augmenter considérablement de volume. Les corps le plus souvent employés pour cet usage sont la *Gentiane*, la *Laminaria digitata*, le *tupelo* ou racine de *Nyssa aquatica* et les cônes d'éponge préparée. Ces derniers amènent une dilatation plus considérable, mais ils présentent de nombreux inconvénients : aussi leur préférons-nous la laminaria, dans les cas de rétrécissement où il n'est pas nécessaire de se frayer un large passage.

Le manuel opératoire est des plus simples. Après avoir nettoyé le fond du vagin avec de l'ouate trempée dans une solution antiseptique forte, on recherche la direction du col utérin au moyen d'une sonde flexible. Si le cathétérisme amène quelques gouttes de sang, on doit attendre vingt-quatre heures avant de faire la dilatation. Le corps dilatateur, plongé pendant quelques minutes dans la solution antiseptique, est porté dans le canal cervical au moyen d'une pince à pansement. Il est quelquefois nécessaire d'immobiliser le museau de tanche à l'aide d'un tenaculum ou d'une épingle recourbée munie d'un fil, pour faciliter la pénétration dans le canal cervical. Six ou huit heures après l'introduction de la tige de laminaria, la dilatation est suffisante, mais il n'y a aucun inconvénient, avec les précautions indiquées, à la laisser séjourner pendant vingt-quatre heures. Avec les tiges de nyssa, le résultat cherché est obtenu dans un espace de temps beaucoup moindre, trois ou quatre heures seulement. Le plus ordinairement la dilatation au moyen de la laminaria, entreprise avec les précautions voulues, n'est suivie d'aucune conséquence fâcheuse. Quelques malades se plaignent de coliques assez violentes, que l'on combat par des applications chaudes sur le ventre et surtout par les injections de morphine. On a cité cependant des cas malheureux où, à la suite de cette opération, étaient survenus des accidents inflammatoires ou septicémiques graves, ayant même entraîné la mort. On a également publié une ou deux observations de tétanos après une intervention de cette nature. Ces faits sont si exceptionnels, qu'on n'a guère à s'en préoccuper, à la condition de se conformer aux règles de l'antisepsie la plus rigoureuse. Parfois il faut faire précéder la dilatation par l'incision de l'orifice externe, trop rétréci pour laisser pénétrer le corps dilatateur. Il est prudent, dans ces cas, d'attendre la cicatrisation de la petite plaie avant de faire la dilatation.

Le débridement de l'orifice externe ne présente généralement pas de gravité. Il consiste en deux incisions latérales qu'on pratique, soit avec des ciseaux courbes, soit avec un bistouri boutonné. Une lancette portée par des pinces à pansement serait même suffisante. Nous n'insisterons pas sur la dilatation brusque, que nous n'avons jamais employée dans les cas de ce genre.

L'incision de l'orifice interne est une opération plus sérieuse que celle de l'orifice externe, surtout à cause des hémorrhagies qui sont à craindre. Quelques gynécologistes vont jusqu'à repousser cette opération d'une façon absolue. Différents hystérotomes, à une ou plusieurs lames, sont employés pour l'incision de l'orifice interne. Ce mode de traitement ne doit pas être appliqué banalement, et l'on n'y aura recours que chez les malades où il sera jugé absolument nécessaire. Un certain nombre de cas de mort ont été observés consécutivement à cette intervention. D'autres fois le tissu cicatriciel donne lieu à un nouveau rétrécissement consécutif, ainsi que nous avons eu l'occasion de le constater nous-même sur plusieurs malades opérées depuis quelques années par le procédé de Sims. Nous avons passé rapidement en revue les divers modes de traitement usités dans les cas de rétrécissement du col utérin, mais celui auquel nous donnons de beaucoup la préférence est la dilatation graduelle au moyen de bougies flexibles de plus en plus volumineuses, semblables à celles employées pour la dilatation de l'urèthre chez l'homme. En commençant par les numéros 6 ou 7, nous arrivons peu à peu jusqu'aux numéros 22 et 25 et même 30 (de la filière de Charrière). Les séances doivent être répétées deux à trois fois par semaine. La bougie sera laissée en place pendant dix à quinze minutes, et soigneusement désinfectée avant chaque introduction.

Ce procédé, auquel nous devons de nombreux succès, n'a jamais causé aucun accident entre nos mains. Il présente encore l'avantage de permettre à la femme de continuer ses occupations ordinaires, tandis qu'avec les autres méthodes de dilatation, même avec la laminaria, il est nécessaire de laisser les malades un jour ou deux au lit. Quelle que soit, du reste, l'opération adoptée pour faire disparaître un rétrécissement du col utérin, il faut choisir, de préférence, pour la pratiquer, une époque éloignée des règles.

OBLITÉRATION DE L'UTÉRUS. L'oblitération de l'utérus se rencontre, le plus souvent, à l'orifice externe, et résulte, soit de la formation de tissu fibreux cicatriciel, soit d'adhérences établies entre des points opposés de la muqueuse. L'oblitération congénitale est beaucoup plus rare que celle qui se produit pendant la vie extra-utérine. Cette seconde catégorie est consécutive, le plus souvent à l'accouchement, à la gangrène, à des ulcérations ou à des cautérisations. La blennorrhagie et la syphilis ne sont guère cause d'oblitération. Il est probable que les cas cités comme d'origine syphilitique étaient plutôt dus à des cautérisations. L'atrésie de la cavité cervicale est fréquente dans la vieillesse ; d'après Hennig, elle existerait chez plus d'un quart des femmes ayant dépassé l'âge de cinquante ans. Les accidents qui résultent de l'imperméabilité de l'utérus dépendent principalement de la rétention dans la cavité des liquides sécrétés ou transsudés, sang, mucus, pus. C'est surtout la rétention du sang, ou *hématomètre*, qui présente de l'intérêt au point de vue clinique. Quand l'orifice externe est la cause de la distension, tout l'utérus est dilaté, formant une tumeur globuleuse, à parois épaisses, sur laquelle on ne peut plus constater l'existence du col. S'il s'agit de l'orifice interne, le col reste à peu près normal, et ce n'est qu'à partir de l'isthme que la masse arrondie se développe. Plus l'obstacle siége haut, plus les trompes participent à la distension. Cette dilatation tubaire ne paraît pas résulter, le plus souvent, du reflux du sang, mais bien de l'accumulation des liquides transsudés à la surface de la muqueuse. On a vu une énorme distension des trompes coïncider avec un orifice tubo-utérin très-étroit ou même oblitéré. L'issue dans la cavité péritonéale du sang contenu dans la trompe peut se produire peu à peu et lentement, ou être la conséquence d'une rupture. Dans les deux cas, il en résulte une hématocèle. La déchirure des trompes, plus rarement celle de l'utérus, ont lieu de deux façons différentes : ou bien sous l'influence de l'excès de tension les parois finissent par céder, ou bien, à la suite d'une ponction, le retrait trop brusque de la tumeur amène sur les adhérences des tiraillements suffisants pour entraîner une solution de continuité.

Les caractères du liquide varient selon la durée de la maladie. Le plus souvent jaunâtre ou couleur chocolat, il se compose d'autres fois de caillots nageant dans du sérum. La quantité de ce liquide peut atteindre jusqu'à 3 et 4 litres. Chez les vieilles femmes, l'oblitération du museau de tanche amène une accumulation de sérosité plus ou moins mélangée de pus. Des cas du même genre ont été signalés chez le nouveau-né (Herrgott). On a aussi constaté la distension de l'utérus occasionnée par des gaz (physométrie).

C'est, d'ordinaire, vers l'âge de la puberté, que l'atrésie des voies génitales donne lieu à des accidents. Au moment où le développement de tous les organes annonce l'apparition des premières règles, les jeunes filles éprouvent les diverses sensations du molimen menstruel, sans écoulement de sang. Au début, les malades accusent un sentiment de gêne, de pesanteur dans le bassin. Les douleurs, perçues dans la région lombaire, s'irradient vers le pubis, le périnée, la partie supérieure des cuisses. Après une courte durée, ces symptômes disparaissent et tout rentre dans l'ordre pendant vingt-huit ou trente jours.

Vers cette date, une nouvelle crise se manifeste, pour cesser de nouveau et se reproduire ainsi périodiquement un certain nombre de fois. Les sensations douloureuses augmentent d'intensité à chaque époque, et se compliquent de difficultés dans la miction et la défécation. On observe alors, sur la ligne médiane de la région hypogastrique, une tumeur rénitente. Celle-ci, peu sensible à la pression, arrive quelquefois par ses progrès lents et successifs à dépasser le niveau de l'ombilic, comme l'utérus au terme de la grossesse. Outre la tumeur médiane, il en existe souvent deux autres, situées latéralement, et formées par les trompes distendues.

Dans les cas d'hématomètres dus à une oblitération de l'utérus, cas dont nous nous occupons seuls ici, le toucher fait constater au-dessus du museau de tanche, plus ou moins modifié, une tumeur globuleuse. A la longue, les troubles digestifs se montrent à leur tour, donnant lieu à des vomissements. Les douleurs, limitées d'abord aux époques menstruelles, se prolongent de plus en plus, jusqu'à devenir continues. Elles sont parfois très-violentes, et les femmes ayant eu des enfants, c'est-à-dire dans certaines atrésies acquises, les comparent aux douleurs de l'accouchement. Enfin, les malades épuisées par la fièvre hectique finissent par succomber.

La rupture de l'obstacle, ou d'un point quelconque des organes distendus, peut amener la guérison aussi bien que la mort subite. Si la solution de continuité a lieu sur l'utérus ou les trompes, et que le sang pénètre dans le péritoine, la mort, sans être constante, en est néanmoins la conséquence la plus ordinaire. Une terminaison heureuse peut être amenée par l'enkystement des produits épanchés, et, plus tard, par leur élimination au moyen d'une fistule rectale. On a vu, après l'établissement d'adhérences épaisses, l'utérus s'ouvrir dans l'estomac, dans la vessie, et l'écoulement menstruel se faire jour par l'urèthre. La rupture a lieu à des époques variables, treize, quinze mois, ou plusieurs années après le début des premiers symptômes. La péritonite se produit chez certains malades en l'absence de toute solution de continuité. Toutes les fois que l'hématomètre se complique de péritonite ou d'hématocèle, on voit s'ajouter aux symptômes déjà existants ceux qui sont propres à ces dernières affections, vomissement, ballonnement de l'abdomen, soif vive, facies abdominal. prostration des forces. La rétention des liquides autres que du sang (hydromètre) chez les vieilles femmes, donne lieu à quelques coliques utérines. Celles-ci ne sont pas comparables aux violentes douleurs dysménorrhéiques de l'hématomètre.

Les symptômes fonctionnels résultant de l'oblitération de l'utérus disparaissent, le plus souvent, au moment de la ménopause. La cessation des manifestations menstruelles se montre, chez ces malades, beaucoup plus tôt qu'à l'état normal. C'est surtout à ce moment, qu'un hématomètre peut se transformer en hydromètre.

Le diagnostic de l'hématomètre est généralement assez simple. On ne confondra pas l'hématomètre avec l'hématocèle. Dans cette dernière affection, la tumeur est indépendante de l'utérus, tandis que dans la première cet organe participe plus ou moins complétement à sa formation. Les deux lésions peuvent se trouver réunies, si l'épanchement péritonéal est consécutif à la distension des trompes.

Les douleurs revenant régulièrement à époque fixe, pour diminuer ou disparaître dans l'intervalle de deux crises, ont un caractère pathognomonique; surtout si ces douleurs s'accompagnent d'une tuméfaction de l'abdomen coïncidant avec les crises douloureuses. Le diagnostic de l'hématomètre et de la grossesse au début présente, dans certains cas, des difficultés. La persistance.

de l'hymen ne donne pas d'indication précise, les cas de grossesse coexistant avec un hymen intact n'étant pas très-rares. Le dire des malades, souvent intéressées à cacher la vérité, n'a pas non plus une grande importance à cet égard. Les douleurs dysménorrhéiques de la rétention ne ressemblent guère aux légers troubles de la sensibilité qui accompagnent souvent la gestation. Les vomissements, le gonflement des seins, s'observent dans les deux cas. L'utérus distendu par du sang est sphérique; sa consistance diffère de celle de l'organe gravide. La tuméfaction produite par l'atrésie de l'orifice externe pourrait être confondue avec un corps fibreux, mais les symptômes, la marche des accidents causés par les corps fibreux, n'ont pas la même physionomie. Dans les cas de corps fibreux, l'hystéromètre pénètre toujours à une profondeur plus ou moins grande, contrairement à ce qui arrive dans l'atrésie du col.

La gravité du pronostic, dans les cas d'hématomètre, dépend surtout du degré de développement de la tumeur. Les tumeurs atteignant ou dépassant la région ombilicale entraînent toujours un pronostic sérieux, soit qu'on s'abstienne, soit qu'on intervienne. Il faut aussi établir une différence, au point de vue de la gravité, entre les atrésies congénitales et acquises. Les dernières donnent lieu à des accidents plus sérieux et à marche plus rapide. Le pronostic de l'hydromètre et du physomètre est beaucoup plus bénin que celui de l'hématomètre. Souvent les produits accumulés se font jour spontanément, quand on a affaire aux deux premières affections.

Les oblitérations de l'utérus ne donnant lieu à des troubles morbides qu'au moment de la puberté, ce n'est que vers cette époque de la vie de la femme que l'on doit intervenir. Lorsqu'une malformation de ce genre est constatée chez un enfant, il est préférable d'attendre, en ayant soin d'avertir les parents de ce qui pourrait se produire plus tard. Beaucoup de femmes atteintes d'un tel arrêt de développement ne voient jamais apparaître les phénomènes de la menstruation. Il serait donc inutile de les exposer aux chances d'une opération dont le besoin ne se ferait jamais sentir.

Dans les cas d'oblitération acquise, l'âge de la malade doit entrer pour une grande part dans la décision à prendre. En effet, la ménopause fait disparaître le plus souvent tous les accidents. En outre, ordinairement, la cessation des règles s'observe de meilleure heure chez les femmes atteintes d'atrésie.

Pour les oblitérations congénitales, il faut agir dès que la tuméfaction est appréciable, et avant qu'elle ait pris un trop grand développement. On opérera, de préférence, pendant l'espace intermenstruel. Dans la plupart des cas, l'opération consiste à ponctionner la tumeur avec un trocart. Dans l'atrésie de l'orifice interne, le museau de tanche guidera l'opérateur. Si c'est l'orifice externe qui est fermé, on déterminera aussi exactement que possible la situation de la vessie et du rectum par rapport à l'endroit que l'on choisira pour introduire la pointe de l'instrument. Après l'opération, les malades garderont le repos absolu. Elles seront soumises, en outre, à la diète, pendant vingt-quatre ou quarante- huit heures, en se contentant d'administrer des boissons glacées en petite quantité à la fois. Il est utile de continuer les précautions jusqu'à la prochaine époque menstruelle. Quand il s'agit de cas d'hydromètre ou de physomètre, la ponction n'est pas toujours nécessaire. Une simple sonde suffit parfois pour franchir l'obstacle qui s'opposait à l'issue des liquides ou des produits gazeux.

Hématomètre unilatérale. Dans les cas d'utérus double, l'oblitération de l'orifice cervical peut exister pour les deux cornes, et on a alors affaire à une *hématomètre double*. Beaucoup plus souvent, dans cette variété d'anomalies, l'atrésie ne porte que sur une des moitiés, et donne lieu à l'hématomètre *unilatérale*. La disposition anatomique observée dans les cas de ce genre est des plus variables. Contrairement aux autres vices de conformation, l'hématomètre unilatérale se rencontre plus souvent à droite qu'à gauche. Le liquide contenu dans la tumeur est ordinairement couleur chocolat ou rougeâtre, comme dans l'hématomètre ordinaire. Il peut également être constitué par du mucus ou du pus.

Quoique ce soit, généralement, au moment de la puberté, que se produisent les premiers accidents, ceux-ci peuvent ne se montrer que très-tard. On a cité des malades chez lesquelles plusieurs accouchements avaient eu lieu sans déceler aucune disposition anormale, et ce n'était qu'à la troisième ou quatrième couche que se produisait une hématomètre ou une hydromètre considérable dans la cavité oblitérée. La coïncidence entre l'apparition des douleurs et une époque cataméniale n'est pas constante.

Les phénomènes douloureux commencent, dans certains cas, pendant l'espace intermenstruel. Quel qu'ait été leur mode d'apparition initiale, ces crises, une fois produites, se répètent régulièrement à époque fixe. Elles ont les mêmes caractères que celles de l'hématomètre ordinaire, s'accompagnant également de ténesme vésical et rectal. L'état de la menstruation est variable. Tantôt se présentant avec ses caractères normaux, l'hémorrhagie menstruelle peut faire défaut pendant assez longtemps, ou, au contraire, revêtir la forme ménorrhagique. La tumeur formée par l'hématomètre unilatérale est presque toujours indolente, de consistance tantôt dure et élastique et tantôt fluctuante. Elle rappelle parfois la forme d'un fer à cheval. Le plus ordinairement, on l'observe sur les parties latérales. Ce n'est qu'exceptionnellement qu'elle devient médiane, par un mouvement de torsion du vagin. Facile à limiter du côté des parois abdominales, la tuméfaction se confond en arrière avec l'utérus, dont une partie rétrécie la sépare.

En combinant le palper au toucher, on constate que les pressions opérées sur l'hypogastre sont perçues par le doigt introduit dans le vagin, et, réciproquement, le refoulement imprimé à la tumeur vaginale sera senti par la main appliquée sur l'abdomen.

L'issue spontanée des liquides à l'extérieur s'observe plus souvent dans l'hématomètre unilatérale que dans les formes communes. Elle résulte de la rupture de l'obstacle, ou de la perforation de la cloison qui sépare les deux utérus. Le sang peut également s'épancher dans le péritoine, soit peu à peu, soit par une déchirure de la poche hématique. La péritonite est la conséquence de cet accident, comme elle se développe aussi en l'absence de toute solution de continuité.

La conception peut se produire dans la corne libre, quoique la compression exercée par la tumeur doive la rendre moins facile. La grossesse a été observée dans une corne imperforée à sa partie inférieure. Il faut supposer, pour expliquer ces faits, que les spermatozoïdes, ayant pénétré par une trompe, ont cheminé jusqu'à la surface de l'ovaire où se trouvait une vésicule de de Graaf prête à se rompre.

Le diagnostic de l'hématomètre unilatérale présente parfois d'assez grandes difficultés. Lorsqu'elle s'accompagne de gestation, on l'a souvent confondue avec une grossesse extra-utérine. La cystocèle, les kystes de l'ovaire et du vagin, l'hématocèle, ont pu donner lieu à des erreurs de diagnostic. Cependant une tumeur cylindrique, élastique ou presque fluctuante, le plus souvent située latéralement, ne ressemble guère à d'autres productions. La ponction exploratrice donnera des indications très-utiles, en permettant de constater la nature et les caractères du liquide contenu dans la tumeur.

L'hématomètre unilatérale est moins grave que la forme ordinaire, ce qui s'explique par ce fait que, dans l'une, les règles s'écoulent par l'un des orifices, tandis que, dans l'autre, il y a rétention complète du flux menstruel. Le mode de terminaison par rupture spontanée de la cloison est ordinairement suivi de la guérison. Cependant certaines malades, dans ces conditions, succombent à la suite d'accidents septicémiques. Du reste, les causes qui amènent la mort sont les mêmes dans l'hématomètre unilatérale que dans l'hématomètre ordinaire. La ponction de la tumeur est encore ici le mode opératoire le plus généralement employé. Le trocart doit être introduit dans le voisinage du col.

Dans les cas, rares du reste, d'une corne rudimentaire pédiculée, les auteurs ne sont pas tous d'accord sur la conduite à tenir. Les uns penchent pour l'abstention, d'autres conseillent l'ablation du sac, d'autres pénètrent dans la poche, mais en divisant l'opération en deux temps séparés par un intervalle de plusieurs semaines. La première partie consiste à amener des adhérences au moyen de la potasse caustique, et la seconde à faire une ponction ; c'est, tout bonnement, la méthode de Récamier pour les kystes, appliquée à cette forme d'hématomètre. Lorsqu'on a évacué la poche, il reste la deuxième indication à remplir, qui est de maintenir l'orifice dilaté.

Quelle que soit la variété d'hématomètre, quand on pratique une ponction dans un cas de ce genre, il faut éviter toute pression sur l'abdomen, contrairement à ce qu'on a coutume de faire, si on vide la vessie, un kyste de l'ovaire ou un épanchement ascitique. Il faut laisser le liquide s'écouler lentement et, si la tumeur est volumineuse, il sera prudent de ne pas extraire immédiatement tout le contenu. On doit prendre toutes les précautions antiseptiques et empêcher par tous les moyens possibles l'entrée de l'air dans la poche, aussi bien pendant qu'après l'opération.

Hypertrophie de l'utérus. L'hypertrophie de l'utérus peut être *congénitale* ou *acquise*. Selon qu'elle intéresse la totalité, ou seulement un segment de l'organe, elle est *générale* ou *partielle*.

Dans l'*hypertrophie congénitale* l'utérus acquiert, pendant la vie fœtale, des dimensions très-supérieures à celles de l'état normal à cet âge. Dans ces cas, l'utérus du nouveau-né, au lieu d'être presque uniquement constitué par le col, et de présenter une forme cylindrique, a l'aspect, en plus petit, de l'organe adulte. Le corps utérin prend également le rôle prédominant, qu'il n'atteint d'ordinaire qu'à l'époque de la puberté. Ce développement exagéré est souvent en rapport avec des menstruations précoces, qui apparaissent peu de temps après la naissance. On a rapporté des cas dans lesquels l'hypertrophie congénitale de l'utérus coïncidait avec un développement prématuré des organes génitaux externes.

Dans une observation de Kussmaul, la menstruation s'était établie à deux ans, chez un sujet qui, à huit ans, eut une grossesse terminée par un accouchement normal. La rareté de ces faits leur enlève presque tout intérêt clinique, pour les ranger au nombre des curiosités tératologiques.

L'*hypertrophie acquise*, portant sur la totalité de l'organe utérin, est un phénomène presque toujours secondaire. Le plus souvent cet état anatomique est symptomatique, et la conséquence de la métrite. On le rencontre aussi à la suite de la rétention du flux menstruel. Les corps fibreux, les diverses espèces de polypes, sont une cause d'épaississement et d'augmentation de volume de l'utérus. Ces modifications se produisent, dans ces cas, par un mécanisme analogue à celui de la grossesse, véritable hypertrophie physiologique transitoire.

A la suite de l'accouchement, l'organe gestateur peut ne pas revenir à son état normal, l'involution restant incomplète. C'est ce qu'on a appelé les hypertrophies passives, par opposition aux autres formes déjà signalées, qui seraient des hypertrophies actives. En dehors de toutes ces causes, la plupart des auteurs admettent une hypertrophie essentielle ou idiopathique, portant sur la totalité de l'utérus.

Dans un travail récent, M. Charles Labbé a réuni les principales observations connues qu'on peut faire rentrer dans cette catégorie. En se basant sur l'analyse de ces différentes observations, cet auteur a cherché à faire l'histoire anatomo-pathologique et clinique de l'hypertrophie totale de l'utérus. Il admet deux variétés principales, la forme fibro-myomateuse et la forme télangiectasique. Dans les cas où l'examen histologique a été fait, les lésions constatées dans le tissu utérin ressemblaient beaucoup, d'après la description donnée par M. Labbé, à celles que nous avons décrites dans la métrite chronique. Le mode de développement de cet état pathologique paraît identique à ce qui se passe pour les corps fibreux ou fibro-myomes, seulement ici l'hyperplasie, au lieu de se localiser sur un plus ou moins grand nombre de points, envahit également la totalité de l'organe.

Cette ressemblance entre l'hypertrophie totale de l'utérus et certains corps fibreux se continue pour la symptomatologie et le traitement. Aussi le diagnostic, sur le vivant, nous semble bien difficile à établir. Dans les deux cas, on observe une augmentation de volume de l'organe utérin, des ménorrhagies, des douleurs se montrant à l'époque des règles. Le signe fonctionnel que l'on a considéré comme le plus important et comme presque pathognomonique de l'hypertrophie totale et idiopathique, le changement de volume de l'utérus au moment de la période menstruelle, n'a lui-même qu'une signification relative, car nous l'avons plusieurs fois constaté chez des malades atteintes de fibromyomes multiples. Du reste, l'erreur de diagnostic n'aurait pas grand inconvénient en pareille circonstance, le traitement étant le même, qu'on ait affaire à un hypertrophie totale ou à des fibromyomes. Dans l'une comme dans l'autre hypothèse, les moyens médicaux seront identiques. On recourra aux préparations d'ergot de seigle, soit sous forme de poudre d'ergot en nature, soit sous forme d'ergotine ou d'ergotinine, administrée par les voies digestives, ou, ce qui est préférable, au moyen d'injections hypodermiques. Les eaux minérales de Salies-de-Béarn, de Salins, de Kreuznach, seront utilement conseillées. L'électricité, vantée par plusieurs médecins dans le traitement des myomes utérins, pourrait également être employée contre l'hypertrophie totale. Enfin, si, tous les traitements médicaux étant restés sans résultat, la vie de la malade était en danger, on devrait recourir à l'hystérectomie comme dernière chance de salut.

Les *hypertrophies partielles de l'utérus* sont assez fréquentes. On pourrait d'abord faire rentrer dans cette catégorie les diverses variétés de fibro-myomes. Mais cette idée, admissible au point de vue anatomique, ne le serait plus relativement à la clinique, l'étude de ces néoplasmes se confondant avec celle des tumeurs utérines.

Les hypertrophies partielles intéressent presque exclusivement le col utérin. L'augmentation de volume peut atteindre la portion sous-vaginale du col, c'est-à-dire la partie située au-dessous de l'insertion du vagin, la portion sus-vaginale située au-dessus de cette insertion, ou enfin la portion moyenne, qui est sous-vaginale en arrière et sus-vaginale en avant. Selon celui de ces segments qui est atteint, on a une forme anatomique et clinique différente.

L'*hypertrophie du segment vaginal* se développe sous l'influence de causes absolument inconnues. On l'observe chez les femmes nullipares, même chez des vierges, et la plupart des auteurs en admettent une forme congénitale. Ce qui caractérise cette variété, au point de vue anatomique, c'est sa régularité. Les tissus profonds sont normaux, ainsi que la muqueuse. La partie hypertrophiée, de consistance également normale, peu épaissie, est remarquable par sa longueur et sa forme conique. Quelquefois, dans les cas peu développés, le col reste inclus dans le vagin; d'autres fois il dépasse l'anneau vulvaire. L'orifice externe est ordinairement rétréci, au point de ne pouvoir admettre l'extrémité d'une hystéromètre. L'élongation du col s'accompagne parfois d'ulcération du museau de tanche, d'oblitération de l'orifice externe, de diverses déviations, d'inflammations circum-utérines.

Les femmes présentant cette anomalie se plaignent de tiraillements dans les lombes ou dans l'abdomen, de pesanteur dans le bassin. Elles éprouvent une douleur vive à la région vulvaire et surtout dans le ventre, si elles s'assoient brusquement. Le coït est souvent difficilement supporté. La présence du col à l'orifice vulvaire et une leucorrhée plus ou moins abondante donnent lieu à des démangeaisons et à des excoriations, comme dans le prolapsus.

Cette forme d'hypertrophie du col n'a pas de tendance à se modifier spontanément, et s'accentue de plus en plus. Elle peut être une cause de gêne, de souffrances, et principalement de stérilité. Cependant ce n'est point un obstacle absolu à la fécondation; nous avons vu des femmes devenir enceintes, malgré cette disposition anatomique très-accusée.

Le traitement chirurgical est seul applicable à l'élongation du col utérin. Dans la variété sous-vaginale, la présence du col au voisinage de la vulve, et l'éloignement des points sur lesquels on opère, d'avec le péritoine et la vessie, rendent l'opération plus facile et moins dangereuse. Pour pratiquer l'amputation du col, dans les cas de ce genre, on peut employer les ciseaux, le bistouri, le thermocautère, l'écraseur, l'anse galvano-caustique.

Si l'on a recours aux ciseaux, il faut préalablement, au moyen de l'index et du médius gauches introduits dans le vagin, conduire une pince de Museux pour fixer l'utérus. La pince sera tenue de la main gauche, et les deux doigts qui lui ont servi de conducteur rempliront le même rôle pour les ciseaux. La section doit se faire lentement et à petits coups, afin de diminuer, autant que possible, les chances de l'hémorrhagie. C'est pour obvier à cet accident que Clarck a préconisé ses ciseaux à mors dentelés. En outre des hémorrhagies, l'excision au moyen des ciseaux présente le grand inconvénient de donner une plaie plane et qui expose aux dangers de l'infection. Il en était de même de l'opération avec le bistouri, telle qu'on la faisait autrefois : aussi a-t-on cherché un procédé qui permit d'éviter les hémorrhagies, en pratiquant la ligature médiate des vaisseaux, et de diminuer les chances de septicémie, en obtenant une cicatrisation par première intention. Pour cela, on fait d'abord, avec des ciseaux courbés sur leur face, de chaque côté de l'orifice externe, une incision s'étendant jusqu'à l'insertion de la paroi vaginale. Les lèvres du museau de tanche sont ainsi dégagées en avant et en arrière, de façon à voir la face interne du canal cervical. On opère d'abord sur la lèvre antérieure ; celle-ci est saisie avec une pince à érigne, et on fait sur elle une incision conoïde remontant jusqu'au milieu environ de la paroi antérieure du col. On a de cette façon, sur chaque lèvre, deux lambeaux, l'un antérieur, l'autre postérieur, qui peuvent être réunis par une suture. On appliquera les premiers points de suture sur les vaisseaux qui donnent du sang. L'hémorrhagie cesse d'ordinaire, dès que les deux premiers fils ont été appliqués. Suivant la largeur de la lèvre du col on doit employer de quatre à dix fils. Pour terminer, on suturera les incisions latérales qui s'avancent jusqu'au niveau des culs-de-sac vaginaux. Pendant toute la durée de l'opération le vagin sera irrigué avec une solution antiseptique, qui servira également à laver la plaie avant de nouer les sutures.

Le thermocautère est peu pratique pour ce genre d'amputation du col.

Au moyen de l'écraseur, on est presque à l'abri des pertes de sang trop abondantes, surtout si l'on a soin de sectionner lentement les tissus. Mais l'écraseur, appliqué dans cette région, présente un grand inconvénient, c'est la difficulté qu'on éprouve à limiter son action. Aussi est-il arrivé, même à ces chirurgiens habiles, de pénétrer involontairement dans la cavité péritonéale. Quoique cet accident ne soit pas fatalement mortel, il ne doit pas moins être évité autant que possible, surtout quand il s'agit d'une affection qui ne présente par elle-même aucun danger pour la vie. On a conseillé plusieurs instruments destinés à limiter l'action de la chaîne. Mais tous sont d'un maniement et d'un emploi difficiles. Aussi nous ne conseillons pas l'écraseur pour cette opération. L'anse galvano-caustique est plus facile à manier que la chaîne de l'écraseur, et, chauffée au rouge sombre, elle sectionne les tissus, sans donner lieu à aucune hémorrhagie. Le fil de platine, formant une anse, est porté par l'index des deux mains, ou par un crochet mousse, le long de la paroi vaginale antérieure, jusqu'au cul-de-sac correspondant. Les deux côtés de l'anse entourent le col et vont se rejoindre dans le cul-de-sac postérieur. Après avoir ainsi convenablement placé le fil de platine au point où doit porter la section, on serre au moyen d'un petit treuil, sur lequel viennent s'enrouler les deux bouts. Ceux-ci sont mis en rapport avec les rhéophores, et l'on fait passer le courant d'une pile au bichromate de potasse, en ayant soin que le fil ne soit pas chauffé au delà du rouge sombre. Il n'y a plus qu'à serrer, pour sectionner les tissus interposés à l'anse de platine. Quand l'opération est terminée, on examine la surface de section et, après l'avoir détergée par une injection froide, on cautérise les points qui pourraient donner du sang. On continuera pendant sept ou huit jours des injections antiseptiques souvent répétées.

En résumé, les deux procédés opératoires auxquels nous donnons la préférence sont l'anse galvano-caustique ou l'excision avec l'instrument tranchant suivie de la suture des deux lambeaux de muqueuse. Si l'antisepsie a été bien faite et la suture bien appliquée, l'amputation de la portion sous-vaginale du col est peu dangereuse.

L'*hypertrophie du segment sus-vaginal* se développe souvent sans cause connue ; dans certains cas, elle est consécutive à un prolapsus du vagin. Cet organe, en se portant vers l'orifice vulvaire, tire dans tous les sens sur le col, à son point d'insertion. Si l'utérus n'est pas solidement fixé, si les ligaments sont distendus ou ramollis, cette traction prolongée et continue amène le prolapsus. Si les ligaments sont sains et que l'organe soit solidement maintenu à sa place, il y a allongement, et non-seulement allongement, mais augmentation de volume.

Dans d'autres cas, l'élongation est le phénomène initial, et celle-ci, en s'accentuant de plus en plus, entraîne le vagin vers la région vulvaire. C'est surtout alors que les parois vaginales sont tendues, et se portent directement de l'orifice utérin à leurs insertions pelviennes. Il n'y a plus de culs-de-sac, ni de saillie du museau de tanche, et c'est au-dessus de cette espèce de diaphragme qu'on rencontre le col, hypertrophié, mince, allongé, fusiforme, donnant au doigt qui le presse une sensation de résistance.

Cette variété d'élongation s'observe, plus ordinairement, chez les femmes ayant eu des enfants, et on a considéré les accouchements répétés et laborieux comme une cause prédisposante. On a également invoqué, à ce point de vue, le tempérament lymphatique, l'embonpoint exagéré, les professions qui forcent à travailler longtemps debout. Il n'en est pas moins vrai que l'étiologie de cette affection est encore très-obscure.

Dans cette forme d'élongation, l'hypertrophie porte sur le segment du col situé au-dessus de l'insertion du vagin, et souvent aussi sur une petite partie du corps de l'utérus, dans le voisinage de l'isthme. Le museau de tanche fait saillie à la vulve, comme dans le prolapsus, tandis que le fond de l'utérus a gardé sa situation normale, quoique à la longue il puisse y avoir un certain degré d'abaissement. Quelle que soit l'origine de cet allongement, le vagin accompagne toujours la portion herniée.

La tumeur qu'on observe à l'orifice vulvaire est donc constituée, en avant par la vessie, en arrière par le cul-de-sac péritonéal postérieur et quelquefois par des anses intestinales, et au milieu par le col augmenté de volume.

Les malades atteintes d'hypertrophie du segment sus-vaginal subissent les mêmes troubles morbides que celles qui présentent un prolapsus utérin. Elles accusent des douleurs lombaires, un sentiment de pesanteur dans le bassin, et comme un besoin constant d'expulser un corps étranger. Les liquides qui s'écoulent de l'utérus et du vagin sont causes d'excoriations et d'ulcérations dans la région vulvaire, ou à la face interne des cuisses.

La menstruation est quelquefois normale : plus souvent, au contraire, elle est troublée. La modification qu'on observe le plus habituellement est une augmentation dans la quantité du flux cataménial. Dans bien des cas on rencontre des femmes atteintes d'hypertrophie de la portion sus-vaginale du col, chez lesquelles les règles continuent à se montrer longtemps après l'âge ordinaire de la ménopause. Les complications du côté de la vessie sont plus rares dans l'allongement hypertrophique que dans le prolapsus.

On a souvent confondu ces deux affections. Cependant l'erreur n'est guère possible, avec un peu d'attention. D'abord l'hystéromètre nous indique que l'utérus, au lieu de 6, 7, 8 centimètres qu'il mesure à l'état normal, ou même quand il y a dilatation de sa cavité, dans les cas de métrite, atteint ici une longueur de 12, 15 et même 20 centimètres.

Les différences dans le mode de réduction fournissent aussi des signes caractéristiques. Dans le prolapsus, le premier temps de la réduction est souvent difficile, impossible même dans certains cas, surtout au moment des règles.

Au contraire, le second temps est facile et, dès que l'utérus a franchi l'anneau vulvaire, il remonte pour ainsi dire de lui-même vers sa situation normale. En outre, les femmes sont soulagées, et l'organe peut être maintenu par un pessaire. Au contraire, dans l'allongement du col, la réduction est facile, jusqu'à ce que le museau de tanche arrive à l'entrée du vagin. Mais, pour le ramener à sa position normale, on éprouve une résistance considérable, et on sent le fond de l'utérus au-dessus du pubis, tandis que son extrémité inférieure est encore à la vulve. En même temps, les malades se plaignent d'éprouver un certain malaise, souvent même de véritables douleurs.

Le traitement de cette forme d'allongement hypertrophique varie avec le degré de l'affection. Si l'augmentation de volume n'est pas trop considérable, on arrive à obvier aux principaux accidents au moyen d'une réduction incomplète, maintenue par des pessaires plats, prenant leurs points d'appui sur les parties latérales du vagin et du bassin, sans comprimer le rectum ni la vessie.

On a pu quelquefois obtenir la réduction et la maintenir en amenant une antéflexion complète. Ce résultat heureux doit être considéré comme tout à fait exceptionnel.

Dans les cas extrêmes, il ne reste d'autre moyen que l'amputation conoïde du col. Cette opération, décrite et patronnée par Huguier, est destinée à retrancher, non-seulement la portion vaginale, mais encore une partie du segment sus-vaginal. Pour la pratiquer, la femme étant placée dans le décubitus dorsal, les jambes et les cuisses fléchies et écartées, on saisit le col avec des pinces de Museux que l'on confie à un aide. L'index gauche, introduit dans le rectum et recourbé en avant, vient faire saillie à la partie inférieure de la tumeur. C'est là un point de repère qui permet d'éviter de blesser le cul-de-sac péritonéal. En avant de ce point on pratique une incision courbe, à concavité postérieure, de 3 à 4 millimètres de profondeur, embrassant la moitié postérieure du col utérin, puis, par de petits coups lents et dirigés obliquement, on arrive peu à peu jusqu'à la cavité cervicale. On introduit ensuite dans la vessie une sonde d'homme, dont le bec est senti à la partie la plus déclive du diverticulum formé par le réservoir urinaire. A 1 centimètre au-dessus de ce point on fait une deuxième incision semi-lunaire, à concavité antérieure, qui ira rejoindre la première. La partie enlevée présente ainsi la forme d'un cône dont la base correspond à l'extrémité inférieure du col.

Si, pendant l'opération, des vaisseaux donnent du sang, comme il est difficile de porter une ligature dans un tissu aussi dense que celui de l'utérus, Huguier conseille de traverser le point d'où provient l'hémorrhagie, avec une épingle recourbée sur laquelle on étreint les tissus, comme dans les ligatures faites à l'aide d'un tenaculum. L'épingle privée de sa pointe sera laissée en place jusqu'à ce qu'elle tombe spontanément. Ce procédé n'a plus de raison d'être aujourd'hui, où nous avons à notre disposition les diverses variétés de pinces hémostatiques.

L'opération terminée, il faut réduire ce qui reste de la tumeur et introduire des tampons d'ouate iodoformée dans le vagin, le tout maintenu par un bandage en T. Hegar a modifié le procédé d'Huguier en n'intéressant pas le tissu cellulaire péri-utérin et en suturant la plaie. D'après la description qu'il donne de sa méthode, on doit attirer en bas la portion vaginale avec une pince de Museux ou une anse de fil, et on fait une incision circulaire au-dessous des insertions de la paroi vaginale. Partant de cette incision, en commençant habi-

tuellement en avant, on incise le tissu du col en se portant obliquement en
haut et en dedans vers le canal cervical.

Afin d'apprécier l'épaisseur des tissus qu'il faut sectionner, on introduit de
temps en temps une sonde ou le doigt dans le canal cervical, et on essaie,
quand c'est possible, de saisir entre l'index et le pouce la paroi antérieure du
col. Une fois le canal cervical ouvert en avant, on passe, si l'hémorrhagie est
abondante, une suture sous toute la surface de la plaie, suture qui comprend
aussi la muqueuse cervicale. Ces premiers fils facilitent l'application de ceux
qu'on devra placer plus tard. Si la perte de sang n'est pas abondante, on continue sans interruption l'amputation conoïde sur les parties latérales et en
arrière, en se servant du bistouri et des ciseaux. Le fragment du col ainsi
amputé a la forme d'un cône de 3 à 5 centimètres de haut. On suture ensuite
les muqueuses vaginales et cervicales sur toute la périphérie du col. Dans des
cas exceptionnels seulement on affronte entre eux les bords du cul-de-sac vaginal. Les sutures sont appliquées au moyen de petites aiguilles recourbées, ou
bien d'aiguilles creuses, montées et presque droites, que l'on fait passer sous
toute la plaie. Hegar dit avoir généralement obtenu, par ce procédé, une
réunion par première intention, complète ou presque complète.

Le traitement consécutif est très-simple. Il n'est besoin ni de tampons ni de
bandage spécial. Les fils seront enlevés le sixième ou le huitième jour, et on ne
fera des injections vaginales que s'il survenait de la fièvre, ou si l'écoulement
était abondant. Dans le cas d'une hémorrhagie tardive, on lierait les points qui
donnent du sang. L'application du perchlorure de fer, conseillée par Hegar et
Kaltenbach, nous paraît bien inférieure à la ligature, dans le cas d'une hémorrhagie grave. En outre, le perchlorure de fer rend beaucoup plus difficile
la ligature, si on est forcé d'y recourir. D'après tout ce qui précède, on comprend
que l'excision de la portion sus-vaginale du col est une opération beaucoup plus
sérieuse, que lorsqu'on n'a affaire qu'au segment sous-vaginal.

L'*hypertrophie du segment moyen* est ordinairement consécutive à un abaissement de la paroi antérieure du vagin, qui amène l'allongement de la lèvre
correspondante, et peu à peu aussi de la lèvre postérieure. Dans plusieurs des
cas observés l'utérus était fixé par des adhérences péritonéales ou par un corps
fibreux.

Le rapport des parties est ici tout différent de ce qu'il est dans les deux
autres variétés d'élongation. La vessie est entraînée très-bas, au devant de la
tumeur. Le cul-de-sac vaginal antérieur a presque disparu, tandis qu'en arrière
le vagin et le cul-de-sac postérieur ont conservé leur situation et leur longueur normales. Les symptômes subjectifs de cette forme d'allongement sont
les mêmes que ceux accusés par les malades qui présentent un allongement
hypertrophique du segment sus ou sous-vaginal. Au point de vue du pronostic,
cette variété occupe une place intermédiaire entre les deux autres. Plus sérieuse
que l'hypertrophie du segment sous-vaginal, elle l'est moins que lorsque la
portion sus-vaginale est atteinte.

La situation des différentes parties et leurs rapports réciproques entraînent
certaines modifications dans le manuel opératoire. La possibilité où l'on est,
dans ces cas-ci, de mieux connaître la situation de la vessie, d'un autre côté
l'absence de péritoine au voisinage de la tumeur, rendront l'opération moins
grave et moins difficile que dans les cas d'élongation de la portion sus-vaginale.
Nous résumons ici le procédé indiqué par Schrœder.

La malade étant anesthésiée et maintenue dans une position convenable, on saisit le col avec des pinces de Museux, et on pratique deux incisions latérales jusqu'à la hauteur où la section doit atteindre la lèvre postérieure. Celle-ci sera séparée au moyen de deux incisions se rejoignant sous un certain angle, de sorte que la partie enlevée ait la forme d'un coin. Les deux lèvres de la plaie sont ensuite rapprochées par quelques points de suture. Les fils doivent pénétrer profondément dans le tissu utérin, de façon à venir ressortir le plus près pos·sible du sommet de l'angle, pénétrer de nouveau sur le point opposé, pour se faire jour à la surface postérieure. Il ne reste plus alors qu'à lier les deux bouts.

Pour sectionner la lèvre antérieure, on commence l'incision à 1 centimètre au-dessous du diverticulum vésical, dont on fixe exactement la situation, au moyen d'une sonde d'homme introduite dans le réservoir urinaire, puis on dirige la section, obliquement, de bas en haut et d'avant en arrière, jusqu'au niveau du point où a porté l'amputation de la lèvre postérieure. On applique également des points de suture, avec la seule différence que l'aiguille doit ressortir vers la partie moyenne de la surface de section, et piquer de nouveau pour se porter en arrière et aboutir un peu au-dessus du bord de la muqueuse sectionnée. Quand on a ainsi suturé isolément les deux lèvres, on réunit les angles de la plaie par quelques autre points.

Plusieurs chirurgiers ont proposé, pour mieux se rendre compte des rapports de la vessie avec le col, de dilater préalablement l'urèthre, afin d'y introduire le doigt. Cette pratique ne nous paraît pas nécessaire, et les indications fournies par le bec du cathéter sont presque toujours suffisantes. Pour éviter les hémorrhagies auxquelles expose ce procédé opératoire, on a conseillé de placer une ligature fortement serrée au-dessus du point où on doit opérer. La méthode des sutures profondes diminue beaucoup les chances d'une hémorrhagie secondaire.

2° Anomalies de situation de l'utérus. *Déplacements de l'utérus.* L'utérus peut subir une série de modifications, dans sa situation et ses rapports, portant, tantôt sur la totalité, tantôt sur un des segments seulement de l'organe. Les changements qui se produisent suivant les plans verticaux sont désignés sous le nom de déviations. Ceux qui sont en rapport avec les plans horizontaux sont appelés, élévation, abaissement ou prolapsus, inversion, selon que l'utérus est plus élevé ou plus abaissé, en totalité ou en partie, que dans l'état physiologique.

Déviations de l'utérus. On dit qu'il y a déviation de l'utérus toutes les fois que l'un ou plusieurs de ses axes ne présentent plus leur direction normale. On a beaucoup exagéré l'importance des déviations. A une certaine époque, une école, dont Velpeau fut un des plus ardents défenseurs, considérait la flexion du corps sur le col comme le fait dominant presque toute la pathologie utérine. Cette opinion, ainsi généralisée, était évidemment erronée. Nous savons aujourd'hui que beaucoup de déviations ne s'accompagnent d'aucun trouble morbide. Nous avons pu constater, dans un très-grand nombre de cas, la présence de déviations variées, ne se manifestant cliniquement par aucun symptôme pathologique. Néanmoins, les anomalies de situation de l'utérus peuvent constituer une prédisposition à d'autres affections de cet organe, ou les compliquer, et en retarder la guérison. Certaines femmes accusent des phénomènes douloureux ou des troubles fonctionnels, qui disparaissent dès que l'utérus est replacé dans sa situation normale. A ces divers titres, les déviations méritent d'attirer notre attention.

Chez la femme saine, l'organe utérin est mobile autour d'un axe fictif, représenté par l'insertion du vagin sur le col, par les ligaments utéro-sacrés, et par l'union intime qui existe entre la vessie et la partie antéro-supérieure du segment cervical. Ses moyens de suspension, extrêmement lâches, lui permettent de suivre en partie les mouvements du corps, selon la position du sujet. La mobilité physiologique n'est conservée qu'à la condition que les ligaments possèdent encore leur laxité normale. S'il existe un certain degré de rigidité, ou un raccourcissement sur un point quelconque de leur trajet, l'utérus est fixé dans une situation pathologique. Les ligaments ronds attirent le fond de l'utérus en bas et en avant : ils agissent surtout quand la vessie est distendue. Les ligaments utéro-sacrés ont une action inverse sur le col, qu'ils portent en arrière et en haut. Enfin les ligaments larges le maintiennent au centre de la cavité pelvienne, à l'abri du contact des plans résistants et des réservoirs qui l'avoisinent. Toutes ces régions sont richement pourvues de fibres et de faisceaux musculaires.

Les parties molles qui entrent dans la structure du bassin ont également une action indirecte sur la situation de l'utérus, en comprimant et soutenant une partie du poids des organes abdominaux, comme le prouve l'influence qu'exerce le relâchement du vagin, et la déchirure du périnée : les expériences entreprises sur le cadavre pour élucider cette question ne prouvent rien relativement à ce qui se passe chez la femme vivante.

A l'état normal, surtout chez les multipares, l'utérus présente le plus souvent un certain degré d'antécourbure, vestige de la vie fœtale, uni à un peu d'antéversion.

La situation change, du reste, avec l'état de réplétion ou de vacuité de la vessie et du rectum. Quand le réservoir urinaire est distendu, l'utérus est porté en haut et en arrière, au point même de voir disparaître son antécourbure normale. Un état de réplétion considérable du rectum agit sur l'organe utérin, en le portant en avant en totalité, mais surtout au niveau de l'isthme et du segment cervical. A un degré encore plus accusé, le col se rapproche de la vulve comme dans l'accouchement (Fritsch). En somme, l'influence de la vessie sur la position de l'utérus est beaucoup plus considérable que celle du rectum. Ces conditions doivent toutes être présentes à l'esprit, quand on veut s'assurer de la situation de l'organe utérin.

C'est le rapport du fond de l'utérus qui sert à dénommer les diverses variétés de version et de flexion. Quand l'organe est dévié en totalité, on dit qu'il y a *version*. Quand le corps seul est modifié dans sa situation, le col conservant son axe normal, on dit qu'il y a *flexion*.

Antéversion. Un certain degré d'antéversion et d'antéflexion constituant l'état normal de l'utérus pour la plupart des femmes, il est difficile de bien établir les cas qui doivent être considérés comme pathologiques. Ce sont ceux dans lesquels l'utérus, presque placé horizontalement, le fond en avant, est moins mobile qu'à l'état normal. Les rapports entre le corps et le col ne sont pas modifiés. Le corps est porté antérieurement, et l'orifice du museau de tanche regarde tout à fait en arrière, vers la paroi postérieure du vagin. L'antéversion résulte, le plus ordinairement, d'une métrite consécutive elle-même à une régression incomplète de l'utérus, à la suite de l'accouchement ou d'avortement négligés. L'organe a perdu sa consistance physiologique. En outre, il est plus large et plus épais qu'à l'état normal. Cet état s'accompagne parfois d'inflammation circum-utérine, amenant le raccourcissement des replis de Douglas, qui augmente à son tour l'antéversion et la rend plus stable. Les adhérences antérieures sont rares. Le col est par conséquent élevé dans le bassin, et l'utérus abandonne d'autant plus difficilement sa situation antévertie, que la pression abdominale s'exerce sur sa face postérieure, devenue sa face supérieure. Le plus souvent, l'antéversion est un état chronique, à marche lente, comme la métrite et la paramétrite qui l'accompagnent. Les cas d'antéversion aiguë suivie de phénomènes d'étranglement sont très-rares. On en a cité quelques observations, dans lesquelles de violents efforts de vomissement avaient été le point de départ de la déviation utérine.

La plupart des symptômes qui résultent de l'antéversion sont dus à la métrite et à la périmétrite concomitantes. En outre, par le fait de la situation constante du fond de l'utérus en avant, il peut survenir des troubles vésicaux, du ténesme, de la douleur en urinant; mais ces accidents ne se produisent pas toujours, et résultent moins d'un effet mécanique dépendant de la pression sur la vessie que de l'hyperémie veineuse de l'utérus qui se propage au réservoir urinaire. Nous voyons, en effet, fréquemment, les femmes atteintes de métrite chronique accuser des accidents vésicaux, quelle que soit du reste la situation du fond de l'utérus.

On a signalé, comme conséquence de l'antéversion, des troubles de la menstruation. Ces derniers revêtent surtout la forme ménorrhagique. Souvent, quand une ménorrhagie s'est produite, l'époque cataméniale suivante passe presque inaperçue. Il y a ainsi, chez ces malades, des alternatives d'amélioration et d'aggravation dans leur état. Parfois tous ces accidents disparaissent, quoique l'antéversion persiste, ce qui enlève beaucoup d'importance clinique à cette forme de déviation utérine.

Dans les cas très-rares d'antéversion aiguë, accompagnée de symptômes d'étranglement, on doit s'empresser de réduire l'organe déplacé.

Dans les cas chroniques, le traitement s'adressera d'abord à la métrite, ou aux inflammations circum-utérines concomitantes. On a également conseillé, dans ces conditions, de chercher à réduire l'utérus et à le maintenir réduit, au moyen de pessaires vaginaux ou intra-utérins.

Le pessaire le plus souvent recommandé contre l'antéversion est celui de Graily Hewitt, qui consiste en un anneau en fil de cuivre, de dimension voulue, recouvert de caoutchouc. Cet appareil forme deux saillies, dont l'une s'appuie sur la paroi antérieure du vagin et l'autre embrasse en arrière la portion vaginale du col, et tend à la porter en avant. Le corps utérin repose sur la partie fléchie, située entre la portion antérieure et la portion postérieure du pessaire.

L'utilité du pessaire de Hewitt contre l'antéversion nous semble plus théorique que pratique. Il faudrait, pour agir avantageusement, que le col utérin ne fût pas fixé en arrière, et que la paroi vaginale antérieure fût large et flasque. Or c'est le contraire qu'on observe d'ordinaire, dans ces conditions.

Les pessaires intra-utérins ont aussi pour effet de ramener le col plus en avant. Nous ne nous étendrons pas sur la description des appareils de ce genre, anciens ou récents, convaincu que les inconvénients et les dangers de leur application, dans les cas d'antéversion, sont bien plus considérables que les avantages qu'ils peuvent procurer. Quelques chirurgiens ont essayé de remettre et de maintenir l'utérus dans sa position normale, en raccourcissant la paroi vaginale antérieure. Pour cela, on avive la muqueuse antérieure du vagin sur deux espaces semi-lunaires, l'un immédiatement devant le col, l'autre un pouce et demi plus bas, et on réunit les surfaces avivées par quelques points de suture avec des fils d'argent (Sims).

En résumé, dans la plupart des cas d'antéversion chronique, la guérison des lésions concomitantes de l'utérus et des annexes fait disparaître tous les accidents morbides, quand bien même la situation anormale de l'utérus n'a pas changé. S'il en était autrement, et qu'on attribue à la déviation la persistance des douleurs, ou de la gêne accusée par les malades, on pourrait songer à l'opération pratiquée par Sims, plutôt qu'aux pessaires vaginaux et intra-utérins, dont les inconvénients surpassent ici de beaucoup les avantages.

Antéflexion. Il ne faut pas confondre l'antécourbure qui existe normalement quand la vessie est vide avec l'antéflexion pathologique, où le corps et le col forment *un angle permanent*, plus ou moins aigu et ouvert en avant. Le fond de l'utérus est dirigé antérieurement d'une façon plus stable qu'à l'état physiologique, le segment cervical ayant conservé sa position normale. Dans les cas de flexions très-accusées, le bord supérieur de l'utérus est sur le même plan horizontal que l'extrémité du col. La flexion se produit presque toujours sur un point identique, au niveau de l'isthme, à l'union des deux segments. En dehors de ce siége d'élection, elle ne s'observe qu'à titre exceptionnel.

Les tissus de cette région présentent alors des modifications de texture déjà appréciables à l'œil nu par une teinte jaunâtre qui tranche sur la coloration rouge ou bleuâtre du parenchyme circonvoisin.

Dans ces cas, l'examen histologique montre une dégénérescence graisseuse des éléments, une diminution des faisceaux musculaires, remplacés par du tissu conjonctif lâche. La flexion peut exister cependant sans que le microscope permette de constater aucune modification de texture autre qu'un peu d'anémie dans la région fléchie, et de stase sanguine au-dessus de ce point. Il est évident qu'une flexion ne peut pas se produire sur l'organe sain. Mais, une fois produite, les lésions vasculaires ou autres s'accentuent de plus en plus, sous l'influence de la flexion permanente, et il en résulte une tendance à l'hypertrophie secondaire du corps utérin.

Quelques anatomistes ont fait jouer un rôle considérable, dans la production des flexions, à une veine circulaire qu'on rencontre à ce niveau, et qui, par son augmentation de volume pendant la grossesse, diminuerait l'épaisseur et, par conséquent, la résistance des tissus.

Parfois l'antéflexion fixe est due à une lésion extra-utérine, telles qu'une tumeur ovarique, des adhérences péritonéales, la rétraction des ligaments ronds. Mais la cause la plus fréquente réside dans les inflammations circum-utérines postérieures et le raccourcissement des replis de Douglas. Dans ces conditions, le col est ordinairement situé plus haut dans la cavité pelvienne, et le vagin s'allonge par suite de cette déviation du col. L'antéflexion s'accompagne alors d'un certain degré d'antéversion.

Les corps fibreux, selon leur situation, entraînent des déviations en avant ou en arrière, plutôt les dernières, à cause de leur siége de prédilection sur les parois postérieures.

Chez beaucoup de femmes la flexion en avant s'accompagne d'un développement incomplet de l'utérus (utérus infantile). Parfois, vers la puberté, le corps utérin acquiert ses proportions normales, le segment cervical seul conservant ses caractères infantiles. Ces cas s'accompagnent d'un raccourcissement de la paroi vaginale antérieure et sont souvent désignés sous la dénomination inexacte d'antéflexion congénitale.

L'étiologie de l'antéflexion est la plupart du temps la même que celle des inflammations circum-utérines ou utérines qui l'accompagnent. C'est la déviation qu'on observe le plus souvent chez les nullipares. On a attaché une certaine importance aux mariages trop précoces relativement à la production des flexions (Scanzoni).

L'antéflexion, si elle est très-accusée et permanente, peut donner lieu à des troubles dysménorrhéiques. Les malades sont prises, au moment des règles, de violentes douleurs qui disparaissent après la cessation de l'écoulement menstruel. On a voulu donner à ces douleurs une origine mécanique, due au rétrécissement causé par la flexion. Cette opinion ne paraît pas exacte, car, en pareil cas, les orifices sont ordinairement perméables, comme on peut s'en assurer au moyen de l'hystéromètre ou plutôt d'une sonde flexible.

S'il existe de la métrite, les douleurs s'observent même dans l'espace inter-menstruel, et s'accompagnent de métrorrhagies ou d'écoulements muco-puru-lents. Comme les inflammations utérines ou circum-utérines disposent aux dé-viations, et que cel_es-ci amènent à leur tour des troubles circulatoires, il est souvent bien difficile de savoir, à un premier examen, si l'antéflexion est pri-mitive ou secondaire, et si la dysménorrhée est due à la métrite ou à la dévia-tion. On ne peut résoudre la question que par des explorations successives et une observation longtemps prolongée.

La stérilité est une conséquence possible de l'antéflexion, quoiqu'on en ait beaucoup exagéré l'importance à ce point de vue. Cette situation anormale de l'utérus entraîne également des accidents du côté de la miction, soit que le fond de l'organe fléchi presse sur le col de la vessie, ce qui arrive dans les flexions très-accusées, soit qu'il y ait empêchement à la déplétion complète du réservoir urinaire, comme on l'observe pour les cas de corps fibreux placés antérieurement. Dans ces conditions, les malades éprouvent des besoins fré-quents d'uriner, allant rarement jusqu'à l'incontinence.

Les manifestations cliniques que nous venons d'énumérer sont loin d'être constantes dans l'antéflexion. La plupart du temps, lorsqu'elles existent, elles sont la conséquence des inflammations concomitantes de l'utérus ou des an-nexes. Combien de fois nous est-il arrivé de constater la présence d'une anté-flexion très-nette chez des femmes qui n'avaient jamais accusé aucun trouble du côté des fonctions génitales! Ces remarques s'appliquent également à l'anté-flexion dite congénitale, s'accompagnant d'utérus infantile et de raccourcissement de la paroi antérieure du vagin.

Le peu d'importance pathologique de l'antéflexion doit nous conduire, au point de vue du traitement, à nous occuper surtout des inflammations utérines ou circum-utérines qui l'accompagnent, et à faire disparaître les exsudats, dont dépend la situation anormale de l'utérus. On recherchera d'abord s'il y a de la métrite parenchymateuse ou de la métrite interne, et on appliquera à ces affec-tions les moyens thérapeutiques indiqués en pareil cas. Lorsque l'on constate de la paramétrite postérieure, il faut éviter pour la malade tout ce qui peut, ac-tivement ou passivement, exercer une traction sur les ligaments recto-utérins.

On conseillera la suppression complète des rapports sexuels, le repos dans la position horizontale, principalement vers les époques menstruelles. La régularisation des selles est d'une grande importance. On l'obtiendra au moyen de laxatifs, d'une petite quantité d'eau minérale purgative souvent répétée, et de lavements quotidiens administrés régulièrement à la même heure. Les irrigations vaginales très-chaudes (48 degrés), les pansements avec des tampons imbibés de glycérine iodurée additionnée de teinture d'opium, trouvent ici leur emploi. Les cures thermales nous rendront de nombreux services dans les cas de ce genre. Salies-de-Béarn, Salins, Kissingen, Marienbad, seront plus particulièrement conseillés. Mais diverses circonstances, telles que la chlorose, des troubles nerveux très-accusés, des antécédents arthritiques, peuvent présenter des indications spéciales sur lesquelles il serait trop long de nous étendre davantage.

Chez certaines femmes, les modifications de la pression abdominale occasionnées par la marche amènent des douleurs. Dans ces conditions, si le vagin lui-même n'est pas sensible à la pression, on peut soutenir l'utérus au moyen d'un tampon, ou d'un pessaire, qui produisent quelquefois un grand soulagement. Ce pessaire augmente plutôt l'antéflexion, mais diminue la pression, et les tractions exercées sur les replis de Douglas.

Beaucoup d'auteurs ont tâché de corriger l'antéflexion en introduisant des tiges rigides dans la cavité utérine. Ce mode d'intervention ne pourrait être appliqué que lorsque toute inflammation de voisinage a disparu. Mais, même dans ce cas, on risquerait parfois de réveiller des accidents circum-utérins, si faciles à récidiver : aussi croyons-nous préférable de s'abstenir de tout traitement mécanique. Si l'on tenait absolument à faire reprendre à l'utérus sa position normale, il serait préférable de réduire au moyen des doigts, de faire un peu de massage local, et d'exercer sur le col des tractions méthodiques, plutôt que de chercher à redresser mécaniquement l'organe utérin.

Pour réduire l'utérus antéfléchi, la malade étant placée dans le décubitus dorsal, on introduit deux doigts dans le vagin, en arrière du col, tandis que ceux de l'autre main, enfoncés derrière la symphyse pubienne, repoussent le corps de l'utérus en arrière, à travers les parois abdominales.

Dans l'antéflexion s'accompagnant de dysménorrhée, nous nous sommes souvent bien trouvé de l'administration du sulfate de quinine, à la dose de 40 à 50 centigrammes par jour, en deux prises, pendant les deux ou trois jours qui précèdent l'apparition probable des règles. Si le sulfate de quinine échoue, nous conseillons les injections hypodermiques de morphine, répétées chaque jour, pendant toute la durée de la période cataméniale. On arrive ainsi, chez certaines malades, à faire disparaître les douleurs définitivement. La morphine semble agir ici, comme dans d'autres troubles de la sensibilité, en diminuant l'excitabilité, soit de l'organe lui-même, soit des centres nerveux, et faisant cesser peu à peu les contractions exagérées d'où résultaient les douleurs menstruelles.

Rétroversion. On dit qu'il y a rétroversion quand le fond de l'utérus, porté en arrière, fait saillie dans le cul-de-sac postérieur, l'extrémité du museau de tanche étant, au contraire, située sous le pubis. Les déviations en arrière, rétroversion et rétroflexion, se produisent plus souvent que les autres, subitement, sous l'influence d'un accident, d'une chute ou d'un effort exagéré. Les adhérences ont également une part plus grande dans leur origine. La rétroversion, rarement congénitale, est presque constamment symptomatique. Si on lui a accordé une importance plus considérable qu'à l'antéversion, c'est qu'elle survient plus souvent, très-peu de temps après l'accouchement, s'accompagnant presque toujours d'abaissement et d'un certain degré de métrite. La cause anatomique de la rétroversion et de la rétroflexion, de beaucoup la plus fréquente, est le relâchement des moyens de fixation de l'utérus. De tous ces moyens, celui qui contribue le plus à ramener l'organe dans sa situation normale et à l'y maintenir, après chaque évacuation du rectum et de la vessie, c'est la fixation en arrière par les ligaments de Douglas ; après eux vient peut-être l'action des ligaments ronds. Le relâchement des ligaments postérieurs a pour effet de porter en arrière le corps de l'utérus. Si, après l'évacuation de la vessie ou du rectum, l'action musculaire et rétractile des ligaments n'entre pas en jeu, l'organe prend une position telle, que la pression intra-abdominale s'exerce plus sur sa face antérieure que sur sa face postérieure, et le fond de l'utérus est poussé vers la concavité du sacrum. Si l'utérus est encore flexible, le col ne suivra qu'en partie le mouvement du corps, et il y aura rétroflexion.

Mais, si le tissu utérin est rigide, à la suite d'une métrite, par exemple, le col suivra les mouvements du corps, et il surviendra une rétroversion.

La rétroversion non compliquée ne donne ordinairement lieu à aucun phénomène pathologique. Ceux qui se produisent sous cette influence consistent en des douleurs en arrière et dans tout le petit bassin, s'accentuant surtout au moment de la défécation. Les métrorrhagies ne sont pas rares dans ces conditions. Les accidents vésicaux ne s'observent, au contraire, qu'exceptionnellement.

La métrite qui accompagne un grand nombre des cas de rétroversion domine la symptomatologie, de même que pour l'antéversion.

La connaissance de ce fait nous explique les résultats favorables obtenus par les saignées locales. Celles-ci font quelquefois disparaître tous les accidents, même les métrorrhagies. On leur associera les irrigations chaudes, et l'usage de l'ergot de seigle à petites doses.

Si l'utérus est encore mobile, on cherchera à le réduire par les procédés que nous décrirons en détail à propos de la rétroflexion. Mais les versions se prêtent rarement à une réduction immédiate, l'utérus étant fixé dans la situation vicieuse qu'il occupe, soit par des adhérences, soit par des vestiges d'inflammations conjonctives anciennes. En pareille circonstance, on peut essayer de la réduction lente et sans violence, au moyen de doigts introduits dans le vagin. On a conseillé de faciliter la réduction à l'aide d'un ballon en caoutchouc glissé dans le rectum avec un mandrin, ensuite gonflé par le même procédé que pour les pessaires Gariel. Nous préférerons la réduction avec les doigts, qui permet de mesurer beaucoup mieux l'intensité de la pression exercée.

Après chaque réduction, les malades garderont le repos au lit, en se plaçant sur le côté, ou mieux sur le ventre. Dans des cas de ce genre, nous nous sommes bien trouvé du massage local, pratiqué avec prudence, et renouvelé tous les deux ou trois jours.

Quand on a réussi à replacer l'organe dévié, celui-ci se maintient quelquefois, de lui-même, dans sa situation normale. Plus fréquemment, la position favorable ne sera conservée qu'au moyen d'un pessaire.

Les pessaires peuvent être destinés à séjourner dans la cavité vaginale, et on les appelle pessaires vaginaux, ou dans la cavité utérine elle-même, et on les désigne alors sous le nom de pessaires intra-utérins. Avant d'introduire un pessaire, quelle qu'en soit la forme, il faut s'assurer que l'utérus n'est pas douloureux, qu'il n'y a pas d'ulcération, que les culs-de-sac sont libres, et qu'il n'existe aucune trace d'inflammation cicum-utérine plus ou moins ancienne. Dans ce dernier cas, la contre-indication n'est pas absolue, mais on doit surveiller de très-près les effets produits par le pessaire vaginal, et agir avec beaucoup de circonspection. La contre-indication est absolue, au contraire, si la phlegmasie de voisinage est à l'état aigu ou subaigu.

Les tampons d'ouate imbibés de glycérine phéniquée suffisent parfois à remplir le rôle de pessaire. Dans la majorité des cas, il faut avoir recours à des appareils plus résistants, et dont on a construit un grand nombre de formes. Celui qui nous semble le plus logique et le mieux indiqué, dans les cas de rétroversion, c'est le pessaire en 8 de chiffre ou en traîneau de Schultze. Ces appareils seront fabriqués avec la gutta-percha, avec des fils de cuivre recouverts de caoutchouc, ou mieux avec des tubes creux en étain, ce qui permet d'en modifier les courbures à volonté, et de les adapter plus exactement à chaque cas. Lorsqu'on aura constaté que la conformation du pessaire est convenable, et qu'il se maintient bien, on peut, sur ce modèle, en faire construire un autre semblable en aluminium. Ces pessaires doivent être introduits avec deux doigts, verticalement, dans l'axe de la vulve. Quand l'orifice vulvo-vaginal est franchi, on fait basculer l'instrument à l'aide de ces deux doigts, de façon que l'anneau postérieur embrasse le col aussi haut que possible, l'antérieur appuyant contre la face postérieure du pubis, assez haut également pour ne pas risquer de comprimer l'urèthre.

Pour s'assurer de l'effet produit, il est bon de faire marcher la femme pendant quelques instants. Il faut être bien prévenu de ce fait que certains sujets ne supportent le séjour d'aucun pessaire, pas même des tampons d'ouate; chez d'autres, les symptômes morbides sont aggravés. En outre, ces moyens contentifs peuvent être la cause d'accidents graves, dont il est bon de tenir compte. On les a vus donner lieu à des phlegmons du ligament large, à des abcès de la fosse iliaque.

Après un séjour prolongé ils s'incrustent de sels calcaires et, par l'irritation qu'ils amènent, sont quelquefois le point de départ de fistules vésico-vaginales. Dans d'autres circonstances, l'inflammation produit un rétrécissement du conduit vaginal ou des adhérences et des brides fibreuses qui enveloppent le pessaire, si bien qu'après plusieurs années il faut une véritable opération pour les extraire.

Afin d'éviter ces divers accidents, on doit d'abord revoir ses malades peu de temps après la première application, et s'enquérir s'il y a eu des douleurs du côté du ventre ou du vagin. Ensuite, continuer à les surveiller, retirer l'appareil de temps en temps, et le nettoyer, toutes les deux ou trois semaines environ, pour ceux en caoutchouc. Dans l'intervalle, on conseillera les injections vaginales avec une solution additionnée d'acide thymique ou de permanganate de potasse.

La grossesse au début n'est pas une contre-indication à l'emploi du pessaire vaginal. Au contraire, il peut empêcher certains avortements de se produire, sous l'influence de la déviation, ou bien faire cesser des vomissements incoercibles.

A moins d'indications spéciales il n'y a pas lieu de retirer l'appareil contentif pendant la période menstruelle.

Les ceintures hypogastriques, associées aux pessaires, sont encore un utile moyen de soulagement. Il suffit parfois, pour juger de l'opportunité d'une ceinture, de relever la masse intestinale avec les deux mains appliquées à plat sur l'abdomen. Si cette manœuvre soulage la patiente, c'est qu'une ceinture à demeure est indiquée. Une bande de flanelle, enroulée un certain nombre de fois, pourra souvent remplacer avantageusement un appareil hypogastrique plus compliqué.

La ceinture n'a aucune action directe sur l'utérus dévié. C'est plutôt en fixant les organes qu'elle amène un résultat favorable, ce qui explique pourquoi l'application d'une ceinture hypogastrique peut être suivie d'amélioration, aussi bien dans les déviations postérieures que dans les antérieures, principalement chez les multipares, dont les parois abdominales sont flasques et relâchées.

Les pessaires intra-utérins ne sont jamais indiqués, à notre avis, dans la rétroversion.

On a fait quelques tentatives chirurgicales pour remédier à cette forme de déviation utérine. Les uns ont essayé de faire adhérer la lèvre postérieure du col à la paroi vaginale postérieure, après avivement et suture. D'autres ont pensé, comme dans l'opération d'Alexander pour le prolapsus, à raccourcir les ligaments ronds. Quelques-uns ont proposé de faire la laparotomie et de fixer l'utérus à la paroi antérieure de l'abdomen. Enfin, tout récemment, M. Richelot a présenté à l'Académie de médecine une jeune femme de vingt-six ans, sur laquelle il avait pratiqué l'extirpation totale de l'utérus par la voie vaginale, dans un cas de rétroversion causant des douleurs vives et occasionnant des hémorrhagies intermenstruelles qui mettaient la vie en danger.

Si les accidents étaient assez sérieux pour nécessiter une intervention chirurgicale, c'est certainement à l'hystérectomie vaginale que nous donnerions la préférence. Mais les indications de cette opération dans les rétroversions simples, sans complication de tumeurs, nous paraissent devoir être rares.

Rétroflexion. Dans la rétroflexion, l'angle formé par les deux segments est ouvert en arrière. Le segment cervical a conservé sa direction normale, tandis que le fond de l'organe, porté en arrière, fait saillie dans le cul-de-sac postérieur. On observe quelquefois, sous l'influence des tractions continues occasionnées par la situation anormale de l'organe utérin, un allongement secondaire de l'une ou de l'autre lèvre du museau de tanche, dont l'orifice est entr'ouvert. La rétroversion précède souvent la rétroflexion. Près d'un tiers des malades qui viennent consulter les gynécologistes présentent cette dernière variété de déviation utérine, ce qui s'explique par sa plus grande fréquence chez les multipares. Elle entraîne bien plus vite l'atrophie des tissus fléchis, la situation anormale n'ayant aucune tendance à être modifiée, comme dans l'antéflexion, par la vessie distendue. En outre, la réplétion de l'intestin augmente encore cette situation du corps de l'utérus en arrière et en bas, celui-ci étant placé comme un coin entre le col et la partie postérieure du repli de Douglas.

La rétroflexion, comme les autres déviations, peut exister sans donner lieu à aucun symptôme morbide. Les accidents quand ils se présentent, sont dus, le plus souvent, à la périmétrite ou à la métrite concomitantes, résultant de la stase sanguine longtemps prolongée. Le toucher nous montre alors un gros corps et un col mou et comme œdémateux.

Les troubles les plus fréquents dépendant de la rétroflexion s'observent du côté de l'intestin. La défécation et les douleurs qu'elle entraîne conduisent beaucoup de ces malades à une obstruction intestinale chronique. D'autres sont obligées de pousser avec les doigts, par le vagin, les matières accumulées dans l'ampoule rectale. Parfois, après chaque garde-robe, elles éprouvent la sensation d'un nouveau besoin d'expulser, causé par le fond de l'utérus agissant comme un corps étranger. La stérilité est rarement une conséquence de la rétroflexion.

Cette situation anormale de l'utérus retarde, chez certaines femmes, l'époque de la ménopause, et donne lieu à des métrorrhagies qui, en l'absence d'examen, pourraient faire penser à un cancer.

La dysménorrhée s'observe peu dans ces conditions, excepté parfois chez les nullipares. Les règles sont au contraire plus abondantes et durent de sept à dix jours. Ces malades se plaignent d'une sensation de poids, de pression sur le rectum, qui s'accentue surtout, si elles se meuvent, montent un escalier, soulèvent un fardeau. Aussi beaucoup d'entre elles, fatiguées par le moindre exercice, se condamnent à ne pas marcher, ce qui augmente certains accidents, en particulier la constipation et le météorisme qui en résulte. Sous cette influence, on voit parfois apparaître un gonflement considérable des mamelles, et même une légère sécrétion lactée, en l'absence de toute fécondation (Borner).

Les troubles urinaires sont moins accentués dans la rétroflexion que dans l'antéflexion, excepté dans la rétroflexion de l'utérus gravide. Cette variété de déviation, chez les femmes à l'état de vacuité, donne lieu principalement à des douleurs plus accusées dans les régions lombaires et sacrées. On a cité des cas de paralysies consécutives à une rétroflexion utérine. Dans beaucoup de ces observations, où les modifications de la motilité s'accompagnaient de contractures, on avait probablement affaire à des accidents hystériques. On observe encore chez ces malades des troubles digestifs et respiratoires très-accusés, disparaissant quelquefois par le seul replacement de l'utérus. Les accidents cardiaques, assez fréquents dans ces conditions, présentent le caractère particulier de s'accentuer davantage la nuit dans le décubitus dorsal.

De toutes les déviations la rétroflexion est celle qui donne lieu aux plus fréquentes erreurs de diagnostic. On peut la confondre avec une pelvipéritonite ancienne, un corps fibreux, un petit kyste ovarique, logés dans le cul-de-sac postérieur. Dans la rétroflexion, la tumeur que l'on sent est résistante, élastique, se continuant avec le col et formant avec lui, au point de flexion, un angle qu'un examen attentif permet le plus souvent de percevoir. En outre, le fond de l'utérus ne se rencontre plus à la place qu'il doit occuper normalement.

Les grossesses répétées ou les avortements fréquents et mal soignés sont le point de départ le plus ordinaire des rétroflexions. Après l'accouchement, le tissu utérin est ramolli, les ligaments sont relâchés, d'où la facilité de voir se développer des flexions sous l'influence de la pression abdominale. Cette cause agit en sens inverse, selon que la vessie est pleine ou vide, le fond de l'utérus étant porté en arrière dans le premier cas, en avant dans le second. Si les tissus sont indurés, on aura une version ; s'ils sont ramollis, au contraire, la flexion se produira plus facilement.

La rétroflexion est la plus commune des déviations utérines pathologiques. Elle s'observe surtout chez les femmes ayant eu des enfants, mais se rencontre aussi chez les nullipares, et même chez les nouveau-nés. L'onanisme, ou les rapports incomplets, ont été accusés de faciliter la rétroflexion chez les nullipares, en amenant des congestions trop répétées qui ramollissent le tissu utérin. Cette opinion nous paraît des plus hypothétiques.

La dysménorrhée persistante, par les troubles circulatoires et même inflammatoires dont elle est parfois le point de départ, peut être une cause de rétroflexion.

On observe de préférence cette déviation utérine chez les femmes qui n'ont pas allaité. Chez elles, en effet, l'utérus revient moins vite à ses dimensions normales après l'accouchement que pour celles qui nourrissent.

Les divers symptômes morbides qui accompagnent les déviations disparaissent souvent au moment de la ménopause. Chez les vieilles femmes, à la suite des flexions, on observe des oblitérations pouvant donner lieu à de l'hydromètre. La rétroflexion se rencontre fréquemment à la période d'atrophie de l'utérus amenée par l'âge.

Quoique ce qui touche aux accidents de la gestation sorte du cadre que nous nous sommes tracé, nous croyons devoir dire quelques mots de la rétroflexion compliquée de grossesse, à cause des graves erreurs de diagnostic auxquelles elle peut donner lieu. Ordinairement, l'utérus gravide, en se développant, remonte au-dessus du détroit supérieur, sans amener aucun accident, sans même que la femme s'en doute. Mais les choses ne se passent pas toujours aussi favorablement, et, sous l'influence de la rétroflexion, on voit se produire un avortement, au début du quatrième mois, ou bien l'organe chargé du produit de conception reste enclavé dans le petit bassin et donne lieu à des accidents sérieux, représentés surtout par des troubles urinaires. La miction, accomplie goutte à goutte, s'accompagne de douleurs vives. On observe, dans d'autres cas, une rétention d'urine plus ou moins complète et, consécutivement, une dilatation des uretères, de l'hydronéphrose, se terminant par des accidents urémiques. D'autres fois la mort arrive par gangrène, ou par rupture de la vessie, amenant une infiltration urineuse ou une péritonite suraiguë. En même temps, il existe une constipation opiniâtre, quelquefois absolue, qui va même jusqu'à causer des vomissements et tous les symptômes de l'iléus.

La rétroflexion de l'utérus gravide se reconnaît presque à la seule inspection. La forme du ventre a une apparence particulière, due à la vessie distendue, remontant jusqu'à l'ombilic, et dessinant une saillie brusque et non graduelle. La tumeur ainsi formée, douloureuse à la pression, fluctuante, ou dure et non fluctuante dans les cas de distension extrême, fait saillie dans le vagin. Le cathétérisme, souvent difficile à cause du déplacement de la vessie, sera tenté avec une sonde d'homme. Le col utérin, situé sous le pubis, est quelquefois impossible à atteindre par le toucher.

La sensibilité de l'abdomen oblige parfois à anesthésier les malades, pour compléter le diagnostic, d'autant plus important dans ce cas, que de lui dépend le choix de l'intervention thérapeutique et, par conséquent, la vie de la mère et de l'enfant.

La première indication, dans les cas de ce genre, consiste à évacuer l'urine. Si le cathétérisme était impraticable, même avec une sonde d'homme, on ne devrait pas hésiter à ponctionner la vessie par le vagin. La femme étant ensuite placée sur les coudes et les genoux, on cherchera à réduire avec deux doigts introduits dans le rectum, en poussant le fond de l'utérus en avant et latéralement, pour diminuer, autant que possible, l'obstacle opposé à la réduction par l'angle sacro-vertébral. Lorsque l'utérus a repris sa position normale, on le maintient au moyen de tampons et de pessaires, en laissant la malade dans le décubitus latéral. Au bout de peu de temps, l'organe remonte au-dessus du détroit supérieur, et tout danger a alors disparu.

Si la réduction ne peut pas s'effectuer, les périls auxquels ces accidents exposent la femme autorisent le médecin à provoquer l'avortement. Quand le col est situé tellement haut, que son orifice est inaccessible, quelques auteurs ont conseillé de ponctionner l'œuf à travers les parois du vagin et de l'utérus. Le liquide amniotique s'écoule, la réduction s'opère, et l'avortement se produit. Comme moyen prophylactique, si, au début de la grossesse, on trouve l'utérus en rétroversion ou en rétroflexion, il est utile de faire porter à la femme un pessaire à anneau ou en 8 de chiffres. Ce genre d'appareil contentif n'a pas l'inconvénient que pourraient présenter les pessaires opérant des frottements sur l'extrémité inférieure du col, et pouvant ainsi prédisposer à l'expulsion prématurée du produit de conception.

La rétroflexion peut exister, ainsi que nous l'avons déjà dit, sans donner lieu à aucun symptôme morbide. Néanmoins, même chez la femme à l'état de vacuité, c'est la variété la plus grave de déviation utérine. La guérison, rarement spontanée, est généralement assez difficile à obtenir. On peut cependant presque toujours, par un traitement bien dirigé, améliorer les troubles dus à la rétroflexion, et même arriver à une guérison définitive. Le pronostic est d'autant plus favorable, qu'on intervient à une période plus rapprochée du début, un ou deux mois après l'accouchement, par exemple. La prudence, dans ces conditions, est plus que jamais nécessaire. Il est impossible de donner sur ce point une règle générale, chaque cas particulier exige une étude attentive.

Comme pour les autres formes de déviations utérines, la première indication du traitement des rétroflexions consiste à s'attaquer aux lésions inflammatoires, métrite ou périmétrite, qui les accompagnent le plus souvent. Les irrigations très-chaudes, les bains alcalins avec spéculum, les pansements vaginaux avec des tampons imbibés de glycérine iodurée, trouveront encore ici leur emploi.

Lorsqu'il y a des métrorrhagies, assez fréquentes dans les rétroflexions, il faut donner la poudre d'ergot de seigle à la dose de 30 à 40 centigrammes par jour, en deux prises, pendant l'espace intermenstruel. Dès que les règles apparaissent, l'ergot doit être remplacé par le perchlorure de fer, dont on administrera 3 ou 4 gouttes, trois fois par jour, dans un peu d'eau sucrée, au moment du repas.

Si la médication générale est insuffisante et que, malgré la guérison des lésions du tissu utérin ou des annexes, les troubles morbides persistent, on doit recourir au traitement de la déviation elle-même, c'est-à-dire réduire l'organe déplacé et le maintenir réduit.

Dans la rétroflexion, on peut avoir recours à deux procédés. Pour faire usage du premier, la position dans le décubitus latéral gauche est préférable. Le chirurgien, situé derrière la malade, cherche à réduire avec deux doigts dans le vagin, leur face dorsale regardant l'utérus et leur face palmaire le rectum. On peut ainsi, en prenant un point d'appui sur la commissure postérieure de la vulve, faire basculer le corps utérin.

Si on choisit le second procédé, on fait mettre la femme sur les coudes et les genoux, en lui recommandant de respirer largement. Deux doigts de la main gauche sont introduits dans le rectum, leur face dorsale regardant le sacrum, et deux doigts de la main droite dans le vagin, leur face dorsale tournée vers le pubis. Au moyen des pressions ainsi combinées en sens inverse, on arrive à réduire. Il faut avoir soin de faire porter le sens des pressions dans une direction latérale, de façon que le fond de l'utérus regarde l'articulation sacro-iliaque d'un côté, le col étant dirigé vers la cavité cotyloïde du côté opposé. Nous avons très-souvent réussi à replacer l'utérus rétrofléchi au moyen des deux doigts vaginaux seulement, sans recourir au toucher rectal.

Lorsque l'organe a été remis dans ses axes normaux, on doit chercher à l'y maintenir au moyen de tampons ou de pessaires. Ici, comme dans la rétroversion, nous donnons la préférence au pessaire en 8 de chiffre ou en traineau. Mais l'influence des pessaires vaginaux, surtout dans les flexions, est tout à fait illusoire, au point de vue du redressement de l'organe. Aussi beaucoup d'auteurs, frappés du peu d'action qu'exercent ces appareils sur la situation du fond de l'utérus rétrofléchi, ont conseillé les pessaires intra-utérins. Il est certain qu'on a obtenu des succès par leur emploi. Valleix nous dit qu'ils entraînent souvent des hémorrhagies. Nous savons combien les saignées locales soulagent les malades atteintes de métrites. Peut-être, pour quelques cas, les tiges introduites dans l'utérus ont agi ainsi.

A côté de ces avantages si aléatoires, le séjour d'une tige dans la cavité utérine présente de graves inconvénients, des dangers même, pouvant quelquefois entraîner la mort. Aussi, dans les rares circonstances où on croirait devoir recourir a ce mode de traitement, ne faudrait-il le faire qu'en s'entourant de grandes précautions. On tentera d'abord la sensibilité de l'utérus au moyen du cathétérisme plusieurs fois répété. On introduira dans la cavité une tige en caoutchouc, enduite de vaseline phéniquée' et maintenue par des tampons, en recommandant à la malade de garder le repos au lit. Jamais nous ne conseillerions les pessaires intra-utérins rigides et fixes, les femmes continuant à marcher et à vaquer à leurs occupations. En résumé, les pessaires intra-utérins constituent un mode de traitement rarement indiqué, et auquel on ne doit avoir recours que dans quelques circonstances exceptionnelles.

On a traité la guérison des déviations utérines au moyen de l'électricité, le pôle négatif étant introduit dans la cavité cervicale, et le pôle positif dans le vagin, ou bien l'un dans le col et l'autre dans le rectum. Nous n'avons pas eu l'occasion d'essayer ces procédés curatifs, qui ont amené des accidents, mais qui paraissent réussir dans quelques cas.

Lorsqu'il existe de la dysménorrhée accompagnant une déviation, nous avons obtenu de bons résultats de l'emploi de courants induits faibles, un des réophores étant appliqué dans le cul-de-sac vaginal, l'autre sur les parois abdominales. On évite ainsi toute introduction de corps étrangers dans la cavité utérine, ce que nous considérons comme de beaucoup préférable. La rétroflexion est parfois favorablement influencée par la grossesse, si celle-ci évolue normalement. Les modifications apportées par la gestation dans le tissu des ligaments permettent souvent à l'utérus de reprendre sa situation normale. En pareil cas, la malade doit être surveillée, non-seulement pendant les premiers mois de la grossesse, mais encore dans la période qui suit l'accouchement.

C'est surtout dans ces conditions qu'il importe de conseiller aux malades de se coucher sur le côté ou sur le ventre et d'éviter le décubitus dorsal prolongé. La position suffit parfois pour guérir la déviation, et, en tout cas, facilite toujours le résultat cherché Cette heureuse influence est due au renversement de l'action de la pesanteur : le fond de l'utérus se trouve ainsi poussé en haut et en avant et tend à se défléchir. La pression moindre des viscères abdominaux sur le fond de l'utérus, et l'entrée plus facile de l'air dans le vagin, ont aussi une part dans l'utilité de la position sur le ventre, que certaines femmes prennent d'elles-mêmes, à cause du soulagement qu'elles en éprouvent.

Nous ne dirons rien de l'intervention chirurgicale, très-rarement indiquée dans les cas de rétroflexion.

Mobilité anormale de l'utérus. Un degré extrême de mobilité de l'organe utérin accompagne quelquefois les flexions, quand les ligaments et les tissus ambiants ont perdu leur consistance normale et sont devenus moins résistants. Cette mobilité exagérée existe aussi en l'absence d'autres lésions, et peut suffire pour amener des symptômes morbides, tels que, douleurs lombaires et rénales, modifications de la fonction urinaire, troubles nerveux généraux. Cet état, qu'il ne faudrait pas confondre avec une métrite, est facile à constater. Au moyen de mouvements en divers sens communiqués à l'utérus par le doigt introduit dans le vagin, on s'assure de cet excès de mobilité, et de ce que la pression sur le museau de tanche n'est nullement douloureuse.

Un pessaire à anneau, de Hodges ou de Sims, suffit alors pour faire disparaître tous les accidents. Beaucoup plus fréquents chez les femmes ayant eu des enfants, et à la suite d'accouchements laborieux, ces phénomènes pathologiques se rencontrent aussi, quoique plus rarement, chez les nullipares.

Déviations latérales. Les déviations latérales de l'utérus, surtout les latéro-versions, se rencontrent si fréquemment, qu'on peut les considérer comme physiologiques. Cette disposition, presque constante chez le nouveau-né, est en rapport avec la diminution de longueur du ligament rond et du ligament ovarien correspondant au côté de l'inclinaison utérine. Elle persiste très-souvent chez l'adulte, et s'atténue par le fait du développement génital. Nous l'avons surtout observée, soit à l'autopsie, soit pendant la vie, chez des femmes jeunes et vierges d'enfants.

Ces déviations latérales ne donnent lieu à aucun accident, et ne présentent, par conséquent, aucun intérêt clinique.

Élévation de l'utérus. On admet généralement que la situation de l'utérus au-dessus du plan qu'il occupe à l'état normal peut être due à un raccourcissement congénital ou acquis des ligaments qui le maintiennent. Faute de renseignements assez précis, on peut se demander, pour la plupart de ces observations, si on n'avait pas affaire à des adhérences.

On a vu, chez certaines femmes, en l'absence de tout état pathologique appréciable de l'utérus ou des annexes, que le col était distant de 7 à 8 centimètres de l'orifice vulvaire, tandis que les culs-de-sac vaginaux atteignaient une longueur de 9 à 12 centimètres.

En dehors de ces curiosités anatomiques, observées cliniquement, sans le contrôle de l'autopsie, l'élévation de l'utérus est presque toujours symptomatique, soit d'adhérences péritonéales, soit de tumeurs développées dans les parois utérines ou dans les annexes, corps fibreux, kystes de l'ovaire.

Dans ces conditions, les culs-de-sac sont effacés, étirés, et le fond du vagin est rétréci en forme d'entonnoir. Les parois sont lisses et perdent les plis et rugosités de l'état normal. Le museau de tanche raccourci ne constitue plus, au fond de l'entonnoir, qu'une petite tubérosité à peine appréciable.

On a considéré l'élévation de l'utérus comme une cause de stérilité, en s'appuyant sur la difficulté qu'aurait le liquide fécondant à arriver à l'orifice cervical. Cette hypothèse ne nous paraît pas pouvoir se soutenir, en présence des cas, relativement assez nombreux, où la conception a eu lieu malgré la persistance de l'hymen. On a vu la grossesse se produire, avec un hymen épaissi et perforé d'un orifice admettant à peine une sonde cannelée (Guéniot). En somme, cette variété de déplacement de l'utérus n'entraînant à sa suite aucune manifestation morbide, il nous suffit d'en signaler l'existence et d'en indiquer les causes principales.

Abaissement et *prolapsus de l'utérus.* On dit qu'il y a *abaissement* ou *prolapsus* utérin, quand l'organe, en totalité, est situé au-dessous du plan qu'il occupe normalement.

La longueur du vagin varie suivant une série de causes, et selon les différents points observés. En moyenne, chez la femme adulte, saine, nullipare, le col est éloigné de la partie antérieure de l'orifice vaginal de 55 millimètres. Le cul-de-sac antérieur n'a que 6 à 6 centimètres 1/2, tandis que le postérieur mesure de 7 à 8 centimètres, à partir de l'orifice vulvaire.

Les accouchements ne changent pas grand'chose à ces chiffres, qui restent à peu près les mêmes, à 1 ou 2 millimètres près, la femme étant examinée couchée. Mais, dans la station debout, tandis que chez la nullipare on n'observe que des changements inappréciables, chez la multipare, l'orifice du col et les culs-de-sac se rapprochent de l'anneau vulvaire de 10 à 12 millimètres, sans amener aucun trouble, aucune sensation perceptible.

Les rapports des parois vaginales entre elles diffèrent selon les points que l'on considère. Dans les deux tiers inférieurs, elles sont accolées l'une à l'autre, si bien que les liquides ne pénètrent qu'à la condition qu'elles soient écartées. Cette disposition n'existe plus dans le tiers supérieur, au-dessus du releveur de l'anus, où, même chez les nullipares, on observe une sorte d'ampoule dans laquelle le doigt peut se mouvoir avec facilité.

Ces notions d'anatomie normale doivent toujours être présentes à l'esprit lorsqu'il s'agit de déterminer le degré d'abaissement de l'utérus.

Toutes les modifications qui amènent un relâchement, un ramollissement des ligaments et des tissus circum-utérins, prédisposent au prolapsus. A ce titre, la grossesse joue le principal rôle, surtout quand elle arrive jusqu'au terme, les avortements étant plutôt cause de flexion. C'est principalement dans les périodes avancées de la gestation que les tissus environnant l'utérus et l'unissant aux organes voisins sont influencés. A ce titre, le vagin participe à l'hyperémie et à l'hypertrophie de l'organe gestateur. L'épaisseur de ses parois est presque triplée, ses plis et ses saillies sont plus accusés. Après la parturition, l'involution du vagin se fait lentement et peu à peu, suivant en cela les mêmes phases que l'involution utérine. Lorsque la paroi postérieure reprend ses proportions normales plus vite que l'antérieure, celle-ci a de la tendance à produire la cystocèle. Cette disposition se rencontre chez un grand nombre de femmes, sans s'accompagner d'aucun phénomène pathologique, si elle est peu accusée. Aussi les fatigues, les imprudences, les marches, trop tôt après l'accouchement, trouvent-elles tout disposé de la façon la plus favorable pour faciliter la production du prolapsus. D'un côté, moyens de suspension et de fixation relâchés, d'un autre, organe gros, lourd, tendant, par conséquent, davantage à s'abaisser par le seul fait de son poids. Il est donc facile de comprendre pourquoi ce sont surtout les multipares qui y sont exposées. On observe cette affection avec son maximum de fréquence de vingt-cinq à trente-cinq ans. Quand on la rencontre chez des femmes âgées, elle remonte souvent à de longues années.

On a fait jouer un rôle au plus ou moins de longueur ou d'étroitesse et à certaines déviations du bassin. La vaginite chronique, la métrite, l'ascite, les tumeurs ou inflammations développées dans le voisinage de l'utérus, peuvent être cause d'abaissement de l'organe, surtout par le ramollissement que ces affections diverses occasionnent autour d'elles. On a également invoqué un amaigrissement rapide, comme dans certaines maladies aiguës, typhus, choléra, variole.

La déchirure du périnée a une grande influence sur la production de la chute de l'utérus. L'augmentation de la pression intra-abdominale doit aussi entrer en ligne de compte. Même à l'état physiologique, cette pression pousse de haut en bas les organes contenus dans le bassin; ses effets seront d'autant plus accusés que l'orifice vulvaire est béant, comme on l'observe toujours à la suite des déchirures du périnée.

L'abaissement du vagin peut être consécutif à celui de la matrice, ou, au contraire, le précéder et l'entraîner à la longue. C'est surtout dans le second cas que l'on observe un certain degré d'élongation du museau de tanche.

Les professions qui forcent à être longtemps debout paraissent aussi y contribuer pour leur part. La fréquence plus grande de cette variété de déplacement, dans les classes pauvres, s'explique par les nombreuses imprudences auxquelles sont soumises, aussitôt après l'accouchement, les femmes qui vivent de leur travail. Quoique les multipares soient plus souvent que les autres atteintes de prolapsus, elles n'y sont pas seules exposées, et on a observé ces accidents même chez des vierges, l'utérus refoulant l'hymen. Dans ces cas le déplacement est causé par un effort violent, par une chute. Encore faut-il admettre, avec une disposition individuelle particulière et une laxité exceptionnelle des tissus, que la vessie soit distendue au moment de l'accident, car pendant l'état de vacuité du réservoir urinaire la secousse la plus énergique ne pourrait occasionner le prolapsus utérin, si l'organe se trouve dans la situation normale.

On a cherché à se rendre compte, par des expériences, de la force nécessaire pour produire un prolapsus artificiellement. On a vu qu'une traction correspondant à 20 ou 25 kilogrammes suffit pour amener l'utérus à la vulve, tandis que 50 kilogrammes sont nécessaires pour lui faire dépasser l'orifice vulvaire. Malgré l'intérêt de ces recherches, on ne peut pas conclure de ce qu'on a observé sur le cadavre à ce qui se passe chez la femme vivante, où la densité et toutes les conditions physiologiques des tissus diffèrent essentiellement. En outre, une traction modérée, mais continue, demande un effort beaucoup moins considérable, et a cependant bien plus d'action qu'une traction brusque et instantanée.

On a désigné les divers degrés du prolapsus sous les noms différents d'abaissement, descente, procidence, chute ou précipitation. Nous avons abandonné ces expressions, à peu près synonymes, pour adopter une classification plus simple. en prolapsus *incomplet* et *complet* : incomplet, quand l'utérus est encore situé au-dessus de l'orifice vulvaire ; complet, quand la tumeur fait saillie hors de la vulve. Il y a évidemment une série d'intermédiaires entre ces deux types, que nous prenons comme point de repère, et qui nous semblent suffisants pour la clinique.

Le vagin accompagne toujours le prolapsus utérin. Lorsqu'il date de longtemps, on voit quelquefois se produire une hypertrophie secondaire du segment cervical, portant sur sa longueur et sur sa largeur, état anatomique qu'il ne faut pas confondre avec l'allongement hypertrophique primitif. Cette augmentation de volume du segment cervical s'accompagne, chez quelques malades, d'une atrophie du corps utérin.

Dans le prolapsus complet on observe à la vulve une tumeur, tantôt piriforme, tantôt plus ou moins cylindrique, dont les dimensions varient depuis celle d'un œuf de poule jusqu'à celle du poing ou d'une tête d'enfant. Sa couleur, rouge, violacée dans les cas récents, devient pâle ou bleuâtre quand le déplacement remonte à une époque éloignée. La surface formée par la muqueuse vaginale est lisse, unie, les plis et les saillies du vagin étant presque effacés, surtout en avant, tandis que la paroi postérieure conserve encore quelques plis transversaux rudimentaires.

Le revêtement épithélial perd ses caractères de muqueuse, pour prendre ceux de l'épiderme, et donne, au toucher, la sensation de la peau des mains des gens adonnés à un travail manuel, des mains calleuses. Chez les négresses, cette muqueuse, rouge à l'état normal, devient noire comme le tégument externe, sous l'influence du prolapsus. C'est qu'en effet, au point de vue histologique, l'épithélium pavimenteux du vagin et de la surface externe du museau de tanche ressemble beaucoup à l'épithélium cutané.

Les parties superficielles de ce revêtement se desquament, quelquefois par plaques, par écailles, comme la peau dans le psoriasis.

Sur des coupes histologiques, provenant d'une muqueuse ainsi modifiée, on observe deux couches bien nettes d'épithélium : l'une profonde, à noyaux faciles à colorer par l'hématoxyline ou le picrocarminate; l'autre superficielle, formée par des cellules cornées sans noyaux. Il existe, en outre, de nombreuses granulations pigmentaires. On a signalé, dans ces cas, une diminution des fibres musculaires et une augmentation du tissu conjonctif du col.

A la partie inférieure de la tumeur, on constate l'existence de l'orifice externe du museau de tanche. Celui-ci, souvent entr'ouvert, peut arriver à un degré de dilatation tel qu'on a vu le coït se pratiquer par cette voie. On observe à sa surface des érosions et des ulcérations, ou bien ses lèvres sont renversées jusqu'à produire un ectropion ou une invertion du col. La cavité cervicale présente souvent des oblitérations, sur des points variables de sa hauteur, surtout à l'orifice externe. Ce dernier est quelquefois situé en arrière et difficile à percevoir. En réalité, le prolapsus est généralement plus accusé en avant, à cause de la cystocèle qui l'accompagne, disposition qui rejette le col en arrière.

Chez une femme atteinte de prolapsus, on trouve dans le petit bassin, à la place de l'utérus, une cavité en entonnoir, contenant les trompes, les ovaires, et des anses intestinales. Les ligaments sont relâchés ou rompus, au point que l'organe utérin peut être repoussé très au-dessus de son niveau normal.

Les tissus environnants sont hyperémiées, ramollis, les veines dilatées et gorgées de sang. D'autres fois il existe des adhérences s'opposant à toute possibilité de réduction. L'utérus, dans son ensemble, est augmenté de volume, presque toujours sous l'influence de la métrite, dont il présente alors les lésions. Cependant il n'en est pas toujours ainsi, et cette hypertrophie est seulement due à une congestion veineuse passive ou à l'accumulation de la lymphe dans le système de fentes et de lacunes dont il est si richement pourvu : ce qui semble prouvé par ce fait que la simple réduction suffit pour ramener l'organe à ses dimensions normales. On a observé, dans quelques cas, la gangrène d'une partie ou de la totalité de la tumeur. A la suite de l'élimination des régions sphacélées, il peut se produire une fistule. Si la gangrène a envahi tous les tissus, la mort en est souvent la conséquence.

Le prolapsus n'atteint pas un certain degré sans se compliquer de cystocèle, ou, quoique moins fréquemment, de rectocèle. Une portion du péritoine accompagne les organes herniés, disposition anatomique importante à se rappeler, si

l'on avait à intervenir chirurgicalement. Il existe, à ce point de vue, une différence, selon que le déplacement s'est produit subitement ou lentement. Dans
la première hypothèse, la vessie et le rectum sont moins souvent entraînés
que dans la seconde.

Quand la vessie fait partie de la tumeur, elle est attirée en bas et change de
direction et de forme ; l'urèthre, également dévié, se porte de haut en bas.

La situation de la partie inférieure de la cavité vésicale amène la stagnation
de l'urine et des lésions diverses de la muqueuse, des uretères, des bassinets,
des reins eux-mêmes. On a observé des cas de mort par hydronéphrose ou par
compression mécanique de l'utérus sur les uretères. Le séjour constant du
liquide urinaire dans le diverticulum vésical peut donner lieu à la formation
de calculs.

La rétroflexion accompagne souvent le prolapsus. Cette déviation est elle-
même consécutive à la rétroversion, qui précède l'abaissement dans la plupart
des cas. On a noté l'oblitération et l'hydropisie des trompes, comme lésions
accompagnant la chute de l'utérus. Les hernies inguinales et crurales en sont
également la conséquence, ou se montrent sous l'influence des mêmes causes.
Le prolapsus de la muqueuse uréthrale complique quelquefois celui de l'utérus.
Les symptômes varient, suivant que le déplacement s'est produit subitement
à la suite d'une chute ou d'un effort, ou peu à peu et lentement. Le second
processus est de beaucoup le plus fréquent. Dans les cas de prolapsus brusque,
les troubles sont plus accusés. Les malades éprouvent tout à coup une vive
douleur dans l'abdomen, suivie de la sensation d'une rupture et d'un corps
étranger qui tendrait à sortir.

Ces phénomènes douloureux s'accompagnent de défaillance, de syncopes, de
nausées ou de vomissements. On les voit aussi se compliquer d'accidents
aigus du côté du péritoine. Chez quelques sujets, on n'observe aucun symptôme grave, malgré un abaissement subit de l'organe utérin.

Lorsque le prolapsus se produit peu à peu et lentement, les femmes se plaignent de douleurs lombaires, d'un sentiment de poids, de lourdeur, très-
pénible, donnant lieu à des besoins fréquents d'expulsion, sorte de ténesme
vaginal. En même temps, si la chute est complète, on observe à la région
vulvaire une tumeur présentant les caractères que nous avons précédemment
décrits.

On rencontre quelquefois des cas où, même avec un prolapsus complet, les
malades ne se plaignent que des troubles mécaniques. Dans ces abaissements
à manifestations latentes, l'utérus a ordinairement conservé son volume normal.
C'est qu'en effet, quoique le prolapsus amène par lui-même un certain nombre
d'accidents incontestables, beaucoup de phénomènes généraux, considérés comme
étant sous sa dépendance, résultent d'une métrite concomitante.

La cystocèle donne lieu à une série de modifications dans l'excrétion urinaire, consistant en besoins fréquents, suivis de sensations douloureuses, de
ténesme vésical. Chez certaines malades, l'urine s'échappe involontairement,
sous l'influence du moindre effort, d'un simple éclat de voie. D'autres sont
forcées de prendre les positions les plus variées, ou de comprimer elles-mêmes
la tumeur, pour arriver à vider leur vessie. Les calculs qui prennent naissance
dans ces conditions ont pu nécessiter l'opération de la taille.

Le cathétérisme n'est souvent possible qu'avec une sonde d'homme très-
recourbée, dont la concavité doit être tournée en bas et en arrière. Les accidents

vésicaux, en se propageant du côté des uretères, des calices, des bassinets et des reins, entraînent à leur suite les symptômes graves et si souvent mortels de l'urémie. La rectocèle, de son côté, est cause de troubles de la défécation : constipation opiniâtre, selles pénibles, ténesme de l'orifice anal.

La plupart des phénomènes douloureux s'exaspèrent sous l'influence de la moindre fatigue, du moindre effort, au point de rendre tout travail impossible. A la longue, ils agissent sur le système nerveux, entraînent tout un cortége de manifestations morbides rappelant ce qu'on observe dans la métrite chronique. Les écoulements utérins, le contact de l'urine, déterminent des excoriations et des ulcérations de la tumeur elle-même, ou de la face interne des cuisses, nouveaux sujets de souffrance pour les malades.

Dans la majorité des cas de prolapsus, la menstruation est peu influencée. Le flux cataménial est cependant, quelquefois, soit diminué, soit augmenté en quantité et en durée. Mais les métrorrhagies ou l'aménorrhée sont surtout en rapport avec un certain degré de métrite.

Lorsque l'utérus est fixé pas des adhérences, les tentatives de réduction peuvent être le point de départ d'accidents péritonitiques rapidement mortels.

Le prolapsus est, après l'inversion, le plus grave des déplacements utérins. En général, cependant, il n'entraîne pas, par lui-même, de danger pour la vie, et passe quelquefois presque inaperçu pendant longtemps, surtout dans les classes laborieuses.

Nous avons vu des femmes de la campagne atteintes de prolapsus depuis de nombreuses années, qui, malgré cet état pathologique, n'avaient jamais interrompu les durs travaux de la vie des champs. Dans ces cas anciens non traités, l'utérus devient ordinairement tout à fait irréductible.

Mais cette affection ne se présente pas toujours avec des caractères aussi bénins, et constitue le plus souvent une infirmité pénible et douloureuse, influençant d'une façon fâcheuse la santé générale. La mort peut même en être la conséquence, soit par des accidents urémiques, soit par la gangrène, ou à la suite d'inflammations péritonéales. Le prolapsus utérin peut être cause de stérilité. Cependant on a vu assez souvent des femmes fécondées, malgré un prolapsus complet, soit que l'utérus fût refoulé et réduit par l'acte sexuel, soit que l'extrémité du membre viril pénétrât directement dans la cavité cervicale dilatée. Ordinairement, sous l'influence de la gestation, l'utérus remonte dans le bassin. On a observé des cas où la grossesse évoluait dans un organe pendant eutre les cuisses de la femme. Quelquefois la réduction amenée par la gestation se maintient après l'accouchement. Plus rarement le déplacement se montre de nouveau. L'âge et l'état général des sujets, la durée plus ou moins longue de l'affection, son mode de production, la possibilité ou l'impossibilité de réduire la tumeur, jouent un grand rôle dans le pronostic.

On empêche, chez beaucoup de femmes, le prolapsus utérin de se produire, par une prophylaxie bien entendue. Il faut éviter, autant que possible, tout ce qui entrave l'involution de l'utérus et de ses annexes; on cherchera à arrêter les hémorrhagies post-puerpérales et les écoulements sanguins trop prolongés, au moyen de l'ergotine ou de l'ergot du seigle, associés aux irrigations vaginales très-chaudes.

Les accouchées se placeront de préférence sur le côté, et n'abuseront pas du décubitus dorsal, qui facilite les rétroversions ou rétroflexions, les déviations de l'utérus en arrière prédisposant elles-mêmes au prolapsus.

Il est important, en outre, de surveiller la vessie et le rectum, et d'empêcher la distension exagérée de ces cavités, au moyen du cathétérisme pour l'une, des lavements ou des laxatifs pour l'autre.

Le déplacement s'étant produit, s'il est peu avancé, il suffira souvent, pour obtenir la guérison, d'introduire dans le vagin des tampons d'ouate imbibés de glycérine et de tannin. Après avoir enlevé le tampon, la malade doit faire usage d'injections astringentes avec la décoction d'écorce de chêne ou de feuilles de noyer, les solutions de tannin ou d'alun (une cuillerée d'alun et deux cuillerées d'alcool par litre d'eau). Les bains de siége, conseillés par quelques médecins, nous paraissent plus nuisibles qu'utiles en pareille circonstance.

Quand le prolapsus est complet, deux indications se présentent : d'abord le réduire, ensuite le maintenir réduit. Pour se guider dans cette pratique, il est important de se rappeler l'ordre de succession suivi par les différentes parties qui composent la tumeur, au moment où elles font saillie à la vulve. Si on observe la façon dont la chute se produit après la réduction, lorsque la femme fait un effort, on voit la paroi vaginale antérieure du vagin descendre la première, bientôt suivie par le col utérin, qui entraîne à son tour la paroi vaginale postérieure. Pour opérer la réduction, on doit agir en sens inverse, repousser d'abord le cul-de-sac postérieur, puis le col, et la paroi antérieure rentrera d'elle-même.

Après que l'organe a été remis en place, il s'agit de l'y maintenir au moyen d'un pessaire. Autrefois on employait à cet usage des corps résistants, tels que du bois, de la cire. Depuis longtemps on se sert de substances moins rigides, et les pessaires-soutiens sont faits avec du feutre recouvert de gomme.

Les diverses variétés de pessaires, en boudin, en gimblette, en entonnoir, en raquette, présentent l'inconvénient de presser sur le col, et les frottements qui se produisent sur l'extrémité inférieure du museau de tanche donnent lieu à des ulcérations.

Les ballons en caoutchouc, tels que les pessaires Gariel, rendent quelques service au début, mais ils ont l'inconvénient de dilater trop énergiquement le vagin, si bien que, remplissant parfaitement leur rôle dans les premières semaines où ils sont appliqués, au bout d'un certain temps ils ne se maintiennent plus et sont eux-mêmes expulsés.

Aussi préférons-nous les pessaires à anneau de Hodges, de Dumont-Pallier, en 8 de chiffre ou en traîneau de Schultze, qui maintiennent l'utérus par l'intermédiaire des parois vaginales. Ces deux derniers ont l'avantage, tout en soutenant l'utérus, de corriger la rétroversion qui se produit le plus souvent lorsque le prolapsus est réduit.

Il est complétement inutile d'énumérer ici les innombrables pessaires qui ont été employés et qu'on invente chaque année. Ceux que nous avons indiqués, plus ou moins modifiés, suffisent à tous les cas où des appareils de ce genre sont applicables, c'est-à-dire quand le périnée n'est pas trop déchiré et présente encore une résistance suffisante.

L'anneau de Dumont-Pallier nous a souvent donné de bons résultats. Il a, en outre, l'avantage d'être d'un prix facile à aborder pour les classes peu aisées. Quoiqu'il partage avec tous les autres le défaut d'élargir le vagin, c'est celui qui a le moins d'inconvénient et de danger. Il y a plusieurs numéros de ces appareils. On cherchera à adapter à chaque cas celui qui lui convient, mais pour la majorité des femmes ayant eu des enfants c'est le numéro 4 que nous employons. On le place, après lui avoir donné une forme allongée d'avant en arrière, en le disposant horizontalement ensuite, de façon qu'il porte dans les culs-de-sac antérieur et postérieur. Quelques auteurs conseillent d'appliquer l'anneau soutien, la femme étant placée sur les coudes et les genoux, et après que le vagin aura été distendu par l'application d'un spéculum plein et se sera rempli d'air. Moyennant cette précaution, l'utérus et les ovaires auront pris une situation aussi élevée que possible. Quand l'instrument est mis en place, il faut s'assurer que le col est mobile au centre de l'anneau, et qu'un repli de la muqueuse du vagin ne se trouve pas comprimé entre le segment cervical et le bord interne de la circonférence. On fera ensuite marcher la femme pendant quelques instants. La situation de l'anneau sera vérifiée le jour suivant, et on s'assurera si les états de plénitude du rectum et de la vessie, si la miction et la défécation, n'ont pas modifié sa position. La fréquence des injections vaginales détersives, le moment où l'anneau devra être remplacé, dépendent de la nature et de l'abondance des sécrétions vaginales. Il est de règle qu'une détersion complète du vagin est toujours nécessaire.

La patiente pourra enlever elle-même l'anneau, et le replacer après l'avoir nettoyé, ou en replacer un autre. Néanmoins, il est de beaucoup préférable qu'après quelques mois le médecin fasse lui-même la vérification de l'état des parties.

Les conséquences fâcheuses du mauvais emploi de ces instruments, la vaginite, les mortifications par pression exagérée, la perforation du côté de la vessie, du rectum, du péritoine, ne doivent pas être attribuées au pessaire en lui-même, mais à son emploi défectueux. Malgré ces défectuosités, nous devons considérer le soulagement qu'ils procurent aux malades. Chez quelques-unes, cette sensation de soulagement est immédiate, aussitôt que l'anneau a été appliqué.

Les pessaires fixés à une tige, qui prend elle-même son point d'appui sur un bandage en T ou sur une ceinture ont, en dehors des incommodités inhérentes à tous, quelle que soit leur forme et leur composition, l'inconvénient très-grand de rendre inévitables pour l'utérus les secousses du dehors : aussi les conseillons-nous rarement.

Le pessaire, en maintenant l'utérus dans sa situation normale, peut amener la guérison définitive, et rendre, au bout de quelque temps, son usage inutile. Sous son influence, l'involution se produit, et les tissus du vagin et des ligaments reprennent leur consistance et leur solidité premières. Les modifications consécutives à la grossesse facilitent cet heureux résultat. Nous avons vu des malades atteintes de prolapsus, guérir à la suite d'une nouvelle gestation. Dans ces cas, on doit surveiller avec grand soin la période qui suit l'accouchement, et hâter, par tous les moyens possibles, l'involution de l'utérus et de ses annexes.

Les ceintures hypogastriques donnent peu de résultats dans les cas de prolapsus. M. Guibout dit cependant avoir obtenu, grâce à elles, de nombreux succès, à la condition qu'elles soient bien faites et convenablement adaptées.

Les ceintures abdominales, en soutenant les intestins, peuvent contribuer à soulager les malades, pour les cas d'abaissement léger, surtout s'il y a un développement considérable du tissu adipeux dans les parois abdominales.

Les ceintures périnéales, employées par quelques gynécologistes, nous ont généralement mal réussi, à cause de l'irritation qu'elles amènent dans toute la région vulvo-anale.

Quelquefois tous les pessaires sont impuissants à maintenir la réduction ou ne peuvent pas être supportés, et on est forcé d'intervenir chirurgicalement.

Nous n'indiquons que pour mémoire les procédés par lesquels on a cherché à rétrécir le diamètre du vagin au moyen des caustiques ou de l'application répétée de serres fines. D'autres opérations plus régulières et moins aléatoires ont été tentées dans le but de remédier au prolapsus.

Les diverses méthodes d'*élytrorrhaphie* consistent, en somme, à aviver les parois vaginales, et à les réunir par des points de suture. Les surfaces d'avivement portent, tantôt sur les parois latérales, tantôt sur les parois antérieure et postérieure.

Pour pratiquer l'élytrorrhaphie, quatre ou cinq aides suffisent : Deux pour soutenir les membres inférieurs et mettre à découvert le champ opératoire, un pour éponger à mesure, et l'autre pour passer les instruments et préparer les sutures. On aura à sa disposition des bistouris de deux formes, courbes et boutonnés, des ciseaux droits et courbes, des éponges, dont quelques-unes montées, un irrigateur, un cathéter, et enfin des fils d'argent, de catgut et de soie, des aiguilles variées et des pinces porte-aiguilles.

Plusieurs jours avant l'intervention, le vagin sera désinfecté au moyen d'injections au sublimé et de tampons iodoformés.

Pour l'opération, la malade sera placée dans la position de la taille. Les chirurgiens ne s'accordent pas tous sur la forme à donner à la portion de muqueuse enlevée. Les uns préfèrent une disposition elliptique, ou en truelle, d'autres rectangulaire. Quelle que soit la forme de ses contours, cette surface doit avoir des proportions suffisantes, 4 à 5 centimètres de largeur et 6 centimètres environ de longueur ; ces dimensions seront identiques sur les deux régions opposées. L'étendue de muqueuse avivée est un point important pour le succès de l'opération. La surface que l'on cherche à modifier sera lavée avec une solution de sublimé ou d'acide phénique, avant et après l'avivement. Le col utérin, saisi avec des pinces de Museux, doit être attiré en avant ou en arrière, selon que le temps de l'opération porte sur la paroi postérieure ou antérieure. Si quelque vaisseau donne du sang, on place une pince hémostatique ou on lie avec un fil de catgut dont on coupe les chefs aussi loin que possible.

Au bout de quelques minutes, après s'être assuré que l'hémostase est complète, on procède à la suture. Celle-ci est faite avec des aiguilles fines de diverses courbures, armées de fils de catgut ou de fils d'argent, et montées sur une pince. On place de 12 à 16 sutures, de façon à mettre en contact, dans toute leur étendue, les deux surfaces avivées.

L'opération terminée, on fait une injection antiseptique de chaque côté de la cloison, jusqu'à ce que le liquide sorte parfaitement limpide. La malade est ensuite rapportée dans son lit et pansée avec un tampon d'ouate iodoformée appliqué sur la vulve. Il faut avoir soin de fixer ensemble les deux genoux, pour empêcher les mouvements d'abduction des cuisses.

Par ce procédé opératoire, on obtient un pont de tissu fibreux, divisant en deux le conduit vaginal dans une assez grande hauteur, et s'opposant ainsi à l'issue de l'utérus hors de l'orifice vulvaire. Pour éviter les hémorrhagies pendant l'opération, plusieurs chirurgiens ont eu recours à des appareils qui compriment à leur base les tissus à sectionner.

Quelle que soit la méthode que l'on choisisse, les principaux écueils à éviter sont les blessures de la vessie et du cul-de-sac péritonéal postérieur. En face de ce dernier accident, il est souvent préférable de se décider à pratiquer l'ablation totale de l'utérus.

Il est des malades chez lesquelles l'amputation préalable du col est nécessaire pour permettre la réduction.

L'*élytrorrhaphie antérieure* consiste à exciser des lambeaux plus ou moins étendus de la muqueuse vaginale antérieure, et à suturer ensuite les surfaces voisines, dont le grand diamètre doit être parallèle à l'axe du vagin. Pour cela, on fait d'abord, à l'aide de pinces, un pli longitudinal sur la paroi vaginale antérieure. La pince la plus haute doit être environ à 1 centimètre du col, et la plus basse à 3 centimètres du méat urinaire. On soulève le pli ainsi formé et on applique un clamp parallèle à sa base, un peu loin de cette base et le plus rapproché possible de la cavité. On passe à 1 centimètre au-dessous de cet instrument des fils à suture et on excise le pli au bistouri, entre les fils et le clamp. Les fils sont alors noués et, pour mieux assurer la fermeture de la plaie, on peut ajouter quelques points de suture superficielle. Le danger de ce procédé consiste dans la possibilité de blesser la vessie ; on peut éviter cet accident en introduisant un cathéter dans la vessie pendant l'opération.

L'élytrorrhaphie antérieure est surtout destinée à combattre la cystocèle. Aussi, dans les cas de prolapsus de l'utérus et du vagin, faut-il lui associer la *colpopérinéorrhaphie*, dans le but de créer un nouvel appareil de constriction vaginale.

Les différents procédés à l'aide desquels on peut atteindre ce résultat se ressemblent beaucoup. Dans tous, en effet, il s'agit d'aviver sur une assez grande étendue et de suturer les surfaces situées latéralement, afin d'augmenter les dimensions et la résistance de la cloison recto-vaginale. Les dimensions et la forme à donner au lambeau peuvent varier selon les cas. Plus le prolapsus sera considérable, et plus la surface avivée devra être étendue. Dans les cas légers, on se contentera d'un lambeau triangulaire, de 6 à 7 centimètres à la base, et de 7 centimètres de haut. Quand le prolapsus est très-volumineux, on peut porter ces chiffres à 8 centimètres pour la base et 9 pour la hauteur.

Quand on a bien fixé les dimensions à donner à la surface à aviver, on soulève les tissus avec des pinces, et on dissèque le lambeau. Si quelque vaisseau donnait du sang, on appliquerait des pinces hémostatiques.

Lorsque la cloison recto-vaginale est très-mince, et qu'on craint de blesser le rectum, on introduit un doigt dans ce dernier, afin de repousser les tissus et de les faire saillir en avant. Dès que l'avivement est complet, la plaie, égalisée avec les ciseaux, sera lavée avec une solution antiseptique. Les vaisseaux qui donneraient encore du sang doivent être liés avec de la soie ou du catgut. Il ne reste plus alors qu'à placer les sutures, dont chaque fil sera environ de 1 centimètre à 1 centimètre 1/2 l'un de l'autre. On associera les sutures superficielles et profondes ; entre deux fils profonds, on place un fil superficiel, pour rendre la coaptation des lèvres de la plaie aussi parfaite que possible.

Les fils périnéaux seront enlevés du cinquième au sixième jour, et, s'il n'y a pas de complication, les malades peuvent se lever dès le douzième jour, et marcher au bout d'une quinzaine.

Les opérations que nous venons de passer en revue sont préférables à l'*épisiorrhaphie*, qui consiste à rétrécir l'orifice vulvaire.

D'autres procédés chirurgicaux sont basés sur des idées différentes. Au lieu de maintenir l'utérus en modifiant le vagin, la vulve ou le périnée, on a cherché à lui rendre sa situation normale en agissant sur les ligaments qui le soutiennent.

Dans cette catégorie, nous trouvons l'opération conseillée par Alquié, modifiée et remise en honneur par Alexander, dont elle porte en général le nom. Par cette opération, il s'agit de mettre à nu, d'aviver et de suturer les ligaments ronds. Ces ligaments sont découverts au-dessus de l'arcade de Fallope, et on les isole dans le canal inguinal à l'aide d'un instrument mousse. En exerçant quelques tractions sur ces ligaments, on voit l'utérus se porter en haut et en avant; on résèque alors la portion qui a été attirée au dehors, et on en fixe chaque extrémité dans la plaie de la paroi abdominale, au moyen de quelques points du suture. Le raccourcissement d'un seul ligament rond a suffi pour donner des résultats favorables, associé ou non à la restauration du vagin (Doleris).

Aucun des moyens chirurgicaux que nous avons énumérés ne peut être considéré comme une méthode générale, s'appliquant indistinctement à tous les cas. Parfois on peut combiner entre elles plusieurs opérations. Il est impossible d'établir une règle uniforme, étant donné la variété des dispositions anatomiques qu'on rencontre dans le prolapsus utérin. Les dangers de ces opérations sont ordinairement peu considérables, mais leurs résultats éloignés ne sont pas toujours complétement satisfaisants. Parfois, quand la réunion par première intention est assurée, les parties cicatrisées s'allongent et le prolapsus se reproduit.

Lorsque l'utérus est fixé dans sa situation anormale, et irréductible, on n'a plus le choix qu'entre l'emploi des moyens palliatifs appelés à masquer plus ou moins l'infirmité et à diminuer autant que possible les souffrances des malades, et l'ablation totale de l'organe hernié.

Comme moyens palliatifs, on aura recours d'abord à des soins extrêmes de propreté et à des pansements souvent répétés. S'il existe des ulcérations, on doit les cautériser, et recouvrir la tumeur d'une épaisse couche d'ouate maintenue par un bandage en T ou une serviette. Cette application d'une couche d'ouate est également un bon moyen prophylactique pour empêcher les excoriations de se produire.

L'ablation totale s'est tellement simplifiée dans ces derniers temps, qu'elle nous paraît devoir être choisie dans l'avenir comme procédé de guérison radicale, dans certains prolapsus irréductibles ou compliqués, soit de corps fibreux, soit de métrite chronique. Dans ces derniers, le poids et le volume de l'organe sont alors tellement accrus, qu'on ne peut guère espérer de le maintenir en rétrécissant le vagin ou en augmentant la résistance du périnée. En tout cas, dans ces circonstances, on doit préférer l'hystérectomie vaginale, à la méthode conseillée par quelques chirurgiens, et qui consiste à fixer dans la paroi abdominale le pédicule de l'utérus, dont on a fait l'amputation supra-vaginale.

Inversion de l'utérus. On désigne sous le nom d'*inversion de l'utérus* un renversement de l'organe. Il en résulte que la surface externe séreuse devient concave, de convexe qu'elle était, tandis que sa face interne ou muqueuse, devenant externe et convexe, s'engage dans la cavité cervicale, exactement comme le bout d'un doigt de gant ou le fond d'un sac qu'on retourne. Pour que l'inversion puisse se produire, il faut que l'utérus soit ramolli et augmenté de volume. Avec un organe dont le tissu serait sain et de consistance normale, cette disposition serait impossible à réaliser. Il est en outre nécessaire qu'un agent quelconque modifie la situation du fond de l'utérus, soit en le repoussant, soit en l'attirant. Aussi les observations d'inversion congénitale signalées par quelques auteurs doivent-elles être considérées plutôt comme des vices de conformation, et ne doivent pas rentrer dans le cadre de l'inversion pathologique que l'on observe en clinique.

Les conditions favorables à ce genre d'accidents se trouvent réunies à leur plus haut degré après l'accouchement. Ce n'est qu'exceptionnellement que l'inversion a lieu dans les premières périodes de la grossesse, vers le quatrième ou le cinquième mois. Elle se montre en général après un accouchement à terme, sous l'influence de l'inertie utérine coïncidant avec un cordon trop court, surtout, a-t-on dit, si la femme accouchait dans la station debout; plus souvent encore au moment de la délivrance, consécutivement à des tractions opérées sur le cordon, principalement dans les cas d'adhérences anormales du placenta et lorsque l'insertion a lieu sur le fond de l'organe. On comprend, en effet, que, l'utérus étant mou, flasque, ne se contractant pas après la parturition, son fond puisse s'affaisser, se déprimer, à la façon d'un fond de bouteille, et que cette disposition soit augmentée par des tractions intempestives.

L'accouchement n'est pas l'unique cause de l'inversion. Une tumeur quelconque, un polype, un corps fibreux, peuvent également entraîner le corps de l'utérus à travers le col, soit spontanément, soit à la suite de manœuvres : d'autant plus facilement que la base d'implantation du néoplasme occupera une plus grande étendue. Le rapport entre les cas consécutifs à l'accouchement et ceux dus à des polypes est de 1/8 environ. Les conditions et le processus, lorsqu'il existe un polype, sont à peu près identiques à ce qu'on observe après la parturition, le tissu utérin étant de même ramolli et modifié par le séjour d'une tumeur. Ces transformations du parenchyme utérin, sous l'influence d'un corps fibreux, nous expliquent la possibilité de cet accident, même chez une nullipare. On a cité des cas d'inversion par simple action de l'utérus lui-même ; ces faits sont bien obscurs et difficiles à interpréter. En somme, l'inversion, surtout complète, est une affection rare, mais qu'il est important de ne pas méconnaître quand on la rencontre, sous peine des plus graves mécomptes.

Dans l'inversion de l'utérus, contrairement à ce qui s'observe pour le prolapsus, l'orifice externe du museau de tanche occupe la région supérieure de la tumeur, dont la partie inférieure est constituée par le fond de l'organe.

On a décrit plusieurs degrés d'inversion, depuis la simple dépression jusqu'au renversement total. Nous avons adopté, comme pour le prolapsus, la division en *incomplète* et *complète :* incomplète quand l'utérus n'est pas entièrement retourné sur lui-même; complète toutes les fois que le segment cervical participe au renversement, qu'il subsiste ou non un bourrelet formé par l'extrémité des lèvres du museau de tanche. Il existe évidemment entre les deux extrêmes une série d'intermédiaires, mais la division que nous adoptons nous paraît suffisante dans la pratique. L'organe utérin, incomplétement inverti, peut rester contenu dans le vagin sans faire saillie à la vulve.

A l'autopsie des femmes mortes à la suite d'une inversion on trouve dans le petit bassin, à la place de l'utérus, un infundibulum contenant une certaine étendue des trompes et des ligaments larges, moins souvent les ovaires, qui y ont cependant été rencontrés. La vessie, le rectum, des anses intestinales, peuvent ainsi s'engager dans cette espèce de cavité, et donner lieu à des phénomènes d'étranglement interne.

Si l'inversion est de date récente, les tissus sont pâles, anémiés d'une façon générale, à l'exception de la muqueuse utérine qui est rouge, violacée. Quand le déplacement est déjà de date ancienne, la structure du parenchyme utérin subit une série de modifications, comme dans les flexions, et peut même s'atrophier plus ou moins. La muqueuse se transforme également et prend l'aspect d'une séreuse. Des excoriations, des ulcérations, ne tardent pas à se produire à sa surface. L'épithélium, de cylindrique qu'il était, devient pavimenteux. Des adhérences s'établissent entre les divers points des surfaces séreuses ou entre les muqueuses utérine et vaginale; pas cependant d'une façon constante, comme le prouve la possibilité de réductions opérées plusieurs années après le début des accidents. Dans quelques cas rares on a vu l'utérus en état d'inversion se détruire par gangrène.

Les symptômes diffèrent, selon que le processus a été brusque et subit, ou lent et progressif. Quand l'inversion se produit brusquement, les malades accusent une douleur violente, s'irradiant de l'utérus vers le sacrum et vers les aines, souvent suivie de vomissements répétés, de lipothymies et de syncopes.

Le facies est douloureux, les traits profondément altérés, le pouls filiforme, les extrémités froides, les membres quelquefois atteints de tremblement, de secousses musculaires. En même temps on observe souvent des hémorrhagies abondantes, graves, quelquefois promptement mortelles. Dans ces cas à marche rapide, presque foudroyante, la mort arrive, tantôt par le fait de la perte sanguine elle-même, tantôt sous l'influence d'accidents nerveux ou syncopaux, malgré une hémorrhagie minime.

Si l'inversion se produit progressivement, sous l'influence d'un polype, par exemple, elle peut ne se manifester que par des symptômes très-légers. Les malades accusent de faibles contractions douloureuses de l'utérus, certains troubles de la miction et de la défécation, ou quelques accidents dus aux ulcérations de voisinage, comme dans le prolapsus.

Des femmes atteintes d'inversion ont vécu ainsi vingt et trente ans, et ont succombé ensuite à une affection intercurrente.

Les métrorrhagies constituent le phénomène le plus important de la forme chronique. Parfois elles se montrent d'une façon continue, avec exacerbation au moment des règles. Dans d'autres circonstances, elles sont seulement menstruelles et, pendant l'intervalle, on observe un écoulement plus ou moins purulent ou fétide. Même dans les cas les plus bénins en apparence, l'hémorrhagie peut devenir grave tout d'un coup. C'est donc là un danger permanent, auquel sont exposées toutes les femmes atteintes d'inversion utérine. La locomotion est souvent assez gênée pour forcer les malades à garder le lit ou la chaise longue. L'importance du diagnostic est ici tellement grande, que nous devons en rappeler les principaux éléments. Une erreur n'est guère possible dans les cas récents, si les accidents se montrent peu de temps après l'accouchement. Un examen superficiel a pu faire croire, en pareille occurrence, à un deuxième fœtus, à un reste de placenta, confusions qui ne résistent pas à une recherche attentive. Si une hémorrhagie abondante se produit quelque temps après la délivrance, on doit penser à la possibilité d'un commencement d'inversion, dont l'état de relâchement des parois abdominales, à ce moment, permet de constater l'existence par le toucher et le palper combinés.

Dans les cas anciens, on peut confondre l'inversion avec un polype ou avec un prolapsus. Des erreurs de ce genre ont été commises par les plus habiles chirurgiens, et ont eu plusieurs fois pour conséquence la mort des malades. Elles paraissent cependant difficiles à admettre, si on a eu recours à un examen méthodique. On constate d'abord, dans le cas d'inversion, que le globe utérin n'existe plus dans le petit bassin. Cette disposition, appréciée au moyen du palper et du toucher, sera rendue encore plus manifeste, si l'on introduit une sonde dans la vessie, le doigt étant porté un peu haut dans le rectum. La surface de la tumeur, malgré les modifications de la muqueuse, est toujours irrégulière, parsemée de nodosités, jamais lisse comme celle d'un polype. En outre, on en voit sourdre du sang à l'époque des règles. Dans l'inversion complète, on a pu constater les orifices des trompes, un peu masqués quelquefois par l'épaisseur de la muqueuse.

Quand l'inversion se complique de la présence d'un polype, le diagnostic peut présenter quelques difficultés, toujours possibles à surmonter, en recherchant si le fond de l'utérus est à sa place, et si la distance qui le sépare de l'orifice externe est conservée. Ayant constaté l'absence de l'utérus dans l'excavation, on ne peut avoir affaire qu'à une inversion ou à un prolapsus. Dans l'inversion, on trouve à la partie supérieure de la tumeur un bourrelet circulaire. Si celui-ci est situé trop haut pour que le doigt puisse l'atteindre et le circonscrire, un hystéromètre, glissé le long de la tumeur, pénètre dans une espèce de fente dans laquelle il est arrêté en profondeur, mais qu'il peut parcourir circulairement sans difficulté. En outre, la masse herniée présente un aspect extérieur différent dans les deux cas, et celle due à l'inversion n'est pas perforée à sa partie inférieure.

L'inversion est une affection grave et pouvant amener promptement la mort, soit par le fait de l'hémorrhagie, soit sous l'influence d'accidents syncopaux ou nerveux. Cependant, si elle est réduite à temps, la guérison est fréquente. Ainsi que nous l'avons déjà dit, dans les cas chroniques ne donnant lieu qu'à des symptômes presque nuls on doit toujours redouter les hémorrhagies qui peuvent compromettre l'existence à bref délai.

On a observé, à titre d'exception, la réduction spontanée d'utérus en état d'inversion. La ménopause peut diminuer ou faire cesser les accidents. La possibilité de cette terminaison heureuse donne à l'âge une grande importance, quand il s'agit de se décider à intervenir. En outre, l'état de la santé générale, l'existence ou l'absence d'adhérences, jouent un rôle considérable dans le pronostic.

Les moyens de traitement seront différents, selon la forme et le degré d'inversion auquel on a affaire. Dans les cas aigus, on doit chercher à réduire le plus tôt possible. Si cette manœuvre n'a pas été tentée immédiatement, elle devient parfois impossible à obtenir pendant les premiers jours qui suivent l'accident, et sera plus facilement praticable au bout de trois ou quatre jours. Quand le placenta est adhérent, on doit le décoller avant de réduire. Dans le cas d'une hémorrhagie abondante, on tenterait la compression de l'aorte.

Lorsque l'inversion est incomplète, le fond de l'utérus doit être repoussé avec le doigt, ou, si celui-ci n'est pas assez long, avec un instrument mousse quelconque. Plus l'affection sera de date récente, et plus on aura de chance de réussir. Il ne faudrait pas croire, cependant, que cette condition soit indispensable, car on a cité des cas de réduction après douze, treize, quinze et vingt-deux ans de date.

Pour opérer la réduction, on place la malade dans le décubitus dorsal. Si les manipulations sont trop douloureuses, on la soumet aux inhalations de chloroforme. La vessie et le rectum étant préalablement vidés, les doigts de la main droite réunis en cône et recouverts d'une compresse pousseront, par leurs extrémités, le fond de l'organe inversé, l'autre main opérant une contre pression à travers les parois abdominales, pour empêcher la déchirure des tissus qui unissent l'utérus au vagin. Après que la réduction sera obtenue, on fera des injections froides, et la malade gardera le repos absolu dans la position horizontale. L'opération peut être divisée en deux temps, dont le premier consiste à faire remonter le corps de l'utérus dans le col, et le second à comprimer le fond latéralement, en enfonçant le pouce dans la corne utérine, de façon à faire glisser, à la fois, seulement la moitié de l'organe, par l'orifice interne, au lieu du fond tout entier, qui présente un plus gros volume. On ne doit pas continuer les manipulations pendant plus de trente minutes de suite, et attendre un certain nombre de jours avant de recommencer.

Quelques auteurs conseillent, au lieu de pratiquer la contre-pression abdominale, de saisir le col en dedans des ligaments de Douglas, avec deux doigts recourbés introduits dans le rectum, et, avec l'autre main, de repousser le fond dans la direction du pubis, en le refoulant latéralement avec le pouce.

On peut aussi obtenir la réduction au moyen de certains pessaires élastiques, en forme de stéthoscope, qui, maintenus par un bandage en T, pressent d'une façon continue sur la partie centrale de l'organe déplacé. On a aussi employé avec succès le pessaire Gariel, et réussi dans des cas datant de plusieurs mois, et même de plusieurs années. Pendant le séjour du pessaire, on doit faire deux ou trois fois par jour des injections détersives et antiseptiques, et sonder la malade trois fois dans les vingt-quatre heures. L'appareil réducteur sera retiré et replacé tous les quatre ou cinq jours. On a conseillé d'aider l'action du pessaire en malaxant la tumeur matin et soir pendant dix minutes avec la main introduite dans le vagin. Cette manœuvre ne sera utilisée que dans les cas chroniques, où il est souvent nécessaire de pratiquer préalablement quelques incisions superficielles au niveau du col, et de faire des pansements avec des suppositoires belladonés. Quand le fond de l'utérus est fixé par des adhérences et que la réduction n'est plus possible, ou que les tentatives de réduction provoquent des phénomènes dangereux, les modes de traitement à appliquer doivent être différents. Selon l'âge et l'état général de la malade, ils seront palliatifs ou curatifs. Comme moyens palliatifs, on aura recours à l'ergot de seigle à l'intérieur, pour tâcher de parer aux dangers des hémorrhagies. On doit chercher aussi à modifier la surface de l'organe inversé par des cautérisations avec l'acide nitrique, l'acide chromique, le perchlorure de fer, la teinture d'iode ou l'application de pâte de Canquoin. On arrive ainsi à donner à la muqueuse utérine la solidité et la consistance de la muqueuse vaginale. Comme moyens curatifs, on doit pratiquer l'ablation de l'utérus. Cette ablation peut être faite : 1° par la ligature; 2° par l'excision; 3° par l'anse galvano-caustique; 4° par l'écraseur; 5° par le thermocautère.

La ligature simple est un mauvais procédé. La constriction devient rapidement insuffisante, ce qui force à resserrer plusieurs fois les fils. En outre, l'organe gangréné ne se détache qu'après plusieurs semaines, d'où le danger considérable des accidents septiques.

La ligature élastique a donné de meilleurs résultats. La constriction est plus soutenue, moins douloureuse, et le corps de l'utérus se détache au bout de moins de temps. Pour diminuer encore les inconvénients dus à la putréfaction des tissus, on a conseillé de réséquer au-dessous du point lié, quelques jours après l'application du lien. On doit adopter de préférence, pour la ligature élastique, les tubes de caoutchouc de 5 millimètres environ. Le nœud doit être serré du premier coup, pour éviter d'y revenir, si c'est possible. On fera le nœud en tirant sur les deux chefs de la ligature et en les liant au ras du pédicule au moyen d'un fil ciré. Les chefs de la ligature, seront laissés assez longs pour sortir à l'extérieur, quand l'utérus est rentré dans le vagin, ce qui permet de surveiller la ligature et de la resserrer facilement, si c'était nécessaire. Si la douleur était trop vive, on la desserrerait légèrement. La malade doit garder le repos absolu au lit. En même temps, pour empêcher les accidents de putridité, on fera de fréquentes injections avec une solution de coaltar ou d'iode, et des badigeonnages avec le perchlorure de fer. Le premier jour, on administre toutes les deux heures à l'opérée une pilule d'extrait thébaïque de 1 centigramme, ou bien on pratique quelques injections hypodermiques de chlorhydrate de morphine. L'alimentation doit être légère et composée de purée de viande, de lait et de vin. Vers le huitième jour, on peut donner de quatre en quatre heures une cuillerée à café d'huile de ricin, pour débarrasser l'intestin et éviter tout effort de défécation. Du huitième au quatorzième jour, la tumeur tombe.

Ce procédé a été modifié par M. Périer, qui associe à la ligature une traction continue au moyen d'un anneau de caoutchouc fixé sur une pince à crémaillère.

Pour diminuer la durée du traitement et les inconvénients qui résultent de la putréfaction des tissus, on a conseillé de réséquer au-desscus du point lié quelques jours après l'application du lien.

La ligature au moyen du serre-nœud, terminée par la section du pédicule, quand on suppose que des adhérences se sont établies, est encore un des procédés qui rentrent dans ce que l'on a désigné sous le nom de ligature suivie d'excision. On a vu survenir des phénomènes de choc et des accidents hémorrhagiques à la suite de l'emploi de l'écraseur. Aussi plusieurs opérateurs ont adopté un écrasement lent et progressif, devant durer jusqu'à vingt-quatre heures, la chaîne de l'écraseur étant serrée lentement d'heure en heure. On voit combien cette méthode présente d'inconvénients et de difficultés.

L'anse galvano-caustique a été employée seule, ou combinée avec la ligature préalable de la partie inversée. Ce procédé ne met pas non plus complétement à l'abri des accidents de choc ni des hémorrhagies. Si on agit vite, il faut craindre l'hémorrhagie, et le choc, si on agit lentement. Le meilleur procédé serait de serrer peu à peu, en faisant passer un courant intense. L'anse galvano-caustique a encore l'avantage de sectionner les tissus suivant une direction oblique, et de donner lieu à une plaie saillante et conique. Donc, après l'ablation, l'eschare ne se trouve pas dirigée vers le péritoine. C'est qu'en effet le renversement du moignon est un accident sérieux, car la surface saignante se trouve alors dans la cavité péritonéale et peut devenir une cause de septicémie. En outre, il met dans l'impossibilité d'arrêter les hémorrhagies. On a aussi employé le thermocautère Paquelin, pour pratiquer l'excision, après avoir introduit à travers le pédicule deux aiguilles croisées au-dessus desquelles était appliquée une ligature élastique (Spencer Wells).

L'inversion utérine étant un accident assez rare, et nécessitant encore plus rarement une opération radicale, les progrès dans le manuel opératoire ont été plus lents que pour d'autres modes d'intervention chirurgicale. Peut-être dans l'avenir pourra-t-on appliquer aux cas d'inversion quelques-unes des améliorations apportées à l'hystérectomie vaginale.

Lorsque l'inversion est consécutive à un polype, souvent l'ablation du polype suffit, et l'utérus se réduit ensuite de lui-même. Il vaut donc mieux, dans ce cas, après l'extirpation du néoplasme, laisser reposer les organes et s'abstenir de toucher immédiatement à l'utérus (Denucé). Celui-ci peut alors, en effet, ou bien cesser de donner du sang, si la malade est arrivée à l'âge de la ménopause, ou se réduire spontanément.

Si les choses ne se passent pas aussi favorablement, il reste la ressource de tenter la réduction, et enfin, comme moyen extrême, de recourir à l'ablation de l'utérus. Mais il, est préférable de ne pas accumuler ces opérations, et de les faire successivement, en mettant entre elles un certain intervalle.

Hernies de l'utérus. La *hernie de l'utérus ou hystérocèle* est un accident très-rare. Parfois, chez les femmes qui présentent une éventration, l'utérus chargé d'un produit de conception vient s'engager entre les muscles droits écartés, se projeter comme une espèce de besace et pendre au devant des cuisses. Cette projection de l'utérus gravide à travers une éraillure de la ligne blanche, ou de quelque autre point des parois abdominales, n'est pas, à proprement parler, une hernie. Celles qui se produisent par les anneaux inguinaux ont pu s'effectuer aussi pendant la gestation, malgré l'augmentation de volume de l'organe, la production en étant favorisée par l'existence antérieure d'une vaste entérocèle.

Les circonstances qui favorisent l'hystérocèle sont très-variables. Tantot c'est un coup dans la région inguinale, tantôt c'est à la suite d'un abcès que la lésion se produit. On a plus de peine à s'expliquer le mécanisme de l'hystérocèle à l'état de vacuité que pendant la gestation, à cause de la situation profonde de l'organe. Dans la plupart des cas connus, on pouvait invoquer, ou une disposition congénitale coïncidant ou non avec d'autres anomalies, ou un entraînement de l'utérus, soit par ses annexes, soit par des adhérences avec l'intestin déplacé. Le cas observé et figuré par Cruveilhier l'avait amené à la théorie suivante, que nous rappelons d'autant plus volontiers, qu'on l'a rééditée depuis à l'étranger, sans même citer le nom du célèbre anatomiste français. D'après Cruveilhier, la hernie de l'utérus est consécutive à une hernie de l'ovaire et de la trompe, et c'est par une sorte d'attraction que l'utérus est déplacé. La preuve, c'est que dans la hernie de l'ovaire et de la trompe l'angle correspondant de l'utérus est attiré derrière l'orifice interne du trajet inguinal, et même engagé dans cet orifice interne. L'utérus est déformé, et a subi une sorte d'élongation dans le sens du tiraillement opéré sur cet angle.

L'attraction de l'utérus par l'ovaire et la trompe déplacés s'explique parfaitement, et par les connexions intimes de ces annexes qui agissent sur lui à la manière de cordons, et par une disposition anatomique observée dans des cas de ce genre. L'ovaire et la trompe déplacés sont constamment fixés à la paroi postérieure du sac herniaire par leurs ailerons; ils ne se déplacent jamais sans le ligament large qui les soutient : d'où il résulte que l'accroissement du sac herniaire se fait en partie aux dépens du ligament large, nouvelle source d'attraction de l'utérus.

Comme on le voit, d'après cette théorie, les hernies de l'ovaire pourraient être considérées comme le premier degré d'un déplacement dont la hernie de l'utérus serait le dernier terme. Or, la présence du canal de Nuck et sa persistance, même chez quelques femmes avancées en âge, nous font comprendre non-seulement la fréquence de la hernie inguinale ordinaire chez la femme, mais encore la hernie congénitale, la hernie accidentelle de l'ovaire. Cette présence et cette persistance expliquent également la possibilité de la hernie inguinale congénitale de l'utérus et de la hernie accidentelle de cet organe, même à un âge très-avancé. La position des ovaires, des trompes et du corps de l'utérus au-dessus du niveau du détroit supérieur, chez les enfants nouveau-nées, nous indique pourquoi les hernies de l'ovaire ont été plus souvent observées dans les premiers temps de la vie que dans l'âge adulte et la vieillesse.

On peut distinguer pour l'utérus, comme pour l'intestin, plusieurs variétés de hernies, suivant la position et les rapports anatomiques du sac : l'*hystérocèle inguinale*, quand l'organe est engagé en totalité ou en partie dans l'anneau inguinal externe, ou seulement dans l'interne ; l'*hystérocèle crurale*, lorsque le fond de l'utérus est engagé dans l'anneau crural ; l'*hystérocèle ombilicale*, qui n'a été observée, croyons-nous, que pour l'utérus gravide ; l'*hystérocèle ventrale*, qui est la plus fréquente, se produit après la rupture des aponévroses, ou après la déchirure des parois musculaires de l'abdomen.

Le diagnostic de la hernie de l'utérus ne présente pas de grandes difficultés, si les organes génitaux sont normalement conformés. Au moyen du toucher associé au palper on arrive à distinguer la nature de la tumeur et l'espèce de déplacement. Le résultat de l'examen est moins précis et plus difficile à obtenir, si l'utérus est bicorne, ou rudimentaire avec atrésie vaginale.

Le traitement de l'hystérocèle consiste à réduire l'organe déplacé, s'il est réductible, et à le maintenir réduit avec un bandage, comme on le fait pour l'entérocèle. Mais le plus souvent l'utérus est irréductible. Il faut alors se contenter de le soutenir avec une ceinture abdominale bien appropriée. On a aussi conseillé, en pareille occurrence, de pratiquer le débridement et de remettre l'organe en place. La même opération pourrait être tentée quand la hernie est constituée par l'utérus gravide, à une période peu avancée de la gestation. C'est aussi dans ces circonstances qu'on a provoqué l'avortement, pour prévenir les dangers que courrait la mère au moment de la parturition.

Si la grossesse est à terme ou dans ses dernières périodes, et si l'ouverture herniaire n'est pas assez largement dilatée pour permettre l'accouchement par les voies naturelles, on n'a plus d'autre ressource que l'hystérectomie, d'après la méthode de Porro, avec amputation de l'utérus et fixation du moignon utérin dans l'anneau herniaire. Dans les cas d'hystérocèle s'accompagnant d'un état rudimentaire du vagin et de l'utérus, il peut être indiqué d'enlever l'ovaire qui se trouve dans la hernie, ainsi que l'utérus rudimentaire.

3° FISTULES DE L'UTÉRUS. — Les *fistules utérines* constituent une variété assez rare, si on la compare aux autres formes qui s'observent du côté des organes génitaux de la femme. Leur étiologie est à peu près la même que celle des fistules vésico-vaginales qui les compliquent souvent. La contusion des parois utérines, pendant l'accouchement, en est la cause la plus ordinaire. Dans les vices de conformation du bassin, ou dans les positions défectueuses du fœtus, si le travail dure longtemps, les tissus sont comprimés entre la tête et les plans osseux résistants de la cavité pelvienne. Il en résulte une gangrène des parties molles, et l'eschare, en s'éliminant, établit une communication entre les deux cavités, utérus et vessie.

La durée de la pression a une importance bien plus grande que son intensité. C'est pourquoi la fistule est plus fréquente dans les accouchements naturels, en l'absence de toute intervention, ou consécutivement à une intervention tardive. Dans les cas d'étroitesse exagérée du bassin, de rigidité ou d'oblitération du col utérin, on a vu se produire des ruptures de l'utérus et du vagin donnant lieu à une fistule; cette origine est exceptionnelle.

Les lésions causées par le forceps et le céphalotribe amènent plutôt des fistules vésico-vaginales que des fistules utérines.

Dans le cancer, on voit parfois l'organe utérin communiquer, à la suite de la destruction des tissus, avec l'une des cavités qui l'avoisinent. Dans ces cas, la lésion fistuleuse n'a plus qu'une importance relative, si on la compare à la gravité de la maladie dont elle est la conséquence. Ces lésions peuvent encore être produites par des traumatismes accidentels ou volontaires. Des opérations pratiquées sur le col, des instruments ou corps étrangers quelconques introduits dans la cavité utérine, ont pu en être le point de départ.

Il existe plusieurs variétés de fistules utérines, que l'on dénomme différemment suivant leur siége.

Lorsque le col de l'utérus participe à la formation du trajet fistuleux, si la lèvre antérieure est seulement entamée, et que le col forme la paroi postérieure du trajet, on dit qu'il y a *fistule vésico-utéro-vaginale superficielle*.

Si la lèvre antérieure du museau de tanche est complétement détruite, il y a fistule *vésico-utéro-vaginale profonde*.

Quand la vessie et l'utérus communiquent, sans que le vagin participe à la solution de continuité, il y a *fistule vésico-utérine*.

Enfin, on a vu les uretères communiquer avec l'utérus, fistules *urétéro-utérines*.

Les symptômes de ces diverses variétés ne diffèrent guère de ce qu'on observe dans la forme vésico-vaginale. Le premier signe qui attire l'attention, est l'écoulement de l'urine par le vagin, et l'odeur urineuse qui en résulte. Le degré de l'incontinence est variable selon les dimensions de la fistule, et surtout suivant son siége. Quelquefois l'incontinence n'existe que dans le décubitus dorsal, ce qui se comprend quand l'ouverture est placée très-haut sur la paroi vésicale. Chez d'autres femmes telle ou telle position permettra de conserver l'urine, qui s'écoulera dans telle ou telle autre. Ces faits dépendent, non-seulement du siége de la lésion, mais encore du rapport des différentes parties et des différentes surfaces, qui changent selon la position du sujet.

La menstruation peut subir des variations, chez les femmes atteintes de fistules. Pour beaucoup, cependant, la fonction menstruelle reste parfaitement normale. La conception est rare chez ces malades, par une série de causes qui n'ont pas besoin de développement. Quand la lésion ne date encore que de peu de temps, la santé générale n'en subit guère l'influence. Mais bientôt le désagrément permanent causé par l'odeur de l'urine, la cuisson, les démangeaisons amenées par les excoriations de la vulve et des plis génitaux cruraux, ne tardent pas à porter atteinte à l'ensemble de l'organisme. Les malades perdent le sommeil, s'affaiblissent, présentent tous les signes d'une anémie profonde. La tristesse résultant du sentiment de dégoût que ces pauvres femmes inspirent à elles et aux autres les isole de leurs relations et de leurs liens sociaux, et apporte son contingent aux mauvaises conditions dans lesquelles elles se trouvent. Aussi les voit-on venir réclamer un soulagement, et se soumettre à n'importe quelle opération, pour se voir débarrassées de leur infirmité.

La constipation est un phénomène assez fréquent chez les femmes atteintes de fistules des organes génitaux. On a expliqué différemment cette constipation. Elle nous paraît due surtout au régime et à la manière de vivre de cette catégorie de malades, qui passent leur existence assises ou couchées et ne se livrent à aucun exercice. C'est là du reste une complication presque constante de toutes les affections génitales de la femme.

Quand on s'est assuré qu'il existe une fistule, encore faut-il savoir à quelle variété on a affaire. Dans les fistules vésico-utérines, l'urine sort par le museau de tanche, et il suffit d'oblitérer pendant quelques heures l'orifice externe pour faire disparaître l'écoulement urinaire par la vulve. Des liquides colorés, injectés dans la vessie, rendront encore plus nette l'issue de l'urine par le col. Le lait, une solution d'encre de Chine ou de permanganate de potasse, pourront servir à cet usage. Si la fistule est urétéro-utérine, on voit également l'urine sourdre par l'orifice utérin, mais pas les liquides colorés injectés dans la vessie. La fistule vésico-utérine est moins rare qu'on ne le pense généralement. Elle a une grande tendance à guérir spontanément, soit par le retrait de l'utérus en haut, si bien qu'il faut que la vessie soit très-distendue pour que l'urine atteigne l'orifice fistuleux, soit par les inflammations et les adhérences qui finissent par oblitérer la voie de communication des deux cavités.

Les fistules utérines peuvent être guéries par la cautérisation, par la suture, et par l'oblitération de l'orifice utérin au-dessous de la fistule (hystérokleisis).

La cautérisation doit être tentée, soit au moyen du fer rouge ou du thermocautère, soit avec des caustiques chimiques, nitrate d'argent, acide sulfurique, acide chromique, potasse. Les uns ne cautérisent que l'intérieur du trajet fistuleux, d'autres font porter la cautérisation sur les tissus voisins de la fistule, afin d'obtenir une rétraction cicatricielle concentrique. Quand la perte de substance est étendue, la cautérisation est non-seulement illusoire, mais même nuisible. L'intervention a pour effet d'agrandir la solution de continuité, et de rendre les tissus rigides et inextensibles. D'où une difficulté beaucoup plus grande de réussite, si plus tard on veut tenter une opération radicale.

La cautérisation donne de bons résultats quand il s'agit de fistules petites, dont les lèvres sont bourgeonnantes, ou quand il existe un canal oblique de plus de 1 centimètre de longueur, ainsi qu'on l'observe souvent dans le voisinage de l'utérus et du col de la vessie. L'eschare suffit dans ces cas à oblitérer le trajet, avant même que les bourgeons charnus aient amené la réunion de ses parois. Si la cautérisation ne réussit pas rapidement, il faut l'abandonner, sous peine d'aggraver la situation.

L'hystérokleisis entraîne de tels inconvénients, qu'on doit toujours lui préférer l'oblitération directe de la fistule, quand elle est praticable. Mais, quand la solution de continuité est élevée, il est difficile ou même impossible de l'oblitérer directement par une suture. On est alors forcé de recourir à l'oblitération du col. Les règles coulent ensuite à travers la fistule dans la vessie, et sortent par l'urèthre. Si la lésion utérine coïncide avec un accident du même genre vésico-vaginal, soit qu'il y ait deux fistules distinctes, soit qu'il n'y en ait qu'une seule, il faut incarcérer le col dans la vessie, en affrontant la lèvre antérieure vaginale avec la lèvre postérieure du col utérin ou même avec la partie voisine du vagin (Courty). Il ne faut pas craindre, dans ces cas, de faire porter l'avivement un peu loin sur les côtés, de manière à envelopper le col par la portion du vagin qu'on y fait adhérer. L'adhésion se fait aisément du côté du col, dont le tissu a une grande disposition à proliférer.

Quant à l'accomplissement ultérieur des fonctions génitales, il faut prévenir la malade que les suites de l'opération entraîneront la stérilité. Pour tout le reste, d'après Courty, la santé ne souffre en rien de l'inclusion du col dans la vessie, l'utérus n'en est pas altéré, la muqueuse de cet organe n'éprouve aucune modification, les règles coulent comme d'habitude aux mêmes époques, avec la même abondance, sans douleur, seulement elles ne sortent que d'une manière intermittente, chaque fois que la malade rend ses urines avec lesquelles elles sont mêlées.

L'optimisme de Courty à ce sujet n'est pas toujours en rapport avec les faits. Certaines malades, à la suite de l'occlusion du col utérin dans la vessie, éprouvent divers accidents, dont un des plus fréquents est la dysménorrhée.

L'hystérokleisis, ou oblitération de l'orifice cervical, est une opération très-simple. Les bords de l'orifice externe sont avivés sur la plus grande étendue possible et suturés l'un à l'autre, à l'aide de fils dirigés d'avant en arrière, afin d'avoir une suture transversale. Si les tissus sont sains, les chances de réussite sont très-grandes, car il est possible d'avoir de larges surfaces avivées dont l'adaptation s'obtient facilement. Mais, à la suite de cette opération, on observe souvent des coliques intenses au moment des règles, à cause de l'étroitesse de l'orifice de communication.

L'opération destinée à empêcher l'issue de l'urine par la vulve peut aussi consister en une oblitération du vagin. S'il existe déjà un rétrécissement du canal vaginal, l'intervention sera encore plus simple. C'est au-dessous du point rétréci qu'on fera porter l'avivement.

Pour les fistules urétéro-utérines, il est impossible de mettre à nu l'orifice du trajet. Il faut donc nécessairement recourir à des procédés indirects. La simple hystérokleisis n'est applicable que si l'extrémité vésicale de l'uretère est perméable, autrement on devrait créer une fistule vésico-cervicale, ou bien faire un canal artificiel allant de l'uretère à la vessie. On a également conseillé, dans ces cas, l'oblitération du vagin, comme pour les fistules vésico-vaginales très-étendues.

Chez quelques femmes atteintes de fistules urétéro-utérines, on a obtenu la guérison en extirpant le rein correspondant à l'uretère malade.

Dans une récente communication à la Société de chirurgie, M. Follet (de Lille) a proposé, pour la fistule vésico-utérine, un procédé qui lui a donné des résultats satisfaisants. Ce procédé consiste à dilater largement l'urèthre, à y introduire le doigt jusqu'à la fistule, à décoller l'utérus de la vessie, à attirer à la vulve le col utérin, ainsi que la paroi de la vessie atteinte de fistule, et à suturer directement cette fistule par quatre points de sutures. M. Verneuil conseille de ne pas attirer l'utérus et d'opérer en place. Dans les cas de fistules vésico-utérines, il fait une résection cunéiforme du col, ce qui permet d'arriver facilement jusqu'au siége de la lésion.

Nous ne nous étendrons pas sur le manuel opératoire des différentes fistules vésico-vaginales, dont on traitera en détail dans un autre article.

4° INFLAMMATION DE L'UTÉRUS, MÉTRITE. Nous aurions pu renvoyer pour ce chapitre de pathologie utérine à l'article MÉTRITE, déjà publié dans ce Dictionnaire. Certaines considérations nous ont engagé à agir autrement, et à consacrer quelques pages aux diverses formes d'inflammation de l'utérus. D'abord l'article de Courty remonte à 1873, époque à laquelle on ne savait presque rien de l'anatomie pathologique de cette affection. En outre, beaucoup d'auteurs ont séparé de la métrite, et décrit comme des états pathologiques indépendants, la plupart des signes qui nous servent à la caractériser. C'est ainsi que la fluxion, la congestion, l'engorgement, le catarrhe de l'utérus, sont traités dans des chapitres distincts. Et quand on veut se rendre compte des caractères qui permettent de séparer les uns des autres ces divers états morbides, on voit qu'il n'en existe pas en réalité. Car nous ne pouvons considérer comme tels l'augmentation du volume du col, plus marquée dans la métrite que dans la congestion, ou la présence d'ulcérations, qui d'ailleurs ne sont rien moins que constantes. Nous ne confondons pas pour cela la congestion et l'inflammation, qui représentent des processus pathologiques différents. Mais, dans l'état actuel de la science, il ne nous paraît pas possible, pour l'utérus, d'établir une distinction anatomique ou symptomatique entre les deux. C'est ce qui nous a engagé à les réunir dans une même description, avec d'autant plus de raison, que l'une n'est souvent que la première phase de l'autre. Les arguments qui nous ont poussé à rapprocher la congestion de l'inflammation pourraient, pour la plupart, se rapporter également à ce que quelques auteurs ont décrit sous le nom vague d'engorgement.

Nous en dirons autant du *catarrhe*, qui n'est pas une affection, mais un symptôme de l'inflammation des glandes qui entrent dans la structure de la muqueuse. Cette inflammation peut être plus ou moins superficielle ou profonde, et le catarrhe qui en résulte sera léger et peu résistant, ou au contraire abondant et rebelle, mais il n'en est pas moins, pour cela, la conséquence d'une lésion de la muqueuse.

On a divisé la métrite d'une façon très-différente selon le point de vue où on s'est placé : les uns, se basant sur des faits d'ordre clinique, admettent les métrites aiguë et chronique, hémorrhagique, purulente ; d'autres, invoquant des considérations étiologiques, ont décrit une métrite blennorrhagique, une métrite puerpérale ; enfin, quelques auteurs ont eu recours à l'anatomie pour établir des caractères différentiels, et nous trouvons alors les métrites du corps ou du col, polypeuse, ulcéreuse, granuleuse, et cette longue série d'épithètes données aux diverses manifestations cliniques de cette affection.

Parmi toutes ces espèces, un petit nombre seulement doit être conservé. Nous savons, en effet, aujourd'hui, grâce aux progrès de l'anatomie pathologique, que les métrites catarrhale, hémorrhagique, purulente, villeuse, granuleuse, polypeuse, et une quantité d'autres formes décrites par différents gynécologistes, ne sont pas des maladies distinctes, mais bien des symptômes variables d'une même affection.

Quand l'utérus est atteint de métrite, le plus ordinairement tout l'organe est malade, la muqueuse aussi bien que les tissus qu'elle recouvre, le corps comme le col, souvent même le revêtement péritonéal. Néanmoins, il n'est pas douteux que les lésions puissent, dans certains cas, sans se limiter dans le sens précis du mot, à la muqueuse ou au parenchyme, à la cavité du corps ou à celle du col, prédominer sur un de ces points et, selon ces prédominances, les symptômes cliniques diffèrent. En outre, quoiqu'on ne l'ait pas constaté anatomiquement pour l'utérus, l'inflammation peut être bornée aux éléments épithéliaux, comme on l'a observé pour d'autres organes. Nous diviserons d'abord la métrite en *aiguë* et *chronique*.

Métrite aiguë. Les auteurs sont loin d'être d'accord sur le degré de fréquence de la métrite aiguë, en *dehors de l'état puerpéral*. Tandis que les uns, avec M. Guérin, la considèrent comme fréquente, d'autres mettent en doute son existence. Ce doute ne paraît pas possible aujourd'hui. Mais nous croyons, d'après notre observation personnelle, que la métrite aiguë, en dehors de l'état puerpéral, est une affection assez rare.

Dans la plupart des traités de gynécologie, on divise la métrite en interne ou muqueuse, et parenchymateuse. Si cette classification, par des raisons que nous développerons dans le paragraphe suivant, peut être conservée pour la forme chronique, nous la croyons non-seulement inutile, mais complétement illusoire pour la métrite aiguë. Comment admettre, en effet, qu'une muqueuse aussi mince que la muqueuse utérine puisse présenter des lésions consécutives à un état aigu, sans que les tissus qui la supportent soient eux-mêmes malades? Comment admettre que les glandes soient atteintes, sans qu'on observe, en même temps une altération de leurs gaînes lymphatiques, qui communiquent si largement avec les espaces lymphatiques du parenchyme, ainsi que l'anatomie normale nous l'apprend.

La métrite aiguë, même en dehors de la période puerpérale, est souvent consécutive à un accouchement, à un avortement, à l'introduction d'instruments dans la cavité utérine, redresseurs, pessaires, hystéromètres. Nous en avons observé deux cas, à la suite d'un examen hystérométrique. Les imprudences trop tôt après les couches, les fatigues de tout genre, les rapprochements sexuels, dans ces mêmes conditions, jouent ici un rôle étiologique important. On a considéré la suppression brusque des règles par l'action du froid comme une cause fréquente de métrite aiguë.

Celle-ci peut également être consécutive à des accidents dysménorrhéiques. On a encore invoqué les excès de coït, la masturbation, comme pouvant en être le point de départ. En tout cas, il faut que le sujet présente une disposition individuelle bien spéciale, vu la très-grande fréquence de ces diverses causes, et la rareté relative de la métrite aiguë.

Elle survient aussi dans le cours de certaines maladies générales, comme la fièvre typhoïde ou les fièvres éruptives. Souvent la blennorrhagie se propage vers la cavité utérine. Mais, dans ces circonstances on a surtout affaire à des accidents subaigus ou chroniques.

La métrite aiguë peut affecter le corps et le col de l'utérus, ordinairement plus le corps que le col. On trouve l'organe augmenté de volume, le tissu est ramolli, d'une couleur plus rouge et plus foncée qu'à l'état sain et parsemé irrégulièrement de points colorés en jaune. Les vaisseaux sont dilatés et gorgés de globules sanguins, tous les tissus sont infiltrés d'éléments embryonnaires. La muqueuse est le siége d'une rougeur plus ou moins vive, tantôt uniforme, tantôt, et le plus souvent, constituée par des arborisations vasculaires très-fines ou par de véritables ecchymoses. L'épithélium normal de revêtement a disparu, et les glandes dilatées plongent dans un tissu embryonnaire.

Une certaine quantité d'un liquide jaunâtre, purulent, fréquemment teinté de sang, se trouve contenu dans l'utérus. La cavité cervicale ne participe pas toujours à l'inflammation du corps utérin. On voit quelquefois les lésions inflammatoires s'arrêter brusquement à l'orifice interne, et ne pas s'étendre au delà. C'est surtout chez les vierges, que cette disposition a été signalée.

Souvent, dans la métrite aiguë, la surface externe du museau de tanche présente de la rougeur, souvent aussi des érosions, et sur les points érodés un développement remarquable des papilles.

Les abcès de l'utérus sont rares, on a souvent pris pour des abcès utérins des

collections purulentes circum-utérines, consécutives aux inflammations si fréquentes de cette région.

Les lésions d'une vaginite, d'une cystite, d'une rectite, d'une inflammation
de la trompe ou du péritoine, viennent souvent compliquer la métrite aiguë.
Les plus communes sont celles du vagin, qui, dans un assez bon nombre de
cas, précèdent la métrite, dont elles ont été le point de départ. Cet organe est
alors d'un rouge foncé, ses rides sont plus marquées qu'à l'état normal. Sa surface devient papilliforme, et donne au doigt une sensation comparable à celle
que produit une langue de chat. Cette disposition est plus appréciable par le
toucher que par l'examen à l'aide du spéculum.

Les malades atteintes de métrite aiguë présentent une température élevée,
leur pouls est vif, accéléré, en un mot, on constate chez elles un état fébrile
plus ou moins intense. Le frisson, assez fréquent dans la période initiale, est
moins constant et n'atteint pas, dans la forme aiguë simple, le même degré d'intensité que dans la métro-péritonite puerpérale.

Lorsqu'on interroge ces malades, elles accusent une douleur hypogastrique
s'irradiant dans la région lombaire. Souvent elles se plaignent d'une sensation
de chaleur ardente à l'hypogastre, propagée jusqu'au vagin et à la vulve (voy.
l'article MÉTRITE de Courty).

Les vomissements sont rares, s'il n'y a pas de complication du côté du péritoine. On observe quelquefois de la constipation, plus souvent de la diarrhée.
Les selles sont douloureuses et suivies d'un ténesme pénible. Il en est de même
pour l'émission de l'urine. La menstruation est diversement influencée, et presque
toujours accompagnée de phénomènes douloureux. Tantôt il y a suppression des
règles, d'autres fois, au contraire, l'écoulement sanguin est exagéré, il y a de
véritables ménorrhagies. Dans d'autres cas enfin il est peu abondant, mais se
prolonge bien au delà de la durée ordinaire.

Outre ces flux sanguins, il existe un écoulement muco-purulent ou purulent,
produit souvent en quantité notable, et qui constitue un des principaux caractères de la métrite.

Le ventre présente un certain degré de ballonnement, dû à la tympanite
intestinale. La palpation superficielle des parois abdominales est facilement
supportée. En associant le palper et le toucher, on peut s'assurer que l'utérus
est sensible à la pression, que son volume est augmenté, sans que cependant le
fond de l'organe s'élève beaucoup au-dessus du pubis. Son tissu paraît ramolli.
Ses dimensions sont souvent mieux appréciées par le toucher rectal. Le col est
gros, saillant, œdémateux, l'orifice entr'ouvert. Le doigt porté dans le vagin
constate une élévation de la température locale, quelquefois de la sécheresse,
plus souvent un écoulement abondant.

Si l'introduction du spéculum n'est pas trop douloureuse, et qu'on y ait recours, on observera la rougeur de toutes les parties. Le col est turgide, violacé.
l'orifice externe laisse écouler un liquide puriforme ou tout à fait purulent.
Souvent il existe des érosions, ou des ulcérations, à surface tantôt lisse, tantôt
granulée, saignant au moindre contact. Mais, en général, *dans les inflammations aiguës, nous conseillons de s'abstenir de l'examen au spéculum*, dont
l'application, toujours plus ou moins pénible pour la malade n'est nullement
nécessaire.

La métrite aiguë non puerpérale guérit le plus souvent après une durée qui
varie de deux à quatre semaines. Elle présente cependant certains dangers, par

la possibilité des accidents péritonéaux ou septicémiques. D'autres fois elle passe à l'état chronique.

Le traitement de la métrite aiguë diffère selon la période de la maladie que l'on observe. Au début, si la fièvre et les douleurs sont intenses, on aura recours aux émissions sanguines, au moyen de 15 à 20 sangsues appliquées sur l'abdomen. La saignée générale, conseillée autrefois, doit être absolument rejetée. Les bains complets tièdes, prolongés pendant deux et même trois heures, sont un puissant moyen de sédation, de beaucoup préférable aux bains de siége.

La glace contenue dans un sac de caoutchouc, ou introduite en petits morceaux dans des cataplasmes, trouve ici son indication. On aura soin de soutenir la vessie pleine de glace avec des rouleaux de linge placés latéralement, pour que son poids ne se fasse pas sentir trop fortement sur les parois abdominales. En outre, il faudra séparer les téguments de l'appareil réfrigérant à l'aide d'une compresse mouillée. Sans cette précaution, on s'exposerait à produire une eschare par congélation, accident qui a été souvent observé.

On associera à ces moyens des onctions continuées pendant dix minutes avec la pommade suivante :

> Onguent napolitain.. . . . .   30 grammes.
> Extrait de belladone. . . . . ·} āā 3   —
> Extrait d'opium . . . .·

Ou avec un liniment ainsi formulé :

> Huile d'amandes douces. . . . .   30 grammes.
> Chloroforme   8   —
> Teinture d'opium.   4   —

L'opium sera administré à l'intérieur, sous forme pilulaire, ou en injections hypodermiques. S'il y avait de la constipation, l'opium pourrait être remplacé par le chloral, et l'on recommanderait l'usage des laxatifs ou de certains purgatifs. L'huile de ricin, à la dose de 20 à 30 grammes, les eaux de Sedlitz, de Birmenstorf, d'Hunyadi, de Rubinat, seront employées de préférence à l'aloès, et même à la rhubarbe à dose purgative, qui congestionnent les organes pelviens, et sont, par conséquent, contre-indiqués dans la métrite.

S'il existait de la diarrhée, les préparations opiacées rempliraient un double but. Outre l'introduction du médicament par la bouche ou le tissu cellulaire sous-cutané, on aura recours aux quarts de lavement, répétés 2 fois par jour, additionnés de 5 à 6 gouttes de teinture d'opium, ou de 10 gouttes de laudanum de Sydenham. Il faut avoir soin de combiner ces doses, pour éviter les accidents d'intoxication, et ne pas oublier que l'absorption par le rectum, quoique moindre que par les autres voies, est cependant notable. Aussi remplaçons-nous souvent les lavements laudanisés par les lavements au chloral, ainsi composés :

> Eau'. . . . .   60 grammes.
> Hydrate de chloral   2   —
> Jaune d'œuf . . . .   N° 1.

Ces différents lavements médicamenteux doivent être gardés.

Nous n'avons parlé jusqu'à présent, à propos des émissions sanguines, que des sangsues appliquées sur l'abdomen, dans les cas d'une certaine acuïté.

C'est qu'en effet, dans les premières périodes de la maladie, il faut éviter autant que possible l'introduction du spéculum, qui exaspère les douleurs. Il n'en est plus de même quand la métrite passe de l'état aigu à l'état subaigu.

On doit alors recourir aux saignées locales, non plus par l'intermédiaire des parois abdominales, mais appliquées sur l'utérus lui-même.

On a deux moyens à sa disposition pour obtenir ce résultat : les sangsues, ou les scarifications du museau de tanche. Si le médecin choisit les sangsues, il doit les poser lui-même. Pour cette application, il faut se servir d'un spéculum plein, qui protége mieux les parois vaginales. Après avoir saisi le col, on doit presser assez fortement avec l'extrémité de l'instrument sur le fond du vagin, afin que le museau de tanche soit seul engagé. On enlève les mucosités au moyen d'un peu d'ouate ou d'une injection d'eau tiède. Un petit tampon d'ouate ou de charpie sera placé sur l'orifice externe, pour empêcher les sangsues de pénétrer dans la cavité utérine. C'est dans le même but qu'on a conseillé de traverser chaque sangsue avec une épingle recourbée munie d'un fil, ce qui ne les empêche pas de sucer. On les introduit alors, rassemblées sur un linge, en les poussant profondément jusqu'au contact de la muqueuse cervicale. Quand les sangsues ont pris, ont peut retirer légèrement le spéculum, mais il ne faut l'enlever complétement que quand elles sont toutes tombées.

Ces quelques précautions sont nécessaires pour éviter les accidents qui pourraient résulter, si les petites plaies portaient sur la muqueuse vaginale au lieu de la muqueuse cervicale. C'est dans des cas où les piqûres avaient intéressé les parois du vagin qu'on a vu se développer des lymphangites consécutives.

Ce mode de saignées locales a été préconisé par un grand nombre de gynécologistes, et présente quelques avantages. Il est absolument contre-indiqué, si la métrite est compliquée d'inflammation circum-utérine.

Pour la plupart des malades, nous préférons de beaucoup les scarifications aux sangsues. Ce second procédé n'a jamais amené d'accidents entre nos mains, et son application est extrêmement plus facile et plus prompte. Les scarifications consistent en une série de piqûres ou d'incisions superficielles, pratiquées autour de l'orifice externe. On peut employer pour cet usage divers instruments, soit un long bistouri, soit un scarificateur spécial fixé sur un manche, ou mobile et se repliant de façon à pouvoir tenir dans une trousse de poche. La quantité de sang qu'on laissera s'écouler variera selon les conditions et l'état de la malade.

Ce moyen sur lequel nous reviendrons en détail dans le paragraphe suivant, à propos de la métrite chronique, remplace avantageusement les sangsues, dans la plupart des cas, et n'exige aucun soin consécutif. Il faut répéter les émissions sanguines locales un certain nombre de fois, à trois ou quatre jours d'intervalle. On peut empêcher ainsi la métrite aiguë de passer à l'état chronique.

Souvent les époques menstruelles amènent de nouveaux accidents chez les malades en apparence guéries : aussi les périodes cataméniales devront être surveillées pendant longtemps.

Métrite chronique. Nous avons dit précédemment, à propos de la métrite aiguë, que la division en métrite muqueuse et métrite parenchymateuse paraissait à peu près illusoire. Nous croyons utile cependant de la conserver pour les formes chroniques, non que dans la métrite chronique plus que dans la métrite aiguë on rencontre ordinairement des lésions de la muqueuse laissant le parenchyme indemne, ou des lésions du parenchyme avec une muqueuse normale. Les examens nécropsiques que nous avons eu l'occasion de faire nous ont montré qu'au moins dans ces cas la muqueuse et les tissus sous-jacents étaient tous deux atteints. Néanmoins, selon que les lésions prédominent du côté de la muqueuse ou du côté du tissu fibro-musculaire, on observe un type clinique différant dans ses manifestations et nécessitant d'autres modes de traitement. Telles sont les raisons qui nous ont engagé à conserver dans cet article, ainsi que nous l'avons fait dans notre *Traité de gynécologie,* ces anciennes divisions de la métrite.

Métrite interne ou muqueuse chronique. Cette forme a été également décrite par les auteurs sous le nom de *métrite catarrhale.* Les écoulements provenant des différents points de la muqueuse utérine en constituent, en effet, un des principaux symptômes.

Nous ne consacrerons pas un paragraphe spécial au catarrhe utérin, qui n'est, la plupart du temps, qu'un des signes de l'inflammation de la muqueuse. Cependant, dans quelques cas exceptionnels, la leucorrhée utérine peut être uniquement fonctionnelle. Certaines femmes sont soulagées après l'expulsion de mucosités, et d'autres présentent une sécrétion abondante des glandes cervicales, sans qu'il existe aucune lésion apparente de la muqueuse. Mais presque toujours le catarrhe utérin est lié à un degré plus ou moins accusé d'inflammation.

La puerpéralité et les imprudences commises à la suite des accouchements ou des avortements sont fréquemment le point de départ de la métrite interne chronique. La blennorrhagie en est souvent aussi la cause. Le plus ordinairement, dans ce dernier cas, la maladie est limitée à la cavité cervicale, et ne dépasse pas l'orifice interne. Elle peut néanmoins gagner la muqueuse du corps, même celle des trompes et de là le péritoine. Mais on observe en bien plus grand nombre, dans ces circonstances, des lésions du tissu cellulaire circum-utérin. Le degré de fréquence de la blennorrhagie utérine a donné lieu à des opinions très-opposées. Il résulte de nos recherches personnelles à ce sujet, que cette fréquence est notable, si nous en jugeons par le nombre de femmes chez lesquelles nous avons constaté la présence du gonococcus de Neisser dans le muco-pus provenant de l'utérus.

La métrite interne se rencontre dans toutes les classes de la société, et avec toute espèce de tempérament. Beaucoup plus fréquente pendant la période d'activité génitale, elle existe parfois chez des femmes âgées, et se continue longtemps après la ménopause. On l'observe encore dans les maladies du cœur, ou accompagnant le cancer, les polypes, les corps fibreux. Mais, dans ces cas, elle n'est que secondaire, et constitue une complication sans grande importance clinique.

Le tissu de l'utérus atteint de métrite chronique est ramolli, et se laisse diviser plus facilement que celui d'un utérus normal. Les cavités sont remplies d'un liquide puriforme ou sanguinolent, conservant quelquefois des différences entre le corps et le col. Ces différences s'effacent d'autant plus que le liquide contient plus de pus. Souvent aussi l'on rencontre du sang, soit pur, soit mélangé de muco-pus.

La muqueuse du corps utérin, considérablement épaissie, présente une coloration rouge, ardoisée sur certains points, ecchymotique dans d'autres. Rarement lisse, elle se montre ordinairement hérissée de villosités ou parsemée de granulations, de fongosités, variant de la grosseur d'un pois à celle d'une framboise. Ces végétations siègent plus ordinairement sur la paroi postérieure. Elles arrivent à former des masses fongueuses qui, en se pédiculisant, constituent de véritables polypes. Dans le col on observe une exagération des plis de l'arbre de vie, et un grand nombre de glandes muqueuses transformées en kystes de grosseur variable, connus sous le nom d'*œufs de Naboth*. Quelquefois ces agglomérations kystiques oblitèrent la cavité cervicale et font saillie à l'orifice externe.

On rencontre accidentellement, surtout chez les vieilles femmes, une métrite chronique, avec oblitération d'un des orifices, plus souvent de l'orifice interne. Cette disposition permet d'étudier avec plus de facilité la nature des deux liquides contenus dans la cavité du corps et dans celle du col. C'est principalement aussi chez les femmes avancées en âge qu'on observe ce développement énorme des œufs de Naboth, décrit sous le nom de métrite kystique du col. Comme modification sénile, on rencontre parfois une oblitération des orifices utérins.

Dans certains cas, la muqueuse qui revêt la cavité cervicale s'hypertrophie, au point de faire hernie en dehors du museau de tanche, et de constituer une sorte de bourrelet. Cette disposition anatomique a été signalée, avec d'autres, sous le nom d'*ectropion*. C'est surtout dans ces cas que l'on rencontre des œufs de Naboth sur la surface externe de la portion vaginale du col.

Les lésions les plus importantes ne peuvent se découvrir que par l'examen microscopique. Presque tous ceux qui ont parlé des lésions histologiques de la métrite ont admis que, dans cette affection, l'épithélium cylindrique de revêtement de l'utérus se transforme en épithélium pavimenteux. Nous n'avons jamais observé cette transformation. Dans tous les cas, nous avons vu l'épithélium cylindrique disparaître de la surface, et ne subsister que dans quelques glandes. Dans les parties superficielles, le tissu était formé par des éléments embryonnaires, et dans les parties profondes on rencontrait des cellules plates du tissu conjonctif. Ce sont peut-être ces éléments, obtenus par le raclage, que quelques auteurs ont pris pour l'épithélium de la surface transformé.

Les végétations de la muqueuse revêtent trois formes principales. Dans certains cas, on observe une hypertrophie des glandes dilatées et devenues flexueuses, tout en conservant leur épithélium. Dans d'autres, les végétations sont uniquement constituées par du tissu embryonnaire, avec de rares vaisseaux. Il ne subsiste que des traces de glandes et quelques restes d'épithélium plus ou moins dégénéré. On a affaire à un vrai tissu inflammatoire, comparable à celui qui constitue la surface d'une plaie exposée. Cette dégénérescence des éléments embryonnaires nous explique l'abondance de l'écoulement mucopurulent. Enfin certaines fongosités sont presque uniquement composées de vaisseaux, dont quelques-uns extrêmement dilatés atteignent un diamètre considérable.

La structure de ces granulations utérines nous donne l'explication des principaux symptômes de la métrite interne. En effet, selon que l'une de ces trois espèces dominera, nous aurons affaire à un écoulement abondant et surtout muqueux, si ce sont les glandes, purulent, si ce sont les bourgeons peu vasculaires et dégénérés, hémorrhagique, si ce sont les vaisseaux. On peut, sur un même utérus, rencontrer ces trois formes de lésions, quoique la muqueuse paraisse presque unie et ne présente pas de saillie. Dans ces cas, nous avons vu ces mêmes lésions diffuses envahissant à peu près également toute la muqueuse.

Nous traiterons dans un paragraphe spécial des ulcérations du col si fréquentes dans la métrite.

Les femmes atteintes d'inflammation chronique de l'utérus présentent toujours, au bout d'un certain temps, des altérations de la santé générale, d'autant plus sérieuses que la cavité du corps est plus en cause. Les métrites où dominent les lésions du col passent plus longtemps inaperçues, et ne donnent lieu que plus tard à des phénomènes morbides.

Les malades se plaignent de palpitations, d'étouffements, de faiblesse, et d'une gêne de la respiration sous l'influence du moindre exercice. Le visage pâle, terreux, les yeux cernés, donnent à la physionomie ce cachet particulier appelé *facies utérin*. En même temps se montrent certains phénomènes psychiques. Le caractère change, les femmes deviennent tristes, portées aux idées noires, disposition qui s'observe, du reste, aussi bien chez l'homme que chez la femme, dans la plupart des affections génitales.

On a voulu établir un rapport entre la métrite et certaines formes de mala-. dies mentales.

L'appareil digestif vient aussi apporter son appoint de tribulations. Tantôt il y a perte d'appétit, d'autres fois sensation fréquente de faim, suivies de digestions difficiles. En outre, une constipation opiniâtre, alternant quelquefois avec la diarrhée. La douleur est un phénomène presque constant. Elle a son siége de prédilection dans le bas ventre ou dans la région sacrée, et s'irradie vers le pubis, la région inguinale ou le long de la cuisse. Les malades accusent encore une sensation de plénitude, de pesanteur dans le bassin, allant même jusqu'à des douleurs expultrices. On observe aussi du ténesme rectal et vésical, un sentiment de brûlure au passage de l'urine. C'est surtout dans la métrite parenchymateuse que les accidents du côté de la vessie se développent avec le plus de fréquence et d'intensité, au point de faire croire à une affection vésicale qui n'existe nullement. La céphalalgie est une compagne presque forcée de la métrite chronique. Ces divers symptômes sont en rapport avec l'état anémique qui la complique presque toujours. On a signalé des troubles variés de la vision accompagnant la métrite.

La fonction menstruelle est plus ou moins influencée. La dysménorrhée, assez fréquente dans la forme aiguë, ne se montre ici que beaucoup plus tard, probablement quand la muqueuse, complétement transformée en tissu inflammatoire, a perdu ses propriétés physiologiques. On observe, chez quelques malades, de la dysménorrhée membraneuse. Dans ces cas, qu'on a désignés avec raison sous le nom d'endométrite exfoliante, l'examen histologique permet de constater les altérations anatomiques de la muqueuse expulsée. Il ne faut pas les confondre avec la dysménorrhée membraneuse simple, où la muqueuse conserve, au contraire, ses caractères normaux.

Quelquefois l'écoulement purulent alterne avec les métrorrhagies. Dans la forme hémorrhagique, on voit d'abord les règles durer un peu plus qu'à l'ordinaire. Peu à peu, l'époque menstruelle se prolongeant de plus en plus et ses débuts se rapprochant aussi, on en arrive à observer une hémorrhagie continue, si bien que les malades ne reconnaissent plus leurs périodes cataméniales, et se plaignent, suivant leur expression, d'*être toujours dans le sang*.

Les symptômes objectifs présentent une plus grande importance. Au toucher, on trouve l'utérus mobile, les culs-de-sacs libres et indolores, s'il n'y a pas de complication. Au contraire, en pressant sur le col, on provoque de la douleur. Cette douleur est très-intense, dans certains cas qu'on a également désignés sous le nom d'*utérus irritable*. Il ne faut pas oublier que, dans la névralgie lombo-abdominale, on rencontre, quelquefois, des points douloureux à la pression, en particulier à l'union du col et du corps, sans qu'il y ait cependant trace de métrite.

A l'examen direct, on voit souvent que la vulve et le vagin participent à l'inflammation. Le col est rouge, fréquemment exulcéré. Tantôt il s'échappe par son orifice un liquide muco-purulent, quelquefois tout à fait purulent; tantôt des mucosités teintées de sang, ou même du sang pur. Dans beaucoup de cas, on peut différencier la provenance de l'écoulement: celui du corps, peu dense, filant; celui du col, épais, résistant, gélatiniforme; celui du vagin, plus blanc, laiteux, comme cailleboté. Plus ces différents liquides sont purulents, et plus il est difficile de juger de leur origine.

Les ulcérations du col présentent un aspect très-variable. Autrefois on attachait une importance très-exagérée à ces ulcérations, qui, pour certains médecins, constituaient toute la maladie. Cette erreur n'est encore que trop répandue, au grand détriment des malades.

Quand, dans le cours de la métrite, on pratique le cathétérisme utérin, on constate que l'utérus, au lieu de 6 à 6 centimètres 1/2 qu'il présente à l'état normal, peut atteindre jusqu'à 8 et 8 centimètres 1/2 de profondeur. Il faut toujours prendre de grandes précautions en pratiquant le cathétérisme d'un utérus ainsi altéré, car son tissu est ramolli et se laisserait traverser facilement. La métrite interne chronique est une maladie longue et souvent rebelle. C'est par mois et par années qu'il faut compter sa durée. Elle guérit quelquefois spontanément, au moment de la ménopause, mais elle peut aussi exister pendant la vieillesse, ainsi que nous l'avons observé. En général, cette affection n'entraîne pas la mort par elle-même, mais l'état de faiblesse dans lequel sont plongés les sujets qu'elle atteint facilite le développement d'autres maladies, comme on l'a admis pour la tuberculose en particulier. Il y a cependant certains cas où la métrite chronique devient très-grave, à cause des métrorrhagies qu'elle provoque, et qui peuvent à elles seules amener une terminaison fatale. Les caractères de la métrite d'origine blennorrhagique sont difficiles à préciser. Néanmoins, dans beaucoup de cas, le diagnostic est possible entre la métrite muqueuse du col, de nature contagieuse, et celle qui ne l'est pas. Dans la première, le segment cervical n'est pas, ou peu, augmenté de volume, de consistance normale. L'écoulement est franchement purulent et abondant. Les érosions, à peu près constantes, sont superficielles, d'un rouge vif, saignant facilement et au moindre contact. En outre, dans ces conditions, on trouve presque toujours d'autres manifestations spécifiques, telles que, pus dans l'urèthre, ou à l'orifice des glandes de Bartholin, piqueté rouge de la muqueuse vaginale. La présence ou l'absence du gonococcus dans le liquide cervical permettra presque d'affirmer la nature contagieuse ou non contagieuse de l'écoulement. On a prétendu que l'alcalinité ou l'acidité des produits de sécrétion éclairent ce diagnostic. Nous ne saurions trop mettre en garde contre les fâcheuses conséquences qui résulteraient de cette erreur. Les recherches que nous avons faites à ce sujet, M. Henneguy et moi, nous ont montré que le muco-pus utérin, malgré une réaction alcaline très-accusée, contenait fréquemment des gonococcus.

Le *traitement de la métrite interne chronique* présente des indications générales et locales, variables selon les symptômes prédominants. L'usage du fer est indiqué, dans le plus grand nombre des cas, associé aux amers et surtout au quinquina. Nous avons souvent employé la formule suivante :

Carbonate de fer. . . . . }
Quinquina jaune pulvérisé . . . . } ââ 10 grammes.
Rhubarbe pulvérisée. . . . . 5 —

Pour 20 paquets, dont on prendra 2 par jour. 1 au moment des deux principaux repas.

Si on recourait au vin de quinquina, il faudrait recommander aux malades de le prendre après le repas, et non avant, comme on ne le fait que trop souvent. Ce mode d'administration est une cause fréquente de gastralgie. Nous préférons, le plus ordinairement, conseiller les préparations quiniques sous forme de poudre ou d'extrait.

Contre les troubles digestifs, on emploiera les alcalins, la pepsine, les amers, selon les circonstances. Les malades feront usage aux repas d'une eau minérale, telle que l'eau de Bussang, d'Orezza, de Condillac, de Spa, ou des sources de Vichy et de Vals.

L'état de l'intestin doit toujours être surveillé avec soin, pour éviter la constipation. C'est là une complication de presque toutes les affections utérines, qui joue un rôle bien plus considérable qu'on ne le croit généralement. Pour obvier à cet inconvénient, il faut recourir aux laxatifs légers ; un cachet de 30 à 50 centigrammes de poudre de rhubarbe au moment du repas, deux cuillerées à bouche par jour de graine de lin, trois à quatres capsules d'huile de ricin, ou deux cuilllerées à café, le soir en se couchant, de la poudre composée suivante :

Crème de tartre pulvérisée. . . . .)
Magnésie calcinée . . . . } ââ 10 grammes.
Soufre sublimé et lavé. . . . .)

En outre, les malades se présenteront à la garde-robe, régulièrement, tous les jours à la même heure, avec ou sans administration préalable, selon les cas, d'un quart de lavement froid additionné d'une cuillerée à bouche de glycérine.

Les bains alcalins sont un adjuvant utile dans le traitement de la métrite chronique. L'introduction d'un petit spéculum, pendant le bain, permettra à l'eau de pénétrer dans le vagin jusqu'au col de l'utérus. L'hydrothérapie, par son action reconstituante et sédative, les différentes cures thermales, rendent également de grands services.

Quand l'écoulement est purulent ou muco-purulent, on a recommandé les balsamiques, et surtout le copahu. L'utitité de cette substance nous paraît bien problématique, contre la leucorrhée utérine et vaginale. En outre, le copahu est souvent mal supporté par l'estomac, et, même dans les cas où il existe de l'uréthrite concomitante, son action chez la femme est rarement favorable.

Comme traitement local, on ordonne souvent des injections astringentes, au tannin, à l'alun, avec la décoction de feuilles de noyer. Ces injections n'agissent que sur le vagin et un peu sur la surface du museau de tanche. Leur principale utilité consiste à chasser les produits de l'écoulement utérin, et à empêcher leur stagnation dans le canal vaginal. Les cautérisations de la cavité cervicale donneront de bons résultats, si c'est cette région qui est principalement atteinte. Le crayon de nitrate d'argent, généralement employé, nous paraît absolument défectueux pour cet usage. Si on recourait au sel lunaire, il vaudrait mieux l'avoir en solution de 5 à 20 pour 100, que l'on porterait dans le col avec un petit pinceau. Nous préférons au nitrate d'argent, la teinture d'iode, le perchlorure de fer, l'acide chromique introduit dans la cavité cervicale avec un peu d'ouate enroulée sur une petite tige de bois. En s'entourant de certaines précautions, cet acide présente de grands avantages pour le traitement des affections utérines. Pour la métrite blennorrhagique, nous nous sommes bien trouvé des injections dans la cavité cervicale avec l'eau oxygénée.

Quand les lésions existent au-dessus de l'orifice interne, c'est dans la cavité du corps de l'utérus que doit être porté l'agent modificateur. Dans la métrite à forme hémorrhagique, le séjour au lit suffit quelquefois pour faire cesser les pertes. Mais ces cas favorables sont l'exception. C'est alors qu'on devra employer les bains chauds à 35 degrés centigrades, et les irrigations vaginales très-chaudes (45 à 50 degrés) poussées lentement, continuées pendant dix à quinze minutes, et répétées deux à trois fois par jour, à la dose de deux litres pour chaque irrigation. La malade doit avoir le bassin un peu élevé, et garder le lit pendant une heure environ après l'injection ; on peut ajouter au liquide employé 1/100 de perchlorure de fer. Les applications chaudes sur la région lombaire sont également utiles, ainsi que nous avons eu bien des fois l'occasion de le constater.

La digitale, la quinine, l'ergot de seigle, ont été tour à tour conseillés. Ce dernier médicament est loin d'avoir, dans ces conditions, la même action que dans les cas de métrorrhagies résultant de corps fibreux. Cette différence est en rapport avec ce que nous apprend l'anatomie pathologique. Il est tout simple, en effet, que l'ergot, agissant sur les fibres musculaires lisses, n'ait pas grande influence sur des vaisseaux et des tissus presque uniquement formés d'éléments embryonnaires, tels que ceux qu'on observe dans la métrite interne chronique.

Dans des cas de métrorrhagies où l'ergot de seigle avait échoué, on a employé avec succès l'atropine, en injections hypodermiques. Sandau et Tacke, qui ont préconisé ce traitement, conseillent d'injecter sous la peau avec une seringue de Pravaz, deux ou trois fois par jour, six gouttes de la solution suivante :

Eau distillée . . . . 10 grammes.
Sulfate neutre d'atropine. . . . . 0,01 centigramme.

Le *raclage de l'utérus* est indiqué dans l'endométrite chronique, lorsque les métrorrhagies sont dues à des végétations. Cette opération, telle que la pratiquait Récamier, avait donné quelques succès, dont le nombre n'était pas en rapport avec les dangers auxquels elle exposait. Aujourd'hui, grâce aux progrès réalisés par la méthode antiseptique, l'abrasion de la muqueuse utérine offre moins de périls.

La dilatation préalable n'est généralement pas nécessaire, pour les cas d'endométrite simple, où il suffit d'employer des curettes de 4 à 5 millimètres de diamètre. Avec ces instruments, on ne peut rencontrer de la résistance qu'au niveau de l'orifice interne, et encore est-il facile de la surmonter en faisant passer à travers le col quelques bougies de gomme. Du reste, dans les cas de métrite fongueuse, le canal cervical est généralement dilaté.

Pour pratiquer le curage, une fois l'instrument introduit, on en dirige successivement l'extrémité vers tous les points de la muqueuse utérine, en faisant des mouvements de raclage. Les points malades se reconnaissent, grâce à leur consistance molle, tandis que dès que l'on arrive sur du tissu sain on en est averti par une sensation de résistance, de dureté, qu'oppose à la curette la structure fibro-musculaire des parois utérines.

L'hémorrhagie est ordinairement fort peu accusée, et elle cesse dès que tous les tissus malades ont été enlevés. Dans les rares cas où on a observé des hémorrhagies violentes après l'emploi de la curette, il s'agissait d'affections cancéreuses, ou bien on opérait après un avortement. Le raclage de la cavité utérine est généralement peu douloureux : aussi ne doit-on employer l'anesthésie qu'exceptionnellement, ou bien chez les femmes très-sensibles.

Une fois l'opération terminée, il est utile de nettoyer et de désinfecter avec soin la cavité utérine, en la badigeonnant avec une solution antiseptique suffisamment concentrée. En outre, on pratiquera une cautérisation légère avec la teinture d'iode ou le perchlorure de fer, après avoir absorbé le sang et les débris de muqueuse, au moyen d'un peu d'ouate enroulée autour d'une tige de bois présentant une série d'entailles circulaires. Les malades devront garder le lit pendant plusieurs jours après l'opération. Toute inflammation aiguë ou subaiguë des annexes de l'utérus constitue une contre-indication absolue à l'emploi de la curette.

Quand, au moyen de la dilatation, on a rendu le corps de l'utérus accessible aux divers procédés de diagnostic et de traitement, on peut user de certains caustiques énergiques, tels que l'acide chromique, l'acide nitrique. Pour l'emploi de ces caustiques, il faut appliquer préalablement un spéculum utérin, pour protéger les lèvres du museau de tanche contre l'action du liquide. Celui-ci sera porté à la surface de la muqueuse au moyen d'un bâtonnet muni d'ouate. Quelques auteurs emploient le galvano-cautère pour modifier la surface interne de l'utérus, la disposition de cet appareil permettant de l'introduire froid et de le chauffer seulement quand il a pénétré dans la cavité.

On obtiendra encore de bons résultats, dans l'endométrite chronique s'accompagnant d'hémorrhagies, des applications de nitrate d'argent, avec un hystéromètre préalablement enduit, sur une longueur de 6 à 7 centimètres, de nitrate d'argent fondu. Avec cette méthode la dilatation n'est pas nécessaire. On doit introduire l'instrument sans hésitation, après s'être assuré de la direction et de la profondeur de l'utérus. L'organe se contracte sur la sonde, dont on dirige la courbure dans les différents sens. Le caustique solide, tout à fait illusoire pour la cavité du col, est au contraire très-logiquement employé pour le corps, dont la surface interne ne présente aucun repli. Ces cautérisations doivent être faites à domicile, et les malades garderont le lit pendant deux ou trois jours. A la suite de cette intervention on observe souvent quelques coliques acquérant rarement une grande acuïté.

Avant de pratiquer la cautérisation du corps de l'utérus il est important de s'assurer de l'état d'intégrité des annexes. L'absence de cette précaution a souvent été cause d'accidents qui ont compromis des méthodes thérapeutiques, très-utiles, si on les applique avec prudence. Les divers modes de traitement indiqués lorsque l'endométrite a atteint le corps utérin sont d'un emploi beaucoup plus facile, si la muqueuse cervicale est seule lésée. On fera alors, selon les cas, des attouchements répétés tous les deux ou trois jours avec le perchlorure de fer, la teinture d'iode, l'acide chromique. Ainsi que nous l'avons déjà dit, les injections intra-cervicales d'eau oxygénée nous ont donné de bons résultats, dans la métrite d'origine blennorrhagique.

On peut encore introduire dans l'utérus des médicaments à l'état pulvérulent ou sous forme de crayons. Nous ne sommes pas partisan du crayon de nitrate d'argent laissé à demeure dans la cavité de l'organe utérin. Nous lui préférons les crayons d'alun, de tannin, additionnés de gomme adragante et de glycérine. Les auteurs sont très-divisés au sujet de l'utilité des *injections intra-utérines*. Nous croyons qu'on doit les réserver pour les cas où les autres médications ont échoué. Mais la gravité que présentent quelquefois les hémorrhagies répétées et longtemps prolongées nous autorise à employer tous les moyens dont nous pouvons disposer.

Les partisans des injections, pour en prouver l'innocuité, se sont basés sur l'impossibilité qu'il y a, après la mort, à faire pénétrer un liquide à travers les trompes jusque dans la cavité péritonéale. Nous ne croyons pas qu'on puisse assimiler complétement ce qu'on observe sur le cadavre à ce qui se passe chez la femme vivante. En outre, on rencontre de temps à autre des trompes dilatées, et dans ces cas aucun obstacle ne s'opposerait au passage du liquide dans le péritoine. Quoi qu'il en soit de ces théories, il est certain que des accidents graves, quelquefois mortels, ont suivi l'introduction d'un liquide caustique dans l'utérus. Ces faits, très-rares, il est vrai, suffisent pour justifier notre réserve, en n'admettant les injections intra-utérines que comme un moyen exceptionnel-lement indiqué. Elles seront surtout utiles contre les hémorrhagies provenant de la cavité du corps. On ne doit pas y recourir, s'il y a une forte flexion, une version très-accusée, une grande irritabilité de l'utérus reconnue préalablement à l'aide d'une injection d'eau tiède, ou enfin quand il existe un processus in-flammatoire quelconque.

Pour pratiquer cette petite opération, on fera coucher la malade dans la posi-tion de la taille, de préférence au décubitus latéral, qui expose davantage à ce que le liquide soit aspiré vers la cavité abdominale. La portion vaginale sera mise à nu avec un spéculum à valves. On introduira ensuite la seringue comme une sonde utérine, et on injectera lentement de trois à dix gouttes du liquide qui aura été choisi. Il vaut mieux se servir des solutions d'iode ou de tannin dans la glycérine que de perchlorure de fer ou de nitrate d'argent.

```
Iode. . . . . . . . . . . . . . . . . . . . . . . . . . . . .   1 partie.
Iodure de potassium. . . . . . . . . . . . . . . . . . . . .   2    —
Glycérine. . . . . . . . . . . . . . . . . . . . . . . . . .   q. s.
```

Plusieurs seringues ont été conseillées pour les injections intra-utérines. Le modèle le plus généralement mis en usage est la seringue de Braun. Il faut employer le liquide tiède; avoir soin, en outre, de faire une injection d'eau phéniquée, pour débarrasser la cavité utérine des divers produits qu'elle peut contenir, avant d'introduire la solution modificatrice. Il est important, pendant tout le temps que dure l'opération, de s'assurer que le liquide peut facilement refluer dans le vagin.

A la suite des injections intra-utérines, on observe fréquemment de violentes coliques. Ces douleurs disparaissent ordinairement au bout de quelques heures. Elles n'en préoccupent pas moins souvent le médecin lui-même, qui redoute un de ces accidents graves, rares, comme nous l'avons déjà dit, si on prend les pré-cautions voulues. Ces coliques sans importance, sur lesquelles nous insistons avec intention, peuvent presque toujours être évitées, si on emploie des liquides astringents ou caustiques, composés de façon à empêcher autant que possible les coagulations.

Quel que soit le mode de traitement employé, injections, cautérisations, raclage, il est préférable d'agir en dehors de la période menstruelle, huit à dix jours, par exemple, après la dernière époque.

Les divers moyens thérapeutiques que nous avons énumérés s'appliquent sur-tout aux cas où les métrorrhagies ont une abondance moyenne. Il arrive qu'elles

sont si considérables, que l'existence de la malade est immédiatement menacée.
Dans ces circonstances, c'est au tamponnement qu'on doit avoir recours, à un
tamponnement véritable, et non à l'introduction de quelques brins de charpie
dans le vagin, comme on ne le fait que trop souvent.

En outre, l'application de la glace sur le ventre, l'ingestion de l'alcool à l'intérieur, les injections hypodermiques d'éther trouvent également leur indication
dans les métrorrhagies graves. Enfin, on pourrait, dans un cas extrème, être
amené à pratiquer la transfusion.

La *métrite chronique parenchymateuse* peut succéder à la métrite aiguë,
mais le plus souvent elle est chronique d'emblée. L'accouchement et l'avortement en sont le point de départ le plus fréquent. On la rencontre cependant
chez des femmes vierges d'enfants. Nous en avons publié une observation, suivie
d'autopsie chez une femme nullipare qui n'avait même jamais été réglée. L'involution incomplète de l'utérus après les couches joue un rôle considérable
dans l'étiologie de cette affection. Le retour à l'état normal se produit d'une
façon indépendante pour les deux segments de l'organe gestateur. C'est surtout
dans les involutions rapides du corps qu'on observe consécutivement l'ectropion du col.

Parmi les causes de la métrite parenchymateuse chronique on a fait intervenir les excès de coït. Nous avons déjà dit combien cette étiologie paraît douteuse. Nous n'accordons guère plus d'importance aux rapports sexuels incomplets,
considérés par quelques-uns comme amenant l'hypertrophie de l'utérus. D'après
cette opinion, la congestion accompagnant l'orgasme vénérien ne disparaîtrait
pas aussi vite, dans ces conditions, que lorsque l'acte s'est accompli normalement jusqu'au bout.

On a incriminé l'habitude des voyages de noces, entrepris immédiatement
après le mariage. Le médecin ne saurait trop réagir contre cette mode, qui est,
en effet, une cause fréquente de maladies pour les jeunes épouses. Dans ces
circonstances, on a le plus souvent affaire à des avortements de quelques
semaines et à des inflammations utérines consécutives à ces avortements passés
inaperçus. Ces faits rentrent donc encore dans le cadre de l'étiologie que nous
croyons la plus fréquente, la grossesse et ses suites.

L'influence des différentes diathèses sur la métrite a fait le sujet de nombreux
travaux dont les auteurs sont loin d'être d'accord. Le lymphatisme, ou son
degré plus accentué, la scrofule, l'arthritisme, l'herpétisme, la syphilis, ont été
tour à tour invoqués. Il est certain que les femmes lymphatiques présentent
assez souvent un léger degré de métrite, peu douloureuse, caractérisée surtout par l'abondance de l'écoulement muco-purulent. La richesse du système
lymphatique de l'utérus est peut-être en rapport avec la fréquence de ces accidents chez les scrofuleuses. L'arthritisme a été également considéré comme
cause de métrite. On a admis un *rhumatisme utérin*, sorte de rhumatisme
musculaire fixé sur le muscle utérin lui-même. Nous n'avons jamais eu l'occasion d'observer des faits de ce genre, et leur existence ne nous paraît pas complètement démontrée. Ces questions de diathèse sont loin d'être suffisamment
élucidées. Il est incontestable que, pour les affections utérines comme pour
celles des autres organes, le terrain sur lequel elles se greffent a une grande
importance et peut leur imprimer une physionomie particulière. Mais ces caractères sont jusqu'à présent impossibles à préciser, et nous ne trouvons pas de
différences notables entre les manifestations de la métrite parenchymateuse

chez les scrofuleuses, les arthritiques, les herpétiques ou les vénériennes. La coïncidence fréquente de la chlorose avec les écoulements leucorrhéiques l'a fait considérer comme une des causes de l'inflammation chronique de l'utérus. Nous croyons que la première des deux affections est bien plus souvent la conséquence que le point de départ de la seconde.

On admet deux périodes distinctes dans le développement de la métrite parenchymateuse chronique. Une première période ou période d'infiltration, et une seconde phase ou phase d'induration. La première période a été décrite par beaucoup d'auteurs sous le nom de *congestion*.

Le caractère macroscopique qui frappe au premier abord, si l'on examine un utérus atteint de cette variété de métrite chronique, c'est l'augmentation de volume de tout l'organe. Cependant ses dimensions dépassent rarement la grosseur du poing d'un adulte. Les cas où l'utérus atteint d'inflammation chronique simple remontait jusqu'à l'ombilic doivent être considérés comme tellement extraordinaires, qu'en l'absence d'un examen histologique complet on ne doit les admettre qu'avec la plus grande réserve.

L'organe est ordinairement régulier, et l'hyperplasie se produit à peu près également sur tous ses points. Il faut en excepter cependant certaines hypertrophies partielles qui portent sur tout le col ou sur une des lèvres seulement. Le museau de tanche prend alors une vague ressemblance avec une trompe de tapir, d'où le nom de *tapiroïde* qu'on a donné à cette forme.

Si on pratique une coupe de l'utérus atteint de métrite parenchymateuse, les caractères changent, selon l'époque de la maladie à laquelle le sujet a succombé. Dans les premières périodes, le tissu utérin est mou, rougeâtre, et laisse écouler une quantité considérable de sang. La muqueuse est épaissie et revêt parfois le même aspect que dans la métrite interne, qui l'accompagne du reste le plus souvent. Le col est gros, gonflé, irrégulier, l'orifice interne est dilaté. En outre, on constate presque toujours, sur le museau de tanche, des ulcérations de forme et d'aspect variés, ou un renversement des lèvres, désigné sous le nom d'*ectropion*. Nous reviendrons plus en détail sur ces lésions dans un paragraphe spécial.

Si le processus pathologique est plus avancé, c'est-à-dire à la période dite d'induration, le parenchyme utérin devient plus dur, plus résistant, et rappelle les caractères du tissu cicatriciel. Sous l'influence de ces transformations, l'utérus peut, à la longue, s'atrophier, acquérir une consistance presque cartilagineuse. Les tissus crient sous le scalpel, et la couleur blanche de la coupe indique leur peu de richesse vasculaire.

L'examen histologique nous montre également de très-grandes différences selon la période de la maladie.

Dans la première période, que nous avons désignée sous le nom de période d'infiltration, les vaisseaux sont distendus et remplis par les globules sanguins. Quelquefois on rencontre, sur certains points, des hémorrhagies interstitielles. Mais la lésion dominante de cette période, c'est la présence, en grand nombre, d'éléments embryonnaires dans toute l'épaisseur de la paroi. Ces éléments s'accumulent de préférence autour des vaisseaux, ou forment des îlots de dimensions variables, qui en sont plus ou moins éloignés.

Les anatomistes ne sont pas d'accord relativement à la nature de l'hypertrophie de l'utérus, dans la deuxième période de la métrite parenchymateuse. Pour les uns, l'hypertrophie serait due à une augmentation du tissu musculaire; pour d'autres, ce serait du tissu fibreux. Dans les cas que nous avons examinés, il existait de nombreux faisceaux musculaires, et les rapports entre les deux tissus ne paraissent guère différer de l'état normal. Mais on observait deux lésions bien accusées : 1° une dilatation considérable des espaces lymphatiques ; 2° une hypertrophie localisée au tissu conjonctif circum-vasculaire. Si l'on voulait ranger ces altérations dans la classe des scléroses, il faudrait ajouter une épithète et l'appeler une sclérose *circum-vasculaire*. Cette lésion est très-différente de l'épaississement avec athérome, qu'on rencontre presque constamment dans les vaisseaux sanguins à un âge avancé. Ici ce n'est pas une modification des parois vasculaires, mais bien du tissu conjonctif, qui entoure les vaisseaux.

Les malades atteintes de métrite parenchymateuse chronique présentent des troubles généraux, tels que palpitations, sentiment de faiblesse, fatigue à la suite du moindre exercice. Elles accusent une douleur sourde et d'autant plus pénible qu'elle est presque continuelle. Tantôt cette douleur est localisée dans le bas-ventre, surtout dans les fosses iliaques, et plus fréquemment dans la fosse iliaque gauche. Tantôt, principalement accusée dans la région lombo-sacrée, elle s'irradie dans la cuisse, le long du trajet du nerf crural. Ces souffrances s'accompagnent d'une sensation de pesanteur, de plénitude, d'embarras dans le bassin.

Ordinairement ces phénomènes douloureux diminuent, sans disparaître entièrement, dans le décubitus dorsal. Certaines femmes éprouvent la sensation d'un corps volumineux qui tendrait à sortir par la vulve, sensation qui est parfois, mais pas toujours, en rapport avec un degré variable d'abaissement que l'on constate dans un grand nombre de cas de métrite chronique. L'intensité de la douleur varie avec les malades. Très-peu développée chez les unes, surtout au début, elle ne se manifeste qu'à la suite d'une fatigue quelconque, tandis que, chez d'autres, elle est très-intense et prend le caractère lancinant.

Les troubles de l'appareil digestif sont constitués par la perte d'appétit, des digestions difficiles, du météorisme, des douleurs dans la défécation, associées presque toujours à une constipation opiniâtre. La miction, également douloureuse, s'accompagne souvent de ténesme vésical. Les urines sont épaisses, chargées d'urates. Les troubles du côté des voies urinaires, en rapport avec la métrite chronique, ont une importance sur laquelle la plupart des auteurs n'insistent pas suffisamment. Nous voyons fréquemment des malades soignées depuis longtemps pour une affection vésicale, quoique ne présentant que des lésions utérines, la vessie étant absolument saine.

Il suffit alors de guérir la métrite, pour faire disparaître en même temps tous les symptômes morbides qui accompagnaient la miction. Les modifications subies par cette fonction à l'époque menstruelle chez beaucoup de femmes, à l'état physiologique, sont un premier degré, une ébauche, pour ainsi dire, de ce qu'on observe dans la métrite. Les malades se plaignent, en outre, de démangeaisons, de sensations de cuisson, de brûlure, à la vulve et à la partie interne des cuisses.

La menstruation est généralement modifiée. Les règles sont moins abondantes et durent moins longtemps qu'à l'ordinaire. Plus tard elles ne se montrent qu'à des périodes éloignées. Dans quelques cas même on les voit se suspendre pendant des mois et des années. Il se produit, dans l'intervalle, un écoulement muco-purulent d'un blanc verdâtre.

Plus rarement on observe des métrorrhagies, et, dans ces cas, on doit admettre que les lésions de la muqueuse dominent celles du parenchyme. Ce dernier caractère est important pour différencier les deux formes cliniques que nous avons admises.

En combinant le palper et le toucher, on constate l'augmentation de volume de l'utérus. La pression sur le col, du doigt introduit dans le vagin, amène de la douleur. L'organe est plus lourd qu'à l'état normal. Dans un grand nombre de cas, surtout si le toucher est pratiqué la femme étant debout, on trouve un degré plus ou moins considérable d'abaissement, associé fréquemment à une déviation en avant ou en arrière. Le col est gros, ramolli, dans les premières périodes de la maladie; dur, bosselé, irrégulier, présentant souvent une disposition lobulée, mamelonnée, dans les périodes plus avancées. Dans certains cas il revêt la forme d'un cône à base inférieure, contrairement à ce qu'on observe sur un utérus normal. Les lèvres du museau de tanche sont écartées l'une de l'autre au point de permettre l'introduction de la pulpe du doigt. Cette disposition de l'extrémité inférieure du col, également désignée sous le nom d'ectropion de la muqueuse cervicale, est souvent confondue avec des ulcérations ou des érosions. Cette modification anatomique résulte d'une déchirure ou d'un gonflement pathologique des tissus, ou bien encore de tractions opérées par les parois vaginales, comme dans les cas de déviations utérines. Elle est ordinairement consécutive à la grossesse et à l'accouchement, quoiqu'on puisse aussi l'observer chez les nullipares. L'ectropion siége plus fréquemment, et d'une façon plus accusée, sur la lèvre antérieure que sur la lèvre postérieure. C'est surtout dans ces cas qu'Emmet et ses élèves ont conseillé l'opération qui porte son nom, et dont nous parlerons à propos du traitement.

Le spéculum vient confirmer les notions fournies par le toucher. Le col est gros, rouge, violacé, dans la période d'infiltration; dans la phase d'induration, il est pâle, anémique, et atteint quelquefois des dimensions telles, que les plus gros spéculums ont de la peine à l'entourer. On voit s'écouler du museau de tanche un liquide souvent puriforme. Dans toutes les périodes de la maladie on observe, avec une grande fréquence, des ulcérations d'aspect et de dimensions variés.

La métrite parenchymateuse chronique a une marche lente. Sa durée peut se prolonger pendant des années. Souvent on observe des exacerbations après un repos relatif. Ces nouvelles poussées coïncident, dans beaucoup de cas, avec la période menstruelle. Elles peuvent ne se montrer qu'à des époques éloignées et être considérées alors comme de véritables récidives.

La ménopause amène quelquefois la guérison de la métrite chronique; presque toujours elle l'améliore. Il ne faudrait pas cependant y compter absolument. Cette affection n'est pas très-rare dans la vieillesse, et nous en avons observé plusieurs cas, suivis d'autopsie, chez des femmes âgées de plus de soixante ans.

La métrite chronique se complique souvent de lésions du côté des annexes. Dans beaucoup de nécropsies on rencontre d'anciennes adhérences, traces de périmétrite ou de pelvi-péritonite. Plusieurs auteurs considèrent la lithiase biliaire et rénale comme des complications fréquentes de la métrite parenchymateuse.

Quoique amenant rarement la mort par elle-meme, cette affection est assez grave, à cause de sa longue durée et des souffrances de toutes sortes qu'elle entraîne à sa suite. On admettait autrefois que la métrite chronique simple dégénérait en cancer. Aujourd'hui les recherches anatomo-pathologiques ont mis à néant cette opinion. Il est bien évident qu'une femme atteinte de métrite n'est pas à

l'abri d'un cancer. Cependant, d'après Schrœder, celui-ci serait rare chez les
sujets présentant une inflammation chronique simple de l'utérus.

Comme conséquence de cet état morbide, on doit encore citer l'avortement et
la stérilité. Sans vouloir nier cette influence, nous croyons cependant que la
stérilité est plus souvent due à des complications du côté du péritoine.

Les femmes ainsi atteintes paraissent plus exposées aux hémorrhagies *post-
partum* et aux adhérences placentaires. On trouve alors, à l'examen histologique,
surtout au niveau de l'insertion du placenta, du tissu fibreux presque dépourvu
de fibres musculaires, ou le peu qui subsiste présente la dégénérescence graisseuse (Kaschkaroff).

Le *traitement* de la métrite parenchymateuse chronique sera basé sur l'emploi
des modificateurs généraux et locaux. Certains agents thérapeutiques possèdent
en même temps cette double action générale et locale.

La plupart des femmes atteintes d'inflammation chronique de l'utérus, quelles
que soient la variété et la période de la maladie, présentent un état anémique
auquel doit s'adresser d'abord le traitement, dont le fer et le quinquina feront
principalement les frais.

On a essayé d'administrer les médicaments dits fondants, tels que le mercure,
l'iodure de potassium. Nous n'avons obtenu de ces substances, prises à l'intérieur, aucun résultat bien encourageant. Cependant l'iodure de potassium est
souvent indiqué, non pas contre la métrite elle-même, mais contre l'état
général des malades qui en sont atteintes. Le sulfate de quinine à la dose de
50 à 75 centigrammes par jour a aussi ses partisans. Nous le réservons, en
général, aux cas de menstruation douloureuse accompagnant les lésions utérines.

L'ergot de seigle est utile, surtout dans la subinvolution de l'utérus, à la suite
de l'accouchement. On peut l'administrer sous forme d'ergotine, en injections
hypodermiques. Nous préférons le donner par les voies digestives et en nature.
Les malades prendront deux fois par jour, au moment du repas, un cachet
contenant :

> Ergot de seigle récemment pulvérisé. . . . . 0,20 centigrammes.
> Quinquina pulvérisé 0,30   —

Après quinze jours de l'usage du médicament, celui-ci sera suspendu pendant
une égale période de temps, pour être repris ensuite dans les mêmes conditions.

L'hydrothérapie, sous forme de douches en jet de dix à quinze secondes de
durée, rendra ici de grands services. Les bains simples ou médicamenteux,
renouvelés tous les deux ou trois jours, seront conseillés avec avantage. Les
bains de mer sont indiqués, surtout dans les périodes avancées de la maladie. Il
faut se méfier de leur action sur les femmes excitables et nerveuses.

Les cures thermales ont souvent de bons effets dans le traitement de la métrite
parenchymateuse chronique. Les indications de telle ou telle source dépendent
de la période à laquelle est arrivée la maladie. Dans les premières phases, on
conseillera de préférence Plombières, Néris, Luxeuil. Plus tard, les bicarbonatées
sodiques Vichy, Vals. Enfin, dans les périodes plus avancées, Bourbonne, Balaruc,
Salins, Salies-de-Bearn. On peut aussi chercher dans les différentes diathèses
un indice pour la cure thermale. Si la malade est herpétique, on l'enverra aux
eaux arsenicales ; si elle est arthritique, aux eaux alcalines ; si elle est sous l'influence de la scrofule, aux eaux sulfureuses. C'est principalement pour terminer
le traitement des affections utérines que les eaux seront utiles ; quand les ulcé-

rations sont guéries, que l'utérus est diminué de volume, mais qu'il subsiste encore des douleurs. Le traitement thermo-minéral doit toujours être dirigé avec une grande prudence. Il faut éviter les douches utérines ou vaginales, et préférer les douches générales au douches locales. Des irrigations, ou l'introduction d'un spéculum pendant la durée du bain, permettront à l'eau d'arriver jusqu'au museau de tanche.

Dans les métrites peu douloureuses, presque toutes les stations thermales pourront être recommandées. Mais c'est surtout, d'une façon générale, dans le groupe des eaux dites indéterminées ou faibles, qu'on trouvera les indications les plus nombreuses pour la thérapeutique des inflammations utérines.

Quand la métrite est très-douloureuse, que les malades présentent un certain degré d'hystéricisme on ne saurait être trop circonspect dans l'administration des eaux. Les sulfureuses sont souvent trop actives dans ces cas, quoiqu'on ait eu quelques succès chez les femmes atteintes de métrite irritable avec dysménorrhée. Pour les malades nerveuses et très-excitables, nous nous sommes fréquemment bien trouvé d'une saison à Néris.

Certaines complications présentent des indications spéciales : Vichy dans la lithiase biliaire, Contrexéville ou Vittel pour la gravelle, Passy, Auteuil, Forges, Spa, pour les chlorotiques.

Les douches internes d'acide carbonique, installées dans quelques établissements, sont un bon moyen de sédation.

Les limites imposées pour un article de dictionnaire ne nous permettent pas de nous étendre davantage sur cette question si complexe de l'emploi des eaux minérales en gynécologie.

Le traitement local doit également varier, selon le degré d'ancienneté de la métrite. Dans les premières périodes, quand l'organe est mou, rouge, augmenté de volume, il faut employer les émissions sanguines locales, peu abondantes et souvent répétées, soit au moyen de sangsues, soit par les scarifications. Les sangsues présentent une série d'inconvénients et de difficultés qui nous font de beaucoup donner la préférence aux scarifications. Pour les pratiquer, la femme étant placée dans la position voulue pour l'examen au spéculum, on introduit cet instrument, puis on enlève les mucosités du col avec de l'ouate trempée dans une solution phéniquée ou dans une solution de sublimé à 1/1000. On fait ensuite 5 à 6 piqûres de 4 à 5 millimètres de profondeur, avec un scarificateur à fer de lance, ou avec la pointe d'un bistouri. Nous préférons les piqûres aux incisions, sauf dans les cas d'ulcérations où, au contraire, les dernières valent mieux. L'instrument doit être préalablement bien essuyé et trempé dans une solution antiseptique. La quantité de sang qui s'écoule de la première piqûre indiquera le nombre et la profondeur des suivantes. Il nous est arrivé dans quelques cas, rares, il est vrai, d'être obligé de toucher la petite plaie avec le perchlorure de fer et même avec le thermocautère, pour faire cesser l'écoulement du sang. Mais, pour la très-grande majorité des malades, il suffit, après avoir laissé saigner pendant deux ou trois minutes, de faire une irrigation froide, et de retirer le spéculum, consécutivement à l'application d'un ou deux tampons. La plupart du temps l'opération est si peu pénible, qu'elle n'est pas même perçue par la patiente. Quelques-unes accusent une sensation de contact ou de légère piqûre, très-rarement une véritable douleur.

On a conseillé de faire garder le repos au lit pendant vingt-quatre heures après chaque séance de scarification. Nous croyons cette précaution exagérée et inutile, et nous n'avons jamais eu à nous repentir de laisser les malades sortir et marcher, sans excès cependant, après cette petite opération. Les résultats de ces saignées locales ne se font pas attendre. Ordinairement, dans la journée même ou le lendemain, les malades éprouvent une amélioration notable, la pesanteur et les douleurs abdominales diminuent sensiblement. La durée de ce soulagement varie selon les sujets et indique si l'on doit rapprocher plus ou moins les séances. Il est nécessaire, au début, de recourir aux scarifications tous les quatre ou cinq jours. Dans l'intervalle des séances de scarification, on prescrira des pansements avec des tampons d'ouate imbibés de glycérine. Quand on a obtenu une amélioration persistante, les saignées locales seront espacées de plus en plus. Chez certaines malades il est bon de continuer longtemps l'usage des scarifications une ou deux fois par mois, quelques jours avant l'époque présumée des règles.

Quand l'organe utérin, de rouge, violacé, ramolli qu'il était, devient au contraire pâle, dur, résistant, les scarifications perdent leur efficacité. C'est alors surtout qu'on obtient de bons résultats de la cautérisation avec le cautère actuel. Il y a peu de modes de traitement dont on ait autant abusé, et dont on abuse encore autant tous les jours. Il n'en est pas moins vrai que c'est un excellent moyen, dans les périodes avancées de la métrite chronique, où il rend des services considérables, sans présenter de danger, si on prend toutefois les précautions nécessaires. Ces précautions sont les mêmes, qu'on se serve de fers rougis au feu, du galvano-cautère ou de thermocautère. Avant de pratiquer cette opération, il faut s'assurer qu'il n'y a pas de lésions dans le voisinage de l'utérus, pas de pelvi-péritonite plus ou moins ancienne. En outre, on choisira de préférence une période intermenstruelle.

Ces conditions étant données, et la malade placée dans une position convenable, on découvre le col au moyen d'un spéculum en bois ou en ivoire, en ayant bien soin de n'embrasser que lui, et de repousser toute partie de la muqueuse vaginale qui viendrait faire hernie sur un point quelconque de la circonférence du museau de tanche. On déterge avec de l'ouate saisie dans les mors d'une pince à pansement, et on porte vivement sur le col le cautère, qui doit rester plus ou moins longtemps en contact avec les tissus, selon qu'on veut obtenir une eschare superficielle ou profonde. Immédiatement après on fait une abondante injection d'eau froide.

Cette opération n'est nullement douloureuse. Le seul temps, quelquefois un peu pénible, est celui de l'introduction du spéculum. Celui-ci doit, en effet, avoir un diamètre assez grand pour pouvoir entourer tout le col, souvent très-hypertrophié. Après la cautérisation, les malades gardent le repos au lit. C'est là une précaution que nous croyons indispensable, et que nous recommandons toujours. Une amélioration de l'état général et une diminution du volume de l'utérus résultent, le plus souvent, de l'emploi du cautère actuel dans ces conditions. Pendant l'intervalle des cautérisations, on fera des pansements au moyen de suppositoires additionnés de 1 gramme d'iodure de potassium, ou de tampons d'ouate imbibés du mélange suivant :

> Glycérine neutre.................. 50 grammes.
> Iodure de potassium...............   6   —
> Tannin............................   4   —.

On remplace souvent les suppositoires ou les tampons par des capsules gélatineuses contenant le médicament. Il faut toujours recommander aux malades d'introduire les suppositoires ou les tampons profondément, contrairement à ce qu'elles font d'ordinaire.

Nous signalons seulement pour mémoire la dilatation de la cavité utérine et le massage local, conseillés par quelques gynécologistes. Ce dernier procédé nous paraît surtout indiqué dans les inflammations circum-utérines chroniques qui accompagnent souvent la métrite.

Plusieurs complications présentent des indications spéciales. Dans les cas où il existe du prurit vulvaire, on conseillera les lotions et applications *très-chaudes*, au moyen de compresses imbibées d'une solution avec :

Chlorhydrate de morphine..	0,50 centigrammes.
Borate de soude.	10 grammes.
Eau chloroformisée (saturée).	500 —

ou bien :

Bichlorure d'hydrargyre.	0,50 centigrammes.
Eau distillée ou filtrée.	500 grammes.
Alun.	20 —
Glycérine pure	100 —

On peut aussi employer le nitrate d'argent, soit en passant légèrement le crayon sur les parties atteintes, soit en se servant d'une solution au 20e appliquée au moyen d'un pinceau.

Contre les accidents vésicaux, nous avons les balsamiques, les bains alcalins, le bromure de potassium. Mais rappelons encore, à ce propos, combien souvent on prend pour de la cystite des troubles de voisinage dépendant de la métrite. et qui guérissent admirablement par les scarifications du col utérin.

Les troubles digestifs, les douleurs névralgiques, réclament des modifications dans le traitement. Cette thérapeutique n'a rien de spécial pour la métrite, et s'applique également aux accidents dyspeptiques et nerveux développés sous une autre influence. C'est ainsi que pour les dyspepsies acides ou flatulentes les alcalins, les poudres absorbantes, jointes à l'usage de certaines eaux minérales aux repas, répondent aux indications principales.

La constipation est une des complications les plus embarrassantes, par la résistance qu'elle oppose parfois à tous les médicaments. La graine de lin, des quarts de lavements froids glycérinés, les laxatifs légers, l'huile de ricin (3 à 5 grammes en capsules), seront préférables aux sels purgatifs, qui n'agissent que temporairement, et surtout aux drastiques, qui congestionnent tous les organes contenus dans le petit bassin, l'utérus comme les autres.

Dans les cas où les lésions sont surtout localisées dans la région cervicale, on est parfois amené à pratiquer l'amputation du col.

Lorsqu'il existe un ectropion considérable ou une déchirure très-accusée des lèvres du musesu de tanche, on peut recourir à l'*opération d'Emmet*. Mais nous pensons que ses indications sont rares, et que souvent quelques séances d'igni-puncture ou des scarifications un peu profondes feront disparaître la lésion et les accidents qui en résultaient.

L'opération d'Emmet comprend trois temps principaux : 1° la fixation du col ; 2° l'avivement ; 3° l'affrontement.

Premier temps. La femme étant placée dans la position voulue pour l'introduction du spéculum, on saisit le col avec cet instrument. On peut employer différents modèles : ceux de Cusco, de Sims, de Bozeman ; le plus commode, dans la majorité des cas, nous paraît être celui de Gemrig. L'opération étant difficile à pratiquer au fond du vagin, la plupart des chirurgiens conseillent d'attirer l'utérus à la vulve, soit au moyen de pinces de Museux, soit avec un fil métallique passé au travers des tissus. Ces manœuvres doivent être faites avec prudence. Elles sont absolument contre-indiquées, s'il existe la moindre trace d'inflammation circum-utérine.

Deuxième temps. Il faut avant tout, pour que la réunion puisse se faire, mettre en contact des surfaces susceptibles d'adhérer l'une à l'autre. Dans ce but on a proposé de se servir des surfaces bourgeonnantes, sans avivement préalable. Ce que nous savons de l'histologie de ces lésions, revêtues, le plus souvent, d'une couche épithéliale, nous explique l'insuccès fréquent de ce premier procédé. Reste l'action du caustique ou du cautère actuel, ou, ce qui est bien préférable, l'avivement au moyen des instruments tranchants. Ceux-ci seront différents selon qu'on opérera à la vulve ou au fond du vagin. L'avivement portera sur les parties latérales des deux lèvres, en ayant toujours soin de respecter l'orifice externe.

Troisième temps. La suture des surfaces avivées sera faite au moyen de fils d'argent. Pour placer ces fils, on aura recours aux divers instruments, aiguilles courbes, chasse-fils, employés pour l'opération de la fistule vésico-vaginale. Le nombre des points de suture varie avec l'étendue de la surface avivée; ils doivent être distants les uns des autres de 5 millimètres environ. Après avoir placé les fils, on les tord deux à deux, en ayant soin que la constriction ne porte pas sur les tissus interposés. Puis les fils seront abandonnés dans le vagin, enveloppés d'un morceau de protective, afin d'éviter les blessures des parois vaginales. Tous les instruments employés doivent être d'une extrême propreté, et préalablement trempés dans une solution antiseptique. La malade gardera le lit pendant dix à quinze jours après l'opération. Les fils seront enlevés du huitième au dixième jour.

L'hygiène des femmes atteintes d'affections utérines demande à être dirigée attentivement. On doit éviter le repos au lit ou sur une chaise longue, pendant des mois entiers, comme le conseillait Lisfranc (nous exceptons, bien entendu, les nécessités amenées par des opérations). Sauf les cas d'hémorrhagies, que le repos suffit souvent à faire cesser, les malades doivent prendre un exercice modéré, sans fatigue.

Les rapprochements sexuels seront autant que possible évités dans les premières périodes. Plus tard la continence est moins nécessaire. Il est bien rare qu'à ce sujet les prescriptions du médecin soient régulièrement suivies. Au moins cherchera-t-on à obtenir le repos de l'organe aux approches des époques menstruelles. La disposition qu'a la métrite chronique à récidiver après des périodes d'améliorations prolongées doit engager à surveiller l'état des malades pendant un temps assez long, malgré une guérison apparente.

5° ULCÉRATIONS ET VARICES DE LA RÉGION CERVICALE. *Ulcérations du col utérin.* Nous ne nous occuperons, dans ce paragraphe, que des ulcérations bénignes, le plus souvent associées à la métrite. Les ulcérations simples, dans le sens précis du mot, c'est-à-dire résultant d'une perte de substance, sont relativement rares. On les observe surtout dans la métrite d'origine blennorrhagique. Selon que l'épithélium seul se desquame, ou que les papilles et le tissu sous-muqueux participent plus ou moins à l'inflammation, on a toutes les variétés décrites par les auteurs, depuis l'érosion simple jusqu'aux formes granuleuses, fongueuses, végétantes. Dans le catarrhe du col ou du corps, lorsque le liquide sécrété en abondance stagne et reste en contact avec les lèvres du museau de tanche, il en résulte une érosion, puis une véritable ulcération qui détruit le revêtement épithélial. Dans les états chroniques, on observe un bourgeonnement des papilles et du chorion muqueux, sous forme de granulations composées de tissu conjonctif embryonnaire parcouru par des vaisseaux. Ces granulations sont rosées ou rouges. Lorsqu'elles guérissent, elles se recouvrent d'épithélium et s'affaissent, leur tissu embryonnaire revient à l'état fibreux. Il est facile de s'assurer, dans les cas favorables à l'étude de leur développement, qu'elles proviennent simplement d'une inflammation productive des papilles qui existent normalement sous l'épithélium stratifié de la muqueuse cervicale.

Au pourtour de l'orifice externe on voit souvent de petits kystes ou de petits abcès, provenant des glandes à épithélium caliciforme (œufs de Naboth). Ils sont parfois en assez grand nombre, réunis par groupe, et deviennent le point de départ de lésions ulcéreuses.

Mais, le plus ordinairement, les modifications de la muqueuse cervicale qui accompagnent la métrite chronique n'ont de l'ulcération que l'apparence et la couleur, ce qui nous a engagé à les désigner sous le nom de *pseudo-ulcérations*. L'examen histologique montre à la surface de la portion paraissant ulcérée, à la place de l'épithélium pavimenteux existant normalement dans cette région, une couche de cellules épithéliales cylindriques ou cubiques. En outre on voit, de distance en distance, des enfoncements épithéliaux ressemblant à des diverticulums glandulaires. A l'état normal il n'existe qu'exceptionnellement des organes glandulaires dans cette partie du col. Ces glandes ou diverticulums sont tapissés d'épithélium cylindrique ou caliciforme. Au-dessous de l'épithélium on observe une couche d'éléments embryonnaires, même sur des points où la zone épithéliale était encore normale. C'est donc dans le tissu sous-épithélial que les altérations débutent, ainsi qu'on l'a déjà signalé dans les inflammations d'autres muqueuses. Nous avons insisté, dans des travaux antérieurs, sur les causes d'erreurs qui ont amené tant de discussions au sujet de l'anatomie pathologique de ces lésions.

Chez quelques sujets il existe une apparence ulcéreuse au niveau de l'orifice externe, en dehors de tout état pathologique. Une disposition analogue a été rencontrée par Fischel chez l'enfant nouveau-née. Nous nous rangeons complétement à l'avis de cet auteur, pour la considérer, dans ces cas-là, comme d'origine congénitale. Ce que nous savons de l'embryologie des organes de la génération nous explique comment, dans telle ou telle circonstance, le revêtement d'épithélium pavimenteux, s'arrêtant à une certaine distance de l'orifice externe, laisse tout autour de cet orifice une région tapissée d'épithélium cylindrique, d'où la couleur rouge et l'aspect particulier qui font croire à tort à une ulcération. Nous avons eu l'occasion d'observer plusieurs cas de ce genre chez des femmes adultes, nullipares, et n'ayant jamais été atteintes d'aucune affection utérine.

L'introduction du spéculum, surtout de ceux à deux valves, amène souvent un certain degré de renversement des bords de l'orifice utérin, une sorte d'ectropion artificiel. On découvre alors la surface interne du canal cervical qui tranche par son état mamelonné et sa couleur rouge vif sur le ton plus pâle de la muqueuse ambiante. On prend parfois pour une ulcération cette disposition absolument normale, et due uniquement à la pression du bec de l'instrument sur les culs-de-sac. Combien de femmes subissent ainsi des séries de cautérisations, quoique ne présentant du côté de l'utérus aucun état pathologique !

On a beaucoup exagéré pendant longtemps, l'importance des ulcérations ou pseudo-ulcérations de la région cervicale. Ces lésions guérissent quelquefois sans l'emploi de substances médicamenteuses, et disparaissent sous la seule influence des scarifications. Celles-ci doivent dans ce cas être très-superficielles et renouvelées tous les deux ou trois jours.

Il peut y avoir lieu, cependant, de leur appliquer un traitement topique. Nous rappellerons quelques-unes des substances qui ont été conseillées contre les ulcérations du col de l'utérus. Les acides acétique, pyroligneux, phénique, le nitrate acide de mercure, le nitrate d'argent, le perchlorure de fer, l'iodoforme, le tannin, l'alun, le chloral, la créosote, le collodion, ont été employés avec succès. Lorsque les lésions sont superficielles, nous nous contentons de les toucher tous les deux jours avec un pinceau imbibé de teinture d'iode.

Quand elles sont profondes, invétérées, ou dans les pseudo-ulcérations de la métrite, nous donnons la préférence à l'acide chromique, employé avec quelques précautions indispensables, sans lesquelles ce caustique peut devenir dangereux. Il faut porter l'acide sur le point à cautériser à l'aide d'un peu d'ouate enroulée à l'extrémité d'une petite tige de bois, avoir soin que la quantité de liquide soit juste suffisante pour ne pas s'écouler au delà de la région sur laquelle on veut agir, et faire immédiatement après une injection à grande eau, qui entraîne tout ce qui pourrait en rester.

Nous avons vu, à la suite de cautérisations mal faites, se produire de vastes eschares du vagin, dont les conséquences auraient pu être graves. Pour mieux protéger les parois vaginales, il est préférable d'entourer le col, préalablement saisi avec l'extrémité du spéculum, de bourdonnets d'ouate imbibés d'une solution de carbonate de soude. Lorsque les lésions remontent assez haut sur la muqueuse intra-cervicale, et s'accompagnent de catarrhe muco-purulent abondant, on ne doit pas craindre de porter l'acide jusqu'au niveau de l'orifice interne.

L'acide chromique ainsi appliqué donne lieu à une légère eschare, qui s'élimine au bout de quatre à cinq jours, en laissant à sa place une surface rouge qui ne tarde pas, dans la plupart des cas, à reprendre ses caractères normaux. Pendant les jours qui suivent les cautérisations, les malades introduiront matin et soir des tampons imbibés de coaltar ou de glycérolé au tannin.

On fait quelquefois usage de sachets de mousseline remplis de diverses substances associées entre elles, quinquina, tannin, farine de graine de lin, poudre d'amidon : ce sont là de véritables cataplasmes vagino-utérins. Ce dernier mode de pansement n'est pas sans danger, si l'on n'a pas soin d'employer des sachets parfaitement propres, ou suffisamment désinfectés. On peut mettre à son actif des phlegmons circum-utérins suppurés de nature septique.

Dans quelques cas exceptionnels, les divers topiques que nous avons énumérés, et même les cautérisations au fer rouge ou l'ignipuncture, ne parviennent pas à faire disparaître les lésions ulcératives de la muqueuse cervicale. Dans ces conditions, comme *ultima ratio*, on n'a plus le choix qu'entre deux procédés, l'amputation du col ou l'opération d'Emmet. Mais, ainsi que nous l'avons dit précédemment, les indications de l'opération d'Emmet se présentent rarement, et la plupart des cas du genre de ceux qui la réclament guérissent en plus ou moins de temps, sans qu'on soit forcé de recourir à l'intervention chirurgicale.

Les *varices du col de l'utérus* s'observent principalement chez les femmes enceintes et coïncident avec des lésions du même ordre de la vulve, du vagin et surtout des membres inférieurs. Une tumeur utérine, quelle que soit sa nature, peut également donner lieu à des varices du col. Celles-ci persistent parfois après l'accouchement. Au toucher on constate alors des saillies mollasses et dépressibles dont la couleur violacée, bleuâtre, nous est montrée par l'examen au spéculum. Ces varices peuvent se rompre et donner lieu à une hémorrhagie abondante, accident rare en dehors de la gestation et de l'accouchement. Les pansements avec du perchlorure de fer et le tamponnement arrêteront l'écoulement du sang. Quelques auteurs considèrent les dilatations veineuses du museau de tanche comme étant le point de départ de certaines variétés d'ulcérations. Heitzmann, dans son travail sur les *Maladies du col utérin*, en a cité et figuré des exemples.

6° Éruptions du col. Les auteurs sont loin d'être d'accord au sujet des éruptions qui se produisent du côté du col utérin. Les uns admettent comme possibles dans cette région la plupart des affections cutanées, érythème, herpès, eczéma, pemphigus, acné, impétigo, ecthyma. D'autres en nient l'existence sur la muqueuse cervicale. On a souvent pris pour une éruption certains petits kystes glandulaires (œufs de Naboth) qui, chez quelques femmes, sont assez éloignés de l'orifice externe, la disposition des glandes étant variable selon les sujets.

En l'absence d'anatomie pathologique, qui n'a été faite que très-incomplétement, il est difficile de formuler une opinion motivée au milieu de ces assertions contradictoires. On peut toutefois affirmer que certaines maladies cutanées ne se rencontrent jamais sur le col utérin, à cause de la différence de structure normale qui existe entre la peau et la muqueuse cervicale. Ainsi l'acné et toutes les affections provenant des follicules pileux, des glandes sébacées ou sudoripares, sont impossibles dans cette région. Cependant la clinique nous apprend qu'il se produit sur le museau de tanche des lésions superficielles, fugaces, ne se compliquant pas de métrite. Leur aspect, leur marche, leur coïncidence avec des manifestations cutanées, en apparence de même nature, nous autorisent à les considérer comme dépendant d'éruptions diverses développées sur la muqueuse du col utérin.

Ces lésions ne présentent pas de gravité et disparaissent spontanément sans donner lieu à aucun autre accident qu'un peu de leucorrhée passagère. Elles peuvent être le point de départ de légères ulcérations, qui guérissent d'autant plus vite qu'on ne les irrite pas par des cautérisations intempestives. On doit se contenter de quelques pansements avec des tampons imbibés de coaltar étendu d'eau, ou de glycérolé au tannin. On observe fréquemment, chez les femmes atteintes de vaginite, un pointillé rouge de la muqueuse cervicale, dépendant de la saillie et de la congestion des papilles. Cet aspect du museau de tanche persiste parfois assez longtemps après la disparition de la vaginite. Il ne présente d'autre intérêt clinique que de permettre, dans certains cas, de soupçonner une blennorrhagie ancienne.

7° Tubercules de l'utérus. La tuberculose de l'utérus est le plus souvent secondaire. Elle peut cependant être primitive. Sur les 46 cas de tuberculose génitale observés par Mosler, dans 9 seulement les lésions avaient débuté par l'utérus ou les trompes. Le plus ordinairement, les altérations siégent sur la muqueuse du corps et s'arrêtent au niveau de l'isthme. La région cervicale est plus rarement lésée. Chez les malades atteintes de tuberculose utérine on observe un catarrhe abondant, avec production de pus épais, grumeleux, opaque et caséeux. La muqueuse du corps présente des granulations semi-transparentes au début, plus tard jaunes et opaques au centre, qui se réunissent en plaques ayant une étendue variable. Le tissu conjonctif sous-épithélial est le siége initial de ces lésions, mais le tissu profond de la muqueuse est lui-même envahi par une formation du tissu conjonctif embryonnaire et par des granulations tuberculeuses. Des lésions identiques peuvent se montrer dans le segment cervical, même au niveau de l'orifice externe, et donner lieu à des ulcérations qui n'ont pas de caractères assez tranchés pour les reconnaître cliniquement.

· Exceptionnellement on observe une éruption plus ou moins abondante de granulations tuberculeuses sur la portion vaginale du col utérin. Ces granulations semi-transparentes, à centre souvent caséeux, ont l'aspect le plus caractéristique. Dans les cas douteux on devrait rechercher dans les liquides sécrétés la présence du bacille de Koch.

La coïncidence fréquente des lésions utérines de nature tuberculeuse avec des altérations pulmonaires du même ordre leur enlève beaucoup de leur importance. Néanmoins, avec ce que nous savons aujourd'hui de la contagiosité de la phthisie, la tuberculose utérine présente plus d'intérêt relativement à la prophylaxie de cette catégorie d'affections. Les tubercules génitaux, chez la femme, ne comportent pas d'indications thérapeutiques spéciales. On cherchera à les combattre par les mêmes moyens qui s'appliquent à la tuberculose en général.

8° Chancre simple du col. — Le chancre simple s'observe assez fréquemment sur le col de l'utérus. Il n'a pas de siége bien déterminé, quoiqu'on le rencontre plus ordinairement autour de l'orifice. Ses dimensions sont très-variables. L'ulcération chancreuse est rarement isolée; il en existe presque toujours plusieurs sur un même sujet. Elle présente une forme arrondie, ses bords sont taillés à pic et décollés, c'est-à-dire s'avancent vers le centre sans adhérer aux tissus sous-jacents. Son fond est grisâtre ou jaunâtre et irrégulier. L'absence d'induration est à peu près impossible à constater dans cette région. Chez la plupart des malades, le chancre simple se modifie ou s'améliore avec rapidité. Il n'en est cependant pas toujours ainsi. Dans certains cas le col est envahi dans une grande étendue, soit en surface, soit en profondeur. Ces accidents phagédéniques revêtent trois formes principales. Tantôt la surface de l'ulcération se recouvre d'une couche grisâtre pultacée, d'une espèce de fausse membrane comparable à la pourriture d'hôpital. Dans d'autres circonstances, la gangrène des tissus s'étend très-promptement de la surface ulcérée à toute la région voisine; c'est la variété qui marche le plus vite et qui offre par conséquent les dangers les plus grands. Une troisième forme présente une disposition serpigineuse, c'est la moins grave de toutes.

Le phagédénisme du chancre simple du col n'est pas absolument rare; nous en avons observé plusieurs cas. Néanmoins, pour le plus grand nombre des sujets, c'est une affection bénigne, dont les malades ignorent souvent l'existence et qui guérit spontanément en peu de temps. Le traitement consistera à introduire des tampons d'ouate recouverts de poudre de tan ou d'oxyde de zinc. Lorsqu'il y avait de la tendance au phagédénisme, ou que la lésion était très-étendue, nous avons obtenu de bons résultats des lavages à l'eau oxygénée, suivis de pansements avec la poudre d'iodoforme. Pour diminuer les inconvénients résultant de l'odeur de l'iodoforme, on a conseillé divers mélanges. Un des plus faciles et des meilleurs consiste à ajouter à l'iodoforme du café réduit en poudre dans la proportion de 20/100.

9° **Syphilis utérine.** Le *chancre syphilitique*, ou chancre infectant, s'observe sur la muqueuse cervicale avec un aspect qui permet ordinairement de le reconnaître. Ses dimensions varient entre celles d'une lentille et d'une amande. Lisse et uni à sa surface, il revêt une couleur grise uniforme, ou pointillée de rouge, d'un gris bleuâtre vers le centre et d'un rouge vif sur les bords. La sécrétion est peu abondante, et l'induration y est souvent impossible à percevoir. La lésion est le plus ordinairement unique ; dans la majorité des cas, elle occupe la partie centrale du col. La surface, au lieu d'être déprimée et creusée, comme dans le chancre simple, proémine au-dessus des tissus voisins, et présente un aspect mamelonné, végétant, dans d'autres cas pultacé. Le syphilome primitif de la région cervicale est absolument indolent. Aucune souffrance ne vient en révéler la présence à la malade : même quand on le soumet à des excitations variées, on ne développe aucune sensation pénible.

Le chancre syphilitique du col se modifie spontanément, se répare et se cicatrise, avec une rapidité qui a frappé tous les auteurs qui se sont occupés de son histoire, ce qui indique le nombre des cas où il doit passer inaperçu. Il est probablement le point de départ de ces syphilis, si fréquentes chez la femme, où on n'arrive pas à retrouver les traces de l'accident initial. On a signalé la coïncidence de l'herpès génital avec le chancre du col. Mais l'herpès accompagne fréquemment les affections vénériennes, quelle que soit leur nature.

Les *syphilides du col* peuvent présenter la forme érosive, ulcéreuse ou papuleuse. Cette dernière variété est de beaucoup la plus fréquente dans cette région. Les plaques papuleuses offrent une teinte opaline, gris perle, quelquefois d'un blanc mat. Elles sont faciles à reconnaître, lorsqu'on les voit au nombre de deux ou trois sur la périphérie du museau de tanche, mais d'un diagnostic très-difficile quand elles siégent sur l'orifice. Ces lésions s'effacent et se modifient rapidement. Quant à l'érythème syphilitique du col, sans autre accident concomitant, admis par quelques auteurs, nous ne l'avons jamais constaté. On a attiré l'attention, dans ces dernières années, sur une forme d'hypertrophie du col, le plus souvent accompagnée d'ulcérations, qui serait liée à la syphilis et disparaîtrait avec les autres manifestations spécifiques, sous l'influence du traitement général. Cette variété spéciale d'hypertrophie du col est au moins très-rare, et nous n'avons pas eu l'occasion de l'observer, quoique ayant examiné un grand nombre de femmes atteintes d'affections vénériennes.

La *syphilis dans la période tertiaire* peut aussi se manifester du côté de l'utérus, sous forme d'indurations et d'ulcérations profondes. Ces lésions sont rares et ont été mal étudiées jusqu'à présent.

Le traitement des manifestations utérines de la syphilis ne présente rien de bien spécial. Localement, lorsque l'on constate un chancre ou des syphilides de la région cervicale, quelques attouchements avec la teinture d'iode ou le nitrate d'argent, des pansements avec des tampons imbibés de coaltar, en faciliteront la disparition. Mais, nous l'avons déjà dit, ces lésions guérissent d'elles-mêmes sans aucune intervention. Il n'en est pas moins très-important, en pareil cas, d'instituer un traitement général par le mercure et l'iodure de potassium. Le mercure peut être administré par les voies digestives, ou par la peau, au moyen des frictions ou des injections hypodermiques. L'introduction du médicament par les voies digestives est le moyen le plus commode et le plus souvent utilisé. On peut faire usage du bichlorure au 1/1000 (liqueur de Van

Swieten], à la dose de une à deux cuillerées à bouche par jour, ou du proto-iodure, sous forme pilulaire, à la dose de 5 à 15 centigrammes.

La méthode des frictions est surtout indiquée dans les syphilis graves ; c'est un des procédés les plus actifs, et celui auquel nous donnons la préférence dans la plupart des cas. Les frictions faites chaque jour, pendant un quart d'heure environ, avec 2 à 6 grammes d'onguent mercuriel, seront continuées douze à quinze jours, et reprises après un égal temps de repos.

Pour éviter les traces que laisse l'onguent napolitain sur la peau ou sur le linge, les malades peuvent faire leurs frictions à la plante des pieds, le soir en se couchant, et mettre ensuite des bas ou des chaussettes, pour isoler les régions enduites de pommade, dont des lotions chaudes font disparaître les traces chaque matin. C'est dans le but de parer aux mêmes inconvénients qu'on a proposé de remplacer l'onguent napolitain par le savon mercuriel.

La méthode hypodermique présente des indications particulières, quand il faut agir vite et énergiquement. Employée avec les précautions voulues, elle n'amène pas d'accidents. Mais elle a le grand inconvénient de provoquer de la douleur chez beaucoup de malades. C'est là la raison qui nous a empêché jusqu'à présent d'adopter ce procédé, d'une façon constante, contre la syphilis, et nous l'a fait réserver pour certains cas spéciaux.

Quel que soit le mode d'administration du mercure, les alternatives de traitement et de repos devront se continuer pendant une année au moins. Après les premiers mois, il faut donner simultanément le mercure et l'iodure de potassium. Le sirop de Gibert est une préparation commode, quand on associe l'usage des deux médicaments. L'iodure de potassium doit être employé seul à la fin du traitement, et les doses peuvent être portées jusqu'à 3 et 4 grammes par jour. Pendant tout le temps que les malades sont soumises à l'usage du mercure, l'état de la bouche sera surveillé avec soin. L'usage du chlorate de potasse, en gargarisme et en potion, aura une action utile dans la stomatite. Mais le meilleur moyen de prévenir cette complication réside dans les soins d'hygiène et de propreté des dents et des gencives. Chez la plupart des femmes atteintes de syphilis, il faut, outre le traitement spécifique, appeler à son aide les principaux moyens hygiéniques et thérapeutiques qui pourront agir favorablement sur la santé générale. C'est ainsi que le quinquina, le fer, l'huile de foie de morue, trouveront leur emploi. Les eaux sulfureuses sont également un adjuvant utile et qui ne doit pas être négligé, surtout lorsque l'affection est déjà ancienne.

10° Tumeurs de l'utérus. L'utérus est un des organes de l'économie le plus disposé au développement des divers néoplasmes. La variété des éléments qui entrent dans sa structure, et surtout l'activité fonctionnelle à laquelle il est soumis, pendant une grande partie de la vie de la femme, nous expliquent cette fréquence. Les changements physiologiques qui résultent de la menstruation et de la grossesse jouent évidemment un rôle considérable, relativement à l'étiologie des tumeurs utérines. Nous en trouverons une preuve dans la rareté de ces productions chez les enfants, et pendant les premières années qui suivent l'établissement des règles.

Nous diviserons les tumeurs utérines en *tumeurs bénignes* et *tumeurs malignes*. Dans le premier groupe, les néoplasmes le plus souvent observés sont les corps fibreux ou fibro-myomes et les différentes espèces de polypes.

Les *corps fibreux ou fibro-myomes* constituent une des affections les plus fréquentes de l'organisme féminin. On en rencontre à l'autopsie chez plus d'un quart des femmes ayant dépassé l'âge de cinquante ans. Ce genre de tumeur ne se développe guère avant la puberté. C'est de trente à trente-cinq ans que leur fréquence est la plus grande. Nous ne savons rien de précis, relativement aux causes qui influent sur la production de ces néoplasmes. On a avancé que la privation des fonctions sexuelles constituait une prédisposition. Ce serait plutôt le contraire qui résulterait des observations réunies à ce point de vue, d'après lesquelles la fréquence des corps fibreux est deux fois plus grande chez les femmes ayant eu des enfants que chez les nullipares.

La race paraît avoir une certaine importance étiologique. D'après les auteurs américains, les fibro-myomes seraient très-fréquents chez les négresses et les mulâtresses, et se développeraient également plutôt que dans la race blanche, assez souvent dès l'âge de vingt ans. Les négresses seraient, au contraire, rarement atteintes de cancer utérin.

Les corps fibreux sont tantôt uniques et tantôt multiples. On en a trouvé jusqu'à 40 sur un même utérus. Leurs dimensions varient depuis celle d'un pois jusqu'à celle d'une tête d'adulte. Elles peuvent atteindre des proportions suffisantes pour dépasser le poids de 30 kilogrammes.

Virchow considère la métrite chronique et les corps fibreux comme étant de même nature. En effet, la structure de ces tumeurs, constituées par des fibres musculaires lisses et du tissu conjonctif fibreux, est absolument comparable à celle de l'utérus lui-même.

Quand le tissu conjonctif reste lâche et mou, les faisceaux musculaires conservent une disposition plus régulière et souvent parallèle. Au contraire, dans les tumeurs fibro-musculaires dures, où le tissu interstitiel prend une densité plus grande, leur direction devient tortueuse, au point qu'on ne peut pas les développer sur une certaine longueur. A ce moment, la coupe de ces faisceaux présente à l'œil nu un aspect qui a la plus grande analogie avec la coupe des tendons et des fibro-cartilages. On voit immédiatement, les uns à côté des autres, des tractus fibreux à direction longitudinale et transversale. Les lignes qu'ils forment ne sont pas parallèles, mais sinueuses et entre-croisées.

Comme le tissu musculaire à cellules lisses est par lui-même incolore et emprunte à peine aux vaisseaux sanguins qui s'y distribuent une teinte faiblement rosée, la couleur de ces tumeurs varie du blanc au blanc rosé ou au gris rougeâtre. S'il existe une grande quantité de tissu interstitiel dense, la surface de section peut être d'un blanc brillant, comme satiné.

Certains de ces fibro-myomes paraissent formés de différents lobes, résultant de ce que plusieurs petites tumeurs se sont confondues en une seule. D'autres fois, le néoplasme est globulaire, à surface lisse, plus ou moins régulièrement sphérique.

Les rapports qui existent entre la quantité de fibres musculaires et de tissu conjonctif varient à l'infini. On a beaucoup discuté sur la vascularisation de ces tumeurs. Dans tous les cas que nous avons examinés, il existait toujours des vaisseaux situés dans le tissu conjonctif qui sépare les faisceaux musculaires. Le nombre et la disposition de ces vaisseaux, plutôt veineux qu'artériels, est très-variable d'un cas à l'autre, mais nous n'avons jamais vu de tumeurs qui en fussent complétement privées.

C'est principalement dans les points qui avoisinent le néoplasme que la vascularisation est la plus considérable. On y rencontre souvent de grosses veines dilatées, comparables aux tissus veineux d'un utérus chargé du produit de conception. Cette disposition explique les accidents emboliques qu'on observe parfois dans les cas de corps fibreux.

D'après les travaux les plus récents sur l'histologie des fibro-myomes, ceux-ci commencent à se développer autour des vaisseaux capillaires. Les cellules rondes qu'on voit au début autour de ces vaisseaux sont l'origine de fibres musculaires lisses. Le conduit vasculaire finit par disparaître sous l'influence de la prolifération et de la modification de ces cellules, et se trouve transformé en un faisceau musculaire (Kleinwächter).

L'utérus est, en général, épaissi et augmenté de volume. Il arrive cependant, surtout dans les cas de fibromes sous-péritonéaux, qu'il est attiré en haut; ses parois s'amincissent et finissent par s'atrophier, de sorte que la tumeur est immédiatement en rapport avec le péritoine. D'autre fois, il est, au contraire, abaissé, ou subit les déviations les plus diverses.

Les fibro-myomes sont souvent situés comme des corps étrangers libres dans le parenchyme utérin. Dans ces cas, ils sont entourés d'une véritable capsule de tissu fibreux, et s'énucléent avec la plus grande facilité. Quelquefois, mais plus rarement, ils se confondent en grande partie avec le tissu utérin lui-même.

Ces dispositions sont en rapport avec la structure interne du fibro-myome. S'il est mou et rougeâtre, il contient plus de muscles, plus de vaisseaux, et fait corps avec l'utérus dont il est difficile de le séparer. Au contraire, plus il est dur et pâle, moins il y a de muscles et de vaisseaux, plus il y a de tissu conjonctif et plus il est énucléable.

On observe, dans ces néoplasmes, de grandes lacunes lymphatiques qui sont probablement le point de départ de certaines tumeurs fibro-cystiques. On comprend l'importance clinique de ces détails d'anatomie pathologique.

Les corps fibreux utérins peuvent subir une série de transformations que nous allons rapidement énumérer.

L'*œdème* est quelquefois assez accusé pour présenter une pseudo-fluctuation pouvant faire croire à un kyste. Si l'on pratique une ponction, il ne s'écoule rien, ou à peine quelques gouttes de sérosité. Sous l'influence de l'œdème, les faisceaux musculaires peuvent s'atrophier. Nous avons observé des tumeurs de ce genre, qui présentaient l'aspect et la consistance de véritables kystes, quoiqu'il n'y eût que des points dégénérés, sans aucune cavité.

Les fibro-myomes subissent également la *dégénérescence graisseuse*, et les fibres musculaires se résorbent, grâce à un processus que l'on a comparé à celui de l'involution postpuerpérale.

On a admis que les fibro-myomes peuvent se transformer en tissu muqueux, *dégénérescence myxomateuse*. Nous avons eu rarement l'occasion de constater cette structure anatomique dans ce genre de tumeur.

Beaucoup d'auteurs ont avancé que, sous l'influence de la rétraction du tissu fibreux, amenée peut-être par des inflammations interstitielles, les fibres musculaires disparaissent, et la masse morbide diminue de volume, en devenant de plus en plus dure. C'est surtout au moment de la ménopause que des faits de ce genre ont été signalés.

La transformation calcaire se rencontre assez fréquemment. Ce sont principalement les tumeurs interstitielles ou sous-péritonéales qui subissent cette calcification. Le dépôt de sels calcaires se fait ordinairement du centre à la périphérie. Les tumeurs ainsi modifiées peuvent acquérir une dureté telle, que les coupes obtenues au moyen de la scie ont l'aspect de l'ivoire. On a cru longtemps que, dans ces cas, il y avait production de tissu osseux. Nous ne connaissons pas une seule observation histologique concluante en faveur de cette opinion. Toutes les tumeurs que nous avons examinées, quelque grande que fût leur ressemblance à l'œil nu avec le tissu osseux, n'en présentaient jamais la structure histologique.

Quelquefois des corps fibreux calcifiés se détachent peu à peu des tissus qui les entourent, pénètrent dans la vessie ou sont expulsés spontanément. C'est à ces productions qu'on a donné le nom de *pierres utérines*, de *calculs utérins*. Leur existence a été connue dès la plus haute antiquité, comme nous le montre l'histoire de la Thessalienne d'Hippocrate. Ces tumeurs fibro-calcaires, tantôt uniques, tantôt multiples, peuvent acquérir des dimensions suffisantes pour peser jusqu'à 10 kilogrammes.

Les corps fibreux utérins ont peu de disposition à s'enflammer. On a cependant publié un certain nombre d'observations de fibro-myomes suppurés, et nous en avons vu des exemples. Le pus, ainsi collecté, peut s'écouler spontanément par le col de l'utérus, ou bien, après l'établissement d'adhérences, se faire jour à l'extérieur à travers les parois abdominales.

La dégénérescence gangréneuse envahit quelquefois ces tumeurs. Le sphacèle se produit le plus souvent, consécutivement à l'inflammation des tissus qui les entourent. On comprend, en effet, puisque c'est là que siègent la plupart des vaisseaux, que des thromboses s'y développent, entraînant des troubles nutritifs du côté du néoplasme. Certaines tumeurs sont en partie calcifiées et en partie gangrénées.

La *transformation cancéreuse* des corps fibreux a été admise par quelques auteurs, à une époque où l'histologie était peu avancée. Il n'en existe pas, croyons-nous, de cas bien démontré, mais on peut voir l'infiltration cancéreuse envahir consécutivement un corps fibreux, ce qui est bien différent.

On rencontre assez souvent, dans les corps fibreux utérins, des cavités kystiques auxquelles Cruveilhier avait donné le nom de géodes. Ces cavités, tantôt uniques et tantôt multiples, atteignent quelquefois de grandes dimensions, et arrivent à former ces vastes tumeurs fibro-cystiques, si difficiles à différencier des kystes de l'ovaire. L'intérêt clinique et anatomo-pathologique qui s'attache à cette variété de fibro-myomes nous a engagé à en faire le sujet d'un paragraphe distinct.

Les tumeurs fibreuses de l'utérus se développent toujours dans les parois mêmes de l'organe. Tantôt le néoplasme se dirige vers la surface et devient *sous-péritonéal*, tantôt il fait saillie sous la muqueuse et on le désigne par le nom de *sous-muqueux*. Il peut également rester inclus dans les parois utérines, et on le nomme alors *interstitiel*. Enfin, on voit aussi des corps fibreux se développer aux dépens du col.

Les tumeurs sous-séreuses sont réunies à l'utérus par une large base ou, au contraire, par un mince pédicule. Le pédicule peut disparaître, et il existe alors une séparation complète entre l'utérus et la tumeur, celle-ci flottant librement dans la cavité abdominale. Elles contractent assez souvent des adhérences avec les organes voisins, et trouvent ainsi de nouveaux centres de nutrition. Les fibro-myomes sous-séreux, en s'élevant au-dessus du petit bassin, peuvent entraîner avec eux et allonger l'utérus, au point que le doigt introduit dans le vagin n'atteigne plus le museau de tanche. On a même observé des cas de séparation entre le corps et le col, les deux segments n'étant unis que par un étroit tractus fibreux. Il est plus rare qu'ils refoulent l'organe de haut en bas et donnent lieu au prolapsus. Ces mêmes tumeurs ont été cause d'étranglement interne. Quelquefois elles se développent latéralement, entre les deux feuillets du ligament large. De grandes difficultés de diagnostic résultent de cette disposition.

Les fibro-myomes sous-muqueux, comme les sous-séreux, adhèrent au tissu utérin par une large base ou par un point rétréci. Il sont alors plus ou moins pédiculés, et deviennent de véritables polypes. Quoiqu'il n'y ait pas de limite tranchée entre certains corps fibreux sous-muqueux et les polypes, nous réserverons ce dernier nom pour ceux dont le pédicule nettement accusé possède déjà une longueur notable. Les tumeurs ainsi proéminentes dans la cavité sont le plus souvent recouvertes d'une couche de tissu utérin de 1/2 à 1 centimètre d'épaisseur. On en rencontre, cependant, qui ne sont recouvertes, ni par la muqueuse, ni par la couche musculaire. Dans ce cas, le pédicule est uniquement conjonctif, et, sous l'influence de l'énucléation spontanée, les couches muqueuse et musculaire ont disparu. Au voisinage du néoplasme, la muqueuse elle-même est généralement gonflée, épaissie, hyperémiée.

L'utérus subit dans son ensemble un degré d'hypertrophie plus ou moins accusé, principalement si le corps fibreux passe à l'état de polype. Les tumeurs interstitielles, quand elles sont peu volumineuses, ne font quelquefois aucune saillie, ni du côté de la muqueuse, ni du côté du péritoine, et ne sont reconnaissables qu'à la coupe. Mais, à mesure que leurs dimensions augmentent, elles deviennent perceptibles sur l'une ou l'autre des surfaces utérines. Presque toujours entourées par une certaine épaisseur de tissu conjonctif lâche qui leur forme une espèce de capsule, elles sont généralement plus riche en muscles que les autres variétés, et les éléments musculaires sont hypertrophiés comme dans l'utérus gravide. Les fibro-myomes siégent le plus habituellement sur la paroi postérieure ou le fond de l'utérus. Ils s'insèrent rarement sur la paroi antérieure, et presque jamais sur les parties latérales. Quelquefois ils progressent peu à peu dans le tissu utérin, sans se pédiculiser, et viennent faire saillie dans le vagin, comme de véritables polypes. Toutes les variétés peuvent s'observer sur une même malade.

Les fibro-myomes du col sont plus rares que ceux du corps. Les gynécologistes ne s'accordent pas tous sur leur degré de fréquence. Nous en avons rencontré assez souvent. On les a peut-être considérés comme plus rares, parce qu'ils passent plus facilement inaperçus, donnant lieu à moins d'accidents. Ils sont également sous-séreux, interstitiels ou sous-muqueux. Les sous-séreux se développent quelquefois sur les parties latérales et sont difficiles à reconnaître cliniquement.

Les manifestations morbides causées par les fibro-myomes utérins diffèrent selon qu'ils appartiennent à l'une ou à l'autre des trois variétés.

Les tumeurs sous-séreuses, ne dépassant pas un certain volume, sont souvent insignifiantes et restent la plupart du temps inaperçues. Les accidents qu'elles causent ne sont dus, en général, qu'à leur développement considérable. Elles amènent alors des troubles de la miction et de la défécation. Les premiers sont plus fréquents que les seconds, quel que soit le siége de la tumeur. Cette fréquence des accidents du côté de la vessie a été signalée depuis longtemps. Dans des cas où l'écoulement de l'urine était entravé, on a vu survenir des accidents urémiques.

Quand la tumeur proémine vers le cul-de-sac postérieur, il peut y avoir une compression du rectum poussée jusqu'à la rétention complète des matières, mais, le plus ordinairement, ne donnant lieu qu'à de la constipation ou au développement des hémorrhoïdes. C'est dans cette variété qu'on observe le plus souvent des phénomènes inflammatoires de voisinage, dus à une péritonite partielle. Les malades se plaignent de sensations anormales, qui diminuent ou cessent dans le décubitus dorsal. Les douleurs apparaissent souvent avant ou au moment de la période menstruelle, et sont très-variables selon les sujets. La compression opérée par le néoplasme sur le plexus nerveux peut amener des névralgies, et même des paralysies des membres inférieurs.

Les troubles de la circulation veineuse pourraient donner lieu à de l'œdème ou à de l'ascite. Il faut, pour cela, des tumeurs tellement volumineuses, qu'on n'a qu'exceptionnellement l'occasion d'en observer. En général, l'œdème est plutôt un symptôme de tumeur maligne. On a cité des cas d'embolies pulmonaires consécutives à une thrombose des veines iliaques comprimées.

Les corps fibreux s'accompagnent parfois de glycosurie. Le rapport qui existe entre la présence du néoplasme et l'apparition du sucre dans l'urine nous est montré par ce fait que la glycosurie disparaît définitivement après l'ablation de la tumeur.

Quand un certain degré de métrite chronique accompagne le développement d'un corps fibreux, on trouve réunis les symptômes des deux affections.

Souvent les tumeurs sous séreuses ne conservent plus qu'un rapport très-incomplet avec le tissu utérin. Cette disposition peut amener leur résorption plus ou moins totale, surtout si elles n'ont pas contracté d'adhérences avec les organes voisins.

Les tumeurs sous-muqueuses sont celles qui donnent le plus tôt lieu à des manifestations morbides. Leur rapport avec la surface interne de l'utérus produit de bonne heure des écoulements muqueux, et surtout des hémorrhagies. La quantité de liquide transparent, ou plus ou moins teinté, expulsé par quelques malades, peut acquérir des proportions notables et atteindre jusqu'à 200 et 500 grammes. Il existe alors une véritable hydrorrhée intermittente. Les deux genres d'écoulement alternent souvent l'un avec l'autre. Les différents liquides qui les constituent, sang ou muco-pus, proviennent plutôt des tissus avoisinants que du fibro-myome lui-même. Les malades commencent par voir leurs règles augmenter en quantité et en durée. Peu à peu ces ménorrhagies prennent une telle intensité, que la perte de sang dure presque sans discontinuité. Dans quelques cas on observe des métrorrhagies dans l'intervalle des époques menstruelles, mais c'est la forme ménorrhagique qui est de beaucoup la plus fréquente. Ces pertes de sang amènent un état anémique, pouvant acquérir de la gravité. Les fibro-myomes sous-muqueux sont une cause de dysménorrhée.

Les tumeurs sous-muqueuses, comme les sous-séreuses, déforment quelquefois tellement l'utérus, qu'on a de la peine à en reconnaître la cavité. La stérilité peut résulter de leur présence. Les cas sont cependant nombreux où la fécondation a eu lieu dans ces conditions. Souvent la ménopause amène une amélioration, quelquefois même une guérison spontanée, des symptômes causés par le néoplasme. L'inversion utérine consécutive au développement de certaines tumeurs a été observée non-seulement à la suite de l'accouchement, mais aussi chez des femmes nullipares.

Les fibro-myomes interstitiels se manifestent, tantôt par les symptômes des tumeurs sous-péritonéales, tantôt par ceux des tumeurs sous-muqueuses. Par la position qu'ils occupent dans la paroi utérine ils peuvent causer l'antéflexion ou la rétroflexion. Selon leurs dimensions, leur nombre et leur situation, on comprend qu'ils donnent lieu aux déformations les plus diverses. C'est surtout dans cette variété qu'on a observé des ruptures de l'utérus, suivies de péritonite mortelle.

Les tumeurs cervicales sont moins souvent accompagnées d'hémorrhagies que celles du corps. Elles amènent plutôt un catarrhe abondant; différence qui nous est expliquée par l'anatomie normale de la région.

Le développement des fibro-myomes, en dehors des tumeurs fibro-cystiques, est, en général, très-lent. Le temps qu'ils mettent à s'accroître est en rapport avec leur structure. Plus ils contiennent de fibres musculaires, plus ils marchent rapidement. Au contraire, quand le tissu fibreux domine, leur volume n'augmente qu'avec une extrême lenteur. Ils subissent des changements momentanés, sous l'influence de causes diverses. On en a vu diminuer tout à coup, chez des malades atteints du choléra. La menstruation et la grossesse amènent quelquefois leur hypertrophie transitoire.

Les différentes variétés de fibro-myomes peuvent ne se manifester par aucun signe clinique, et leur existence n'être constatée qu'à l'autopsie. Dans d'autres circonstances, des tumeurs ayant acquis un certain volume et amené des accidents cessent de s'accroître, ou reviennent à des proportions moindres, et tous les phénomènes morbides se dissipent.

Les cas de disparition spontanée de corps fibreux sont aujourd'hui assez nombreux dans la science. Cette résorption se produit d'après différents processus. La grossesse, la ménopause, paraissent avoir une influence sur ces phénomènes régressifs, quoiqu'on les ait observés également chez des femmes nullipares, et pendant la période la plus active de la vie sexuelle; tantôt ils subissent la dégénérescence graisseuse.

D'autres fois tout le champ de la tumeur se met à suppurer, et la guérison peut s'ensuivre, ou bien la mort survient consécutivement à une péritonite ou à une infection purulente.

Il en est de même de la gangrène, qui peut entraîner à sa suite la guérison, mais plus souvent la mort. On voit alors les malades maigrir, présenter des symptômes fébriles, des signes d'infection putride, en rapport avec la fétidité des liquides qui s'écoulent par la vulve. Les masses altérées se font jour dans le péritoine, ou bien l'inflammation de la séreuse a lieu par propagation. La dégénérescence gangréneuse est plus grave quand elle est consécutive à une exploration que quand elle se produit spontanément.

Dans des cas rares on a vu la tumeur se ramollir et être éliminée par morceaux, sans accompagnement de suppuration ni de gangrène. Nous avons observé un cas de ce genre, où une tumeur fibreuse fut éliminée en partie, par lambeaux ressemblant tellement à des membranes fœtales, que ce dernier diagnostic anatomique avait été porté. L'examen histologique montra que ces produits membraniformes, expulsés spontanément, et suivis d'un écoulement fétide simulant des lochies, étaient un fibromyome. Quelques mois plus tard, cette malade devint enceinte, fit une fausse couche, et expulsa simultanément de nouveaux morceaux de la tumeur, mélangés à des débris placentaires.

L'expulsion spontanée des fibro-myomes se produit par les voies naturelles, le plus souvent à la suite d'un accouchement, ou bien après perforation par les cavités environnantes, vessie, rectum, paroi abdominale.

Les fibro-myomes de l'utérus sont des tumeurs essentiellement bénignes, ne récidivant jamais, ni sur place ni à distance. Des observations où on avait cru à une récidive étaient des cas de sarcomes, comme l'a montré l'examen histologique, ou bien on a été trompé par la pédiculisation d'une tumeur dissimulée jusque-là. C'est ainsi qu'on a pu en enlever jusqu'à 29, sur une même malade, dans l'espace de quelques années. Ces productions n'entraînent de dangers que par les troubles de voisinage qu'elles occasionnent et par les accidents rapidement mortels dus aux embolies pulmonaires. Les hémorrhagies sont quelquefois assez abondantes pour acquérir une gravité réelle, soit par elles-mêmes, soit par l'anémie dont elles sont la cause. La terminaison funeste peut être également amenée par des phénomènes d'obstruction intestinale ou par des accidents urémiques, résultat de la compression empêchant l'élimination des matières fécales ou de l'urine. Le volume et le siége de la tumeur, le temps qu'elle a mis à se développer, jouent également un rôle important dans le pronostic.

Les fibromyomes sont une cause de stérilité, soit par obstacle mécanique ou déviation de l'organe, soit plutôt par leur action sur la muqueuse utérine, et par le catarrhe ou les hémorrhagies qui en sont la conséquence.

Leur influence sur la grossesse est des plus variables. Quelquefois absolument nulle, dans d'autres cas elle détermine l'avortement, surtout si ces tumeurs sont sous-muqueuses, ou développées dans la région cervicale. Les hémorrhagies produites pendant la gestation n'en interrompent pas forcément le cours, et on voit, malgré des pertes sanguines abondantes, l'accouchement se faire à terme. Les corps fibreux entraînent assez souvent la rétroversion de l'utérus, disposition qui prend une grande importance chez les femmes enceintes.

Les complications qui résultent de la présence de ces tumeurs, relativement à la parturition, sont extrêmement inconstantes. L'accouchement peut se faire normalement, et contre toute probabilité, malgré leur volume. Dans d'autres circonstances, outre l'obstacle mécanique qu'elles présentent, on les voit donner lieu à des hémorrhagies, à des insertions vicieuses du placenta, à des accidents de suite de couche. L'étude des rapports qui existent entre les corps fibreux et l'accouchement, ainsi que les divers modes d'intervention auxquels ils peuvent conduire, présentent un grand intérêt. Ces questions ont été exposées avec les détails qu'elles comportent dans d'autres articles de ce Dictionnaire (voy. GROSSESSE, ACCOUCHEMENT).

Le traitement radical, c'est-à-dire l'ablation des tumeurs, n'étant pas toujours indiqué ni possible, on doit, le plus souvent, recourir aux moyens palliatifs, ou médication symptomatique. C'est principalement contre les métrorrhagies qu'elle doit être dirigée. Pour cela, on aura recours aux applications froides sur l'abdomen, associées aux irrigations vaginales très-chaudes (48 degrés environ), données avec les mêmes précautions que nous avons indiquées précédemment à propos de la métrite hémorrhagique. On peut ajouter au liquide employé quelques substances astringentes, telles que le tannin ou le perchlorure de fer.

Les injections intra-utérines avec le nitrate d'argent, la teinture d'iode, le perchlorure de fer, ont été quelquefois suivies de succès, mais c'est là un moyen que nous n'oserions pas conseiller, d'une façon générale, dans des cas de ce genre. Lorsque le col est assez entr'ouvert pour permettre de pénétrer dans la cavité utérine, nous nous sommes souvent bien trouvé des applications de per-chlorure de fer, porté directement sur la muqueuse.

Richardson conseille d'introduire dans l'utérus des cristaux d'alun du volume d'une noisette. On enveloppe le fragment de cristal dans de la gaze, et on l'introduit dans la cavité de l'organe, en ayant soin de laisser pendre au dehors le bout formé par le bord libre du morceau de gaze, pour pouvoir retirer le tout facilement. On obtient ainsi une contraction immédiate de l'utérus. Pendant les deux jours qui suivront, on devra s'abstenir de pratiquer le toucher. Au bout de ce temps, on fera une injection d'eau chaude pour débarrasser le vagin des caillots de sang.

Quand l'hémorrhagie est très-abondante, il faut recourir au tamponnement. On peut associer le tamponnement à la compression de l'aorte.

Les injections hypodermiques d'éther ont donné de bons résultats, dans ces conditions, chez des malades dont la température était descendue à 35 degrés. Il faut injecter toutes les heures de 15 à 25 gouttes d'éther. L'injection sera faite profondément, sous peine de produire consécutivement des phlegmons, des abcès ou la gangrène des tissus. On peut aussi fractionner les doses, et introduire de 5 en 5 gouttes sur plusieurs points à la fois. Pour les doses et la répétition plus ou moins fréquente des piqûres, la température du sujet fournit les indications principales. Enfin, dans les cas extrêmes, on pourrait être autorisé à-pratiquer la transfusion.

On a vu l'écoulement sanguin s'arrêter à la suite d'incisions profondes faites à l'orifice cervical. C'est dans un même ordre d'idées qu'on a conseillé les saignées locales.

L'ergot de seigle et ses dérivés sont, de tous les médicaments, ceux dont l'action est la plus évidente sur les hémorrhagies dépendant des corps fibreux. On l'administre par la bouche, ou par la méthode endermique. C'est à cette dernière que nous nous adressons le plus souvent, en employant des solutions d'ergotine ou d'ergotinine.

Dans les métrorrhagies graves on peut donner jusqu'à 3 et 4 grammes d'ergot de seigle dans les vingt-quatre heures, sous forme d'extrait ou d'ergotine. Nous employons souvent la formule suivante :

Extrait de seigle ergoté (ou ergotine)..........	4 grammes.
Sirop de ratanhia.................	30 -
Teinture de cannelle...............	15 —
Eau distillée de tilleul..............	100 —

pour une potion à prendre par cuillerée à bouche dans les vingt-quatre heures.

Si l'on doit continuer longtemps l'usage du médicament, on le donnera en cachet, en l'associant au quinquina, à la dose de 40 à 60 centigrammes par jour, en deux prises, sous forme de poudre d'ergot. Après quinze jours de l'usage du médicament, celui-ci sera supprimé pendant une semaine, pour être repris ensuite pendant une égale période de temps. On surveillera attentivement l'apparition des symptômes d'ergotisme. Cette méthode par les traitements successifs, interrompus par une période de repos, nous a fréquemment réussi.

Pour les injections hypodermiques, nous employons la solution suivante :

Ergotine (formule d'Yvon)...............	1 gramme.
Eau distillée de laurier cerise...........	5 —

15 à 20 gouttes tous les jours ou tous les deux jours. Ce qui correspond à 1 gramme et demi ou 2 grammes d'ergot.

Si l'on fait usage de l'ergotinine (formule de Tanret), les doses devront être de 1 à 15 milligrammes.

Nous avons vu les préparations d'ergot, introduites par les voies digestives, rester inactives, tandis qu'à doses beaucoup moindres elles agissaient employées en injections. On a reproché aux injections hypodermiques d'ergotine de produire de la douleur, de donner lieu à des abcès, à des eschares, à des nodosités persistantes, à des thromboses, à des symptômes d'intoxication. La plupart de ces accidents peuvent être évités en prenant certaines précautions, et surtout en ayant bien soin d'injecter dans le tissu cellulaire sous-cutané et pas dans le derme lui-même. Ils se produisent plus facilement chez les femmes trop chargées d'embonpoint, comme on en rencontre si souvent au moment de la ménopause.

On a cherché à obtenir la disparition des tumeurs fibreuses à l'aide de substances médicamenteuses. L'ergot de seigle, si utile comme moyen palliatif, a été également considéré comme pouvant amener la résorption des fibro-myomes. Ces cas heureux sont pour le moins fort rares.

On a également publié des succès consécutifs à l'usage du chlorure de calcium, du brome, des préparations iodées, du café et de la caféine. M. Guéniot a proposé les substances stéatogènes, telles que le phosphore et l'arsenic.

Dans des cas où l'ergot avait échoué, quelques gynécologistes se sont bien trouvés de l'usage de l'*Hydrastis canadensis*. Ce médicament, que nous avons expérimenté depuis environ un an, nous a surtout donné de bons résultats dans les cas de ménorrhagies. Son gout désagréable et sa saveur vireuse forcent à l'incorporer à un véhicule qui le fasse accepter des malades. L'élixir de Garus remplit bien ces conditions. Nous donnons 3 à 4 cuillerées à café par jour de la solution suivante :

> Élixir de Garus.. . . . . 200 grammes.
> Teinture d'Hydrastis canadensis. 10   —

Les eaux minérales sont presque toujours utiles dans le traitement des corps fibreux. Outre les bains souvent renouvelés, les malades feront chaque jour, sur les parois abdominales, des applications au moyen de compresses trempées dans les eaux mères de Salies ou de Kreusnach. Les compresses seront recouvertes de taffetas gommé. Ce traitement peut être appliqué en dehors des stations thermales, mais il est loin d'avoir l'efficacité des eaux prises sur place. Aussi conseillons-nous, toutes les fois que la situation pécuniaire des malades le permet, de les envoyer à Salies-de-Béarn, Salins, Kreuznach, Kissingen. Nous avons surtout expérimenté les eaux de Salies, dont nous avons plusieurs fois pu constater les excellents effets dans les cas de ce genre.

L'électricité a été employée de différentes manières dans la thérapeutique des corps fibreux. Les uns ont préconisé l'électrolyse ; d'autres ont appliqué des courants induits, ou des courants continus avec diverses modifications.

M. Apostoli se sert du courant continu et à l'état constant, sans aucune interruption pendant la séance. Le siége de l'application, par l'intermédiaire d'une sonde en platine, est toujours intra-utérin. Lorsque la disposition de l'orifice cervical ne permet pas l'introduction de la sonde, M. Apostoli pratique une ponction préalable de l'organe, suivie d'une galvano-caustique négative, pour créer un canal artificiel. Le traitement devra comprendre de une à deux opérations par semaine, la durée de chaque opération étant de cinq à huit minutes.

Pour rendre le pôle cutané indifférent et supprimer à son endroit et la douleur
et l'eschare, il faut employer une électrode de terre glaise, dans le but d'augmenter à volonté la surface et de diminuer la résistance de la peau.

On a publié des observations à l'appui de chacun de ces modes de traitement.
Mais, en ce qui concerne l'emploi de l'électricité, les faits ne sont pas encore
assez nombreux ni assez probants pour nous permettre d'être absolument
affirmatifs.

On ne doit pas oublier que ce genre de tumeur disparaît quelquefois spontanément et en l'absence de tout traitement, ce qui doit rendre très-circonspect
dans l'interprétation des guérisons isolées, se produisant sous l'influence de
n'importe quelle médication.

Contre les douleurs, principalement celles qui reviennent périodiquement
aux époques menstruelles, on se trouve souvent bien des saignées locales, en
particulier dans les corps fibreux sous-séreux et n'amenant pas de métrorrhagies.
On leur associera les narcotiques, les diverses préparations opiacées. Quand les
souffrances dépendent des mouvements de la tumeur, on obtient un grand soulagement par l'application d'une ceinture hypogastrique. Les phénomènes
douloureux causés par des fibro-myomes, interstitiels ou sous-muqueux, sont
parfois dus à des contractions utérines, et cessent après la dilatation ou le
débridement de la cavité cervicale.

L'intervention chirurgicale est souvent nécessaire chez les malades atteintes
de corps fibreux. Les opérations auxquelles on doit recourir varient suivant les
cas. Tantôt on pratiquera la castration, c'est-à-dire l'ablation des deux ovaires,
dans le double but de faire cesser les hémorrhagies et d'amener l'atrophie de
la tumeur. D'après les résultats obtenus jusqu'à ce jour, il ne semble pas que la
castration doive être conseillée, lorsqu'il s'agit de tumeurs fibreuses très-volumineuses; on préférera, dans ce cas, faire l'extirpation de la tumeur, si elle
est possible. Si l'extirpation est impossible, et que la vie de la malade soit
menacée, ou par l'accroissement rapide du néoplasme et les phénomènes de
compression qui en résultent, ou par l'abondance des métrorrhagies, la castration reste la seule opération à tenter. On a publié plusieurs guérisons obtenues
ainsi par l'ablation des deux ovaires.

Nous ne nous étendrons pas sur l'interprétation de ces faits et de leur importance, relativement aux rapports de l'ovulation et de la menstruation. Nous
avons ailleurs discuté cette question de physiologie, avec les détails qu'elle
comporte (*voy.* notre *Traité de gynécologie*). Il reste acquis que la privation
des deux ovaires supprime, *dans la grande majorité des cas, mais non toujours,*
l'hémorrhagie menstruelle, et souvent aussi les pertes de sang symptomatiques
des corps fibreux.

Quelques auteurs conseillent d'enlever, avec les ovaires, une partie des
trompes, pour obtenir plus sûrement la cessation des hémorrhagies.

Le plus ordinairement, si on se décide à une opération, celle-ci est destinée
à débarrasser la malade de sa tumeur. Dans les formes sous-muqueuses, si le
corps fibreux est rétréci à son point d'implantation, on cherchera à le séparer
de l'utérus au moyen de la torsion avec des pinces de Museux, ou mieux à l'aide
du serre-nœud, de l'écraseur ou de l'anse galvano-caustique. Nous reviendrons
sur ces différents procédés opératoires, à propos du traitement des polypes.

Si la tumeur adhère à l'utérus par une large base, ou si elle est interstitielle,
on peut chercher à la détruire au moyen du fer rouge. Ce procédé expose aux

accidents de putridité, de même que le morcellement aux hémorrhagies : aussi doit-on leur préférer l'*énucléation*.

On ne devra tenter l'énucléation que dans les cas où l'on se croira certain de pouvoir la terminer. Si l'opération est incomplète, les débris se gangrènent, se putréfient, et exposent à la septicémie. Souvent on ne peut, avant une énucléation, prévoir avec certitude les difficultés qui se présenteront. Aussi dans tout cas douteux doit-on préférer une opération plus considérable, mais qu'on est certain de conduire à bonne fin, en ne négligeant aucune des précautions de la méthode antiseptique. L'énucléation est contre-indiquée dans les cas de tumeurs très-volumineuses, où il s'agit de corps fibreux non encapsulés, se confondant plus ou moins avec la paroi utérine, se rapprochant du péritoine, enfin dans les cas de myomes multiples. Quand le col utérin est long, dur, il y a également contre-indication. Il n'est pas toujours possible, en effet, de dilater suffisamment le col pour atteindre la tumeur. En outre, toutes les tentatives faites dans ce sens sont dangereuses et risquent de provoquer des phénomènes infectieux.

L'énucléation est surtout utile lorsqu'il s'agit de fibro-myomes développés au niveau du col, facilement accessibles, ou de tumeurs du corps, solitaires, iso-lables des tissus voisins, ayant effacé et dilaté le canal cervical et présentant un revêtement musculaire intact. Ces conditions existent, ordinairement, lorsque la surface externe de l'utérus est régulière.

Les *hémorrhagies graves* constituent le principal phénomène qui doit engager à énucléer un corps fibreux. L'opération est nécessaire quand, spontanément ou à la suite de manœuvres, la tumeur se gangrène. Dans ces conditions, le néo-plasme n'a plus avec l'utérus que des adhérences assez lâches, et on peut enlever facilement des myomes, même volumineux. On est parfois amené à opérer d'urgence au moment de l'accouchement, lorsque la position du fibro-myome constitue une cause de dystocie.

Quelques chirurgiens ont pratiqué l'énucléation pour combattre, soit la sté-rilité, soit des douleurs dysménorrhéiques, soit des signes de compression des organes du bassin. Ces divers accidents ne nous semblent guère, à eux seuls, être assez sérieux et assez graves pour amener à opérer.

Pour pratiquer l'énucléation, la malade sera placée de préférence dans la position de la taille. Un aide doit comprimer doucement le fond de l'utérus, afin de refouler le plus possible la tumeur vers la vulve. On peut aussi, dans le même ordre d'idées, opérer quelques tractions avec des pinces de Museux im-plantées dans le col utérin, mais ces manœuvres exigent beaucoup de prudence. Certains chirurgiens conseillent de soumettre les malades à l'anesthésie chloro-formique, dans le double but de supprimer les douleurs et d'obtenir le relâ-chement des parois abdominales.

L'opération se divise en deux temps : l'incision de la capsule, et l'énucléation du corps fibreux. La capsule sera incisée longitudinalement, soit avec le bistouri, soit avec le thermocautère. S'il s'agit d'une tumeur s'enfonçant comme un cône à travers le canal cervical, on se trouvera bien d'inciser dans le sillon qui sépare la tumeur de la paroi utérine. De cette façon, on se fraie un passage plus facile jusque vers la base du fibro-myome. La capsule étant incisée, on saisit la tumeur avec des pinces à griffes, et on cherche à la décortiquer avec les doigts, avec une spatule, ou avec un des divers instruments dits *énucléateurs*. S'il y avait des points trop adhérents, on se servirait de ciseaux mousses. Il faut éviter, autant que possible, les tractions opérées sur la tumeur même, qui pourraient amener une inversion ou une déchirure des parois utérines. La perte de sang, pendant la décortication, est ordinairement minime, si la tumeur est de volume moyen et peu adhérente aux tissus sous-jacents. Elle n'acquiert qu'exceptionnellement une certaine gravité, lorsque la capsule est très-vasculaire ou que, le corps fibreux étant mal circonscrit, on entame le parenchyme utérin lui-même. Dans ces derniers cas, on est parfois forcé d'interrompre l'opération et de pratiquer le tamponnement de la cavité utérine. Les hémorrhagies de peu d'importance seront arrêtées au moyen des injections très-chaudes avec de l'eau chlorurée ou phéniquée.

Après l'ablation du néoplasme, on résèque avec des ciseaux les lambeaux de la muqueuse, et on fait un lavage antiseptique. S'il restait une portion de fibro-myome, ou que les parois utérines eussent été atteintes, il y aurait lieu de recourir aux injections continues désinfectantes. Mais on ne doit jamais oublier que les dangers consécutifs seront d'autant plus grands, que l'extraction aura été incomplète. Après l'opération, on immobilisera les parois abdominales par quelques tours d'une bande de flanelle.

Les dangers qu'entraîne la décortication du fibro-myome sont : les hémorrhagies secondaires, la péritonite, l'inversion, qui peut se produire spontanément, même en l'absence de tractions, la thrombose et toutes ses conséquences, embolies, gangrènes, suppurations prolongées. Mais les accidents les plus fréquents et les plus redoutables sont dus à la septicémie et à l'infection purulente. Les malades y seront d'autant plus exposées, qu'elles présenteront un état anémique avancé et que l'opération aura été longue et laborieuse.

Les fibro-myomes de la variété sous-séreuse ne laissent d'autre ressource chirurgicale que la gastrotomie, suivie ou nom d'hystérectomie. La gravité de cette opération doit la faire réserver pour un petit nombre de cas, à évolution rapide, galopante, s'accompagnant de phénomènes qui menacent l'existence à bref délai. Nous traiterons en détail ce point de thérapeutique chirurgicale dans le paragraphe suivant, à propos des tumeurs fibro-cystiques.

Les fibro-myomes utérins, quel que soit leur point de départ, peuvent s'enclaver dans la cavité pelvienne, et provoquer ainsi des accidents graves ou pénibles pour les malades, tels que troubles de la miction et de la défécation, névralgies, paralysies. Ces phénomènes de compression constituent parfois un véritable danger de mort, quand la tumeur augmente rapidement de volume, soit qu'il y ait un trouble dans la circulation veineuse, soit que le corps fibreux s'enflamme, soit qu'il faille accuser la coïncidence d'une grossesse.

Dans ces cas, on doit chercher à déplacer la tumeur de manière à la rendre libre dans la cavité abdominale. On fera prendre, de préférence, à la malade, la position sur les coudes et les genoux, ou le décubitus latéro-abdominal. On cherchera ensuite à soulever la tumeur, en introduisant deux doigts dans le vagin ou le rectum, et à la repousser vers la cavité abdominale. Si la femme est placée dans la position genu-pectorale, l'air pénétrant dans le rectum le long des doigts de l'opérateur favorise la réduction. Un grand nombre de femmes se trouvent pendant longtemps fort bien après la réduction d'un corps fibreux ainsi enclavé. Ce procédé n'est pas applicable aux fibro-myomes du col, ou à ceux qui se développent hors du péritoine, dans le tissu cellulaire pelvien qui constitue la charpente des ligaments. Plusieurs chirurgiens ont tenté l'extirpation par le vagin de ces variétés de fibro-myomes. Cette méthode doit, sans aucun doute, être préférée à la laparotomie, quand la tumeur a son siége hors du péritoine et est pédiculée. Mais il est souvent difficile de faire un diagnostic différentiel exact.

Après avoir réduit les néoplasmes enclavés, il est parfois utile de recourir à des moyens mécaniques, à certains pessaires, pour maintenir la masse morbide au-dessus de l'excavation.

Tumeurs fibro-cystiques de l'utérus. Les fibro-myomes kystiques de l'utérus constituent une espèce assez rare, dont l'étiologie est encore très-obscure. Tous les cas publiés ont été observés entre vingt et cinquante-trois ans. Cette forme de tumeur est beaucoup plus grave que les fibro-myomes simples. La mort arrive souvent au bout de quelques mois, et la plus longue durée qu'on ait notée a été de dix ans.

On a décrit sous le nom de tumeurs fibro-cystiques de l'utérus des néoplasmes de nature très-diverse, malgré l'analogie de leurs manifestations cliniques. C'est ainsi que certains fibromes caverneux, télangiectasiques, certaines variétés de sarcome, ont été considérés comme des tumeurs fibro-cystiques.

On doit réserver cette dénomination aux fibro-myomes contenant une ou plusieurs grandes cavités kystiques. Ceux-ci ne sont, du reste, qu'un état plus avancé et exagérément développé des fibromes à géode.

La formation de cavités dans une tumeur solide se produit ici par un processus tout différent de celui que l'on observe pour les kystes de l'ovaire.

Ces tumeurs, le plus souvent multiloculaires, sont quelquefois bi- ou uniloculaires, ou composées d'une grande et plusieurs petites poches. Ces espaces kystiques communiquent fréquemment les uns avec les autres, ou sont traversés par des trabécules et des tractus fibreux. Le stroma est constitué par du tissu conjonctif et des fibres musculaires lisses. Les cavités sont tapissées d'un revêtement endothélial ou épithélial.

Le liquide contenu dans ces cavités est ordinairement transparent, limpide, coagulable à l'air libre, présentant, en un mot, tous les caractères de la lymphe. Il contient de la fibrine et de l'albumine, ni mucine, ni paralbumine (Spiegelberg). Le développement des vaisseaux amène des exsudats sanguins, et le liquide devient alors rougeâtre ou brun chocolat. Enfin, dans certains cas, il est constitué par du pus. Ces tumeurs sont, le plus souvent, sous-séreuses. Elles atteignent un volume considérable et pèsent jusqu'à 30, 40 et 80 livres.

Le développement rapide de cette variété de fibro-myomes kystiques les différencie des formes plus communes. Les métrorrhagies sont ici plus rares. On a signalé, dans quelques cas, l'écoulement abondant d'un liquide clair et transparent; phénomène également observé dans les fibro-myomes sous-muqueux non kystiques. Les manifestations cliniques de cette variété de corps fibreux utérins ressemblent à celles qu'entraînent les tumeurs ovariques. Comme dans ces dernières, l'abdomen atteint bientôt une augmentation notable de ses diamètres, les troubles digestifs se montrent de bonne heure, aussi la distinction est-elle souvent difficile à faire. On a admis, comme moyen de diagnostic, une différence de résistance dans les diverses régions de la masse néoplasique, dure, élastique sur un point, fluctuante dans d'autres. On a également fait jouer un rôle aux phénomènes stéthoscopiques. Ces distinctions sont bien vagues et bien insuffisantes. Néanmoins l'existence de bruits de souffle, rares dans les kystes de l'ovaire, est favorable à l'hypothèse d'un fibro-myome utérin, où on les constate, au contraire, assez fréquemment. Le plus ou moins d'élévation ou d'abaissement de l'utérus n'a pas davantage de signification absolue. Cependant il est plutôt abaissé dans les cas de tumeurs ovariques, et élevé dans les cas de tumeurs fibro-cystiques.

Les signes différentiels qui ont le plus d'importance sont ceux qui résultent des connexions du néoplasme avec l'utérus. À l'aide de mouvements variés, imprimés par la main appliquée sur l'abdomen, l'index de l'autre main étant en contact avec le museau de tanche, on peut juger de ces connexions.

Pour les fibro-myomes kystiques pédiculés le diagnostic est tellement difficile, que les chirurgiens les plus expérimentés ont commis des erreurs. On a même opéré comme kystes de l'ovaire des tumeurs dont la nature et le point d'implantation n'ont été reconnus qu'à l'autopsie. L'examen histologique du liquide obtenu par une ponction sera souvent ici d'une grande utilité. La présence dans ce liquide d'épithélium cylindrique ou caliciforme indique un kyste de l'ovaire. Les cellules pavimenteuses, ou les débris de cheveux, doivent faire penser à un kyste dermoïde. Malheureusement on ne rencontre pas toujours des éléments épithéliaux libres et flottant dans les liquides provenant des tumeurs ovariques. Il faut donc rester dans le doute lorsque ces éléments font défaut.

L'intervention chirurgicale s'impose presque fatalement dans les cas de tumeurs fibro-cystiques de l'utérus. La marche rapide et promptement fatale de la maladie, les métrorrhagies incoercibles menaçant la vie, les douleurs intolérables, l'occlusion intestinale, sont toutes des causes qui doivent engager à opérer le plus tôt possible. La ponction serait ici complétement illusoire, comme moyen de traitement, et présenterait plus de dangers que d'avantages. Nous sommes cependant assez souvent amené à y recourir, afin de préciser le diagnostic.

Pour pratiquer la ponction, il faut, après avoir vidé préalablement la vessie, s'assurer, par la percussion, qu'il n'y a pas d'anse intestinale interposée dans le point qu'on a choisi. Celui-ci sera, ou au lieu d'élection de la paracentèse, c'est-à-dire à égale distance de l'ombilic et de l'épine iliaque, ou au niveau de la ligne blanche. Cette dernière région est préférable dans les cas où on devrait plus tard recourir à l'hystérectomie, les adhérences consécutives à la ponction se trouvant ainsi au niveau de l'incision abdominale. La malade sera couchée du côté où on doit ponctionner.

On se sert de préférence d'un trocart de 5 millimètres de diamètre, relié à un appareil aspirateur. L'instrument, enfoncé perpendiculairement à la surface de la peau, doit pénétrer d'un coup sec et assez profondément, de peur que la canule ne s'échappe de la poche kystique au moment où celle-ci diminue de volume. Pendant l'écoulement du liquide il faut comprimer légèrement l'abdomen avec les mains placées à plat. Si la canule venait à s'obstruer, il serait préférable de la faire changer de place, de tâtonner un instant, plutôt que d'introduire un stylet.

Quand on retire le trocart, il est utile de comprimer fortement les bords de la plaie, pour rapprocher les parois abdominales et kystiques, afin d'empêcher, le plus possible, la pénétration des liquides dans la cavité péritonéale. S'il se produit pendant l'opération quelque menace de syncope, il faut attendre un instant et chercher ensuite à extraire tout le contenu de la poche (Kœberlé). Après avoir retiré la canule, la malade est couchée du côté opposé à la petite plaie cutanée, dont il importe de faire soigneusement l'occlusion avec du collodion et de l'ouate. Il est utile, après la ponction, d'établir une compression méthodique de l'abdomen, avec une épaisse couche d'ouate et une ceinture de flanelle

(Terrier). Celle-ci doit être passée sous les reins de la malade, avant de donner le coup de trocart. La ponction qui a parfois, à elle seule, amené la guérison de certains kystes de l'ovaire, est absolument illusoire pour les tumeurs fibro-cystiques de l'utérus, où on est forcé de recourir à la gastrotomie, suivie, soit de l'ablation de la tumeur, *myomotomie*, soit de l'amputation de l'utérus, *hysté-rectomie*.

Les résultats de la laparotomie, dans les cas de fibro-myomes de l'utérus, se sont tellement améliorés, que l'on doit intervenir le plus tôt possible, dès que l'o-pération est indiquée. Si on observe un mauvais état général par suite d'hémor-rhagies, s'il y a des douleurs violentes, des signes de compression des organes abdominaux, si la tumeur atteint rapidement un volume considérable, il ne faut pas attendre que la vie soit compromise à courte échéance, et agir pendant que l'état de la malade est encore bon. Plus le col est long et flexible, plus l'opération a des chances de réussir. Les dangers sont plus grands quand le col est court, épais, ou que la tumeur s'étend au loin dans l'intérieur des ligaments.

Il y a des fibro-myomes presque inopérables, quand leur base est trop volu-mineuse, qu'ils sont complétement enclavés dans le bassin, ou qu'ils s'enfoncent profondément dans le vagin à travers le col de l'utérus entr'ouvert.

L'hystérectomie est momentanément contre-indiquée, si l'anémie est trop considérable, ou s'il existe des thromboses de formation récente dans les veines du bassin et des cuisses (Hegar et Kaltenbach).

Le plus ou moins de durée de l'opération ayant une influence sur le pronostic, il importe d'avoir à sa disposition tous les instruments et les aides nécessaires, mais seulement le nombre voulu, c'est-à-dire cinq à six. L'un sera uniquement occupé du chloroforme; deux seront placés de chaque côté de la malade, un autre passera les linges et les instruments, enfin un dernier pulvérisera de l'acide phénique, à moins qu'on ne dispose, ce qui est bien préférable, d'un pulvérisateur à vapeur. Il importe, en effet, surtout lorsqu'il s'agit d'opérations pratiquées dans la cavité abdominale, de recourir exactement à la méthode de Lister. Quelle que soit la théorie que l'on adopte, relativement aux résultats dus à cette méthode, il est certain que les procédés antiseptiques ont fait faire un progrès immense à la chirurgie. Nous voyons pratiquer actuellement avec succès des opérations que l'on n'aurait jamais osé entreprendre il y a un certain nombre d'années.

Quelque temps avant d'intervenir chirurgicalement, la malade doit être sou-mise à un régime reconstituant. Son habitation sera saine et bien aérée. On choisira de préférence, pour opérer, les cinq ou six jours qui suivent l'époque menstruelle. Il vaut mieux, à notre avis, ne pas prévenir la patiente du jour fixé par le chirurgien. C'est la règle que nous suivons, au moins dans la majo-rité des cas. La veille de l'opération, on administrera un purgatif et un lavement le matin même.

Le sujet doit être placé sur un lit spécial, pas trop haut, qui permette de circuler facilement dans tous les sens. Pendant qu'un aide administre le chlo-roforme, on pratique le cathétérisme de la vessie, et, dès que l'anesthésie est complète, on commence l'incision. Cette incision, faite sur la ligne médiane, doit être en rapport avec le volume de la tumeur. Le plus souvent elle s'étendra de 8 centimètres au-dessus du pubis, jusqu'à 1 centimètre environ au-dessous de l'ombilic. Si ces dimensions sont insuffisantes, on agrandit l'ouverture en contournant l'ombilic. La section des tissus sera faite doucement, couche par couche. A mesure qu'un vaisseau est ouvert, on applique une pince hémostatique.

Arrivé sur le péritoine, le chirurgien, après s'être assuré que l'hémostase est complète, saisit la séreuse avec des pinces, et y pratique une boutonnière par où il glisse deux doigts ou une sonde cannelée, pour conduire le bistouri qui doit agrandir l'ouverture. La main, introduite alors dans l'abdomen, explore la tumeur, en précise la situation, et recherche les adhérences. Celles-ci seront détachées ou déchirées de préférence au moyen des doigts; si elles étaient trop épaisses et résistantes, on les inciserait entre deux ligatures.

On ne peut diminuer le volume de la tumeur par une ponction que s'il s'agit d'une tumeur fibro-cystique contenant de grandes cavités. Mais, même dans ce cas, on n'obtient guère de résultats, il s'écoule fort peu de liquide, malgré une fluctuation manifeste. Si la ponction est pratiquée avec un gros trocart, elle peut déterminer de fortes hémorrhagies. Elle n'est donc indiquée que quand les cavités kystiques sont très-volumineuses, et que leur évacuation doit faciliter l'extraction.

Pour certains gros fibro-moymes où les parties solides dominent, on peut recourir au morcellement préconisé par Péan. La tumeur est attirée à l'aide d'une forte pince munie sur sa face interne de longues pointes, et on passe à travers un gros fil métallique, avec une longue aiguille courbe à manche. Les deux moitiés du fil sont fixées dans deux serre-nœud de Cintrat, et réunies l'une à l'autre sur les côtés. Entre ces serre-nœuds on enlève une masse de tissus exsangues. On répète cette manœuvre jusqu'à ce que la tumeur, suffisamment diminuée de volume, puisse être extraite de la cavité abdominale. Plusieurs chirurgiens conseillent, au lieu de chercher à réduire le volume de la tumeur, de donner à l'incision l'étendue nécessaire pour enlever le néoplasme en totalité. Les quelques inconvénients d'une large incision sont bien compensés par la moindre durée de l'opération. Il est préférable également d'attirer la tumeur au dehors avec les mains, plutôt qu'avec des pinces qui peuvent déchirer les tissus et provoquer ainsi des hémorrhagies. Dès que le corps fibreux est attiré au dehors, un des aides applique l'une contre l'autre les lèvres de la plaie abdominale, afin de garantir la cavité péritonéale. Un second aide élève la tumeur, en évitant les tractions exagérées qui pourraient déchirer les ligaments et amener des hémorrhagies graves. On a essayé de diminuer la perte de sang en appliquant autour du fibrome une bande d'Esmarch (Labbé).

Il s'agit, à ce moment, de porter une forte ligature, métallique ou élastique, sur le pédicule ou sur l'utérus lui-même, selon que l'on a fait la myomotomie ou l'hystérectomie sus-vaginale. Si le pédicule était trop large, il serait préférable de le diviser en deux ou trois portions, et de les lier séparément, pour éviter les hémorrhagies consécutives.

On a aussi conseillé de lier directement les gros vaisseaux qui se rendent à l'utérus, et de suturer au-dessus de la plaie les deux lèvres de la séreuse (Schrœder). La mise à nu de l'artère utéro-ovarienne et des veines de ce nom est assez facile. Il est moins aisé de saisir l'artère utérine sur les parties latérales du col. La ou les ligatures étant convenablement serrées, les tissus sont sectionnés avec un couteau à amputation, à 3 centimètres au moins au-dessus du point lié. Après s'être assuré que l'hémostase est complète, on fait la toilette du péritoine, en ayant bien soin de ne laisser dans la cavité abdominale ni pinces ni éponges, oubli fatal qui a été commis plusieurs fois. Puis on place les points de suture au moyen desquels on réunit les lèvres de la plaie.

Deux procédés sont employés pour le traitement du pédicule. Dans l'un, on fixe le pédicule ou le moignon hors du péritoine, à l'aide de deux fortes aiguilles croisées qui reposent sur la paroi abdominale, dont elles sont séparées par un coussinet de ouate entouré de soie protective. Dans l'autre, le pédicule est réduit, et on le laisse libre dans la cavité abdominale. La portion qui est au-dessus de la ligature doit être alors creusée de façon à pouvoir rapprocher les deux parties l'une de l'autre. On n'a ainsi, dans la cavité abdominale, que des surfaces péritonéales.

Cette seconde méthode a le grand avantage de permettre la réunion immédiate et d'abréger la durée de la cicatrisation, aussi l'adopte-t-on généralement pour l'ovariotomie. Mais il n'en est plus de même pour l'amputation susvaginale de l'utérus. Quand il s'agit de fibromes, la méthode intra-péritonéale est sujette à de graves objections. La résistance et l'élasticité du tissu utérin rendent l'hémostase consécutive plus incertaine. En second lieu, l'épaisseur et les dimensions du pédicule exposent davantage à la septicémie. Au moyen des ligatures élastiques et de l'emploi du chlorure de zinc pour empêcher la putréfaction du pédicule, on diminue les chances de mort causées par ces deux ordres d'accidents.

La méthode extra-péritonéale n'est pas non plus sans inconvénient. Si le col est très-court, si les ligaments sont fortement tendus, la fixation du pédicule en dehors du péritoine peut être très-difficile et même impossible. On a cherché à obvier à cet obstacle au moyen d'une sorte de traitement préparatoire consistant à mobiliser l'utérus par des mouvements d'élévation et d'abaissement faits avec la main (Hégir). En outre, le maintien du pédicule hors du péritoine exige des soins consécutifs beaucoup plus longs et facilite la production des hernies. Aussi pensons-nous que, dans l'état actuel de nos connaissances, on ne doit pas adopter une règle absolue pour le traitement du pédicule après l'hystérectomie, et se comporter suivant les circonstances et la disposition des parties. Nous en dirons autant du drainage, adopté par les uns et repoussé par d'autres. Il est difficile d'établir une loi à cet égard, les indications pouvant varier avec les cas.

On a longuement discuté sur l'utilité de l'ablation des ovaires, à la suite de l'hystérectomie totale ou partielle. Si les ovaires sont malades, on ne doit pas hésiter à les enlever. S'ils sont sains, il paraît préférable de les laisser en place, l'opération étant allongée et compliquée par leur ablation. En dehors de quelques conditions spéciales, dues au siége, au volume, à la nature de la tumeur, il vaut mieux ne pas pratiquer simultanément l'ovariotomie et l'hystérectomie. Certains auteurs ne partagent pas cette opinion, et établissent comme une règle fondamentale de faire l'ablation simultanée des ovaires chez toute femme qui n'a pas atteint l'âge de la ménopause.

Quelle que soit la méthode à laquelle on ait recours, l'opération terminée, on applique le pansement de Lister, recouvert d'un bandage de corps en flanelle, et la malade est reportée dans son lit préalablement chauffé, et entourée de boules d'eau chaude. Les membres inférieurs, conservant l'enveloppe de ouate dont ils étaient entourés, seront fléchis et écartés, de façon à mettre les parois abdominales dans le plus grand relâchement possible ; il est utile de faire un peu plus tard une injection de morphine.

Pendant les deux premiers jours, l'alimentation de l'opérée consistera uniquement en bouillon, lait et vin de Champagne, administrés à petite dose et glacés. Vers le troisième jour, s'il n'y a aucune complication, on permettra un œuf.

Les points de suture ne seront pas enlevés avant le quatrième jour. On ne peut, à ce sujet, trouver aucune règle fixe, le chirurgien devant se guider sur diverses indications et en particulier sur l'état de la plaie.

Kystes de l'utérus. En dehors des fibro-myomes kystiques, qui ont fait le sujet du dernier paragraphe, les kystes sont très-rares dans le tissu utérin lui-même. On en a cependant publié quelques cas, considérés, avec raison, comme des curiosités anatomo-pathologiques. On a observé également, dans l'utérus, des kystes dermoïdes contenant des cheveux et des dents. Nous avons vu quelquefois des tumeurs kystiques de l'ovaire se généraliser du côté de l'utérus, mais, dans ces conditions, les lésions secondaires sont insignifiantes et ont bien peu d'intérêt clinique, relativement à l'importance de l'affection primitive de l'ovaire. Les kystes circum-utérins sont le plus souvent dus à de la sérosité contenue dans des amas de fausses membranes.

Nous avons déjà signalé, à propos de la métrite, l'existence, sur le col, de petits kystes connus sous le nom d'œufs de Naboth, qui sont souvent la première phase et la période de début de certains polypes muqueux.

Les kystes hydatiques peuvent exister dans l'utérus. On en a constaté des cas probants, où le liquide contenait des têtes ou des crochets d'échinocoques. D'autres fois la masse parasitaire a été expulsée spontanément. On en a observé même chez des enfants. Les hydatides utérines des anciens auteurs sont presque toujours des môles hydatiformes, histologiquement des myxomes.

On trouve parfois, dans le péritoine ou les ligaments larges, des ascarides calcifiés ou non, sans aucune trace de perforation, ce qui a fait supposer, avec grande apparence de raison, que ces parasites avaient gagné le péritoine par l'utérus et les trompes, peut-être pendant la vie, mais plus probablement après la mort. Nous ne connaissons pas d'observation mentionnant la présence des ascarides dans la cavité utérine elle-même.

Polypes de l'utérus. Nous diviserons les polypes de l'utérus en quatre groupes principaux : polypes fibreux, polypes muqueux, polypes papillaires, polypes fibrineux. Le caractère principal de ces tumeurs, quelle que soit du reste leur structure anatomique, consiste dans la présence d'un pédicule qui les relie à la surface interne de l'organe utérin.

Polypes fibreux. Les polypes fibreux, comme toutes les autres variétés de fibro-myomes, sont très-rares avant la puberté. C'est entre trente et cinquante ans qu'on les observe le plus souvent. Leur degré de fréquence varie également selon les races et paraît être beaucoup plus élevé dans les races nègres que chez les peuples européens. Les femmes ayant eu des enfants y sont plus sujettes que les nullipares, contrairement à ce qu'avaient soutenu certains auteurs.

Les polypes fibreux ne sont autre chose qu'un degré plus avancé des fibro-myomes sous-muqueux. Leur pédicule, ordinairement implanté sur le fond ou la paroi postérieure de l'utérus, est tantôt épais, adhérent par une large base au tissu utérin, tantôt, au contraire, excessivement mince. Il est quelquefois nettement séparé du reste de la tumeur. Dans d'autres cas, son épaisseur augmente peu à peu, à partir de son point d'implantation, si bien qu'il n'existe aucune limite précise, et que le passage de l'un à l'autre se fait insensiblement et sans ligne de démarcation. Il est, en général, peu vasculaire, et les vaisseaux qu'il contient, principalement constitués par des veines, n'atteignent que rarement des dimensions notables, d'où la possibilité de le sectionner avec des ciseaux, sans avoir à craindre d'hémorrhagie abondante.

Le pédicule est presque toujours unique. Dans les rares cas où l'on en a constaté plusieurs, ces pédicules accessoires étaient probablement dus à des adhérences secondaires.

La tumeur est le plus souvent piriforme, quelquefois cylindrique, ou complétement sphérique. Sa surface est unie, régulière, ou plus ou moins lobulée et creusée de profonds sillons. A chacune de ces formes extérieures correspond une structure interne différente. Les faisceaux présentent une disposition rayonnante autour d'un seul centre, dans le premier cas ; autour de centres multiples, en plus ou moins grand nombre, dans le second.

Parfois, sous l'influence des contractions répétées du col utérin, le polype se divise en deux segments, séparés l'un de l'autre par un espace rétréci. Cette disposition est d'autant plus importante à connaître, qu'elle a donné lieu à des erreurs opératoires. C'est ainsi qu'après avoir enlevé le segment inférieur, le chirugien croyait avoir extirpé tout le néoplasme, tandis qu'une partie seulement avait été extraite, et que la portion persistante, amenant de nouveaux accidents, réclamait une nouvelle intervention. Quelquefois la tumeur se sépare de son pédicule et contracte des adhérences secondaires avec les parois utérines. Dans d'autres cas, ces adhérences se produisent malgré la persistance du pédicule.

La masse principale des polypes fibreux est ordinairement dure et peu vasculaire. Leurs dimensions présentent de grandes différences selon les sujets, et atteignent jusqu'aux proportions d'une tête de fœtus à terme. Le plus souvent cependant elles ne dépassent pas celles d'un œuf de pigeon ou d'un œuf de poule. On voit également ces tumeurs augmenter de volume sous l'influence de la menstruation ou de la grossesse.

Elles sont exposées aux mêmes modifications que les fibro-myomes non pédiculés, mais subissent plus rarement la dégénérescence gangréneuse ou kystique, et, tout à fait exceptionnellement, la transformation calcaire.

A mesure qu'elles se développent, l'utérus s'hypertrophie et finit par acquérir un degré de distension assez considérable pour avoir fait désigner ces cas sous le nom de *grossesses fibreuses*.

Les métrorrhagies, précédées ou suivies d'un écoulement muqueux ou muco-purulent, constituent le plus important et le premier symptôme des polypes fibreux. Le plus souvent les hémorrhagies ne proviennent pas de la tumeur elle-même, mais plutôt de la muqueuse utérine qui avoisine son point d'implantation. D'abord les règles sont plus abondantes et durent plus longtemps qu'à l'état normal. Peu à peu la perte de sang devient presque incessante. Dans l'intervalle des métrorrhagies, l'écoulement muqueux est quelquefois continu, et, sous certaines influences, contracte une odeur fétide qui pourrait en imposer et faire croire à un cancer.

L'intensité des douleurs varie d'un sujet à un autre. Celles-ci se manifestent surtout quand la tumeur approche de l'orifice interne, ou est située dans la cavité cervicale. Elles revêtent un caractère particulier, qui rappelle les douleurs expulsives de l'accouchement, et sont en rapport avec les contractions utérines constatées par quelques observateurs (Scanzoni). On rencontre également, chez certaines malades, les principaux signes extérieurs de la grossesse :

pigmentation de la ligne blanche, du mamelon et de l'aréole, éphélides, gonflement des seins, et, du côté des voies digestives, des nausées, des vomissements comme au début de la gestation. Sous l'influence de ces manifestations pathologiques, la santé générale ne tarde pas à s'altérer. On constate bientôt tous les signes d'une anémie profonde, affaiblissement, décoloration des téguments, troubles digestifs et nerveux, palpitations cardiaques. Il n'est pas rare d'observer des accidents du côté du rectum et des organes urinaires.

Le toucher donne des indications différentes, selon que la tumeur a dépassé ou non l'orifice externe. Dans le premier cas, on perçoit, autour du pédicule, un bourrelet circulaire. Dans le second, le col est souvent effacé et assez dilaté pour permettre l'introduction du doigt jusqu'au niveau du néoplasme.

L'inversion utérine peut se produire sous l'influence des polypes fibreux. On les a vus également être expulsés spontanément, tout en ayant atteint un volume considérable, et pesant jusqu'à 800 grammes.

Certains polypes fibreux ne sont accessibles que d'une façon intermittente. C'est aux époques menstruelles, ou pendant les métrorrhagies, qu'on les observe de préférence, parfois même à d'autres moments, sous l'influence de la congestion des organes contenus dans la cavité pelvienne. Ces tumeurs naissent généralement dans le voisinage du col et présentent une structure plus lâche et une consistance moins dure que les polypes fibreux ordinaires. Leur pédicule est épais et s'implante par une large base sur le tissu utérin.

Cette variété de polypes a été cause de fréquentes erreurs de diagnostic. Il faut avoir soin, si on en suppose l'existence, d'examiner les malades au moment des règles. On arrive ainsi, à travers l'orifice dilaté et laissant pénétrer le doigt, à constater à cette époque les caractères du corps étranger, qu'on ne retrouve plus pendant la période intermenstruelle.

On a parfois pris pour un polype, une inversion de l'utérus. Une erreur de ce genre peut avoir des conséquenses funestes pour la malade, dans les cas d'intervention chirurgicale. Avec un peu d'attention, la confusion n'est guère possible.

Dans le cas de polype, le fond de l'utérus se perçoit nettement par le palper et occupe sa situation normale ; c'est le contraire dans l'inversion. En outre, on peut presque toujours, malgré le polype, au moyen du cathétérisme utérin, constater l'existence d'une cavité, qui fait défaut dans l'inversion.

Le siége du point d'implantation et l'épaisseur du pédicule peuvent, le plus ordinairement, être constatés par le doigt. Parfois on est forcé de recourir à l'hystéromètre, ou au procédé conseillé par Scanzoni. On saisit avec une pince la partie de la tumeur située dans l'orifice utérin, et on lui fait décrire plusieurs fois un mouvement de demi-rotation. Si le pédicule est mince, elle suit avec facilité les impulsions imprimées à l'instrument, tandis que, quand le pédicule est épais, un obstacle considérable s'oppose à ces mêmes mouvements. Ce procédé est utile dans certains cas, mais dans d'autres le polype, quoique supporté par un mince pédicule, est tellement comprimé par les parois utérines, qu'on ne peut obtenir aucun déplacement.

Les polypes fibreux sont des tumeurs essentiellement bénignes par elles-mêmes et ne récidivent jamais après ablation. Les faits invoqués en faveur d'une récidive sont dus à ce qu'une seconde tumeur, cachée jusque là dans la cavité utérine, se pédiculisait et venait faire saillie au col, après l'ablation de la première, ou bien on a pris pour des fibromes certaines variétés de sarcomes. Cependant les hémorrhagies, à elles seules, peuvent être assez abondantes pour assombrir le pronostic et amener la mort à plus ou moins brève échéance. Dans les cas de très-gros polypes, les malades sont exposées aux accidents urémiques, aux dangers d'un étranglement interne, aux thromboses, aux embolies, et à la septicémie.

Le traitement des polypes fibreux peut être palliatif ou curatif. Comme moyens palliatifs, nous aurons à employer les mêmes que dans les cas de fibro-myomes sous-muqueux. Les irrigations vaginales très-chaudes, associées aux applications froides sur les parois abdominales, l'ergot de seigle ou ses dérivés, en feront la base. Si l'on avait affaire à une hémorrhagie abondante, il faudrait pratiquer le tamponnement.

Tandis que pour les corps fibreux non pédiculés on en est souvent réduit au procédés palliatifs, pour les polypes l'intervention chirurgicale est presque toujours indiquée. Dans la grande majorité des cas, on obtient ainsi une guérison complète.

Autrefois on enlevait généralement les polypes au moyen de la ligature. Ce procédé est justement abandonné aujourd'hui. Il est pénible et douloureux pour les malades, et surtout il expose aux accidents d'infection. La tumeur dont le pédicule a été saisi dans la ligature se putréfie, et la mort de la femme peut en être la conséquence.

L'idée dominante qui avait fait employer la ligature était la crainte des hémorrhagies. Les faits ont montré que ce procédé ne mettait pas toujours à l'abri des pertes de sang. Celles-ci sont, du reste, rarement à craindre, à cause du peu de vascularité du pédicule. Si l'on a recours à la ligature, il faut exciser le polype au-dessous du point lié.

Cette précaution est le plus souvent inutile, et un grand nombre de chirurgiens emploient l'excision simple avec des ciseaux courbes arrondis à leur extrémité et présentant de très-longs manches. La malade étant placée dans le décubitus dorsal, la tumeur est saisie avec des pinces de Museux et attirée doucement en bas. Il est important de ne pas trop tirer et de surveiller le fond de l'utérus à l'aide de la main appliquée sur les parois abdominales. Quand on a bien tendu le pédicule, les ciseaux sont introduits à l'aide de deux doigts de la main gauche qui leur servent de conducteur et pratiquent la section. Le spéculum ne serait ici qu'une gêne et n'aurait aucune utilité. Aussi est-il préférable de se guider uniquement au moyen des doigts. Il est prudent de s'assurer auparavant que le pédicule ne présente pas de battements artériels.

Il est à peu près indifférent de sectionner le pédicule sur un point quelconque de sa longueur, car le segment resté adhérent ne donne lieu à aucun accident et se rétracte peu à peu. Dès que le pédicule est sectionné, l'extraction de la tumeur ne donne généralement lieu à aucune difficulté.

Pour les gros polypes, on a eu recours à un forceps adapté à cet usage. Mais il est de beaucoup préférable de diminuer le volume du polype, ou en l'évidant, ou en le morcelant.

On rencontre des difficultés plus grandes quand on ne peut atteindre le pédicule avec les doigts, soit à cause de son point d'implantation, soit à cause du volume du néoplasme. Dans ce cas, après avoir bien assuré le diagnostic, on pousse doucement les ciseaux entre la tumeur et la paroi utérine, les dirigeant vers le pédicule qu'on cherche à inciser à petits coups. Afin d'éviter les lésions de la muqueuse, on doit maintenir toujours les ciseaux appliqués contre le polype, et éviter toute violence.

Lorsque la tumeur est très-volumineuse, et que les parois utérines sont appliquées sur elle d'une façon si étroite que le pédicule est inaccessible, il faut tâcher de la réduire. Pour obtenir ce résultat, les uns ont proposé d'en enlever un segment, ou de l'évider pour ainsi dire. Il vaut mieux pratiquer avec les ciseaux des incisions transversales, symétriques, situées à différentes hauteurs et pénétrant à travers la capsule jusque dans la tumeur. Hégar a conseillé de donner à ces incisions une direction en spirale. On obtient ainsi un allongement tel, qu'on peut attirer le polype hors des organes génitaux externes et s'ouvrir alors un champ suffisant pour opérer.

L'hémorrhagie résultant de la section du pédicule est presque toujours insignifiante. S'il s'écoule un peu de sang, on fait une injection froide. Si l'hémorrhagie est abondante, on applique un spéculum et on tamponne le canal cervical et même la cavité utérine. Ces derniers cas sont exceptionnels, et il faut ranger parmi les raretés les hémorrhagies mortelles à la suite de l'ablation d'un polype.

Néanmoins cette possibilité d'une hémorrhagie à la suite de l'excision a engagé quelques chirurgiens à pratiquer la section du pédicule au moyen de l'écraseur, du serre-nœud ou du galvano-cautère. La chaîne de l'écraseur est ordinairement difficile à bien placer. Cet instrument appliqué sur l'utérus présente, en outre, le danger de léser la muqueuse, et même toute la paroi utérine, à cause de la presque impossibilité de limiter son action.

Nous lui préférons le serre-nœud de Maisonneuve, muni de plusieurs fils tordus, ou encore mieux l'anse galvano-caustique, employée avec un faible courant, de façon à sectionner le pédicule lentement et peu à peu.

Dans les cas où le polype est encore situé dans la cavité utérine, il est nécessaire de pratiquer la dilatation ou la discision du col, pour arriver jusqu'à lui. On doit éviter plusieurs dilatations successives, et s'abstenir de prévenir les malades, pour les soustraire aux émotions pénibles qui accompagnent toujours l'attente d'une opération. Du reste, celle-ci est si peu douloureuse, qu'on pourrait, à la rigueur, se passer de chloroforme. Toutefois l'anesthésie donne bien plus de tranquillité à la malade et à l'opérateur : aussi conseillons-nous d'y recourir, dans la plupart des cas. Après l'ablation, on introduira dans le vagin cinq à six tampons d'ouate iodoformée, qui seront retirés le troisième ou le quatrième jour.

Les auteurs ne s'accordent pas tous sur la conduite à tenir lorsque le polype n'est pas accessible à nos instruments. Tandis que quelques-uns préfèrent attendre qu'il ait dépassé l'orifice cervical, d'autres sont partisans de l'intervention immédiate, dès que le diagnostic est certain. Nous croyons qu'il est bien difficile de fixer une règle à cet égard, et que la conduite du chirurgien doit se guider sur la gravité des accidents.

Lorsqu'il s'agit de polypes ordinaires, on choisira pour opérer un espace intermenstruel. Dans les variétés à apparition intermittente, il serait préférable d'agir au moment des règles, si le néoplasme n'était accessible que dans ces conditions. Les inconvénients résultant de l'intervention pendant l'époque cataméniale sont moins à craindre que ceux qu'amèneraient la dilatation ou l'excision préalable du col.

L'ablation des polypes utérins constitue une opération peu dangereuse, surtout si le pédicule est mince et facilement accessible.

Les accidents septiques sont peu à redouter, à cause de la faible étendue de la plaie et de la courte durée de l'opération. Il ne faudrait pas, cependant, s'exagérer la bénignité du pronostic. On a vu des septicémies mortelles se produire à la suite d'une simple ablation de polype. Aussi ne doit-on jamais négliger aucune des précautions de la méthode antiseptique, non-seulement pendant l'opération, mais une semaine au moins avant d'intervenir. Les opérées garderont pendant huit ou dix jours le repos au lit. Pendant les premiers jours, on laissera à demeure les tampons iodoformés introduits immédiatement après l'opération. Les injections avec une solution antiseptique ne seraient indiquées que s'il survenait de la fièvre, ou si l'écoulement était très-abondant ou fétide. On y aura recours régulièrement, dès qu'on aura enlevé les tampons. A la suite de l'ablation des polypes, on voit assez souvent survenir des vomissements et de l'ictère, qui ne présentent aucune gravité, et disparaissent spontanément au bout de peu de jours. La marche de la température est le meilleur guide du pronostic à la suite de l'opération. Elle permet d'affirmer la bénignité de ces phénomènes transitoires.

Polypes muqueux. Les polypes muqueux sont, la plupart du temps, consécutifs à une métrite interne. Les granulations, si fréquentes dans cette affection, peuvent être le point de départ des polypes muqueux, si bien que ceux-ci sont aux fongosités utérines ou aux œufs de Naboth ce que les polypes fibreux sont aux corps fibreux. On les rencontre principalement chez les multipares.

Ces tumeurs pédiculées, variant de la grosseur d'un pois à celle d'une amande, n'atteignent que très-exceptionnellement le volume d'une noix. Leur forme est le plus souvent aplatie, rarement sphérique. Le pédicule présente, selon les cas, des différences de longueur très-notables. A peine accusé pour certaines variétés cervicales, on le voit quelquefois s'allonger tellement que, malgré son insertion sur le fond de l'utérus, la tumeur vient faire saillie à la vulve. Ces polypes sont généralement très-vasculaires, soit que les vaisseaux dominent dans le pédicule ou se distribuent à leur surface. Aussi, malgré leur petit volume, donnent-ils lieu souvent à des métrorrhagies abondantes. Ordinairement uniques, on peut en trouver, cependant, plusieurs réunis dans un même utérus.

Les nombreuses divisions admises par les auteurs pour les polypes muqueux nous semblent tout à fait inutiles. Grâce aux progrès de l'anatomie pathologique, ces divisions tendent de plus en plus à disparaître, et la plupart des variétés décrites peuvent se ramener à deux types principaux, les *polypes du corps* et les *polypes du col.*

Les différences anatomiques qui existent entre ces deux types nous sont expliquées par la structure normale de la muqueuse utérine. Dans ceux du corps, on trouve, au milieu d'un tissu conjonctif plus ou moins riche en éléments cellulaires, un amas de glandes hypertrophiées et de néoformations glandulaires revêtues d'un épithélium cylindrique, souvent à cils vibratiles. Sur certains points, les cellules épithéliales augmentent de volume et atteignent une hauteur double de celle qu'elles présentent dans les glandes normales de l'utérus adulte. Si le polype s'est développé dans la cavité cervicale, on observe des glandes en grappes tapissées d'une épithélium caliciforme. Souvent l'orifice des glandes s'oblitère, et les produits de sécrétion, accumulés dans leurs cavités, les distendent et forment de véritables kystes par rétention.

Selon que les glandes sont plus ou moins nombreuses, plus ou moins dilatées et transformées en kystes, ou selon le degré de la vascularisation, on a les différentes espèces décrites par les auteurs sous le nom de polypes glandulaires, kystiques, vasculaires, folliculaires.

Les principaux symptômes des polypes muqueux consistent en des métrorrhagies et en un écoulement muco-purulent. Contrairement à ce qui se passe pour les corps fibreux pédiculés, ici le sang provient de la tumeur elle-même plutôt que des tissus ambiants.

Quelques auteurs ont avancé que les hémorrhagies dues aux polypes muqueux sont moins abondantes que celles qui sont causées par la variété fibreuse. Cette assertion est généralement vraie. Néanmoins, on a vu de petites tumeurs muqueuses, méconnues, contenues dans la cavité utérine, amener des métrorrhagies graves, dans quelques cas même rapidement mortelles.

Quand le polype est situé au-dessus de l'orifice interne, il ne donne ordinairement lieu à aucune douleur. Ce n'est que lorsqu'il pénètre dans le canal cervical qu'il entraîne quelques troubles de la sensibilité, ou des phénomènes d'irritation de voisinage. Il se produit parfois, dans les cas anciens, un amincissement progressif du pédicule, qui finit par s'atrophier, au point que la tumeur se détache et s'élimine spontanément. La gangrène des polypes muqueux est une terminaison rare, on ne l'observe qu'à titre d'exception.

Quand la tumeur fait saillie entre les lèvres du col, elle est facile à reconnaître. Sa coloration rouge, violacée, bleuâtre, tranche sur la couleur blanc rosée de la muqueuse cervicale qui l'entoure. Ses dimensions et sa consistance la différencient d'avec les productions de nature fibreuse.

On pourrait confondre un polype muqueux avec certains épithéliomes tubulés ayant de la tendance à se pédiculiser. L'examen histologique nous fournira, dans ces cas-là, le meilleur moyen de trancher la question, les autres signes, même la fétidité des liquides, n'ayant pas de signification positive.

Lorsque la tumeur est encore contenue dans la cavité utérine, il est presque impossible d'en affirmer l'existence sans recourir à la dilatation du col, qui permet au doigt d'explorer les divers points de la muqueuse.

Le pronostic de cette variété de polypes est généralement favorable. De nature essentiellement bénigne, ils ne récidivent jamais après ablation. Cependant les hémorrhagies développées sous leur influence présentent quelquefois de la gravité, soit subitement et par elles-mêmes, soit par l'anémie qu'elles entraînent à leur suite. Ils jouent un certain rôle dans l'étiologie de la stérilité. Ils peuvent être la cause occasionnelle d'une grossesse extra-utérine, quand ils siégent vers l'orifice tubaire, amenant ainsi une oblitération insuffisante pour empêcher le passage des spermatozoïdes, mais ne permettant pas à l'œuf fécondé de cheminer jusque dans la cavité utérine.

L'ablation est le meilleur mode de traitement des polypes muqueux de l'utérus. Si la petite tumeur fait saillie entre les lèvres du museau de tanche, il suffit de la saisir entre les mors d'une pince, et on pratique l'arrachement après quelques mouvements de torsion.

Quand le pédicule est trop épais pour permettre l'emploi de ce procédé si simple, on peut avoir recours au serre-nœud. Après l'extirpation, il est prudent de toucher le point d'implantation avec un pinceau chargé d'une solution de perchlorure de fer, la vascularisation de cette forme de polype exposant plus que pour la variété fibreuse aux dangers des hémorrhagies.

Le diagnostic d'un polype muqueux contenu dans la cavité utérine ne pouvant généralement être fait d'une façon certaine qu'à la suite de la dilatation,

quand on en soupçonne la présence, il est préférable de commencer par des cautérisations intra-utérines avec le perchlorure de fer, la teinture d'iode ou l'acide
chromique étendu. Les crayons caustiques rendront ici des services. On peut
employer la formule suivante :

Acide phénique cristallisé..	5 centigrammes.
Glycérine.	5 gouttes.
Tannin.	4 grammes.
Gomme adragante.	Q. S.

pour des crayons de 5 centimètres de long et de 3 à 4 millimètres de diamètre.
Sous l'influence des liquides utérins, ces crayons se dissolvent peu à peu, et
forment ainsi un pansement topique, astringent et légèrement caustique. Leur
seul inconvénient est d'amener quelques coliques passagères chez certaines
malades.

Si, malgré ces moyens, des métrorrhagies graves par leur abondance ou leur
fréquent retour continuaient à se produire, on aurait recours à la dilatation, et
au moyen de l'index gauche introduit dans l'utérus on préciserait le point
d'implantation du pédicule. Ce même doigt servirait de conducteur à la pince
ou au serre-nœud, selon que le choix du chirurgien aurait porté sur l'un ou
l'autre instrument. Dans les cas de polypes multiples, l'emploi de la curette
est indiqué comme pour les fongosités utérines.

Polypes papillaires. On observe sur le col de l'utérus toutes les formes
de tumeurs papillaires, si fréquentes à la région vulvaire. Ces végétations sont
plus ou moins nettement pédiculées : aussi, pour quelques-unes, la dénomination de polype n'est pas exacte. Tantôt isolées et séparées les unes des autres,
elles peuvent également se rapprocher, se réunir, et arriver à former des masses
assez considérables. Leur couleur passe du blanc rosé à un rouge intense, quelquefois même au rouge violacé, ce qui leur donne une certaine similitude avec
les tumeurs érectiles.

Toutes ces productions, quelle que soit leur apparence macroscopique,
rentrent dans la classe histologique des *papillomes*, constitués par des papilles
hypertrophiées, donnant naissance à des divisions secondaires.

Si l'on pratique une coupe de ces néoplasmes, chaque papille présente une
structure à peu près identique. Au centre se trouvent les vaisseaux, entourés
d'une faible quantité de tissu conjonctif qui les sépare du revêtement externe,
formé de nombreuses couches de cellules épithéliales pavimenteuses. On a
admis, pendant longtemps, que les végétations, qu'elles siégent à la vulve ou
sur le col de l'utérus, étaient la conséquence d'une affection spécifique. Il est
certain que, dans le plus grand nombre des cas, elles succèdent à un chancre,
à des syphilides, surtout à une affection blennorrhagique. Mais il est bien
démontré aussi qu'elles peuvent se produire en dehors de toutes ces influences.
Nous n'en voudrions d'autre preuve que la fréquence avec laquelle on les observe
pendant la grossesse, chez des femmes qui n'ont jamais été atteintes d'aucune
maladie vénérienne. C'est sous l'influence de la gestation qu'elles acquièrent
leurs proportions les plus considérables. La transmission par contact des papillomes du col utérin comme des papillomes vulvaires n'est pas admise par tous
les auteurs. Les expériences entreprises pour élucider cette question n'ont pas
toujours donné des résultats concordants. Néanmoins, un certain nombre de
faits de contagion directe que nous avons constatés pour des papillomes cutanés
(ou verrues) nous font adopter une opinion affirmative en ce qui concerne la

contagiosité de cette même espèce de tumeur développée vers les organes géni-taux. C'est également l'opinion de Cornil et Ranvier.

Les polypes papillaires donnent plus souvent lieu à un écoulement muqueux ou muco-purulent qu'à des métrorrhagies. Le toucher, avec ou sans l'aide du spéculum, permettra de constater les caractères et la situation exacte de ces petites tumeurs.

En général, lorsque ces papillomes sont implantés sur le museau de tanche, il en existe également dans les culs-de-sac vaginaux et à l'orifice vulvaire. Dans ce cas, ce sont des tumeurs bénignes, développées, le plus souvent, sous l'influence de la grossesse ou de la blennorrhagie, et même des deux à la fois. C'est chez des femmes enceintes, atteintes de blennorrhagie, que nous les avons surtout observées en très-grande abondance.

On rencontre quelquefois, chez certaines malades, des papillomes uniquement localisés sur le col de l'utérus et, dans ces circonstances, le pronostic est d'autant plus embarrassant, qu'on a voulu voir dans la présence de cette variété de tumeurs le premier indice des manifestations cancéreuses. Le diagnostic ana-tomique des papillomes, facile dans la plupart des cas, est très-difficile dans d'autres, et ne peut être fait qu'à la suite d'un examen minutieux. Il faut, pour avoir affaire à un papillome, ne trouver à la base des papilles ni alvéoles de carcinomes, ni trainées glandulaires ni îlots d'épithélium. Il ne faudrait pas prendre les cellules épithéliales situées entre les papilles ou les espaces papil-laires coupés obliquement à leur base pour des lobules d'épithéliome.

Enfin, dans quelques cas, très-rares, il est vrai, des papillomes deviennent le point de départ d'épithéliomes. Nous avons publié une observation de ce genre où des papillomes purs avaient été la première manifestation constatable d'un cancer de l'utérus. Aussi croyons-nous qu'il est prudent, au point de vue clinique, quand on rencontre des papillomes uniquement localisés sur le museau de tanche, de réserver son pronostic, malgré la réputation de bénignité accordée, très-justement en général, à cette sorte de tumeur.

Quand les polypes papillaires se sont développés sous l'influence de la gros-sesse, ils disparaissent, le plus souvent, sans aucune intervention, après l'accouche-ment. Il n'en est pas toujours ainsi, et parfois ils persistent après la parturi-tion, ou longtemps après la guérison d'une blennorrhagie. Quelques attouchements avec l'acide chromique suffisent, le plus ordinairement, pour en débarrasser les malades. Dans les cas exceptionnels où la cautérisation ne les fait pas complète-ment disparaître il faut les exciser avec de longs ciseaux courbes, et toucher ensuite leur point d'implantation avec le perchlorure de fer.

Si le papillome était la première manifestation d'un cancer, son ablation serait certainement illusoire. Il faudrait recourir à une opération plus radicale, l'amputation du col, ou l'ablation totale de l'utérus.

Polypes fibrineux. La nature et le mode de développement des polypes fibrineux ont donné lieu à de nombreuses discussions. Aujourd'hui la plupart des anatomo-pathologistes s'accordent à les considérer comme des produits d'avortements. Dans le plus grand nombre des cas, l'examen histologique per-met d'y constater la présence de villosités placentaires. D'autres fois ils sont constitués par de la fibrine recouverte d'éléments figurés, ou par de la fibrine coagulée sur des restes de villosités. Mais il n'est pas prouvé qu'il y ait là une organisation de nouveaux tissus. Ils atteignent ordinairement le volume d'un œuf et présentent une surface tantôt lisse, tantôt irrégulière et de couleur jaunâtre. Les polypes fibrineux donnent lieu à des coliques utérines et à des métrorrhagies. Quelquefois l'écoulement de sang ne se produit que plusieurs semaines après l'accouchement ou l'avortement. Tantôt, et le plus souvent, ils restent inclus dans la cavité utérine, tantôt ils descendent jusqu'à la région cervicale. Leur pédicule est toujours implanté au niveau de l'insertion placentaire. L'utérus est gros, le col dilaté, ramolli et entr'ouvert.

Si les pertes de sang devenaient inquiétantes par leur durée ou leur abondance, on enlèverait le polype après dilatation préalable. Une attouchement avec le perchlorure de fer, au niveau du point d'insertion du pédicule, mettra à l'abri des hémorrhagies consécutives à l'opération. Avant d'en venir à la dilatation et à l'ablation du polype, on doit essayer des cautérisations intra-utérines.

Cancer de l'utérus. Nous réunissons sous le nom de cancer plusieurs espèces anatomiques différentes, présentant toutes les caractères communs qui constituent les *tumeurs malignes*. Ces néoplasmes ont, en effet, la propriété de détruire les tissus qu'ils envahissent, et de se reproduire, tantôt sur place ou dans le voisinage, tantôt dans des organes plus éloignés, en un mot, de se généraliser. Enfin ils entraînent presque fatalement la mort, après une durée ordinairement peu longue. Tous ces caractères, nous les rencontrons dans le cancer utérin, quelle que soit la variété anatomique à laquelle il appartienne.

Le plus ordinairement la maladie débute par le col, et n'envahit le corps que secondairement. Mais il n'en est pas toujours ainsi, et dans un certain nombre de cas le cancer se montre d'emblée dans la cavité du corps, laissant complétement indemne tout le segment cervical, d'où la division en *cancer du col* et *cancer du corps.*

Cancer du col. Le cancer du col utérin ne se développe jamais avant la puberté. Les quelques observations relatives à des enfants sont trop incomplètes pour qu'on puisse en tenir grand compte. Très-rares encore dans les premières années qui suivent la menstruation, les affections malignes du col de l'utérus ont leur maximum de fréquence entre quarante et cinquante ans. Leur début coïncide souvent avec la ménopause, et on ne les observe, chez des femmes encore réglées, que dans un sixième des cas à peine.

L'hérédité, qui joue un rôle si considérable dans l'étiologie du cancer en général, semble avoir une moindre importance pour celui de l'utérus. On a prétendu que la métrite chronique pouvait se transformer en tumeur de mauvaise nature. Les érosions chroniques, les ulcérations du col, l'ectropion de la muqueuse, sont quelquefois le point de départ d'un cancer, chez des femmes prédisposées. Mais, dans ces circonstances, il n'y a rien de commun entre les deux maladies, et le néoplasme se développe de préférence sur les points dénudés (*locus minoris resistentiæ*), comme on voit certains épithéliomes cutanés choisir pour leurs premières manifestations la surface d'un vésicatoire ou d'un cautère.

On a voulu faire intervenir comme cause de cancer la syphilis, la masturbation, les excès de coït, les accouchements fréquents. Toute cette étiologie est douteuse, car on rencontre des tumeurs malignes de l'utérus aussi bien chez les nullipares que chez les multipares, et chez les femmes de vie et de conduite régulières comme chez les prostituées.

Le cancer utérin est une maladie assez fréquente. Il paraît se développer plus souvent en Europe que dans les autres contrées, et se montre rarement dans les pays tropicaux. Les races jouent également un certain rôle dans son étiologie, et les négresses y sont moins exposées que les femmes de race blanche.

On a cherché dans l'expérimentation des indications relatives à la contagion du cancer. Cette question est loin d'être résolue, quoiqu'on s'accorde, en général, à admettre la non-contagiosité, en se basant sur l'innocuité fréquemment constatée des rapports sexuels dans des cas de ce genre. Ces observations ne sont pas plus probantes que les expériences faites jusqu'à présent. En effet, on a inoculé à des chiens, à des cobayes, des produits de tumeurs malignes. Mais rien ne démontre que sur un terrain favorable l'inoculation ne réussirait pas. La seule conclusion qu'on puisse en tirer pour le moment, c'est que, dans les conditions où on s'est placé, les résultats ont été négatifs.

On observe dans le cancer du col utérin trois formes anatomiques principales, la forme ulcéreuse, la forme végétante, l'infiltration cancéreuse. Dans la première, il existe des ulcérations profondes, cratériformes, à bords indurés. L'épithélium pénètre dans les tissus sous-jacents et entraîne ainsi des troubles circulatoires, d'où résultent de vastes pertes de substance. Quelquefois l'ulcération a atteint et même dépassé l'orifice interne, l'orifice externe étant encore sain, ou ne présentant que des lésions à peine appréciables.

Le forme végétante commence par des productions papillaires à la surface du museau de tanche. Plus tard la néoformation épithéliale gagne en profondeur, et amène également des ulcérations qui ont elles-mêmes une tendance à se couvrir de végétations. Cette seconde variété paraît avoir une marche un peu plus lente que la première.

L'infiltration débute par les couches profondes de la muqueuse, et forme des nodosités plus ou moins dures, d'abord recouvertes par l'épithélium sain, ayant plus tard une tendance à s'ulcérer. Cette forme avait été considérée comme se développant aux dépens du tissu conjonctif. On s'accorde, aujourd'hui, à la regarder aussi comme d'origine épithéliale, peut-être même glandulaire. Plus souvent qu'on ne le croit en général les lésions commencent dans la cavité cervicale, au-dessus de l'orifice externe, et on observe alors des masses arrondies, tantôt molles, tantôt dures, situées plus ou moins superficiellement dans le tissu utérin et présentant d'autres fois une disposition régulière, qui rappelle, au premier abord les caractères de certaines hypertrophies simples. Aucune de ces variétés ne se rapporte à une espèce histologique bien définie. Elles peuvent se trouver réunies, ou passer de l'une à l'autre. C'est ainsi que la forme ulcéreuse devient végétante, ou que celle-ci s'ulcère autour des productions papillaires.

Ces néoplasmes envahissent peu à peu le vagin, le tissu conjonctif voisin, la vessie, le rectum, et donnent lieu à des fistules. Les vaisseaux veineux et lymphatiques, les ganglions, les ovaires, le péritoine, sont à leur tour atteints ; plus rarement les muscles et les os. Les métastases du côté d'organes éloignés, foie, poumon, estomac, reins, s'observent quelquefois, mais peu fréquemment. Au bout d'un certain temps, l'organe utérin peut être détruit en grande partie, et ne plus être représenté que par son fond réduit à une sorte de calotte. La pelvi-péritonite est presque constante dans ces cas. Il n'en est pas de même de la péritonite généralisée, sauf quand des matières putrides ou gangrénées pénètrent dans la cavité séreuse.

Les fistules urinaires, plus fréquentes que les fistules rectales, existent dans un sixième des cas environ. La métastase cancéreuse du côté des reins ne se montre qu'à titre d'exception. En revanche, on rencontre souvent d'autres lésions du système uro-poétique, la pyélonéphrite, la néphrite parenchymateuse, la dégénérescence amyloïde. Le cancer utérin est rarement secondaire. Si on l'observe dans ces conditions, c'est presque toujours par les couches sous-péritonéales que se fait la propagation, et non par la muqueuse.

Les caractères macroscopiques de ces diverses néoplasies ne donnent pas grande indication sur leur structure histologique. A une certaine époque, quelques anatomistes, à l'exemple de Lebert, crurent qu'il existait des éléments anatomiques spécifiques, caractéristiques du cancer, la cellule cancéreuse. Les cliniciens d'alors s'élevèrent avec raison contre ces prétentions des histologistes. En effet, nous ne connaissons aujourd'hui aucune cellule spécifique, et ce n'est que par la disposition, le groupement des éléments, l'ensemble de la structure, qu'on peut classer une tumeur et faire un diagnostic anatomique précis.

Les espèces histologiques qu'on rencontre le plus souvent sur le col utérin sont : le carcinome, l'épithéliome pavimenteux avec des globes épidermiques, l'épithéliome tubulé, et l'épithéliome à cellules cylindriques.

Le carcinome primitif du col utérin est presque toujours encéphaloïde. Cependant il est fait mention dans les auteurs de quelques cas de squirrhe ou de carcinome colloïde. Mais il faut tenir compte de ce fait que le carcinome, qui paraît dur au début, se ramollit et prend l'aspect mou de l'encéphaloïde lorsque la tumeur s'étend.

C'est surtout le carcinome qui donne lieu à ces grosses tumeurs en champignon, remplissant, dans quelques cas, la plus grande partie du vagin. C'est aussi le carcinome qui a le plus de tendance à détruire promptement tous les tissus ambiants et à se reproduire sur des organes éloignés. A l'examen histologique, on trouve, au milieu d'un stroma fibreux, des alvéoles remplis d'éléments polymorphes, sans disposition régulière.

Les caractères qui rapprochent l'épithéliome de certains carcinomes paraissent s'accentuer de plus en plus, à mesure qu'on étudie davantage la structure et le développement des tumeurs. La division qu'on avait établie, au point de vue de la différence d'origine blastodermique des deux produits pathologiques, n'est pas aussi tranchée qu'on l'avait cru pendant longtemps. Les progrès de l'anatomie générale nous ont montré que la loi de Remak et de His, quoique vraie dans bien des circonstances, a été trop généralisée.

L'épithéliome pavimenteux s'observe fréquemment sur le col utérin. Dans les nombreux cas que nous avons déterminés histologiquement, c'est cette variété que nous avons rencontrée le plus souvent. L'épithéliome pavimenteux lobulé, avec globes épidermiques, est presque toujours reconnaissable à l'œil nu. On voit des parties blanchâtres, peu vasculaires, d'un aspect cireux, dont la dureté contraste avec la friabilité. La surface de section est sèche, couverte de petits grumeaux incolores, qu'on détache en grand nombre par le raclage, et qui consistent en masses épithéliales, au milieu desquelles on rencontre des globes épidermiques.

Dans la forme tubulée, les tubes, de dimensions variables, remplis de cellules pavimenteuses, sont séparés les uns des autres par le tissu fibro-musculaire utérin. Ces deux variétés de tumeurs se reproduisent avec les mêmes caractères dans les bourgeons et les nodosités secondaires qu'on rencontre dans leur voisinage. Il est rare d'observer dans cette forme histologique des métastases vers des organes éloignés. On en a cependant signalé quelques cas.

L'épithéliome cylindrique constitue, en général, des tumeurs molles, contenant des lacunes, de petits kystes visibles à l'œil nu, et donnant au raclage du suc lactescent comme le carcinome. Ces lacunes sont tapissées de cellules cylindriques, qui revêtent également les anses vasculaires saillantes à leur surface interne. Ces épithéliomes se propagent souvent dans leur voisinage et se généralisent plus fréquemment que ceux de la variété pavimenteuse. Ils présentent quelquefois une apparence polypeuse, qui pourrait les faire confondre avec certains polypes muqueux de nature bénigne.

En dehors de quelques caractères cliniques plus ou moins en rapport avec chaque espèce histologique, toutes les variétés anatomiques du cancer utérin se ressemblent par leur marche et par leur gravité. Néanmoins deux facteurs principaux semblent contribuer à augmenter ou diminuer la promptitude de la marche et de la généralisation de ces tumeurs : d'un côté le néoplasme envahissant, d'un autre les tissus envahis, qui réagissent plus ou moins et d'une façon différente.

L'élément anatomique néoplasique a une puissance proliférante plus ou moins grande, selon son âge et selon qu'il marche vers la forme adulte ou qu'il reste à l'état jeune. D'un autre côté, le terrain sur lequel il se développe peut ne présenter qu'une réaction nulle ou exubérante, mais sans direction déterminée, et dans ces deux cas la maladie a une marche prompte et se généralise facilement. Quand, au contraire, la réaction est active et tend à former du tissu fibreux, celui-ci oppose une barrière au produit pathologique, qui reste localisé sur un point. Des faits de ce genre sont évidents pour certains épithéliomes de la face, très-bien nommés par les Anciens *noli me tangere*. Stationnaires pendant longtemps, ils présentent tout d'un coup, sous l'influence d'une irritation quelconque, d'une cautérisation superficielle, une marche rapide, qui les amène à produire promptement de vastes pertes de substance.

La symptomatologie du cancer utérin varie considérablement avec les périodes de la maladie. Dans les premiers temps, on n'observe souvent que des phénomènes insignifiants, tels que sentiment de pesanteur ou de plénitude dans le bassin, tiraillements dans la région lombaire.

Cette innocuité apparente du cancer utérin au début a frappé tous ceux qui se sont occupés de cette question. Dans les périodes avancées, les lésions cancéreuses peuvent encore ne se manifester par aucun des signes cliniques ordinaires et n'être reconnues qu'à l'autopsie.

L'hémorrhagie est un des premiers symptômes qui attirent l'attention des malades, et elle manque rarement dans les premières phases. Tantôt elle commence par une simple ménorrhagie. Les règles durent plus longtemps qu'à l'ordinaire, leur abondance est augmentée. Ou bien c'est une perte intermenstruelle qui ouvre la scène. La métrorrhagie s'arrête sous l'influence du repos, pour reparaître de nouveau au bout de peu de temps. Chez les femmes qui ont atteint la ménopause, ces écoulements sanguins revêtent des formes variables, soit irrégulières, soit présentant la périodicité des époques menstruelles. Pour les malades d'un certain âge, on doit toujours se méfier des assertions relatives à cette fonction. Fières de posséder encore cet attribut de la jeunesse, elles cherchent quelquefois à en imposer à leur médecin et à se faire illusion à elles-mêmes.

Dans l'intervalle des pertes sanguines, on observe un écoulement séreux dont les caractères sont importants à connaître. Le liquide qui le constitue ne ressemble ni au mucus gélatiniforme fourni par les glandes du col ni au produit muco-purulent de la métrite chronique. Il empèse le linge à la façon d'un liquide muqueux et peu épais. Sa coloration roussâtre l'a fait comparer à du jus de viande. Souvent inodore au début, il contracte plus tard une odeur de putridité infecte, qui manque rarement dans les périodes avancées de la maladie. Ses autres caractères se modifient également, à mesure que l'affection fait des progrès. Il devient sanieux, purulent, contenant du sang, du putrilage, des débris de tissus sphacélés.

Les malades présentent de bonne heure des troubles digestifs, une diminution de l'appétit, des douleurs gastralgiques, des vomissements, qui ne sont nullement en rapport avec une généralisation du côté de l'estomac, complication rare du reste. Le prurit vulvaire, les manifestations sympathiques du côté des seins, signalés par beaucoup d'auteurs, n'ont rien de spécial et sont loin de se rencontrer dans tous les cas. Les douleurs manquent presque toujours au début, et sont exceptionnelles dans les premières périodes. Il existe quelquefois des troubles de la miction et de la défécation, même avant que le néoplasme ait envahi la vessie ou le rectum.

Dans les phases plus avancées de la maladie, les souffrances acquièrent un degré extrême d'acuïté et commencent surtout à se manifester quand les nerfs sont comprimés et que le tissu cellulaire du bassin est atteint. La péritonite joue aussi un certain rôle dans ces phénomènes douloureux.

A mesure que les lésions progressent, l'amaigrissement s'accentue de plus en plus. On voit apparaître une teinte jaune paille des téguments, de la bouffissure de la face, de l'ascite, de l'œdème des membres inférieurs, ou de la *phlegmasia alba dolens*, sous l'influence de thromboses veineuses. Cet ensemble de symptômes constitue ce qu'on désigne sous le nom de cachexie cancéreuse. La fièvre hectique s'allume, les malades n'ont plus de repos ni jour ni nuit, tombent dans le marasme, et la mort arrive peu à peu, sous l'influence de l'affaiblissement général de l'organisme.

Les inconvénients résultant des fistules vésico et recto-vaginales, qui constituent quelquefois de véritables cloaques, compliquent souvent les dernières phases de la maladie. Dans les périodes ultimes, les hémorrhagies peuvent cesser. Elles sont du reste rarement la cause immédiate de la mort.

La terminaison funeste est également amenée par une péritonite intercurrante, par des complications pulmonaires ou emboliques. La septicémie s'observe peu souvent dans ces conditions. Cette rareté est due, probablement, à la réaction des tissus avoisinant le néoplasme, qui opposent une sorte de barrière à l'introduction des matières septiques dans lesquelles baigne le col. La fréquence plus grande des accidents de ce genre après les manœuvres opératoires vient encore à l'appui de cette interprétation.

Les lésions qui se produisent du côté des reins sont souvent aussi la cause de la mort dans le cancer utérin. Les accidents urémiques revêtent tantôt la forme aiguë, tantôt la forme chronique, et se manifestent alors par des symptômes convulsifs ou comateux à marche lente. Les malades se plaignent de céphalalgies violentes. Elles présentent, d'une façon irrégulière, des vomissements, de la diarrhée, des convulsions partielles, de la dyspnée, des troubles de la vision.

Ces phénomènes s'accompagnent d'un abaissement progressif de la température centrale. En même temps on constate une diminution ou une suppression plus ou moins complète de l'excrétion urinaire, et la mort arrive après une période comateuse. Quelquefois on observe un coma foudroyant, comme dans une attaque d'apoplexie.

Nous avons rencontré des cas s'accompagnant de rétention d'urine due aux végétations développées dans la vessie ou dans l'urèthre.

Le toucher permet de constater, chez la plupart des sujets, déjà à une période peu avancée du cancer, une fixation, une immobilité presque complète de l'utérus. Cette sorte d'enclavement de l'organe utérin est un signe important au début. Dans la forme ulcéreuse, le doigt rencontre une ulcération en entonnoir, à bords durs, saillants, irréguliers. Dans les formes végétantes, on reconnaît l'existence de nombreuses granulations arrondies, fermes, résistantes, tranchant par leur dureté sur la mollesse des tissus ambiants. Ces granulations augmentent rapidement de volume, s'agglomèrent, et arrivent à former ces végétations en choux-fleurs, ces énormes champignons, que l'on observe plus tard. Parfois, au début, ces productions donnent au doigt une sensation qui rappelle la surface d'une verrue.

Dans l'infiltration, le col est gros, irrégulier, bosselé, de consistance variable selon les points. Ainsi à côté d'un point dur, semi-ligneux, on en trouve un autre mou, presque fluctuant.

L'introduction du spéculum est souvent difficile chez les malades atteintes de cancer utérin. L'instrument doit être introduit avec précaution, et les valves modérément écartées, dans la crainte d'occasionner une hémorrhagie. En outre, on a fréquemment de la peine à saisir le col, soit à cause de ses dimensions énormes, soit à cause de la fixation et de l'immobilité de l'utérus. La muqueuse présente par places une nuance violacée, remplacée ailleurs par un aspect pâle et blanchâtre. Ou bien on voit des végétations, également violacées, blafardes, saignant au moindre contact. Ces excroissances, de formes et de dimensions diverses tranchent, par leur couleur, sur la teinte pâle et anémique des tissus qui les supportent. Ces différences de coloration d'un point à un autre se rencontrent également dans les formes ulcéreuses et sont presque caractéristiques.

Le diagnostic du cancer utérin, généralement si facile dans les périodes avancées, est parfois très-embarrassant à établir pendant les phases initiales. Pour différencier l'affection cancéreuse de l'inflammation simple de la muqueuse, le caractère de l'écoulement est un signe important. Muqueux, muco-purulent, plus ou moins épais dans la métrite, il devient séreux et roussâtre dans le cancer. L'odeur repoussante des liquides, quoique accompagnant plus fréquemment les productions malignes, peut également être observée dans les inflammations chroniques simples de l'utérus.

La forme ulcéreuse, au début, est souvent difficile à distinguer d'avec les ulcérations banales qui accompagnent la métrite. Celles-ci sont généralement rouges, leurs bourgeons exubérants ressemblent à des bourgeons de tissu cicatriciel, tandis que, dans le cancer, ils ont une coloration violacée, livide, qui tranche sur la pâleur et la couleur blanche de la muqueuse ambiante. L'ulcération cancéreuse est creuse, irrégulière, à bords élevés et infiltrés, tous caractères moins accusés dans celle de nature bénigne. Le tissu qui entoure l'érosion simple est mou, plus ou moins induré déjà au début du cancer. La facilité de séparer par le raclage des petits fragments des points envahis plaiderait en faveur d'une production maligne. Enfin, si spontanément ou sous l'influence des topiques la lésion tend à se cicatriser sur ses bords, c'est qu'elle n'est pas d'origine cancéreuse.

Il est encore plus malaisé de différencier l'infiltration carcinomateuse du col, quand la muqueuse est saine, d'avec certaines variétés de métrites chroniques. Les nodosités situées au-dessous de l'épithélium indiquent une affection de mauvaise nature. Ces nodosités isolées, dures, plus consistantes que les tissus voisins, présentent une couleur bleuâtre, violacée. Mais ces saillies arrondies, disséminées, n'existent pas toujours, et le col atteint de cancer est alors très-gros, dur et régulier. Ce sont ces derniers cas qu'il est quelquefois impossible, à un premier examen, de distinguer d'avec une hypertrophie simple ou une induration chronique. Il est prudent, dans ces cas-là, de réserver son pronostic, que la marche ultérieure de la maladie ne tardera pas à fixer.

Le moyen de différenciation conseillé par Spiegelberg, consistant dans la dilatation du col avec l'éponge préparée, ne nous paraît pas présenter les avantages annoncés par son auteur.

L'examen histologique des parcelles obtenues par le raclage ne peut, la plupart du temps, fournir des renseignements suffisants. Mais il n'en est plus de même, si l'on excise une certaine portion du tissu malade, ainsi que Ruge et Veit l'ont montré, avec figures à l'appui. Rien qu'à la vue des figures publiées par ces auteurs, n'importe qui, au courant de l'histologie pathologique, peut faire un diagnostic.

Le chancre phagédénique du col présente parfois la plus grande ressemblance avec une ulcération cancéreuse. Nous en avons observé un cas où le diagnostic au moyen du spéculum était impossible à établir. Mais il n'en était plus de même, si on avait recours au toucher. En effet, par ce mode d'exploration, on constatait que l'utérus était mobile, et qu'il n'était pas augmenté de volume dans son ensemble. En outre, les tissus qui avoisinaient l'ulcération étaient de consistance normale. Ces caractères nous permirent d'affirmer la nature de la lésion, et la suite confirma de tous points notre diagnostic, car la malade était complétement guérie au bout de quelques semaines, sous la seule influence de pansements iodoformés.

Les difficultés de se faire une opinion sont quelquefois augmentées par le fait d'un rétrécissement du vagin, siégeant au-dessous des points envahis et empêchant le doigt de pénétrer jusqu'à la région malade. Ces rétrécissements du tiers supérieur du vagin peuvent exister chez les vieilles femmes, en l'absence de toute néoplasie, et donner également lieu à des sécrétions fétides; mais, dans ces cas, il n'y a pas d'hémorrhagie. En outre, le toucher rectal suppléera au toucher vaginal, et permettra de se rendre compte de l'état des parties et de juger la question.

La fréquence des erreurs de diagnostic explique pourquoi, à une certaine époque, on guérissait si souvent le cancer par l'amputation du col. C'est qu'on prenait pour des tumeurs malignes ce qui n'était que des hypertrophies simples, car le pronostic du cancer est presque toujours fatal, quelle que soit son espèce anatomique. Les rares faits rapportés de cures spontanées étaient probablement dus à des cas de métrites chroniques ou de polypes simples. Quoiqu'en amputant de bonne heure, la guérison est très-rare.

La durée du cancer utérin, très-variable selon les cas, paraît être en moyenne de douze à dix-sept mois. L'âge a une grande influence sur la marche de l'affection. Tandis que, pour les femmes jeunes, la terminaison fatale arrive souvent au bout de six à huit mois, quelquefois même au bout de trois mois, pour les sujets avancés en âge la vie peut se prolonger pendant plusieurs années. Nous avons recueilli nous-même des observations chez des femmes de soixante-huit et soixante-dix ans, chez lesquelles la maladie avait duré cinq et six ans, après que nous en avions constaté pour la première fois les caractères bien accentués, ce qui nous permettait de faire remonter le début à une époque encore plus reculée. On a du reste rarement l'occasion d'étudier les premières manifestations du cancer, à cause de la bénignité apparente de la période initiale.

Le cancer utérin n'est point une cause absolue de stérilité. La conception a lieu souvent dans ces conditions, mais, en général, la grossesse est interrompue. D'autres fois elle arrive à son terme, ou même se prolonge jusqu'à onze, douze et dix-sept mois. Les rapports du cancer avec la grossesse présentent un sujet d'études des plus intéressants et des indications thérapeutiques spéciales dont nous n'avons pas à nous occuper ici (voy. GROSSESSE, ACCOUCHEMENT).

Un grand nombre de médicaments internes ont été tour à tour préconisés contre le cancer utérin. L'arsenic, la ciguë, l'iode, la térébenthine de Chio, conseillés à différentes époques, n'ont aucune action sur sa marche ni sur son développement. Les cas de guérison, cités comme s'étant produits sous l'influence de ces divers traitements, étaient très-probablement dus à des erreurs de diagnostic.

La destruction du néoplasme au moyen de caustiques n'a pas donné de résultats satisfaisants, soit qu'on ait employé l'électrolyse, soit qu'on ait eu recours à la potasse, au chlorure de zinc, aux acides phénique, pyrogallique, chromique, aux solutions de brome. Tous ces procédés ne sont jamais que des palliatifs. Néanmoins ils rendent quelques services quand, par une raison ou par une autre, on ne peut pas intervenir chirurgicalement.

Nous avons employé avec avantage, pour cautériser le col utérin atteint de cancer, le mélange suivant:

Acide phénique cristallisé	4 grammes.
Iode métalloïdique	1 —
Alcool	10 —

On porte le liquide caustique sur les points malades au moyen d'un peu d'ouate enroulée à l'extrémité d'un hystéromètre ou d'une tige quelconque. Immédiatement après chaque cautérisation l'excès de liquide est chassé par une injection à grande eau. Il est encore plus prudent de placer au fond du spéculum, tout autour de la région sur laquelle on veut agir, des bourdonnets d'ouate imbibés d'une solution de carbonate de soude, afin de mieux protéger les culs-de-sac et les parois vaginales. Nous avons vu, à la suite de ces cautérisations, l'écoulement sanieux et les hémorrhagies diminuer, un certain nombre de végétations disparaître. Les injections intra-parenchymateuses avec le chlorure de zinc ou le perchlorure de fer, tentées il y a quelques années, sont à peu près abandonnées aujourd'hui. On doit encore, à titre de moyens palliatifs, conseiller les injections vaginales, dont la composition variera avec la période de la maladie. Au début, on peut employer les solutions de perchlorure de fer, de tannin, d'acide pyroligneux, l'eau oxygénée. Plus tard, les irrigations désinfectantes, avec une des solutions suivantes:

Eau	500 grammes.
Permanganate de potasse	20 —

ou bien:

Acide thymique	10 grammes.
Alcool	200 —

On fera plusieurs injections par jour, en additionnant chaque injection de la valeur d'un verre d'eau, d'une cuillerée à bouche de l'une de ces deux solutions.

Dans l'intervalle on ordonnera des pansements avec des suppositoires calmants, avec des solutions de chlorate de potasse, d'hydrate de chloral, ou avec la poudre de quinquina et d'écorce de chêne, additionnés d'acide salicylique et thymique. L'iodoforme est, de tous les topiques, celui qui nous a donné les meilleurs résultats. N'était son odeur pénétrante, nous le préconiserions de préférence à tout autre. Nous l'incorporons à de volumineux suppositoires vaginaux ainsi composés :

```
Iodoforme. . . . . . . . . . . . . . . . . . . .   1 gramme,
Extrait d'opium. . . . . . . . . . . . . . . . .   30 centigrammes.
Essence de menthe ou de bergamote . . . . . .   10 gouttes.
Beurre de cacao. . . . . . . . . . . . . . . . .   10 grammes.

     Pour un suppositoire.
```

Les douches d'acide carbonique, les pulvérisations de chloroforme dans le vagin, qui donnent de bons résultats dans certaines affections douloureuses des organes génitaux, nous ont paru inefficaces dans le cancer. Le chloral, les injections hypodermiques de chloroforme, pourront être tentés. Mais le moyen préférable à tous et le seul vraiment actif, c'est la morphine.

La région supérieure de la cuisse, au voisinage du grand trochanter, par son peu de sensibilité, offre un siége d'élection pour les piqûres hypodermiques. C'est, en effet, le procédé préférable dans les cas de ce genre. L'administration de l'opium par les voies digestives ne peut pas être continuée pendant longtemps sans donner lieu à des troubles gastriques : aussi doit-on recourir à la méthode sous-cutanée, en ayant soin de commencer par de petites doses, dans le double but d'éviter l'accoutumance et de tâter la susceptibilité individuelle du sujet. Au début on injectera de 5 à 10 milligrammes de chlorhydrate de morphine. Dans les périodes avancées, on est allé quelquefois jusqu'à 40 centigrammes par jour. Quelle que soit la dose que l'on croit pouvoir atteindre, il est important de ne jamais laisser l'administration de la morphine à la disposition des malades, sinon elles en arrivent presque fatalement à en abuser et à devenir morphinomanes.

Les inconvénients résultant de l'usage de la morphine sont en partie atténués, si on lui associe de petites doses d'atropine, dans les proportions suivantes (Brown-Séquard) :

```
Eau distillée. . . . . . . . . . . . . . . . . .   50 grammes.
Sulfate de morphine.. . . . . . . . . . . .  . . .   1    —
Sulfate neutre d'atropine.. . . . . . . . . . .   0,05 centigrammes.
```

dont on injecte 10 gouttes avec une seringue de Pravaz.

Certaines complications présentent des indications particulières. Contre l'hémorrhagie on essayera les irrigations continues d'eau froide additionnée de perchlorure de fer. On donnera à l'intérieur une potion astringente au ratanhia. L'ergot de seigle, si utile dans les métrorrhagies dues à des corps fibreux, a généralement peu d'action sur celles qui dépendent d'un cancer. Si la perte de sang devenait inquiétante, on pratiquerait le tamponnement. Contre les troubles digestifs et les vomissements, on donnera les aliments froids et en petite quantité à la fois, pour boisson, de l'eau de Vichy, du vin de Champagne frappé. Enfin, si la malade supporte bien le lait, on la mettra à la diète lactée, avec ou sans addition de poudre de viande.

L'alimentation forcée au moyen d'un tube, qui donne de si bons résultats chez les phthisiques (Debove), pourrait être également employée dans les cas de vomissements incoercibles chez les cancéreux.

Pour lutter contre la constipation ou les selles douloureuses qui accompagnent si fréquemment le cancer utérin, les lavements froids auxquels on ajoute une ou deux cuillerées de glycérine ou d'huile de ricin sont préférables aux purgatifs introduits par la bouche.

S'il existe de l'albumine dans l'urine, et qu'on observe le début des accidents urémiques, on cherchera à agir sur l'intestin au moyen des purgatifs drastiques, le jalap, la scammonée, 15 à 20 grammes d'eau-de-vie allemande. En même temps on fera pratiquer des frictions sèches sur la peau avec un linge rude, ou des lotions générales froides souvent répétées.

Enfin, pendant toute la durée de la maladie, on cherchera à soutenir les forces de la malade par une bonne hygiène, par l'administration du quinquina, par une alimentation aussi substantielle que possible, associée à l'usage de petites quantités de vins généreux.

L'amputation du col doit être tentée, si le néoplasme semble encore limité et qu'on croie possible d'opérer au delà des points envahis. Même dans ces cas, en apparence favorables, les guérisons radicales sont rares, et la maladie récidive le plus souvent. Les observations anciennes, et toutes celles où la partie amputée n'a pas été soumise à un examen histologique sérieux, ne doivent être admises qu'avec une grande réserve. Malgré le peu d'espoir qu'a le chirurgien d'obtenir un résultat durable, il arrive ainsi à prolonger l'existence. Surtout dans les variétés ulcéreuses, s'il est possible d'enlever toute la région atteinte, que l'utérus soit mobile et par conséquent le péritoine sain, l'intervention est indiquée. Mais on ne doit pas oublier que quelquefois une opération incomplète donne une nouvelle vigueur, un coup de fouet, pour ainsi dire, à la puissance proliférante de l'affection cancéreuse, qui affecte une marche encore plus rapide. Dans l'infiltration, il est presque toujours impossible d'opérer en tissu sain, et il faut recourir à l'ablation totale de l'utérus.

Pour pratiquer l'amputation du col utérin atteint de cancer, on a à choisir entre plusieurs procédés : l'instrument tranchant, bistouri, ciseaux, thermocautère, l'écraseur, l'anse galvano-caustique. Lorsqu'on emploie les ciseaux, l'index et le medius gauche, introduits dans le vagin, servent à saisir le col avec les mors d'une pince de Museux, dont les branches seront maintenues dans la paume de la main. Ces mêmes doigts rempliront le rôle de conducteur pour les ciseaux courbes à longues branches, avec lesquels on sectionnera lentement les tissus. L'amputation terminée, on introduit le spéculum, et après avoir détergé les parties au moyen d'injections froides on badigeonne la surface de section avec le perchlorure de fer et on la recouvre de tampons d'ouate imbibés de la même substance en solution. Quelques chirurgiens conseillent de revêtir la partie amputée avec des lambeaux de la muqueuse. Ce procédé nous paraît plutôt indiqué dans les hypertrophies simples que dans les affections cancéreuses.

Après l'opération, il faut surveiller la cicatrisation, cautériser au fer rouge ou à l'acide chromique les bourgeons trop exubérants, et empêcher que le tissu cicatriciel amène une oblitération de l'orifice utérin. Pour l'amputation du col, l'écraseur présente l'inconvénient qu'on a de la peine à limiter son action. Si on implante préalablement des aiguilles croisées dans le col, cette manœuvre oblige à opérer sur l'utérus des tractions dangereuses, et la plupart des instruments inventés dans le même but sont d'un maniement et d'un emploi difficiles. Le serre-nœud, conseillé par quelques chirurgiens, est souvent insuffisant.

L'anse galvano-caustique, chauffée au rouge sombre, constitue un des meilleurs procédés opératoires. Quelquefois elle est difficile à placer, à cause de l'étroitesse du vagin, du volume et de la forme de la tumeur. Le fil, recourbé en anse, est porté par les doigts indicateurs, ou par un instrument spécial, en suivant la paroi antérieure du vagin, jusque dans le cul-de-sac postérieur. Dès que l'anse est convenablement située, on met les deux bouts des fils de platine en rapport avec les tiges du galvano-cautère, et on les fixe sur un petit treuil qui permet de serrer à volonté. Il ne reste plus qu'à faire passer le courant d'une pile au bichromate de potasse, en ayant soin de ne pas dépasser le rouge sombre. Après l'opération, on cautérise les régions qui pourraient fournir du sang. Tous ces modes opératoires ne permettent pas d'agir exactement sur tel ou tel point qu'on veut atteindre. C'est pourquoi beaucoup de chirurgiens préfèrent se servir du thermocautère, au moyen duquel on peut bien mieux détruire tous les îlots paraissant malades.

Pour l'amputation totale du col, dans les cas de cancer, Schrœder conseille l'opération dite supra-vaginale. Après avoir isolé complétement le col, on peut faire l'excision des parties situées même au-dessus de l'orifice interne. Cette méthode est encore applicable quand le néoplasme s'est propagé jusqu'aux culs-de-sac vaginaux. D'après ce procédé, de chaque côté de la portion vaginale, à quelque distance des points paraissant malades, on introduit dans le cul-de-sac antérieur une aiguille fortement recourbée. Cette aiguille doit ressortir dans le cul-de-sac postérieur, en traversant le tissu cellulaire circum-utérin. Les deux fils, après avoir été liés, permettent d'abaisser commodément le cul-de-sac vaginal et l'utérus. Ils seront en outre employés pour la ligature des branches inférieures des artères utérines, et serviront de sutures profondes quand la section du segment cervical sera complète. Le col, fixé avec des pinces de Museux, doit être incisé circulairement à 1 centimètre environ, en dehors des points paraissant malades, et isolé ensuite avec le doigt et le manche d'un scalpel. On coupe avec le bistouri les tissus résistants et les vaisseaux.

Si on vient à ouvrir le péritoine qui tapisse le cul-de-sac postérieur, on suture la plaie ainsi produite avec du catgut. Quand on a isolé le col assez loin pour être sûr d'avoir dépassé les limites de la région envahie par le cancer, on sectionne les tissus au moyen d'un bistouri pointu à double tranchant, en se dirigeant vers l'orifice interne. On commence par la lèvre antérieure, pour attaquer ensuite la lèvre postérieure. L'hémorrhagie est généralement peu abondante. On fait l'hémostase en appliquant une douzaine de sutures. Chaque fil sera passé à travers la paroi vaginale, comprendra une partie du moignon cervical, et ressortira dans le cul-de-sac postérieur. Un certain nombre de ces fils seront placés profondément, afin d'éviter l'accumulation du sang entre la muqueuse vaginale et le moignon de l'utérus.

Le traitement consécutif est des plus simples. Les injections vaginales et l'application de tampons ne sont indiquées que s'il survient de la fièvre, ou si l'écoulement est très-abondant.

Lorsqu'une hémorrhagie tardive vient à se produire, on lie les points qui donnent du sang, ou bien on applique sur la plaie un tampon imbibé de perchlorure de fer. Dans ces cas, le fer rouge rendra parfois des services. Si des granulations s'opposaient à la réunion par première intention, on cautériserait ces points avec l'acide chromique.

Quand on fait l'ablation totale d'un col atteint de cancer, il arrive fréquemment de léser le péritoine ou la vessie. Si les déchirures ou incisions présentent peu d'étendue, il faut égaliser leurs lèvres et les suturer à mesure. Mais, si on a produit des déchirures étendues et irrégulières, il peut être indiqué d'enlever l'organe utérin en totalité.

La septicémie peut apparaître, à la suite d'une infection produite pendant l'opération elle-même, ou plus tard par l'altération des liquides sécrétés.

Quels que soient du reste le procédé opératoire et le mode d'intervention qu'on adopte pour les affections de l'utérus, *l'antiseptie s'impose comme une des principales conditions du succès*, non-seulement pendant et après l'opération, mais encore dans la période qui précède. Les malades doivent être soumises régulièrement, huit ou dix jours avant d'être opérées, à des injections antiseptiques et à l'introduction de tampons iodoformés. Nous ne saurions trop insister sur l'importance de ces précautions.

Lorsque les lésions remontent au-dessus de l'orifice interne, on doit recourir à l'ablation totale de l'utérus. Les améliorations apportées dans le manuel opératoire de l'hystérectomie vaginale nous la font considérer aujourd'hui comme préférable à l'amputation du col, même quand les lésions sont encore localisées au segment cervical. Nous n'insistons pas ici sur les indications et les méthodes concernant cette opération, dont nous nous occuperons en détail dans le paragraphe suivant, à propos du cancer du corps utérin.

La destruction du col peut être également obtenue au moyen des flèches de Canquoin, introduites dans la profondeur des tissus. Si l'on recourt à ce procédé, les parties environnantes doivent être protégées contre l'action du caustique par des bourdonnets d'ouate, quoique les flèches de Canquoin, grâce à la farine qui leur est incorporée, soient moins déliquescentes que le chlorure de zinc pur. La douleur qui résulte de cette cautérisation, très-variable selon les sujets, sera calmée par les injections hypodermiques de morphine. L'emploi des flèches caustiques, très en honneur il y a quelques années, sera, croyons-nous, de plus en plus abandonné, grâce aux succès croissants des interventions plus nettes et plus radicales.

Il y a parfois indication, chez les malades atteintes de cancer du col utérin, de pratiquer des opérations palliatives. C'est ainsi qu'au moyen des cautérisations on peut arrêter, pour quelque temps, les hémorrhagies et les écoulements sanieux. Le même résultat sera obtenu, dans d'autres cas, par l'excision de masses plus ou moins pédiculées. Enfin, dans certaines circonstances, on obtient de bons résultats, en employant successivement ou en combinant ensemble la curette, le fer rouge et les caustiques.

Cancer du corps de l'utérus. Le cancer du corps, plus que celui du col, semble se développer chez les femmes âgées. Il résulte des statistiques que, pour ce dernier, le maximum de fréquence s'observe de 40 à 50 ans, tandis que, pour le premier, ce maximum existerait plutôt entre 50 et 60. Mais les observations publiées de cancer primitif du corps sont encore trop peu nombreuses pour qu'on puisse attacher grande importance, sur ce point, à des chiffres de statistique.

Le plus souvent le cancer du corps de l'utérus est secondaire, et consécutif à des lésions du col. Dans quelques cas cependant, et ce sont surtout ceux dont il est question dans ce chapitre, le cancer débute par le corps, le segment cervical étant complétement indemne. Les auteurs ne sont pas d'accord sur la fréquence relative des deux variétés. Tandis que ce rapport serait de 6 pour 100 d'après les uns, d'autres le portent à peine à 1 pour 400. En somme, le cancer limité au corps utérin paraît être une affection rare. Elle l'est cependant moins qu'on ne le croit, parce que souvent elle n'est pas diagnostiquée.

Dans cette région, le cancer revêt, tantôt la disposition d'une infiltration avec tumeur et nodosités disséminées, ne se réunissant pas en une seule masse, comme les fibro-myomes; d'autres fois il se développe plutôt aux dépens de la muqueuse, et constitue une tumeur plus ou moins circonscrite, présentant une vague ressemblance avec certains polypes muqueux. Ce second processus paraît être le plus fréquent. Les glandes subissent les premières modifications apparentes, leur épithélium, de cylindrique qu'il était, devient pavimenteux. Quelle que soit leur variété anatomique, ces néoplasmes ne tardent pas à s'ulcérer, à degénérer, et à tomber en putrilage. Dans la plupart des cas où l'examen histologique a été fait il s'agissait de carcinomes. Un de ceux que nous avons eu l'occasion d'étudier était un épithéliome cylindrique.

Le cancer du corps donne lieu aux mêmes symptômes que celui du col. Dans les deux on observe des métrorrhagies, l'écoulement d'un liquide roussâtre et souvent putride. Les douleurs semblent être plus aiguës et se manifester de meilleure heure, lorsque le corps est atteint. Les accidents péritonitiques sont aussi plus fréquents dans ce cas. L'utérus lourd, le plus souvent fixé, est dur, uniformément volumineux. Le col possède la longueur et la consistance normales, à moins que le néoplasme, tendant à se pédiculiser, ne gagne le voisinage de l'isthme. Dans ce cas, le col peut être effacé et entr'ouvert. Dans les périodes avancées, on observe des signes de cachexie, comme dans les néoplasies cervicales.

Le cancer primitif du corps de l'utérus, la région cervicale restant indemne, n'est souvent reconnu qu'à l'autopsie. Surtout au début il est bien difficile de le distinguer d'avec la métrite, les corps fibreux ou certaines polypes muqueux. La succession des troubles morbides ultérieurs viendra bientôt dissiper tous les doutes, d'autant plus que l'évolution des tumeurs malignes du corps utérin a généralement une marche très-rapide. L'examen histologique des débris obtenus au moyen de la curette fournira, dans bien des cas, des renseignements précieux. Dans les périodes avancées, les manifestations de la cachexie cancéreuse viendront encore faciliter la distinction.

Le traitement symptomatique que nous avons indiqué pour le cancer du col s'applique également, au moins dans ces points principaux, au cancer du corps. Nous n'avons donc point à y revenir.

Comme intervention chirurgicale, on pourrait, si le col est absolument sain, recourir à l'extirpation partielle de l'utérus (amputation supra-vaginale). Cette opération réservée autrefois pour certains fibro-myomes volumineux a été récemment tentée pour des tumeurs malignes. Mais, dans la plupart des cas de cancer du corps, l'ablation totale est préférable. Celle-ci se pratique de deux façons différentes : ou par la voie abdominale (laparohystérectomie), ou par la voie vaginale (kolpohystérectomie).

Pour les deux procédés, il est important de désinfecter les régions sur lesquelles on doit agir, plusieurs jours à l'avance, au moyen d'injections, de lavages antiseptiques, et de l'introduction dans le vagin d'ouate iodoformée. L'intestin sera vidé au moyen de purgatifs et d'un grand lavement.

La malade étant placée dans une position convenable et chloroformée, on commence l'incision immédiatement au-dessous de l'ombilic, et on la poursuit en suivant la ligne blanche jusqu'au mont de Vénus. Le péritoine est fixé dans l'angle inférieur de la plaie et réuni aux téguments abdominaux par deux ou trois sutures provisoires.

On maintient les intestins avec une serviette chaude bien désinfectée. Freund conseille de sectionner tranversalement les muscles droits au-dessus de leurs insertions pubiennes, afin de rendre plus accessible la cavité abdominale. Le champ opératoire ainsi mis à nu, l'utérus est attiré au dehors, au moyen d'une anse de fil passée à travers l'organe. On fait ensuite une triple ligature sur les deux ligaments larges, avec une aiguille courbe munie d'un long fil double. Le fil le plus inférieur doit embrasser l'artère utérine. Pour faire la ligature du ligament droit, l'utérus sera attiré en haut et à gauche. La même manœuvre sera faite en sens inverse pour l'autre côté.

Pour exciser l'utérus, on pratique sur sa face antérieure, à 2 centimètres au-dessus de la vessie, une incision horizontale qui divise le péritoine. On prolonge cette incision de chaque côté vers les ligaments larges. On divise de même le péritoine qui tapisse la face postérieure de l'utérus, à 2 ou 3 centimètres au-dessus du repli de Douglas. On fixe les lèvres du péritoine avec des fils de soie. Il s'agit ensuite, soit avec le manche d'un scalpel, soit avec les doigts, de dissocier le tissu cellulaire qui entoure le col jusqu'aux culs-de-sac vaginaux. Arrivé à ce point, on sectionne la paroi vaginale avec un couteau. Un ou deux doigts de la main gauche, introduits à travers la plaie ainsi produite, viennent à la recherche de la portion vaginale qui est attirée vers le bassin. Celle-ci est isolée peu à peu du vagin. On facilite beaucoup cette dissection en soulevant l'utérus.

Les anses de fil sont tirées en dehors par le vagin, en ayant soin d'exercer une traction plus forte sur les fils supérieurs, afin d'inverser les ligaments larges et d'obtenir ainsi, plus tard, une petite masse cicatricielle qui remplace l'utérus entre la vessie et le rectum. Les ovaires doivent être enlevés chez les malades qui n'ont pas atteint l'âge de la ménopause.

La toilette du péritoine étant faite selon les règles ordinaires, on ferme la plaie abdominale et on introduit dans le vagin un tampon d'ouate iodoformée. Les fils à ligature seront enlevés au bout de quatorze à dix-huit jours.

Quelques chirurgiens ont modifié ce procédé en combinant les méthodes d'ablation par la voie abdominale et vaginale. On commence alors par isoler le col du vagin avant l'ouverture de la cavité abdominale, ce qui permet ensuite, cette ouverture étant faite, de soulever l'utérus jusqu'au-dessus de la symphyse pubienne, et de le disséquer avec beaucoup plus de facilité. On a aussi généralement abandonné les ligatures en masse, et on préfère lier isolément chaque vaisseau. Par cette méthode, quand l'utérus est excisé en dedans des ligatures, que l'hématose est assurée, on attire les ligaments larges vers la plaie vaginale, et on introduit par ce canal un large drain (Bardenheuer).

L'extrémité inférieure du drain sera entourée d'ouate iodoformée. Il est important, immédiatement après l'opération, d'appliquer un bandage de corps qui embrasse bien la partie inférieure du thorax. On immobilise ainsi le diaphragme, on diminue les mouvements de l'intestin, et on facilite l'écoulement des produits sécrétés. Si la température s'élève, on fait, par le drain, des injections anti-septiques.

Pour pratiquer l'extirpation totale de l'utérus par la voie vaginale, la malade, préparée depuis quelques jours par des injections antiseptiques, est placée en travers du lit, le bassin légèrement élevé, les deux cuisses fléchies sur l'abdomen et soutenues par deux aides. L'orifice vaginal est maintenu béant, au moyen de deux écarteurs coudés, à lame étroite, placés latéralement, et d'un écarteur de Sims qui déprime la fourchette. On saisit fortement le col avec une pince de Museux et on abaisse doucement l'utérus. Les culs-de-sac vaginaux sont excisés circulairement à l'aide du bistouri, en commençant par la région antérieure. L'incision ne doit pas porter trop haut en avant, de peur de-léser la vessie. Celle-ci est décollée rapidement, au moyen des doigts, qui sentent le repli péritonéal au fond de la plaie. La vessie étant alors soulevée avec l'index de la main gauche, on attire le péritoine avec une pince introduite au ras de l'utérus, et on lui pratique une boutonnière. Les deux index introduits dans l'ouverture péri-tonéale la déchirent largement; une éponge montée est placée dans l'ouverture béante. On répète la même manœuvre en arrière, où elle est beaucoup plus facile, à cause de l'éloignement du rectum. L'utérus n'est plus maintenu que par les ligaments larges. Ceux-ci sont saisis dans une série de ligatures en masse, et l'organe utérin est excisé en dedans de ces ligatures, de manière à laisser au pédicule le plus de longueur possible. La manière de placer les ligatures n'est pas la même pour tous les chirurgiens. Les uns placent d'abord de chaque côté une ligature totale, qu'ils doublent en avant de deux ligatures partielles, pour les moitiés supérieure et inférieure du ligament. D'autres emploient des ligatures isolées, ou placent des ligatures en masse après applica-tion d'un clamp. Si, après l'excision de l'utérus, l'hémostase n'est pas com-plète, il faut essayer de saisir les vaisseaux qui donnent du sang dans une suture profonde, ou mieux appliquer un certain nombre de pinces hémostatiques. On a encore conseillé de remplacer les ligatures par de longues pinces, qu'on laisse à demeure pendant deux ou trois jours. Ce procédé d'hémostase, très-simple et facile à employer, diminue considérablement les dangers et les difficultés de l'opération (Richelot).

La plupart des chirurgiens, après l'extirpation de l'utérus, laissent la plaie vaginale béante, se contentant de remplir mollement la cavité vaginale avec des tampons d'ouate iodoformée. On laissera également ouverte la plaie péritonéale, en faisant des lavages antiseptiques à travers un drain. Quelques opérateurs sont favorables à l'occlusion du péritoine après l'ablation de l'utérus. Nous avons vu plusieurs succès obtenus sans recourir à cette complication dans le manuel opératoire.

La *décortication de l'utérus de son revêtement péritonéal* a été pratiquée avec succès par quelques chirurgiens. Mais l'adhérence du péritoine au tissu utérin , au-dessus du niveau de l'orifice interne, est tellement intime, qu'une dissection exacte est très-difficile. En outre, dans les cas de cancer, on s'expose-rait davantage à une récidive, en conservant le péritoine qui revêt l'organe malade.

L'extirpation totale de l'utérus ne doit être tentée, dans les cas de cancer, que si l'organe a conservé sa mobilité, et si on ne constate aucune infiltration du vagin ou des ligaments par le néoplasme. En tant qu'opération, les résultats sont de plus en plus encourageants. Mais l'amélioration produite est peu durable, et la récidive se montre ordinairement au bout de peu de temps.

Si l'on se décide à opérer, reste le choix de la méthode. Il résulte des faits publiés jusqu'à présent que l'extirpation par la voie vaginale est moins grave que l'ablation par la voie abdominale. Cependant cette dernière s'impose parfois, lorsque le corps de l'utérus est considérablement augmenté de volume, ou que l'on veut enlever également les ovaires.

Sarcome de l'utérus. Le sarcome de l'utérus, pas plus que les autres variétés de cancer, ne se développe guère sur des sujets jeunes. Très-rare avant la puberté, c'est entre quarante et cinquante ans qu'il présente son maximum de fréquence. Le sarcome utérin affecte tantôt une forme diffuse, tantôt, au contraire, il constitue des masses plus ou moins isolées. Les deux variétés n'ont rien de bien caractéristique, et peuvent se trouver réunies sur un même organe. Ces tumeurs, généralement très-vasculaires, molles, fongueuses, végétantes, sont limitées à la cavité du corps. Quelquefois elles font saillie à l'orifice cervical, et ressemblent alors à des débris de placenta. Les masses sarcomateuses adhèrent aux tissus sous-jacents par une large base ou par une partie rétrécie. Dans le second cas elles ne se pédiculisent jamais d'une façon aussi nette que les polypes fibreux ou muqueux de nature bénigne. Autour de la tumeur principale on rencontre des nodosités, des petites masses indurées, disséminées sous la muqueuse. La production néoplasique peut gagner le vagin, les tissus et les ganglions voisins et même des organes plus éloignés. L'utérus est augmenté de volume et forme plus tard une véritable tumeur abdominale.

Contrairement aux autres variétés de néoplasmes malins, le sarcome envahit beaucoup plus fréquemment le corps que le col de l'utérus. La muqueuse cervicale est rarement atteinte.

Le sarcome utérin revêt le plus souvent la forme encéphaloïde, et est constitué par de petites cellules rondes; d'autres fois on a affaire au sarcome fasciculé, c'est-à-dire composé d'éléments fusiformes. Ces deux variétés peuvent être réunies sur un même sujet.

On a décrit sous le nom de myxome enchondromateux du col utérin une forme de tumeur maligne contenant aussi parfois du tissu cartilagineux, et qui serait plutôt du myxo-sarcome.

Au point de vue clinique, le sarcome utérin peut rentrer dans la catégorie des cancers. On l'a parfois désigné sous le nom de fibro-myome récidivant. Il se manifeste surtout par des métrorrhagies alternant avec un écoulement séreux, roussâtre, souvent fétide. Les douleurs existent rarement dès le début, et sont moins vives et plus tardives que dans les autres formes de cancer. Les malades présentent tous les signes communs aux affections utérines en général : sentiment de pesanteur, de gêne dans le bassin, troubles digestifs. Peu à peu le faciès s'altère, l'amaigrissement fait des progrès, et l'ensemble de la santé se modifie profondément.

Les signes fournis par le palper et le toucher varient selon les cas. Tantôt l'utérus est augmenté de volume en totalité, d'autres fois on perçoit une tumeur abdominale fixée à l'organe et faisant corps avec lui. La surface est irrégulière, lobulée. Son volume peut atteindre les dimensions d'une tête de fœtus à terme. Si le néoplasme présente une forme polypeuse, le col est entr'ouvert et permet l'introduction du doigt dans la cavité cervicale. L'utérus, souvent mobile dans les premières périodes, perd plus tard cette mobilité, soit par le fait de la propagation du néoplasme aux tissus voisins, soit par la production d'adhérences.

Il est difficile de distinguer le sarcome d'avec les autres formes de cancer utérin, surtout des cancers du corps. Celui du col sera plus facile à différencier, les néoplasies de nature sarcomateuse laissant la muqueuse cervicale presque toujours indemne. L'examen histologique des produits éliminés spontanément, ou obtenus au moyen de la curette, permet seul de poser un diagnostic précis.

Le pronostic du sarcome utérin est extrêmement grave, un peu moins cependant que pour les autres produits cancéreux, en ce sens que sa marche est moins rapide et qu'on le voit quelquefois durer pendant dix ans, avec des intervalles d'amélioration apparente. Il récidive sur place et peut se généraliser, quoique moins souvent et moins vite que le carcinome. On n'a jamais observé, jusqu'à présent, de guérison radicale du sarcome, consécutivement aux opérations. Dans les cas cités comme tels, les malades n'avaient pas été suivies au delà de trois ans, espace de temps trop court pour permettre d'affirmer que le néoplasme ne se reproduira pas.

Plusieurs auteurs ont admis la possibilité pour les fibro-myomes de se transformer en sarcomes. On pourrait peut-être, par un examen insuffisant, prendre pour du sarcome un fibro-myome enflammé. Mais on a vu également des tumeurs, en apparence bénignes, longtemps stationnaires, acquérir tout d'un coup un développement considérable et donner lieu à des accidents rapidement mortels. Ces cas, tout à fait exceptionnels, sont encore obscurs aujourd'hui et demandent de nouvelles recherches pour être élucidés.

On est souvent réduit aux moyens palliatifs, dans le traitement du sarcome. Ceux-ci seront les mêmes que nous avons indiqués à propos du cancer utérin. Les injections intra-utérines ne sont pas dépourvues de danger dans ces circonstances. Aussi doit-on se contenter des injections vaginales, poussées avec peu de force.

Si la tumeur est accessible aux instruments, il y a indication de tenter une opération. Quand il existe un point rétréci, le manuel opératoire est le même que pour les polypes fibreux. Dans les cas de sarcome, les hémorrhagies sont beaucoup plus à craindre, ce qui a engagé quelques chirurgiens à ne sectionner qu'après ligature préalable. Contre les tumeurs diffuses, on peut employer la curette. Quel que soit le procédé mis en usage, on s'entourera de toutes les précautions antiseptiques, et la surface de la plaie sera cautérisée avec le perchlorure de fer, l'acide chromique ou le thermocautère. Le plus souvent la dilatation de la cavité cervicale est nécessaire pour arriver jusqu'au néoplasme, manœuvre qui expose d'autant plus à des accidents péritonitiques consécutifs que l'utérus est fixé. L'ablation totale de l'utérus, soit par la voie abdominale, soit par le vagin, peut être tentée dans les cas de sarcome. On a publié des guérisons obtenues par ce moyen, mais, nous le répétons, les opérées n'ont pas été suivies pendant assez longtemps pour permettre d'affirmer l'absence de récidive. Cependant l'intervention chirurgicale a paru avoir quelquefois des conséquences favorables, diminuer les métrorrhagies et prolonger la vie des malades. Elle sera surtout indiquée lorsque l'utérus est encore mobile.

DE SINÉTY.

UTRICARIA. Nom donné au *Nepenthes distillatoria* L., dont les feuilles sont en forme d'urne.

PL.

UTRICULAIRE (*Utricularia* L.). Genre de plantes Dicotylédones, qui a donné son nom au petit groupe des Utriculariées, considéré par les uns comme une famille distincte, par les autres comme se rattachant à la famille des Scrofulariacées dans laquelle il forme une tribu caractérisée par l'ovaire à placentation basilaire et par l'absence d'albumen.

Les Utriculaires sont pour la plupart des herbes aquatiques, vivant dans les eaux stagnantes. Feuilles submergées, découpées en une multitude de segments filiformes ou capillaires et munies d'un plus ou moins grand nombre de petites vésicules (*ascidies*), ovales ou oblongues, fermées par un opercule ordinairement entouré de filaments rameux; ces vésicules, remplies d'air, servent à maintenir la plante au milieu de l'eau. Fleurs hermaphrodites, pédicellées, accompagnées de bractées membraneuses et disposées en grappes à l'extrémité de rameaux aériens, dressés, dépourvus de feuilles. Calice bilabié; corolle en gueule, à gorge fermée par un palais saillant, bilobé, à tube presque nul, prolongé à la base en un éperon conique ou en forme de bosse, dirigé en avant. Androcée dimère; anthères à déhiscence longitudinale. Ovaire uniloculaire, pourvu d'un placenta basilaire, sphérique ou ovoïde, portant à sa surface un grand nombre d'ovules anatropes. Fruit capsulaire, renfermant de nombreuses petites graines suborbiculaires, dépourvues d'albumen.

On connaît actuellement près de 150 espèces d'Utriculaires, répandues dans toutes les contrées chaudes et tempérées du globe, mais surtout aux Antilles, aux Indes Orientales et à la Nouvelle-Hollande. La plus connue et en même temps la plus importante est:

L'Utriculaire commune (*U. vulgaris* L.), qui habite presque toute l'Europe dans les mares, les fossés, les étangs, les flaques d'eau des tourbières. Ses fleurs sont d'un beau jaune avec le palais marqué de stries rougeâtres. Elle était préconisée autrefois comme diurétique et figurait dans les officines sous la dénomination de *Herba Lentibulariæ*. C'est encore aujourd'hui un topique populaire contre les brûlures. Il en est de même dans certaines contrées des *U. intermedia* Hayne et *U. minor* L.

Suivant l'opinion de certains auteurs, notamment de madame Treat et plus récemment de M. Simms (d'Oxford), qui a signalé l'*Utricularia vulgaris* comme une *nouvelle plante piscivore*, les petites vésicules transparentes, attachées aux fines découpures des feuilles, seraient des engins de capture pour les animalcules dont fourmillent les eaux stagnantes. D'où l'on a conclu que les Utriculaires sont des *plantes insectivores* à l'instar des *Drosera*, de la Dionée, des *Pinguicula*, etc. On trouve, en effet, dans les vésicules en question, des détritus plus ou moins nombreux de petites larves d'Insectes et de Crustacés microscopiques, tels que Cyclopes, Daphnies, Cypris, et même, d'après M. Simms, de jeunes Gardons (*Leuciscus rutilus* L.) nouvellement éclos. Mais rien n'est encore venu prouver que la vitalité de ces animaux soit altérée par un liquide spécial sécrété par les vésicules. Aussi est-il plus sage, croyons-nous, de se rallier à l'opinion de l'illustre Darwin, à savoir que ces petits animaux périssent d'asphyxie après avoir consommé complétement l'oxygène de l'eau qui remplit leur étroite prison.   ED. LEF.

BIBLIOGRAPHIE. — LINNÉ. *Gen.*, n° 31. — ENDLICHER. *Gen.*, n° 4103. — DE CANDOLLE. *Fl. fr.*, n° 2619. — GRENIER et GODRON. *Fl. fr.*, t. II, n° 444. — ROSENTHAL. *Syn. pl. diaph.*, p. 497. — PLANCHON (J.-E.). *Les plantes carnivores.* In *Revue des Deux Mondes*, p. 653, 1876. — E. HALPÉRINE. *Les plantes piscivores.* In *la Nature*, nov. 1885, p. 84.   ED. LEF.

UTRICULE. *Voy.* Cellule.

UTRUS. Un des noms donnés au *Pastel* (*Isatis tinctoria* L.) Pl.

UTTA BIRA, UTTY RÉNUT. Nom donné, en Malaisie, à la *Tomate* (*Lycopersicum esculentum* L.). Pl.

UTTA MANU. Nom donné au *Cassia sophera* L., plante médicamenteuse de l'archipel Indien. Pl.

UTTINI (Gaetano-Gaspare). Médecin italien de mérite, né vers 1738, fut professeur de pathologie à l'Université de Bologne, membre d'un grand nombre de Sociétés savantes, pensionnaire de l'Institut royal italien des sciences et des arts à partir de 1812. Il mourut à Bologne, âgé de soixante-dix-huit ans, en janvier 1817.

Uttini a le mérite d'avoir le premier démontré l'existence des lymphatiques du placenta et du cordon ombilical, d'abord niée par Monro, puis affirmée sans preuve suffisante par Hunter, et entièrement passée sous silence par Mascagni. Il publia une théorie sur les fonctions de la glande thyroïde et étudia le sinus veineux du cervelet dont il niait les pulsations, contrairement à l'opinion de Cotugno. Enfin, il inventa un instrument acoustique pour favoriser l'audition.

I. *De quorumdam animalium organo vocis.* In *Comment. Bonon.*, t. VI, p. 50 (avec Ballatus). — II. *De glandulae thyroideae usu.* Ibid., t. VII, 1791. — III. *Dei vasi linfatici della placenta.* In *Memor. dell' Instituto naz. Ital.*, t. I, P. 2, p. 209, 1806. — IV. *Descrizione di uno strumento acustico.* Ibid., t. II, P. 1, p. 227. L. Hn.

UVA. Nom latin du raisin. Ce nom joint à des qualificatifs s'applique à des fruits ou à des espèces de familles diverses. Nous indiquerons :

Uva crispa. Groseillier à maquereaux (*Ribes uva crispa* L.).

Uva marina. D'après Lémery, c'est l'*Ephedra distachya* L., et aussi le sargasse (*Fucus natans* L.).

Uva taminea. Nom du fruit du *Tamus communis* L., dans Pline. Pl.

UVA URSI. § I. **Botanique.** Nom officinal donné au *Raisin d'ours* ou *Busserole* (*Arbutus uva ursi* L.).

D'après Mérat et de Lens, l'*Uva ursi* de Galien ne serait pas la busserole, mais le *Buisson ardent* (*Cratœgus Pyracantha* L.). Pl.

II. Thérapeutique. *Voy.* Busserole.

UVA VULPINA. Fruit de la *Parisette* (*Paris quadrifolia* L.). Pl.

UVÆ DAMASCENÆ ou **UVÆ MAJORES.** Noms donnés aux raisins de Damas, aussi appelés raisins de Smyrne. Pl.

UVÆ PASSULÆ vel PASSULINÆ. Raisins de Corinthe. Pl.

UVARIA. Genre de plantes Dicotylédones, appartenant à la famille des Anonacées. Ce sont des arbustes ou des petits arbres, le plus souvent sarmenteux, à feuilles alternes, simples, sans stipules, dont les fleurs sont hermaphrodites, ou rarement polygames ou dioïques. Les sépales, au nombre de trois, sont libres ou plus ou moins soudés; les pétales, au nombre de six sur deux rangées, sont imbriqués; les étamines indéfinies; les carpelles sont indéfinis, et deviennent, à la maturité, des baies de formes variées, sessiles ou stipitées, quelquefois toruleuses ou comprimés entre les semences, qui sont horizontales.

Les *Uvaria* diffèrent des *Unona*, surtout par la préfloraison des pétales, qui sont imbriqués et non valvaires. Les espèces qui entrent dans le groupe ont des propriétés analogues à celles des *Unona*, c'est-à-dire en général aromatiques, stimulantes et toniques. Leur écorce, de même que la pulpe de leurs fruits, sert à préparer des décoctions, employées en topiques contre les contusions, les douleurs rhumatismales. Elles sont aussi stomachiques et facilitent la digestion. Blume assure qu'elles ont une action dans les obstructions de la veine porte et les affections qui en dépendent, mais, comme un certain nombre sont âcres et nauséeuses, il faut ne les administrer qu'avec prudence, car elles peuvent produire des vertiges, des hémorrhagies, ou l'avortement.

Voici les espèces qui méritent d'être particulièrement signalées :

Uvaria moluccana Kostel. (*Unona musaria* Dun.). C'est une plante d'Amboine, à tige sarmenteuse, à feuilles elliptiques-lancéolées, cordées à la base, à carpelles stipités presque toruleux, décrite par Rumphius (*Amb.*, V, p. 78, tab. 42).

Uvaria narum (*Uvaria zeylanica* Lamk, *Uvaria narum* Dun.), à tige aussi sarmenteuse, à carpelles longuement stipités, également figuré dans Rumphius (*Amb.*, II, p. 11, tab. 9).

Uvaria zeylanica L. (*Guatteria malabarica* Dun.), de Ceylan et du Malabar.

Uvaria argentea Blume, de Java et des Moluques.

Toutes ces espèces sont aromatiques, employées comme médicaments ou cosmétiques.

Uvaria dulcis Dun., plante de Java, à feuilles oblongues-elliptiques.

Uvaria Burahal Blume et *Uvaria hirsuta* Bl. Ces espèces ont des fruits parfumés, mangés dans les régions chaudes de l'Asie.

Uvaria tripetala Lamk. (*Cananga Œtan*). Cette espèce est curieuse en ce qu'elle laisse découler un liquide visqueux, qui forme une sorte de gomme. Cette plante, d'Amboine et de Malabar, n'a que trois pétales, les trois intérieurs ayant disparu par avortement.

Cette propriété de donner un suc mucilagineux se retrouve dans une espèce dont on avait fait une Anonacée, mais qui doit rentrer, à côté des *Schizandra*, dans le grand groupe des Magnoliacés : c'est le *Kadsura Japonica* L. (*voy.* KADSURA).

L'*Asimina triloba*, que M. Baillon fait entrer dans les *Uvaria*, a été déjà décrit à l'article ASIMINIER (*voy.* ce mot).

BIBLIOGRAPHIE. — LINNÉ. *Genera*, p. 692. — GÆRTNER. *De fructibus*, p. 155 et 157. — RUMPHIUS. *Amboin.* (*passim*). — DUNAL. *Monogr. Anonac*, p. 89-91. — ENDLICHER. *Genera*, n° 4717. — BLUME. *Flora Javæ, Anonac.* — BAILLON. *Hist. des plantes*, t. I, p. 193, 272, 281.   PL. _

UVAS D'INFERNO. Sous ce nom, Rheede parle d'un végétal appelé par les Malais *Katou-tsjeroe*, dont les baies olivâtres en grappe font enfler le corps et produisent des accidents toxiques que l'on combat avec du lait, de l'huile ou du beurre. Commerson (*fide* Mérat), qui a examiné l'exemplaire de Rheede,

pense que c'est un *Manguier* (*Rhizophora*). Jussieu le rapproche du *Coryno-carpus* de Forster.
Pl.

Bibliographie. — Rheede. *Malabar*, IV, *tab*. 9. — Jussieu. *Dict. d'hist. naturelle*, t. LVI, p. 413. — Mérat et de Lens. *Dict. de mat. médic*., t. VI, p. 821.
Pl.

UVÉE. *Voy*. Œil.

UVETTE. Nom donné à l'*Ephedra distachya* L.
Pl.

UVIFERA. Synonyme de *Coccoloba* (*Coccoloba uvifera* L.).
Pl.

UVITINIQUE ou **UVITIQUE** (Acide). *Formules* : $\begin{cases} \text{Équiv.} : C^{18}H^8O^8. \\ \text{Atom.} : C^9H^8O^4. \end{cases}$
Composé qui vient se placer entre l'acide mésitylénique, $C^{18}H^{10}O^4$, et l'acide trimésique, $C^{18}H^6O^{12}$. Il est identique avec le corps obtenu par Finck en attaquant l'acide pyruvique à l'ébullition par l'eau de baryte. Oxydé par l'acide chromique, il se transforme en acide trimésique.

Il se prépare en oxydant le mésitylène par l'acide azotique étendu.

Il cristallise dans l'eau bouillante en fines aiguilles incolores, groupées en faisceaux dendritiques, à peine solubles dans l'eau froide, facilement dans l'eau bouillante. Il fond à 287-288 degrés et se sublime, sans noircir, à une température plus élevée.

L'*uvitate de potassium*, $C^{18}H^6K^2O^8.H^2O^2$, s'obtient par double décomposition, au moyen de l'uvitate de baryum et du sulfate de potassium.

Il cristallise dans l'alcool en beaux prismes brillants, transparents, solubles dans l'eau.

L'*uvitate de baryum*, $C^{18}H^6Ba^2O^2.H^2O^2$, qui s'obtient en saturant l'acide libre par le carbonate de baryte, est très-soluble dans l'eau. Il cristallise confusément en choux-fleurs. A 160 degrés, il perd la molécule d'eau qu'il contient.

L'*uvitate d'argent* est un précipité blanc, floconneux, volumineux, assez stable. Le sel de cuivre est bleu clair, à peine soluble dans l'eau bouillante. Les sels de plomb, de zinc, de ferricum, précipitent les uvitates solubles.

E. Bourgoin.

UVITONIQUE (Acide). Cet acide, auquel on a attribué la formule $C^{18}H^{12}O^{14}$, prend naissance lorsqu'on fait bouillir l'acide pyruvique avec de l'eau de baryte : il se forme, dans ce cas, du carbonate, de l'oxalate, de l'uvitate et de l'uvitonate de baryum. Après huit à dix heures d'ébullition, on filtre, on précipite la baryte par l'acide sulfurique, et on abandonne le liquide filtré à une évaporation lente. Il se dépose d'abord de l'acide uvitique, tandis que les eaux noires sirupeuses retiennent l'acide uvitonique.

Cet acide est donc extrêmement soluble dans l'eau, il est également soluble dans l'alcool et dans l'éther.

Les sels sont incristallisables, solubles pour la plupart dans l'eau, insolubles dans l'alcool.

Oxydé par l'acide nitrique, il donne de l'acide uvitique et de l'acide oxalique (Finck).

D'après Bœttiger, l'acide uvitonique est peu stable, car il suffit de faire bouillir sa solution aqueuse au réfrigérant ascendant pour en dégager de l'acide carbonique, ce qui explique pourquoi sa formule est encore mal connue.

E. Bourgoin.

UVULARIA. Nom donné dans les officines au *Ruscus hypoglossum* L. ou *Laurier alexandrin.*

Pl.

UWINS (David). Médecin anglais, né vers 1775, reçu docteur à Édimbourg en 1803, licencié du Collége royal de médecine de Londres, exerça d'abord à Aylesbury (1812), puis à Londres, où il fut professeur de médecine théorique et pratique, médecin au dispensaire de la Cité, membre de plusieurs Sociétés savantes, président de la Société de médecine de Londres, etc. Vers la fin de sa vie, il versa dans l'homœopathie. Il mourut à Londres le 20 septembre 1837, laissant entre autres :

I. *Modern Medicine, with an Exposition of the Principal Discoveries and Doctrines*, etc. London, 1808, in-8°. — II. *Cursory Observations on the Causes, Prevention and Treatment of Fever.* London, 1810, in-8°. — III. *Modern Maladies and Present State of Medicine*, etc. London, 1810, in-8°. — IV. *A Compendium of Theoretical and Practical Medicine.* London. 1825, in-12. — V. *A Treatise on those Diseases which are either Directly or Indirectly connected with Indigestion.* London, 1827, in-8°; 2ᵈ Edit., ibid., 1828, in-8°. —VI. *Remarks on Nervous and Mental Disorders.* London, 1830, in-8°. — VII. *A Treatise on those Disorders of the Brain and Nervous System... Called Mental.* London, 1833, in-8°. — VIII. *Homoeopathy and Allopathy*, etc. London, 1836, in-8°.

L. Hn.

UYTTERHŒVEN (Victor-Jean). Médecin belge, né à Bruxelles en 1801, fit ses études à Gand et y prit le diplôme de docteur en 1826 (*Spec. inaug. exhibens considerationes anatomico-pathologicas de diversis membranœ mucosae gastro-intestinalis aspectibus*, gr. in-4°). Il se fixa dans sa ville natale et y exerça la médecine avec succès. En 1840, il succéda à van den Corput père comme président de la commission médicale de Bruxelles et s'acquitta de ses fonctions difficiles avec honneur. Il mourut à Bruxelles en octobre 1873, laissant des articles estimés dans les recueils périodiques belges.

Il ne faut pas confondre cet auteur avec André Uytterhœven, probablement son frère, né à Bruxelles vers 1800, reçu docteur à Gand en 1825 (*Diss. de merocele seu hernia femorali*, gr. in-4°), chirurgien de l'hôpital Saint-Jean de Bruxelles, auteur d'articles publiés dans l'*Observateur médical belge*, le *Journ. de méd. de Bruxelles*, etc.

L. Hn.

UZBEGS. *Voy.* Tartarie.

UZEG. D'après Prosper Alpin, c'est le nom arabe du *Lycium afrum* L. Mérat et de Lens pensent que c'est plutôt le *Lycium carnosum* L.; ils ajoutent que c'est à tort que de Jussieu attribue cette dénomination au *Berberis critica* L.

Pl.

Bibliographie. — Prosper Alpin. *Plant. Ægypt.*, p. 40. — Jussieu. *Dict. d'hist. natur.*, t. LVI, p. 418.

Pl.

FIN DE LA LETTRE U

V

VACATIONS. *Voy.* Honoraires.

VACCA BERLINGIERI. *Voy.* Berlinghieri.

VACIET. Nom vulgaire du *Muscari comosum* Nutt., plante de la famille des Liliacées (*Voy.* Muscari).   Ed. Lef.

VACCINE. VACCINATION. Considérations générales. La *vaccine* est une affection générale provoquée chez l'homme par l'inoculation d'un virus désigné sous le nom de *vaccin* et ayant pour effet de le préserver de la variole ou tout au moins d'en atténuer les dangers. « La vaccine, dit Bousquet, est une affection empruntée à l'espèce animale, transplantée et cultivée dans l'organisme humain. » — « La vaccine ne se montre jamais spontanément ; elle est le fruit d'une opération expresse, particulière. » L'éruption des boutons de vaccine (de *vacca*, vache) a été en effet observée chez l'homme à la suite de l'inoculation soit naturelle, soit artificielle, du virus contenu au sein des pustules développées spontanément sur le pis des vaches atteintes de *cow-pox* (de *cow*, vache, *pox*, vérole).

L'opération qui consiste à pratiquer l'inoculation du virus vaccinal a reçu le nom de vaccination.

Les phénomènes locaux et généraux qui constituent l'évolution vaccinale peuvent se manifester avec des symptômes réactionnels plus ou moins intenses, tant sous le rapport du développement des pustules, qui peut être plus ou moins parfait, que sous celui des phénomènes généraux qui donnent lieu à un état fébrile plus ou moins accusé, dénotant ainsi un trouble profond apporté au sein de l'organisme par l'absorption du virus.

Réceptivité vaccinale. Sous le nom de réceptivité vaccinale on désigne une aptitude spéciale présentée par l'organisme pour la vaccine. La réceptivité vaccinale varie suivant les individus, l'âge, l'état de morbidité, certaines médications déterminant une action perturbatrice au sein de l'organisme, les constitutions médicales, des conditions générales extérieures, telles que la température, les saisons, les constitutions atmosphériques, etc.

Récupérativité vaccinale. Sous le nom de récupérativité vaccinale nous désignons la propriété que possède l'économie de reconstituer plus ou moins rapidement les matériaux du terrain de culture épuisés lors d'une première évolution vaccinale par la genèse des éléments figurés, principes actifs essentiels du vaccin (*voy.* VIRUS), et de se retrouver ainsi dans des conditions lui permettant de subir de nouveau les impressions varioliques ou d'être encore influencée avec succès par l'inoculation du virus.

La nature du vaccin employé pour pratiquer les inoculations a une part importante dans le résultat final des vaccinations.

Le vaccin, en présence de conditions diverses se rapportant principalement à l'origine du virus, au sol sur lequel il est cultivé, aux influences climatologiques, aux constitutions médicales régnantes, à la période choisie de l'évolution pour recueillir la lymphe vaccinale, au mode d'inoculation mis en usage, etc., subit dans ses éléments essentiels des modifications profondes qui, en en faisant varier le degré de virulence, influencent le résultat définitif des vaccinations.

Vaccine originelle ou primitive (cow-pox-spontané). Le cow-pox spontané, éruption naturelle formée de pustules ombiliquées qui se manifestent spontanément sur les trayons des vaches, est le vaccin par excellence. C'est de lui que procèdent, étant donné des influences spéciales de divers ordres, de nombreuses variétés de vaccins doués de pouvoirs antivarioliques différents.

C'est sous son influence que se développe la vaccine originelle ou primitive.

Horse-pox-spontané. Le horse-pox spontané, éruption naturelle formée de vésico-pustules d'apparence généralement coniques apparaissant spontanément surtout aux lèvres, aux naseaux et à la peau des talons du cheval, est également un vaccin spontané doué d'un pouvoir virulent énergique comparable à celui du cow-pox, qui, suivant des auteurs, lui devrait son origine. Il est susceptible, comme le cow-pox, de donner également naissance à une vaccine originelle ou primitive.

Vaccine humaine. Le vaccin humain, obtenu par l'inoculation à l'homme du cow-pox spontané, possède à un haut degré le pouvoir antivariolique, lorsqu'il ne s'est reproduit dans l'organisme humain que par un nombre limité de générations et au sein d'un terrain vierge de toute imprégnation variolique ou vaccinale.

Les résultats des vaccinations pratiquées avec le vaccin humain se trouvent donc influencés suivant que le virus employé a été cultivé chez des sujets vierges de toute imprégnation vaccinale ou variolique ou chez des sujets déjà vaccinés ou variolés. Il convient par suite d'étudier d'une façon comparative l'action sur l'organisme du vaccin d'enfants, d'adultes, de revaccinés et de variolés.

Vaccine animale. On donne le nom de vaccin animal au virus puisé dans les boutons vaccinaux développés chez des génisses inoculées avec du cow-pox spontané et n'ayant jamais quitté son sol naturel. Une variété de vaccin animal reconnaît pour origine l'inoculation sur des génisses du horse-pox spontané : dans ce cas, si l'on se range à certaines opinions qui considèrent le cow-pox comme procédant du horse-pox, l'inoculation du horse-pox spontané à la génisse aurait pour résultat d'engendrer artificiellement des pustules contenant un virus comparable à celui du cow-pox spontané et pouvant être utilisées pour la création d'une source abondante d'un vaccin actif.

Rétrovaccination. On donne le nom de rétrovaccin à une variété de vaccin animal douée d'un pouvoir antivariolique énergique obtenue par l'inoculation à la génisse du vaccin humain. L'opération, qui consiste à transporter le vaccin humain sur la génisse, a reçu le nom de rétrovaccination.

Culture artificielle du vaccin. Un vaccin nouveau a été en quelque sorte créé par M. Quist d'Helsingfors (Finlande) en cultivant dans des liquides de culture les micrococcus de la vaccine, de façon à aboutir à la reproduction et à la multiplication du principe actif.

Tels sont les principaux virus que le médecin est susceptible d'utiliser pour pratiquer les vaccinations. Ces divers vaccins méritent d'être étudiés, tant au point de vue des causes principales qui leur ont donné naissance que des résultats comparatifs qu'ils fournissent lorsqu'ils sont employés en se plaçant dans des conditions identiques.

Des conditions multiples exercent donc leur influence sur le développement plus ou moins parfait de la vaccine, qui détermine ainsi sur l'économie une action préservatrice antivariolique plus ou moins énergique. Elles tiennent :

1° A la nature et à la qualité du vaccin;

2° Aux conditions individuelles dans lesquelles se trouve placé le sujet vacciné au moment de la vaccination (âge, état de santé ou de maladie);

3° A des conditions générales extérieures, dont les unes résultent d'un génie épidémique créant une constitution médicale spéciale et les autres sont sous la dépendance de phénomènes météorologiques divers;

4° Au mode d'inoculation vaccinal employé.

Vaccine humaine ou jennérienne. *Considérations générales.* Le vaccin humain ou jennérien est le produit de la culture au sein de l'organisme humain du virus obtenu par l'inoculation du cow-pox spontané à l'homme.

L'inoculation du vaccin humain est souvent désignée sous le nom de vaccination jennérienne, du nom de Jenner, qui le premier inocula à l'homme le vaccin développé sur les mains d'une vachère ayant contracté la vaccine en trayant des vaches atteintes de cow-pox. En cela Jenner fit quitter à la vaccine son sol naturel pour la transplanter sur un nouveau terrain qui lui paraissait également propre à sa culture et à son développement.

Le vaccin inoculé à l'homme donne lieu comme le cow-pox à l'évolution de pustules vaccinales types et à des phénomènes réactionnels révélant une action profonde exercée par la vaccine sur l'organisme.

La culture du vaccin sur ce terrain étranger a toutefois pour résultat d'en modifier la nature et d'en amener graduellement et insensiblement à la longue la dégénérescence.

Le vaccin éprouve aussi des modifications plus ou moins grandes dans sa nature, suivant la qualité du terrain où il a été ensemencé, mais surtout lorsqu'au lieu d'avoir été déposé au sein d'un sol vierge de toute imprégnation vaccinale ou variolique il a été inoculé chez des sujets ayant déjà subi une vaccination antérieure ou les atteintes de la variole.

Ce sont là des causes qui, en altérant profondément la nature du vaccin, en font aussi varier les résultats : aussi convient-il d'étudier : 1° la dégénérescence que subit à la longue le virus vaccinal à la suite de ses cultures successives dans l'organisme humain; 2° les modifications déterminées par sa culture sur des terrains différents; 3° les altérations résultant de son inoculation à des sujets antérieurement vaccinés ou variolés.

Dégénérescence du vaccin par suite de ses générations successives dans l'organisme humain. Le cow-pox transporté chez l'homme paraît subir à la suite de ses cultures successives sur un sol étranger une altération de plus en plus profonde sous le rapport de ses propriétés virulentes et de son pouvoir préservateur anti-variolique. Les éléments figurés du vaccin humain ne proliféreraient pas avec la même vigueur; ils arriveraient graduellement à ne plus donner naissance qu'à des races microbiennes dégénérées, douées d'une énergie moindre que celles existant au sein des virus récemment issus du cow-pox et n'ayant encore servi à effectuer au sein de l'organisme humain qu'un nombre restreint d'inoculations. Les éléments figurés du vaccin humanisé n'ayant plus une activité suffisante pour stériliser complétement le terrain de culture, le pouvoir anti-variolique du virus vaccinal se trouverait compromis sous le rapport de ses effets et de sa durée.

A ces causes d'altération exerçant leur influence sur le pouvoir préservateur de la vaccine il convient d'ajouter la propriété que posséderait le terrain de culture de régénérer les matériaux de nutrition indispensables à la vie des microbes, de récupérer, en un mot, sa réceptivité plus ou moins annihilée à la suite de l'inoculation du virus vaccin.

Ainsi, en s'appuyant sur des théories récentes, à notre avis peut-on expliquer par cette double action la perte plus ou moins complète de l'immunité variolique primitivement conférée à l'économie par l'insertion vaccinale.

Les premiers médecins vaccinateurs ne croyaient pas que le vaccin humanisé pût dégénérer; ils croyaient à la préservation absolue de la variole par la vaccine. Cependant cette opinion avait déjà trouvé, même à cette époque, des opposants; de fervents disciples de la vaccine avaient dû reconnaître qu'exceptionnellement des cas de variole avaient pu se manifester chez des sujets vaccinés.

Jenner expliquait ces cas de variole en disant que les vaccinés n'avaient eu qu'une vaccine fausse et par suite non préservatrice. Il reconnaissait aussi, en présence de pustulations ayant évolué d'une façon parfaitement régulière, mais suivies plus tard de variole, un effet simplement local impuissant à détruire la réceptivité variolique. Il invoquait également le trouble apporté au cours régulier de la vaccine par des affections cutanées, herpétiques, teigneuses, etc. Mais, bien que n'admettant pas que le vaccin pût dégénérer par ses générations successives chez l'homme, il n'en recommandait pas moins de renouveler le virus, lorsque cela était possible, en le puisant à sa véritable source, c'est-à-dire sur les pustules développées spontanément sur le pis des vaches.

Tel est l'avis partagé à ce sujet parmi les principaux propagateurs de la vaccine lors de ses débuts. Il est vrai qu'on ne pouvait citer encore que des faits rares de varioles apparues chez des sujets vaccinés, et qu'ainsi se trouvait justifiée la croyance de la plupart des médecins en une action préservatrice durable des effets de la vaccine.

Mais, à mesure qu'on s'éloignait des premiers temps de la vaccine, parurent des relations de plus en plus nombreuses de varioles survenues chez des sujets vaccinés. Aussi l'opinion d'une dégénérescence possible du virus vaccin humanisé commença-t-elle à faire des prosélytes. Déjà en 1801 Aikin notait toute la différence qui existe comme aspect entre les boutons bleuâtres, comme plombés, saillants et volumineux, issus du cow-pox, et les pustules développées à la suite de l'inoculation du virus humanisé. Kinglake (1814) émettait l'opinion que le vaccin subissait une dégénérescence lente par suite de ses générations multiples, et qu'il y avait lieu pour y remédier de renouveler le virus en le reprenant sur le pis des vaches.

En 1817, le Comité sanitaire de Bade ayant des doutes sur l'efficacité du vaccin employé depuis quinze ou vingt ans adressait à l'Institut vaccinal de Londres une demande de virus plus actif.

En 1818, le gouvernement de Wurtemberg, en présence de cas nombreux de varioles chez des sujets vaccinés, recommandait de renouveler le vaccin et prescrivait même, en vue de redonner à la lymphe vaccinale son activité et sa force naturelle, d'inoculer des vaches aux frais des communes. Nombre de médecins vers cette même époque, parmi lesquels Brisset en France (1818), Goëlis à Vienne (1818), Braun, de Gœgglinger, Von Walter, de Bonn, Kausck, A. Pieper, Seiler de Hœxter, Will. Schearman, Léo Wolff, etc., émirent d'une façon plus ou moins formelle l'opinion que le vaccin subissait une dégénération graduelle ; ils appuyaient pour la plupart leur opinion sur la propagation de la variole parmi des sujets vaccinés, et sur la nature des éruptions d'un aspect de moins en moins typique.

Brisset fut l'un des principaux adeptes de cette doctrine alors en opposition avec les idées ayant cours.

Aussi dans un premier mémoire insistait-il en 1818 sur le développement moindre des pustules comparées à celles observées en 1809, ainsi que sur le moins d'intensité des phénomènes réactionnels accompagnant alors leur évolution. Il concluait à une altération probable du vaccin, à l'utilité de le puiser à sa véritable source, c'est-à-dire sur le pis de la vache et de se servir à son défaut pour renouveler la lymphe vaccinale de la matière des eaux aux jambes des chevaux, les expériences du Comité de vaccine ayant établi [dès 1812 que son inoculation donnait naissance à la vaccine la plus régulière.

Dans un deuxième mémoire paru en 1828 (*Réflexions sur la vaccine et la variole ayant pour but d'obtenir par la vaccination l'extinction complète de la petite vérole*), Brisset donne une forme encore plus accusée à ses opinions. Comme d'autres virus et miasmes contagieux, le vaccin suivant cet auteur serait susceptible de dégénérer. Mais cette dégénérescence, qui ne s'effectue que d'une façon lente pour les autres virus, parce qu'ils exercent leur action sur le terrain qui leur est propre, subirait, en ce qui concerne le vaccin humain, une marche plus rapide. Le virus issu du cow-pox se trouve en effet transporté dans un organisme différent de celui qui lui a donné naissance et y subit de nombreuses générations successives. En cela le vaccin est placé par rapport à l'organisme humain dans une situation analogue à celle dans laquelle se trouvent certains animaux ou des plantes qui, transportés loin du pays natal ou sur un autre sol, s'abâtardissent et ne produisent plus que des espèces dégénérées et sans vigueur, ce qui justifie l'opinion de Brisset sur l'opportunité de renouveler le vaccin à sa source, en vue d'assurer de la façon la plus complète l'immunité variolique.

Brisset appuie encore son opinion de la dégénérescence du virus vaccinal sur les différences essentielles entre les phénomènes locaux et généraux de la vaccine qu'il observait, et ceux de la vaccine des premiers temps. Toutefois, Brisset ne pouvait qu'invoquer ses souvenirs et d'anciennes descriptions, n'ayant pas eu l'occasion d'étudier d'une façon simultanée et comparative les pustules provenant directement du cow-pox spontané et celles issues de ce même virus dégénéré à son époque par ses cultures successives dans l'organisme humain. Il faisait aussi valoir en faveur de son opinion toute la différence existant entre les cicatrices consécutives aux vaccines des premières années (vaccines primitives) et celles résultant des inoculations vaccinales récentes.

Suivant Brisset et nombre d'auteurs, parmi lesquels il convient de citer plus particulièrement les docteurs Franque, Meyer (de Kreutzbourg), Lüders, Medicus,

Oegg, Willeversch, Kaiser, Naumann, Nicolaï, le président Rust, Ritter (de Kiel), etc., il existait déjà des différences notables entre les phénomènes accompagnant à cette époque l'évolution des pustules vaccinales et ceux observés lors de la découverte de Jenner par les premiers médecins vaccinateurs. L'effet de la vaccine se révélait avec des signes bien différents qu'aux premiers temps, dénotant ainsi une activité moindre du virus, tant sous le rapport de l'aspect des pustules vaccinales et des phénomènes réactionnels accompagnant leur évolution, que sous celui de l'état des cicatrices. Les pustules vaccinales étaient en effet, suivant ces auteurs, plus petites, moins larges, moins fermes, moins élevées, moins brillantes ; elles offraient plus rarement un aspect perlé et légèrement bleuâtre. Elles étaient creusées par une dépression centrale moins large et moins profonde. Au 7e et au 8e jour, elles ne présentaient pas à leur pourtour une aréole inflammatoire étendue d'un rouge vif.

Les symptômes réactionnels étaient bien faibles à côté de ceux décrits dans les premiers temps de la vaccine. Ce n'était qu'exceptionnellement que l'on voyait apparaître de la fièvre avec quelque intensité.

Les croûtes vaccinales étaient d'un brun moins foncé, plus minces, moins dures, d'un aspect moins corné.

Les cicatrices étaient bien moins étendues que celles résultant des vaccines primitives. Les cicatrices résultant des premières inoculations avaient un aspect fortement gaufré et une coloration blanchâtre rappelant les cicatrices de brûlure ; elles étaient bien plus larges et plus profondes que celles résultant des inoculations récentes qui étaient bien plus petites, moins déprimées et apparentes, d'un aspect plus lisse et d'une forme sensiblement circulaire.

Fiard partageait la même opinion relativement à la dégénérescence du vaccin et faisait valoir en sa faveur la différence de grandeur des pustules et des cicatrices vaccinales.

Brisset appuyait ses opinions relatives à la dégénérescence du vaccin sur ce qu'un très-petit nombre des individus vaccinés peu après la découverte de la vaccine furent atteints dans la suite de varioloïdes, tandis que l'on vit apparaître, surtout chez des personnes inoculées quelques années plus tard, des varioloïdes et même des varioles.

Mais ce ne sont pas les sujets vaccinés avec un vaccin devenu moins actif par ses générations successives dans l'organisme humain qui sont seulement éprouvés par la variole : on voit aussi cette maladie se produire quelquefois sur des individus inoculés avec du virus vaccinal puisé à sa source première et doué de son énergie. Ce n'est donc pas uniquement dans l'action incomplète d'un virus épuisé par des générations successives qu'il faut toujours chercher la cause d'une immunité antivariolique moindre, mais dans la propriété que possède l'économie de reconstituer à la longue par une élaboration intime les matériaux du terrain de culture indispensables au développement des germes varioliques.

Brisset était d'avis que, plus le vaccin a subi de générations successives en passant sur des individus différents, plus il convient de pratiquer des insertions vaccinales nombreuses, en vue de déterminer sur l'économie par l'inoculation d'une grande quantité de virus un effet de préservation antivariolique encore suffisant et de remédier ainsi aux effets fâcheux de la dégénérescence du vaccin. C'est à cette méthode suivie par nombre de médecins quelque temps après l'invention de la vaccine que Brisset attribuait la préservation antivariolique de beaucoup de sujets vaccinés avec une lymphe ayant servi cependant à engendrer la vaccine par des générations successives multiples.

Des expériences comparatives, qu'il institua en 1828 sur la valeur du vaccin ancien et de cow-pox (envoyé d'Angleterre) cultivé sur des vaches, lui montrèrent la différence existant entre ces deux virus sous le rapport du degré des symptômes locaux et généraux.

A l'étranger, plusieurs médecins (Ritter (de Kiel), Ritter (de Munich), Ebermayer Klug, Biermann, etc.), en comparant les effets de la vaccine résultant de l'inoculation de la lymphe originaire qu'ils avaient retrouvée sur le pis des vaches et de la vaccine issue du virus ancien, constatèrent également les mêmes résultats. Rigal, en inoculant en 1824 le virus provenant de croûtes vaccinales recueillies à différentes époques, c'est-à-dire en 1813, en 1823, en 1817, constata que, tandis que le liquide vaccinal provenant des croûtes les plus anciennes (de 1813) donnait lieu à des pustules types rappelant les belles éruptions vaccinales des premiers jours, le virus pris sur les croûtes récentes ne donnait naissance qu'à des boutons de vaccine moins développés et de peu de vigueur, et était d'avis que le vaccin dégénérait par ses cultures dans l'organisme humain. Toutefois l'opinion de la dégénérescence du vaccin ne trouva pas d'abord en France un accueil favorable, et MM. Husson, Salmade, Jadelot, Gaultier de Claubry et beaucoup d'autres médecins, lui furent hostiles. Elle ne commença réellement à avoir cours que lorsque Bousquet, reprenant en 1836 le virus originaire sur les lèvres et les mains d'une laitière de Passy (la femme Fleury), eut établi par des inoculations comparatives faites avec le virus nouveau ou régénéré et le vaccin ancien toute la différence qui les sépare sous le rapport de leurs effets et de leur activité.

Comparaison entre l'évolution du vaccin ancien (vaccin dégénéré) et du nouveau vaccin. Suivant Bousquet, « le nouveau vaccin marche tout à la fois plus vite et plus lentement que l'ancien : plus vite en ce qu'il donne plutôt signe de vie, plus lentement en ce qu'il prolonge sa carrrière beaucoup plus loin. »

Pendant les premiers jours qui suivent l'inoculation, il n'existe que des différences peu sensibles dans l'évolution de l'ancien et du nouveau vaccin. Cependant avec le nouveau vaccin on voit déjà se dessiner dès le lendemain un point rouge entouré d'un léger noyau d'induration, au point où a été pratiquée l'insertion vaccinale. Il n'en est pas ainsi avec le vaccin ancien.

Vers le 5e jour, la pustule du nouveau vaccin commence à se montrer avec une forme ombiliquée, une consistance et un éclat qui n'existent qu'à un degré bien inférieur avec celle de l'ancien vaccin. Elle renferme un liquide limpide et n'est pas entourée d'une aréole. Au 7e jour, ces caractères sont encore plus accusés, mais, tandis que le bouton de vaccin ancien commence à s'entourer d'une petite aréole rouge, la pustule du nouveau vaccin ne présente encore à son pourtour aucun cercle inflammatoire. Au 8e jour, la pustule issue du nouveau vaccin est dans tout son éclat : d'un aspect brillant, argenté, elle commence seulement à s'entourer de son aréole inflammatoire ; son volume est presque double de celui de l'ancien vaccin et peut quelquefois acquérir la dimension d'une pièce de 20 à 50 centimes. Elle est plus aplatie, plus ferme ; sa surface est comme grenue, rappelant un peu le piqueté de la peau des oranges ; son ombilication est plus parfaitement cupuliforme que celle des pustules de l'ancien vaccin dont l'aspect rappelle plutôt celui des vésicules. Le virus contenu dans la pustule de l'ancien vaccin commence au 8ᵉ jour à passer de l'aspect louche qu'il avait vers la fin du 7ᵉ jour à une apparence légèrement jaunâtre qui bientôt s'accentue, en même temps que le bouton gorgé de liquide, devenant plus mou, perd sa forme, et que vers son centre se dessine un point plus foncé révélant un commencement de dessiccation. Le cercle inflammatoire aréolaire, à peine prononcé au 8ᵉ jour au pourtour de la pustule du nouveau vaccin, va s'élargissant les jours suivants. Vers le 10ᵉ où le 12ᵉ jour, il s'y produit souvent une vive inflammation et une sorte d'infiltration presque phlegmoneuse du tissu sous-jacent; en même temps les ganglions axillaires deviennent douloureux, se tuméfient, et le sujet éprouve un mouvement fébrile plus ou moins accusé. À la fin du 12ᵉ jour, le virus commence à prendre une teinte louche au sein de la pustule de nouveau vaccin; il peut encore être utilisé avec succès comme liquide d'inoculation.

Pendant cette même période, la pustule issue de l'ancien vaccin s'est notablement modifiée : une croûte jaunâtre et molle s'est formée à sa surface; elle brunit rapidement à partir du 13ᵉ jour et prend de la solidité. Elle est à peu près du volume d'une grosse lentille au début, puis diminue en séchant. Elle se détache et tombe du 15ᵉ au 18ᵉ jour, en ne déterminant qu'une faible cicatrice d'une teinte d'abord rougeâtre qui va s'effaçant au bout de quelques mois en ne laissant sur la peau que des traces peu sensibles.

Avec le nouveau vaccin la dessiccation de la pustule ne marche pas aussi rapidement. Du 13ᵉ au 15ᵉ jour environ, la pustule commence, il est vrai, à s'épaissir au centre et la croûte à se former; mais il existe autour de ce point central un bourrelet circulaire, saillant, élevé, gorgé manifestement par un liquide légèrement trouble et jaunâtre. Ce bourrelet est entouré encore d'une vive aréole inflammatoire étendue. À l'époque où la croûte formée sur la pustule de l'ancien vaccin commence à se détacher, c'est-à-dire vers le 15ᵉ ou le 18ᵉ jour, le bouton issu du nouveau vaccin commence seulement à se recouvrir d'une croûte devenant chaque jour plus foncée. Bousquet la compare à la couleur d'une amande grillée. L'aréole en même temps devient moins intense et finit par disparaître graduellement. La croûte ne tombe que vers le 25ᵉ ou même le 30ᵉ jour, en laissant une cicatrice profonde, large, réticulée, gaufrée, ayant quelque ressemblance avec celle des brûlures, comme s'il y avait eu perte de substance. Quelquefois, vers l'époque où la croûte se forme, sous l'influence de l'excès de l'inflammation, on voit des ulcérations profondes se produire au niveau de la pustule et, comme le dit Bousquet, creuser si profondément la peau, qu'elles y font de véritables trous. Comme conséquence de cette étude, il résulte que les pustules originaires du nouveau vaccin suivent une évolution essentiellement plus active et plus longue que celle de l'ancien. « Semblable, dit Bousquet, à ces germes débiles qui n'ont pas la force de fournir la carrière des individus de leur espèce, le vaccin affaibli, arrivé à une certaine époque de son développement, pâlit et s'éteint, tandis que le nouveau vaccin est encore plein de force et de vie. » Bousquet est d'avis que de cette intensité des pustules issues du nouveau vaccin il est naturel de conclure que le virus est aussi plus actif, plus énergique, plus sûr. Il en trouve la preuve dans le bien plus grand nombre de boutons obtenus par l'inoculation du vaccin nouveau, quand on a vacciné comparativement avec les deux virus un même nombre de personnes, ainsi que dans les succès obtenus par l'insertion du nouveau vaccin chez des sujets qui s'étaient montrés réfractaires à la vaccination pratiquée avec l'ancien virus.

Bousquet invoque également en faveur de la supériorité du virus nouveau la possibilité de pratiquer encore avec succès des inoculations avec la lymphe de ce virus recueillie au 11ᵉ et même au 15ᵉ jour.

Il note aussi la propriété que possède le virus nouveau de se conserver plus longtemps que l'ancien, lorsqu'on en charge une lancette d'acier. Avec Fiard, Steinbrenner, il mentionne la difficulté que l'on éprouve à inoculer la vaccine humaine à la génisse en se servant de vaccin ancien, et la facilité de cette opération avec le vaccin régénéré à la source originelle.

Les expériences comparatives faites par Bousquet ont été répétées par nombre de médecins, entre autres par MM. Boucher à Versailles, Raynaud à Montauban, Desbois à Rouen, avec le cow-pox découvert par Hellis (mars 1838), Bulloz à Besançon, Héring, etc. Elles ont donné les mêmes résultats que ceux signalés par Bousquet.

Steinbrenner a répété ces mêmes expériences en 1840, en se servant comparativement du vaccin nouveau (dit de Passy) et de vaccin ancien, et en inoculant les deux virus sur les bras d'un même enfant. Bien que le virus nouveau eût passé déjà par plus de 230 générations humaines, Steinbrenner obtint des résultats se rapprochant sensiblement de ceux obtenus par Bousquet.

Ce qui prouverait que la dégénération du virus vaccin ne se fait qu'avec une certaine lenteur, si surtout l'on a pris soin de ne pratiquer les vaccinations qu'avec un virus provenant de pustules réellement types. Steinbrenner ayant reçu des docteurs Héring et Jaeger (de Stuttgard) en septembre 1841 du vaccin de 1ʳᵉ, 3ᵉ et 12ᵉ génération, et ayant inoculé des enfants avec ces divers virus comparativement avec le vaccin nouveau de Passy et le vaccin ancien, ne constata que peu de différence dans l'évolution des pustules ayant pour origine les virus envoyés de Wurtemberg et celles provenant du vaccin nouveau dit de Passy. La dessiccation du bouton s'est montrée plus tardive (17ᵉ jour) pour les pustules du vaccin de Stuttgard de 2ᵉ génération que pour les boutons du vaccin nouveau (16ᵉ jour). Comparées aux boutons de vaccin ancien, les pustules issues du virus de Wurtemberg ou de celui de Passy en différaient essentiellement par leur aspect et leurs caractères. Elles avaient, en effet, le double de grandeur des boutons de vaccins anciens et s'élevaient de la peau à angle droit, ces derniers ne s'en détachant qu'en formant un angle obtus. Les glandes de l'aisselle étaient sensiblement engorgées et douloureuses chez les enfants inoculés avec les virus de Stuttgard ou de Passy. Les pustules des nouveaux vaccins atteignaient à peine leur développement, lorsque les boutons de l'ancien étaient presque secs. Les croûtes formées sur les boutons de vaccin ancien tombaient du 15ᵉ au 25ᵉ jour (temps moyen 18ᵉ jour), tandis que celles des vaccins nouveaux se détachaient du 24ᵉ au 32ᵉ jour pour le virus de Stuttgart (temps moyen 27ᵉ jour) et du 21 au 34ᵉ jour pour le virus de Passy (temps moyen 26ᵉ jour).

Steinbrenner exceptionnellement a observé, comme Bousquet, à la chute des croûtes chez des sujets vaccinés avec les nouveaux virus, des plaies profondes et parfois assez longues à guérir.

Deux mois environ après que les croûtes étaient tombées, les cicatrices de l'ancien vaccin étaient arrondies, n'avaient guère que la dimension d'une lentille, n'étaient que faiblement déprimées et pointillées et ne se présentaient que sous forme de tâches blanchâtres tranchant légèrement sur la peau. Les cicatrices des nouveaux vaccins étaient pour la plupart 4 à 5 fois plus larges, plus profondes, irrégulières, gaufrées, traversées par des brides cicatricielles leur donnant l'aspect d'anciennes brûlures. Steinbrenner, comparant l'activité et la puissance de la lymphe régénérée et de l'ancienne, émet l'avis que les pustules de vaccine ancienne sont aux pustules de vaccine régénérée ce que les pustules de varioloïde sont aux pustules de variole, en s'appuyant sur le développement moindre des boutons de vaccin ancien, leur dessiccation plus rapide, les phénomènes réactionnels moins intenses accompagnant leur évolution, le peu d'apparence des cicatrices, etc. « Puisque, dit Steinbrenner, cette modification de la vaccine ne vient pas de l'individu qui est vacciné, comme cela a lieu dans la varioloïde, où la modification provient uniquement du peu de réceptivité que présente l'individu atteint, on est forcé de l'attribuer au virus inoculé et d'admettre ainsi que, par suite de ses nombreuses transmissions d'homme à homme, il a dû éprouver une altération telle, qu'il ne peut plus produire qu'une éruption vaccinale moins développée. » Steinbrenner invoqua aussi en faveur de la supériorité du virus régénéré le plus grand nombre de succès que l'on obtient lorsque l'on inocule comparativement le vaccin ancien et le vaccin nouveau. Il mentionne également la possibilité de produire la vaccine chez des individus qui s'étaient montrés rebelles à l'inoculation pratiquée avec du vaccin ancien. Il fait encore remarquer combien les descriptions de la vaccine par Jenner, Woodwille, Aikin, Husson, etc., présentent de ressemblance avec les relations actuelles des effets produits sur l'économie par l'inoculation du nouveau vaccin. Les dessins coloriés d'Aikin, Sybel, Husson, Ballhorn et Stromeyer, reproduisant jour par jour l'aspect du bouton vaccinal à ses diverses périodes de développement, montrent aussi toute la similitude qui existe entre les pustules des premiers temps et celles issues du vaccin nouveau. En comparant ces dessins avec ceux qui reproduisent l'évolution des pustules de l'ancien vaccin, on est frappé de leurs différences et l'on ne peut nier la dégénérescence du virus par suite de ses générations successives dans l'organisme humain.

Le vaccin de Jenner, c'est-à-dire le cow-pox, ayant été retrouvé nombre de fois depuis sa découverte en Angleterre, en Allemagne (Mecklembourg, Holstein, grand-duché de Bade, Wurtemberg, Poméranie, etc.), en Suisse, en Italie, en France (Rouen, Toulouse, Wasselonne, Beaugency, Eysines, etc.) et dans d'autres pays, la supériorité du virus vaccinal repris sur son terrain d'origine a été constatée par tous les médecins qui en ont pu pratiquer l'inoculation. Depaul, avec le cow-pox spontané découvert à Beaugency en 1866 et cultivé avec succès sur des génisses et des enfants par M. Bréchemier, chirurgien en chef de l'hôpital d'Orléans, put renouveler avec toute sécurité le vaccin de l'Académie. Comme pour le vaccin de Passy et celui de Poméranie, les pustules obtenues par l'inoculation de ce vaccin renouvelé avaient un volume insolite ; les phénomènes réactionnels généraux, surtout à la période de suppuration, étaient plus accentués que ceux qui se produisent par l'insertion du vaccin ancien. L'activité, en un mot, de ce nouveau virus, a paru plus grande.

Les cow-pox spontanés d'Eysines, de Cérons (Gironde), découverts en 1883, le premier par M. Ducamp, médecin à Bruges, le second par MM. Barbe, vétérinaire, et Pichausel, médecin à Podensac, ont permis encore tout récemment de reconnaître toute la supériorité du virus vaccinal renouvelé.

Toutes les fois, en un mot, que l'on s'est reporté à la source originaire du vaccin, c'est-à-dire au cow-pox spontané, l'inoculation du virus renouvelé a donné lieu à une vaccine plus parfaite dans ses effets locaux et généraux que celle résultant de l'insertion d'un vaccin ancien d'origine. On ne saurait donc nier que le vaccin, après de nombreuses générations dans l'organisme humain, n'y perde graduellement de son activité et n'y subisse, comme des plantes transplantées sur un sol étranger, une véritable dégénérescence.

Comparaison entre les vaccins d'enfants et d'adultes vaccinés. Le vaccin ne subit pas seulement une altération sous le rapport de la virulence de ses éléments par sa culture sur un terrain étranger, d'autres causes agissent encore pour faire varier le résultat des vaccinations. L'âge du sujet vaccinifère a une certaine influence sur le pouvoir virulent du vaccin.

Le virus vaccinal recueilli sur des enfants âgés de quelques mois paraît doué de propriétés plus énergiques que lorsqu'il a été pris sur des enfants âgés seulement de quelques semaines, ou des adultes n'ayant subi encore aucune impression vaccinale ou variolique.

L'inoculation du vaccin aux nouveau-nés ne détermine assez fréquemment qu'une évolution peu active des pustules, en raison de la réceptivité qui n'a pas atteint encore à cette époque tout le développement qu'elle acquiert un peu plus tard. Le vaccin inoculé sur un semblable terrain ne donnant naissance qu'à des races microbiennes de peu d'énergie, le virus qui en procède n'a pas une puissance suffisante pour stériliser complétement le champ de culture et le rendre impropre à la genèse des germes morbides de la vaccine ou de la variole.

Le vaccin recueilli chez des enfants âgés de quelques mois jouit généralement au contraire de propriétés antivarioliques énergiques, la réceptivité pour le virus vaccinal ou variolique étant alors plus complète. Il existe donc divers degrés dans la virulence du vaccin des enfants suivant l'âge et aussi suivant certaines aptitudes spéciales qui les prédisposent à la variole et à la vaccine. Le virus vaccinal recueilli sur les enfants donne comparativement avec le vaccin d'adultes n'ayant pas encore subi l'inoculation ou la contamination des germes varioliques des résultats sensiblement supérieurs. Lors des revaccinations nombreuses que nous avons eu l'occasion de pratiquer chaque année à l'arrivée des classes, le nombre des succès s'est toujours montré plus élevé en employant le vaccin d'enfants que lorsque nous nous sommes servi de vaccin d'adultes.

Toutefois le vaccin d'adultes nous a donné souvent comme à d'autres médecins vaccinateurs de nombreux succès, mais ce n'est qu'exceptionnellement, en se plaçant dans les mêmes conditions, qu'il a pu donner des résultats se rapprochant de ceux donnés par le vaccin d'enfants.

Il paraît rationnel d'admettre que la réceptivité chez l'adulte ne saurait être la même que chez l'enfant quelques mois après la naissance. Aucune cause n'a pu encore altérer la réceptivité vaccinale chez l'enfant dont le terrain de culture est vierge et renferme tous les matériaux nécessaires à la prolifération active de l'élément figuré. Il n'en est pas ainsi de l'adulte.

Le terrain de culture chez l'adulte a déjà subi avant l'inoculation des impressions multiples dépendant de nombreuses conditions ambiantes, états météorologiques divers, constitutions médicales, etc., susceptibles d'altérer à la longue dans leur nature d'une façon plus ou moins complète les matériaux du sol indispensables à la nutrition des microbes.

Le virus vaccinal recueilli sur un adulte ne saurait donc jouir au même degré du même pouvoir virulent, et ainsi s'expliquent les succès moins nombreux des vaccinations et des revaccinations avec le vaccin d'adultes.

De la dégénérescence du vaccin de revaccinés. Comparaison entre les vaccins d'enfants, d'adultes vaccinés et de revaccinés. Le vaccin peut être inoculé en vertu de la récupérativité à des sujets antérieurement vaccinés ou variolés, mais la culture du virus vaccinal dans ces conditions spéciales est une cause essentiellement active de dégénérescence du vaccin.

L'opération qui consiste à pratiquer l'inoculation chez des sujets déjà vaccinés ou variolés antérieurement porte le nom de revaccination. La revaccination peut donner naissance à une évolution qui diffère peu par ses caractères extérieurs de l'évolution vaccinale normale. Mais la lymphe contenue au sein des pustules des sujets revaccinés ou variolés antérieurement n'est pas douée au même degré du pouvoir virulent que celle recueillie au sein de boutons développés sur un sol encore vierge de toute imprégnation vaccinale ou variolique.

Nos expériences comparatives de revaccinations pratiquées chez de jeunes soldats nous ont personnellement convaincu de toute la différence existant sous le rapport de la virulence entre le vaccin d'adultes revaccinés et celui d'enfants ou d'adultes. En nous plaçant dans des conditions identiques, nous n'avons ordinairement obtenu pour nos revaccinations qu'une moyenne de 45 à 50 pour 100 avec le vaccin d'adultes revaccinés, tandis qu'avec le vaccin d'adultes vaccinés la moyenne des succès s'est montrée notablement supérieure (54 à 55 pour 100). Avec le vaccin d'enfants la moyenne a été encore plus élevée (57 à 58 pour 100). Il paraît donc rationnel d'admettre que, suivant le milieu de culture, il se produit au sein de l'organisme humain des vaccins doués d'un pouvoir virulent différent. Un sol encore vierge de tout travail vaccinal ou variolique offre en effet des matériaux de nutrition plus favorables au développement des microbes, qui deviennent l'origine d'un virus doué d'une plus grande énergie. C'est ce qui fait la supériorité du vaccin d'enfants et du vaccin d'adultes, bien qu'à un degré moindre pour ce dernier, sur le vaccin d'adultes revaccinés.

Le vaccin inoculé à des sujets revaccinés ne donne lieu qu'à un virus doué de moins d'énergie, la récupérativité n'ayant pu reconstituer que d'une façon incomplète le sol favorable à l'évolution de l'élément figuré. D'où une déchéance lors de la prolifération des microbes vaccinaux tant sous le rapport du nombre que de la qualité des éléments essentiels du virus vaccinal.

Il est donc important, pour donner toute garantie de succès à l'acte vaccinal, de ne se servir que de vaccin humain doué d'un réel pouvoir virulent.

Sous ce rapport il convient de donner la priorité, lorsqu'on se sert de vaccin humain, au vaccin reproduit dans l'espèce humaine, à la suite d'un nombre peu considérable de générations microbiennes chez de jeunes enfants vierges encore de toute imprégnation vaccinale ou variolique antérieure. Le vaccin d'adultes revaccinés ne doit être utilisé qu'à défaut de vaccin d'enfants ou d'adultes vaccinés, et encore convient-il de ne s'en servir qu'en ayant soin de choisir des boutons ayant évolué d'une façon régulière, offrant une ombilification parfaite et renfermant une lymphe transparente présentant tous les caractères du virus contenu au sein des pustules vaccinales types.

Vaccine animale. Cow-pox et horse-pox cultivés sur des génisses. *Définition. Son origine.* La vaccine animale, c'est le cow-pox transmis aux génisses et conservé sur elles par des inoculations successives (Depaul). Le vaccin animal, suivant Warlomont, est le produit du horse-pox ou du cow-pox naturels cultivés sur des génisses et n'ayant jamais quitté ce lieu de culture. Le horse-pox étant pour nombre d'auteurs le virus générateur du cow-pox par suite de son transport sur les trayons des vaches par les mains des personnes soignant indifféremment les chevaux et les vaches, l'inoculation de cette lymphe deviendrait la source d'un véritable cow-pox, lequel cultivé sur des génisses fournirait un vaccin animal doué d'une grande efficacité. Nous trouvons déjà dans le rapport du Comité central de vaccine (an XI) cette méthode indiquée comme moyen de perpétuer la vaccine. « Si l'opinion du docteur Jenner sur son origine se confirme, si les dernières expériences du docteur Loy dissipent toute espèce de doute sur ce point, on aura le moyen de la produire à volonté et dans toutes les circonstances, en inoculant à des vaches la matière recueillie sur les chevaux attaqués des eaux aux jambes. Mais on peut au moins la conserver facilement développée, quand une fois on la possède, soit en la propageant successivement sur de nouveaux enfants, soit en la communiquant aux vaches auxquelles il est si facile aussi de l'inoculer. »

Des expériences récentes sont venues confirmer ces opinions qui datent des premiers temps de la vaccine. Mais certaines idées préconçues sur les avantages que présenterait le virus vaccinal primitif en s'humanisant et la facilité des inoculations de bras à bras firent perdre de vue un moment toute l'utilité que l'on peut retirer de la culture du horse-pox ou du cow-pox sur des génisses. Ce n'est qu'en présence de la dégénérescence manifeste du vaccin par ses cultures successives dans l'organisme humain, mais surtout de la révélation de faits de transmission du virus syphilitique par la vaccination de bras à bras, que l'on a compris toute l'importance de le recueillir à sa source originelle.

Au Congrès médical de Lyon (1864) le danger des vaccinations faites de bras à bras ayant été dénoncé par le docteur Viennois, qui proposait de renoncer au vaccin humain et de ne plus pratiquer les inoculations qu'avec du vaccin recueilli sur la vache même, le docteur Palasciano fit connaître que ce mode de vaccination de la vache à l'homme était mis en usage à Naples avec succès depuis déjà près d'un demi-siècle. Le docteur Lanoix, pénétré de tout l'intérêt de cette communication, se rendit alors à Naples pour en faire une étude plus complète, ramena une génisse vaccinée d'après le procédé suivi en Italie par Négri et propagea en France avec M. Chambon ce procédé d'inoculation. Négri, en cultivant le vaccin de la vache sur la vache par une série non interrompue d'inoculations, a institué une méthode nouvelle. L'ancien procédé de vaccination animale, expérimenté en France, dès l'année 1800, à Reims par Duquemelle, à Nancy par Valentin, puis par le Comité central de vaccine, et mis en pratique à Naples par Troja en 1805 et par Galbiati son élève en 1810, diffère essentiellement de la méthode suivie par Negri en ce que le virus inoculé à la génisse, en vue de s'assurer d'une source abondante et active de vaccin et de se mettre à l'abri de tout danger de transmission de maladies par la vaccine, était alors puisé au sein de pustules ayant évolué dans l'organisme humain, c'est-à-dire sur un terrain étranger. La méthode nouvelle inaugurée par Négri offre l'avantage, en cultivant d'une façon non interrompue le vaccin spontané sur son sol naturel, de lui conserver son activité et d'assurer ainsi d'une façon plus complète son pouvoir préservateur antivariolique, surtout si, comme ce médecin, on sait profiter de toutes les occasions qui peuvent se présenter pour renouveler le vaccin à la source originelle.

Il convient toutefois de ne pas rejeter l'ancien procédé (rétrovaccination), qui mérite une étude toute spéciale, et qui est appelé à rendre de grands services à défaut de vaccin animal obtenu par des inoculations non-interrompues de virus vaccinal de génisses à génisses.

Depaul, dans ses rapports à l'Académie sur les dangers de la transmission de la syphilis par la vaccine, vint appuyer de toute son autorité la vaccine animale; accueillie en France avec faveur par des médecins qui ne parlaient rien moins que de la substituer complétement à la vaccination humaine, elle fut aussi de la part d'autres savants l'objet d'attaques violentes et passionnées. Cependant la méthode nouvelle par ses résultats heureux acquit bientôt ses droits de cité, et fut l'objet en 1866 d'expériences des plus concluantes à l'Académie sous la direction de Depaul. La vaccine animale ne tarda pas à se répandre en Europe. Sous les auspices de Warlomont en Belgique, de Pissin en Allemagne, des instituts vaccinaux furent créés pour la culture du vaccin animal. Il en fut bientôt de même en Angleterre, en Russie, en Suisse, en Amérique, où elle fut l'objet d'études approfondies et souleva de sérieuses discussions.

Le vaccin animal étant le produit du horse-pox ou du cow-pox naturels cultivés sur des génisses par des inoculations successives, il y a lieu d'étudier :

1° L'éruption vaccinale, qui se produit chez la génisse après l'inoculation du vaccin animal ;

2° L'évolution vaccinale, qui se manifeste chez l'homme après l'insertion de ce vaccin animal.

1° ÉRUPTION VACCINALE CHEZ LA GÉNISSE. L'évolution vaccinale qui se produit chez la génisse diffère notablement de celle qui se manifeste chez l'homme après l'insertion de vaccin animal. Tandis que chez l'enfant l'inoculation de la lymphe vaccinale donne lieu à un ensemble de phénomènes se succédant avec une certaine lenteur, l'insertion du vaccin animal à la génisse détermine assez promptement sur la région qui en a été le siége l'apparition de signes dénotant l'action du virus.

L'apparition de ces signes se produit plus ou moins rapidement suivant que la peau de la région où ont été pratiquées les piqûres ou les scarifications est plus ou moins fine, rosée, glabre ou peu pourvue de poils; les pustules vaccinales paraissent, en effet, atteindre plutôt leur développement sur les trayons, le creux axillaire et le pli de l'aine, que sur les parties latérales du thorax. L'observation de ce fait permet du reste d'obtenir sur la même génisse des boutons de vaccin à des degrés plus ou moins avancés de développement, ce qui a son importance, puisque l'on peut ainsi vacciner à plusieurs heures de distance au moyen d'une lymphe possèdant encore un pouvoir virulent réellement actif.

La connaissance du degré de développement des pustules vaccinales chez la génisse a son importance, parce que suivant l'âge du vaccin les résultats des vaccinations ou des revaccinations peuvent présenter de grandes variations. Il est utile de savoir apprécier d'après le temps qui s'est écoulé depuis l'insertion du virus et l'aspect de la pustule l'époque précise à laquelle il convient de se servir du vaccin animal pour en obtenir l'action la plus complète.

A la suite de l'inoculation du vaccin animal à la génisse au moyen soit de piqûres, soit de légères scarifications, survient au moment de l'opération un léger relief qui ne tarde pas à s'effacer; il ne subsiste bientôt plus qu'un léger coagulum sanguin au point d'insertion du virus. Le lendemain (c'est-à-dire au bout de 24 heures), aucun signe ne révèle une action morbide. Mais le 2° jour (deux fois 24 heures), les points d'insertion s'entourent d'une légère auréole rougeâtre ; au toucher, on peut apercevoir déjà une légère induration de la région.

Le 3e jour (trois fois 24 heures), les rougeurs sont plus apparentes. Au centre se dessine une légère élevure boutonneuse faisant une saillie sensible au-dessus de la peau.

Le 4e jour (quatre fois 24 heures), la forme des boutons s'accuse davantage ; les élevures qu'ils forment sont plus prononcées ; leurs bords font plus nettement saillie sur les parties voisines ; une légère dépression se creuse à leur centre.

Le 5e jour (cinq fois 24 heures), les boutons sont encore plus développés ; ils ont une forme aplatie, ombiliquée fortement dans leur portion centrale ; le pourtour de l'ombilic est soulevé par une faible quantité d'un liquide limpide parfaitement transparent.

Les inoculations pratiquées avec l'aiguille donnent lieu à des pustules arrondies bien saillantes, ombiliquées, d'un aspect brillant, nacré, présentant parfois un reflet un peu bleuâtre ; celles effectuées par scarification ont une forme allongée ; elles sont coupées dans leur milieu par une dépression qui leur donne l'aspect d'un grain de café, comme le fait remarquer Warlomont.

Le 6e jour (six fois 24 heures), les boutons sont plus gros ; l'ombilication des pustules est très-prononcée ; la lymphe contenue à leur intérieur est abondante, assez souvent elle prend déjà à cette époque une apparence un peu louche. Mais la déchirure de la pellicule recouvrant la pustule ne donne pas issue, comme pour les boutons de l'enfant, à une goutte abondante de vaccin : ce n'est qu'au bout de quelques instants que l'on voit sourdre le virus, si l'on a eu soin de déchirer avec l'aiguille les aréoles superficielles cutanées et de comprimer fortement la pustule à sa base, ce qui s'explique par la structure du bouton vaccinal formé d'un tissu aréolaire serré, qui contient plus ou moins agglomérés les éléments figurés vaccinaux. Sous l'influence de la forte pression exercée à la base de la pustule la lymphe sort des aréoles en entraînant avec elle les éléments figurés.

Au 4e, au 5e comme au 6e jour, la lymphe se présente sous l'aspect d'un liquide clair, parfaitement limpide et transparent. L'observation microscopique y fait reconnaître la présence de nombreux micrococcus, principes essentiels virulents du vaccin (*voy*. Virus).

Vers la fin du 6e jour, des phénomènes réactionnels locaux et généraux commencent à se produire ; les pustules deviennent plus saillantes, plus volumineuses ; elles s'enflamment, s'entourent d'une large et vive aréole inflammatoire, et prennent une apparence légèrement jaunâtre. La température de la peau s'élève ; la fièvre s'allume, sans cependant donner lieu à d'autres accidents qu'à un peu d'abattement et quelquefois de diarrhée.

Le 7e jour (sept fois 24 heures), les pustules commencent à prendre un aspect sensiblement purulent et à se recouvrir vers leur centre d'une croûte jaunâtre.

Le 8e jour (huit fois 24 heures), les pustules sont déjà recouvertes de croûtes ayant une certaine consistance. En détachant ces croûtes et en pressant fortement le bouton à sa base entre les doigts, on peut en faire sourdre encore abondamment une lymphe presque incolore et visqueuse.

Le 9e jour, les croûtes prennent un aspect noirâtre. Elles deviennent plus foncées les jours suivants.

Vers le 16e ou le 17e jour, elles tombent en laissant à leur place des cicatrices plus ou moins profondes.

L'évolution chez la génisse est d'autant plus active que l'on s'est servi d'un virus vaccin plus frais : aussi les inoculations pratiquées de génisse à génisse donnent-elles lieu à une éruption pustuleuse bien développée, si l'on a pris soin aussi de ne se servir du vaccin animal qu'au moment où il jouit de toute son activité, c'est-à-dire lorsqu'il est encore jeune. Negri ne craint pas de se servir de virus recueilli à la base des boutons, dont il fait l'ablation, pour en exprimer plus complétement la lymphe vaccinale.

Suivant Lanoix, Depaul et la plupart des médecins vaccinateurs, le vaccin animal doit être utilisé de préférence au 4e et au 5e jour. On peut l'employer encore avec avantage au 6e jour.

Le virus recueilli le 4e jour au sein de pustules ayant suivi une évolution vaccinale active donne d'excellents résultats. Mais c'est surtout au 5e jour (cinq fois 24 heures) qu'il convient de se servir du vaccin animal, parce qu'alors ses éléments figurés jouissent de toute leur virulence. L'expérience a montré que la proportion de succès était notablement plus élevée lorsqu'on emploie le vaccin animal au 5e jour que lorsqu'on s'en sert au 6e.

Il en est à bien plus forte raison de même pour le virus employé au 7e jour. Pour se placer dans les conditions les plus avantageuses de succès il convient donc, lors des vaccinations ou des revaccinations, de ne se servir que de vaccin animal au 5e jour.

Dans quelques cas l'éruption vaccinale chez la génisse se trouve influencée, comme l'évolution vaccinale chez l'homme, par des conditions générales extérieures, telles que la chaleur, le froid, l'état hygométrique de l'air, les constitutions médicales, une réceptivité individuelle spéciale, etc.; les pustules ne suivent pas alors chez l'animal un développement aussi régulier, et leur marche devient plus ou moins lente ou hâtive. L'expérience du médecin vaccinateur lui permettra d'apprécier le degré de développement auquel est arrivée la pustule et de ne faire usage du virus que lorsqu'il a acquis tout son degré de virulence.

Il convient, surtout avec le vaccin animal, de ne se servir que de vaccin frais recueilli au 5e jour. Le vaccin conservé donne souvent lieu à une évolution vaccinale moins active, surtout s'il est déjà ancien. Aussi ne saurions nous trop insister sur l'utilité de ne pratiquer autant que possible les vaccinations et les revaccinations qu'avec une lymphe puisée directement à la source vaccinale, c'est-à-dire avec du *vaccin vivant*. Lorsqu'on aura du vaccin animal de conserve déjà ancien et susceptible de donner des résultats douteux, on pourra l'inoculer avec succès à une génisse. Ensemencés sur leur sol naturel, les éléments figurés y reprennent une activité nouvelle et donnent lieu à une évolution de pustules fournissant un virus doué d'un pouvoir antivariolique énergique, alors que cultivés dans l'organisme humain ils eussent avorté ou donné naissance à des races microbiennes de peu de vigueur.

2° ÉVOLUTION VACCINALE CHEZ L'HOMME CONSÉCUTIVE A L'INOCULATION DU VACCIN ANIMAL. COMPARAISONS ENTRE LE VACCIN ANIMAL ET LE VACCIN HUMAIN. EFFICACITÉ DU VACCIN ANIMAL. L'inoculation du vaccin animal de pis à bras donne lieu à une évolution vaccinale active qui est au moins égale, sinon supérieure, à celle qui succède à la vaccination au moyen de vaccin humain. Lorsqu'on inocule du vaccin animal de pis à bras soit par piqûre, soit par scarification, il ne se produit au point d'insertion qu'une légère élevure comparable à une piqûre d'insecte, laquelle ne tarde pas ordinairement à disparaître. Localement pendant les 3 premiers jours, quelquefois même le 4e, il ne se produit rien, on

n'aperçoit seulement que les traces de l'insertion vaccinale. Exceptionnellement, quelques heures après l'inoculation, il peut se produire un léger état de
malaise désigné, lors des premiers temps de la vaccine, sous le nom de fièvre
d'incubation, et caractérisé par un peu de céphalalgie et de chaleur à la peau.
Nous avons pu nous-même observer cet état de malaise chez quelques jeunes
soldats revaccinés avec le vaccin d'une génisse inoculée avec du horse-pox ou
même avec du rétro-vaccin. Le vaccin humain plus ou moins altéré par ses
générations successives sur un sol étranger ne donne jamais lieu à cette manifestation initiale qui suit l'absorption du virus d'inoculation au sein de l'économie, après qu'il est parvenu par les voies lymphatiques dans le plexus ganglionnaire le plus voisin.

Les phénomènes locaux paraissent donc se produire avec un peu plus de
lenteur qu'avec le vaccin humain ; la période dite d'incubation, en un mot, est
plus longue. Vers le 5e jour, quelquefois seulement le 4e, apparaissent les
premières manifestations d'un travail local au point d'insertion qui commence
à prendre une forme papuleuse ; exceptionnellement le travail local qui se produit au niveau des piqûres peut ne se révéler qu'au bout de huit ou dix jours.
On perçoit sous le doigt la sensation d'une légère nodosité de la grosseur d'un
grain de millet. Le 5e jour, la papule a déjà pris l'aspect d'un bouton offrant
une forme sensiblement plus aplatie que le bouton de vaccin humain et légèrement déprimée au centre.

Le 6e et le 7e jour, le bouton vaccinal revêt sa forme caractéristique pustuleuse
bien ombiliquée, et commence à s'entourer d'une aréole caractéristique.

Le 8e et le 9e jour, le bouton devenu plus volumineux est d'un blanc mat,
entouré d'une aréole plus prononcée ; son diamètre est alors de 7 millimètres
environ.

Les 10e, 11e et 12e jours, le bouton continue à croître ; son diamètre peut
atteindre 11 millimètres, l'aréole est large, d'une teinte d'un rouge assez vif,
qui va en décroissant vers la périphérie, où les tissus paraissent plus ou moins
gorgés de liquide.

Le centre du bouton à cette époque prend déjà une apparence plus brune.
Les phénomènes réactionnels de la période de suppuration sont plus accusés
qu'avec le vaccin humain. L'aréole est ordinairement d'un rose plus vif. La
peau au pourtour est plus rouge, luisante et tendue. Il peut survenir un certain
retentissement sur les ganglions les plus voisins, qui sont tuméfiés ; rarement
toutefois il survient de ce côté des complications sérieuses.

La fièvre de suppuration est plus accusée qu'avec le vaccin humain ; il existe
un peu de céphalalgie, de chaleur à la peau, parfois même des troubles gastriques et des nausées.

Le 13e et le 14e jour, la pustule vaccinale change d'aspect. La tache brune
du centre envahit toute sa surface ; à sa périphérie on observe encore une sorte
de bourrelet épais, sous lequel existe un liquide séreux, mais trouble. La dessiccation marche ensuite rapidement, et vers le 16e jour la surface du bouton se
trouve recouverte d'une croûte brunâtre et sèche. Cette croûte adhère fortement
aux parties sous-jacentes jusque vers le 23e ou le 26e jour et quelquefois même
plus tard. Elle tombe alors en découvrant une cicatrice gaufrée, indélébile, plus
ou moins prononcée.

COMPARAISONS ENTRE LE VACCIN ANIMAL ET LE VACCIN HUMAIN. EFFICACITÉ DU
VACCIN ANIMAL. De cette étude de l'évolution vaccinale consécutive à l'insertion

du vaccin animal chez l'homme il résulte que ce virus a une action plus prolongée que le vaccin humain sur l'économie. Les différentes périodes de l'évolution de la vaccine sont plus accusées. C'est ainsi que, chez quelques sujets offrant une aptitude spéciale, on a pu observer exceptionnellement dans la période d'incubation la fièvre dite d'incubation.

Le bouton de vaccin se développe d'une façon moins hâtive. La pullulation des éléments figurés persistant pendant une durée de temps plus longue, l'action perturbatrice qu'ils déterminent sur l'économie est d'autant plus profonde. Les caractères offerts par la pustule sont plus accusés; les boutons ont un aspect typique, leur ombilication est parfaite, leur auréole bien prononcée. La période de suppuration est plus lente à venir; elle apparaît aussi ordinairement avec des symptômes réactionnels plus intenses, sans déterminer toutefois habituellement des accidents sérieux. La pustule sèche moins vite; la croûte est plus adhérente, tombe à une époque plus tardive; elle est plus déprimée, plus profonde, a un aspect cicatriciel plus prononcé.

Le vaccin animal peut exceptionnellement donner lieu à un excès d'inflammation de la pustule et déterminer, ainsi que l'avait du reste observé Jenner, des ulcérations plus ou moins profondes d'un caractère particulier. Le bouton vaccinal se recouvre vers la fin de la période de suppuration de croûtes épaisses lardacées, d'abord grisâtres, puis au bout de peu de jours d'un aspect brun et bientôt noirâtre, surtout au centre. La pustule très-enflammée repose sur une base assez étendue, gorgée de liquide et offrant une coloration rouge plus ou moins foncée. Une véritable eschare, demandant cinq à six jours pour se détacher, en occupe le centre. Cette eschare, en tombant, découvre une ulcération de forme assez souvent régulière, quelquefois un peu frangée sur ses bords, profonde, à bords taillés comme à l'emporte-pièce. Il semble que toute la zone d'action vaccinale ait subi une véritable mortification par suite d'une genèse exagérée des éléments figurés, étant donné une incitation individuelle spéciale. Les ganglions de l'aisselle sont assez souvent plus ou moins engorgés. Les bords de la pustule ne présentent pas toutefois cet état d'induration particulier aux ulcérations de nature syphilitique. L'absence des accidents secondaires chez les sujets ayant pu offrir ces rares complications démontre que ces ulcérations n'ont rien de spécifique. Elles paraissent révéler tout au plus un principe scrofuleux, et c'est en effet chez des sujets lymphatiques qu'ils se produisent de préférence. Nous avons pu nous-même suivre la marche de semblables ulcérations lors de nos nombreuses revaccinations chez les jeunes soldats au moyen de rétro-vaccin.

Répétant l'expérience faite par Bousquet en vue d'apprécier l'activité du vaccin de la vache comparativement avec celle du vaccin ordinaire, Depaul, Lannois, Ciaudo et d'autres médecins vaccinateurs, trouvèrent, en inoculant chez un jeune sujet sur des bras différents du vaccin animal et du vaccin humain, que les pustules issues du vaccin animal étaient bien plus larges et mieux ombiliquées que les boutons résultant de l'insertion du virus vaccinal humain, qu'elles présentaient, en un mot, des caractères typiques bien plus accusés.

Si l'on consulte les écrits de Welminckx, Burggraeve, Warlomont, Donet, Carsten, Manayra, Steinbrenner, Lanoix, etc., on peut s'assurer que la moyenne des succès pour les vaccinations pratiquées avec le vaccin animal serait plus élevée que pour les inoculations effectuées avec le vaccin humain. Cette moyenne peut atteindre et même dépasser 97 pour 100 (Ciaudo, Warlomont, rapport sur le service de vaccinations et de revaccinations publiques organisé par la ville de Bordeaux pour combattre l'épidémie de variole de 1881-1882, par A. Plumeau, etc.). Carsten, avec le vaccin animal, a pu, en 1880, obtenir pour 10 306 vaccinations la proportion considérable de 10 275 succès contre 31 insuccès, et Warlomont n'eut pas un seul échec sur 2556 enfants soumis à une première inoculation.

Pour les revaccinations, la moyenne des succès est notablement plus élevée en se servant de vaccin animal qu'en employant le vaccin humain. Il paraît assez difficile de fixer exactement de combien la moyenne des succès est supérieure en employant le vaccin animal, les chiffres donnés dans les statistiques offrant entre eux des différences. Cela tient à des conditions d'âge, de santé de la génisse, tout aussi bien qu'à des influences tenant à l'âge et au nombre des pustules, au mode opératoire adopté, au procédé de conservation du virus à l'état sec ou en tubes, à son inoculation, à l'état de vaccin vivant ou de vaccin conservé, à l'abus fait d'une lymphe obtenue par une pression trop longtemps prolongée de la pustule et par suite passée à l'état de simple sérosité, etc. Les éléments figurés ne jouissent pas en effet dans ces conditions multiples d'une même activité, ce qui entraîne des variations dans les résultats des vaccinations et des revaccinations.

Cependant les succès obtenus par l'emploi du vaccin animal sont même encore généralement supérieurs à ceux que l'on obtient par les vaccinations ou les revaccinations au moyen de vaccin humain.

Les vaccinations pratiquées avec le vaccin animal donnent lieu le plus souvent pour chacune des piqûres à l'évolution de belles pustules, si l'on a soin toutefois de s'entourer de toutes les garanties propres à assurer le succès de l'acte vaccinal. Parmi ces conditions il convient de noter tout particulièrement l'âge du virus, qu'il convient d'utiliser au bout de cinq fois 24 heures ou même vers le milieu du 4e jour, pour obtenir le plus grand nombre de succès. L'âge du sujet vacciné, son état de santé, ont aussi de l'influence sur le nombre plus ou moins grand des pustules à la suite de l'inoculation de vaccin animal. C'est ainsi que généralement chez des enfants de un à deux mois, auxquels on a pratiqué six piqûres, on ne constate que l'apparition de une à deux pustules, la réceptivité vaccinale n'étant pas encore suffisamment développée à cet âge.

Dans le rapport au Conseil municipal de la ville de Bordeaux sur le service de vaccinations et revaccinations publiques pendant l'année 1883 par M. A. Plumeau, le docteur Layet, directeur médical du service municipal de la vaccine, cite les heureux résultats obtenus par l'emploi du vaccin animal pour les revaccinations des jeunes soldats de deux régiments en garnison à Bordeaux. La moyenne obtenue a été environ de 75 à 80 pour 100 revaccinations. A Angoulême, où du vaccin animal fut envoyé par les soins du service des vaccinations de la ville de Bordeaux, le chiffre des succès a été de 72 pour 100.

Ces chiffres peuvent soutenir facilement la comparaison avec ceux invoqués par certains médecins vaccinateurs rendant compte de leurs revaccinations au moyen de vaccin humain. Employé à l'état de vaccin frais ou vivant, le vaccin animal rivalise avec le vaccin humain, dont il dépasse souvent les résultats. A l'état de vaccin conservé, soit sous la forme liquide, soit sous la forme sèche ou d'électuaire, il est encore d'un bon emploi et ne le cède en rien au vaccin humain de conserve, grâce à ses procédés spéciaux de conservation et d'inoculation. D'après Depaul et nombre de médecins vaccinateurs, le vaccin animal ne paraît pas susceptible de dégénérer par ses cultures successives de génisse à génisse. La pustulation suit toujours une même marche régulière chez les diverses génisses, et les boutons présentent un aspect tout aussi franchement typique chez la dernière génisse inoculée que chez celle qui a été vaccinée la première avec le vaccin originel ; ce qui s'explique par la culture du virus sur son sol naturel. Par suite d'influences spéciales dépressives agissant sur la génisse, les pustules peuvent exceptionnellement évoluer d'une façon anormale, et ne plus présenter cet aspect typique qui fait reconnaître le véritable bouton de vaccin ; le virus de semblables pustules peut toutefois inoculé sur d'autres génisses donner lieu à une évolution parfaitement normale de boutons de vaccin, par suite de son transport sur le terrain qui renferme tous les matériaux nécessaires à la nutrition et à la prolifération des microbes vaccinaux.

Le vaccin animal nous paraît jouir de propriétés comparables à celles du cow-pox naturel, c'est-à-dire essentiellement actives.

Le rapport du comité central de vaccine (an XI) relate l'exemple de la vaccine communiquée d'une vache vaccinée par le citoyen Grenau, médecin à Hennebon, département du Morbihan, à trois autres qui habitaient la même étable. Carrieu, professeur agrégé de la Faculté de médecine de Montpellier, et M. Pourquier, directeur de l'institut vaccinal de Montpellier, citent également un cas de propagation spontanée de vaccine animale d'une génisse vaccinifère à sa mère « qui avait continué à l'allaiter et qui présentait une éruption pustuleuse sur la mamelle ayant tous les caractères cliniques du cow-pox. » Cette observation, suivant MM. Carrieu et Pourquier, vient aussi « démontrer une fois de plus l'identité entre le cow-pox des vaches laitières et la vaccine de la génisse », à laquelle certains médecins vaccinateurs, M. Montcils entre autres, attribuent cependant un moindre pouvoir préservateur, le virus-vaccin, pour être réellement efficace, devant à leur avis être cultivé sur le pis de la vache à l'état de lactation. Quant à nous, nous pensons que la génisse âgée de 2 mois 1/2 à 3 ou 4 mois a sur la vache laitière d'incontestables avantages comme animal vaccinogène. Au point de vue pratique, le maniement des génisses est bien plus facile que celui des jeunes vaches de 27 à 30 mois après leur première parturition, en raison de leur nature irritable au moment de l'apparition des pustules. Au point de vue de la sécurité, le vaccin de génisse se montre aussi grandement supérieur au vaccin des jeunes vaches laitières, en offrant les garanties les plus sérieuses contre le danger possible d'inoculer avec l'élément figuré vaccinal le bacille de la tuberculose. Le jeune veau âgé de moins de 3 mois est très-rarement atteint de tuberculose (0,09 pour 1000). L'affection devient ensuite plus fréquente et, sur 1000 bêtes tuberculeuses, il y en a 15 au-dessous d'un an ; pour les animaux adultes, la proportion est ensuite bien plus élevée : c'est ainsi que, d'après M. Zündel, vétérinaire en chef d'Alsace-Lorraine, sur 1000 animaux atteints de tuberculose 102 avaient de 1 à 3 ans, 345 de 3 à 6 ans et 465 au delà de 6 ans. M. Goldschmidt se range lui-même à cette opinion et fait remarquer que Grégoire Schmidt (de Munich) n'a pas observé un seul cas de maladie perlée sur 150000 veaux. Pfeiffer est du même avis. Si donc, comme sembleraient le prouver les expériences de Toussaint, qui put en inoculant le virus d'une pustule vaccinale développée chez une vache tuberculeuse faire naître la tuberculose chez des lapins, il y a danger à vacciner avec un vaccin provenant d'un sujet tuberculeux, on se place dans les conditions les plus avantageuses pour se mettre à l'abri de la contagion en se servant de lymphe vaccinale provenant de jeunes animaux, chez lesquels l'affection tuberculeuse est toujours des plus rares.

Le vaccin animal présente sur le vaccin humain de sérieux avantages en conservant fort longtemps malgré de nombreuses cultures sur la génisse ses propriétés préservatrices antivarioliques. La syphilis, d'après les expériences de Depaul, n'étant pas transmissible par la vaccination à la génisse, il n'y a pas de danger en se servant de vaccin animal de transmettre cette affection à l'homme avec la vaccine. La génisse au-dessous de trois mois n'étant que très-exceptionnellement atteinte de tuberculose, il y a peu de craintes à avoir de transmettre cette maladie par l'inoculation.

Le vaccin animal doit donc être considéré comme le virus vaccinal remplissant les conditions les plus avantageuses pour la pratique des vaccinations, parce qu'il peut fournir une source abondante de vaccin en temps d'épidémie, et qu'il est doué d'une grande activité, en raison de ses nombreux éléments figurés, qui se reproduisent avec toute leur énergie sur le terrain qui leur est propre et donnent naissance à des races microbiennes douées d'une grande vitalité.

L'expérience témoigne aussi en faveur du puissant pouvoir antivariolique du vaccin animal. « Sur plus de 10 000 enfants vaccinés à Bruxelles, dit Warlomont, de génisses à bras de 1865 à 1870, et ayant essuyé la terrible épidémie qui, en 1870 et 1871, a effrayé le monde, il n'en a pas été signalé un seul à ma connaissance comme ayant été atteint par le fléau. La même immunité a été le partage de mes revaccinés bien autrement nombreux, qui dans le même temps se sont trouvés dans le foyer épidémique. » Le même effet préservateur a été observé pour les habitants de 124 communes du duché du Limbourg Hollandais, où la vaccination se pratique avec le vaccin animal, lors d'une épidémie qui, en 1880 et en 1881, fit des ravages dans des communes limitrophes de Belgique et d'Allemagne.

Les épidémies de variole sont devenues rares à Naples depuis une vingtaine d'années; elles n'y ont pas pris une forme grave, et les habitants de cette ville se croient mieux préservés lorsqu'ils ont subi l'inoculation au moyen de vaccin de génisse, que lorsqu'ils ont été vaccinés de bras à bras. Les données statistiques de MM. Trezzi, Biffi, Orsi et d'autres médecins italiens, concernant les diverses épidémies de variole qui ont sévi à Naples depuis 15 à 20 ans, viennent à l'appui de cette opinion. Comparativement au chiffre des varioleux, il n'y a eu parmi les individus inoculés avec le vaccin animal qu'un faible nombre atteints de variole. Ce sont les sujets antérieurement vaccinés ou revaccinés avec le vaccin humain qui ont été surtout victimes de cette maladie.

En établissant entre les principales villes d'Italie des comparaisons relativement au chiffre des malades varioleux, on peut se rendre compte, en consultant les tableaux statistiques, que c'est à Naples et dans les régions où la vaccination animale est en honneur qu'il se produit le moins de cas de variole. Le chiffre des décès par variole est aussi bien moindre dans les villes où l'on pratique la vaccination animale. C'est ainsi que, d'après le docteur Raffaele Serafino, secrétaire du bureau d'hygiène et de statistique médicale de Naples, le nombre des décès par variole à Naples et à Milan est de beaucoup moins élevé qu'à Paris, Vienne et Londres, bien que la mortalité générale dans ces dernières villes y soit cependant inférieure.

INOCULATION DU VACCIN HUMAIN A LA GÉNISSE. RÉTRO-VACCINE. *Définition, son origine, considérations générales.* Le rétro-vaccin est le virus vaccinal obtenu par le transport du vaccin humain sur la génisse. En raison de son origine, des effets puissants qu'il détermine sur l'organisme, de la source abondante de vaccin qu'il peut fournir en temps d'épidémie, le rétro-vaccin mérite une étude spéciale.

La rétro-vaccination date des premiers temps de la vaccine. Il parut rationnel à nombre de médecins de reporter déjà à cette époque la vaccine sur son sol naturel. En France, le comité central de vaccine (an XI) relate que ce fut à Reims que furent tentées avec succès par le comité de cette ville les premières expériences consistant à inoculer le vaccin humain à des vaches. Le comité central de vaccine les répéta ensuite avec non moins de succès ; il en fut de même à Versailles, à Beauvais, à Alais, à Blois, à Hennebon, à Tours, à Rennes, à Lille, etc. En Italie, en Bavière, en Autriche, en Angleterre, cette méthode fut également dès l'origine de la vaccine expérimentée et diversement appréciée. Le rétro-vaccin pour les uns était un virus doué d'un pouvoir réellement actif ; le vaccin humain affaibli par ses générations successives dans l'organisme donnait naissance par son inoculation chez la génisse à un vaccin doué d'un pouvoir virulent énergique. Pour les autres, le vaccin par son transport sur la vache ne gagnait rien sous le rapport de ses propriétés actives.

C'est que, comme pour le vaccin animal, il convient pour le rétro-vaccin de se placer dans des conditions propres à assurer le succès des vaccinations. Il n'est pas indifférent pour l'inoculation de la génisse de se servir de vaccin humain de conserve ou de vaccin vivant recueilli au 4e, 5e, 6e ou 7e jour. L'âge de l'animal a aussi son importance, et, s'il est préférable de ne pas utiliser un veau de quelques jours, chez lequel la réceptivité vaccinale n'est pas encore complète, il ne faut pas non plus recourir, comme le fait remarquer Bousquet, à des vaches adultes de cinq à six ans, qui ont déjà pu être atteintes par des affections susceptibles d'éteindre cette réceptivité : ce sont là autant de causes d'insuccès. De jeunes animaux de deux mois et demi à trois ou quatre mois remplissent les conditions les plus propres pour assurer le succès des inoculations. Comme pour le vaccin animal, il est utile, pour obtenir d'heureux résultats, de ne recueillir le rétro-vaccin qu'au sein de pustules ayant au plus cinq fois 24 heures, ou même dans quelques cas quatre fois 24 heures, la lymphe recueillie au bout de six fois 24 heures ne possédant déjà plus le même pouvoir virulent. Il faut aussi avoir la précaution de ne pas se servir des dernières gouttes de la lymphe d'une pustule ayant déjà servi à de nombreuses inoculations et comprimée à sa base par une pince fortement serrée : on s'expose ainsi à ne plus inoculer qu'un liquide dépourvu de tout principe virulent et par suite à des insuccès.

Éruption vaccinale chez la génisse inoculée avec du vaccin humain. L'évolution vaccinale qui suit chez la génisse l'insertion de vaccin humain vivant pris au 7e jour est de tout point comparable à celle qui succède à l'inoculation du vaccin animal.

Comme pour le vaccin animal, ce n'est au plus tôt qu'au bout de deux fois 24 heures et quelquefois même de trois fois 24 heures que l'on voit les points d'inoculation s'entourer d'une légère aréole, et que l'on perçoit au toucher comme un petit noyau induré ; bientôt l'aréole se prononce, prend une teinte plus vive, en même temps que fait saillie au centre une élevure qui ne tarde pas à prendre une forme franchement pustuleuse ; le 4e jour (quatre fois 24 heures), les boutons ont déjà l'apparence de pustules de vaccin ombiliquées au centre ;

le 5ᵉ jour (cinq fois 24 heures), ces boutons sont dans tout leur éclat; le 6ᵉ jour, ils sont encore plus développés; mais le liquide qu'ils contiennent a déjà quelquefois un aspect légèrement trouble; le 7ᵉ jour, les boutons commencent à brunir au centre; le 8ᵉ jour, à leur surface se forme une croûte brunâtre qui les jours suivants devient plus foncée et acquiert plus de solidité; cette croûte tombe vers le 17ᵉ jour en laissant une cicatrice rougeâtre déprimée et rayonnée.

Évolution vaccinale chez l'homme à la suite de l'inoculation du rétro-vaccin ou rétro-vaccine. De même que l'évolution vaccinale parcourt des phases semblables chez la génisse inoculée avec du vaccin humain ou avec du vaccin animal, de même aussi la marche de la vaccine ne présente-t-elle pas de différences sensibles, que l'inoculation ait été pratiquée chez l'enfant avec du vaccin animal, ou qu'elle ait été effectuée avec du rétro-vaccin. Comme le vaccin animal, le rétro-vaccin donne lieu à une évolution vaccinale active; nous avons pu nous-même, exceptionnellement, il est vrai, observer, quelques heures après des revaccinations pratiquées chez des jeunes soldats, une véritable fièvre d'inoculation caractérisée par de la lassitude, un peu d'anorexie et de mal de tête. Les phénomènes locaux nous ont paru, comme pour le vaccin animal, suivre une marche un peu plus lente; toutefois, au 5ᵉ jour, quelquefois même le 4ᵉ, le bouton de vaccin, bien que peu développé, présente déjà une forme caractéristique. Cette forme s'accuse encore davantage le 6ᵉ et le 7ᵉ jour, le bouton devenu volumineux et d'un blanc mat est dans tout son éclat vers le 8ᵉ et le 9ᵉ jour. C'est vers cette époque, quelque fois un peu plus tard, au 10ᵉ jour ou même au 11ᵉ jour, que se produit la fièvre vaccinale (ou de suppuration), qui, comme pour le vaccin animal, peut donner lieu à un état fébrile assez prononcé, à de la céphalalgie, à de l'anorexie et même à de la diarrhée ou à des vomissements. C'est alors que l'on observe parfois un engorgement comme œdémateux des tissus sous-jacents sous l'influence d'un excès d'inflammation au sein du bouton de vaccin, et parfois un gonflement des ganglions de l'aisselle; au 11ᵉ et au 12ᵉ jour, les boutons, qui n'ont cessé d'augmenter en volume et en surface, sont devenus plus ou moins troubles et même purulents; jusqu'au 14ᵉ jour, les boutons continuent parfois à croître, mais ordinairement à partir du 13ᵉ jour ils commencent à prendre une teinte plus foncée; une croûte brunâtre épaisse se forme à leur surface. Elle prend les jours suivants plus de consistance, devient noirâtre et sèche, adhère fortement aux parties sous-jacentes, et finit par tomber vers le 23ᵉ ou le 26ᵉ jour, en laissant une trace indélébile qui révèle ainsi un travail vaccinal des plus accusés.

Comparaisons entre le vaccin humain, le vaccin animal et le rétro-vaccin. Régénération du vaccin humanisé par son transport sur la génisse. Efficacité du rétro-vaccin.

Le vaccin animal et le rétro-vaccin donnent donc lieu à des phénomènes locaux et généraux, qui peuvent se comparer sous le rapport de leur intensité et de leur durée.

Comparé au vaccin humain ayant subi depuis de longues années dans l'organisme humain de nombreuses cultures, le rétro-vaccin en diffère essentiellement par les effets locaux et généraux qu'il détermine; la pustule issue du rétro-vaccin, qui a commencé à apparaître dès le 2ᵉ ou le 3ᵉ jour, ne cesse de croître jusque vers le 14ᵉ jour, où elle acquiert tout son développement et ne commence que vers le 15ᵉ jour à former une croûte qui reste longtemps adhérente et ne tombe que d'une façon tardive. L'évolution vaccinale peut s'accompagner exceptionnellement de la fièvre dite d'incubation et plus souvent de la fièvre dite de suppuration. Le vaccin humain altéré par de nombreuses cultures dans l'organisme humain ne donne pas lieu à une évolution d'une aussi longue durée; les pustules apparues vers le 3ᵉ jour qui suit l'inoculation suivent une marche plus précipitée, et au 13ᵉ jour elles peuvent être déjà recouvertes d'une croûte sèche qui tombe plus rapidement, en ne découvrant qu'une cicatrice peu profonde et bien moins étendue que celle qui succède à l'inoculation du rétro-vaccin ou du vaccin animal.

Le vaccin humain, n'ayant encore subi dans l'organisme humain qu'un nombre peu considérable de cultures, ne donne pas lieu à des différences sensibles dans l'évolution vaccinale. En portant sur l'un des bras d'un enfant le rétro-vaccin et sur l'autre du vaccin humain non dégénéré, on a pu observer nombre de fois que l'un et l'autre virus donnaient lieu à des pustules suivant une marche parfaitement régulière et offrant également une apparence typique.

Nous pensons donc que le rétro-vaccin peut soutenir une comparaison nullement désavantageuse avec le vaccin humain dérivé même depuis peu de la source originelle, c'est-à-dire du cow-pox ou du horse-pox.

Avec Serres nous sommes d'avis que « le vaccin de l'homme se régénère en traversant l'organisme de la vache », et nous ne saurions, en considérant l'intensité des phénomènes locaux et généraux qui se produisent en se servant de rétro-vaccin, regarder avec Steinbrenner ces éruptions comme de pures et simples pustules de vaccine locale engendrées chez les vaches, et admettre que la constitution générale de l'animal reste tout à fait étrangère à leur manifestation et ne peut par suite communiquer à la lymphe la régénération recherchée.

Nous citons, d'après le mémoire intitulé *Variole et vaccine* (Rapport sur la question de la vaccination, présenté au conseil fédéral suisse au nom de la Commission sanitaire fédérale par le docteur Th. Lotz [de Bâle]), les moyennes de succès obtenus pour les vaccinations pratiquées dans le district de Weimar, en se servant de la lymphe animale (rétro-vaccine). En 1876, la moyenne des succès des vaccinations effectuées au moyen du rétro-vaccin a été de 97,3 pour 100, en 1877 de 99,8 pour 100, en 1878 de 99,4 pour 100.

Dans les Pays-Bas, d'après Bollinger, des résultats analogues ont été obtenus. Le rétro-vaccin ne nous paraît donc le céder en rien sous le rapport des vaccinations au vaccin animal et au vaccin humain de bonne qualité. En pratiquant depuis cinq ans d'une façon comparative chez les jeunes soldats des revaccinations en nous servant de vaccin d'adultes revaccinés et de rétro-vaccin, nous avons toujours constaté dans nos expériences effectuées dans des conditions identiques que le rétro-vaccin nous donnait un nombre de succès notablement supérieur au vaccin d'adultes revaccinés.

Tandis que dans nos expériences nous n'avons pu atteindre depuis cinq ans avec le vaccin d'adultes revaccinés qu'une moyenne de 45 pour 100 environ, un bouton vaccinal servant à revacciner environ sept hommes (et exceptionnellement une année près de 53 pour 100, un bouton n'ayant servi en moyenne qu'à revacciner un peu plus de trois hommes), nous avons obtenu avec le rétro-vaccin inoculé au 5ᵉ jour une moyenne de 62 à 63 pour 100 de succès. En comparant l'action du rétro-vaccin à celle du vaccin d'enfants et d'adultes vaccinés, nous avons également pu constater que son activité leur était un peu supérieure. Nous avons aussi observé, en inoculant à la génisse ce vaccin de revaccinés d'une énergie cependant bien moindre, que la lymphe des pustules ainsi développées chez l'animal jouissait d'une activité de beaucoup supérieure à celle qui lui avait donné naissance, et que par suite on pouvait considérer le liquide vaccinal contenu dans les boutons de la génisse comme un virus régénéré par sa culture au sein de l'organisme qui lui est propre.

La culture du vaccin humain sur la génisse a donc pour résultat de donner naissance à un vaccin doué d'un pouvoir virulent énergique comparable par ses effets au vaccin animal et au vaccin humain de bonne qualité et susceptible d'être utilisé avec confiance pour les vaccinations et les revaccinations, le rétro-vaccin animal n'étant pas susceptible de transmettre la syphilis avec la vaccine.

CULTURE ARTIFICIELLE DU VACCIN. Le vaccin a pu être obtenu par la culture artificielle des micro-organismes, principes essentiels du virus vaccinal, au sein de solutions nourricières. C'est à M. C. Quist d'Helsingfors (Finlande) que revient l'honneur de ces expériences d'un si grand intérêt au point de vue de la physiologie pathologique et des résultats pratiques futurs.

D'après M. C. Quist, le microbe du vaccin, pour se reproduire, a besoin, étant un aérobium, d'être cultivé dans un liquide nourricier approprié, mis en libre contact avec l'oxygène de l'air. L'oxygène joue en effet un rôle important dans la vie des microbes vaccinaux. C'est tout aussi bien aux dépens de l'oxygène de l'air que de celui qu'ils empruntent aux tissus cutanés ou aux liquides de culture que s'effectue la genèse des éléments figurés.

M. C. Quist a employé comme liquide de culture différentes solutions nourricières. L'élément essentiel de ces solutions est l'albumine, soit de l'œuf, soit du sérum du sang, additionné d'un peu d'eau distillée, d'une faible quantité de glycérine pour éviter la dessiccation et de carbonate de potasse, la bactérie du vaccin préférant un substratum alcalin.

Dans la solution numéro 5, les éléments minéraux qui entrent dans la substance de l'albumine avec de l'ammoniaque et un acide organique remplacent le sérum ou le blanc d'œuf.

Nous donnons ici la composition des solutions nourricières numéros 1, 4 et 5.

SOLUTION 1

Sérum de sang de bœuf	1	partie.
Glycérine	1	—
Eau distillée	1	—
Carbonate de potasse	1/900ᵉ	—

SOLUTION 4

Blanc d'œuf	1	partie.
Mucilage de gomme arabique	6	—
Carbonate de potasse	1/60ᵉ	—

SOLUTION 5

Tartrate d'ammoniaque	1	partie.
Carbonate de potasse	1/5ᵉ	—
Phosphate de potasse	1/10ᵉ	—
Sulfate de magnésie	1/50ᵉ	—
Chlorure de chaux	1/100ᵉ	—
Eau distillée	100	—
Glycérine	30	—

Préalablement à l'ensemencement des solutions nourricières, M. C. Quist a soin de stériliser complétement les liquides de culture en les chauffant et les maintenant, pendant une demi-heure, trois jours de suite à une température de 60 degrés Cels. Il a également la précaution de stériliser les autres objets dont il se sert, selon leur nature, soit par le même procédé, soit par le chauffage au rouge. La solution nourricière stérilisée, on peut y déposer comme semence un fragment d'éponge stérilisée imbibée d'une petite goutte de vaccin et de préférence de virus frais. M. C. Quist pense qu'il y a avantage à ensemencer le liquide de culture en y déposant un fragment d'épiderme amolli et un peu épaissi, qu'il a détaché du troisième au dixième jour, après l'avoir lavé et nettoyé avec soin.

Ce lambeau épidermique, qui contient à son intérieur de nombreux micrococcus vaccinaux, devient le noyau de prolifération des éléments figurés, qui se disséminent bientôt dans le liquide de culture. Si l'on veut obtenir rapidement une notable quantité de vaccin, la solution nourricière est placée dans des verres de montre à fond plat de 3 à 4 centimètres de diamètre; en vue de conserver plus longtemps au vaccin ses propriétés actives, il est préférable de déposer la solution nourricière dans des tubes courts de 1 centimètre 1/2 de diamètre transversal, qui contiennent moins de liquide. Les verres de montre contenant le liquide de culture ensemencé sont placés à découvert sous une cloche de verre dont l'air est maintenu à un degré suffisant d'humidité et la température entre 18 et 21 degrés. Les tubes sont fermés par un bouchon de liége stérilisé en le faisant bouillir dans de la paraffine et percé sur un des côtés d'une petite ouverture pour donner accès à l'eau.

Le liquide de culture, dès qu'il a reçu la semence vaccinale, ne tarde pas à devenir un foyer actif de prolifération des éléments figurés; au bout de peu de jours le liquide recueilli à la surface de la solution nourricière est susceptible d'être utilisé comme vaccin. Au huitième ou au dixième jour la surface du liquide de culture se recouvre dans toute son étendue comme de fines aiguilles, que l'on peut apercevoir sans l'aide du microscope à un éclairage oblique; ces écailles ne forment pas une couche cohérente, mais sont plutôt isolées.

Au-dessous d'elles, quelques jours plus tard, se ramasse une poussière grise très-fine qui donne au liquide un aspect trouble et tombe bientôt au fond du verre. En examinant au microscope les écailles de la surface et la poussière formant un dépôt au fond du verre, on y trouve, ainsi que dans le liquide de culture, des micrococcus en nombre incalculable. Les micrococcus, suivant M. C. Quist, se présentent sous la forme de petits corps sphériques d'un diamètre d'environ 5 millièmes de millimètre. Il a rencontré aussi, outre ces microbes, des bacilles, qu'il semble considérer comme une des formes du développement ultérieur des micrococcus.

Avec le vaccin artificiel M. C. Quist a fait une série d'inoculations heureuses chez plusieurs enfants. Le plus grand nombre des insertions faites avec le vaccin de culture donnèrent naissance à de belles pustules d'un développement tout à fait normal. Un enfant ayant été vacciné exclusivement au moyen du vaccin artificiel avec un plein succès, la revaccination de cet enfant, pratiquée huit jours après avec du vaccin ordinaire, resta sans résultat, ce qui paraît prouver la réelle efficacité du vaccin obtenu par des cultures artificielles. Toutefois, ainsi que le dit avec raison M. C. Quist dans son *Mémoire sur la culture artificielle du vaccin*, publié dans le numéro de la *Gazette hebdomadaire* du 8 février 1884 : « Ce ne sera naturellement qu'à la prochaine épidémie de variole qu'on pourra avoir la preuve tout à fait incontestable de la protection donnée par ces inoculations. »

Le vaccin artificiel contenu dans les tubes se conserve avec autant de facilité que le vaccin ordinaire ; M. C. Quist a pu entretenir pendant deux mois une source vaccinale active en ajoutant dans le tube à diverses reprises, à mesure qu'il faisait emploi de vaccin artificiel, une nouvelle quantité du liquide de culture.

On conçoit toute l'importance que peut prendre cette culture artificielle du vaccin une fois passée dans la pratique, puisque, par cette méthode, il paraît possible d'entretenir une source active vaccinale offrant toute garantie contre la transmissibilité de la syphilis, de la tuberculose et de quelques autres affections.

TENTATIVES FAITES EN VUE DE REMÉDIER A L'AFFAIBLISSEMENT DE LA QUALITÉ PRÉSERVATRICE DU VACCIN. EXAMEN CRITIQUE DE QUELQUES MOYENS PROPOSÉS POUR RENOUVELER LE VACCIN. En vue de remédier à l'affaiblissement de la qualité préservatrice du vaccin, l'attention des médecins s'est portée depuis longtemps sur la question de renouveler ce virus, en vue de lui restituer toute son énergie et d'en assurer ainsi le pouvoir préservateur.

Divers moyens ont été proposés et essayés en vue de renouveler le vaccin.

Méthode consistant à inoculer la variole à la génisse et à pratiquer chez l'homme l'inoculation du virus ainsi cultivé. Quelques médecins se sont efforcés de former en quelque sorte de toutes pièces un virus vaccin actif en essayant de provoquer artificiellement chez la vache la vaccine originelle. Pour obtenir ce résultat, s'appuyant sur l'opinion émise dès 1779 par Turner, que la vaccine était originaire non de la matière des eaux aux jambes ou du *grease*, mais du virus varioleux même transmis aux vaches par les domestiques chargés de les traire, Coleman, Ingenhousz, Woodville, Hunter, Sacco et d'autres savants, tentèrent d'inoculer la variole à des génisses, en vue de déterminer chez elles le développement de pustules contenant un virus comparable par sa puissance au vaccin primitif.

Ces premiers essais ne furent pas suivis de succès.

1° *Procédé de Sunderland.* En 1831, Sunderland réussit à obtenir une éruption de nature pustuleuse, au bout de quatre à cinq jours, sur le pis de vaches qu'il avait enveloppées dans des couvertures de laine ayant servi à recouvrir des personnes atteintes de varioles graves. L'expérience fut répétée sans grand succès dans diverses villes. A Utrecht, le docteur Numann obtint cependant par ce procédé des pustules qui apparurent au sixième jour, atteignirent au dixième tout leur développement, puis se desséchèrent en formant des croûtes brunâtres qui ne tardèrent pas elles-mêmes à se détacher. Les vaches ne présentèrent point de malaise accusé, mais un peu de chaleur et d'accélération du pouls. La lymphe contenue au sein des pustules inoculée à quatre enfants ne donna lieu qu'à une légère rougeur inflammatoire, qui ne fut suivie d'aucune éruption de nature pustuleuse.

2° *Procédés de Thiele, de Ceely, de Voigt,* etc. Gassner, Fornin, doivent être placés au nombre des premiers médecins qui inoculèrent des vaches avec la variole humaine et portèrent ensuite sur l'homme le virus produit par cette culture.

En 1836, puis en 1838, Thiele en Russie inocula avec succès la variole sur le pis des vaches, puis se servit de la lymphe ainsi obtenue pour inoculer des enfants. Mais, si ce médecin obtint souvent des pustules développées uniquement aux points d'insertion sans manifestations générales, ainsi que cela arrivait du reste fréquemment avec le virus variolique, lorsque l'on pratiquait encore l'inoculation, il se produisit aussi à la suite de ses inoculations des éruptions secondaires accompagnées d'un état fébrile plus ou moins prononcé. Thiélé ne se servait pas du reste habituellement de virus pris directement sur la vache sans y ajouter un peu de lait tiède; autrement survenaient des accidents pouvant être rapportés à la variole. Ce n'était donc pas la vaccination que pratiquait Thiele, mais bien l'inoculation variolique, le virus varioleux par son passage sur l'animal n'ayant subi en réalité qu'une légère atténuation.

Ceely, en Angleterre, réussit aussi en 1839 à faire passer la variole de l'homme à la vache et pratiqua sur des enfants l'inoculation du virus obtenu par ce mode de culture. Mais, de même que dans le procédé de Thiele les insertions pratiquées avec le virus ayant passé par l'organisme de la vache pouvaient ne provoquer souvent qu'une évolution locale de pustules ne présentant pas avec les boutons de vaccine une ombre de différence, il survenait aussi parfois des pustules secondaires disséminées sur différentes régions, en même temps que des complications générales plus ou moins graves, ainsi que cela s'observait fréquemment avec les inoculations pratiquées avec le virus variolique avant la découverte de la vaccine.

L'inoculation du virus varioleux cultivé dans l'organisme de la vache et reporté chez l'homme a donné des résultats analogues à bien d'autres médecins. On a vu à Berlin, à Boston, en Angleterre, des personnes inoculées par ce procédé avoir de véritables varioles.

Le docteur Léonard Voigt, directeur de l'Institut vaccinal de Hambourg, a fait récemment des inoculations en se servant également de lymphe ayant pour origine première le virus variolique, après l'avoir fait passer par l'organisme de la vache (9 fois) au moyen de cultures successives. Suivant Voigt, l'inoculation du virus variolique à la vache donnerait naissance à des éruptions pouvant présenter entre elles de notables différences.

La variole et la vaccine ayant été inoculées en même temps sur des régions éloignées les unes des autres chez le même animal, les piqûres faites avec la lancette chargée de vaccin donnèrent naissance à de belles pustules vaccinales, qui servirent à vacciner avec succès des enfants; les piqûres pratiquées avec le virus variolique avortèrent, sauf une qui se transforma en une pustule de 4 millimètres grisâtre, arrondie, aplatie et non ombiliquée. La lymphe de cette pustule, qui au sixième jour avait 6 millimètres, n'était pas entourée d'une aréole bien marquée. Ayant été inoculée sur le scrotum d'un veau de trois mois elle donna lieu à l'évolution de belles pustules qui, au 6ᵉ jour, étaient remplies d'un liquide clair. Les effets déterminés par l'inoculation de cette lymphe cultivée sur des veaux pendant vingt générations successives ne présentaient plus de différences avec ceux du vaccin ordinaire que par un peu plus d'activité.

Le virus n'ayant subi encore qu'un petit nombre de cultures peut donner lieu à des complications sérieuses. Avec la lymphe de deuxième génération, il se produisit chez un enfant, dès le 6ᵉ jour, beaucoup de fièvre et un eczéma aigu au genou gauche, le 9ᵉ jour des tumeurs ganglionnaires sous l'aisselle du bras inoculé, et du 12ᵉ au 16ᵉ jour des petites nodosités disséminées sur divers points, lesquelles ne disparurent qu'au bout d'une huitaine de jours. Avec la lymphe de troisième génération, sur quatre enfants inoculés il se produisit chez trois de graves accidents (érysipèle, angine, pneumonie). Avec la lymphe de huitième génération, des complications se sont encore produites. Voigt considère l'éruption pustuleuse (pustules de variolo-vaccine) qu'il a obtenue par l'inoculation du virus varioleux à la vache comme la forme véritable de la variole bovine, l'exanthème noduliforme décrit par Chauveau n'étant pour lui qu'une forme abortive. Ces deux formes sont bien différentes l'une de l'autre en ce que, tandis que la lymphe recueillie au sein des pustules de variolo-vaccine est susceptible de subir de nombreuses cultures sur la génisse, le virus puisé au sein de l'exanthème noduliforme finit par perdre toute activité par sa culture (ordinairement au bout de la quatrième génération) sur la génisse. Suivant Voigt, c'est par des cultures successives dans l'espèce bovine que le virus de la pustule de variolo-vaccine se transforme en vaccin.

M. le docteur L. Berthet, dans son consciencieux mémoire : *Vaccine et variole, contribution à l'étude de leurs rapports*, incline à penser qu'en cultivant simultanément sur le même animal la variole et la vaccine (comme l'ont fait Ceely et Voigt), la pustule variolique aurait pu être imprégnée de l'intérieur à l'extérieur par le virus vaccinal; au bout d'un certain nombre de cultures, le virus variolique ayant perdu toute son action, d'après les expériences de Chauveau, ce ne serait en réalité que de la lymphe vaccinale régénérée par son passage sur la génisse qui serait alors transmise par l'inoculation.

D'après quelques-unes des conclusions de Voigt, « on peut créer du vaccin en inoculant chez la vache le virus provenant de la variole humaine, mais on ne doit pas toujours compter sur un succès. — L'énergie de la variole-vaccine obtenue de cette façon est telle, dit-il, qu'il n'est pas bon de s'en servir comme vaccin avant qu'elle ait été transmise plusieurs fois de vache à vache et qu'elle ait perdu ainsi de son intensité. — La première année, ce vaccin a un pouvoir préservateur plus grand que tous ceux qui proviennent d'une source plus ancienne. — Créé avec soin et bien cultivé, le vaccin varioleux est le plus actif de tous les vaccins, non-seulement lorsqu'il est puisé directement sur la génisse, mais surtout sur le terrain humain. »

Le procédé de Voigt ne nous paraît pas être autre chose que la variolisation pratiquée toutefois avec prudence, le virus varioleux se trouvant atténué, mais non transformé par des cultures successives dans l'organisme de la vache. On s'explique aussi que le vaccin varioleux inoculé à l'homme soit susceptible d'y reprendre son énergie et de donner naissance à la variole, les microbes varioleux n'ayant perdu qu'en partie leur virulence par leur culture sur un terrain étranger, mais n'ayant pas subi une transformation de race et pouvant graduellement reprendre une partie de leur malignité en passant par une série d'organismes humains et en revenant sur le sol natal à la suite d'inoculations successives.

Donc, ainsi que le dit Chauveau dans les conclusions qu'il a données à l'Académie sur ses expériences, en vaccinant d'après la méthode de Thiele et de Ceely, nous croyons pouvoir ajouter (et aussi d'après celle de Voigt), on pratique l'ancienne inoculation rendue peut-être constamment bénigne par la précaution qu'on prend de n'inoculer que l'accident primitif, mais ayant, à coup sûr, conservé tous ses dangers au point de vue de la contagion.

1° *Inoculation du virus lacto-varioleux.* 2° *Inoculation post-vaccinale du docteur Papillaud.* D'autres procédés mis en essai en vue de remédier à l'affaiblissement du pouvoir préservateur du vaccin dérivent de l'emploi de l'inoculation du virus varioleux. Ce ne sont en réalité que des variolisations atténuées.

1° Le virus lacto-varioleux est formé par un mélange de virus varioleux et de lait : ce mélange inoculé ne donne lieu souvent, comme la variolation du reste, qu'à une évolution locale de pustules aux points d'insertion, sans qu'il se produise d'éruption générale secondaire ni d'accidents généraux. Ce n'est qu'une variolisation rendue ainsi ordinairement bénigne, mais dangereuse cependant au point de vue de la sécurité générale.

2° Le docteur Papillaud, dans son procédé, combine avec la vaccination l'inoculation variolique. Estimant que les sujets variolés sont préservés à un plus haut degré que les sujets vaccinés, surtout en cas d'épidémie variolique, il fait suivre la vaccination de la variolation, en vue d'épuiser par l'inoculation le restant de réceptivité que l'économie pourrait avoir conservé après la vaccine pour la variole. Le docteur Papillaud pense que l'insertion de la variole venant après la vaccine rend l'inoculation post-vaccinale inoffensive pour le sujet inoculé, en supprimant la double fièvre et l'éruption secondaire et généralisée. Cette méthode pour le docteur Papillaud n'est qu'un auxiliaire de la vaccine, dont elle complète les résultats préservatifs. Mais le procédé de l'inoculation post-vaccinale n'est en réalité qu'une variolation rendue moins dangereuse, parce qu'elle n'est pratiquée que chez des sujets vaccinés, mais qui doit être repoussée comme succeptible de pouvoir également propager épidémiquement la variole.

Nous ne croyons pas non plus à l'avantage que l'on pourrait retirer de l'inoculation de vaccin recueilli chez une personne atteinte de l'affection variolique. L'expérience a prouvé que le vaccin recueilli dans ces conditions ne donne lieu ordinairement qu'à une vaccine régulière. Le vaccin, ensemencé sur le même terrain que la variole, reproduit du vaccin; l'inoculation du virus contenu dans les pustules de variole existant côte à côte avec les boutons de vaccin ne donne naissance qu'à la variole avec tous ses dangers. L'insertion du vaccin, comme l'inoculation du virus varioleux, détermine sans doute également un puissant effet préservateur antivariolique sur l'économie. Les deux virus ont bien entre eux certains caractères communs, et il existe entre la variole et la vaccine les liens les plus étroits de parenté; mais les microbes qui communiquent leur virulence à la vaccine et à la variole peuvent fort bien appartenir à une même famille nosologique sans cependant être de la même race. Aussi s'explique-t-on que l'on ne saurait substituer à la vaccination les procédés proposés en vue de remédier à l'affaiblissement de la qualité préservatrice du vaccin, ces divers moyens n'agissant qu'à la façon d'une variolation atténuée, mais offrant des dangers au point de vue de l'hygiène publique.

En présence du reproche fait à la vaccine de ne protéger que temporairement contre la variole les sujets vaccinés, il nous paraît juste de signaler les défaillances qui parfois surviennent, sous le rapport de la préservation, même chez les sujets variolés. C'est que chez les personnes ayant été déjà atteintes par la variole ou ayant subi l'inoculation variolique il se produit à la longue, comme chez les individus vaccinés, en vertu de la récupérativité, une reconstitution du terrain de culture qui le rend apte, ordinairement toutefois à un degré moindre, à être ensemencé de nouveau avec profit par les microbes de la variole.

C'est ainsi que dans des épidémies graves de variole, en Islande, par exemple, en 1707, on a vu beaucoup de personnes déjà variolées succomber au fléau. En 1871, il s'est produit également des récidives graves de variole chez des individus variolés. Quelques-unes ont même entraîné la mort.

Il existe chez des sujets une aptitude toute particulière pour la variole, qu'ils peuvent avoir plusieurs fois dans le cours de leur existence. Louis XV mourut de la variole, qu'il avait eue légèrement déjà dans sa jeunesse.

Voigt, dans les conclusions de son mémoire, reconnaît que, « après douze ans, les personnes qui ont été atteintes de variole offrent la même aptitude pour être vaccinées que celles dont la vaccination remonte à la même époque. »

Nous avons pu nous-même nombre de fois revacciner avec succès des jeunes soldats variolés dont le virus nous a servi à pratiquer des revaccinations donnant des résultats aussi avantageux que celles effectuées avec le vaccin de jeunes soldats vaccinés pour la première fois. La récupérativité pour la vaccine avait donc été des plus complètes chez ces jeunes soldats variolés.

Il semble donc injuste de demander à la vaccine de faire plus que la variole elle-même. Rien ne saurait donc légitimer ces divers moyens, qui ne sont que des procédés plus ou moins déguisés de variolation, dont la pratique dangereuse ne saurait être même acceptée comme assurant réellement l'immunité variolique complète.

De l'age d'un virus vaccin bon a inoculer. L'époque à laquelle est recueilli le virus vaccinal a de l'importance sur son degré d'activité et sur le résultat des vaccinations. On peut vacciner sans doute avec le liquide peu abondant qui s'écoule des boutons naissants de vaccine, dès qu'ils contiennent de la lymphe (au 4e jour, par exemple), comme avec le plasma abondant qui s'écoule des pustules vaccinales au 7e, au 8e jour, etc. Mais alors les résultats sont différents.

L'âge d'un vaccin bon à inoculer subit des variations suivant son origine et le milieu où il a été cultivé. C'est ainsi qu'il convient de se servir à des époques différentes du vaccin humain et du vaccin ensemencé sur la génisse. Tandis que le vaccin humain fournit un excellent vaccin employé au 6e et au 7e jour, le virus vaccinal recueilli sur les pustules de la génisse au bout de 4 ou de 5 fois 24 heures possède seulement à cet âge son summum de virulence; déjà au bout de 6 fois 24 heures le vaccin animal a perdu une partie de ses propriétés actives.

Bousquet est d'avis que plus le vaccin est jeune, plus il est actif. Ce fait avait été constaté dès les premiers temps de la vaccine par divers auteurs et notamment par M. de Larroque, le traducteur de Jenner, qui fait ressortir tout l'avantage que l'on peut retirer de l'emploi d'un vaccin jeune, lorsque l'on a échoué dans des vaccinations antérieures. Bousquet attribue les succès qu'il obtient dans ses revaccinations à l'emploi d'un vaccin jeune et par suite doué d'une grande activité.

L'âge du vaccin n'a rien d'absolument fixe et de précis. Cela tient à ce que le bouton de vaccine peut subir une évolution plus lente et que par suite chez l'homme un bouton de vaccine de 7 jours peut n'être pas plus avancé qu'au bout de 5 jours. Il n'est pas nécessaire qu'un bouton de vaccine contienne une forte quantité de lymphe pour que le virus soit plus actif; le virus vaccin, si peu abondant au 5e jour, est essentiellement énergique. « Il est d'observation, dit Bousquet, que moins il y a de vaccin dans un bouton, plus ce vaccin est sûr, et comme en général les boutons les plus lents à se développer sont ceux qui donnent le moins de vaccin, il s'ensuit que ces deux conditions d'un bon vaccin d'être jeune et rare entrent en grande partie l'une dans l'autre et vont presque toujours ensemble. »

Lorsque le virus vaccin vers le 9e jour se trouble et devient jaunâtre, comme opalescent et même purulent, ses propriétés actives diminuent.

Lorsque le bouton s'est desséché en formant croûte, le plasma ainsi converti renferme encore un certain nombre d'éléments figurés doués d'assez d'énergie pour pouvoir, étant dissous dans un peu d'eau, puis inoculés, donner lieu à l'évolution de pustules vaccinales.

DE L'AGE LE PLUS PROPICE POUR LA VACCINE. Parmi les conditions individuelles exerçant leur influence sur la vaccine, il convient de tenir compte tout particulièrement de l'âge du sujet vacciné.

Relativement à l'âge le plus propice pour la vaccine, Husson émet l'avis (*Dictionnaire des sciences médicales*, article VACCINATION) qu'on peut vacciner les enfants dès le jour même de leur naissance sans redouter de la part de la vaccine une action trop forte et dangereuse pour l'individu que l'on y soumet.

La vaccination chez les nouveau-nés bien constitués ne détermine pas habituellement de troubles sérieux; l'évolution vaccinale ne s'accompagne que rarement de fièvre. La variole étant une affection qui sévit à tous les âges, on s'explique que des médecins aient cru devoir recommander cette pratique dès la naissance.

En présence d'une épidémie de variole, la vaccination ne doit pas être différée, bien que l'examen des relevés de l'annuaire des longitudes (Mathieu) permette d'affirmer que la *petite vérole est rare pendant les six premiers mois.*

Le fœtus lui-même peut être atteint de variole dans le sein de sa mère, qui d'ailleurs peut rester complétement indemne de l'affection par suite d'une immunité acquise par la vaccination ou une variole antérieure.

D'après M. J. Chamberland (note communiquée en son nom par H. Bouley à l'Académie des sciences, 8 janvier 1883), le placenta ne formerait pas une barrière infranchissable au passage du microbe de la variole, dont le virus se trouverait en outre atténué, en vertu d'une action modificatrice profonde, par une sorte de filtrage au travers du tissu de cet organe. L'élément figuré de la variole, ne trouvant point dans l'organisme de la mère les principes nécessaires à sa nutrition, ne ferait que le traverser pour venir se fixer sur un terrain, vierge de toute imprégnation variolique ou vaccinale offrant les conditions voulues pour son entier et parfait développement.

Ainsi se trouvent expliqués des faits d'immunité variolique fournis par des nouveau-nés dont les mères avaient eu la variole pendant leur grossesse. Certains faits paraissent prouver que la vaccination ou même la revaccination accomplie avec succès pendant la grossesse peuvent aussi conférer dans quelques cas à l'enfant cette même immunité, par suite du passage des éléments figurés vaccinaux de la mère au fœtus. Il se produit alors *une véritable vaccination intra utérine.*

La vaccination chez les nouveaux-nés est loin de donner toujours des résultats satisfaisants, la réceptivité n'étant pas encore toujours développée à un degré suffisant.

« Sur les nouveau-nés de 3 ou 4 jours, dit Rayer, la vaccination manque ordinairement 2 fois sur 3; elle réussit 98 fois sur 100 six semaines après la naissance ».

On peut se demander si, chez ces jeunes enfants, la vaccine ne pourrait pas avoir pour effet de ne déterminer qu'une action limitée aux points d'inoculation. L'acte vaccinal, bien que paraissant suivi de succès, n'entraînerait pas l'immunité variolique et pourrait ainsi inspirer une sécurité trompeuse.

« Puisque la vaccine se donne pour remplacer la petite vérole, dit Bousquet, elle ne saurait mieux faire que d'en suivre les habitudes ».

Ce principe judicieux montre que, pour pratiquer les vaccinations, on peut attendre que les enfants aient au moins l'âge de 6 semaines ou de 2 mois, si ce n'est même de 6 mois, puisque la variole est rare dans les 6 premiers mois de la vie (mais surtout au moment de la naissance) et que, sous le rapport des succès, les inoculations donnent alors d'excellents résultats.

L'état de la peau chez les nouveau-nés paraît être assez souvent un obstacle au développement de la pustule vaccinale. Lorsque la peau est encore couverte dans les premiers jours d'une sorte de poil laineux, qu'elle est à la fois très-fine et flasque, ou qu'au contraire elle est épaisse, dure, ridée, quelquefois même comme terreuse, on voit fréquemment les pustules avorter ou ne se développer que d'une façon chétive et misérable. Ces pustules, dans lesquelles on peut cependant reconnaître le bouton vaccinal, paraissent n'avoir que des propriétés préservatrices douteuses et leur vaccin inoculé à d'autres enfants ne donne pas lieu toujours à une véritable pustulation vaccinale.

Il semble peu probable que ce virus, dont les éléments figurés sont dépourvus d'une vitalité suffisante pour transmettre par inoculation la vaccine, puisse être doué de propriétés préservatrices durables assurant l'immunité variolique à l'individu qui en est porteur.

Cet état spécial de la peau peu favorable au développement de la vaccine se modifie avec la croissance de l'enfant, et, vers le 2e ou 3e mois, l'enveloppe cutanée se trouve dans des conditions de vitalité facilitant l'absorption et l'évolution vaccinale au sein de l'économie.

D'autres raisons militent en faveur du choix du 5e ou même du 6e mois pour la pratique des vaccinations. A cet âge, il est plus facile au médecin de pouvoir se rendre compte de la valeur et du degré de pureté du vaccin auquel il a recours pour l'inoculation.

La statistique de Diday, en établissant qu'en général les manifestations de la syphilis héréditaire sont fort précoces, puisqu'elles apparaissent pour la plus grande part au 1er mois révolu depuis la naissance, puis dans une proportion encore élevée au 2e, déjà moindre au 3e, puis au 4e, mais surtout au 5e mois, montre d'une façon péremptoire que l'âge de 5 ou de 6 mois, en dehors toutefois de tout génie épidémique variolique régnant, paraît convenir chez l'enfant pour la pratique de la vaccination.

La variole atteignant tous les âges, la vaccination doit être pratiquée à tout âge.

« S'il est quelquefois trop tôt, il n'est jamais trop tard pour vacciner » (Bousquet).

« La petite vérole en effet ne respecte aucun âge, aucun tempérament. On peut avoir la petite vérole à 60 ans, à 70 ans, à 80 ans et plus tard encore : *Omnem œtatem occupat* (van Swieten), et, pour comble, elle n'est jamais plus dangereuse que lorsqu'elle est plus tardive, *senibus pejor....* ». C'est ainsi que M. le comte de Lacépède, confiant en son âge et n'ayant pas voulu se laisser vacciner, est mort à 70 ans, victime d'une épidémie de variole sévissant dans les environs d'Épernay.

Influence de l'état de morbidité et de certaines médications sur la vaccine. Nombre de maladies paraissent exercer sur la vaccine une influence plus ou moins fâcheuse.

Jenner avait remarqué l'altération présentée par la vaccine en présence de la teigne furfuracée et d'autres affections cutanées de nature herpétique; il allait jusqu'à attacher de l'importance à des gerçures peu développées autour de la bouche, du nez, des oreilles, à un panaris, à une blépharite, en un mot, à toute altération de la peau susceptible de produire une exsudation séreuse. Il pensait que ces lésions pouvaient troubler le travail vaccinal et en rendre incomplet le résultat.

Suivant John Baron, « la vaccine n'est pas toujours troublée par des maladies de la peau coexistantes, mais dès que la moindre modification se présente on ne doit plus avoir de confiance dans la vaccination; il faut la répéter, dès que la peau est revenue à un état sain. »

Les exanthèmes aigus, tels que les rougeoles, les scarlatines, à l'état sporadique comme à l'état épidémique, etc., agissent également sur l'évolution de la vaccine.

Après avoir relaté nombre de cas où la vaccine a subi une marche anormale en présence d'affections de cette nature, Steinbrenner émet l'avis que ces complications doivent être une source de méfiance légitime qui doit mettre en garde contre l'emploi de la vaccination dans de semblables conditions.

Les fièvres inflammatoires troublent aussi le développement de la vaccine, en accélérant la poussée des pustules et en hâtant leur dessiccation à la suite de pleurésies, de coqueluches, de diarrhées, etc.; la vaccine a subi ainsi dans certains cas des retards notables dans ses différentes phases et a pu ne déterminer qu'une éruption de peu de valeur.

Il en est de même dans la convalescence des affections graves ayant amené un état profond de débilité du sujet. « Parmi les causes d'une vaccination incomplète dépendant de l'individu vacciné, dit Lüders, il faut aussi compter la convalescence d'une maladie sérieuse faite peu de temps avant la vaccination, surtout des fièvres. Pendant cette convalescence, il manque à l'organisme la réceptivité nécessaire pour développer une nouvelle maladie. » Et John Baron dit également : « Plusieurs de nos correspondants, qui ont le plus d'expérience en pareille matière, ont reconnu une action perturbatrice sur la vaccine à la dentition, à un malaise général, aux scrofules, etc. »

Il résulte de cet exposé :

1° Que tout état morbide ayant un retentissement plus ou moins profond sur les principales fonctions de la vie organique exerce une influence manifeste défavorable sur l'évolution de la vaccine ;

2° Qu'il convient, pour se placer dans les meilleures conditions de succès, de ne pratiquer les vaccinations que chez des sujets jouissant d'une santé parfaite au moment de cette opération.

A côté de ces diverses causes qui exercent leur influence sur le développement de la vaccine il convient de mentionner aussi l'action défavorable de quelques médicaments.

Les préparations mercurielles à l'intérieur, le nitrate de potasse, les laxatifs répétés..., extérieurement, les pommades mercurielles, camphrées, le soufre, etc., peuvent amener un arrêt de l'évolution vaccinale; un purgatif énergique peut tarir des pustules remplies d'une lymphe abondante et de bonne qualité. Il est donc utile de s'abstenir de certaines médications chez les sujets que l'on doit vacciner, en raison du trouble qu'elles sont susceptibles d'apporter au sein de l'organisme.

INFLUENCES RÉSULTANT DES CONSTITUTIONS MÉDICALES. — Certaines conditions médicales résultant d'un génie épidémique spécial exercent une action manifeste sur le résultat des vaccinations.

La vaccine subit d'une façon plus ou moins sensible l'influence des constitutions médicales ; elles impriment un caractère anormal à l'évolution vaccinale, qui dans ces conditions peut revêtir la forme morbide communiquée aux affections régnantes.

C'est ainsi que la vaccine a pu recevoir une empreinte particulière lui conférant exceptionnement un certain cachet de malignité. Aussi Parola est-il d'avis qu'il est prudent, lors de certaines épidémies, de suspendre temporairement la vaccination, toutes les maladies tendant à assumer les formes de la maladie dominante, en vue d'éviter des complications pouvant altérer le cours régulier de la vaccine. Cette influence des constitutions médicales s'explique par l'action particulière de la vaccine sur la peau. D'après Bousquet, la vaccine y détermine en effet une excitation non équivoque, et l'on peut voir des roséoles, des érysipèles et même d'autres affections, comme des entérites, des diarrhées, compliquer l'évolution vaccinale.

Hufeland rapporte l'influence fâcheuse sur le résultat des vaccinations d'une épidémie catarrhale qui sévit en 1788. Il semble que l'économie se soit trouvée momentanément privée, en vertu d'une action substitutive, de sa réceptivité vaccinale.

Les fièvres éruptives ne laissent pas que d'avoir une influence peu favorable à l'évolution de la vaccine.

« La rougeole et la scarlatine, dit Trousseau, survenant dans le cours de la maladie (vaccine), l'arrêtent dans sa marche, et celle-ci ne reprend son cours qu'après la disparition de l'exanthème ». La vaccine peut-elle se développer en même temps que la variole? Ces deux entités morbides s'influencent-elles réciproquement?

Relativement à la variole, lorsque l'organisme se trouve sous l'influence du virus variolique, qu'il l'ait reçu par contagion ou par inoculation, la pustulation variolique et l'évolution vaccinale n'en poursuivent pas moins ordinairement leur cours régulier.

Quant à leur action réciproque, il est assez difficile de se prononcer. Suivant quelques auteurs (Zandyck, Rayer, Hérard, Tardieu, etc.), celle des deux éruptions qui aurait la priorité d'invasion pourrait avoir quelque influence sur l'autre, sans en être elle-même influencée.

Une autre question est de savoir quelle est l'action sur l'économie de la vaccine chez des individus contaminés varioliquement depuis moins de quatre à cinq jours, c'est-à-dire se trouvant dans les conditions voulues de réceptivité. Pour certains (Clérault, Rayer), la vaccine aurait sur la variole une influence heureuse, en en modérant les effets ; pour d'autres (Rilliet, Barthez), elle pourrait avoir des conséquences graves.

Warlomont émet l'avis que chez un sujet en puissance de variole et vacciné dans les délais propres au maintien de la réceptivité vaccinale, ainsi qu'il arrive fréquemment en temps d'épidémie, les deux virus ayant été semés ensemble ne peuvent réciproquement que produire une stérilisation plus complète du terrain de culture, en déterminant sur l'économie des phénomènes réactionnels généraux plus intenses. « Si, dit-il, l'immunité acquise peut gagner en intensité ou en durée par le nombre des colonies (microbiennes) appliquées à l'épuisement, il y aura présomption du renforcement de cette immunité par l'intervention des pustules vaccinales, pour autant que la présence de ces quelques colonies additionnelles puisse jouer un rôle devant des éruptions varioliques les comptant par centaines. »

Au sujet de l'influence que peut avoir le génie épidémique variolique sur l'évolution vaccinale, il convient de citer ici plus particulièrement les troubles profonds survenus dans les vaccinations lors d'une épidémie de variole qui sévit à l'hôpital de Nantes en juillet 1825. Bousquet rapporte à ce sujet, dans son nouveau *Traité de la vaccine*, qu'on vaccina à cette époque 60 sujets depuis l'âge de dix ans jusqu'à vingt-quatre ; « et, n'importe le lieu de l'opération, n'importe la main qui tenait la lancette, jamais l'insertion du virus vaccin n'a rien produit à l'extérieur : toute sa force, toute sa puissance, s'est épuisée à l'intérieur. A la place des boutons il survenait un trouble général.... » trouble général qui n'était que le résultat de l'infection vaccinale qui préserva de l'épidémie ces vaccinés mêlés aux varioleux, « hors deux, sur lesquels la vaccine n'avait produit aucun effet ni local, ni général, ni fièvre, ni boutons. »

Les constitutions médicales exerçant une influence manifeste sur la vaccine, on est en droit de se demander, surtout en présence d'éruptions vaccinales évoluant d'une façon irrégulière ou incomplète, quel degré de confiance on peut attacher sous le rapport de la préservation à des vaccinations pratiquées dans de semblables conditions. Aussi en présence de grippes, de diarrhées, de dysenteries, d'érysipèles, de rougeoles, de scarlatines, de fièvres miliaires, de varioles (mais toutefois seulement lorsque l'on soupçonne que le sujet est déjà en puissance de cette affection), etc., paraît-il préférable de surseoir aux vaccinations jusqu'à disparition complète du génie épidémique régnant.

CONDITIONS GÉNÉRALES EXTÉRIEURES INFLUENÇANT LA VACCINE. FACTEURS MÉTÉO-ROLOGIQUES. *Température*. La température paraît exercer une influence manifeste sur le développement de la pustule vaccinale. Les températures excessives, chaleur ou froid, sont également contraires à l'évolution du bouton de vaccin.

Basses températures. Les basses températures de l'hiver retardent le développement de la pustule vaccinale ; les différentes périodes de son évolution se succèdent alors avec plus de lenteur ; parfois le bouton vaccinal au 9ᵉ jour est alors moins avancé qu'au 6ᵉ ou au 7ᵉ jour au printemps ou à l'automne.

Hautes températures. La grande chaleur a aussi une influence fâcheuse sur le développement de la vaccine. Bousquet rapporte « qu'un médecin de Montluçon, M. Yves, ayant vacciné 12 enfants au mois d'août à midi par une chaleur étouffante, aucun d'eux ne reçut l'infection. Le même opérateur en vaccina 12 autres avec la même matière, le même jour à huit heures du soir, avec un succès complet. Cette observation justifie l'opinion de ces vaccinateurs qui, toutes choses égales, ont avoué que le vaccin a plus de chances de succès après le coucher du soleil que lorsque cet astre est encore sur l'horizon ; bien entendu qu'on raisonne dans l'hypothèse d'une chaleur excessive. L'expérience des médecins qui pratiquent dans les contrées équatoriales est d'accord sur ce point avec ce qui se passe dans les pays tempérés pendant les fortes chaleurs ».

M. Mourson, médecin de 1ʳᵉ classe de la marine, dans un rapport à l'Académie sur les vaccinations pratiquées en Cochinchine en 1881, rapporte que, « lorsqu'on fait voyager par une température ardente des enfants vaccinifères, l'exhalation de sérosité vaccinale est moins abondante, il semble que le bouton s'est desséché et qu'en même temps la constitution vitale du vaccin a été profondément modifiée ».

Les propriétés virulentes du liquide vaccinal étant essentiellement constituées par l'élément figuré formé par des organismes parasitaires, on comprend que la vitalité des microbes puisse se trouver singulièrement compromise par des températures excessives.

Saisons favorables à la vaccine. C'est au printemps et à l'automne, alors que la température est douce et égale, que le bouton du vaccin paraît se développer de la façon la plus régulière. Toutefois, certaines conditions atmosphériques difficiles à déterminer, une constitution médicale spéciale, peuvent influencer le développement de la pustule vaccinale en lui imprimant dans des cas une évolution lente ou, au contraire, une marche essentiellement rapide.

Constitutions atmosphériques. D'autres influences atmosphériques, telles que la sécheresse ou l'humidité, certains vents, un état électrique particulier de l'air, les variations brusques de température, exercent une action manifeste sur l'évolution vaccinale, en agissant plus particulièrement sur l'état de la peau, qui devient ainsi plus ou moins apte à l'absorption du virus, à la germination des éléments figurés au sein du terrain de culture, à leur développement et à leur dissémination au sein de l'organisme.

Les mêmes causes qui exercent leur influence sur le développement de la variole déterminent une action de même nature sur l'évolution des boutons de vaccine.

De même qu'un certain degré d'humidité de l'air joint à une température douce et égale favorise le développement de la pustule variolique, de même aussi, dans de semblables conditions, l'inoculation vaccinale donne des résultats plus nombreux et plus parfaits.

Sydenham reconnaît pour cause de la bénignité ou de la gravité des épidémies de variole les différentes conditions atmosphériques.

C'est ainsi qu'il relate qu'en 1681 « le printemps et l'été s'étant trouvés les plus secs qu'on se souvienne d'avoir vus, en sorte qu'il ne restait plus d'herbe verte en aucun endroit, le sang était extrêmement desséché: ce qui produisait dans la petite vérole une inflammation beaucoup plus grande qu'elle n'est dans cette maladie et augmentait beaucoup la violence des symptômes ».

Ainsi la sécheresse de l'air paraît-elle placer la peau dans des conditions défavorables pour l'évolution des pustules de variole ou des boutons de vaccine, L. Parola rapporte que, lorsque des vents chauds succèdent aux vents froids et qu'il existe un fort degré hygrométrique de l'atmosphère, l'éruption vaccinale ne se fait qu'avec lenteur et se montre plus tardive; en même temps, les pustules sont moins pleines et il se produit une notable proportion d'insuccès.

Les variations brusques de température, les orages, l'action des vents, pouvant agir sur le degré de sécheresse ou d'humidité de l'atmosphère, sont donc autant de causes susceptibles de faire varier le succès des inoculations vaccinales, « en vertu d'une secrète constitution de l'air, » comme le dit Sydenham.

CONSIDÉRATIONS GÉNÉRALES RELATIVES A L'INFLUENCE EXERCÉE SUR LES RÉSULTATS DES VACCINATIONS PAR LE NOMBRE DES INOCULATIONS ET LE MODE D'INSERTION DU VACCIN. Le nombre des inoculations, ainsi que le mode opératoire employé pour l'insertion du virus vaccinal, ne sont pas sans exercer une influence sur le résultat des vaccinations. Il n'est pas indifférent d'employer le vaccin largement ou avec parcimonie, de pratiquer des insertions vaccinales peu nombreuses ou des inoculations multiples soit par piqûres, soit par incisions. Le procédé par incision paraît préférable.

« L'incision étant plus étendue, dit Bousquet, permet de mettre plus de vaccin en contact avec plus de bouches absorbantes ». La profondeur et l'étendue des incisions ou des piqûres semblerait pouvoir aussi avoir une certaine influence sur la vaccine, en se basant sur ce qui a été observé autrefois lors des inoculations de pus variolique. « Les inoculateurs, dit Bousquet, qui faisaient les incisions les plus profondes, étaient les plus malheureux, non que l'inoculation ne réussît pas entre leurs mains, au contraire elle réussissait trop bien, puisqu'elle donnait les varioles les plus graves ».

On peut se demander, en raison de l'analogie si grande qui existe entre le virus varioleux et le virus vaccin dans leur composition intime, si des inoculations suffisamment profondes soit par piqûres, soit par rayures, ne peuvent avoir pour effet, en multipliant les points par lesquels le vaccin se trouve absorbé, de déterminer ainsi une action plus profonde du virus vaccinal sur l'économie. Ces questions seront du reste de nouveau traitées lors de la description des divers procédés de vaccination mis en usage.

Jenner ne faisait qu'une piqûre au plus à chaque bras, en vue d'éviter des accidents graves réactionnels sur l'économie. Plus tard, l'usage vint de multiplier les piqûres, en vue d'assurer la réussite de l'opération.

Puis certains médecins pensèrent que l'efficacité de la vaccine tenait au plus ou moins grand nombre d'inoculations. Parmi ceux qui soutiennent avec le plus d'autorité cette opinion il convient de citer Eichhorn en Allemagne ; Grégory en Angleterre ; Brisset, Robert, etc., en France.

Si l'on s'appuie sur la théorie de l'épuisement, qui admet que l'inoculation vaccinale a pour effet de stériliser le terrain de culture, en déterminant au sein de l'organisme la pullulation de races microbiennes, qui ne peuvent vivre qu'en s'assimilant certaines substances indispensables à leur nutrition et que ce terrain ainsi épuisé par le microbe de la vaccine n'est plus apte pour un temps plus ou moins long à recevoir les germes morbides de la variole, on s'explique que des inoculations pratiquées en plus ou moins grand nombre puissent avoir de l'effet sur le résultat final des vaccinations.

Vaccination. L'opération consistant à pratiquer l'inoculation du virus vaccin se nomme *vaccination*.

La vaccination a remplacé l'inoculation du virus variolique ou variolation et lui a emprunté un grand nombre de ses procédés.

« Au point de vue de la physiologie et de la médecine expérimentale, l'inoculation, dit Claude Bernard, n'est que la première phase de la vaccination. »

PRÉPARATION A LA VACCINATION. Dans les premiers temps de la vaccine, quelques médecins ont été d'avis que, comme pour la variolation, il convient, avant de procéder à l'insertion du virus, de soumettre les sujets à une sorte de préparation, en vue d'obtenir une circulation plus complète et d'activer les fonctions cutanées. C'est ainsi que furent conseillés les bains, les lotions, chez les individus à peau rude, les frictions répétées sur la peau molle des enfants de constitution délicate, en vue de faciliter l'absorption du virus vaccin.

Actuellement, ces précautions sont tombées en désuétude. On se borne à observer les conditions hygiéniques susceptibles de favoriser l'évolution vaccinale, et on ne vaccine que des sujets se trouvant dans un état satisfaisant de santé, sauf en temps d'épidémie de variole.

Principales méthodes de vaccination en usage. Le manuel opératoire de la vaccination comprend un grand nombre de procédés.

Quelques-uns sont empruntés à des moyens mis en usage dès la plus haute antiquité pour l'inoculation de la variole par les Brahmes dans l'Inde, par certaines sectes religieuses en Chine et en Afrique, comme les frictions rudes de la peau, les incisions superficielles cutanées recouvertes de coton imbibé de pus varioleux, les fils imbibés de virus passés sous la peau à la façon de séton, etc.

D'autres sont plus récents, tels que les piqûres faites avec des aiguilles chargées de virus, suivant la méthode suivie primitivement en Circassie, en Géorgie et en Thessalie, les incisions cutanées peu profondes mises en contact avec un linge fin imprégné du liquide virulent. Certains modes opératoires employés déjà pour l'insertion du virus vaccin paraissent renouvelés de pratiques usitées dans l'Inde, où, d'après les descriptions précises du Sancteya Grantham, ouvrage sanscrit attribué à d'Hauvantori, la vaccine était déjà connue à une époque très-reculée. « Prenez le fluide du bouton du pis de la vache ou du bras d'un homme entre l'épaule et le coude sur la pointe d'une lancette et piquez-en les bras entre l'épaule et le coude jusqu'à ce que le sang paraisse; le fluide se mêlant avec le sang, il en résultera la fièvre de la petite vérole, etc. » (Husson, *Dictionnaire des sciences médicales*).

Plus loin se trouve mentionné un autre procédé de vaccination également en usage dans l'Inde, consistant à insinuer à la façon d'un séton entre l'épiderme et la chair de l'enfant un fil imprégné de la matière qui découle de la pustule de la vache, après l'avoir enfilé dans une aiguille, et à l'y laisser à demeure. Jenner et les premiers médecins vaccinateurs pratiquèrent l'insertion du vaccin par des moyens empruntés pour la plupart à ces procédés.

La vaccination est actuellement pratiquée par diverses méthodes : frictions, vésicatoire, injection sous-épidermique, acupuncture ou piqûre, ponctions suivant le procédé de Sutton, incisions ou scarifications, etc.

La plupart de ces méthodes sont utilisées dans la pratique de la vaccination, qu'elle soit effectuée avec du vaccin humain ou avec du virus vaccin cultivé sur la génisse.

Nous en ferons d'abord une étude spéciale, puis nous passerons en revue les divers procédés de vaccination animale.

Considérations générales applicables aux principales méthodes de vaccination. Avant de décrire ces diverses méthodes opératoires, il convient de traiter quelques questions qui s'y rattachent par des liens plus ou moins étroits.

La vaccination peut être pratiquée soit avec du vaccin liquide « chaud vivant » (Fonssagrives), soit avec du vaccin de conserve liquide, soit avec du vaccin de conserve desséché.

Ces considérations générales s'appliquent plus particulièrement à l'insertion du vaccin recueilli sur le vaccinifère, puis transporté immédiatement sur le bras du sujet à vacciner.

Le liquide vaccinal de conserve ne nécessite pas pour son insertion d'autres procédés que le vaccin puisé directement au sein de la pustule.

Le vaccin desséché demande pour pouvoir être inoculé l'adjonction d'une très-faible quantité d'eau tiède pour le délayer, de façon à le transformer en un liquide glutineux, filant, d'apparence presque oléagineuse.

On ne saurait trop blâmer la pratique consistant à dissoudre le vaccin desséché dans un peu de salive.

Dans un chapitre spécial faisant suite aux divers procédés opératoires en usage pour l'insertion vaccinale, il sera question des principaux moyens employés actuellement pour la conservation du virus-vaccin.

Ces considérations générales ont trait plus spécialement à l'emploi du vaccin humain, bien que plusieurs des méthodes décrites puissent être utilisées pour l'insertion du vaccin animal. Dans le chapitre relatif à la vaccination animale, il sera traité d'une façon particulière de quelques procédés s'appliquant à ce mode d'inoculation du liquide vaccinal.

Avantages de l'emploi du vaccin frais sur celui du vaccin de conserve. L'inoculation vaccinale faite avec du vaccin recueilli sur des boutons d'un aspect type, puis transporté aussitôt sur les bras des sujets à vacciner, est de tous points préférable à l'emploi du virus conservé.

Le vaccin frais jouit alors en effet de toutes ses propriétés actives, ce qu'il doit à ce qu'il est inoculé chaud et vivant. Le vaccin de conserve possède également la faculté de reproduire par son insertion la maladie qui lui a donné naissance. Plus le vaccin de conserve est employé à une époque rapprochée du moment où il a été recueilli, plus son activité virulente est grande et plus grand aussi est le nombre des succès. A partir de l'instant où le vaccin est pris au sein des pustules, ce liquide acquiert de l'âge; il vieillit, en un mot. Par suite, on comprend que, dans ces conditions, les éléments figurés puissent se montrer moins actifs que ceux provenant d'un virus inoculé sans retard. A bien plus forte raison doit-il en être ainsi pour le vaccin de conserve desséché, dans lequel les éléments figurés se trouvent en quelque sorte dans un état de mort apparente.

On peut aussi se demander si le vaccin de conserve, alors même que l'inoculation donne d'heureux résultats, peut assurer au vacciné une immunité variolique aussi complète et d'aussi longue durée.

Les défaillances souvent si fréquentes qui surviennent à la suite des inoculations pratiquées au moyen de vaccin de conserve peuvent inspirer à cet égard des craintes légitimes.

En tous cas, la facile altération du vaccin de conserve en présence d'influences météorologiques diverses ne peut en justifier l'emploi qu'à défaut de vaccin frais, chaud et vivant, qui, lorsqu'il est pris à une source sûre, donne toutes les garanties d'une vaccine susceptible de conférer l'immunité variolique.

Procédé employé pour recueillir chez le vaccinifère le virus destiné à l'insertion vaccinale. A quel âge du vaccin convient-il de pratiquer l'inoculation. Pour pratiquer l'inoculation avec du vaccin frais, il convient de choisir un vaccinifère sain et porteur de pustules vaccinales types bien développées. L'âge des pustules exerçant, ainsi qu'il en a été question dans un des précédents chapitres, une influence sur les résultats des vaccinations, il est préférable de ne choisir que des boutons ayant atteint le 4e, le 5e, le 6e ou le 7e jour de l'évolution. Il faut aussi tenir compte de certaines conditions générales qui exercent leur influence en retardant ou en hâtant le cours de l'évolution vaccinale. Quelquefois la pustule n'étant que peu développée au 4e et même au 5e jour ne peut alors donner que de faibles quantités de vaccin. Le virus recueilli au 6ᵉ jour et au 7ᵉ jour de l'évolution vaccinale, c'est-à-dire au bout de 6 fois ou de 7 fois 24 heures, est essentiellement actif. Au 8ᵉ jour et pendant les quelques jours qui suivent, la pustule, bien que regorgeant d'une lymphe abondante, ne donne plus un virus doué de propriétés aussi énergiques. C'est en se servant d'un vaccin contenant des éléments figurés de formation nouvelle, jeunes et par conséquent doués de toute leur vitalité, que l'on se place dans les conditions les plus avantageuses pour obtenir une vaccine régulière et réellement efficace. Pour recueillir le liquide destiné à l'inoculation vaccinale, on fait sur le bouton avec l'extrémité de l'instrument de légères piqûres vers la périphérie. Le vaccin vient bientôt suinter à la surface de la pustule comme une légère rosée. Quelques médecins vaccinateurs enlèvent complétement la pellicule qui recouvre le bouton. Ce procédé permet sans doute d'obtenir une plus forte proportion de lymphe, mais il est un peu douloureux et prédispose le vaccinifère à des accidents d'inflammation érysipélateuse au pourtour du bouton. Lorsque l'on inocule la lymphe des pustules vaccinales développées chez des génisses, des précautions particulières doivent être prises pour recueillir le vaccin. Il en sera fait mention dans le chapitre ayant trait à la vaccination animale.

Lieux d'élection de l'inoculation vaccinale. L'inoculation du virus vaccin peut être pratiquée sur les diverses régions ; il convient de choisir de préférence celles où la peau est souple et fine pour permettre une absorption plus facile du liquide vaccinal par les lymphatiques.

Le lieu d'élection habituel de l'insertion vaccinale est la partie externe et supérieure du bras au niveau du triangle deltoïdien. Les inoculations sont assez souvent pratiquées sur le trajet d'une ligne dirigée suivant l'axe du membre, en ayant soin d'observer entre elles une distance de 2 à 3 centimètres environ.

On peut encore les disposer en triangle ou en losange.

Il est bon chez les femmes de pratiquer les insertions vaccinales suivant une ligne horizontale, afin de dissimuler plus facilement sous les vêtements les cicatrices vaccinales.

Il est d'usage dans quelques pays de vacciner à la partie interne et supérieure des cuisses.

Chez des sujets réfractaires à la vaccine on a pu faire varier le siége des insertions, en vue d'opérer sur une région se trouvant dans des conditions favorables à l'absorption du virus.

L'inoculation du vaccin sur la main à l'origine des doigts détermine habituellement l'évolution de pustules beaucoup plus grosses qu'aux bras. Elles parcourent les diverses phases de leur évolution d'une façon plus lente, et présentent ce reflet bleuâtre observé primitivement par Jenner sur les boutons des vachères ayant contracté directement la vaccine en trayant les vaches.

Du nombre d'inoculations vaccinales qu'il convient d'effectuer. Le nombre des inoculations vaccinales n'est pas indifférent au point de vue de l'immunité variolique acquise, ainsi qu'il en a été question dans l'un des précédents chapitres. La multiplicité des inoculations a une véritable importance en ce qu'elle a pour effet de déterminer une imprégnation plus profonde de l'économie par le virus vaccinal ; d'où une stérilisation plus complète du terrain de culture. Il convient donc autant que possible de pratiquer des insertions vaccinales suffisamment nombreuses.

Les inoculations vaccinales multiples ont surtout de l'importance dans la pratique de la revaccination, où l'on n'opère que sur un terrain ayant subi déjà antérieurement l'influence du virus vaccinal.

Cette question sera étudiée d'une façon toute spéciale au sujet des revaccinations. Le nombre des insertions vaccinales doit être au minimum de 3 à 5 sur chaque bras. Elles doivent être distantes les unes des autres de 2 à 3 centimètres, de façon que la légère inflammation se produisant au pourtour de chaque bouton ne puisse venir rejoindre celle d'un bouton voisin.

Pratique de la vaccination en général. La pustule vaccinogène étant ouverte, on reçoit sur la pointe de l'instrument (aiguille, lancette ordinaire ou cannelée) une certaine quantité de virus vaccin. C'est ce que l'on appelle charger l'aiguille ou la lancette.

Le bras de la personne à vacciner est alors saisi avec fermeté et maintenu en arrière avec la main gauche, de façon à tendre la peau à la face externe du membre.

De la main droite l'instrument chargé de vaccin est introduit suivant une direction parallèle à la peau dans son réseau superficiel, *rete* de Malpighi. Suivant le conseil des premiers vaccinateurs, on peut appliquer au niveau du point ponctionné le pouce de la main gauche, en laissant séjourner un momen l'instrument dans la plaie. On ne le retire ensuite qu'en pressant légèrement les lèvres de la petite plaie contre son extrémité, de façon à l'essuyer en quelque sorte. On peut encore, après avoir introduit l'instrument, en retourner la pointe dans la plaie, de façon à l'essuyer entre l'épiderme et le derme, et à faciliter ainsi la pénétration du liquide vaccinal.

Il est utile après chaque inoculation de recharger de vaccin l'instrument, afin d'être sûr d'insérer dans la plaie une suffisante quantité de virus.

Si l'on vaccine un sujet atteint de quelque affection de nature suspecte (syphilis ou autre), chaque insertion devra être pratiquée avec un autre instrument que celui ayant servi à l'inoculation, afin de ne point reporter ce dernier au sein du bouton vaccinogène et de ne point ainsi exposer à la contagion le sujet vaccinifère.

L'instrument ayant servi à pratiquer l'inoculation doit être lavé avec soin avec de l'eau chaude, puis passé à l'alcool rectifié. On peut encore le tremper dans la solution forte d'eau phéniquée (5 grammes pour 100 grammes d'eau distillée).

Précautions à observer après l'inoculation du virus vaccinal. A la suite de l'insertion du virus vaccin, il s'écoule assez souvent un peu de sang; cet accident n'a ordinairement que peu d'importance et que peu d'influence sur le résultat de l'opération. L'absorption du virus vaccin paraît en effet s'effectuer dès l'instant où le vaccin est mis en contact avec les vaisseaux lymphatiques.

On laisse le sang se dessécher au point où a été pratiquée l'incision, avant de faire reprendre ses vêtements à la personne vaccinée, qui doit avoir eu soin de se couvrir d'une chemise d'un tissu fin, pour éviter tout frottement rude sur la région, siége de l'insertion vaccinale. Les manches de la chemise ne doivent pas étreindre les bras; si la personne vaccinée porte habituellement un gilet de laine, il faut avoir soin d'entourer les bras d'une bande fine de toile. Toute cause d'irritation, en un mot, doit être éloignée en vue de laisser s'accomplir d'une façon régulière l'évolution vaccinale.

PROCÉDÉS DIVERS D'INOCULATION VACCINALE. *Procédé par frictions de M. Morlanne.* L'une des méthodes de vaccination est fondée sur la propriété de la peau de pouvoir absorber directement le virus vaccinal, lorsque l'on exerce en même temps sur la région des frictions rudes et une sorte de massage.

C'est ainsi que la vaccine a été naturellement transmise aux mains des vachères chargées de traire les vaches atteintes de picote.

Ce procédé a pu aussi être inspiré par une ancienne méthode d'inoculation employée en Irlande, consistant à frotter rudement la peau avec de la flanelle, puis à y étendre un linge imbibé de pus variolique.

Sacco relate l'observation d'une femme de chambre qui contracta la vaccine à l'articulation de la deuxième phalange du petit doigt, en changeant à chaque instant des linges humectés de vaccin. Dans ce cas, Sacco pense que la femme de chambre pouvait avoir de légères crevasses à la main, ce qui explique l'inoculation survenue sur cette région dépouillée d'épiderme mise en contact par des frottements répétés avec le virus vaccinal.

M. Morlanne, professeur d'accouchement à Metz, a pu chez de jeunes enfants déterminer l'évolution de pustules en frottant et en massant vivement la région, où il avait déposé le vaccin, avec le bord tranchant d'un petit instrument d'ivoire aplati sur ses deux faces.

Mais en présence de ces frictions réitérées et rudes on peut se demander avec quelque raison si l'épiderme n'a pas perdu alors de son intégrité et, par suite, s'il ne s'est pas produit une véritable insertion vaccinale.

Ce procédé par frictions n'est pas usité.

Vésicatoire. La vaccination a été pratiquée en déposant le virus vaccin sur le derme mis à nu par l'application d'un vésicatoire.

Ce mode de vaccination présente l'inconvénient de ne pas être toujours fidèle.

Employé lors des premiers essais de vaccination à la Salpêtrière sur trois jeunes enfants, il est resté alors sans résultat. Le vaccin, il est vrai, était à l'état de poudre sèche et pouvait avoir subi lors de l'envoi quelque altération.

A l'état frais et pris de bras à bras, le vaccin employé suivant cette méthode a donné souvent des succès. Toutefois, le vésicatoire, en exerçant une vive irritation de la peau, la met dans des conditions moins favorables à l'absorption du virus vaccin et à la genèse des germes morbides.

L'évolution vaccinale est plus ou moins troublée dans son cours au sein de tissus enflammés et souvent même ulcérés ; elle se présente parfois alors avec une forme indécise, qui peut faire douter de sa valeur préservatrice.

Le procédé de vaccination au moyen du vésicatoire paraît donc à juste titre mériter l'abandon presque général dans lequel il est tombé actuellement.

Injection vaccinale sous-épidermique. Dès les premiers temps de la vaccine, des médecins pensèrent qu'il pouvait y avoir avantage à introduire sous les couches superficielles de la peau une quantité notable de virus vaccin, en vue de déterminer sur l'économie une action plus profonde et plus durable.

Pour remplir ce but, Sacco recueillait avec le petit siphon d'Anel une goutte d'humeur vaccinale et au moyen de ce siphon en remplissait ensuite quelques piqûres.

Vaccinateur de M. Bourgeois. M. Bourgeois, médecin-major, a pensé que l'on pouvait inoculer avec avantage le virus vaccin au moyen d'une sorte d'injection hypodermique. A cet effet, il a fait construire un instrument spécial qui permet d'injecter dans le réseau de Malpighi une quantité relativement notable de vaccin.

« L'instrument dit vaccinateur (*Bulletin de l'Académie,* du 29 avril 1884) se compose d'une aiguille à tubulure, à laquelle vient s'adapter une petite boîte a parois métalliques minces, dont la cavité communique à celle de l'aiguille, de façon à permettre de produire par des pressions intermittentes sur ses parois le vide nécessaire pour aspirer la lymphe vaccinale et en remplir le calibre de l'aiguille, quand elle a pénétré dans la source du vaccin. Cet instrument a surtout pour but de recueillir le liquide fourni en abondance par les animaux vaccinifères ».

Il est facile, une fois l'aiguille capillaire introduite sous la peau, de chasser par une pression faite sur les parois de la boîte le liquide vaccinal au milieu des tissus.

Le procédé consistant à introduire par injection sous-épidermique le virus vaccin a pour but de rendre plus certains les résultats de la vaccination en présentant à l'absorption de plus grandes quantités de virus que par tout autre procédé. Sous ce rapport, M. Bourgeois estime qu'une seule injection sous-épidermique doit produire sur l'économie la somme des effets déterminés par plusieurs piqûres.

Le vaccin introduit par cette méthode pourrait en effet agir en déterminant directement au sein de l'organisme des phénomènes intimes assurant l'immunité vaccinale (ainsi que cela se passe, par exemple, lorsqu'au lieu d'insérer le virus vaccin par les procédés habituels dans le corps muqueux du derme on le fait pénétrer par injection dans le tissu conjonctif sous-cutané [expériences de Chauveau]). On peut se demander cependant si cette action générale se produit à la suite de l'injection de vaccin dans les couches sous-épidermiques, et si l'évolution d'une seule pustule au point où a été pratiquée l'injection sous-épidermique peut avoir la valeur de nombreux boutons de vaccine évoluant régulièrement et devenant chacun l'origine de quantités toujours nouvelles de virus susceptibles d'être absorbées et transportées au sein de l'organisme par les voies circulatoires et lymphatiques.

Inoculateur à aiguille de M. Machiavelli. L'inoculateur à aiguille de M. Machiavelli remplit les mêmes conditions que le vaccinateur de M. Bourgeois.

« C'est un petit cylindre creux, dont l'extrémité libre à angles tranchants (comme une plume à écrire) rappelle la seringue de Pravaz. Il cache dans son intérieur un stylet boutonné destiné à pousser au moyen d'un petit ressort le vaccin au-dessous de la peau, une fois la ponction faite » (Ciaudo, *Du vaccin de génisse*).

Inoculation par piqûre ou acupuncture. Cette méthode d'origine fort ancienne jouit à juste titre d'une faveur méritée. On se servait en Circassie, en Géorgie et en Thessalie, de trois aiguilles liées ensemble pour l'inoculation du virus variolique.

Pour pratiquer l'inoculation vaccinale par acupuncture ou par piqûre, on peut se servir de divers instruments, d'aiguilles à coudre ordinaires, d'aiguilles cannelées, d'aiguilles plates, etc.

Aiguilles à coudre. « L'aiguille à coudre, trempée dans le vaccin et introduite par un seul point entre l'épiderme et la peau, y dépose, par le moyen d'une légère rotation, l'humeur visqueuse qui y est attachée et produit l'insertion la plus heureuse sans effusion de sang et sans la moindre idée de douleur » (Husson, *Dictionnaire des sciences médicales*). L'aiguille dans ce procédé doit être introduite à peu près horizontalement au-dessous de l'épiderme, de façon à pénétrer plus complétement dans le *rete* de Malpighi.

On a reproché avec quelque raison à ce procédé de se montrer parfois, infidèle.

L'aiguille ordinaire, en pénétrant sous la peau, ne fait en effet que l'écarter que la distendre. Lors de son introduction au sein des tissus, l'humeur vaccinale se trouve en partie essuyée par la peau qui enserre l'instrument ; lorsque l'on retire l'aiguille, le virus vaccinale est chassé ensuite au dehors par le retrait et l'élasticité des parties revenant sur elles-mêmes.

La vaccination au moyen des aiguilles à coudre ne paraît donc pouvoir être érigée en procédé qu'à défaut d'instruments plus parfaits permettant l'introduction sous la peau d'une plus grande quantité de virus vaccinal.

Aiguilles cannelées. L'aiguille cannelée ne présente pas les inconvénient reprochés à l'aiguille à coudre ordinaire. La rainure dont elle est creusée retient une certaine quantité de vaccin qui est portée au sein des tissus. Pour l'insertion du virus vaccinal, il faut avoir soin, la peau étant bien tendue, d'introduire horizontalement l'aiguille cannelée dans le réseau superficiel du derme, puis de la retourner dans la plaie pour mieux la mettre en contact avec le virus. On l'y laisse séjourner un moment. On ne retire l'aiguille qu'après lui avoir fait subir un mouvement d'élévation qui a pour effet de porter sa pointe en bas et, en écartant les tissus de leur faire, lorsqu'ils reviennent sur eux-mêmes, aspirer le liquide déposé dans la rainure de l'instrument.

L'aiguille cannelée se trouvant chargée d'une notable quantité de vaccin, il est possible de s'en servir pour pratiquer une série de piqûres sur le même sujet. Il existe des variétés nombreuses d'aiguilles cannelées.

Aiguilles de M. Mathieu. L'aiguille cannelée de M. Mathieu ne diffère guère d'une forte aiguille ordinaire que par sa cannelure et en ce que son extrémité est légèrement aplatie.

Aiguille cannelée de Depaul. L'aiguille de Depaul a la forme d'une longue et grosse aiguille creusée d'une cannelure, dont les deux lèvres à l'extrémité sont légèrement tranchantes. En vue de préserver l'aiguille de l'oxydation, elle est ordinairement fortement dorée ou recouverte de platine. Sa pointe très-acérée rentre dans un manche d'ébène à la façon de quelques canifs. Le manche loge habituellement à son intérieur deux aiguilles de Depaul. Le maniement de cette aiguille est facile ; son emploi ne donne pas lieu à une effusion de sang, lorsqu'elle est introduite avec ménagement et suivant les règles dans les couches superficielles du derme.

On s'est servi aussi pour inoculer le virus vaccin d'aiguilles aplaties, se terminant par une extrémité en fer de lance, triangulaires et cannelées.

Inoculation par ponction. Méthode suttonienne. Pour inoculer le virus vaccinal par ponction, on peut opérer avec des lancettes de formes diverses, lancettes à dard, lancettes ordinaires, lancettes cannelées, etc.

Procédé de Sutton. Le procédé d'insertion du vaccin par ponction au moyen de la lancette ordinaire date des premiers temps de l'inoculation variolique. Il fut mis à cette époque en usage par Sutton.

Il consiste à charger l'extrémité d'une lancette de virus vaccin, puis à en glisser la pointe à plat sous l'épiderme obliquement de haut en bas, en l'y enfonçant à 1 millimètre environ de profondeur. On laisse quelques instants la pointe de la lancette en contact avec les tissus divisés, puis on la retourne, de façon à l'essuyer contre les lèvres de la plaie. On relève ensuite légèrement la lancette, ce qui en abaisse la pointe, de façon à faire couler plus facilement au fond de la plaie le virus vaccinal, puis on retire l'instrument.

Lancette de Jean Chailly. On peut encore se servir de la lancette ·de Jean Chailly, plus étroite que la lancette ordinaire, étranglée à sa base, très-acérée, en forme de fer de lance, et qui a l'avantage d'être cannelée, en suivant ce même procédé.

« En un mot, pour la réussite de la vaccination, deux choses seulement sont essentielles, dit Bousquet : l'une, c'est de tendre fortement la peau, afin que les lèvres de la plaie, en revenant sur elles-mêmes, saisissent et retiennent le fluide de vaccin; l'autre est de tenir l'instrument, de manière que la pointe soit plus basse que le manche : autrement le vaccin reflue sur le manche, au lieu de s'insinuer dans la plaie.

« C'est ainsi qu'une plume à écrire dont on tient le bec plus élevé que la barbe ne manque pas. Je fais cette réflexion parce qu'il m'a paru que c'est par là que pèchent la plupart de ceux qui s'essaient à vacciner pour la première fois. Avec ces deux précautions, toutes les autres sont inutiles, et je dirais volontiers : Prenez du bon vaccin, c'est le point important, piquez ensuite comme vous voudrez et ne vous inquiétez pas du résultat ».

INOCULATION PAR INCISION OU PAR SCARIFICATION. La méthode d'inoculation vaccinale par incision est déjà ancienne; elle était employée lors de l'inoculation au moyen de virus variolique.

L'inoculation par incision peut être pratiquée avec le tranchant de la lancette chargée ou non de virus vaccinal.

Pour procéder à cette opération, le bras de l'enfant est fixé par la main gauche de l'opérateur, qui tend en sens inverse avec le pouce et l'indicateur la peau de la face externe du membre. La lancette étant tenue de la main droite par son manche, son tranchant dirigé perpendiculairement aux tissus va diviser très-superficiellement la peau sur une étendue de 2 à 4 millimètres environ, de façon à n'intéresser que les couches superficielles du derme.

Si la lancette est chargée de vaccin, l'insertion vaccinale se trouve ainsi effectuée. Si la lancette n'avait pas été chargée de virus, il faut ensuite porter avec la pointe de l'instrument une goutte de vaccin entre les lèvres de la petite incision.

L'inoculation par incision donne de nombreux succès; elle est cependant moins mise en usage que l'insertion par piqûre ou par ponction, quand on a, pour pratiquer la vaccination, du vaccin chaud et vivant.

Si l'on opère avec du vaccin de conserve, il y a alors avantage à se servir de la méthode par incision. En faisant des incisions ou scarifications, on met en effet le vaccin de conserve, moins actif que le virus frais ou vivant, dans les conditions les meilleures pour être pompé en plus fortes quantités par de larges bouches absorbantes, et l'on augmente ainsi les chances du succès de la vaccination.

Divers instruments ont été mis en usage pour pratiquer d'une façon sûre et rapide les inoculations par incisions.

Ils sont surtout utilisés pour les vaccinations faites en se servant de vaccin animal de conserve.

Inoculateur par scarifications de M. Monteils. M. Monteils a imaginé un instrument qu'il nomme *Inoculateur par scarification* et qu'il décrit longuement dans son *Histoire de la vaccination.*

L'inoculateur par scarification est formé dans sa partie principale de trois petites lames triangulaires ; elles sont accolées dos à dos ; par la convergence de leurs pointes elles ne forment qu'une seule pointe à trois tranchants. Ces lames sont montées sur un pivot mobile glissant à frottement dans un manche d'ébène ou d'ivoire, sur lequel s'adapte une virole munie d'un pas de vis permettant de laisser sortir plus ou moins les lames par une ouverture en forme d'Y.

Pour pratiquer les scarifications, les lames de l'inoculateur ayant été chargées de vaccin, l'instrument est appliqué perpendiculairement aux tissus ; en pressant sur le pivot on fait pénétrer plus ou moins dans le réseau superficiel cutané les lames de l'inoculateur, dont on a réglé la course.

On laisse en place l'instrument quelques instants, en vue de faciliter l'absorption du virus.

« Cet instrument (Monteils) remplirait exactement les préceptes de la saine chirurgie ; il agirait sûrement, promptement, agréablement pour l'opérateur et presque sans douleur pour le patient ».

Scarificateur vaccinal de M. Umé. Le scarificateur vaccinal de M. Umé, médecin militaire belge, se compose de quatre lames montées sur un axe horizontal, qui, au moyen d'un mécanisme à ressorts, peut recevoir un mouvement de rotation alternatif.

Lorsque l'instrument est appliqué sur la peau et qu'on lâche la détente, les lames décrivent un demi-cercle et viennent faire saillie plus ou moins à travers les ouvertures de la plaque reposant sur les tissus, suivant qu'au moyen du pas de vis on l'a rapprochée ou éloignée de l'axe horizontal supportant les lames. Ce n'est que lorsque les scarifications sont faites que l'on y porte le vaccin frais ou de conserve.

Vaccinateur-tréphine de Warlomont. Le vaccinateur-tréphine de Warlomont, directeur de l'Institut vaccinal de Belgique, « se compose d'une lame circulaire de 2 millimètres de diamètre, renfermée dans une armature de forme cylindrique. On y imprime un mouvement de rotation par le jeu d'une spirale intérieure. L'instrument étant étroitement appliqué sur la peau bien tendue, il suffit d'appuyer vivement du bout de l'index sur le bouton, pour mettre en action la lame, qui trace un sillon annulaire d'une profondeur mesurée à la saillie qu'on a donnée à la lame, saillie qu'on augmente ou diminue en tournant ou détournant la virole protectrice. Pour les tout petits enfants, à peau très-fine, la lame ne doit dépasser qu'à peine le niveau de la virole. L'incision faite, le vaccin est appliqué comme à l'ordinaire » (*Traité de la vaccine,* de Warlomont).

Il sera question plus longuement des services que peuvent rendre ces instruments dans le chapitre relatif à la vaccination animale.

DE LA CONSERVATION DU VACCIN ET DE SON INOCULATION. Dans les grands centres, il est facile de cultiver le virus vaccin et de l'entretenir en vaccinant d'une façon régulière chaque semaine un certain nombre d'enfants qui à leur tour deviennent des vaccinifères.

Le même résultat peut être obtenu, en inoculant successivement d'une façon non interrompue et à périodes fixes le vaccin à des veaux ou à des génisses, ainsi que cela se pratique dans des instituts vaccinogènes, comme à Montpellier, Bruxelles, etc.

Mais, dans les petites villes et les campagnes, le médecin, en présence d'éventualités souvent pressantes, se trouverait pris au dépourvu, s'il n'existait des procédés permettant de conserver artificiellement le vaccin plus ou moins longtemps et de le transporter au loin sans difficulté et sans altération.

Il est important, pour avoir un vaccin de conserve de bonne qualité, de recueillir le virus à une époque où, tout en étant abondant, il possède encore une activité suffisante. C'est à la fin du sixième jour ou au commencement du septième qu'il convient de prendre le vaccin chez les jeunes enfants. La pustule est à cette époque ordinairement bien développée et peut fournir un vaccin abondant et doué de propriétés énergiques.

Le vaccin peut être conservé *à l'état liquide* ou *à l'état sec*.

CONSERVATION DU VACCIN A L'ÉTAT LIQUIDE. Le vaccin peut être conservé à l'*état liquide* par divers procédés.

Plaque de cristal creusée d'une cupule. Jenner conservait le virus vaccin sur une plaque de cristal parfaitement polie creusée d'une petite fossette pouvant contenir tout le vaccin d'une pustule de moyenne grosseur. Le vaccin ayant été déposé au moyen d'un cure-oreille dans la cavité, de manière à bomber au-dessus des bords de la cupule, il faisait glisser à la façon d'un couvercle une lame unie et polie de cristal sur la première. Pour empêcher toute altération, il lutait avec la cire d'une bougie les bords des deux lames bien exactement rapprochées, après s'être assuré qu'il n'existait entre elles aucune bulle d'air. Il avait soin ensuite de préserver le vaccin de l'influence de la lumière en enveloppant les plaques de papier noir et de placer le tout dans des boîtes de carton brun.

Une modification a été apportée à ce procédé dès les premiers temps de la vaccine : elle consiste à humecter une substance poreuse, comme du coton, avec le vaccin venant sourdre à la surface d'un bouton vaccinal ouvert largement par une incision circulaire, et à placer ce coton ainsi saturé de vaccin dans la petite cupule de la plaque, que l'on recouvre ensuite exactement au moyen de la lame unie de cristal, puis à luter ensemble avec de la cire fondue les deux plaques. Le vaccin peut dans ces conditions, tout en restant liquide, conserver quelque temps ses propriétés actives, et être inoculé avec facilité, en suivant la méthode habituelle. Il a pu ainsi être transporté au loin sans altération sensible.

Tubes de verre capillaires (de Bretonneau). Bretonneau (de Tours) a appliqué la propriété des tubes capillaires à la conservation du vaccin. Les tubes capillaires de Bretonneau, d'une longueur de 8 à 10 centimètres, sont légèrement renflés vers le milieu ; avant de remplir les tubes, on commence par en casser les deux bouts effilés, qui avaient été fermés à la lampe, pour empêcher toute impureté de s'y engager. Pour y faire pénétrer le vaccin, le bouton ayant été piqué, ou incisé à sa périphérie et laissant sourdre l'humeur vaccinale, on approche une des portions effilées du tube tenu horizontalement d'une goutte de vaccin; bientôt le liquide par capillarité s'engage dans la portion effilée du tube, puis vient successivement remplir la petite ampoule. Il faut avoir soin de présenter toujours le tube capillaire par la même extrémité ; si à son intérieur il se forme quelques coagulums pouvant gêner l'ascension du liquide vaccinal, on casse la petite portion du tube où était arrêté le caillot ; on l'extrait, ce qui permet au liquide d'arriver de nouveau dans l'ampoule.

La cavité ampullaire et une portion du tube étant remplies de vaccin, on le retourne en pressant en même temps entre le pouce et l'indicateur l'extrémité par laquelle le virus a été introduit, puis on fait fondre à la lampe l'extrémité du tube capillaire, en s'éloignant le plus possible du liquide qu'il contient, pour ne pas en déterminer l'altération par la chaleur. On soude ensuite de même l'autre extrémité du tube, qui se trouve ainsi hermétiquement clos. Pour plus de sécurité, on enduit les extrémités du tube avec de la cire à cacheter. Le vaccin peut conserver longtemps ses propriétés virulentes (au moins de l'automne au printemps et du printemps à l'automne), si l'on a soin de maintenir autour des tubes une température fraîche et uniforme, de les mettre à l'abri de la lumière et de les emfermer dans un flacon de verre jaune bien bouché. « J'ai la coutume, dit Sacco dans son *Traité de vaccination*, pour garantir ces tuyaux avec plus de sûreté, de les garder dans une petite bouteille pleine de mercure, que je fais descendre dans un puits. J'ai conservé, par ce moyen, la matière fluide pendant deux ans consécutifs, sans que son activité en ait été altérée ; la troisième année, elle avait beaucoup perdu de son efficacité, puisque, l'ayant employée pour vacciner deux bambins par huit piqûres à chacun, il n'y en eut que deux qui produisirent leur effet. La matière s'était un peu épaissie et avait acquis cette ténacité que contractent ordinairement les huiles et les essences. »

Si l'on veut envoyer au loin ces tubes à vaccin, on les place dans un étui en bois ou dans un tuyau de plume rempli de sciure de bois, de son ou de poudre de charbon pilé, scellé avec de la cire à cacheter. S'il fait très-froid, il est nécessaire pour le transport de rouler autour de l'étui contenant les tubes un morceau de drap.

On ne saurait suivre trop exactement ces recommandations, en vue de conserver au vaccin toute sa virulence. Le vaccin de conserve en tubes a une tendance à subir des modifications profondes, et l'on ne pourrait trop multiplier les précautions pour en éviter les altérations. Il est en effet bien difficile d'éviter dans les tubes la présence de l'air, qui paraît jouer un rôle important dans ces modifications. Ainsi s'expliquent ces insuccès assez fréquents dans les vaccinations à la suite de l'emploi du vaccin en tube. Il est important de ne se servir que de tubes capillaires fins, dans l'espérance de les emplir plus complétement de virus. Sacco avait constaté l'altération du vaccin dans des tubes plus gros ; cette matière n'était plus apte dès ce moment à se reproduire. Warlomont, en se servant de tubes pouvant contenir vingt fois plus de liquide virulent que les tubes ordinaires, a pu observer qu'alors même qu'ils avaient été remplis par une lymphe vaccinale parfaitement limpide, puis exactement soudés à la lampe, le vaccin parfois au bout de deux à trois jours se troublait, devenait lactescent, et qu'il s'y formait des petits grumeaux blancs dont les plus volumineux obstruaient le tube capillaire, et les plus petits adhéraient à ses parois. En cassant le tube, on observait que le vaccin avait pris déjà une odeur de moisi révélant une altération dans sa nature. Si l'on examine au microscope le liquide, on peut observer que les corpuscules solides se sont groupés de façon à se réunir en grappes, au lieu de rester disséminés dans le liquide, et, si l'on n'a pas eu la précaution de rouler rapidement le tube entre les doigts pour en laver les parois et en détacher les corpuscules solides, avant de faire pénétrer le liquide dans les incisions ou scarifications, on court grand risque de n'inoculer qu'une sérosité dépourvue de tout corps virulent et de n'avoir que des insuccès.

Cette altération du vaccin pourrait tenir à une prolifération excessive des éléments figurés à l'intérieur du tube. Cette pullulation abondante des principes actifs du virus a été observée par Mégnin dans des tubes renfermant du horse-pox et du cow-pox, et l'on peut se demander si l'excès même de la prolifération des éléments figurés dans un milieu où ils ne sauraient trouver en quantité suffisante les matériaux nécessaires à leur nutrition n'est pas la cause déterminante de leur mort.

D'où la décomposition profonde du virus vaccinal, son odeur de moisi, parfois même putride, et son défaut de virulence.

Pour pratiquer la vaccination en se servant du vaccin contenu dans les tubes capillaires, on en casse les deux extrémités; au moyen d'un chalumeau de paille ou d'un petit tube de verre adapté à l'une d'elles, on souffle dans le tube capillaire. Le vaccin sort aussitôt sous la forme d'une goutte, que l'on recueille sur une plaque de verre, ou que l'on fait tomber sur le bras même de l'enfant, si l'on emploie la méthode par incision ou par scarification au point où l'on veut pratiquer l'inoculation, de manière à éviter ainsi toute perte du liquide vaccinal.

Modifications apportées par Melsens à la conservation du vaccin dans les tubes capillaires. En vue d'assurer au vaccin une conservation de longue durée, Melsens a modifié le procédé en interposant, lors de l'introduction du vaccin dans le tube, une faible colonne d'eau séparée elle-même du liquide vaccinal par un petit cylindre d'air entre la portion renflée du tube et chacune de ses extrémités. Le tube étant ainsi rempli de liquide, lorsque l'on en soude ensuite à la lampe les deux bouts, la chaleur vaporise une partie des petites colonnes d'eau et chasse l'air. Le vaccin se trouve ainsi placé dans des conditions analogues à celles que l'on fait subir aux conserves d'Appert, moins la haute température à laquelle ces dernières sont soumises. Il se trouve préservé d'une façon efficace de toute altération résultant de causes extérieures par suite de l'occlusion complète du tube. Melsens a montré par expérience que du vaccin d'enfant, additionné de dix fois environ son volume d'eau en vue d'en faciliter l'introduction dans les tubes, donnait encore des résultats satisfaisants au bout de trois ans et demi, lorsqu'il avait été conservé, en employant le procédé qu'il préconise.

Procédé de Melsens modifié. Warlomont propose le procédé suivant, qui n'est autre que celui de Melsens perfectionné : « On présente le tube à une goutte d'huile fine d'olives ou d'amandes douces, qu'on y laisse pénétrer, jusqu'à y faire une colonne d'un 1/2 centimètre de haut, puis au vaccin, qui chasse celle-ci jusqu'à 1 centimètre de l'autre extrémité, puis enfin encore une fois à la gouttelette d'huile qui chasse la première jusqu'au bout. On bouche à la lampe. Le vaccin est ainsi renfermé entre deux colonnes d'huile qui le préservent et de l'évaporation, et du contact de l'air, le scellage à la lampe fût-il même imparfait, ce qui arrive trop souvent.

Ces procédés ont sans doute l'avantage d'assurer au vaccin une conservation de longue durée, mais leur emploi exige des soins assez minutieux.

Procédé de Ed. Müller. Le procédé de Ed. Müller, directeur de l'établissement des vaccinations à Berlin, est plus simple et donne néanmoins dans la pratique d'excellents résultats.

Pour faciliter l'absorption du virus vaccin par les tubes capillaires et aussi pour en retarder l'altération, Müller mélange ordinairement la lymphe vaccinale recueillie sur les pustules d'un enfant dans la proportion d'un cinquième avec une solution de glycérine pure (c'est-à-dire ne contenant pas d'acide chlorhydrique) dans une quantité égale d'eau distillée.

Müller obtient avec ce vaccin liquide de conserve ainsi étendu de bons résultats. On ne peut nier cependant que, plus le virus se trouve coupé avec le mélange de glycérine et d'eau, moins la réussite est certaine.

Procédé de Müller modifié par Warlomont. Warlomont conseille à juste titre de ne faire le mélange de vaccin et de glycérine dissoute dans l'eau distillée tout au plus que par parties égales ; le mélange est suffisamment fluide pour monter par capillarité dans les tubes ; inoculé, il donne ainsi plus de chances de succès.

Procédé d'obturation des tubes de Chambon. Pour éviter toute altération du virus vaccinal en scellant les tubes à la lampe, on emploie le procédé de Chambon, qui plonge les extrémités des tubes capillaires dans un mélange de trois parties de paraffine et d'une partie de suif. En se solidifiant dans les tubes, ce mélange en assure l'obturation complète, que l'on peut rendre encore plus parfaite en trempant les bouts des tubes dans une solution de caoutchouc et d'éther.

Tubes de Fiard. Les tubes de Fiard peuvent aussi rendre des services pour la conservation du vaccin. Pasteur fait usage de ce genre de tubes pour ses virus. Le tube à vaccin de Fiard consiste dans un petit tube de 5 centimètres environ, d'un 1/2 millimètre de diamètre, ouvert à une de ses extrémités et terminé à l'autre par une petite cavité ampullaire. Pour s'en servir, il faut : 1° raréfier l'air de l'ampoule avec la bouche ou avec les doigts ; 2° présenter l'extrémité du tube à la surface d'un bouton laissant sourdre des gouttes de vaccin. L'air étant raréfié dans l'ampoule, le vaccin s'y précipite, mais ne remplit pas toutefois le tube d'une façon absolue, ce qui peut devenir une cause d'altération pour le liquide vaccinal. On scelle ensuite l'extrémité du tube à la lampe.

Pour vider le tube de Fiard, il suffit d'en casser l'extrémité capillaire et de réchauffer l'ampoule ; l'air, en se dilatant, chasse aussitôt le vaccin au dehors.

Conservation du vaccin a l'état sec. Le vaccin peut être conservé à l'état sec par divers procédés. La méthode sèche est avantageuse dans les mois d'été, le vaccin étant alors moins susceptible sous cette forme de subir des altérations pouvant en annihiler les effets.

Utilisation du vaccin desséché sur des linges. Des médecins gardent la partie de chemise qui se trouve comme empesée par le vaccin suintant de boutons ayant été grattés par l'enfant ou piqués à dessein. Lorsqu'on est obligé de recourir à ces linges imprégnés ainsi de virus vaccinal pour pratiquer l'inoculation, on mouille très-légèrement avec un peu d'eau une portion bien empesée du linge, on frotte dessus la pointe de la lancette ou de l'aiguille cannelée, de façon à l'humecter, et l'on vaccine suivant les procédés habituels.

Vaccin conservé sur des fils. On imbibe trois ou quatre bouts de fils un peu cotonneux que l'on fait bien sécher ; ces fils deviennent raides ; si on veut les plier, le vaccin déposé à leur surface s'écaille : il convient de les placer dans des tubes de verre que l'on gardera à l'abri de la lumière.

Emploi des fils à la façon de sétons. Les fils chargés de vaccin ont été utilisés à la façon de séton, en les plaçant à travers les couches superficielles du derme cutané.

Emploi des fils dans la méthode par incision. Les fils chargés de vaccin ont été employés dans la méthode par incision. Ils sont alors placés dans les incisions ou scarifications, puis maintenus au sein de la plaie au moyen d'un morceau de taffetas gommé, d'une compresse et d'une bande.

Il est préférable, si l'on se sert de ce procédé, de ne pas humecter le fil avec un peu d'eau, mais de faire servir seulement à cet usage la sérosité légèrement teinte de sang qui sort de l'incision.

L'usage des fils chargés de vaccin est souvent infidèle : c'est un moyen actuellement peu employé. L'irritation déterminée sur la région par ces fils exposerait, suivant Husson, à de fausses vaccines.

Vaccin desséché sur des plaques de verre. Le vaccin peut être conservé à l'état sec entre deux plaques de verre carrées ayant 15 millimètres de côté. Pour charger ces plaques de vaccin, on les applique par leur portion centrale alternativement sur un bouton de vaccin donnant au sixième ou au septième jour une lymphe transparente et un peu filante. On laisse la goutte de vaccin devenir comme visqueuse, ce qui demande quelques instants d'attente, puis on répète plusieurs fois cette même opération pour déposer à la surface de la plaque une plus grande quantité de virus. On rapproche alors l'une de l'autre les deux plaques et on les lute avec soin avec de la cire blanche ou de la cire à cacheter, ou même, comme en Angleterre, on les enveloppe simplement dans du papier d'étain, puis dans du papier noir, pour le préserver de la lumière. Pour un long voyage dans les régions chaudes, on place ces plaques dans un petit flacon à large ouverture fermant hermétiquement, lequel est lui-même renfermé dans un plus grand contenant un mélange réfrigérant de sel et d'azotate de potasse.

Mode d'emploi du vaccin desséché sur des plaques de verre. Pour se servir du vaccin desséché sur des plaques de verre, on sépare les deux plaques en interposant entre elles la pointe d'un canif, puis on humecte très-légèrement chacune des plaques avec une goutte d'eau prise sur l'extrémité de la lancette ; il est facile alors de ramollir suffisamment le vaccin desséché pour pouvoir l'inoculer ensuite soit avec l'aiguille cannelée, soit avec la lancette.

Cette méthode de conservation du vaccin peut rendre de bons services au cas où le virus vaccinal de conserve en tubes fait défaut.

Vaccin conservé sur des lancettes. Le vaccin peut être conservé à l'état sec sur des lancettes ordinaires ou à vaccin. Pour charger de virus l'instrument, il suffit d'avoir un bouton bien développé et de laisser des gouttelettes du liquide se déposer à son extrémité. Bientôt le liquide s'épaissit ; en répétant plusieurs fois cette opération, on arrive à accumuler sur la lame de la lancette une notable quantité de vaccin. On laisse sécher complétement cette lymphe, et pour empêcher tout frottement des châsses de la lancette ainsi chargée de virus contre la lame on en entoure la base d'une petite bande de papier qui, formant épaisseur, l'isole et la préserve contre tout accident.

Pour remplir ce même but, il existe un modèle (anglais d'origine) de lancette dont les deux châsses sont réunies dans leur portion inférieure par un morceau d'écaille épais de près de 2 millimètres, qui agit en les empêchant de s'appliquer l'une contre l'autre et isole ainsi la lame.

Mode d'emploi. Il suffit de mouiller très-légèrement la lancette avec une goutte d'eau tiède pour dissoudre le vaccin. L'insertion vaccinale est ensuite pratiquée suivant les règles habituelles.

Il est préférable de pratiquer d'abord avec une lancette ordinaire les incisions destinées à recevoir le vaccin, puis au bout de quelques instants de porter dans les petites plaies la pointe de la lancette chargée de vaccin sec ; le liquide séro-sanguinolent qui s'en écoule suffit pour dissoudre le vaccin desséché. Les lancettes d'acier présentent assez fréquemment l'inconvénient de s'oxyder et, par suite, de devenir une cause d'altération du vaccin : aussi a-t-on conseillé des lancettes à pointe d'argent, mais elles se recouvrent parfois en raison de l'alliage d'une couche de vert-de-gris.

De Carro faisait dorer ses lancettes pour les rendre inoxydables.

Vaccin conservé sur des lamelles d'ivoire. Procédé de de Carro. De Carro a imaginé de pratiquer au besoin l'insertion vaccinale avec des lancettes à lames d'écaille ou d'ivoire chargées de vaccin sec. Il les conservait à l'abri de la lumière et des influences atmosphériques en les fixant par leur extrémité mousse dans le couvercle d'un étui en bois. Sacco dit à ce sujet que de Carro, à qui l'Allemagne et Vienne doivent particulièrement l'introduction de la vaccine, a, par ce moyen, réussi à envoyer aux grandes Indes du vaccin de Lombardie, qu'il lui avait procuré et qui avait conservé toute sa vigueur.

Vaccin desséché conservé sur des plumes d'oie taillées en forme de plumes à écrire ou de cure-dents. Sacco décrit une méthode de conservation du vaccin qui, en raison de sa simplicité, mérite d'être signalée. « La méthode que je pratique, dit-il, est la suivante : je pique la pustule à son bord dans deux ou trois endroits et recueille les gouttes qui en sortent sur la pointe d'une plume à écrire, mouillée et ratissée dans sa partie inférieure, afin qu'elles s'y attachent mieux et qu'elles y sèchent ; ensuite on met cette plume dans le tuyau d'une autre plume plus grosse et, renfermée alors comme dans un étui, elle est garantie de tout accident extérieur. Pour préserver ensuite la matière de l'influence de la lumière, du contact de l'air et de la chaleur, on enveloppe le tout d'un papier, on le place dans une petite bouteille de verre que l'on tient au frais. »

Nota. Il faut avoir soin de ne pas mouiller l'extérieur de la plume : « par cette sage précaution, les gouttes qui sortent des pustules s'y portent précipitamment, comme si elles étaient attirées par la plume, et se rassemblent toutes au dedans ; autrement elles s'attacheraient à la partie extérieure et beaucoup se trouveraient dispersées » (Sacco).

Épines. Le vaccin peut encore être conservé desséché sur de fortes épines (telles que celles du rosier, du figuier d'Inde, etc.). On pique à cet effet un bouton de vaccin bien ombiliqué avec l'épine elle-même, et on laisse l'humeur s'y concentrer ; on répète plusieurs fois cette opération, afin d'y accumuler plusieurs couches de vaccin à sa surface. Lorsqu'elles sont sèches, les épines sont enfermées avec soin dans un tube de verre et mises à l'abri de la lumière. Le vaccin aurait pu, suivant Sacco, être ainsi conservé deux années au moins avec toute sa virulence.

Vaccin conservé sur des pointes d'ivoire. Le procédé de conservation du vaccin desséché sur des pointes d'ivoire est absolument le même que celui imaginé anciennement par de Carro, qui conservait le virus vaccinal sur des lancettes d'ivoire ou d'écaille.

Ce procédé est recommandé par Warlomont et plusieurs autres médecins vaccinateurs.

Les pointes d'ivoire consistent en de petites lames de cette substance ; elles sont carrées à une de leurs extrémités, à l'autre elles se terminent en pointe très-aiguë. Comme la lame d'ivoire de de Carro, elles sont à leur pointe amincies et tranchantes des deux côtés, ce qui permet, comme pour les lancettes d'ivoire, de s'en servir pour l'insertion du virus vaccin. On charge de vaccin les pointes d'ivoire, en suivant le procédé employé pour les lancettes d'acier ou d'ivoire. On fait sécher rapidement le vaccin déposé sur les pointes en les exposant au soleil ou à une chaleur ne dépassant pas 30 à 40 degrés centigrades. Si la pointe d'ivoire ne doit être conservée que peu de temps avant d'être utilisée, on s'en sert sans lui faire subir aucune préparation ; autrement, on la recouvre, lorsque le vaccin est bien sec, d'une solution légère de gomme arabique, en vue de préserver le vaccin de toute altération. Le transport des pointes d'ivoire est facile : on les envoie sur une carte où l'on a pratiqué deux fentes parallèles à travers lesquelles on les engage. Les pointes d'ivoire, comme les lancettes d'écaille ou d'ivoire, présentent les mêmes inconvénients. « Le seul reproche qu'on puisse leur faire, dit Bousquet en parlant d'aiguilles de bois ou d'ivoire, ou de nacre, ou d'écaille, ou même de plumes d'oie taillées en forme de cure-dents, c'est de lacérer la peau, au lieu de la diviser nettement. Mais pourquoi ne leur fraierait-on pas la voie avec l'instrument d'acier ! » C'est du reste le mode de procédé suivi par Warlomont. Le vaccin desséché sur la pointe est ramolli en la trempant dans l'eau tiède ; on pratique les scarifications, puis, lorsque tout suintement sanguin a disparu, on promène et frotte à leur surface les pointes d'ivoire de façon à bien faire pénétrer à leur intérieur le virus vaccinal.

Il importe en effet, pour assurer le succès des vaccinations avec du vaccin sec, vaccin qui a perdu beaucoup de son activité en raison des conditions défavorables dans lesquelles se sont trouvées placées les granulations virulentes dont beaucoup ont dépéri, d'employer très-largement le virus vaccinal et de le faire pénétrer au sein des incisions ou des scarifications multiples pratiquées soit avec la lancette, soit avec le scarificateur de M. Umé, soit avec le vaccinateur tréphine de Warlomont, par une sorte de massage exécuté avec la pointe d'ivoire.

Vaccineuse de M. Burq. M. Burq a imaginé, en vue d'économiser le virus vaccin, d'en assurer la conservation, d'en rendre le transport sûr et facile, et de mettre entre les mains de tous un procédé d'exécution simple susceptible de propager le bienfait de la vaccine, un instrument ingénieux, qu'il nomme *vaccineuse*.

La vaccineuse de M. Burq consiste en une sorte de pelotte rigide creusée d'une série de gaînes destinées à loger des aiguilles dorées ou platinées en vue de les préserver contre toute trace d'oxydation. Les pointes de ces aiguilles ou épingles fines sont pourvues d'un chas ou de stries de retenue vers la pointe pour recevoir le vaccin ; elles convergent toutes, lorsqu'elles sont montées sur la pelotte, vers un axe mobile, en traversant un espace libre représentant assez bien la cavité d'une sorte de mamelon. Les aiguilles se trouvent ainsi fixées, isolées dans le vide les unes des autres, et ne peuvent par suite subir de frottements. Un système de fermeture hermétique permet d'obturer complétement la partie de la vaccineuse recevant les extrémités des aiguilles chargées de vaccin et de mettre ainsi le virus à l'abri de toute altération résultant des influences extérieures. On charge en masse les pointes des aiguilles sur une longueur de 5 à 6 millimètres au moyen d'un pinceau imbibé de vaccin, ce qui ne nécessite que l'emploi d'une faible quantité de virus et multiplie ainsi les ressources vaccinales, une seule pustule, suivant M. Burq, pouvant servir à charger convenablement deux à trois cents aiguilles ou épingles. Lorsque le vaccin est bien sec, on entoure les pointes d'une double couche de coton.

Pour pratiquer l'insertion vaccinale, on introduit directement sous la couche superficielle cutanée sans délayage préalable du vaccin ces aiguilles au moyen d'un porte-aiguilles ou d'une pince, en ne laissant saillir de la pointe que la longueur strictement nécessaire pour pénétrer sous la peau à 2 millimètres environ. Chaque aiguille se trouvant chargée de vaccin jusqu'à une hauteur de 5 à 6 millimètres peut, par suite, servir à pratiquer trois inoculations. A défaut de l'appareil spécial, les aiguilles de M. Burq sont placées dans des étuis opaques bourrés de coton, qui peuvent servir eux-mêmes de support aux aiguilles et pour le transport.

Épingle de M. Darke (de Londres) ou lance-Darke. Ce petit instrument consiste en une grosse épingle ressemblant à une aiguille de toilette, dont la pointe bien acérée se termine en fer de lance; la tête, qui est en verre, est plate. Sur cette tête de verre aplatie est déposé par couches successives le vaccin. Avec l'extrémité terminée en fer de lance on fait à la surface de la peau de légères scarifications, puis on y fait pénétrer, par une sorte de massage fait avec la tête de l'épingle faiblement humectée avec de l'eau tiède, l'humeur vaccinale. On peut se dispenser d'humecter d'eau tiède le vaccin déposé sur la tête de verre de l'épingle, en se servant pour cet usage de la sérosité légèrement sanguinolente qui s'écoule des éraillures.

Pour plus de sécurité, la lance-Darke doit être jetée aussitôt l'insertion vaccinale effectuée.

Utilisation des croûtes vaccinales. Les croûtes qui se forment sur les boutons de vaccin au moment de la période de dessiccation de la pustule vaccinale peuvent être utilisées comme moyen de conserver le virus vaccin. Mais ce procédé ne donne pas toujours des résultats certains et se montre parfois infidèle : aussi ne saurait-il être employé lorsqu'il s'agit de pratiquer de nombreuses vaccinations. Il peut cependant rendre des services, à défaut de vaccin conservé par des procédés plus parfaits, en étant susceptible de reproduire la pustule vaccinale, qui peut ensuite devenir l'origine de vaccinations pratiquées de bras à bras avec la lymphe vaccinale. Les croûtes vaccinales susceptibles d'être utilisées comme moyen de conservation du virus vaccin doivent être cueillies quelques jours avant qu'elles se détachent d'elles-mêmes. Il est utile de rejeter les croûtes provenant de boutons qui ayant été écorchés ont pu laisser suinter et se perdre le liquide vaccinal. Les croûtes, ne renfermant qu'un nombre fort limité d'éléments figurés, jouissent de propriétés bien moins actives que le virus frais et liquide recueilli au sixième, au septième ou au huitième jour. C'est ce qui explique qu'elles ne donnent souvent que des résultats incertains et que, pour se placer dans les conditions les plus avantageuses de succès, il convient de pratiquer avec ces croûtes dissoutes dans une petite quantité d'eau tiède des inoculations multiples. Les croûtes, pour être d'un bon emploi, doivent avoir conservé la forme de la pustule, être entières, d'une couleur brune et demi-transparentes. Le centre de la croûte, étant formé par une petite quantité de matière purulente concrétée, est gratté avec soin, afin de le détacher du restant de la croûte que l'on pulvérise, puis qu'on dissout dans très-peu d'eau tiède, de façon à obtenir un liquide légèrement onctueux et filant, avec lequel on pratique sur chaque bras un assez grand nombre d'inoculations.

Les croûtes vaccinales sont mises en réserve enveloppées dans du papier de plomb et placées à sec dans un étui ou dans un petit flacon. Elles peuvent dans ces conditions conserver longtemps leur vertu virulente, et ne paraissent alors que fort peu subir l'influence des variations atmosphériques, cause si fréquente d'altération du virus vaccin à l'état de conserve.

Elles ont rendu par suite de réels services pour le transport du vaccin dans les régions chaudes.

Dans le chapitre traitant de la vaccination animale il sera question d'autres procédés s'appliquant d'une façon spéciale à la conservation du vaccin animal et à son emploi.

VACCINATION ANIMALE. Sous le nom de vaccination animale nous désignons les procédés divers au moyen desquels le virus vaccinal cultivé d'abord sur la génisse est ensuite utilisé pour pratiquer les inoculations vaccinales chez l'homme.

La vaccination animale, fournissant un virus essentiellement actif offrant toute garantie contre la transmissibilité de la syphilis et susceptible vu son abondance d'être utilisé en temps d'épidémie pour les vaccinations et les revaccinations en masse, mérite une étude spéciale.

L'inoculation du virus vaccinal cultivé sur la génisse remonte aux premiers temps de la vaccine : elle était dès 1800 pratiquée en France par Duquemelle à Reims, par Valentin à Nancy. Il en fut de même en Italie avec Troja et Galbiati. Mais le vaccin transporté sur la génisse était alors de provenance humaine, et cette méthode qui, à notre avis, peut donner cependant d'excellents résultats, trouva des détracteurs. Négri en Italie, ayant inoculé à diverses reprises le cow-pox originel à des génisses, entretint le premier sur ces animaux par des cultures successives et non interrompues cette même source vaccinale. Depuis la vaccination animale s'est répandue dans les États les plus importants de l'Europe. En Autriche, en Belgique, en France, en Italie, en Prusse, en Russie, etc., existent des instituts de vaccine animale privés ou ayant même un caractère officiel.

Parmi les États qui ont fait faire le plus de progrès à la vaccination animale, il convient de citer en première ligne la Belgique, qui, sous l'habile direction du docteur Warlomont, a créé dans les meilleures conditions un institut vaccinogène pour la propagation de la vaccine animale.

Les procédés de vaccination animale sont les mêmes, que l'on emploie la lymphe vaccinale ayant pour origine le vaccin humain porté sur la génisse ou que l'on utilise le vaccin dérivé du cow-pox (ou même du horse-pox) entretenu par des cultures successives et non interrompues sur l'animal.

La pratique de la vaccination animale est en réalité d'une exécution simple. Elle comprend diverses opérations qui ne demandent que du soin et un peu d'expérience.

Vaccination de la génisse. La génisse est d'un emploi facile comme vaccinifère. La source abondante de vaccin qu'elle fournit permet d'effectuer rapidement les vaccinations et les revaccinations en masse; sous ce rapport comme sous celui de l'impossibilité d'inoculer avec le virus vaccinal la syphilis ou la scrofule, le vaccin de génisse offre toute garantie, la syphilis n'étant pas transmissible à la vache et la tuberculose n'évoluant pas généralement chez des génisses de deux mois et demi à trois mois.

Il est préférable de choisir un veau femelle de 3 à 4 mois. A défaut de génisse on peut se servir de jeunes taurillons, que l'on inocule alors sur la peau fine du scrotum. L'animal doit être bien portant, ne pas avoir la diarrhée et n'être pas encore dans son 5e mois; ce sont des conditions nécessaires au bon succès de l'opération, c'est-à-dire pour obtenir des pustules d'un aspect typique et donnant du vaccin en abondance. On peut se servir d'animaux plus âgés, mais l'opération devient plus difficile, l'animal étant moins docile.

Pour pratiquer l'inoculation de la génisse, on peut la placer sur une table et on l'y maintient solidement couchée par trois hommes, un des membres de derrière étant solidement attaché par une corde aux membres de devant liés ensemble. Un homme maintient écarté le membre de derrière qui est resté libre. La région étendue de la vulve aux mamelles est savonnée, puis rasée avec soin. On inocule, quelques instants après, avec une lancette ou l'aiguille cannelée de Depaul le vaccin au moyen soit de piqûres, soit de rayures sur la peau fine et rosée de l'animal. Le nombre des piqûres peut être de 150 à 160, celui des rayures de 6 à 8. La majorité des inoculations pratiquées donne un heureux résultat, et nous avons employé les piqûres avec autant de succès que les rayures. Tel est le procédé que nous avons suivi dans nos nombreuses revaccinations au régiment, en employant du vaccin animal de conserve ou en nous servant de vaccin recueilli sur 12 ou 15 pustules vaccinales choisies de préférence sur des enfants ou sur des adultes vaccinés avec du vaccin d'enfant (rétrovaccination), ou en faisant usage de vaccin animal pris directement sur la génisse.

Dans les instituts de vaccine animale on se sert avec avantage d'une table pouvant se placer à volonté horizontalement ou verticalement. La table étant placée verticalement, on y attache solidement, au moyen de courroies passant dans des anneaux, par la tête et par les membres, l'animal resté dans la position debout, puis on fait faire bascule à la table : l'animal s'y trouve alors couché dans une position horizontale rendant des plus faciles les diverses manœuvres nécessaires à l'inoculation de la génisse.

Cette même table peut servir aussi pour maintenir l'animal lorsque l'on veut recueillir le vaccin.

M. Chambon, au moyen d'une lancette spéciale, pratique sur toute la moitié inférieure droite du ventre des scarifications longues de 1 centimètre environ perpendiculairement à l'axe de l'animal, parallèles, distantes entre elles de 2 centimètres et disposées par rangées successives se contrariant.

Il peut ainsi, tout en laissant la bête debout, recueillir la lymphe vaccinale plus facilement que s'il eût pratiqué ses inoculations sur la région inguinale.

Les inoculations terminées, la génisse est détachée et remise sur pied; on la couvre d'une couverture que l'on maintient sur le ventre au moyen d'une sangle. On peut aussi attacher l'animal un peu court, on lui mettra une muselière ou un collier, pour l'empêcher de s'écorcher en se frottant ou de lécher les pustules naissantes.

La génisse est ensuite l'objet à l'écurie, qui doit être tenue avec la plus grande propreté et à une douce température, de soins spéciaux; un homme la fait boire, soit au doigt ou à la bouteille ou à même dans un seau, du lait, dans lequel on peut ajouter un peu de farine. La quantité de lait donnée par jour varie de 12 à 15 litres; il convient de lui faire prendre le lait tiède et de surveiller la nourriture pour éviter la diarrhée. On peut aussi lui faire avaler matin et soir un œuf cru. La génisse bien soignée ne souffre pas de l'inoculation, bien qu'il se produise à une certaine période de l'évolution vaccinale un peu de fièvre et parfois de diarrhée. Les pustules ont acquis généralement leur développement vers le 4e ou au début du 5e jour, sans avoir donné lieu chez l'animal à aucun accident sérieux. En pesant la génisse avant l'inoculation, puis après, on constate ordinairement qu'elle n'a pas perdu sensiblement de son poids.

Le vaccin animal est souvent susceptible d'être utilisé dès le 4e jour. C'est au bout de 5 fois 24 heures qu'il paraît devoir être employé de préférence, en raison du plus grand nombre de succès qu'il donne alors; déjà au bout de 6 fois 24 heures il ne possède plus le même pouvoir virulent, mais il fournit à cette période une lymphe vaccinale plus abondante.

Lorsque l'inoculation a été pratiquée par piqûre, le bouton vaccinal se présente sous la forme d'une pustule ombiliquée au centre; lorsque l'opération a été faite par scarification, il affecte une forme rappelant celle d'un grain de café séparé par une dépression longitudinale.

Pour effectuer les inoculations avec du vaccin animal vivant de pis à bras, on place à la base de la pustule, au bout de 4 à 5 fois 24 heures, si l'on veut se servir d'un virus possédant toute son activité, une forte pince (pince à verrou ordinaire, pince hémostatique, pince courbe à coulisseau de Warlomont, pince droite de Chambon) exerçant une pression continue, de façon à faire sourdre de l'intérieur vers l'extérieur, en raison de la structure spéciale de la pustule vaccinale de la génisse, une lymphe entraînant de nombreux micrococci. La croûte superficielle de la pustule étant enlevée, on voit sourdre en abondance une lymphe claire, mais se coagulant rapidement, avec laquelle il est facile de pratiquer les vaccinations. Nous avons employé avec avantage de simples pinces en bois munies d'un fort ressort à boudin semblables à celles qui servent à étendre le linge, après les avoir légèrement modifiées pour leur permettre de s'appliquer plus exactement à la base du bouton; elles ont suffisamment de puissance pour étreindre la pustule et faciliter la sortie du virus vaccinal, sans cependant déterminer une pression exagérée qui ne fait plus suinter qu'une lymphe ne contenant que de rares micrococci. C'est pour cette raison que nous estimons qu'il n'est pas prudent d'exercer sur la pustule de fortes pressions avec les pinces compressives et qu'il vaut mieux avec chaque bouton n'inoculer qu'un nombre restreint d'hommes; on ne fait usage ainsi que d'un vaccin riche en éléments figurés et on augmente dans des proportions considérables le nombre des succès des vaccinations et des revaccinations. Les divers procédés de vaccination dont il a été déjà question pour la vaccination humaine peuvent être utilisés lorsque l'on se sert de vaccin animal de pis à bras. C'est ainsi que l'on emploie également avec avantage les inoculations par piqûre, par ponction, par incisions ou par scarifications.

De la conservation du vaccin animal. 1° *Conservation de la pustule vaccinale entière.* On peut se servir des procédés employés avec le vaccin vivant lorsqu'ayant serré fortement à sa base la pustule de la génisse, soit avec la pince de Belluzi (de Bologne), soit avec celle de Warlomont, on en fait l'excision; on charge alors l'aiguille ou la lancette au moyen du vaccin contenu dans cette pustule. On peut transporter le bouton vaccinal détaché dans une petite fiole fermant hermétiquement ou entre deux verres dont l'un est légèrement concave.

Mais il est prudent de s'en servir presque aussitôt. C'est en puisant du vaccin au sein de pustules entières ainsi détachées et ayant subi une certaine altération dans le transport que de graves accidents ont pu se produire par intoxication du sang. Nous ne pouvons donc recommander ce procédé de conservation du vaccin de génisse. On a conservé encore des boutons vaccinaux dans la glycérine, mais avec plus de succès.

2° *Vaccin animal conservé en plaques.* Le vaccin animal a pu être gardé dans de bonnes conditions, sous forme de détritus obtenus par le raclage de la pustule et de vaccin à demi concrété, entre deux verres, dont l'un légèrement excavé. Les plaques de verres sont lutées avec soin pour empêcher l'accès de l'air, puis placées dans un endroit sec et frais et à l'abri de la lumière. On a obtenu ainsi de bons résultats au bout d'un mois et même de deux ou de trois.

3° *Conservation du vaccin animal en tubes.* Une manipulation spéciale est nécessaire pour la conservation du vaccin animal en tubes : la lymphe vaccinale se séparant rapidement en un caillot fibrineux et en une portion liquide, il convient de recueillir d'abord le vaccin animal au moyen d'un tube de verre de 2 à 3 millimètres effilé à son extrémité, puis, le vaccin ayant été déposé dans une capsule, d'en faire pénétrer par capillarité la portion liquide dans des tubes à vaccin que l'on ferme avec de la cire à cacheter ou du bitume de Judée et que l'on garde dans des étuis à l'abri de la lumière.

Lorsque l'on veut faire usage du vaccin, on rompt les deux extrémités effilées du tube et en soufflant légèrement par l'une des extrémités on en fait tomber le contenu sur une plaque de verre. On emploie le vaccin ensuite en se servant de l'aiguille, de la lancette, ou en pratiquant des scarifications. Mais ce vaccin ne se conserve pas très-longtemps.

M. Warlomont ajoute à la pulpe vaccinale obtenue en recueillant le vaccin et en raclant la pustule quelques gouttes d'eau additionnée de glycérine, puis il mélange le tout ; il ne remplit les tubes qu'avec la partie liquide qui s'est séparée du coagulum. Il obtient ainsi un vaccin limpide à l'abri de toute décomposition putride, et d'une durée de conservation plus longue.

4° *Emploi de la pulpe vaccinale glycérinée.* Le procédé consistant à enlever par le raclage le détritus des pustules, puis à en faire, suivant le mode de préparation du comité de vaccination animale de la ville de Milan (Ciaudo), en y ajoutant par pustule un demi-gramme de glycérine chimiquement pure, une pâte homogène, que l'on soustrait à l'air en la déposant dans un petit flacon et en la recouvrant d'une couche de glycérine faisant bouchon, donne des résultats excellents. On a pu obtenir ainsi jusqu'à 98 à 99 pour 100 de succès pour les vaccinations, et pour les revaccinations 66 pour 100, d'après M. D. Goldschmitt.

La pulpe glycérinée de Milan s'envoie dans des plumes d'oie. Pour l'employer, il faut la délayer dans une très-faible quantité d'eau ou de glycérine.

On peut mélanger la pulpe obtenue par le raclage à de la glycérine et à de l'amidon, on a alors la pulpe glycérolée de Bruxelles, qui diffère peu du vaccin dit de Milan, et peut être envoyée au loin sans altérations, entre des plaques de verre, même dans les régions tropicales.

On peut aussi conserver le vaccin animal en le mélangeant (comme l'a expérimenté R. Pott pour le vaccin humain) à des solutions antiseptiques. Warlomont, en ajoutant à la pulpe des substances aseptiques prépare une véritable pommade vaccinale qui jouit, suivant cet auteur, d'une activité presque égale à celle du vaccin vivant pendant au moins un mois, mais qui va ensuite s'affaiblissant lentement jusqu'au 3ᵉ mois.

5° *Conservation du vaccin animal à l'état sec.* Le vaccin animal peut être conservé à l'état sec. Warlomont fait sécher le vaccin animal déposé sur l'extrémité pointue de petites plaques d'ivoire; pour s'en servir, on ramollit le vaccin avec un peu d'eau tiède, puis on promène la plaque à la surface des scarifications que l'on a pratiquées soit avec la lancette, soit avec le vaccinateur tréphine.

Poudre vaccinale. D'après M. Ciando, le docteur Frappoli a obtenu les meilleurs résultats avec des pustules desséchées depuis 110 à 130 jours. Une dessiccation complète des pustules est obtenue en les plaçant, suivant le procédé du docteur Vérardini, sous la cloche d'une machine pneumatique à une pression de 10 à 15 millimètres de mercure; l'opération ne comporte qu'une durée de 5 ou 6 jours.

Le docteur Margotta (de Naples) dessèche également le vaccin et le réduit en fine poussière, que l'on doit, suivant M. Warlomont, conserver dans des tubes fermés seulement par un bourrelet de ouate, afin de permettre aux microbes vaccinaux de « jouir d'une certaine dose d'air et d'humidité favorables à la conservation de leur vie latente ».

Il convient de citer aussi la poudre vaccinale de Reissner, à Darmstadt. La pulpe vaccinale, après avoir été desséchée complétement dans un dessiccateur à acide sulfurique, ce qui demande quelques jours, est réduite en poudre impalpable. Elle est essentiellement active et donne 98,6 pour 100 de succès pour les vaccinations. Pour l'employer, il faut mélanger la poudre vaccinale avec partie égale d'eau glycérinée; après l'avoir laissée pendant quelques instants se gonfler, on en fait usage et elle donne ainsi, même au bout de plusieurs mois, de bons résultats. Il convient, pour placer les sujets dans les meilleures conditions de succès, de recourir à la méthode par incisions ou scarifications, qui présente l'avantage de fournir au virus vaccinal une plus grande quantité de points d'absorption.

En terminant cette étude de la vaccination animale, nous croyons devoir encore insister sur toute son importance.

Il convient pour en assurer le succès d'observer scrupuleusement toutes les règles que nous avons tracées. Elle donnera ainsi tous les résultats que l'on peut en attendre. C'est à la vaccination animale seule, sous le rapport de la vaccination obligatoire, qu'il convient de recourir, en raison des gages de sécurité de toute nature qu'elle donne et des facilités qu'elle présente pour les vaccinations et les revaccinations en masse.

ÉVOLUTION VACCINALE NORMALE. *Vaccine.* L'inoculation par incision ou par piqûre dans la couche cutanée sous-épidermique (réseau de Malpighi) du virus puisé au sein de pustules de cow-pox, ou de horse-pox spontané, de vaccin animal ou de vaccin humain, détermine au sein de l'organisme des phénomènes locaux et généraux d'une intensité variable suivant la provenance et la qualité de la lymphe employée.

On donne le nom d'évolution vaccinale à la succession de ces phénomènes locaux et généraux. Considérée comme entité morbide spéciale, l'évolution vaccinale est désignée sous le nom de vaccine.

La vaccine a pour résultat de mettre l'économie à l'abri des atteintes de la variole pour un temps d'autant plus long que ses effets sur l'organisme ont été plus profonds.

La nature du vaccin, sa provenance, exercent leur influence sur l'évolution de la vaccine. Le liquide vaccinal pouvant être recueilli sur l'homme ou sur les animaux dans des conditions différentes susceptibles de faire varier son pouvoir virulent, l'évolution vaccinale peut se présenter avec des symptômes accusant une intensité plus ou moins grande, et permettant d'établir ainsi des comparaisons entre des vaccins d'origines diverses.

L'inoculation d'un vaccin de bonne qualité donne lieu à un ensemble de phénomènes locaux et généraux se succédant suivant des périodes bien déterminées, qui constituent la vaccine régulière ou l'évolution vaccinale normale.

L'évolution de vaccine normale comprend quatre périodes principales dites d'incubation, d'éruption, de maturation, de dessiccation.

A ces diverses périodes correspondent des phénomènes d'évolution, dont les uns sont extérieurs et les autres ne sont révélés que par l'examen microscopique (*voy.* VIRUS).

PHÉNOMÈNES EXTÉRIEURS DE L'ÉVOLUTION VACCINALE. 1° *Période d'incubation.* Lorsqu'un vaccin de bonne qualité, c'est-à-dire provenant d'un virus n'ayant encore subi qu'un nombre restreint de cultures et suffisamment jeune, est inoculé dans la couche cutanée sous-épidermique (réseau de Malpighi) soit par incision, soit par piqûre, il se produit d'abord au pourtour du lieu d'insertion une légère rougeur lui formant une sorte d'auréole.

Quelquefois on voit presque immédiatement se former comme une petite élevure, qui n'est que le résultat du léger traumatisme produit par l'insertion vaccinale, comme si la peau avait été piquée par un insecte. Cette rougeur ne tarde pas le plus souvent à s'effacer presque complétement, et il ne subsiste plus que quelques faibles traces de la piqûre au point d'inoculation. Pendant les trois premiers jours, il semblerait qu'il ne s'est rien produit au sein de l'économie. Il est en effet exceptionnel de voir apparaître à cette période des phénomènes généraux, et c'est à peine si l'on peut constater au niveau de la piqûre quelque apparence de vie. C'est la période dite d'incubation.

2° *Période d'éruption.* A la période d'incubation en succède une deuxième dite d'éruption; elle commence vers le 4° jour et se prolonge jusque vers le 8° jour. Vers le 4° jour, rarement le 3° jour, on voit se dessiner au point d'inoculation comme une petite élevure boutonneuse légèrement rouge formant au toucher comme une légère induration, mais ne contenant pas encore ordinairement de liquide.

Le 5° jour, le bouton fait franchement saillie, mais il est rarement possible d'en distinguer nettement la nature.

Au 6° jour, le bouton de vaccin a encore augmenté de volume; il s'est aplati, on distingue vers son centre une petite dépression formant une sorte d'ombilic. Le liquide renfermé dans le bouton est clair et transparent. La base du bouton est parfois déjà entourée par une très-légère aréole rougeâtre.

C'est ordinairement vers le 7° jour que le bouton est dans tout son développement et son éclat. Il fait saillie par des bords droits et élevés au-dessus de la peau; ses dimensions sont assez variables, mais, lorsque le bouton est bien développé, il peut avoir déjà de 5 à 6 millimètres de diamètre.

La pustule est gonflée par une lymphe transparente, le virus vaccinal ou vaccin. Le vaccin de bonne qualité se reconnaît à des signes extérieurs apparents et à des caractères révélés par l'examen microscopique. La pustule vaccinale est aplatie, creusée profondément au centre, bien ombiliquée, en un mot; on aperçoit à sa surface comme des petits points parfois très-légèrement déprimés, qui sont le résultat d'autant de tractus formant des petites brides, qui relient la pustule aux portions plus profondes du derme qu'elle a soulevé à la suite de son développement; elle est entourée souvent d'une légère aréole rougeâtre.

La pustule, au 7ᵉ jour, avec ses contours arrondis faisant saillie bien perpendiculairement à la peau, avec sa forme franchement ombiliquée et ses bords gonflés par un liquide transparent formant comme une sorte de bourrelet autour du point central déprimé et offrant une sorte de reflet nacré bleuâtre, présente un aspect essentiellement typique, qui en révèle la nature.

Ces caractères sont encore bien plus apparents au 8ᵉ jour; la pustule s'entoure d'une aréole rouge plus prononcée et plus étendue, les tissus circonvoisins deviennent plus durs; il s'y produit un véritable état fluxionnaire. Les dimensions de la pustule se sont souvent encore accrues en volume et en surface.

3° *Période de maturation.* La période de maturation commence vers le 9ᵉ jour, rarement vers la fin du 8ᵉ jour. Elle ne dépasse guère une durée de 2 à 3 jours. C'est pendant cette période que se produisent des phénomènes réactionnels locaux et généraux, qui dénotent l'action profonde exercée sur l'économie par le vaccin. Au pourtour des pustules vaccinales se manifeste assez souvent une tension douloureuse des régions circonvoisines amenant une certaine gêne des mouvements du bras; les ganglions axillaires sont plus ou moins tuméfiés. En même temps que se produisent ces phénomènes locaux résultant du transport du virus vaccinal de la pustule vers les ganglions lymphatiques les plus voisins se manifestent *parfois* des troubles généraux ordinairement sans gravité, caractérisés surtout par un état fébrile léger avec sentiment de lassitude et de courbature générale durant ordinairement au plus 24 heures et se prolongeant exceptionnellement plus de 3 jours. La température peut s'élever de 38°,5 à 39°,5; rarement elle atteint 40 degrés. Cet état fébrile s'accompagne parfois d'un peu d'embarras gastrique, de diarrhée ou même de nausées. Ces derniers accidents sont exceptionnels.

Les phénomènes réactionnels généraux sont le résultat de l'action profonde exercée sur l'économie par le virus vaccinal après son transport par les lymphatiques et l'élaboration spéciale qu'il subit au sein des ganglions lymphatiques les plus voisins; le degré plus ou moins intense de ces phénomènes réactionnels révèle des effets d'autant plus énergiques de la lymphe vaccinale sur l'organisme.

Pendant la période de maturation, le bouton de vaccin subit un aspect nouveau; vers la fin du 8ᵉ jour, la lymphe paraît moins transparente; elle ne tarde pas à se troubler; elle a une apparence louche vers le 9ᵉ jour; elle est comme opalescente vers le 10ᵉ jour; le bouton de vaccin au 9ᵉ et au 10ᵉ jour est très-distendu par la sérosité; il paraît par suite assez souvent comme déformé; sa dépression centrale est moins prononcée, comme si quelques-uns des tractus reliant l'ombilic aux couches profondes du derme eussent pu céder à l'effort exercé par l'afflux de la lymphe vaccinale. La pustule, distendue outre mesure, laisse alors suinter souvent une partie de son contenu. Le point central ombiliqué prend un aspect un peu plus foncé vers la fin du 9ᵉ jour; cet aspect va ensuite chaque jour en se prononçant, pendant qu'au pourtour de l'ombilic se forme un bourrelet saillant contenant une sérosité trouble d'aspect séro-purulent, surtout vers la fin du 10ᵉ jour.

4° *Période de dessiccation.* La période de dessication commence vers le 12ᵉ ou le 13ᵉ jour; elle a une durée plus ou moins longue; les croûtes, en effet, se détachent du 20e au 25e jour, quelquefois seulement au 26e ou au 28e jour, très-exceptionnellement plus tard.

Vers la fin du 11e jour, la pustule se flétrit, s'affaisse et prend une apparence plus terne et plus foncée. Le centre de la pustule paraît devenir plus consistant.

Bientôt la croûte jaunâtre qui s'organise au niveau de l'ombilic s'épaissit, gagne la périphérie, brunit et devient plus dure dans sa portion centrale; l'organisation de la croûte est à peu près complète vers le 13e, le 14e ou le 15e jour; en la soulevant, on y trouve encore vers cette époque une certaine quantité de lymphe plus ou moins épaissie.

C'est au moment de la formation de la croûte que l'on a pu voir exceptionnellement la pustule enflammée à son pourtour prendre un aspect grisâtre vers sa partie centrale, et la croûte se détacher en laissant une ulcération profonde creusant à pic les bords de la pustule et formant de véritables trous occupant toute la zone de prolifération du bouton vaccinal. Ces accidents sont rares et ne se produisent qu'à la suite de phénomènes réactionnels locaux d'une intensité excessive. Ils paraissent surtout être le résultat de l'inoculation d'un virus vaccinal doué d'un pouvoir virulent énergique, comme le cow-pox, et de prédispositions individuelles spéciales. Vers le 15e jour, la croûte d'une coloration marron-foncée s'épaissit; elle acquiert de jour en jour de la dureté, elle devient sèche et finit par tomber du 20e au 25e jour, ou même au 26e ou au 28e jour et parfois encore plus tardivement, en laissant une cicatrice rougeâtre. Lorsque la vaccine a suivi son cours normal, cette cicatrice est gaufrée, fortement déprimée et quelquefois même traversée par des brides qui la font ressembler à des traces de brûlure. L'étendue de la cicatrice est en rapport avec la dimension et le volume du bouton du vaccin. Ses marques sont aussi plus ou moins profondes suivant le degré plus ou moins grand d'activité d'après lequel s'est effectuée l'évolution vaccinale. Plus tard ces cicatrices prennent un aspect blanchâtre tranchant vivement par leur coloration sur la peau.

Des différentes variétés de pustules vaccinales. La vaccine ne se présente pas toujours avec une forme typique et n'en reste cependant pas moins vraie et légitime. Quelquefois l'aréole peut manquer; les bords de la pustule peuvent n'être point durs, ni faire saillie sur les parties circonvoisines; le bouton est plus petit, peu développé, moins aplati et d'une ombilication moins parfaite. En un mot, le bouton de vaccine se présente avec des caractères moins nets, moins tranchés, un aspect moins franc, bien que l'on ne puisse en mettre en doute la nature vaccinale.

Anomalies observées dans le développement du bouton de vaccine vraie ou légitime. Le bouton de vaccine légitime ne se développe pas toujours en suivant la marche régulière décrite dans le précédent paragraphe; certaines anomalies s'observent dans la durée des différentes périodes, mais surtout pour la première période dite d'incubation.

1° La période d'incubation, d'une durée moyenne de trois à quatre jours, se prolonge quelquefois jusqu'aux 7e, 8e, 10e, 15e, 20e et même 30e jours. Sulpicy, médecin à Choisy-le-Roi, à la suite d'un retard de cette nature dans l'évolution vaccinale, ayant cru à un insuccès et pratiqué une nouvelle inoculation, a pu voir se développer des boutons de vaccine légitime aussi bien sur les points ayant été le siége de la première vaccination que de la deuxième (Bousquet).

M. le docteur Pinth, en juillet 1882, a pu observer un fait de même nature, encore plus remarquable, parce que la période d'incubation a duré dix mois, et que ce ne fut également que sous l'influence déterminante d'une deuxième vaccination que l'évolution vaccinale se produisit dans les points ayant été l'objet des premières inoculations (Warlomont).

2° Les boutons vaccinaux peuvent sur le même sujet ne pas évoluer simultanément, ce qui permet d'observer parfois sur le même bras des boutons de vaccine à des périodes diverses de développement.

3° M. Frébault « a vu, dit Bousquet, la vaccine parcourir tranquillement toutes ses périodes jusqu'à la dernière et puis, lorsque tout était fini, il l'a vue renaître pour ainsi dire de ses cendres, et marcher comme elle avait fait la première fois. »

VACCINE SANS ÉRUPTION. *Vaccina sine vaccinis.* L'inoculation du virus vaccinal ne détermine pas toujours l'évolution des boutons de vaccine légitime. On voit alors survenir, peu de jours après l'inoculation, un état plus ou moins prononcé de malaise caractérisé par de la céphalalgie, du dégoût, des nausées, des frissons, de la fièvre, etc., ainsi que cela a lieu pour la fièvre vaccinale survenant au commencement de la période de maturation chez les sujets qu'elle affecte un peu sérieusement. Dans ces cas, bien que l'éruption vaccinale fasse défaut, l'économie n'en a pas moins subi tous les effets de l'inoculation.

La marque locale venant attester la valeur de l'opération pratiquée, c'est-à-dire le bouton de vaccin, manque, il est vrai, mais l'acte mystérieux et essentiel de la vaccine n'en a pas moins eu lieu, et l'immunité antivariolique se trouve acquise.

Il se fait là une vaccine sans éruption, *vaccina sine vaccinis,* de même qu'il se produit des varioles sans les pustules, *febris variolosa sine variolis.*

Bousquet dans son *Traité de la vaccine* dit : « C'était l'opinion de Sydenham, partagée par Boerhaave, avec cette différence qu'il les croyait beaucoup plus communes que le médecin anglais : *hic nihil repugnet morbus variolosus sæpe sine variolis.* Son illustre commentateur van Swieten est du même sentiment.

Le même auteur cite divers exemples bien avérés de vaccine sans éruption, conférant d'une façon bien certaine l'immunité antivariolique, et entre autres ce qui s'est passé (en juillet 1825) sous les yeux de Tréluyer, médecin de l'hôpital général de Nantes (correspondant de l'Académie royale de médecine), et de plusieurs autres médecins. Soixante sujets depuis l'âge de dix ans jusqu'à vingt-quatre purent à Nantes être vaccinés, sans qu'il se produisît aux points d'inoculation de pustules vaccinales. Il ne se produisit chez la plupart qu'un trouble général plus ou moins prononcé. Bien que mêlés à des varioleux, ces jeunes sujets vaccinés sans succès échappèrent cependant à la contagion, hormis deux, qui n'avaient ressenti aucun état particulier de malaise après l'inoculation. Cinq des enfants ayant éprouvé à la suite de la vaccination des troubles généraux prononcés ayant été plus tard inoculés par Treluyer avec du liquide variolique n'éprouvèrent qu'un état de malaise caractérisé par de l'horripilation, de la céphalalgie, des nausées, des vomissements, une certaine sensibilité à l'épigastre, de la diarrhée pendant une huitaine de jours.

« Ce n'est pas très-sûrement, dit Bousquet, quatre ou cinq boutons grands comme une lentille qui peuvent tenir lieu de l'éruption d'une petite vérole même ordinaire. Qu'est ce donc? c'est la révolution qui s'opère dans l'organisation ». Le rapport de la Commission de vaccine de l'Académie dit en parlant de ces observations si intéressantes faites à l'hôpital de Nantes : « Elles sont bien propres à établir irrévocablement cette vérité, que les phénomènes d'éruption, considérés généralement et avec raison comme la preuve de l'infection vaccinale, ne sont pas toujours indispensables, et que la seule action intérieure de la vaccine peut être quelquefois un sûr garant de sa faculté préservatrice. »

Dans ces cas de vaccine sans éruption on peut admettre qu'à défaut du bouton de vaccin, point de départ habituel de l'invasion de l'économie par les générations microbiennes, le virus a pénétré d'une façon directe dans l'organisme par voie d'absorption générale, en y déterminant ensuite les phénomènes fébriles habituels qui accompagnent la période de maturation de l'évolution vaccinale.

Cette opinion trouve de l'appui dans les expériences de Chauveau, qui, en injectant chez le cheval du vaccin, soit dans les vaisseaux lymphatiques, soit dans les vaisseaux sanguins, soit dans le tissu cellulaire, a pu déterminer plusieurs fois le horse-pox par voie d'absorption générale et qui, en faisant ensuite sans résultat des inoculations dans le derme sous-cutané, a démontré que, même dans les cas où l'éruption du horse-pox n'évoluait pas, l'imprégnation vaccinale n'en existait pas moins de la façon la plus complète.

Les expériences de Maurice Raynaud rendent également compte de ce qui se passe dans la production de la vaccine sans pustulation dans les points d'inoculation (*vaccina sine vaccinis*).

Ayant excisé chez un veau des rondelles de peau correspondant à chacun des points d'inoculation vingt-six heures après la vaccination et ayant rapidement obtenu, au moyen de sutures métalliques, la réunion de ces plaies par première intention, Maurice Raynaud put constater en pratiquant quinze jours après de nouvelles inoculations avec du bon vaccin que l'animal avait acquis l'immunité vaccinale, bien qu'il ne se fût développé chez lui aucune pustule vaccinale dans les points d'inoculation ni aucune éruption généralisée. Aussi conclut-il, dans son mémoire intitulé : *Recherches expérimentales sur l'infection et l'immunité vaccinale*, en disant : « En ce qui concerne le bouton vaccinal, l'évolution de ce bouton n'est pas nécessaire pour que l'immunité ait lieu ; celle-ci se produit même lorsque, après l'inoculation sous-épidermique, on empêche par un artifice expérimental la naissance du bouton de vaccin ».

Aimé Martin, en détruisant chez des enfants par le caustique de Vienne les points d'inoculation du vaccin, et cela avant toute apparition de boutons, a pu constater également par des inoculations secondaires que, malgré cette destruction préalable, l'immunité ne s'en était pas moins produite.

Ces diverses expériences démontrent manifestement que l'immunité antivariolique peut, dans quelques circonstances exceptionnelles, il est vrai, être acquise à la suite de vaccines sans éruption.

DE LA VACCINE FAUSSE OU BATARDE. *Vaccinæ spuriæ, vaccinelle.* Lorsque le virus vaccin vient à rencontrer un mauvais terrain, il est susceptible de donner parfois naissance à des pustules d'une nature spéciale, qui ont reçu le nom de boutons de *vaccine fausse* ou *bâtarde* (*vaccinæ spuriæ*).

La fausse vaccine n'est en effet qu'un produit dégénéré de la vraie. Elle est à la vaccine ce que la varioloïde est à la variole (*vaccinelle*).

« La fausse vaccine, dit Bousquet, reconnaît la même cause que la vraie ; mais le virus vaccin rencontre des obstacles qui le font dévier de sa route et il ne se produit qu'un effet avorté. »

Le microbe vaccinal ne trouvant pas un milieu de culture favorable végète misérablement, ses efforts n'aboutissent qu'à des générations en quelque sorte avortées, douées d'une efficacité bien douteuse au point de vue de la préservation et ne donnant lieu qu'à un développement de pustules dégénérées. Le liquide contenu au sein de pustules de vaccine fausse peut donner quelquefois lieu par l'inoculation à la reproduction de semblables pustules par suite de l'action du virus vaccinal dégénéré.

Suivant M. Bousquet, « tandis que la bonne vaccine débute à peine à la fin du 3e jour ou au commencement du 4e jour, la mauvaise, beaucoup plus précoce, se montre dès le 1er ou le 2e jour et marche avec une telle rapidité, qu'elle est dans tout son développement lorsque l'autre ne fait que paraître. Outre ces différences faciles à saisir et qui seules suffiraient pour les séparer à jamais l'une de l'autre, la fausse vaccine a une allure et des formes qui lui sont propres. Ici point de dépression centrale, point d'éclat argenté, point de bourrelet; le bouton s'élève rapidement en pointe; le sommet se couronne d'un reflet jaunâtre, se crève, et laisse échapper d'un seul flot une matière de même couleur qui, en se séchant, ne ressemble pas mal à de la gomme. Il n'y a, comme on voit, rien de régulier dans cette éruption, dont la durée est si courte, que tout est fini au bout de 6, 7 ou 8 jours au plus, c'est-à-dire au moment où la bonne vaccine est dans toute sa force et, si je l'ose dire, dans tout son éclat. »

L'inoculation du liquide vaccinal avec une lancette malpropre a été accusée d'avoir produit la fausse vaccine. Seul le virus vaccinal peut amener le développement du bouton de fausse vaccine, et l'on ne saurait admettre ce mode de transformation de la vaccine légitime en la fausse vaccine. Relativement à la structure intime du bouton de fausse vaccine, des différences essentielles existent entre lui et le bouton de vaccine légitime. Le bouton de fausse vaccine n'a qu'une seule cavité, qui se vide en une seule fois; la pustule vaccinale légitime ne saurait se vider entièrement lorsqu'elle est ouverte, en raison de sa structure spéciale, de ses loges multiples, qui renferment le vaccin à leur intérieur.

ÉRUPTIONS SURNUMÉRAIRES D'ORIGINE VACCINALE SUSCEPTIBLES DE TRANSMETTRE LA VACCINE PAR INOCULATION. Le virus vaccin ne donne pas toujours lieu uniquement dans les points d'inoculation au développement des pustules vaccinales.

On voit quelquefois évoluer, en même temps que se forment les boutons ou peu de jours après qu'ils ont acquis tout leur développement, une éruption surnuméraire de pustules occupant des régions souvent même éloignées du siége des inoculations. Ces pustules, en nombre variable, présentent les caractères essentiels des boutons de vaccin. L'inoculation de leur virus donne lieu toujours, même après plusieurs générations successives, à l'évolution régulière de pustules vaccinales types, c'est-à-dire à des boutons gonflés par une lymphe parfaitement transparente, entourés par une aréole d'un rouge assez vif, bien ombiliqués au centre, offrant, en un mot, tous les signes révélant une vaccine sûre et efficace. Ces éruptions vaccinales surnuméraires se produisent chez des sujets doués d'une réceptivité spéciale. Certaines constitutions y sont prédisposées d'une façon particulière. On observe de préférence les éruptions surnuméraires chez des individus atteints d'affections déterminant une suractivité morbide des tissus cutanés, comme à la suite des exanthèmes érythémateux, papuleux, eczémateux, impétigineux, etc.

Les éruptions vaccinales surnuméraires peuvent évoluer d'une façon spontanée à la façon d'une fièvre éruptive, ou se développer par l'effet d'une sorte de vaccination secondaire à la suite du transport du virus d'un bouton de vaccin en pleine évolution sur d'autres régions.

Les premières peuvent par suite être désignées sous le nom d'*éruptions vaccinales généralisées* ou de *vaccines généralisées spontanées* ou de *fièvre éruptive vaccinale;* les secondes sous celui d'*éruptions vaccinales généralisées par auto-inoculation* ou *secondaires* ou de *pullulations vaccinales par auto-inoculation*, en raison de leur mode spécial d'origine par seconde inoculation.

A côté de ces éruptions vaccinales surnuméraires peut se placer une éruption vaccinale rare, qui consiste en des pustules vaccinales évoluant sur diverses régions en dehors des points des inoculations, lesquelles restent alors localement sans résultats et que l'on désigne sous le nom d'*éruption vaccinale par migration.*

Les éruptions dont il est ici question sont *essentiellement de nature vaccinale*, le virus de ces boutons surnuméraires étant susceptible par *inoculation* de donner lieu *à des vaccinations par séries sûres et efficaces.* Elles constituent le groupe des *éruptions surnuméraires d'origine vaccinale susceptibles de transmettre la vaccine par inoculation*, lequel se subdivise en :

1° *Éruptions vaccinales généralisées spontanées* ou *vaccines généralisées* (*fièvre éruptive vaccinale*) ;

2° *En éruptions vaccinales généralisées par auto-inoculation ou secondaires* (*pullulation vaccinale par auto-inoculation*) ;

3° *En éruptions vaccinales par migration.*

Éruptions vaccinales généralisées spontanées ou vaccines généralisées spontanées (fièvre éruptive vaccinale). *Définition.* Sous le nom d'éruption vaccinale généralisée ou de vaccine généralisée spontanée (fièvre éruptive vaccinale) on désigne une éruption plus ou moins complète de boutons de vaccin évoluant en dehors des points d'inoculation, *sans qu'il y ait eu transport du virus sur les régions qui en sont le siége.*

Causes générales. Les éruptions vaccinales généralisées spontanées peuvent se produire dans des conditions différentes, relativement à l'époque de leur manifestation.

Elles peuvent, en effet, apparaître en même temps que les pustules vaccinales développées dans les lieux d'insertion, ou ne se produire que plus ou moins de temps après le développement complet de ces boutons de vaccin.

Lorsque les pustules développées en dehors des points d'insertion suivent la même progression dans leur marche que celle des boutons de vaccin, l'éruption vaccinale généralisée paraîtrait pouvoir être attribuée à une infection générale de l'économie par le virus d'inoculation porté directement au sein de l'organisme. Les expériences ce Chauveau donnent quelque créance à cette opinion. Le savant professeur a pu provoquer une éruption vaccinogène généralisée, c'est-à-dire un véritable horse-pox artificiel, chez le cheval, en faisant pénétrer le germe vaccinal au sein de l'économie par une voie autre que la peau ou par voie d'absorption générale au moyen d'injections intra-veineuses, intra-lymphatiques ou intra-cellulaires. En faisant aspirer à des chevaux, dont la trachée avait été ponctionnée au moyen d'un trocart spécial, de la poudre de vaccine desséchée dans le vide, ou en leur faisant prendre dans les boissons de notables quantités d'humeur vaccinale, Chauveau a pu également chez ces animaux provoquer des éruptions de vaccine généralisée. « Le développement de la vaccine générale, dit l'ingénieux expérimentateur, est indépendant de la quantité de virus employée pour infecter l'économie, pourvu que cette quantité soit appréciable.

« La germination sur place du vaccin, dans le cas d'inoculation cutanée, n'implique pas un défaut d'absorption générale du virus. Malgré son affinité spéciale pour la peau, il pénètre dans le torrent circulatoire. »

Chauveau, parlant de ce qui se passe chez les chevaux mis en expérience, ajoute : « Et, s'il ne se produit pas alors, en même temps que l'éruption locale, une éruption générale, c'est probablement parce que, au moment où cette éruption générale pourrait se développer (8e jour au plus tôt), la peau, en raison de l'immunité créée dès le 5e jour par le travail local de la vaccination, n'est plus apte à la pustulation vaccinale. »

C'est ce que Chauveau a démontré en excisant, au bout de vingt-quatre heures, les lambeaux de peau, siége de l'insertion vaccinale.

En s'opposant ainsi dans les points d'inoculation au développement des pustules vaccinales, cause précoce créant dès le 6e ou le 7e jour l'immunité contre toute éruption ultérieure, il put constater au bout de 15 à 20 jours une éruption de horse-pox généralisée.

Mais, d'après les expériences de MM. Wetter, Trousseau, Cerise, Mognier, Dumont-Pallier, Damaschino, etc., faites sur des enfants, il est possible à partir du 4e ou du 5e jour après la vaccination de développer chez le même sujet des pustules des différents âges au moyen du virus recueilli sur les boutons, si l'on pratique de jour en jour des inoculations successives. C'est ainsi que, du 5e au 10e, au 13e, au 18e et même au 21e jour après la vaccination initiale, on a pu observer, à la suite de ces nouvelles inoculations, le développement de pustules vaccinales.

Toutefois ces pustules secondaires n'ont pas toute l'ampleur des premières; de jour en jour elles dégénèrent, et le liquide recueilli au sein des boutons le 10e jour ne donne plus lieu ordinairement par son inoculation à l'évolution de boutons de vaccine. La réceptivité vaccinale n'est donc pas éteinte chez tous les sujets après l'évolution des boutons de vaccin; elle va cependant en décroissant à mesure que l'on s'éloigne de l'époque de la vaccination, en raison des transformations de plus en plus profondes qui s'effectuent au sein de l'organisme par l'action du virus et aussi par suite de l'activité moindre du vaccin, à mesure qu'il prend de l'âge. On s'explique ainsi que, chez l'homme qui n'acquiert l'immunité complète qu'au bout d'une incubation plus longue que chez le cheval, le virus en présence d'une aptitude spéciale pour la vaccine, bien qu'ayant pénétré *par voie indirecte* dans l'organisme, puisse agir, en déterminant un effet général, et consécutivement donner lieu à une éruption vaccinale généralisée spontanée.

L'infection de l'économie peut se faire, chez l'homme comme chez le cheval, par voie d'absorption générale, ainsi que le prouvent des observations déjà anciennes de vaccines généralisées spontanées survenues à la suite de l'introduction du virus au sein de l'organisme par les voies digestives. C'est ainsi que le docteur Richard cite le cas d'une petite fille de huit ans, qui 4 jours après avoir sucé les boutons de vaccine de son jeune frère eut une éruption d'une vingtaine de pustules vaccinales.

Le docteur Étienne (de la Neuville-au-Bois, Meurthe) déclare qu'un enfant de quatre ans, ayant sucé à plusieurs reprises ses boutons au 9e jour, fut pris 6 jours après d'un état de malaise, de nausées et de délire, en un mot, de tous les accidents qui accompagnent la petite vérole avec éruption généralisée de pustules; les boutons suivirent la marche d'une vaccine régulière. Leur virus inoculé ne donna naissance qu'à une vaccine locale normale, sans éruption générale. Le docteur Richard (avril 1809) relate le cas d'un enfant de quatre ans qui suça ses boutons au 7e jour, et qui 4 jours après eut une éruption généralisée de 53 boutons (dont 10 à la face, 5 au cou, 15 à la poitrine et au dos, 20 sur les bras, les cuisses et les jambes, 3 à la plante du pied). L'aspect de ces boutons était bien celui des boutons de vaccine. Leur virus inoculé à 17 enfants de tout âge et de tout sexe donna lieu à des vaccines des plus régulières. Le docteur Cazalas (d'Agde, 1809), ayant fait prendre à un enfant qui s'était montré plusieurs fois réfractaire à la vaccine une pincée de poudre de croûtes vaccinales bien desséchées, détermina chez cet enfant, 4 jours après, un état profond de malaise (nausées et même vomissements, comme dans la variole, fièvre violente avec assoupissement, mouvements nerveux, abattement extrême), qui dura près de 6 jours et fut suivi « d'une éruption générale de 18 boutons, tous de nature vaccinale, chacun suivant sa marche naturelle. »

Lorsque les pustules de vaccine généralisée n'évoluent que quelque temps après le développement complet des boutons dans les points d'inoculation, l'éruption vaccinale généralisée spontanée succède à une infection générale de l'économie résultant plus particulièrement de l'absorption du virus formé au sein des boutons. Dans ce cas, l'éruption vaccinale généralisée spontanée n'est plus en réalité que *secondaire*.

Les éruptions surnuméraires d'origine essentiellement vaccinale peuvent être considérées comme le résultat d'un effort fait par l'économie pour se débarrasser du virus, lorsqu'il a été introduit dans l'organisme directement par inoculation, ou secondairement à la suite de l'absorption du liquide contenu dans les boutons de vaccin, étant donné toutefois certaines conditions spéciales de réceptivité.

C'est du reste généralement ainsi qu'agissent les virus et le virus variolique en particulier, qui, dans un but d'élimination, porte principalement ses effets sur le système cutané.

Les éruptions vaccinales spontanées généralisées demandent pour se produire des conditions spéciales de réceptivité.

Certaines constitutions y semblent plus prédisposées. On les observe de préférence chez des enfants ou des sujets à tempérament lymphatique, porteurs d'affections cutanées anciennes, en vertu de cette tendance qu'ont les virus dans les maladies éruptives à se produire sur des régions plus ou moins enflammées ou privées d'épiderme (comme dans l'eczéma ou l'impétigo), en vue d'une élimination plus facile. Dans la variole, par exemple, si l'on a appliqué sur une région un vésicatoire, il y a souvent confluence de pustules en ce point ; dans la diphthérite, les surfaces dénudées se recouvrent ordinairement de fausses membranes.

Les éruptions vaccinales généralisées spontanées ne se produisent ordinairement qu'à la suite d'inoculations pratiquées avec un vaccin doué de propriétés essentiellement actives.

Le cow-pox, mais surtout le horse-pox, en vertu de sa grande violence, ont donné souvent lieu à des vaccines généralisées spontanées.

II. Bouley relate dans ses *Leçons de pathologie comparée* l'observation d'un élève de l'école d'Alfort, qui, s'étant blessé à un doigt et ayant ensuite pansé le pied d'un cheval atteint de horse-pox, fut pris d'accidents généraux d'une certaine gravité dus à une vaccine généralisée spontanée.

« La plaie, dit Bouley, qu'il avait au doigt, se tuméfia et devint douloureuse le lendemain du jour de l'inoculation. Le surlendemain survinrent des « symptômes de malaise et de faiblesse. Dans les jours suivants, des pustules se montrèrent successivement sur les doigts de la main gauche et au front, au niveau de la racine du nez, entre les deux sourcils. Ces pustules bien développées, d'une teinte rouge nuancée de bleu à leur base, étaient surmontées d'une cloche épidermique très-grosse, d'où s'écoula en abondance un liquide d'une très-grande limpidité. Les pustules de la face dorsale des doigts furent très-douloureuses et donnèrent lieu à un mouvement fébrile intense, qui ne dura pas moins de 15 jours, à des lymphatiques avec tuméfaction douloureuse des ganglions de l'aisselle. Il en fut de même pour les ganglions du cou, en arrière des mâchoires, effet du retentissement de l'éruption frontale. Cette maladie d'Amyot, c'était bien la vaccine, qui s'était manifestée chez lui avec les caractères d'intensité qu'elle revêt souvent, lorsqu'elle est transmise directement du cheval à l'homme. La preuve de la nature vaccinale a été donnée par les belles pustules de cow-pox, dont elle a déterminé le développement chez un jeune taureau à qui elle avait été inoculée sur la région scrotale, pustules qui, inoculées elles-mêmes à un enfant, donnèrent lieu chez lui à une éruption vaccinale de la plus belle apparence. »

Le virus vaccin, tout en ayant une certaine part dans la production des éruptions vaccinales généralisées, n'est pas cependant bien souvent la seule cause de ces manifestations cutanées. Ainsi qu'il en a été question précédemment, la constitution, l'âge du sujet, influent sur l'apparition de ces vaccines généralisées spontanées. Elles s'observent de préférence chez les individus vaccinés pour la première fois; elles sont plus rares chez les adultes revaccinés, mais surtout si l'on emploie du vaccin d'adulte revacciné. On en a cependant des exemples, et M. le médecin major Dardignac a publié dans les *Archives de médecine et de pharmacie militaire* (1er octobre 1884) une observation de vaccine généralisée chez un soldat revacciné, inoculé avec du virus de revacciné. A une vaccine ayant évolué normalement au 7e jour succéda une poussée secondaire de pustules qui se développèrent sur différentes régions après une incubation de 14 jours.

Dans le cas où les pustules évoluant en dehors des points d'inoculation ne se développent qu'après l'apparition des boutons vaccinaux d'insertion on pourrait croire qu'il y a pu avoir inoculation secondaire par le transport du virus sur des régions offrant toutes les conditions favorables à l'absorption du vaccin. Mais, si dans quelques cas l'éruption vaccinale généralisée se produit ainsi, bien souvent elle ne se développe sur ces parties qu'en vertu d'une affinité spéciale du virus pour des régions enflammées.

Symptômes. L'éruption vaccinale généralisée spontanée peut apparaître en même temps que les boutons vaccinaux d'inoculation en se développant sur différentes régions du corps, mais elle évolue de préférence sur celles qui sont le siége d'un état inflammatoire plus ou moins accusé, survenu à la suite d'affections aiguës ou chroniques, telles que l'eczéma, l'impétigo, l'intertrigo, etc. Il en est de même pour certaines régions sujettes à des frottements répétés ou tenues humides par des sécrétions parfois irritantes, comme à la vulve, au pli fessier, etc.

Mais souvent l'éruption n'apparaît que lorsque les boutons d'inoculation ont acquis tout leur développement.

Elle se montre alors vers le 7e ou le 8e jour, sous forme de taches rouges, qui deviennent bientôt de véritables papules, lesquelles ne tardent pas à se transformer en des vésicules, puis en des pustules présentant tous les caractères des boutons vaccinaux. L'éruption peut suivre la marche régulière des boutons de vaccine, mais plus fréquemment peut-être elle progresse d'une façon rapide, en sorte qu'en deux ou trois jours les pustules de l'éruption vaccinale généralisée spontanée sont presque aussi avancées que les boutons d'inoculation.

Au 10e, au 11e, au 12e, au 13e jour, les pustules ont ordinairement acquis un développement considérable. Elles suivent ensuite rapidement une marche rétrograde.

Le 15e ou le 16e jour, l'éruption est le plus souvent presque complétement éteinte. Il ne reste plus que quelques croûtes, qui tombent bientôt, en ne laissant habituellement que des cicatrices insignifiantes et peu apparentes.

L'éruption vaccinale généralisée spontanée s'accompagne de certains troubles généraux à partir du 7e, du 8e, quelquefois du 9e jour, rarement plus tard. On observe alors chez le sujet vacciné un état de fièvre (analogue à la fièvre de maturation de la variole). Ces troubles généraux sont plus ou moins prononcés, suivant le degré de l'évolution vaccinale généralisée. Ils se traduisent habituellement par des pandiculations, des bâillements, de la rougeur et de la pâleur alternative du visage, de l'anorexie et un état fébrile souvent même prononcé.

Exceptionnellement cependant les troubles généraux peuvent être plus accusés. Alors que l'évolution normale des boutons d'inoculation semblait vers le 6e ou le 7e jour ne devoir inspirer aucune crainte de complications, on voit tout à coup survenir vers le 8e jour un état fébrile plus ou moins grave. La peau est sèche, brûlante; l'enfant est triste, abattu; presque en même temps apparaissent sur différentes régions des taches sous forme de papules d'un rouge plus ou moins vif. Ces papules progressent et prennent bientôt l'aspect de vésicules, puis de pustules bien ombiliquées. Déjà le 9e jour les pustules peuvent être bien formées; le 10e et le 11e jour, elles acquièrent ordinairement tout leur développement, elles se pressent entre elles, empiètent les unes sur les autres, sont gonflées par une quantité considérable de liquide. C'est au moment de cette poussée aiguë des pustules que les accidents fébriles se produisent avec le plus d'acuïté, l'enfant est très-agité, sans sommeil; à cette période d'agitation succède un état de prostration alarmant.

L'éruption, en s'étendant sur les différentes régions, se fait souvent par poussées successives marchant rapidement; on peut observer alors sur le même sujet des pustules vaccinales nouvelles à différents degrés de développement. L'éruption est surtout confluente à l'excès dans les régions qui sont le siége de sécrétions âcres et irritantes ou atteintes d'affections cutanées aiguës ou chroniques. Dans quelques cas, la confluence est telle, qu'il est impossible de compter les boutons.

C'est dans les cas où l'éruption vaccinale généralisée spontanée se développe avec cette intensité que l'on voit des enfants agités, atteints d'insomnie, puis déprimés, ayant à peine la force de crier et de prendre le sein, en un mot, dans une situation grave pouvant faire craindre pour la vie. De la diarrhée, des vomissements, des accès de suffocation, des accidents méningitiques, peuvent même compliquer l'état déjà si grave de l'enfant.

J'ai relaté en 1882 dans un mémoire couronné par l'Académie de médecine

l'observation d'un jeune enfant de 18 mois atteint d'une éruption vaccinale
généralisée spontanée sur des régions atteintes d'eczéma impétigineux en voie
d'amélioration, laquelle fut suivie de mort. Le vaccin avait été fourni par une
génisse dont le virus permit de vacciner avec succès plusieurs enfants et une
bonne portion des hommes récemment arrivés au 32ᵉ régiment d'artillerie. Les
boutons d'inoculation évoluèrent d'une façon régulière; ils étaient bien ombiliqués, remplis par un liquide abondant, non enflammés et n'étaient pas
excoriés.

Ce ne fut que le 8ᵉ jour après l'inoculation qu'apparut à la surface des
plaques d'eczéma impétigineux de la tête et des épaules, mais surtout au pli
du coude gauche ayant été antérieurement recouvert de plaques eczémateuses,
une éruption de papules rouges présentant un aspect en tout semblable à celui
offert au début par les 6 boutons de vaccine. L'éruption fut accompagnée de
fièvre, d'agitation et de plaintes de l'enfant.

Le 9ᵉ jour, l'enfant était abattu; la peau était chaude et sèche, le pouls fréquent; il existait un état fébrile prononcé.

L'éruption papuleuse, depuis la veille, avait fait des progrès sensibles; quelques-unes des papules dont la confluence était extrême étaient déjà gonflées
par un liquide séreux et bien ombiliquées; elles étaient surtout confluentes à la
partie supérieure de l'épaule gauche, où antérieurement avaient existé quelques
plaques d'eczéma impétigineux, ainsi qu'en avant au pli du coude. A la tête,
envahie en partie par des croûtes d'eczéma impétigineux en voie d'amélioration,
mais surtout à sa base et en arrière, l'éruption papuleuse vaccinale était moins
avancée. Le cuir chevelu était tuméfié, et l'éruption vaccinale y était absolument
confluente.

Le 10ᵉ jour au soir, l'éruption s'était étendue vers la partie supérieure de la
tête et du front; toutes ces régions étaient gonflées, distendues; la tête paraissait
énorme. Un bouton se développa sur la paupière gauche, qui était œdématiée.
Dans la nuit du 10ᵉ au 11ᵉ jour, l'enfant fut très-agité, en proie à la soif et à
une fièvre intense, il jeta vers le milieu de la nuit des cris aigus et perçants
(analogues à ceux de la méningite). Le 11ᵉ jour au matin, toutes les régions
envahies par l'éruption vaccinale étaient œdématiées; le cuir chevelu était rouge,
distendu, énorme, les pustules étaient confluentes à l'excès. La fièvre était
intense, l'enfant était fort abattu, somnolent, ne s'agitant que pour pousser ces
mêmes cris perçants d'une acuité extrême.

Le 12ᵉ jour, l'enfant paraissait un peu moins abattu; il n'avait plus poussé
de cris perçants depuis le matin; la fièvre était moins intense et la peau plus
moite; l'éruption vaccinale semblait complète.

Le 13ᵉ jour, les pustules étaient bien gonflées par le liquide vaccinal; les
régions envahies par l'éruption paraissaient cependant moins tendues et d'un
rouge moins vif. Les parties atteintes ou ayant été envahies antérieurement par
l'eczéma impétigineux avaient été les points d'élection de l'éruption vaccinale
généralisée spontanée. Sur la poitrine, le ventre, les membres inférieurs, en
un mot, sur aucune autre partie du corps, il ne s'était produit d'éruption
vaccinale. L'enfant paraissait un peu moins abattu, bien qu'en proie à une fièvre
intense.

Le 14ᵉ jour, les parties envahies par l'éruption étaient moins tuméfiées et
comme affaissées; les boutons avaient pris un aspect jaunâtre et trouble, en
même temps que la rougeur tendait à disparaître. Vers le soir, l'enfant était

très déprimé, dormant continuellement, ne se réveillant que pour boire et très-oppressé.

Le 15e jour (dans la nuit du 14e au 15e jour), en se relevant pour boire, l'enfant succomba brusquement.

Diagnostic. Pronostic. Les boutons surnuméraires de vaccine généralisée spontanée se présentent avec la même forme que les pustules de variole. Considérées dans leurs formes extérieures, dit Bousquet, il y a tant de ressemblance entre la « vaccine et la variole inoculée, qu'il n'est pas de médecin, si exercé qu'on le suppose, qui soit en état de distinguer la pustule vaccinale de la pustule varioleuse. Les plus habiles s'y trompent. En effet, à quelque époque que vous les preniez, au 7e, au 10e, au 12e, au 15e jour, les caractères de l'une sont les caractères de l'autre; il n'y a point de différence. » Aussi, en présence de certaines vaccines généralisées spontanées se manifestant avec des symptômes généraux graves et une éruption confluente de boutons, pourrait-on se croire en présence d'une véritable variole, si l'on n'était prévenu de l'inoculation vaccinale du sujet. Mais en temps d'épidémie de variole, l'éruption vaccinale généralisée venant à se produire, le diagnostic entre les deux affections peut offrir quelque difficulté.

L'éruption vaccinale généralisée spontanée et la variole suivent en effet sensiblement la même marche. Elles apparaissent toutes deux vers la même époque. Les pustules de la variole cependant paraissent se montrer de préférence vers le 9e ou le 10e jour après l'inoculation, parfois beaucoup plus tard, du 12e au 14e jour, en s'accompagnant souvent de fièvre, de céphalalgie, de douleurs lombaires, de vomissements, etc. Dans la vaccine généralisée spontanée, l'éruption secondaire semblerait se montrer d'une façon plus précoce, ordinairement vers le 7e jour, quelquefois plus tôt, rarement plus tard. Elle est généralement bénigne et ne détermine habituellement que des accidents généraux sans gravité. Elle ne donne pas lieu à l'angine qui se produit dans la variole; aucune observation de vaccine généralisée spontanée ne signale la présence de pustules développées sur les muqueuses du pharynx, du voile du palais ou de la conjonctive. Les cicatrices laissées par les boutons surnuméraires de vaccine sont généralement peu apparentes; celles occasionnées par les pustules de variole sont souvent profondes et laissent des traces indélébiles.

Lorsque l'éruption vaccinale généralisée spontanée prenant une forme irrégulière détermine une fièvre intense accompagnée de symptômes généraux graves, et qu'il y a confluence extrême des boutons surnuméraires, elle se présente avec un ensemble de symptômes rappelant ceux de la variole. Elle peut alors faire courir au sujet les dangers de cette dernière maladie et devenir exceptionnellement mortelle.

Un caractère d'une importance essentielle, qui montre toute la différence qui existe entre le virus de la variole et celui de la vaccine généralisée spontanée, permet toutefois de distinguer ces deux éruptions. Tandis que le virus de la variole est susceptible de se transmettre par diffusion au sein de l'atmosphère ou par le simple contact de vêtements ou d'objets contaminés, le virus vaccin d'une nature plus fixe ne peut se propager par l'air ambiant et n'est susceptible de donner naissance à la vaccine que par inoculation ou par contact avec des surfaces cutanées dépouillées de leur épiderme.

Jamais on n'a vu la vaccine généralisée spontanée se communiquer dans les salles d'un hôpital à des malades atteints même d'affections cutanées anciennes.

Des inoculations par série, pratiquées avec du vaccin ayant pour origine première le virus de pustules surnuméraires de vaccine généralisée spontanée, ne donnent toujours lieu qu'à des évolutions régulières de boutons de vaccine. Si, dans quelques cas, l'inoculation du virus variolique peut ne donner que la pustule d'inoculation, dans d'autres, elle devient bien souvent l'origine de varioles pouvant devenir le point de départ d'épidémies graves.

Les pustules vaccinales surnuméraires peuvent exceptionnellement prendre un aspect offrant une grande ressemblance avec des plaques muqueuses exulcérées. La disposition affectée par les pustules ulcérées peut même leur donner l'apparence de syphilides serpigineuses. Mais la présence des pustules vaccinales au bras, l'apparition de quelques pustules surnuméraires présentant tous les caractères d'une vaccine normale, l'absence de manifestations syphilitiques ayant précédé l'affection, permettent ordinairement d'établir le diagnostic.

Le pronostic de la vaccine généralisée spontanée ne présente généralement rien de sérieux. Il peut cependant devenir grave en présence d'éruptions prenant une forme confluente, ce qui survient surtout chez de jeunes sujets atteints d'affections cutanées.

Aussi ai-je donné dans mon mémoire les conclusions suivantes : « L'observation de l'enfant eczémateux vacciné ayant succombé à une pullulation confluente montre tous les dangers de la vaccination chez les jeunes enfants atteints de ce genre d'affection. Elle paraît, en présence des opinions différentes émises à ce sujet, devoir faire pencher la balance du côté de ceux qui conseillent l'abstention. Par suite, tout enfant atteint d'une maladie cutanée de nature eczémateuse ne doit pas être vacciné avant complète guérison. Toutefois, en temps d'épidémie de variole, l'enfant doit être vacciné, l'affection cutanée créant pour lui, d'après les opinions généralement reçues, une réceptivité plus grande pour la maladie, et l'inoculation vaccinale ne déterminant en général qu'exceptionnellement de sérieux dangers pour la vie. »

Traitement. La vaccine généralisée ne nécessite, quand elle ne présente pas de complications, que quelques soins bien entendus.

L'enfant doit être maintenu un peu chaudement, de façon à éviter les impressions froides de température et à favoriser l'évolution de l'éruption vaccinale. Quant au régime, il doit être doux et léger; ce n'est qu'en présence d'un état fébrile manifeste qu'il conviendrait de restreindre l'alimentation et de ne donner que quelques potages, du lait et du bouillon. Les boutons sont graissés avec un peu d'huile d'amandes douces, puis saupoudrés avec de la fécule d'amidon. Lorsque exceptionnellement se présentent des complications consistant en une fièvre intense, de la céphalalgie, une grande agitation ou de la prostration, etc., il convient d'être prudent sous le rapport de l'alimentation ; il est utile cependant de soutenir les forces de l'enfant et d'instituer une médication tonique, décoction de quinquina, sirop de quinquina. On s'efforcera de remédier aux accidents nerveux par les calmants et les antispasmodiques; on emploiera par cuillerées à café le bromure de potassium (1 gramme à 1^{gr},50 par jour, suivant l'âge), le sirop de pavot blanc avec le sirop d'éther, des bains avec une décoction tiède de tilleul ou d'eau de son. Localement, on usera de cataplasmes d'amidon, de fomentations d'eau de sureau, d'huiles d'amandes douces, de glycérolé d'amidon, de fécule d'amidon ou de riz sur les boutons pendant leur évolution. On pourra utiliser en onctions sur les pustules un mélange de 2 parties d'onguent mercuriel contre 1 partie d'amidon en poudre.

Pour éviter les complications graves survenant surtout chez de jeunes sujets
atteints d'affections cutanées (eczéma, impétigo, eczéma impétigineux, intertrigo, etc.), aiguës ou chroniques, on ne vaccinera ces enfants que lorsque ces
maladies seront entièrement guéries, à moins que l'on ne soit en temps d'épidémie de variole. On fera alors les insertions vaccinales aussi loin que possible
des régions atteintes par l'affection cutanée, et on ne pratiquera au plus qu'une
ou deux inoculations, ainsi que le conseille M. Guéniot.

ÉRUPTIONS VACCINALES GÉNÉRALISÉES PAR AUTO-INOCULATION OU SECONDAIRES (PUL-
LULATIONS VACCINALES PAR AUTO-INOCULATION). Le développement secondaire de
pustules vaccinales peut être le résultat d'une sorte de seconde inoculation
s'effectuant dans le voisinage des points d'insertion ou même sur d'autres
régions. Les boutons surnuméraires proviennent alors d'une auto-inoculation
qui s'est opérée par le transport du virus sur d'autres parties du corps, soit
par le grattage de la région avec les ongles, soit par le contact de linges imprégnés de lymphe vaccinale suintant de boutons excoriés à une époque où toute
la réceptivité vaccinale n'était pas encore éteinte (observations faites en 1860
et 1862 par MM. Wetter, Trousseau, Cerise et Mognier).

« Cette inoculation chez un enfant vacciné, dit Trousseau dans sa *Clinique
médicale* de l'Hôtel-Dieu de Paris, se fait avec une grande facilité, mais il arrive
un moment où elle avorte complétement.

« Vous avez été témoins des expériences que je fais souvent dans mon service.
J'inocule le vaccin, le 4ᵉ jour je fais une nouvelle piqûre après avoir chargé ma
lancette sur une des pustules qui commencent à se développer; j'en fais autant
chaque jour, et vous avez pu voir que jusqu'au 9ᵉ et quelquefois jusqu'au 10ᵉ
jour la vaccine se développait là où j'ai pratiqué de nouvelles piqûres; passé
cette époque, elle ne se développe plus. Les secondes pustules n'acquièrent pas
pourtant toute l'ampleur des premières, et l'on constate que celles qui sont les
plus rapprochées du premier jour de la vaccination sont celles qui acquièrent le
plus de force, que les suivantes se dénaturent de jour en jour; que celles des
9ᵉ et 10ᵉ jours avortent peu après s'être légèrement enflammées, tandis que,
après le 10ᵉ jour, la piqûre n'a pas plus d'influence que si la lancette avait été
chargée de pus appartenant à un phlegmon ordinaire. » Trousseau ajoute que,
pour l'enfant faisant l'objet de cette clinique, lequel s'était inoculé la vaccine
en portant le virus avec ses ongles sur des surfaces dépouillées d'épiderme, il a
fallu que « l'inoculation qu'il s'était faite lui-même eût été pratiquée au plus
tard 7 ou 8 jours après la vaccination. » Exceptionnellement, on a vu l'éruption
secondaire ne se produire que le 15ᵉ et même le 21ᵉ jour. Il faut toutefois dans
ces cas une réceptivité spéciale qui facilite l'auto-inoculation, surtout lorsque
la pullulation vaccinale se propage sur de larges surfaces.

Les jeunes sujets atteints d'affections eczémateuses, impétigineuses ou même
de pemphigus, offrent une prédisposition toute particulière à ces pullulations
vaccinales généralisées. On en a expliqué l'origine par la multiplicité des voies
ouvertes à l'absorption par un tégument eczémateux et aussi par le développement des pustules, qui, parfois même dès le 4ᵉ jour, ont pu donner issue à la
lymphe vaccinale (Guéniot, relation à l'Académie).

Dans nombre de cas cette origine a pu être invoquée à juste titre. Les boutons
étant excoriés, la lymphe vaccinale s'écoulait au dehors en empesant la chemise
des jeunes enfants et la pullulation vaccinale pouvait s'expliquer par auto-
inoculation. Les éruptions vaccinales généralisées secondaires ou par auto-

inoculation apparaissent ordinairement vers le 12ᵉ ou le 13ᵉ jour après l'insertion du virus vaccin, c'est-à-dire un peu plus tard que les éruptions qui se produisent dans les vaccines généralisées spontanées. Elles suivent alors une marche analogue à celle des boutons de vaccine, mais peut-être un peu plus rapide.

En raison du transport du virus vaccinal à des dates diverses sur certaines régions, on peut observer sur le même sujet des pustules à différents âges de développement. Les pustules semblent subir une marche plus précipitée sur les régions atteintes d'affections cutanées ou tenues toujours humides par certaines sécrétions, comme au périnée, à la vulve, au sillon interfessier, etc.

Des observations nombreuses montrent que l'éruption de pustules secondaires est due au transport du virus vaccinal sur ces régions par les ongles de l'enfant qui, en se grattant, pratique sur lui-même de véritables inoculations, ou même par les mains de la nourrice. On a vu ainsi l'éruption secondaire « se développer en formant une rangée circulaire de grosses pustules ulcérées et suintantes dans la région périanale et périvulvaire qu'elle encadrait, simulant en tout point une série de plaques muqueuses exulcérées » (Dauchez, communication orale du docteur Morin citée dans le mémoire *Sur les éruptions vaccinales généralisées* [*Vaccinides*], etc.).

L'éruption de vaccine généralisée secondaire ne donne ordinairement lieu qu'à des accidents réactionnels sans importance.

Quelquefois cependant l'éruption s'accompagne de fièvre, qui est d'autant plus intense que le développement des boutons est plus confluent. Par voisinage et aussi par le fait d'une imprégnation profonde de l'économie par le virus vaccinal l'éruption vaccinale secondaire s'étend, pullule, en envahissant successivement les régions voisines. De là vient le nom donné encore à l'éruption vaccinale généralisée secondaire de *pullulation vaccinale par auto-inoculation*. Quand l'éruption secondaire occupe ainsi de larges surfaces, elle peut donner également lieu aux mêmes accidents que ceux qui se produisent exceptionnellement dans l'éruption vaccinale généralisée spontanée ; elle s'accompagne aussi parfois d'adénites douloureuses de l'aisselle ou même d'autres régions.

On suivra pour l'éruption vaccinale généralisée secondaire ou par auto-inoculation les principales recommandations résumées dans le traitement de l'éruption vaccinale généralisée spontanée.

Mais il convient d'insister sur toute l'importance qu'il y a à ne vacciner les enfants eczémateux que lorsqu'ils sont complétement guéris ou en présence d'une épidémie de variole. Il importe aussi de suivre rigoureusement le conseil donné par M. Guéniot de ne pratiquer qu'une ou deux inoculations, en se tenant aussi loin que possible des régions envahies par l'affection eczémateuse et d'adopter le mode de procéder conseillé par M. Besnier, de saupoudrer d'amidon en poudre la région où l'on a pratiqué l'inoculation, puis d'appliquer un pansement occlusif ouaté.

On peut se demander si, pour ces cas de vaccines généralisées à formes graves, survenant chez des sujets eczémateux, le vaccin venant à être transporté au sein d'un organisme doué d'une grande réceptivité en raison d'une aptitude spéciale, de modifications apportées à l'état des surfaces cutanées et des nombreuses voies ouvertes à l'absorption générale, ne pourrait dans un terrain devenu favorable à son développement donner lieu à des races de microbes douées d'une activité plus grande et devenir par suite susceptible de déterminer des éruptions confluentes accompagnées de symptômes généraux offrant de la gravité.

Éruptions vaccinales par migration. A côté des éruptions vaccinales généralisées il convient de décrire une éruption vaccinale particulière désignée par M. le docteur Stocquart sous le nom d'*éruption vaccinale par migration*.

Dans cette éruption vaccinale rare, le virus vaccin paraît agir sur l'économie à la façon d'une fièvre éruptive, comme dans les cas de vaccine généralisée. Dans l'éruption vaccinale par migration, l'inoculation ne détermine pas l'évolution de boutons de vaccin dans les lieux d'insertion. Le virus vaccinal va porter son action sur d'autres régions, sans réagir localement dans les points où il a été déposé. Après avoir, semble-t-il, pénétré dans l'organisme par voie d'absorption générale, il détermine, vers le 6ᵉ jour, des phénomènes fébriles suivis bientôt d'une évolution vaccinale formée de boutons bien ombiliqués.

Affections cutanées ou dermatoses suscitées par la vaccination ne pouvant transmettre la vaccine par inoculation. Les dermatoses dont il va être question dans ce chapitre comprennent des affections appartenant à divers groupes de maladies cutanées : c'est ainsi que, consécutivement à la vaccination, se déclarent parfois des éruptions exanthémateuses (rash vaccinaux), eczémateuses, impétigineuses, ecthymateuses, miliaires, pemphigoïdes, hémateuses (*purpura à vacciná*), etc.

Ces maladies cutanées, bien que liées d'une façon moins directe à la vaccine, puisqu'elles n'en possèdent pas le caractère principal, la spécificité, et qu'elles ne peuvent la transmettre par inoculation, revêtent, sous le rapport de leur apparition, de leur marche ou même de leurs symptômes, des caractères spéciaux en raison d'une impulsion communiquée à l'économie par le virus vaccin, étant donné certaines aptitudes ou prédispositions individuelles.

La vaccine peut ainsi susciter des affections cutanées diverses existant encore à l'état latent, en agissant à la façon d'un agent révélateur. Leur nature en quelque sorte vaccinale se trouve révélée par leur apparition souvent en pleine évolution vaccinale ou fort peu de temps après.

Elles se distinguent par ce caractère qui leur est propre des dermatoses pouvant chez les enfants reconnaître comme origine beaucoup d'autres influences (dentition, diarrhée, administration de certains médicaments, etc.), mais ne présentant pas toujours des signes suffisamment distinctifs pour en établir *à priori* la nature.

Les dermatoses vaccinales, qui, suivant M. Hervieux, tireraient leur origine de la nature du virus vaccin, auraient pour caractères essentiels : « 1° de se montrer du 9ᵉ au 11ᵉ jour après la vaccination (c'est-à-dire en pleine évolution vaccinale; quelquefois cependant l'éruption peut apparaître beaucoup plus tard); 2° de paraître liées au maximum d'intensité de l'aréole inflammatoire propre aux pustules vaccinales. »

Sans vouloir nier que dans une certaine mesure et dans des conditions particulières la nature du virus vaccin inoculé puisse exercer quelque influence sur le développement de ces dermatoses, il paraît cependant rationnel d'admettre que la réceptivité et la prédisposition individuelle due à des états diathésiques latents que vient éveiller le virus vaccin jouent un rôle prépondérant dans la manifestation de ces affections cutanées vaccinales.

Rash vaccinal. Le rash vaccinal ou roséole vaccinale est une affection exanthématique constituée par une éruption passagère accompagnant ou suivant immédiatement la pustulation vaccinale. Le rash vaccinal peut se manifester sous des formes diverses. Ce sont : 1° le rash érythémateux ou érythème vaccinal; 2° le rash morbilliforme et scarlatiniforme; 3° le rash vaccinal à forme papuleuse; 4° le rash vaccinal à forme ortiée.

La roséole vaccinale étant, comme le rash de la variole, le résultat direct de la diffusion du virus au sein de l'organisme qui tend à l'éliminer à travers les tissus, se trouve classée dans la division proposée par M. Hervieux au nombre des éruptions vaccinales directes. C'est à ce titre que cette affection se trouve ici immédiatement décrite après les éruptions vaccinales surnuméraires, bien qu'elle en diffère d'une façon essentielle, puisqu'elle n'est pas susceptible par inoculation de transmettre la vaccine. Le rash vaccinal forme en quelque sorte le trait d'union entre les affections d'origine essentiellement vaccinale susceptibles de transmettre la vaccine par inoculation et quelques affections cutanées ne reconnaissant que d'une façon moins directe l'action du vaccin, en raison d'une sorte d'appel que le virus exercerait vers les émonctoires cutanés, étant donné toutefois certaines aptitudes individuelles constitutionnelles.

Le rash vaccinal paraît se produire à la suite d'une irritation cutanée provoquée par une fluxion active des tissus résultant d'un effort fait par l'organisme pour éliminer le virus hors de l'économie. En cela la roséole vaccinale se comporte comme les autres rashs que l'on observe à la suite de l'absorption de certains médicaments, tels que le copahu, la térébenthine, le cubèbe, et dans les intoxications par l'opium, la belladone, la stramoine, etc., l'hydrargyrie, la variole, les fièvres pétéchiales, le choléra, le rhumatisme, le croup, etc. « C'est toujours, dit Trousseau dans sa *Clinique médicale*, une matière morbifique mise en contact avec le sang, qui, cheminant avec lui, se présente aux divers émonctoires et produit une irritation qui se traduit par des éruptions. Que ce soit un agent médicamenteux, l'opium, la belladone, le copahu, le mercure, etc., que ce soient les éléments du pus, les éléments putrides de la dothiénentérie; que ce soient les virus varioleux, morbilleux ou scarlatineux, ces principes morbifiques, en traversant les divers émonctoires par lesquels ils vont être expulsés de l'économie, amèneront des lésions pathologiques. »

Symptômes. Le rash vaccinal apparaît un peu avant ou un peu après l'éruption des boutons de vaccine, c'est-à-dire du 8ᵉ au 11ᵉ jour qui suit l'inoculation. Il a été même observé par divers médecins, Roger, Damaschino et autres auteurs, au 3ᵉ et même au 18ᵉ jour après la vaccination.

Il ne se produit souvent au moment de l'apparition de l'exanthème qu'un peu de malaise, lequel peut même passer inaperçu; exceptionnellement, il existe de la fièvre, quelques frissons, de la pesanteur de tête; l'enfant est abattu, a une soif vive et de l'inappétence. Rarement, et seulement chez de jeunes enfants, il survient quelques vomissements, un peu de diarrhée et même des accidents nerveux.

Rash érythémateux. Lorsque le rash vaccinal se produit sous forme d'une rougeur érythémateuse, il porte le nom de rash érythémateux.

Rash vaccinal morbilliforme et scarlatiniforme. La roséole vaccinale débute fréquemment au pourtour des boutons de vaccine sous la forme de taches plus ou moins larges, rouges, découpées irrégulièrement. L'affection, dans son évolution généralement rapide, envahit bientôt plus ou moins complétement les diverses régions du corps qui se trouvent couvertes de macules rouges d'un *aspect morbilliforme* plus ou moins arrondies de 2 à 6 millimètres environ de diamètre formant en fusionnant des séries de plaques souvent assez larges laissant entre elles des intervalles de peau saine.

Le rash vaccinal recouvre ainsi tout d'abord la nuque, le cou, les épaules, le tronc et les cuisses, puis gagne habituellement la face.

Lorsque la roséole suit sa marche normale, elle ne dure guère que 2 à 3 jours; elle disparaît ensuite sans laisser de traces sensibles à la surface de la peau. Elle peut cependant persister 4 à 5 jours, puis elle pâlit. Elle prend alors parfois une teinte rose thé, puis une légère teinte jaunâtre, qui peut durer quelques jours. C'est là le rash vaccinal morbilliforme, rash le plus souvent observé.

La roséole vaccinale peut dans quelques cas se montrer sous forme de plaques rouges lie de vin ayant un *aspect scarlatiniforme*; en regardant de près l'éruption on remarque parfois « au sommet des plaques quelques vésicules excessivement petites » (Widal).

RASH VACCINAL A FORME PAPULEUSE. L'érythème vaccinal se présente quelquefois avec une forme papuleuse qui a été décrite en Allemagne par Behrend sous le nom d'*Erythème exsudatif*. L'érythème exsudatif (très-analogue à l'érythème multiforme) consiste, d'après cet auteur, en de petites nodosités et des plaques rouges séparées seulement par des îlots de peau saine évoluant par poussées successives.

M. Widal a publié en 1864, dans le *Recueil de mémoires de médecine, de chirurgie et de pharmacie militaires*, un travail intitulé : *Éruptions consécutives à la vaccination observées en Algérie et simulant des éruptions syphilitiques*, dans lequel il décrit un certain nombre d'éruptions vaccinales qui se sont montrées avec une forme paraissant avoir quelque rapport avec l'érythème exsudatif vaccinal des Allemands. M. Widal signale dans ce mémoire l'apparition chez plusieurs enfants, du 10e au 15e jour après l'inoculation, de taches roses d'abord, puis plus proéminentes, prenant au bout de quelque temps une teinte rouge sombre et présentant au sommet des plaques des vésicules excessivement petites. Ces taches se montraient d'abord sur les flancs et la poitrine, puis s'étendaient au ventre et aux régions voisines et enfin aux bras, au cou, au front, etc.

Dans certains cas ces éruptions apparurent sous forme de plaques ou de tubercules isolés, durs, acuminés parfois, légèrement pédiculés et siégeant plus particulièrement sur le tronc, les fesses, à l'anus et autour des parties génitales. Elles avaient quelque ressemblance avec des accidents de nature syphilitique. L'érythème papuleux susbsista en effet chez la plupart des enfants pendant plusieurs jours et, quand il disparut au bout de trois semaines, laissa dans la région envahie par l'affection et au niveau des cicatrices vaccinales des taches d'une couleur cuivrée.

Mais rien dans les antécédents des parents ni des enfants ne pouvait justifier une semblable opinion ; aucun de ces enfants, dit M. Widal, n'a succombé; tous ont guéri au bout de trois semaines au plus tard sans aucun accident consécutif et presque sans le secours d'aucun traitement.

La teinte cuivrée indiquée par M. Widal semblerait (par analogie avec ce qui se passe pour le rash variolique, qui laisse à sa place une coloration bronzée ou ardoisée subecchymotique demandant pour s'effacer totalement un temps toujours assez long) tenir à un état congestif hémorrhagique de l'érythème papuleux, qui se comporterait à la façon des ecchymoses conservant plus ou moins longtemps une coloration foncée due à l'extravasation de sang qui se résorbe graduellement.

RASH VACCINAL A FORME ORTIÉE. Les Allemands ont décrit une urticaire vaccinale (érythème ortié) d'une durée passagère, qui le fait passer souvent inaperçu.

La constitution du sujet jouerait, suivant Steiner (*Compend. des maladies des enfants*), un rôle important dans la forme que prennent ces exanthèmes secondaires.

Suivant le plus ou moins grand degré d'hyperémie déterminée par la paralysie des capillaires à la suite de troubles de l'innervation vaso-motrice consécutive à l'action virulente du vaccin, le rash vaccinal apparaîtrait tantôt avec la forme morbilleuse, tantôt avec la forme scarlatineuse, tantôt avec la forme ortiée, en raison, soit de l'envahissement par l'état congestif de zones isolées ou d'une série de zones, soit de ruptures déterminant des hémorrhagies, soit d'une irritation spéciale portant sur les papilles de la peau (Legroux, article RASH du *Dict. encyclop. des sciences méd.*).

J'ai observé chez un enfant de trois mois, sans que l'évolution vaccinale locale se fût produite, un rash morbilliforme au 8ᵉ jour après l'inoculation ; cette roséole disparut au bout de trois jours sans laisser de traces et sans avoir donné lieu à aucune manifestation fébrile. L'enfant avait été inoculé avec du vaccin de génisse ; il fut vacciné de nouveau deux mois après avec du vaccin humain. Il se produisit une évolution régulière de boutons de vaccine qui ne fut pas alors accompagnée de rash vaccinal.

Pronostic. Le pronostic de ces exanthèmes vaccinaux est bénin. « La marche de la vaccine n'en est pas dérangée » (Bousquet). Les rashs vaccinaux ne donnent qu'exceptionnellement lieu à des troubles généraux.

Diagnostic. Le rash vaccinal offre quelque ressemblance avec la rougeole. Les deux affections présentent toutefois un ensemble de caractères propre à les différencier. « Les taches de roséole (dit Bousquet) sont sans proéminence, irrégulières dans leur forme, plus larges en général que celles de la rougeole avec lesquelles elles ont été confondues. Les deux éruptions n'ont d'ailleurs aucune analogie de nature ; la rougeole est contagieuse, la roséole ne l'est pas. » Il n'existe pas comme dans la rougeole une fièvre plus ou moins vive, de coryza ou d'angine, d'injection des conjonctives, de râles sonores dans la poitrine, etc., et plus tard de desquamation furfuracée. La roséole vaccinale disparaît d'habitude un peu plus rapidement que l'éruption de rougeole. Le rash vaccinal apparaît ordinairement vers le 8ᵉ jour après l'inoculation, et il est difficile de croire à la coexistence de la rougeole avec la vaccine, si, avec nombre d'auteurs modernes, on rejette la théorie de la superposition des fièvres. On ne pourrait guère admettre le développement de la rougeole après la vaccination qu'autant que l'enfant était en puissance de la maladie au moment de l'inoculation.

Il convient cependant de noter que, d'après des observations, de véritables roséoles provoquées par l'usage de certains médicaments (chloral, morphine, belladone, copahu, cubèbe, etc.) pourraient apparaître en pleine évolution vaccinale ; les commémoratifs aideront dans ces cas à faire le diagnostic, et la suppression du médicament, si la roséole est consécutive à la vaccination, ne suffira pas à faire disparaître le rash, qui persistera plus ou moins longtemps.

Le rash variolique survenant chez un enfant vacciné pourrait de prime abord être confondu avec le rash vaccinal ; il y a dans ce cas une réelle importance à préciser le diagnostic, afin d'isoler de suite le malade.

Il existe alors une fièvre intense qui accompagne le rash variolique et permet d'exclure *à priori* le rash dû à l'action du vaccin ou de quelques médicaments. Il se produit en outre, en même temps que se montre le rash variolique, des vomissements, de la céphalalgie, de l'angine et une vive douleur à la région lombaire (rachialgie). Il ne survient jamais ordinairement de troubles généraux graves dans le rash vaccinal.

La roséole syphilitique présente quelque ressemblance avec le rash vaccinal et, comme ce dernier, se présente sous la forme maculeuse ou papuleuse; c'est surtout avec cette dernière forme que la roséole vaccinale peut être confondue.

Lorsque l'érythème coïncide avec l'accident primitif (si, par exemple, l'enfant avait été inoculé avec du vaccin pris sur un sujet atteint de syphilis), ou qu'il existe des accidents secondaires, des engorgements ganglionnaires dans certaines régions, on se trouve en présence d'une roséole syphilitique. Mais, dans quelques cas du reste rares, on peut voir apparaître une roséole qui, par l'aspect luisant de ses taches arrondies d'une teinte rose cuivrée disposées suivant une forme sensiblement annulaire, peut paraître suspecte, bien qu'il ne se soit manifesté encore chez l'enfant aucun signe de syphilis. Le diagnostic peut alors présenter quelque difficulté, car le virus vaccin peut avoir agi sur l'économie comme agent révélateur, en faisant apparaître une syphilis jusque-là sans manifestations (quand il s'agit, par exemple, d'individus contaminés par voie héréditaire).

On devra interroger avec soin les antécédents des parents, s'informer si l'enfant n'a pas déjà eu quelques éruptions de nature suspecte.

L'invasion de la roséole syphilitique se produit généralement d'une façon plus lente que la roséole vaccinale; elle met beaucoup plus de temps pour disparaître; on l'a vue subsister des mois et même des années sous forme de macules brunâtres et cuivrées. En même temps que se révèle par une roséole spécifique l'affection syphilitique sous l'action révélatrice du virus vaccin, on voit bientôt survenir consécutivement des accidents secondaires venant témoigner de la nature réellement spécifique du rash développé dans le cours de l'évolution vaccinale.

On ne confondra pas avec la roséole syphilitique le rash vaccinal papuleux pouvant prendre dans quelques cas une forme rappelant par son aspect l'éruption spécifique; la roséole vaccinale papuleuse guérit au bout de trois semaines au plus tard, sans donner lieu à aucun accident consécutif. Ses taches, bien que plus persistantes que celles de la roséole morbilliforme, s'effacent encore rapidement; ce qui n'a pas lieu pour les papules érythémateuses de la roséole syphilitique.

Traitement. Le rash vaccinal, en raison de son peu de gravité, ne demande que quelques soins susceptibles de favoriser son évolution; on conseillera les bains tièdes, s'il n'existe pas de réaction fébrile concomitante : à l'intérieur, quelques boissons légèrement acidules; on tiendra l'enfant suffisamment couvert.

En cas d'embarras gastrique, on prescrira une purgation douce; l'enfant gardera le lit et ne prendra que quelques potages, du bouillon, du lait, etc.

ÉRUPTIONS ECZÉMATEUSES, IMPÉTIGINEUSES, ECTHYMATEUSES D'ORIGINE VACCINALE. Les éruptions eczémateuses, impétigineuses et ecthymateuses d'origine vaccinale, sont assez rares. « La vaccine, dit Steiner, peut revêtir la forme eczémateuse et impétigineuse. Chez les enfants scrofuleux, les pustules du vaccin engendrent des efflorescences vésiculeuses et pustuleuses opiniâtres qui se transforment en ulcères scrofuleux et guérissent péniblement. » L'origine réelle de ces éruptions cutanées peut être rapportée à la vaccine, lorsqu'elles se produisent pendant la pustulation vaccinale ou peu après; elles disparaissent ordinairement plus ou moins rapidement, l'évolution vaccinale terminée. C'est du 8e au 12e jour après la vaccination que l'on voit surtout apparaître ces efflorescences cutanées.

L'affection eczémateuse débute souvent au pourtour ou dans le voisinage des boutons de vaccine sous forme de rougeurs plus ou moins vives couvertes de petites vésicules qui peuvent être plus ou moins confluentes; elles ne tardent pas à donner lieu le plus souvent à un suintement séreux.

L'eczéma envahit ainsi les bras, le cou, la face, les fesses, les cuisses, etc., et, par poussées successives, peut gagner toute la surface du corps. L'eczéma s'amende le plus souvent vers la période de dessiccation des boutons de vaccine. En même temps que les taches laissées par l'éruption eczémateuse s'effacent, graduellement survient une desquamation furfuracée cutanée.

L'eczéma d'origine vaccinale peut se compliquer d'*impétigo*. Il se présente alors avec une rougeur ponctuée et des vésicules plus développées secrétant une sérosité purulente, qui bientôt se concrète en formant des croûtes d'un gris jaunâtre (croûtes de lait). La vaccination peut réveiller chez les jeunes enfants cette affection, lorsqu'elle est incomplétement guérie, le virus vaccinal agissant alors comme un agent stimulant déterminant la réapparition de l'affection; c'est ainsi qu'on le voit se développer dans le voisinage des boutons vaccinaux.

L'*ecthyma* peut aussi compliquer les éruptions vaccinales. Il se produit surtout chez de jeunes enfants n'ayant qu'une alimentation insuffisante, un lait de mauvaise qualité, athrepsiques, en un mot, et dénote souvent un profond état cachectique. Les pustules se creusent alors parfois d'ulcérations présentant un aspect de mauvaise nature qui pourraient, si l'on n'interrogeait avec soin les antécédents de l'enfant et des parents, être considérées comme suspectes. L'affection peut s'étendre et demander ensuite plus ou moins de temps pour disparaître totalement.

Traitement. Le traitement consistera en des applications locales émollientes : vaseline, eau de sureau et de pavot, poudre d'amidon et de bismuth et pansement ouaté, bains. Traitement arsenical à l'intérieur, si l'affection persiste, etc. Régime tonique.

Il paraît prudent de ne pas se servir comme vaccinifères d'enfants atteints d'affections eczémateuses, impétigineuses ou ecthymateuses, ces deux dernières maladies étant particulièrement susceptibles de se transmettre par inoculation ou même par le contact, surtout s'il est accompagné de frottements répétés. On peut expliquer ainsi, en dehors même de la prédisposition constitutionnelle, la propagation d'un certain nombre de ces dermatoses par la vaccination.

MILIAIRE VACCINALE. L'éruption miliaire *à vaccina* se produit du 9e au 18e jour environ après la vaccination, c'est-à-dire au moment de l'évolution vaccinale. Elle peut exceptionnellement se montrer plus tôt. L'éruption miliaire, ainsi que l'indique son nom, se présente sous forme de petites vésicules remplies d'un liquide transparent de la grosseur d'un grain de millet ayant au moment de leur apparition l'apparence en quelque sorte de fines gouttelettes de rosée (Hébra) groupées irrégulièrement.

L'affection débute alors pendant la période vaccinale sous forme de taches rouges apparaissant d'une façon diffuse à la surface de la peau dans les points qui doivent être le siége de l'éruption miliaire; en même temps se produit souvent un état fébrile assez léger pour pouvoir même parfois passer inaperçu.

Bientôt l'éruption se montre sous forme de petites vésicules globuleuses éparses sur certains points, agglomérées et véritablement confluentes sur d'autres régions.

L'affection peut s'effectuer par poussées successives; elle débute souvent autour des boutons de vaccin, puis peut envahir la face et les membres supérieurs, et s'étendre à d'autres régions. L'éruption s'éteint fréquemment, en même temps que celle des boutons de vaccin, en laissant après elle une légère desquamation. On peut observer chez un même sujet des vésicules perlées et diaphanes à l'état naissant sur des régions, et sur d'autres des vésicules déjà plus avancées ayant perdu leur transparence et ne renfermant plus qu'un liquide lactescent ou même formant de légères croûtes jaunâtres tombant bientôt sous forme de petites écailles. L'éruption miliaire, en raison des poussées successives, peut avoir une durée plus ou moins longue; elle est le plus souvent terminée au moment de la dessiccation des boutons de vaccin.

Traitement. On donnera aux enfants, s'il existe de l'embarras gastrique, de légers purgatifs, on saupoudrera les régions avec de la poudre d'amidon, bain de son, etc.

Pemphigus vaccinal. Le pemphigus vaccinal présente certains rapports avec la miliaire vaccinale, il ne diffère guère de cette dernière maladie que par la formation de véritables phlyctènes développées sur des surfaces érythémateuses enflammées résultant d'un soulèvement plus considérable de l'épiderme, sous lequel vient s'amasser une plus grande quantité de sérosité visqueuse et transparente qui devient bientôt jaunâtre. Ces bulles se déchirent facilement et peuvent souvent donner naissance à des ulcérations d'aspect variable d'une durée plus ou moins longue, suivant le cachet de gravité imprimé à la maladie par certaines conditions individuelles tenant à une bonne ou à une mauvaise constitution. Ces ulcérations se recouvrent de croûtes brunâtres, auxquelles succèdent des taches jaunâtres pouvant ensuite persister quelque temps.

Le pemphigus vaccinal paraît se produire de préférence chez des enfants souffreteux, malingres, mal nourris (Hébra, Kaposi, etc)., c'est une maladie de misère éveillée par l'action du virus vaccin : « On sait depuis longtemps, dit M. Blot, comme le prouve le livre d'Hébra, que le pemphigus compliquant la vaccine se montre presque toujours chez les enfants faibles, rachitiques, scrofuleux ou anémiés, aujourd'hui nous disons athrepsiés. »

Le pemphigus vaccinal peut prendre naissance au niveau même des inoculations et compliquer ainsi le développement des boutons de vaccin ou se manifester pendant la période d'évolution vaccinale à la façon des éruptions généralisées. L'éruption pemphigoïde peut alors se produire par poussées successives sur d'autres régions.

Le pemphigus vaccinal se montre également avec une forme sporadique et à l'état endémique, suivant Hébra, Zährer, G. Behrend et d'autres auteurs allemands. Lorsque le *pemphigus à vaccinâ* se présente avec une forme généralisée, on voit ordinairement, vers le 8e jour, les boutons vaccinaux se présenter sous un aspect nouveau ; ces boutons prennent en effet l'aspect de bulles plus ou moins larges renfermant un liquide séreux transparent : quelquefois ce liquide est séro-sanguinolent.

En même temps que se produit une certaine réaction fébrile, on voit bientôt apparaître sur les bras, le tronc, le cou et les membres inférieurs, une éruption phlycténoïde de même nature, qui peut être plus ou moins confluente.

Les ulcérations, qui surviennent souvent à la suite de la rupture des bulles, guérissent plus ou moins rapidement ; elles sont ordinairement complétement cicatrisées vers le 20ᵉ jour, c'est-à-dire au moment où l'évolution vaccinale est entièrement terminée. Mais ces ulcérations peuvent se creuser profondément et prendre un aspect de mauvaise nature, il faut alors un temps beaucoup plus long pour en obtenir la guérison.

Lorsque le pemphigus d'origine vaccinale apparaît au niveau des points d'inoculation (*voy.* le mémoire couronné par l'Académie de médecine de M. Dumont-Pallier : *Rapport sur les vaccinations*, 1875), chacun des boutons de vaccin peut devenir vers le 6ᵉ jour le siége d'une phlyctène d'étendue variable contenant une sérosité louche ; le derme situé sous la phlyctène étant exulcéré, on s'explique qu'il puisse se faire une véritable auto-inoculation vaccinale. « Il s'est produit spontanément dans ce cas, ainsi que le fait observer M. Dumont-Pallier, ce qui se produit lorsque, du 5ᵉ au 9ᵉ jour, on prend du virus vaccinal sur les boutons pour les inoculer avec la lancette sur le même sujet. » Il peut se former ainsi sur le derme dénudé au pourtour enflammé des phlyctènes une série « d'auto-inoculations spontanées successives » (obs. de l'enfant Forestier), à partir du 4ᵉ au 8ᵉ et 9ᵉ jour de l'inoculation vaccinale primitive.

Elles se présentent sous la forme « de papules saillantes » prenant bientôt « la forme de papulo-pustules ombiliquées. » Ces papulo-pustules ombiliquées sont susceptibles de devenir le siége d'ulcérations plus ou moins larges et profondes, qui peuvent présenter des bords épais durs et à pic demandant un assez long temps pour guérir.

Ces ulcérations recouvrent des croûtes plus ou moins épaisses d'une coloration brunâtre.

Dans les cas de pemphigus vaccinal observés par M. Dumont-Pallier, il ne s'est produit chez aucun enfant d'engorgement axillaire. L'aspect des ulcérations pemphigoïdes peut avoir quelque ressemblance avec les ulcérations syphilitiques, mais ces dernières n'évoluent pas aussi rapidement que les premières, et il ne se produit pas consécutivement d'accidents syphilitiques secondaires chez les jeunes sujets atteints de pemphigus. Les antécédents fournis par les parents peuvent aussi servir à éclaircir le diagnostic.

Le pronostic du pemphigus vaccinal a toujours une certaine gravité, en ce qu'il se produit chez des enfants d'une mauvaise constitution ou ayant souffert dans leur nutrition. Il révèle ordinairement un état profond de déchéance de l'organisme. Aussi quelque temps après l'apparition du pemphygus survenu à l'occasion de la vaccine voit-on assez fréquemment ces enfants succomber à une tuberculose plus ou moins aiguë.

Déductions prophylactiques et traitement. Chez les enfants scrofuleux, athrepsiques, surtout s'ils se trouvent, comme dans les hôpitaux ou dans un milieu pouvant favoriser le développement du pemphygus vaccinal à l'état endémique, il convient, à moins d'urgence comme en présence de cas de variole, d'attendre, pour vacciner ces jeunes sujets, que par des soins assidus on ait amélioré leur état.

Il est rationnel en tous cas de ne faire qu'une piqûre sur chaque bras ou même qu'une seule piqûre.

Il paraît aussi prudent de ne pas se servir de vaccin phlycténoïde.

Il ne serait pas impossible, suivant M. Dumont-Pallier, qu'en même temps que l'on communique à l'enfant la vaccine on transmette avec le virus un principe actif susceptible d'imprimer un caractère pemphygoïde à la pustulation vaccinale.

Les cas assez nombreux de pemphigus vaccinal survenus à la suite d'inoculations faites avec un vaccin pemphigoïde paraissent pouvoir donner assez de poids à cette opinion pour qu'il ne soit point utile d'invoquer une influence endémique. La nature du terrain joue néanmoins un rôle important dans le développement de l'affection. Le virus, pour se reproduire, doit y trouver certains éléments propres à sa nutrition, et c'est ainsi que l'on peut expliquer dans des cas que l'inoculation reste stérile. La possibilité de vacciner de nouveau avec succès des enfants quelques mois à peine après une vaccination ayant donné naissance à des boutons vaccinaux pemphigoïdes semblerait montrer, suivant M. Dumont-Pallier, que l'on ne peut avoir une grande confiance dans les vaccinations pratiquées avec du vaccin pemphigoïde.

Aussi ce genre de vaccin paraît-il devoir être proscrit comme virus susceptible de propager la vaccine.

Le pemphigus vaccinal réclame des soins locaux et un traitement général tonique et reconstituant, en vue de relever les forces de l'enfant. Il convient de piquer les bulles avec une aiguille pour en faire sortir la sérosité.

On emploie sur les surfaces enflammées les fomentations émollientes (cataplasmes, eau de sureau, etc.), le quinquina en poudre fine, un mélange par parties égales de poudre d'amidon et de sous-nitrate de bismuth, dont on saupoudre la région qu'on recouvre ensuite d'un pansement ouaté.

Les ulcérations sont pansées soit au styrax, soit avec le vin aromatique.

PURPURA A VACCINA. VACCINE PÉTÉCHIALE. VACCINE ECCHYMOTIQUE. PURPURA HÆMORRHAGICA A VACCINA OU VACCINE HÉMORRHAGIQUE. Ce n'est qu'exceptionnellement que la peau peut devenir à l'occasion de la vaccine le siége d'un flux hémorrhagique qui détermine à sa surface l'apparition de taches à contours irréguliers et arrondis, d'aspect érythémateux, isolées ou confluentes, de dimensions pouvant varier depuis la largeur d'une petite lentille jusqu'à celles de plaques ayant plusieurs centimètres de diamètre, se présentant avec une coloration d'un rouge plus ou moins foncé ne disparaissant pas sous la pression du doigt, au moment où s'effectue l'évolution des pustules de vaccin qui peuvent parfois prendre un aspect noirâtre dû à une certaine quantité de sang extravasé à leur extérieur.

Suivant la forme plus ou moins accusée sous laquelle se présente l'affection, on lui a donné des noms différents.

Dans le *purpura à vacciná*, l'éruption peut se montrer « sous la forme de taches purpuriques très-fines, simulant à s'y méprendre une série de piqûres d'aiguilles ou de morsures de puces » (obs. du docteur Bergeron citée dans le mémoire du docteur Dauchez *Sur les éruptions vaccinales généralisées Vaccinides*).

Dans la *vaccine pétéchiale*, ainsi nommée par Grégory, l'éruption se montre déjà avec une forme plus accentuée vers l'époque où commencent à évoluer les boutons de vaccin. Comme chez un enfant dont Grégory relate l'observation, il peut se produire au 4e jour un peu d'inflammation du bras et quelques taches sur la face, la santé de l'enfant continuant à rester bonne. « Au 8e jour de l'inoculation, les pustules sont noires et comme remplies de sang. De nombreuses pétéchies sont dispersées sur tout le corps, mais plus spécialement sur la face, le cou et les bras. » Elles peuvent se disséminer sur d'autres régions et apparaître un peu plus tôt ou un peu plus tard. En même temps il se produit parfois quelques hémorrhagies par le nez ou par les oreilles : dans le cas dont parle Grégory « il n'y eut point de sang dans les matières excrémentitielles. »

Un coup même léger que se donne le sujet au moment où se manifeste la vaccine pétéchiale peut se transformer en une vaste ecchymose. Les taches pétéchiales suivent ensuite une voie de régression, en même temps que se termine également l'évolution des pustules vaccinales.

Le nom de *vaccine ecchymotique* a été donné à un degré encore plus avancé de la même maladie.

L'affection peut très-exceptionnellement prendre une forme grave désignée sous le nom de *vaccine hémorrhagique* ou de *purpura hæmorrhagica à vaccinâ*.

M. le docteur Burlureaux, médecin-major de 1re classe, a publié l'observation d'un soldat qui succomba à l'hôpital militaire de Versailles à la suite d'une vaccine hémorrhagique. Dès son entrée à l'hôpital au 4e jour de l'inoculation il se produisit chez ce soldat, doué d'une constitution des plus robustes, des symptômes généraux d'une grande intensité, caractérisés « par une fièvre ardente et un état de malaise extrême. » En même temps apparurent sur le bras gauche aux points d'inoculation 3 larges plaques ecchymotiques larges comme 3 pièces de 2 francs. Le lendemain ces 3 plaques s'étaient étendues ; elles s'étaient réunies et formaient une large tache noire à bords festonnés, dont la partie centrale était saillante et mamelonnée. Le surlendemain, les symptômes généraux avaient pris plus d'intensité, hématurie. Les taches ecchymotiques avaient pris plus d'extension ; il s'en produisait sur les deux bras et sur les cuisses en même temps qu'apparaissaient un état fongueux des gencives dénotant une altération profonde du sang et des épistaxis répétées, qui ne tardèrent pas à épuiser et à emporter le malade.

L'apparition des plaques purpuriques, pétéchiales, ecchymotiques, coïncidant avec le début de l'évolution des boutons de vaccine, leur disparition s'effectuant au moment de la régression des pustules, montrent qu'il existe une véritable corrélation entre l'affection hémorrhagique cutanée et la vaccine, laquelle agit comme agent révélateur d'un état constitutionnel latent, l'hémophylie ayant pour effet de prédisposer tout particulièrement les individus aux hémorrhagies. Cette tendance aux hémorrhagies se montre aussi chez des sujets ayant un sang appauvri, en sorte que consécutivement à la vaccination on peut les voir survenir également chez des individus ayant tous les dehors d'une constitution robuste et chez des sujets surmenés ou minés par une alimentation misérable et les chagrins.

Le pronostic de l'affection pour les deux premières variétés n'offre rien de grave, il n'existe que peu de fièvre, et l'éruption hémorrhagique se termine à peu près dans le même temps que l'évolution vaccinale.

Dans la vaccine hémorrhagique, des accidents généraux graves peuvent se produire, et la mort exceptionnellement a pu même survenir.

Traitement. On emploiera comme traitement les moyens préconisés généralement dans le purpura : ainsi la décoction de quinquina additionnée de jus de citron, la limonade sulfurique, les potions au perchlorure de fer, l'ergot de seigle, le ratanhia, etc. On instituera un régime essentiellement tonique et réparateur.

AFFECTIONS DIVERSES POUVANT COMPLIQUER LA VACCINE. Les maladies dont il va être question dans ce chapitre ne présentent pas, comme les précédentes, une marche ou une forme spéciale les rattachant manifestement d'une façon plus ou moins directe à l'action du virus vaccin et justifiant ainsi la dénomination de vaccinales. Elles méritent cependant une description spéciale, parce qu'elles se présentent dans le cours de la vaccine et qu'elles peuvent résulter de l'opération vaccinale ou de l'influence d'un vaccin plus ou moins modifié dans son essence par des causes étrangères à la nature même de ce virus.

Érysipèle consécutif a la vaccination. Parmi les maladies survenant à l'*occasion de la vaccine*, l'érysipèle est l'une des affections qui la compliquent le plus souvent. Toutefois l'affection est rarement mortelle, relativement au nombre considérable des vaccinations. Les statistiques d'après Th. Lotz (de Bâle) n'ont permis de relever en Prusse qu'un décès par érysipèle consécutif à la vaccination sur 600 000 vaccinations pratiquées en 1877, et dans le Wurtemberg qu'un décès sur 150 000 vaccinations (de 1854 à 1868). En Angleterre, où les enfants sont prématurément vaccinés fin du troisième mois, la statistique donne 1 décès sur plus de 50 000 vaccinations (de 1872 à 1874).

Les piqûres vaccinales, comme toutes les plaies du reste, peuvent devenir le point de départ d'une rougeur diffuse érysipélateuse, qui de là s'irradie aux bras et peut ensuite gagner successivement de proche en proche des régions voisines, en donnant lieu à un état réactionnel plus ou moins grave. A ce point de vue, l'érysipèle consécutif à la vaccine se comporte comme l'érysipèle survenant à la suite d'autres lésions, tant sous le rapport de la marche et des symptômes que du traitement de la maladie.

L'érysipèle peut se présenter avec une forme simple ou se compliquer d'une inflammation du tissu cellulaire sous-cutané (phlegmon érysipélateux). De même que l'érysipèle est susceptible à certaines époques de venir compliquer toutes les plaies d'origine traumatique, de même on l'a vu se manifester d'une façon endémique à la suite des vaccinations ou des revaccinations; il a pu dans ces cas se montrer parfois avec une forme grave. C'est chez des enfants récemment vaccinés placés dans des asiles ou dans des crèches et chez des adultes vaccinés ou revaccinés vivant en commun, comme dans les lycées ou les casernes, qu'on a observé surtout ces endémies d'érysipèles consécutifs à la vaccination. M. le baron H. Larrey, en 1858, dans une note sur quelques accidents de la revaccination, a retracé l'histoire d'une endémie d'érysipèles consécutifs à la vaccination, survenue à Toulouse chez des hommes du 10e régiment d'artillerie. Sur 60 hommes de ce régiment, la revaccination pratiquée le 21 juin 1858 fut suivie « chez 9 d'entre eux d'accidents graves, que l'on peut diviser en deux catégories : accidents généraux de forme typhique et accidents locaux de forme érysipélateuse ».

Les accidents érysipélateux étaient de nature phlegmoneuse et donnèrent lieu à des complications graves. Chez les deux premiers malades, qui furent envoyés à l'hôpital, ils furent précédés par un véritable état typhoïde. M. H. Larrey put constater par une enquête rigoureuse, que ces militaires, malgré les recommandations faites, s'étaient livrés à divers travaux au quartier immédiatement après avoir été vaccinés, et que « sur ces 9 individus atteints d'accidents phlegmoneux à un seul bras 8 l'étaient au bras droit; qu'un seul avait le bras gauche malade et qu'il était gaucher ». Aussi M. H. Larrey ne doute-t-il pas que c'est là « l'origine véritable, la cause évidente et directe des accidents survenus, tout en tenant compte assurément des circonstances générales « au

milieu desquelles ces accidents se sont développés » (il régnait alors à Toulouse
une constitution médicale qui avait amené le développement d'un certain
nombre d'érysipèles).

Traitement. Le traitement de l'érysipèle consécutif à la vaccine est le même
que celui de l'érysipèle (*voy.* l'article ÉRYSIPÈLE du *Dictionnaire encyclopédique des sciences médicales*).

Précautions prophylactiques. Il convient de rappeler que, toute lésion traumatique même légère pouvant devenir le point de départ d'un érysipèle, on doit
en temps d'épidémie par mesure de prudence suspendre les vaccinations. Il
faut aussi recommander aux personnes vaccinées de ne se livrer à aucun exercice pénible. M. le baron H. Larrey, à la suite des accidents survenus à Toulouse,
a provoqué de la part du ministre de la guerre une circulaire recommandant
d'une façon expresse un repos absolu après les vaccinations.

Les instruments qui servent à pratiquer les inoculations peuvent, par une
coupable négligence, ne pas avoir été entretenus dans un rigoureux état de
propreté; ils deviennent alors dans ces circonstances la véritable cause des
érysipèles consécutifs aux vaccinations. Ce serait dans ces cas qu'il conviendrait
de faire après l'inoculation un pansement aseptique.

ACCIDENTS GRAVES RÉSULTANT D'UNE INTOXICATION DU SANG PAR UN VACCIN ALTÉRÉ
OU CORROMPU. On ne saurait trop insister sur le soin que l'on doit prendre de
ne se servir pour les inoculations que d'un vaccin parfaitement pur et bien
conservé.

Un vaccin altéré et de mauvaise qualité peut en effet déterminer des accidents graves pouvant même entraîner la mort. M. Th. Loth (*Variole et vaccine*)
cite le fait si connu de Grabnick (cercle de Lyck, province de la Prusse orientale) : « Sur 90 enfants vaccinés le 19 juin 1879, 18 présentèrent un cours
régulier et 58 des suites anormales; 14 enfants ne purent pas être suivis pour
cause de changement de domicile, etc. Il y eut en tout 15 décès. Les symptômes
variaient : éruption vaccinale avec légère tuméfaction des ganglions voisins,
ulcération étendue du tissu sous-cutané et des ganglions; simple érysipèle de
voisinage ou érysipèle mortel s'étendant à une grande partie du corps. Cependant, dans un assez grand nombre de cas, la maladie s'accompagna d'éruptions
fébriles analogues à la rougeole et à la scarlatine, affections qui régnaient dans
la contrée. Les pustules se développaient alors suivant la norme, en sorte que
l'on ne saurait établir aucun rapport certain de causalité entre la vaccination
et la maladie. La lymphe employée avait été fournie en partie par un enfant
scrofuleux à un haut degré; ce qui en restait fut soumis à l'examen, elle n'était
pas claire, mais trouble et rougeâtre ».

Un vaccin mal conservé et corrompu peut devenir aussi la cause d'accidents
érysipélateux graves. M. le docteur Th. Loth mentionne à ce sujet dans son
mémoire les malheureux résultats de vaccinations pratiquées à Quirico d'Orcia
avec du vaccin pris au sein de pustules entières enlevées à une vache vaccinifère
le 24 avril 1879 et venant de Rome.

« Ces pustules servirent du 26 au 29 avril à faire 40 vaccinations; 10 d'entre
elles eurent un cours normal, 4 n'aboutirent pas, 26 furent suivies d'érysipèle,
d'inflammations du tissu cellulaire sous-cutané et d'ulcérations; un enfant
mourut de congestion cérébrale. La vache vaccinifère était saine et avait fourni
du vaccin pour d'autres vaccinations sans suites fâcheuses. Le conseil supérieur
de santé admit pour cause de l'accident la décomposition des tissus de la

pustule et déclara condamnable le procédé consistant à vacciner au moyen de pustules expédiées de cette façon » (extr. de la copie de l'avis officiel du 14 juin 1879).

Lʏᴍᴘʜᴀɴɢɪᴛᴇs, ᴀᴅᴇɴɪᴛᴇs ᴄᴏɴsᴇ́ᴄᴜᴛɪᴠᴇs ᴀ ʟ'ɪɴᴏᴄᴜʟᴀᴛɪᴏɴ ᴠᴀᴄᴄɪɴᴀʟᴇ. La lymphangite, l'adénite, peuvent venir compliquer quelquefois la pustulation vaccinale. Elles ne se produisent que rarement, à la suite de l'insertion d'un vaccin de bonne qualité. D'après les travaux de M. Maurice Raynaud, les vaisseaux lymphatiques servant plus particulièrement de canaux pour le transport du vaccin au sein des ganglions les plus voisins des points d'inoculation, où il subit une élaboration spéciale avant de se disséminer dans l'organisme, on comprend qu'une lymphe vaccinale impure puisse donner lieu à des lymphangites et à des adénites (surtout axillaires) susceptibles même de passer à l'état de suppuration.

Certaines influences générales peuvent aussi, comme pour l'érysipèle, exercer leur action : ainsi s'expliquent l'extension de ces affections à des groupes d'enfants vaccinés dans une même localité.

Le grattage des boutons vaccinaux avec les ongles ou des objets malpropres, en déterminant au sein des pustules des ulcérations de mauvaise nature d'un aspect diphthéritique et parfois même gangréneux, peut aussi être la cause de ces lymphangites et de ces adénites, dont le traitement ne diffère pas de celui adopté pour ces affections.

La description de la syphilis vaccinale eût pu ici trouver sa place, en tant qu'affection compliquant la vaccine et susceptible d'être transmise par une inoculation de source impure. Mais elle est décrite à l'article Sʏᴘʜɪʟɪs du *Dictionnaire encyclopédique des sciences médicales*. Il convient cependant de rappeler ici à un point de vue essentiellement pratique qu'il est prudent, pour éviter de transmettre la syphilis avec le vaccin inoculé, de ne cueillir du vaccin qu'au sein de pustules bien développées âgées de 5 à 7 jours environ. On peut ainsi ne prendre sur la lancette ou sur l'aiguille que la lymphe vaccinale et ne vacciner qu'avec un liquide bien transparent et ne renfermant pas de traces de sang.

Il est préférable de ne se servir que d'enfants vaccinifères âgés d'au moins 6 mois, la syphilis ayant déjà fait habituellement son apparition à cet âge, et de les soumettre préalablement à un examen rigoureux.

Lorsqu'il sera possible, il conviendra d'utiliser de préférence le cow-pox cultivé sur des génisses.

Sᴄʀᴏғᴜʟᴇ, ᴛᴜʙᴇʀᴄᴜʟᴏsᴇ, ʀᴀᴄʜɪᴛɪsᴍᴇ. Consécutivement à la vaccination, on voit parfois se manifester des affections scrofuleuses ou autres, qui peuvent ensuite persister avec une durée plus ou moins longue. Le vaccin agit alors en éveillant un état diathésique préexistant à l'état latent dû à des causes tout à fait étrangères à la vaccine, originelles ou résultant souvent des privations, d'un logement insalubre, de causes dépressives, etc.

Ce ne sera donc qu'avec une grande réserve qu'il conviendra de vacciner les jeunes enfants malingres appartenant à des parents minés par des affections constitutionnelles. La vaccination dans ces cas pourra être remise à un âge plus avancé et les enfants devront être alors l'objet de soins spéciaux. On s'efforcera de les fortifier par une bonne hygiène, un régime et un traitement bien institué, avant de les soumettre à cette opération si bénigne dans la majorité des cas.

Sans vouloir entrer ici dans les discussions si controversées de la transmission de la scrofule, de la tuberculose ou du rachitisme, il paraît cependant prudent, en présence des travaux de savants éminents, de s'abstenir formellement de pratiquer des inoculations avec du vaccin provenant d'enfants scrofuleux, tuberculeux ou rachitiques.

La possibilité maintenant reconnue de transmettre la syphilis avec le virus vaccinal montre avec quelle réserve doit être traitée une si haute question et de combien de délicates précautions il convient de s'entourer avant de faire choix d'enfants vaccinifères.

De la vaccine considérée comme agent thérapeutique. Traitement des tumeurs érectiles par la vaccination. De même que la vaccine peut agir sur l'économie à la façon d'un agent révélateur, en provoquant l'apparition d'états diathésiques n'existant encore qu'à l'état latent, de même aussi l'incitation amenée par l'inoculation vaccinale paraît susceptible dans quelques cas de déterminer au sein de l'économie une action modificatrice donnant lieu à des effets curatifs. Le vaccin joue alors vis-à-vis de l'organisme le rôle d'agent thérapeutique; cette action curative a été signalée dès les premiers temps de la vaccine. Le rapport du Comité central de vaccine (1803), en reconnaissant que dans un très-grand nombre de cas la vaccine ne paraît en général exciter aucune action bien sensible et se passe de la manière la plus modérée et la plus calme, mentionne cependant déjà un certain nombre de faits d'où il ressort que, consécutivement à l'inoculation, des affections diverses peuvent s'amender ou même guérir sous l'influence d'une incitation particulière réagissant sur la santé de sujets faibles et valétudinaires, lorsque le stimulus vaccinal a été assez puissant pour provoquer au sein de l'économie des symptômes réactionnels suffisants.

C'est ainsi que dans diverses maladies, telles que la coqueluche, la dysenterie, les affections scrofuleuses et dartreuses, etc., l'inoculation du virus vaccinal a pu avoir des effets curatifs.

Dans les rapports annuels de l'Académie sur les vaccinations se trouve émise par nombre de médecins cette même opinion avec observations à l'appui.

On ne saurait donc nier que, dans certaines circonstances, la vaccine exerce une incitation générale sur l'économie et puisse se comporter à la façon d'un agent thérapeutique.

Si l'action favorable de la vaccine sur les maladies n'est encore connue que d'une façon imparfaite, il n'en est pas de même des ressources que le chirurgien peut en tirer pour le traitement des tumeurs érectiles. La vaccination opérée sur les nævi, en pratiquant à leur surface des piqûres plus ou moins nombreuses, a pour résultat d'en modifier essentiellement la nature, en les transformant en un tissu cellulo-fibreux. Elle réussit sur des tumeurs peu volumineuses. C'est le procédé de Cumin.

Les piqûres doivent être rapprochées au moins de 1 centimètre, de façon à entourer comme d'une ceinture le nævus; quelques piqûres sont pratiquées aussi avec avantage à la surface.

Le vaccin doit être pris de bras à bras, de façon à opérer avec un virus plus actif et susceptible de donner lieu à une pustulation plus complète.

Sous l'influence de cette éruption vaccinale confluente, il se produit de l'extérieur vers la profondeur une inflammation des plus vives au sein de la tumeur. Elle se tuméfie et devient douloureuse. Vers la période de dessiccation des boutons de vaccine, tous les symptômes réactionnels violents disparaissent; le nævus s'affaisse alors graduellement, son tissu se trouvant profondément modifié

par des conditions nouvelles de vitalité résultant de l'organisation à son intérieur d'un tissu nouveau qui l'étreint et qui, en raison de sa rétractilité, tend à
faire disparaître la tumeur, au moment où se forme et s'organise la cicatrice
vaccinale.

Boyer, Marjolin, Legendre, Hanner (de Munich), Charrier et beaucoup d'autres
chirurgiens, ont réussi ainsi à modifier heureusement des nævi même volumineux développés sur diverses régions (paupières, joues, lèvres, fesses, etc.).

Nélaton, en vue d'éviter l'écoulement de sang pouvant compromettre le succès
de l'opération, lorsqu'on effectue les piqûres à la surface de la tumeur, pratiquait l'inoculation à l'intérieur du nævus en y plantant de longues épingles
(à insectes) chargées de virus, distantes l'une de l'autre de 1 à 1 1/2 centimètre.
Vers le 3e jour, quelquefois seulement le 4e, la tumeur s'enflamme ; il se produit
une éruption confluente qui donne naissance à une profonde cicatrice vaccinale.
Nélaton, en vue d'enflammer la tumeur de l'intérieur vers l'extérieur, faisait
aussi pénétrer le vaccin au sein de trajets fistuleux établi préalablement à dessein
dans le nævus, en conduisant des fils métalliques chargés de virus sur des
canules de fistules lacrymales du plus petit calibre, en vue de les isoler ainsi de
tout contact avec les couches externes de la peau. Le vaccinateur de M. Bourgeois
ou l'inoculateur à aiguille de M. Machiavelli sembleraient en ce cas pouvoir
être utilisés avec avantage, ces instruments permettant de porter d'une façon
sûre et rapide le virus vaccinal au sein de la tumeur, sans le mettre en rapport
avec le réseau superficiel cutané.

DE LA DURÉE DU POUVOIR PRÉSERVATEUR DE LA VACCINE. Les conditions susceptibles de faire varier la durée du pouvoir préservateur de la vaccine tiennent à
des causes diverses, parmi lesquelles il convient de signaler plus particulièrement
la qualité du virus vaccin, la réceptivité et la récupérativité.

Plus la lymphe contenue au sein des pustules vaccinales est riche en éléments
figurés jeunes et doués d'une grande énergie, plus complet est l'épuisement du
terrain de culture et, par suite, plus durable est l'immunité variolique transmise
à l'organisme. Le cow-pox et le horse-pox naturels, le vaccin animal, le vaccin
d'enfants, d'adultes, d'adultes revaccinés, ne possédant pas le même degré de
virulence, ne déterminent pas au sein de l'économie une impression de même
valeur et ne sont pas, par suite, susceptibles de conférer au même degré le
pouvoir préservateur antivariolique. Le virus vaccinal puisé au sein d'une pustule jeune ne produit pas sur l'organisme les mêmes effets que la lymphe
recueillie dans un bouton de vaccin avancé en âge qui ne contient plus alors
que des éléments figurés doués d'une vitalité moindre.

La réceptivité ne se manifestant pas au même degré chez les sujets vaccinés,
en raison de conditions générales et individuelles multiples, telles que l'âge,
l'état de santé du sujet vacciné ou du sujet vaccinifère, l'impression produite sur
l'organisme par le virus inséré sur un terrain plus ou moins riche en matériaux
pouvant servir à la nutrition des microbes vaccinaux est aussi plus ou moins
profonde.

La récupérativité, en reconstituant en vertu d'un travail intime organique les
matériaux du terrain de culture épuisés à la suite de la genèse des éléments
figurés dans une période de temps susceptible de varier avec des influences multiples résultant de la nature du sol, de l'âge du sujet, de l'état de morbidité,
des constitutions médicales, des constitutions atmosphériques, de l'origine, de
la qualité et de l'âge du virus, etc., exerce aussi une action manifeste sur la

durée plus ou moins longue de l'immunité variolique conférée par la vaccine.

C'est ainsi qu'il y a lieu, dans la recherche des causes pouvant faire varier la durée du pouvoir préservateur vaccinal, de tenir compte de l'activité du vaccin, de la réceptivité et de la récupérativité.

Les premiers médecins vaccinateurs furent pour la plupart d'avis que la vaccine préservait pour toujours de la variole.

Cette opinion ne tarda pas à être ébranlée par des relations de varioles survenues chez des sujets vaccinés. Ce fait n'a rien qui puisse surprendre, puisque l'on voit, moins souvent, il est vrai, que pour les personnes vaccinées, des sujets variolés recouvrer, au bout d'un temps plus ou moins long, la susceptibilité à la contagion, la variole elle-même ne possédant pas pour ceux qui en ont subi déjà les atteintes un effet absolu de préservation. Nous avons pu nous-même, dans nos nombreuses revaccinations, constater bien souvent que des sujets porteurs même de nombreux stigmates de variole étaient cependant aptes à recevoir avec fruit l'inoculation vaccinale. On ne saurait donc au point de vue de la durée du pouvoir préservateur avoir une confiance absolue bien grande dans la valeur des cicatrices des sujets variolés, la récupérativité s'exerçant aussi bien chez eux que chez les individus vaccinés.

Les varioles après vaccine paraissent être plus nombreuses à mesure qu'on s'éloigne davantage des origines de la vaccine.

C'est que parmi les causes principales invoquées comme pouvant abréger la durée du pouvoir préservateur vaccinal il y a lieu de tenir compte aussi de la dégénérescence du vaccin à la suite de ses générations successives dans l'organisme humain.

Ce serait toutefois une erreur que d'attacher une importance exclusive à cette dégénérescence du virus vaccinal dans l'organisme humain. La nature plus ou moins active du vaccin, la réceptivité plus ou moins grande du sol ensemencé par les germes vaccinaux, ont également une part importante sur la durée du pouvoir préservateur. Aussi, suivant que l'activité du virus et la réceptivité ont agi sur l'économie avec plus ou moins d'ensemble, s'explique-t-on que la récupérativité pour se produire demande une durée de temps plus ou moins longue. Il est donc difficile de fixer d'une façon exacte la durée du pouvoir préservateur de la vaccine.

Il faut tenir compte encore au point de vue de la durée du pouvoir préservateur de l'influence exercée sur l'organisme des sujets vaccinés par une suractivité des germes varioliques en temps d'épidémie, surtout si l'affection se montre avec une forme particulièrement violente et maligne.

La vaccine a généralement une efficacité absolue sur les sujets vaccinés depuis un court espace de temps.

Mais il est bon d'insister dans cette étude de la durée du pouvoir préservateur de la vaccine sur toute l'importance qu'il convient d'attacher au développement plus ou moins parfait de la pustule vaccinale et aux empreintes plus ou moins accusées laissées par les cicatrices, lesquelles révèlent ainsi une action plus ou moins intense exercée sur l'organisme.

Il n'est pas non plus indifférent de pratiquer les inoculations d'une façon discrète ou de faire des insertions vaccinales multiples. Le choix du procédé lui-même a aussi son importance, puisque le vaccin peut avoir été déposé dans les tissus en plus ou moins grande abondance et dans des conditions pouvant à divers degrés en favoriser l'absorption.

La théorie de l'épuisement se trouve en parfait accord avec les théories d'Eichhorn, de Grégory, de Brisset, etc. On conçoit que, le terrain de culture devenant d'autant plus impropre à la nutrition des microbes vaccinaux que les inoculations sont plus nombreuses, le pouvoir préservateur puisse ainsi acquérir une plus longue durée, la récupérativité ne reconstituant dans ces conditions les matériaux du sol que d'une façon moins rapide. C'est en tant que stigmates indéniables d'une action vaccinale essentiellement active que les cicatrices sont aussi considérées par certains auteurs suivant leur aspect plus ou moins déprimé, leurs dimensions, leur nombre, comme les gages d'une action anti-variolique plus ou moins profonde.

Il serait possible, d'après les travaux de Russel, médecin anglais, d'établir, suivant le nombre et la dimension des cicatrices vaccinales, le rapport absolu du pronostic de la variole avec la perfection des résultats obtenus des inoculations antérieures (Léon Colin).

Le docteur Marson, directeur de l'Institut vaccinogène de Londres, a fait voir que la mortalité était dans un rapport direct avec le plus ou moins grand nombre de cicatrices. Au-dessus de 5 cicatrices, la mortalité était presque nulle.

L'inoculation vaccinale pouvant chez nombre de sujets être répétée plusieurs fois avec succès à de courts intervalles, il reste ainsi démontré que, même après des vaccinations suivies de succès, la réceptivité vaccinale peut encore exister. Une première opération n'ayant pas suffi pour stériliser le terrain de culture, il en faut quelquefois 2, 3 et même plus, pour arriver à ce résultat, qui seul peut donner toutes garanties contre la variole.

C'est en vue de conférer à l'économie une immunité plus parfaite que Warlomont, Titeca et nombre de médecins, conseillent de recourir à l'inoculation de vaccin jusqu'à ce qu'elle ne donne plus de résultats. Cette opération a reçu de Warlomont le nom de *vaccinisation*. La vaccinisation donne toute garantie contre la variole, au moins pour un temps variable avec le degré individuel de récupérativité, en raison de l'épuisement complet de la réceptivité variolique ou vaccinale, laquelle varie aussi avec chaque individu.

L'expérience a montré que la vaccinisation se réduisait par le fait à une deuxième vaccination pratiquée indistinctement sur tous les sujets vaccinés, quel que soit le nombre des pustules. La deuxième inoculation a en effet donné encore un nombre élevé de succès même chez les individus porteurs de 5 à 6 pustules, mais une troisième inoculation reste le plus souvent stérile.

Ce n'est, avons-nous dit, que pour une période de temps assez limitée, que la vaccine jouit d'un pouvoir préservateur absolu. En vertu de la récupérativité, cette force de résistance contre la variole se perd graduellement et plus ou moins rapidement, suivant des conditions tenant aux individus ou à des influences multiples extérieures. Aussi, suivant que le terrain de culture a recouvré plus ou moins complétement les matériaux de nutrition nécessaires au développement du microbe vaccinal, l'affection variolique peut-elle influencer plus ou moins profondément les individus et se manifester soit avec sa forme habituelle, variole, soit avec sa forme atténuée, varioloïde. Il se produit, dans ce cas, ce qui survient chez les sujets chez lesquels le virus donne lieu au développement d'une pustule ne présentant pas des caractères absolument typiques. Comme le dit Bousquet, « la semence tombant sur un sol épuisé fait quelque tentative de développement et s'arrête en chemin. »

Il est difficile de fixer d'une façon exacte la durée du pouvoir préservateur du vaccin. Il convient de remarquer que les petites véroles qui surviennent chez les enfants vaccinés avant l'âge de dix ans n'ont pas ordinairement de gravité : ce sont des varioles avortées. Très-rares sont les décès de variole dans les premières années qui suivent la vaccination. Une prédisposition spéciale et toute exceptionnelle pour la variole explique seule ces cas et l'on peut se demander, si au moment de l'inoculation, l'enfant avait acquis déjà une suffisante réceptivité vaccinale.

D'après de nombreuses statistiques, les varioles commenceraient à apparaître avec une certaine fréquence vers l'âge de dix à douze ans chez les sujets vaccinés. C'est en effet à partir de cet âge jusqu'à trente ou trente-cinq ans, suivant Bousquet, que la variole menace surtout les vaccinés. Vers l'âge de quinze ans, mais surtout entre vingt et trente ans, les sujets vaccinés dès leur enfance sont plus particulièrement exposés en temps d'épidémie aux atteintes de la variole. C'est aussi pendant cette période que l'on voit survenir la plus haute mortalité au point de vue de l'âge. Vers l'âge de quarante ans surviennent encore un certain nombre de varioles parmi les sujets vaccinés. L'affection devient ensuite plus rare à mesure que l'on avance en âge, mais surtout chez les vieillards, bien que dans des épidémies récentes on ait pu voir la variole sévir aussi sur des personnes ayant dépassé cependant la soixantaine.

Revaccinations. Le vaccin, en raison de la récupérativité, ne déterminant une action préservatrice antivariolique que pour une durée limitée, il était rationnel de répéter à certaines époques de la vie l'acte vaccinal, en vue de conférer de nouveau l'immunité variolique à l'économie redevenue accessible à la variole. La revaccination est une opération qui a pour but de remédier à la faillibilité de la vaccine. Elle peut être considérée comme constituant un gage de sécurité contre les atteintes de la variole, lorsqu'il s'est écoulé peu de temps depuis le moment où elle a été suivie de succès. La nécessité des revaccinations se trouve justifiée par le nombre toujours croissant des sujets vaccinés, chez qui cette opération donne d'heureux résultats. Il semble qu'actuellement le vaccin n'agisse plus sur l'économie avec la même puissance qu'à une époque plus ancienne. Le virus vaccinal n'y détermine plus qu'un effet incomplet d'épuisement ; ce qui permet à l'organisme, le sol n'étant qu'incomplétement stérilisé, de récupérer plus rapidement son aptitude spéciale pour la variole. L'économie, en dépit de la récupérativité qui lui restitue plus ou moins complétement son aptitude à la variole, ayant déjà subi par le fait d'une première imprégnation vaccinale une altération profonde, il est utile pour assurer le succès des revaccinations de s'entourer de garanties aussi complètes que pour la vaccination. C'est ainsi qu'il convient de ne se servir, autant que possible, que d'un vaccin frais et vivant provenant d'une source sûre, telle que le cow-pox spontané, le vaccin animal, le vaccin humain pris sur de jeunes enfants vaccinés et recueilli à l'âge où il possède tout son pouvoir virulent, c'est-à-dire vers le 5e jour pour le vaccin animal et vers le 7e pour le vaccin humain, et qu'il est utile de pratiquer un nombre plus considérable de piqûres que pour les vaccinations, en vue de favoriser ainsi l'imprégnation vaccinale de l'organisme, en augmentant la quantité des points d'absorption et en déterminant l'évolution d'un plus grand nombre de pustules, centre d'élaboration de la lymphe vaccinale.

C'est en vue de stériliser d'une façon plus complète le terrain de culture que Warlomont pense qu'il serait utile de faire subir aux sujets qui doivent être revaccinés une série d'inoculations, jusqu'à ce qu'elles ne produisent plus de résultats. C'est à cette méthode que Warlomont donne le nom de *revaccinisation*.

Il pense à juste titre que l'économie, perdant d'une façon plus complète son aptitude à recevoir l'imprégnation vaccinale, se trouve ainsi dans des conditions lui assurant une immunité plus complète contre la variole.

L'âge auquel il convient de pratiquer la revaccination est naturellement indiqué par celui où l'on voit revenir le plus grand nombre de varioles chez les sujets vaccinés. La variole ne sévit qu'exceptionnellement chez les jeunes enfants vaccinés. Ce n'est que vers la 11e ou 12e année que l'affection se manifeste chez un certain nombre : aussi convient-il vers cette époque de pratiquer la revaccination. Mais, l'observation ayant montré qu'au bout de cette période de 11 à 12 ans beaucoup de sujets revaccinés même avec succès pouvaient encore subir heureusement une 2e revaccination, il est utile de revacciner de nouveau entre la 20e et la 25e année et même dans les années qui suivent, si les revaccinations pratiquées n'ont pas été suivies de succès. C'est en effet à cette époque de la vie que, d'après les statistiques, la variole sévit avec le plus d'intensité sur les vaccinés. D'après les tableaux dressés par M. Lalagade, c'est aussi à ces différents âges que les revaccinations donnent le nombre le plus élevé de succès.

Vers l'âge de 20 à 30 ans, la revaccination est de toute rigueur. C'est aux revaccinations pratiquées avec soin à l'arrivée des jeunes soldats au corps qu'il faut attribuer la résistance de l'armée aux épidémies varioliques. Aussi les revaccinations doivent-elles être effectuées de la façon la plus scrupuleuse et en ne se servant que d'une source vaccinale abondante et essentiellement active. En présence des nombreuses revaccinations que le médecin militaire est appelé à effectuer rapidement lors de l'arrivée des classes, le virus vaccinal issu soit du cow-pox spontané cultivé sur la génisse, soit du horse-pox ou du vaccin humain transportés et cultivés sur cet animal, paraît mériter toute préférence, en raison de l'abondante source de vaccin qu'il est susceptible de fournir. Le vaccin humain, en temps d'épidémie, ne saurait fournir une source suffisamment abondante de vaccin, et, comme activité et comme sécurité, le vaccin animal nous paraît également mériter cette préférence.

Il est important pour les revaccinations, surtout en présence d'une épidémie, de s'adresser à une source vaccinale reconnue essentiellement active. La variole, venant à se déclarer dans une agglomération humaine, se trouve dans des conditions bien différentes, suivant que ses éléments rencontrent des organismes préparés à les recevoir et à les faire fructifier, ou épuisés et n'offrant qu'un sol peu favorable à leur genèse. Dans le premier cas, à la façon d'un incendie, la maladie se propage et, à mesure que le fléau s'étend, il redouble d'intensité, de façon à pouvoir même avoir raison d'organismes n'ayant subi que les effets d'une vaccine incomplète ou n'ayant récupéré que partiellement leur aptitude par la variole.

Il est donc utile de s'assurer d'un vaccin doué de propriétés actives et en quantité abondante pour pouvoir pratiquer des inoculations en nombre suffisant, en vue de communiquer à l'économie une immunité variolique complète. La *revaccinisation* pratiquée chez les sujets revaccinés sera une garantie de plus du pouvoir antivariolique conféré par le vaccin.

Les sujets revaccinés pouvant encore être éprouvés par la variole vers l'âge

de 35 à 40 ans, il paraîtrait prudent, à cette époque, de pratiquer une 3e revaccination.

Plus tard la variole peut faire encore quelques victimes, les cas cependant sont
déjà plus rares, quand on s'est soumis à ces diverses revaccinations. Il est essentiel cependant, en présence d'une épidémie de variole, de conseiller aux personnes même âgées de se faire revacciner. La variole atteint tous les âges, e
bien souvent elle se présente avec un caractère tout particulier de gravité chez
les vieillards.

En terminant ce chapitre relatif aux revaccinations, nous ne saurions trop
insister sur l'importance de l'emploi du virus vaccinal cultivé sur la génisse. Nos
expériences de revaccination animale sur les jeunes soldats commencées dès
1880 nous en ont toujours fait reconnaître la valeur. Sous les auspices de M. le
médecin inspecteur Perrin, directeur du Val-de-Grâce, un centre de vaccination
animale au moyen du vaccin animal a été créé en 1883 au Val-de-Grâce dans
les conditions d'installation les plus favorables. L'application de cette méthode a
donné entre les mains de M. le médecin major Vaillard, professeur agrégé au
Val-de-Grâce, les meilleurs résultats pour les vaccinations dans l'armée.

DES BIENFAITS DE LA VACCINE ET DE SON EFFICACITÉ EN PRÉSENCE DES ÉPIDÉMIES DE
VARIOLE. La vaccine est le seul préservatif réellement efficace contre la
variole, l'inoculation du virus vaccinal rendant l'économie impropre à subir
l'influence variolique en stérilisant le terrain de culture nécessaire à la genèse
des éléments. La variolation, qui a précédé la vaccination, atteignait sans
doute le même résultat, puisque l'élément figuré variolique agissait également
en épuisant le terrain de culture et en éteignant ainsi la réceptivité pour la
variole. Mais la variolation, bien que pouvant donner l'immunité variolique,
n'était pas exempte de dangers, puisqu'il mourait un inoculé sur 200 individus,
et que cette opération créait des foyers multiples d'infection pouvant devenir
l'origine d'épidémies varioliques graves. Aussi est-ce à la vaccine seule qu'il
convient de recourir comme moyen préservateur contre la variole. Les nombreux
rapports des médecins vaccinateurs sont unanimes à constater que, lors des épidémies de variole, tous les sujets récemment vaccinés sont à l'abri de l'affection ;
ces individus peuvent vivre au milieu des varioleux sans subir les effets de la
maladie. Les épidémies de variole arrêtées par les vaccinations et les revaccinations en masse des populations sont là pour montrer toute l'efficacité de la
vaccine. Il serait trop long d'énumérer les principales épidémies apparues
avec une forme grave et enrayées subitement par les vaccinations et les revaccinations. Nous venons de faire ressortir toute l'importance de ne faire usage que
d'un vaccin d'une réelle activité, qu'il ait pour origine le virus vaccinal cultivé
sur la génisse ou celui recueilli dans l'espèce humaine. Il est utile, pour que
la vaccine donne toujours les résultats que l'on est en droit d'attendre d'elle,
de ne négliger aucune des conditions multiples pouvant assurer le succès de
la vaccination ou de la revaccination. Autrement on s'expose à compter comme
succès des résultats incomplets, alors qu'on n'a affaire qu'à des éruptions mal
venues et ne présentant pas un caractère typique.

En présence des résultats obtenus par les *vaccinisations* et les *revaccinisations*,
on est en droit de se demander si les populations vaccinées ou revaccinées dans
les conditions actuelles sont suffisamment garanties. Ainsi s'expliquent ces épidémies graves qui sévissent parfois sur des populations cependant bien vaccinées.
C'est que, trop souvent, on ne fait que subir la vaccine. On se contente d'inocu-

lations peu nombreuses, qui ne déterminent au sein de l'organisme qu'une action de stérilisation moins complète, et quelquefois même de l'évolution de pustules ne présentant pas tous les caractères que doivent offrir de véritables boutons de vaccin. Cette action préservatrice insuffisante, jointe à la récupérativité, explique l'action du virus variolique parmi les populations chez lesquelles la vaccination n'est pas effectuée avec toutes les garanties désirables.

Dans les épidémies on ne peut méconnaître chez les sujets ayant subi même une vaccination antérieure éloignée l'action bienfaisante de la vaccine. La variole de nos jours n'agit plus, en effet, à la façon d'une véritable peste comme aux époques antérieures à 1794, c'est-à-dire à la découverte de Jenner. On ne signale plus d'épidémies semblables à celles de 580, de 1614, de 1710. La variole dans ces temps éloignés décimait les populations, ravageait la beauté, devenait bien souvent l'origine d'infirmités cruelles ou repoussantes (cécité, surdité, cicatrices difformes des paupières, du nez, de la bouche, etc.); la variole était considérée comme une affection à laquelle chacun devait payer fatalement son tribut, et dans quelques pays c'était une règle de ne procéder au mariage qu'après que les futurs époux avaient eu cette maladie. Depuis la période vaccinale la variole ne se présente plus qu'exceptionnellement avec des formes aussi graves; l'influence plus ou moins profonde des vaccinations antérieures se fait nettement sentir.

La mortalité n'atteint plus les chiffres élevés de la période prévaccinale. Comme nous l'avons déjà dit, le nombre des décès paraît, d'après les statistiques, être dans un rapport direct de décroissance suivant le nombre plus ou moins élevé des cicatrices. Le terrain de culture ne recouvre pas, en effet, en vertu de la récupérativité, chez la plupart des individus, tous les matériaux qui en font un sol apte à la genèse des éléments figurés : aussi le virus variolique n'exerce-t-il chez un nombre de sujets vaccinés que des effets incomplets. Plus l'action vaccinale première a été profonde, plus aussi l'économie reste longtemps soumise à l'influence protectrice déterminée antérieurement.

Le virus variolique n'a cependant rien perdu de son action vraiment pestilentielle; on trouve la preuve de cette assertion en lisant les relations de l'invasion de la variole parmi des populations non encore vaccinées; la variole sévit alors dans toute sa rigueur, ses éléments figurés ne rencontrant au sein de ces populations qu'un sol vierge éminemment favorable à la genèse des microbes de la variole.

On peut aussi se demander si, par le fait des épidémies de variole ou des nombreuses vaccinations successives d'individus à individus, il ne pourrait se produire héréditairement des conditions nouvelles dans l'organisme le rendant moins susceptible à subir les impressions du virus variolique. Il se produirait en ce cas ce que l'on voit survenir parfois chez les jeunes enfants dont les mères ont subi la vaccination pendant leur grossesse et qui présentent une inaptitude toute particulière pour la vaccine.

Les épidémies de variole ne peuvent donc être conjurées efficacement que par les vaccinations et les revaccinations pratiquées avec soin. Avec l'éminent épidémiologiste M. Léon Colin nous sommes d'avis que : « La préservation vaccinale est essentiellement temporaire, qu'elle l'a toujours été, et que la vaccination de l'enfant ne doit être considérée que comme le commencement de la série des inoculations successives imposées à chaque sujet; il faut que le public cesse de regarder la première de ces inoculations comme une opération complète, définitive, et soit bien convaincu de la nécessité d'y revenir plusieurs fois ». Il convient aussi en temps d'épidémie de renouveler les vaccinations à plusieurs reprises, s'il y a eu d'abord insuccès, et nous ne saurions trop insister sur l'utilité dans le cas d'évolution discrète, relativement au nombre d'inoculations pratiquées, de revacciner, jusqu'à ce qu'il n'y ait plus de production de pustules, de faire, en un mot, de la revaccinisation, ainsi que le conseillent si judicieusement Warlomont, Titeca, etc.

VACCINATION ET REVACCINATION OBLIGATOIRES. C'est surtout en cas d'épidémie de variole qu'il serait légitime d'exiger de tous l'obligation de se soumettre à la vaccination et à la revaccination. Cette mesure est de la plus haute importance au point de vue de l'hygiène publique. Il serait désirable qu'une loi intervînt pour rendre au moins obligatoires les vaccinations et les revaccinations parmi des populations en proie à une épidémie variolique. Ce n'est que par des vaccinations et des ravaccinations en masse que l'on peut espérer conjurer le fléau. La vaccine obligatoire s'impose aux sociétés modernes, et devant des questions d'intérêt général doivent s'effacer toutes questions d'intérêt personnel et de liberté individuelle. Les statistiques de toutes les puissances qui ont décrété l'obligation de la vaccine témoignent de l'utilité de cette mesure. Dans tous les pays où la vaccine est obligatoire la variole diminue dans d'énormes proportions; dans ceux où la vaccine est facultative la variole continue à sévir. C'est ainsi que pour la Suède, l'Écosse, la Bavière, l'Angleterre, etc., on peut se rendre compte, d'après les tracés graphiques, combien par la vaccination obligatoire on épargne d'existences. Suivant la rigueur avec laquelle se trouvent exécutées les mesures relatives à la vaccination obligatoire le nombre des décès est plus ou moins élevé. Lors de l'épidémie qui sévit en Europe pendant 5 ans, mais plus particulièrement en 1870 et 1871, les pays les plus éprouvés furent ceux, où la vaccination n'était pas obligatoire. « Tandis qu'en Suède, où la vaccination est obligatoire, dit Warlomont, la proportion de décès pendant les 5 années qui comprennent l'épidémie resta à 1339, elle s'éleva pendant les 5 années en Hollande, où elle est facultative, à 5721 par million d'habitants. » En France, où la vaccine n'est que facultative et quelque peu négligée, le chiffre des décès par variole aurait été à la même époque, d'après M. Vacher, de 200 000.

La vaccine est la sauvegarde des populations, qu'elle préserve d'un fléau redoutable. Elle conserve à l'État des citoyens.

La vaccine obligatoire s'impose, en vertu de l'intérêt général et particulier.

En hygiène comme en politique, pour obtenir la paix des ennemis qui nous entourent il faut être toujours armé (Blot).   ERNEST LONGET.

BIBLIOGRAPHIE. — Indication des principaux ouvrages consultés ou cités dans cet article. — AIKIN. *Abrégé des faits les plus importants concernant la vaccine ou petite vérole des vaches*, trad. franç. par B... de C..., 1801, in-8°. — *Ann. d'hyg. publ. et de méd. légale.* Paris, janvier 1870, art. divers sur *le vaccin, la vaccine, la vaccination, la variole.* — ANSTIE. *The Vaccination Question.* In *the Practitioner*, Oct. a. Nov., 1869. — ANTONY. *Études des causes susceptibles de faire varier les résultats des vaccinations.* In *Mém. de méd., de chir. et de pharm. milit.*, p. 621, 1879. — DU MÊME. *Suite à l'étude des causes qui font varier le résultat des revaccinations.* In *Mém. de méd., de chir. et de pharm. milit.*, p. 271, 1881. — DU MÊME. *Idem.* In *Ibidem*, p. 257, 1880. — DU MÊME. *De l'efficacité des inoculations vaccinales multiples.* In *Arch. de méd. et de pharm. milit.*, p. 213, 1883. — ARNOULD. *Nouveaux éléments d'hygiène*, p. 1247. — BALLHORN et STROMEYER. *Traité de l'inoculation de la vaccine*, etc., in-8°. Leipsick, 1801. — BAUDOIN. *Compte rendu des revaccinations en 1873.* In *Rec. de mém. de méd., de chir. et de pharm. milit.*, 1873. — BEHREND (G.). *Lehrbuch der Hautkrankheiten.* Berlin, 1883. — BERTHET (L.). *Vaccine et variole.* Thèse de faculté de Lyon. Paris, 1884. — BERTILLON. *Conclusions statistiques contre les détracteurs de la vaccine*, 1857. — BESNIER (E.). *Société méd. des hôpitaux*, 1880. — BIERMANN. *Journ.*

de Huf., août 1856. — BLACHE (R.). *Vaccine efficace sans manifestations cutanées*, 1883. — BLOT. *Rapport sur les vaccinations pendant l'année 1873 (Pemphigus vaccinal)*. — BOLLINGER. *Ueber animale Vaccination*. Leipzig, 1879. In *Ann. de méd. vétér.* Bruxelles, avril 1884. — BOUCHUT. *Maladies des nouveau-nés (cow-pox et vaccine, nævus érectiles traités par la vaccination)*. — BOULEY. *Leçons de pathologie comparée*. Paris, 1882. In *Rec. de méd. vétér.*, 1853, p. 817 et 886. — DU MÊME. *Note communiquée à l'Acad. des sciences de Paris au nom de M. J. Chamberland*, 8 janvier 1883. — BOULEY et REYNAL. Art. HORSE-POX du *Nouv. Dict. prat. de méd., de chir. et d'hygiène vétér.*, t. IX, 1881. — BOUSQUET. *Nouveau traité de la vaccine et des éruptions varioleuses*. Paris, 1848. — DU MÊME. *De l'origine de la vaccine chez le cheval*. In *Acad. de méd. de Paris*, mai 1862. — BOURGEOIS (A.). *De la vaccination par injection sous-épidermique*. In *Bull. gén. de thérap.*, 30 avril 1884. — BOUVIER. *Transformation de la variole en vaccin*. Rapport présenté en 1864 à l'Acad. de méd. sur les expériences de Thiele. — BRISSET. Mém. lu le 28 mai 1818 à la Soc. de la fac. de méd. de Paris, relatif à la *Dégénération du virus vaccinal par ses transplantations successives d'homme à homme*. — DU MÊME. *Réflexions sur la vaccine et la variole, ayant pour but d'obtenir par la vaccination l'extinction complète de la petite vérole*, 1828. —BURGGRAEVE. *Monument à Edw. Jenner, ou Histoire générale de la vaccine*, in-4°, 1875. — DU MÊME. *Le vaccin vengé*, in-8°, 1855. — CARRIEU et POURQUIER. *La génisse et la vache laitière comme sources de vaccin*. — CARRO (DE). *Observations et expériences sur la vaccination*, 1 vol. in-8°. Vienne, 1802. — CARSTEN (B.). *La vaccination animale dans les Pays-Bas*. La Haye, 1877. — DU MÊME. *Animale vaccinatie*. In *Weekblaad van het Nederlandsch Tijdschrift voor Geneeskunde*, 3 September 1881. — CARSTEN (B.) et COERT (J.). *La vaccination animale dans les Pays-Bas*. La Haye, 1879. — CEELY. *Observations on the Variolæ Vaccinæ*, 1840, in-8° avec fig. — CHARCELLAY. *Discours sur les découvertes anciennes et récentes de la vaccine*, etc. Tours, 1873. — CHAUVEAU, VIENNOIS, MEYNET (P. [Rapport de M. M.]). *Vaccine et variole, nouvelle étude expérimentale sur la question de l'identité de ces deux affections*. Étude faite au nom de la Société des sciences médicales de Lyon, 1865. — CHAUVEAU. *Bull. de l'Acad. de méd. de Paris*. S. du 17 avril et du 11 sept. 1866. — DU MÊME. *Gazette hebdom. de méd. et de chir.*, 28 sept. 1866. — DU MÊME. *Mémoire sur la nature des virus*. In *Acad. des sciences*, 1868. — CIAUDO. *Du vaccin de génisse, étude comparative du vaccin animal et du vaccin humain*, 1881. — CLAUDOT. *Rapport sur les vaccinations et les revaccinations pratiquées à l'hôpital milit. de la Charité à Lyon en 1879-1880*. In *Mém. de méd., de chir. et de pharm. milit.*, p. 129, 1881. — CLÉRAULT. *Du développement simultané de la variole et de la vaccine et de leur influence réciproque*. Thèse de Paris, août 1845, n° 183. — COLIN (Léon). *La variole au point de vue épidémiologique et prophylactique*, 1873. — CORNIL et BABÈS. *Note sur le siège des bactéries dans la variole, la vaccine et l'érysipèle*. Extr. de l'*Union médicale*, 3° s., 1883. — DARDIGNAC. *Observation de vaccine généralisée*. In *Archives de médecine et de pharmacie militaires*, 1er octobre 1884. — DAUCHEZ. *Des éruptions vaccinales généralisées. Vaccinides*, etc. Paris, 1883. — DEMEUNYNCH. *Considérations pratiques sur les revaccinations*. In *Recueil de mém. de médecine, de chirurgie et de pharm. milit.*, 1878. — DEPAUL. *Expériences faites à l'Académie impériale de méd. avec le cow-pox ou vaccin animal*. Paris, 1867. — DU MÊME. *Discours sur la vaccination animale*, prononcé à l'Acad. de méd., séance du 3 sept. 1867. — DU MÊME. *La syphilis vaccinale*, 1864-1865. — Discours de DEPAUL, BOULEY, BOUSQUET. *Discussion sur l'origine de la vaccine*. In *Bull. de l'Acad. de méd.*, 1863-1864. — DOURLEN. *Quelques études sur la vaccine*, 1839. — DUMONT-PALLIER. *Contributions à l'étude des anomalies de l'éruption vaccinale sous la dépendance probable de l'état général du vaccinifère*. Rapport présenté à M. le ministre, etc., année 1875, p. 222. — EBERMAYER. *Med. Zeitg.*, 1835, n° 10. — EDWARD JENNER. *Inquiry in tho the Causes and Effects of the Variolæ Vaccinæ*, etc. London, 1798, in-4°, trad. de l'angl. par de Larroque. Lyon, 1880. — DU MÊME. *Further Observations on the Variolæ Vaccinæ or Cow-pox*. London, 1799. — DU MÊME. *On the Origin of the Vaccine Inoculation*, 1801, in-4°. — EICHHORN. *Neue Entdeckung über die praktische Verhüt. der Menschenblattern bei Vaccinirten*. Goettingen, 1829. — D'ESPINE (A.). Art. VACCINE du *Nouv. Dict. de méd. et de chir. pratiques*, t. XXXVIII, p. 1. — FABRE. *Bibliothèque du médecin praticien*, t. VI, p. 497. Paris, 1847. — FIARD. Mémoire lu en avril 1831 à l'Académie de médecine. *Rapport de M. Gérardin sur les vaccinations en 1833, et sur les expériences de M. Fiard*. DU MÊME. *Bull. des Acad.*, novembre 1844. — FONSSAGRIVES. *La vaccine devant les familles*, in-12, 1871. — FRANQUE. *Henke's Zeitschr.*, 8ter. Jahrg., 4tes. Heft. — GASSNER. *Salzb. med. chir. Zeitschr.*, 1807, n° 67. — GOLDSCHMIDT. *De la vaccine animale*, décembre 1884. — GOINARD. *Des vaccinations dans l'armée*. In *Mém. de méd., de chir. et de pharm. milit.*, p. 381, 1870. — GRANDJUX. Art. BIBLIOGRAPHIQUE sur l'*Institut vaccinogène de l'Armée à Anvers* (in *Arch. méd. belges*, février 1882, mars 1883, avril 1884). *Arch. de méd. et de pharm. mil.*, p. 454, 1884. — GUÉNIOT. *Bull. de l'Acad. de méd.*, 1882. — GUÉRIN (J.), *Discours sur la vaccine animale*. In *Union médicale*, 1867, t. III, p. 542. — GUERSANT et BLACHE. Art. VACCINE du

Diction. de méd. en 50 vol., 1846. — HÉBRA. *Traité des maladies de la peau*, traduction franç. par le Dr Doyon. — HÉRING. *Pathologie.* Stuttgart, 1849. — HERVIEUX. *Rapport à l'Acad. sur les vaccinations pratiquées en 1878.* — HUSSON. *Rech. histor. et médicales sur la vaccine*, etc. Paris, 1801. — Du MÊME. Articles VACCIN, VACCINE, VACCINATION et VARIOLE, du *Dictionn. des sciences méd.*, t. LVI. 1821. — KAISER. *Henke's Zeitschrift*, Abschn. 3, 1830, 2. Heft. — KAPOSI. *Leçons cliniques sur les maladies de la peau.* — KAUSCH. *Memorabil. der Heilk.*, vol. III, 1819. — KEBER. *Ueber die microscopischen Bestandtheile der Pockenlymphe.* In *Virchow's Arch.*, XLII, p. 112, 1868. — KINGLAKE. *On the Altered Specific Powers of Vaccine and Variolous Matter.* In *Med. and Phys. Journ. by Fothergill and Want*, septembre 1814. — KLEBS. *Arch. f. exper. Pathol.*, X. — KLUG. *Med. Zeitg.*, 1835, n° 25. — LAVERAN (A.). *Traité des maladies et épidémies des armées.* — LALAGADE (P.). *Étude sur la vaccine.* Albi, 1881. — LANOIX. *Études sur la vaccination animale*, 1806. Mémoires lus à l'Acad. de méd., le 27 déc. 1864, le 2 avril 1865, le 15 mai 1866. — LARREY (H.), *Notes sur quelques accidents de la vaccination*, Extr. du *Bull. de l'Acad. de méd.*, 1858, t. XXIII, p. 992. — LEGENDRE. *Recherches sur quelques maladies de l'enfance.* In *Arch. gén. de méd.*, sept. 1844. — LEGROUX. Art. RASH. In *Dict. encyclop. des sciences méd.* — LONGET (E.). *Résultats comparatifs des vaccinations et revaccinations pratiquées en déc. 1880 au 93° régt. d'infanterie.* Rapport (p. 78) présenté à M. le ministre en 1880. — Du MÊME. *Études comparatives sur les résultats des vaccinations et des revaccinations pratiquées en décembre 1881 au 32° rég. d'art.*, etc. *Observation chez un jeune enfant de pullulation vaccinale sur des régions atteintes d'eczéma impétigineux; mort.* Rapp. présenté à M. le ministre en 1881. — Du MÊME. *Résultats comparatifs des vaccinations pratiquées au moyen de vaccin de génisse et de vaccin humain*, déc. 1882. — Du MÊME. *Note sur les résultats des revaccinations pratiquées en déc. 1883 au moyen de vaccin animal.* In *Arch. de méd. et de pharm. milit.*, 1er août 1884. — Du MÊME. *Thérapeutique expérimentale : Études comparatives sur les revaccinations pratiquées en janvier et février 1885, au moyen du vaccin animal, obtenu par la culture du horse-pox spontané sur une génisse, au moyen de vaccin des revaccinés et de virus vaccinal recueilli sur une génisse inoculée avec du vaccin des revaccinés, ou de rétro-vaccin.* In *Gaz. hebd. de méd. et de chir.*, n° 41, p. 661, et n° 42, p. 677, oct. 1885. — LEREBOULLET (L.). *Soc. méd. hôp.*, 1880. — LOTZ (Th., de Bâle). *Variole et vaccine*, trad. de l'all. par le Dr L. Secretan, de Lausanne, Bâle. 1880. — LOY. *Account of some Experiments on the Origin of the Cow-pox*, 1801, trad. en 1802 par le Dr de Carro (de Genève). — LÜDERS. *Versuch einer kritisch. Geschichte der bei Vaccinirten beobacht. Menschenblattern.* Altona, 1824. — MANTIN (A.-J.). *La vaccination obligatoire.* In *Revue scientifique de la France et de l'étranger*, 1er janv. 1881. — MEDICUS et ŒGG. *Journ. de Hufel.*, nov. 1826. — MÉGNIN. *Altération du vaccin dans les tubes.* Comm. à la Soc. de biologie, séance du 12 juin 1880. — MEYER (de Kreutzbourg). *Neue Breslauer Sammlg.*, vol. I, 1829. — MONTANIER. *Considération sur la vaccine. La période d'incubation n'existe pas dans cette maladie.* Extr. de la *Gaz. des hôp.*, 6 et 8 janv. 1863. — MONTEILS. *Histoire de la vaccination*, 1874. — Du MÊME. *Des sources du vaccin*, 1881. — MORACHE. *Traité d'hygiène militaire; statistique médicale de l'armée belge*, 1868-1869, 1870-1874, 1875-1879. — NICOLAÏ. *Erforschung der alleinigen Ursache, der immer häufigern Erscheinung der Menschenblattern bei Geimpften*, 1833. — PAPILLAUD. *Inoculation post-vaccinale.* In *Gazette médicale de Paris*, 1850; *Union méd.*, 2 juillet 1870. — PAROLA (L.). *De la vaccination*, 2, V. Turin, 1877. — PEARSON. *Recherches concernant l'histoire de la vaccine*, 1798. — PETIT. *Quelques mots sur une épidémie de variole survenue en janv. 1881 dans la commune mixte de Zemmorah*, dép. d'Oran. In *Mém. de méd., de chir. et de pharm. mil.*, p. 682, 1881. — PFEIFFER. *Die Vaccination*, etc. Tübingen, 1884. — PIEPER (A.). *Neue Jahrbüch. der deutsch. Med. und Chirurg.*, vol. XII. — PIETRA SANTA (DE). *Le service officiel des vaccinations à Londres.* In *Journ. d'hygiène*, 5e année, 4e vol., n° 138, 1879. — Du MÊME. *La vaccination animale. Ibidem*, id., n° 159, 1879. — PINCUS. *Untersuchungen über die Wirkungsweise der Vaccination.* Berlin, 1882. — PLUMEAU. *Rapport général au Conseil municipal de la ville de Bordeaux sur le service des vaccinations et revaccinations publiques organisé pour combattre l'épidémie de variole de 1881-1882.* — Du MÊME. *Rapport au Conseil municipal sur le service de vaccinations et revaccinations publiques pendant l'année 1883.* — QUIST (d'Helsinfors, Finlande). *Mémoire sur la culture artificielle du vaccin.* In *Gaz. hebd.* du 8 février 1884. — Cons. les *Rapports annuels* présentés à M. le ministre de l'agriculture et du commerce par l'*Acad. de méd. sur les vaccinations pratiquées en France.* — Cons. les *Rapports du comité central de vaccine* depuis l'an IX (1801); consulter celui de l'an XI (1803). — RAYER. *Dict. en 15 vol.*, art. VACCINE. — MAURICE RAYNAUD. *Recherches expérimentales sur l'infection et l'immunité vaccinale.* Masson, Paris, 1879. — REISSNER. *Ueber eine einfache Methode zur Aufbewahrung thierischen Impfstoffs.* In *Deutsche med. Wochenschr.*, 1881, n° 30. — Cons. les Art. divers concernant la VACCINE et la VACCINATION. In *Revue d'hygiène et de police sanitaire.* — RICHARD. *Note sur un cas de vaccine généralisée.* In *Mém. de médecine, de chirurgie et de pharm. milit.*, p. 679, 1881. — Riemslagh. *Considérations pratiques et statistiques sur l'utilité des revaccinations dans l'armée.* In *Bull. de l'Acad. belge*, 3ᵉ s., t. XVI, n° 6. — Ritter (de Kiel). *Pfaff's Mittheilg.*, neue Folge, 1853. — Roger et Damaschino. Art. Roséole. In *Dict. encyclop. des sciences méd.* — Rougier. *De la vaccine et de la supériorité de la vaccination animale.* Marseille, déc. 1868. — Rust. *Mediz. Zeitung.* 1833, n° 25. — Sacco. *Trattato di vaccinazione.* Milan, 1809, trad. de J. Daquin, 2ᵉ édit., 1813. — Shearman (Will.). *London Med. Repository*, n° 108, déc. 1822. — Seaton. *A Handbook of Vaccination.* London, 1868. — Sédillot (J.). *Mémoire sur les vaccinations.* In *Mém. de l'Acad. roy. de méd. de Paris*, 1840, t. VIII. — Seiler de Hœxter. *Journ. de Hufel.*, avril 1822. — Serres. *Rapport lu à l'Académie des sciences en 1845 sur le concours pour les prix de médecine et de chirurgie de la fondation Montyon.* — Steinbrenner. *Traité sur la vaccine.* Paris, 1846. — Steiner. *Compend. des maladies d'enfants.* — Sourris. *Réflexions au sujet des revaccinations.* In *Mém. de méd , de chir. et de pharm. milit.*, p. 301, 1882. — Strauss. *Commun. à la Soc. de biologie de Paris*, 29 juillet 1882. — Sunderland. *Journ. de Hufeland*, 1830. — Titeca. *Études sur la pratique de la vaccine, ce qu'elle est, ce qu'elle devrait être*, 1885. — Du même. *Vaccine et vaccinisation.* In *Arch. méd. belges*, juillet 1883. — Thiele. *Die Menschen- und Kuhpocken in ihrer Identität u. Rückbildung ersterer zur Vaccine.* In *Henke's Zeitschrift*, 1839, Bd. XXXIX. — Trousseau. *De la vaccine.* In *Clinique méd. de l'Hôtel-Dieu de Paris*, 1865, t. I, p 42 et suiv. — Vaillard. *Rapport sur le service de la vaccination animale au Val-de-Grâce.* In *Arch. de méd. et de pharm. milit.*, n° 16, p. 129, et n° 17, p. 173, 1884. — Van Merris. *Rapport sur les vaccinations pratiquées en 1882 sur la garnison de Dunkerque.* In *Mém. de méd., de chir. et de pharm. milit.*, p. 401, 1882. — Vacher. *La mortalité à Paris en 1872.* Extrait de la *Gazette méd.*, octobre 1873. — Verdé de Lislé. *De la petite vérole considérée comme agent thérapeutique des affections scrofuleuses et tuberculeuses, suivie de considérations nouvelles sur la nature de ces maladies et sur les résultats funestes de la vaccine*, in-8°. Paris, 1839. — Vetter. *Arch. f. Heilk.*, 1860. — Villette de Terzé. *La vaccine, ses conséquences funestes démontrées par les faits, les observations, l'anatomie pathologique et l'arithmétique*, in-8°, 1857. — Voigt. *Vaccine et variole.* Hambourg, 1882. — Voisin (F.). *Mémoires sur la vaccine*, an IX. — Warlomont. *Traité de la vaccine.* Paris, Bruxelles, 1883. — Weill (V.). *Considérations pratiques sur les revaccinations.* In *Mém. de méd., de chir. et de pharm. milit.*, p. 397, 1881. — Du même. *Ibidem.* In *ibidem*, p. 193, 1882. — Vidal. *Éruptions consécutives à la vaccination observées en Algérie et simulant des éruptions syphilitiques.* In *Mém. de méd., de chir. et de pharm. milit.*, p. 410, 1864. — Willeversch. *Einige Worte über die Blattern bei wirklich Vaccinirten.* Trier, 1827. — Woodville. *Rapport sur le cow-pox, ou la petite vérole des vaches, et sur l'inoculation de cette maladie considérée comme pouvant être substituée à la petite vérole*, etc., traduit de l'anglais par A. Aubert, ibid., an VIII, in-8°. — Wolff (Léo). *Die Gefahren der bisher befolgten Maasregeln zur Verbreitung der Kuhpocken.* Hambourg. 1822.

E. L.

VACCINIÉES. Plantes Dicotylédones, voisines des Éricacées, dont De Candolle les a séparées pour en faire un groupe distinct, surtout à cause de l'ovaire infère. Ce sont des arbrisseaux rameux, à feuilles éparses ou alternes, simples, non stipulées. Les fleurs ont un calice quadri-, quinque- ou sexpartit; une corolle monopétale, épigyne, à 4,5 ou 6 divisions, caduque, à préfloraison imbriquée; des étamines épigynes, en nombre double des divisions de la corolle, dont les anthères à 2 loges parallèles, bipartites et s'ouvrant par 2 pores à leur sommet; un ovaire infère à plusieurs loges, renfermant des ovules anatropes. Le fruit est charnu et contient, insérées sur des placentas axiles, des graines albuminées, à embryon droit.

Les Vacciniées habitent surtout les régions tempérées de l'hémisphère boréal. On les trouve dans l'ancien et le nouveau monde; quelques espèces seulement se rencontrent dans les régions tropicales.

Les genres les plus intéressants sont les *Airelles* (*Vaccinium*) et les *Canneberges* (*Oxycoccos*), qui viennent dans les régions froides ou tempérées, puis les *Thibaudia*, des régions tropicales, dont les fleurs d'une espèce, le *Thibaudia melliflora*, contiennent une grande quantité de nectar que les Péruviens des Andes ont l'habitude de sucer.   Pl.

VACCININE. L'airelle (*Vaccinium vitis idæ*) fournit une substance cristallisée en aiguilles soyeuses, blanches, à laquelle M. Classen a donné ce nom. Sa composition et ses propriétés chimiques sont à peine entrevues. Elle ne précipite pas le tannin et l'acétate de plomb. Elle n'est pas azotée.   RICHE.

VACCINIQUE (ACIDE). Lorsqu'on a séparé les acides volatils du beurre, on obtient un produit complexe. Suivant Lerch, il existe dans ce produit un acide spécial qu'il a nommé l'acide vaccinique ; suivant d'autres expérimentateurs, ce corps serait un mélange d'acide butyrique et d'acide caproïque.   RICHE.

VACCINIUM. Nom latin du genre *Airelle* ou *Myrtille* (voy. AIRELLE).

En outre, le mot a été appliqué à quelques espèces qui sortent du genre *Airelle* et même de la famille des Vacciniées : ainsi, d'après Daléchamp, dont l'opinion est suivie par Haller et par Lémery, le *Vaccinium* de Pline est le *Mahaleb* (*Prunus Mahaleb* L.), de la famille des Rosacées. Le *Vaccinia alba* de Gérard et de quelques anciens auteurs est l'*Amelanchier* (*Amelanchier vulgaris* Moench.) de la même famille. Le *Vaccinia Ursi* de Gérard est la *Busserole* (*Arctostaphylos uva ursi* L.).   PL.

VACHE. Nom donné aux femelles dans les différentes espèces de la famille des Bœufs (voy. ce mot). On appelle vulgairement *Vache-Biche* l'Antilope bubale, *Vache blanche* l'Antilope des Indes ou *Antilope cervicapra*, *Vache bleue* l'Antilope nylgau ou nilgaut (voy. le mot GAZELLE), *Vache grognante* ou *Vache de Tartarie* l'Yak (voy. ce mot), *Vache marine* le Morse ou le Dugong (voy. ces mots) ou même certains Poissons.   E. OUSTALET.

VACHELLIA. Wight et Arnott (*Prodr.*, I, 272) ont établi sous ce nom un genre de Légumineuses-Mimosées, qu'on s'accorde aujourd'hui à considérer comme une simple section du genre *Acacia* Tourn. Il avait pour type l'*A. Farnesiana* Willd. (*Mimosa Farnesiana* L., *M. scorpioides* Forsk.), arbuste de l'Inde, qui a le port, le feuillage et à peu de chose près la fleur des Acacias, mais dont le fruit, « irrégulièrement cylindrique, un peu arqué, aussi épais que large, est rempli par une pulpe desséchée qui isole les graines, disposées obliquement sur deux rangées, comme dans des logettes complètes ou incomplètes » (voy. H. Baillon, *Hist. des Plantes*, II, p. 43).

L'*A. Farnesiana* est cultivé très-fréquemment dans le midi de l'Europe et le nord de l'Afrique. Son bois sert, dans l'Inde, à faire des essieux, des roues de voitures et des chevilles pour les tentes. On prépare avec ses fleurs très-odorantes, dites *fleurs de cassie*, une essence à odeur suave, douée de propriétés stimulantes.   ED. LEF.

VACIET. *Voy.* VACCIET.

VACQUEIRAS (EAU MINÉRALE DE). *Voy.* MONTMIRAIL-VACQUEIRAS.

VAGIN. § I. **Anatomie** et **Physiologie.** Le vagin est un conduit musculo-membraneux qui relie l'utérus à la vulve, qui sert de canal pour l'évacuation du sang menstruel, d'organe d'accouplement, et de canal pour l'expulsion du produit de la fécondation. Sa direction est oblique d'avant en arrière et de bas en haut ; elle est presque verticale chez la femme en posture dressée, presque horizontale chez la femme couchée. Elle n'est pas rectiligne : le vagin décrit une légère courbure à concavité antérieure, la paroi postérieure étant en conséquence un peu plus longue que l'antérieure. D'ailleurs la direction du vagin varie toujours un peu à l'état normal selon les variations de réplétion de la vessie et du rectum, entre lesquels il est situé. Sa longueur est, nous l'avons dit, plus grande pour la paroi postérieure que pour l'antérieure : la différence serait de 2/5 d'après Mme Boivin. Les chiffres donnés par les auteurs pour la longueur du vagin varient : Dubois, 10 à 12 centimètres ; Velpeau, 6 à 7 ; Richet, 8 à 10 ; Legendre, 52 millimètres à 9 centimètres 1/2 ; Tillaux, 7 à 8, parfois 8 et 10 ; Cruveilhier, 9 à 11. Pour Sappey, la longueur moyenne de la paroi antérieure est de 8 à 9 centimètres ; celle de la paroi postérieure de 9 à 10. On voit que Sappey n'admet pas entre les deux parois une différence de longueur aussi considérable que celle qu'admet Mme Boivin. Au point de vue pratique, pour le toucher vaginal, cette différence serait compensée, d'après Sappey, par une différence inverse dans les dimensions de la vulve, qui rétablirait une certaine égalité entre la longueur des deux parois, longueur égale en moyenne à 9 ou 10 centimètres.

L'épaisseur des parois vaginales varie entre 3 et 4 millimètres en moyenne ; d'ailleurs, elle n'est pas la même dans tous les points.

Le calibre du vagin présente des différences individuelles considérables, selon que la femme est vierge ou non, qu'elle a peu ou beaucoup usé du coït, que les grossesses ont été rares ou fréquentes, selon les races (le vagin serait plus long et plus large chez les négresses que chez les blanches, d'après Chomel et Cazeaux), etc. En outre, le calibre varie dans un même vagin selon la région considérée : à l'orifice inférieur, qui correspond au bulbe et à l'anneau vulvaire, le vagin est plus étroit que dans le reste de son étendue, ce qui lui donne une forme plutôt conique que cylindrique, car la largeur maxima se trouve à l'extrémité supérieure, utérine. Le conduit vaginal est essentiellement dilatable, puisque, de virtuelle qu'elle est à l'état normal, sa cavité peut s'amplifier au point de donner passage à l'enfant durant l'accouchement : du reste, tout praticien sait combien il est parfois nécessaire d'employer des quantités considérables de charpie, pour opérer le tamponnement de cet organe. Cette dilatabilité considérable du vagin, comparable d'ailleurs à celle de l'utérus, s'explique par l'extensibilité de ses parois ; mais il faut noter que le premier de ces organes subit, avant la parturition, un travail identique à celui qui se passe dans l'utérus, il s'hypertrophie. La cavité du vagin est virtuelle à l'état normal, c'est-à-dire que les parois sont au contact immédiat. Comme l'a figuré Henle, une section transversale montre une fente transversale légèrement curviligne, dont chaque extrémité vient aboutir à une fente antéro-postérieure ; le tout donne la forme de la lettre H.

Les rapports du vagin sont nombreux : on peut, pour facilité la description, considérer deux faces, deux bords, deux extrémités.

La face antérieure correspond au bas-fond de la vessie, à laquelle elle adhère par un tissu cellulaire lâche ; à la partie terminale des uretères ; au canal de l'urèthre, qui s'unit à lui d'une façon très-intime, grâce à des fibres musculaires, au point que l'urèthre semble creusé dans le vagin ; enfin avec la face antérieure de la vessie. La cloison vésico-vaginale est épaisse de 3 millimètres environ, d'après Cruveilhier ; de 7 ou 8 millimètres, d'après Tillaux. Ces rapports

intimes montrent que la voie vaginale permet une exploration aisée de la vessie; ils expliquent aussi la facilité avec laquelle se produit la cystocèle vaginale, ou hernie de la vessie dans le vagin. Cette cloison est fort cohérente, et
c'est ce qui explique que les déplacements vaginaux (dus souvent à un déplacement utérin) entraînent une ectopie vésicale : la vessie suit le vagin, nécessairement, dans la mesure d'ailleurs où ses adhérences avec d'autres parties du
bassin le permettent.

La paroi postérieure du vagin répond au rectum, dont elle est séparée par la
cloison recto-vaginale, et plus bas, vers la terminaison des deux conduits, par
le périnée. Cette cloison recto-vaginale, épaisse de 3 ou 4 millimètres d'après
Cruveilhier, est en partie recouverte par le péritoine, qui vient constituer le
cul-de-sac péritonéal postérieur, en descendant de l'utérus sur le vagin, et en se
réfléchissant ensuite sur la face antérieure du rectum. La longueur de la portion du vagin ainsi recouverte n'excède pas, d'après Sappey, 12 ou 15 millimètres; au-dessous, le contact est immédiat entre le rectum et le vagin, et se
fait par un tissu cellulaire peu dense. Il faut noter cependant que, pour Tillaux,
la portion recouverte par le péritoine atteint une longueur d'environ 5 centimètres, environ le quart de la face postérieure du vagin : ce rapport a une
importance particulière. D'abord la présence du cul-de-sac péritonéal explique
la formation de diverses tumeurs rétro-utérines ; elle entrave, en outre, l'action
chirurgicale dans cette région. Notons que la cloison recto-vaginale ne représente qu'une partie de la face postérieure du vagin : en effet, la paroi vaginale
propre est plus longue que la paroi rectale, elle dépasse cette dernière de 10 ou
12 millimètres après s'en être séparée.

Les bords du vagin, ou faces latérales, sont en rapport avec les ligaments
larges, avec l'aponévrose pelvienne et avec les releveurs de l'anus, qui s'y insèrent. Ils sont recouverts en bas par les bulbes du vagin.

L'extrémité supérieure embrasse le col de l'utérus et se continue avec lui
par des fibres musculaires communes. Elle l'embrasse de telle façon que l'utérus
vient faire par son col une saillie dans la cavité vaginale. Il existe donc une
sorte de rigole vaginale circulaire, plus accusée de beaucoup chez les nullipares,
et que l'on a subdivisée en quatre cul-de-sacs : antérieur, postérieur, droit et
gauche. Le cul-de-sac postérieur est plus profond que l'antérieur. Leur exploration est chose parfois difficile, mais indispensable en clinique.

L'extrémité inférieure commence au niveau de l'insertion de l'hymen ou de
ses débris, les caroncules myrtiformes : c'est l'anneau vulvaire, qui présente
différents points à considérer. L'orifice de l'extrémité inférieure représente la
partie la plus étroite du vagin, le sommet du cône (tronqué) vaginal. Cette
extrémité présente à considérer un organe spongieux, le bulbe du vagin, et un
muscle, le constricteur du vagin. Le bulbe du vagin, analogue au bulbe de
l'urèthre chez l'homme, n'est pas un organe unique comme chez l'homme : il
consiste en deux renflements piriformes, à grosse extrémité située en arrière,
à petites extrémités convergentes, réunies au-dessous du clitoris. Ils forment un
bourrelet qui enserre le pénis lors du coït. Les dimensions moyennes de chaque
bulbe en état d'érection sont : 35 millimètres de longueur, 15 millimètres de
largeur, 10 à 12 millimètres d'épaisseur. Par leur face inférieure ils reposent
sur le pourtour de l'orifice vaginal; par la face supérieure ils répondent au
constricteur de la vulve. Le bord antérieur renferme de nombreuses veines
communiquant avec celles des petites lèvres. On peut les considérer comme

représentant les deux moitiés du bulbe musculaire écartées et disjointes. Leur
structure est celle des corps caverneux et spongieux : c'est du tissu érectile.
Le constricteur du vagin, qui embrasse tout le pourtour de l'orifice vaginal,
se continue avec le sphincter externe de l'anus : les deux muscles forment
un 8 de chiffre et leurs contractions sont solidaires. Les accouchements diminuent la tonicité du constricteur. Ce muscle peut être atteint de contracture
douloureuse.

La surface interne du vagin est remarquable par ses saillies, qui sont d'autant
plus nombreuses et importantes que l'on considère une région plus voisine de
la vulve. Ces saillies consistent en tubercules aplatis et de forme ronde et en
crêtes transversales superposées, rappelant un peu les aspérités de la voûte
palatine. Sur l'une et l'autre parois, ces saillies transversales s'épaississent vers
le milieu de leur longueur, et il en résulte la formation de deux sortes de
colonnes rugueuses, constituées par la superposition, selon une même direction,
des portions médianes, épaissies, des crêtes transversales. Ce sont les colonnes
du vagin. Celle de la paroi antérieure est plus prononcée que la colonne de la
paroi postérieure. Toutes deux sont fort nettes dans la portion inférieure du
vagin ; au-dessus de la partie moyenne elles disparaissent, c'est-à-dire que
l'épaississement médian des crêtes transversales ne se présente plus. Du reste,
ces crêtes sont moins importantes dans la partie supérieure du vagin. La
colonne antérieure commence près du méat urinaire par un gros tubercule :
elle est souvent divisée, plus ou moins complétement, en deux portions latérales.
Parfois les deux colonnes, au lieu d'être médianes, sont reportées l'une d'un côté,
l'autre de l'autre, de façon qu'elles se juxtaposent par leur côté, au lieu de se
toucher par leur surface libre (Cruveilhier). Elles sont de structure spongieuse
et servent à l'accouplement en favorisant les frottements. Il en est de même
pour les parties latérales des rides transversales, et pour les papilles qui les
surmontent ou les séparent.

La structure du vagin est assez simple. Ses parois sont constituées par
une tunique externe cellulo-fibreuse, une tunique interne muqueuse et une
tunique musculaire interposée aux deux précédentes. La tunique externe,
mince, est composée de fibres conjonctives et élastiques. La tunique musculaire,
la plus épaisse, car elle constitue les deux tiers de l'épaisseur totale, est formée
de fibres lisses unies par du tissu conjonctif ; les fibres superficielles sont principalement longitudinales, les autres sont disposées d'une façon irrégulière,
entre-croisées en plexus. La tunique muqueuse, épaisse de 1 millimètre ou 1 millimètre et 1/2, est gris cendré ou rosé, très-adhérente à la couche musculaire,
très-plissée, puisque c'est à ses dépens que sont formées les colonnes du vagin.
Huschke, von Preuschen et Holstein, y ont décrit des glandes et des follicules
que Sappey, Cadiat, Robin, Ruge, etc., n'ont jamais aperçues, non plus que
beaucoup d'autres anatomistes. On ne voit pas d'où vient le mucus vaginal.
Courty admet une sorte d'exhalation ou de perspiration, avec ou sans desquamation épithéliale. L'épithélium vaginal est pavimenteux, stratifié ; Ercolani,
puis Piani et Bassi, ont démontré qu'il peut se produire de l'atrésie par adhérence
entre l'épithélium des deux faces vaginales. La sécrétion vaginale est acide,
mais Moriggia pense que l'on a à tort exagéré l'importance de ce fait pour
expliquer certains cas de stérilité.

Les artères du vagin naissent des hypogastriques ; cet organe est encore irrigué par des rameaux des utérines, vésicales inférieures et honteuses internes.

Elles se terminent dans la muqueuse principalement. Les veines se jettent dans le plexus veineux qui passe sur les parties latérales du vagin. Les lymphatiques vont aux ganglions latéraux du bassin, les nerfs enfin viennent des plexus hypogastriques.

Au point de vue physiologique, le vagin est l'organe de l'accouplement. Le constricteur, les colonnes, le bulbe, les rides et les papilles, concourent toutes à faciliter l'accouplement et à le rendre plus voluptueux. C'est encore un canal pour l'évacuation des menstrues et du fœtus. Jastreboff a montré, sur le lapin, que le vagin est constamment animé de contractions, spontanées et rhythmiques, de haut en bas. La contraction n'est pas péristaltique, continue d'un bout à l'autre; elle se fait par segments, et ceux-ci varient de 3 à 9. Son intensité augmente avec l'âge, et surtout avec le développement sexuel; avec la température (de 37 à 39 ou 40 degrés centigrades). Elle persiste après destruction de la moelle et section de tous les filets sympathiques : les portions isolées du vagin se contractent, également, ce qui donne à croire que cet organe renferme dans son épaisseur des centres nerveux. Le centre médullaire d'excitation des contractions vaginales serait situé dans la moelle lombaire; le centre modérateur dans la moelle allongée. Swiecicki a étudié l'action de divers poisons sur la contraction vaginale. La pipéridine (à 1 pour 100), la conine, l'éther, augmentent le nombre, l'énergie et parfois la durée des contractions; le citrate d'ergotine ne fait rien ; l'acide sclérotinique agit avec force en stimulant les contractions.

Pour en finir avec le vagin, il nous faut dire quelques mots de l'hymen, membrane qui obture l'orifice de cet organe chez la femme vierge. La forme de cette membrane varie beaucoup; on rencontre toutes les conformations depuis l'hymen complet, obturant entièrement l'orifice vaginal, jusqu'à l'hymen rudimentaire, représenté par un petit croissant, un lambeau insignifiant. Les auteurs ont décrit et figuré un nombre incalculable de formes d'hymen normal. Sappey les ramène à trois catégories : dans la forme semi-lunaire, l'hymen représente un croissant inséré par son bord convexe sur une partie plus ou moins considérable du bord de l'orifice vaginal; dans la forme annulaire, il représente un anneau inséré sur tout le bord de cet orifice : il rétrécit uniformément ce dernier ; dans la dernière catégorie Sappey classe l'hymen qui obture entièrement l'orifice vaginal, c'est là un vice de conformation auquel le chirurgien doit remédier. L'hymen disparaît plus ou moins chez la femme qui a pratiqué le coït et il est représenté par des lambeaux rétractés qu'on appelle les caroncules myrtiformes. Il est constitué par des fibres conjonctives et musculaires, quelques vaisseaux et filets nerveux. Pour Sappey et Kölliker, c'est un repli de la muqueuse vaginale; pour Courty et Tardieu, c'est le résultat de l'adossement des muqueuses vulvaire et vaginale. Pour Budin, c'est « l'extrémité antérieure du vagin faisant saillie sur la muqueuse vulvaire, entre les petites lèvres. » L'absence ou la déchirure de l'hymen a été considérée comme un signe de non-virginité. Cela est le plus souvent exact, en dehors du cas de traumatisme ou d'intervention opératoire, bien entendu, mais il ne faut pas oublier que l'hymen peut être rudimentaire, et son absence peut constituer un signe absolument incertain. Par contre, il peut y avoir rapprochements sexuels, fécondation, grossesse, voire même accouchement, sans déchirure de l'hymen : la présence de l'hymen n'est donc pas un signe certain de virginité. Budin déclare cependant que les exemples d'accouchement sans déchirure de l'hymen ne se rencontrent que dans des cas d'accouchement d'enfant mort.   H. DE VARIGNY.

§ II. **Développement.** *Voy.* UTÉRUS.

§ III. **Pathologie.** Au point de vue pathologique, le vagin, organe creux à parois minces, intermédiaire entre la vulve et l'utérus, l'urèthre, la vessie et le rectum, en rapport avec le cul-de-sac recto-utérin, présente des affections qui sont rarement limitées à sa cavité, de même que celles des organes voisins retentissent très-souvent sur lui.

Comme tous les organes creux, il est susceptible de rétrécissement pouvant aller jusqu'à l'oblitération complète, et d'obstruction par corps étrangers ; sa paroi musculaire peut être atteinte de contracture ou de relâchement, et comme toutes les régions du corps il est sujet à des vices de conformation, à des plaies, des inflammations, des ulcérations, des tumeurs. Ajoutons que ses rapports avec la vulve, le méat urinaire et l'anus, que les replis nombreux de sa muqueuse, en font un milieu favorable au séjour et au développement de microbes divers, qui ne sont pas sans jouer un certain rôle dans les inflammations primitives ou secondaires du vagin. Toutes ces affections peuvent déterminer encore la destruction d'une partie de la paroi et donner lieu à des communications fistuleuses le plus souvent persistantes entre le vagin et les cavités contiguës : vessie, péritoine et intestin.

Il en résulte que les affections du vagin sont très-nombreuses et diverses, et qu'on peut les ranger dans la classification suivante :

AFFECTIONS PAR..	1° *Vices de conformation.*		
	2° *Atrésie, stricture, obstruction.*	Complètes .	Congénitales et accidentelles.
		Incomplètes	Permanente, cloisons, brides.
		Passagères	corps étrangers, vaginisme.
	3° *Relâchement.*	Érytrocèle. Cystocèle, uréthrocèle. Rectocèle. Entérocèle.	
	4° *Plaies.*		
	5° *Inflammations* (vaginites).		
	6° *Ulcérations.*		
	7° *Tumeurs.*		
	8° *Fistules.*		

Vices de conformation. Ils consistent dans l'absence du vagin, son imperforation, son rétrécissement, son cloisonnement, l'ouverture anormale de sa cavité ou des cavités voisines.

L'absence du vagin est complète ou incomplète. Dans le premier cas, il n'y a aucun canal entre la vulve et l'utérus ; le vagin est représenté par un cordon fibreux ; les deux feuillets du blastoderme qui par leur enfoncement, leur rencontre et la résorption de leur point de contact, devaient former le vagin, sont restés en place, et les parties voisines se sont simplement réunies ; il n'existe entre la paroi postérieure de l'urèthre et de la vessie, la paroi antérieure du rectum et les fosses ischio-rectales, qu'un cordon fibreux. Dans le second cas, l'une des deux membranes blastodermiques a suivi son évolution normale, mais n'a abouti qu'à former un cul-de-sac limité par l'autre membrane, dont la résorption n'a pas eu lieu : il y a alors une ébauche de vagin, consistant dans un cul-de-sac occupant soit la partie inférieure du vagin normal, soit sa partie supérieure suivant que l'arrêt de développement a porté sur l'une ou sur l'autre des membranes ; dans le premier cas, le vagin est séparé de l'utérus par une couche plus ou moins épaisse de parties molles ; dans le second, cette couche siége entre la vulve et la partie restée libre au-dessous de l'utérus (*voy.* la thèse de Goy, Paris, 1880).

Cette anomalie se complique souvent de l'absence de l'utérus; dans d'autres cas où l'utérus existe, cet organe conserve sa situation normale; dans d'autres, enfin, il est plus ou moins rapproché de la vulve, et même alors le vagin peut ne plus exister du tout.

L'*imperforation du vagin*, ou persistance de la membrane hymen, constitue à proprement parler une des variétés du cloisonnement transversal, qui siége alors à la partie inférieure du vagin.

J. V. Delaunay a donné dans sa thèse de doctorat, en 1877, une bonne description du cloisonnement transversal du vagin d'origine congénitale, ainsi qu'une bibliographie très-étendue.

La cloison se trouve le plus souvent à la partie moyenne ou un peu au-dessus, à l'union du tiers moyen avec le tiers supérieur, d'après Scanzoni, rarement elle est plus rapprochée soit de la vulve, soit du col utérin.

En général il n'y a qu'une cloison ; dans quelques cas on en a trouvé 2, 3 et même 4, les unes au-dessus des autres, la première représentant en général l'hymen. Fristo fut obligé d'en inciser 4 pour terminer un accouchement; Nélaton en a observé 3. Leur épaisseur est de 1 à 5 ou 6 millimètres et plus.

La cloison est tantôt complète, tantôt incomplète; les unes et les autres sont placées de champ dans le canal vaginal; les dernières sont percées d'un ou de deux orifices dont le siége et l'étendue sont variables; on n'a que des renseigne ments très-incomplets sur leur structure. Les plus minces sont formées par l'adossement de deux muqueuses séparées par un peu de tissu cellulaire, ou par des fibres musculaires lisses ou des fibres élastiques quand l'épaisseur est un peu considérable (Scanzoni).

En cas de cloison incomplète, la partie supérieure du vagin conserve ses caractères normaux, mais, si la cloison est complète, la rétention des règles amène la dilatation de cette partie; en cas d'orifice étroit on a vu survenir une inflammation plus ou moins vive qui en a amené la fermeture, puis la rétention des liquides, leur refoulement dans l'utérus et les trompes, et enfin des phénomènes graves du côté de l'utérus et du petit bassin.

Ces cloisons auraient pour origine les vestiges des tissus qui forment les trois parties du vagin chez l'embryon, canaux de Müller pour la partie supérieure, feuillet externe du blastoderme pour la partie inférieure et partie intermédiaire; normalement les membranes qui limitent ces parties se résorbent et ne laissent qu'une cavité unique, mais ces membranes peuvent subsister en totalité ou en partie et donner lieu aux diverses variétés du cloisonnement transversal.

Dans certains cas où l'on trouve sur la cloison deux orifices symétriques de chaque côté de la ligne médiane (Trélat, Chantreuil), on a admis avec raison qu'ils représentaient les vestiges des conduits de Müller.

Quant à la pathogénie de la persistance de ces cloisons, elle est aussi obscure que celle des autres arrêts de développement. Signalons seulement l'opinion rappelée récemment par Gilson à propos d'un cas de cloisonnement transversal du vagin observé chez une imbécile, et d'après laquelle il y aurait une relation de cause à effet assez intime entre les anomalies des organes génitaux et la faiblesse intellectuelle (l'*Encéphale*, t. V, p. 41, 1885).

Le cloisonnement longitudinal peut se faire de deux manières : la cloison va tantôt de la face antérieure à la face postérieure du vagin, tantôt d'une face latérale à l'autre; la première variété est la plus commune, la seconde est très-rare. Dans les deux variétés, le vagin est double. La première coïncide généralement avec une anomalie de l'utérus, qui est double ou bicorne. On a observé aussi des cas dans lesquels la cloison n'occupe qu'une partie de la hauteur du vagin, soit la moitié supérieure, soit l'inférieure; la cloison supérieure coïncide le plus souvent avec un utérus double et l'inférieure avec un utérus simple.

Le *rétrécissement congénital* du vagin peut occuper également tout ou une partie seulement de la longueur de ce canal. Méry a rapporté un exemple curieux de la première variété chez une femme adulte et mariée : le vagin admettait à peine un stylet de trousse, qui même n'arrivait pas jusqu'à l'utérus; néanmoins les règles s'écoulaient, quoique difficilement, la conception eut lieu, sans intromission, et l'accouchement se fit sans obstacle par suite d'une dilatation progressive et spontanée du vagin dans les derniers mois de la grossesse (*OEuvres complètes*, édit. de 1887, p. 514).

Un exemple de la seconde variété a été rapporté par F. Barnes. Le vagin était représenté par un cul-de-sac d'environ 35 millimètres de profondeur, au fond duquel était un orifice comme un trou d'aiguille, suivi d'un canal aussi étroit aboutissant à l'utérus. La femme devint enceinte et pour l'accoucher on l'anesthésia, on élargit le canal avec un dilatateur, et on l'incisa de chaque côté; on acheva la dilatation en déchirant les tissus avec les doigts, et on termina l'accouchement par le forceps (*Trans. of obst. Soc.* London, 1883, p. 99).

Très-rarement le vagin se termine ailleurs que dans la vulve. Il s'ouvre alors soit dans le rectum, soit dans la vessie, et alors on ne s'en aperçoit qu'au moment de la menstruation, soit au-dessus du pubis. On cite des cas dans lesquels l'ouverture du vagin dans le rectum n'a pas empêché la fécondation (Rossi).

L'ouverture des cavités voisines dans le vagin rentre plutôt dans les anomalies vulvaires; la partie antérieure de la cloison intermédiaire venant à manquer, l'urèthre, la vessie et le rectum s'ouvrent ainsi tantôt dans le vagin, tantôt à la vulve, suivant l'étendue de la partie manquante. Il en résulte toujours une diminution de la largeur du périnée (*voy.* VULVE) et parfois des variétés plus ou moins bizarres de l'hermaphrodisme chez la femme.

La plupart de ces anomalies, sauf celles qui s'accompagnent d'incontinence d'urine ou de matières fécales, ne sont reconnues qu'à l'époque de la puberté, alors qu'elles mettent obstacle aux fonctions de l'utérus ou du vagin. Nous n'en étudierons donc les symptômes, le diagnostic, le pronostic et le traitement, qu'après avoir décrit les autres oblitérations du vagin, d'origine accidentelle.

Oblitérations et strictures vaginales accidentelles. Ces affections sont consécutives à des inflammations, des blessures, la gangrène inflammatoire qui survient dans les accouchements laborieux avec destruction partielle de la cloison vésico- ou recto-vaginale, à la suite du contact prolongé de la muqueuse avec l'urine ou les matières fécales; on les a notées à la suite d'ulcérations, dans quelques cas d'avortement, de cautérisations trop profondes ou trop prolongées faites dans un but thérapeutique, etc.

Elles consistent dans des brides formant des cloisons incomplètes allant d'une paroi à l'autre, réunissant le col de l'utérus à une des parois du vagin, détruisant les culs-de-sac et déviant le corps de l'utérus; ces brides sont plus ou moins larges et forment parfois des anneaux complets qui ont été utilisés dans certains cas où une fistule urinaire ou fécale siégeait au-dessus, pour amener l'occlusion complète du vagin à l'aide d'une opération complémentaire. A la longue, les brides cicatricielles s'indurent et vont même parfois jusqu'à l'ossification, indépendamment des cas où la présence d'un écoulement urinaire y détermine des incrustations calcaires.

Par suite de la rétraction normale du tissu cicatriciel, le vagin n'est pas seulement rétréci, il est encore raccourci; cette diminution de longueur existe aussi dans l'absence congénitale du vagin.

Des tumeurs du petit bassin peuvent aussi produire l'oblitération du vagin, comme dans un cas de Bouley où il s'agissait d'un kyste hydatique multiloculaire adhérant aux organes voisins : intestins, utérus, vagin (*Progrès méd.*, 1881, p. 775).

Symptômes, marche, etc., *des occlusions vaginales.* Ces affections ne sont souvent reconnues qu'au moment de la puberté ou après, alors qu'elles mettent obstacle aux fonctions du vagin : menstruation, coït et conception. Mais le plus souvent ce sont les phénomènes de rétention menstruelle qui attirent l'attention : pesanteur douloureuse dans le bas-ventre, revenant à peu près régulièrement tous les mois et devenant de plus en plus intenses; au bout d'un certain temps, la douleur prend à ce moment le caractère des douleurs expultrices de l'accouchement, par suite de l'irritation causée à l'utérus distendu par le sang; apparition d'une tumeur molle dans la même région, et augmentant de volume après chaque crise mensuelle; nausées, vomissements, puis cessation des accidents jusqu'à la prochaine époque; compression de la vessie et du rectum.

En effet, l'accumulation du sang au-dessus de l'obstacle distend peu à peu le canal vagino-utérin et même les trompes; il peut alors en pénétrer une certaine quantité dans l'abdomen, et en pareil cas on voit survenir les phénomènes de l'hématocèle péri-utérine ou pelvienne. La dilatation de l'utérus par le sang donne lieu à une tumeur qui se développe peu à peu au-dessus de l'hypogastre, s'élève plus ou moins au-dessus du pubis, et a fait croire dans certains cas à l'existence d'une grossesse (Gillette).

Lorsque les accidents se prolongent, la santé générale s'altère; il survient de la perte d'appétit, de l'amaigrissement, la chloro-anémie, des phénomènes nerveux, hystériformes ou épileptiformes, des hémorrhagies supplémentaires des règles, etc. Dans un cas de Latimer, il existait des phénomènes d'épilepsie qui disparurent momentanément après l'opération (*Brit. Med. Journ.*, 1884, vol. I, p. 1254). Dans un autre de Grollemund sont signalés des accidents cérébraux et pulmonaires (*Rév. méd. de l'Est*, 1884, p. 392).

L'obstacle au coït n'est pas toujours absolu, surtout lorsque la lésion, congénitale ou cicatricielle, siége à une distance variable de la vulve; les tentatives de rapprochement sexuel distendent et refoulent souvent le cul-de-sac préexistant; dans certains cas même le coït pratiqué dans l'urèthre n'a éveillé de soupçon que par suite de la stérilité prolongée.

Les commémoratifs, en renseignant le chirurgien sur l'absence de toute affection antérieure du vagin, ou sur l'existence d'une inflammation antérieure, suite ou indépendante d'un accouchement, lui apprendront qu'il s'agit d'une occlusion vaginale congénitale ou accidentelle.

L'examen direct fournit les renseignements suivants à la vue. Lorsqu'il s'agit d'une imperforation de l'hymen, ou lorsque l'occlusion siége près de la vulve et ne consiste que dans une cloison membraneuse, la membrane est comme bombée, distendue par le liquide qui tend à la refouler au dehors; si l'occlusion siége dans la profondeur du vagin, ou si le vagin n'existe pas soit en totalité, soit dans sa partie inférieure, on ne peut être renseigné que par l'absence de l'orifice.

L'exploration du canal vaginal par le doigt, la sonde et le spéculum, est la plus utile, lorsque l'obstacle siége à une certaine distance de l'hymen.

Le toucher vaginal présente des inconvénients chez la jeune fille vierge, mais, lorsqu'il s'agit d'une lésion située à une certaine distance de la vulve empêchant l'issue complète des règles et nécessitant par conséquent une opération chirurgicale, la rupture ou la dilatation de l'hymen est tout à fait secondaire. L'exploration avec la sonde pourrait remplacer le toucher, mais ne pourrait que renseigner sur la distance à laquelle siége l'obstacle; le toucher donne de plus la sensation de résistance, qui indique que l'obstacle est constitué par une simple membrane ou une couche plus ou moins épaisse de parties molles, en cas d'oblitération partielle du vagin. Chez la femme, les mêmes scrupules n'existent pas et le toucher vaginal pourra renseigner sur la situation et la résistance de l'obstacle, sur le nombre, la disposition et l'étendue des brides cicatricielles en cas de lésion de nature inflammatoire, etc.

La palpation de l'abdomen indique la présence d'une tumeur solide, globuleuse, si le sang est encore renfermé dans l'utérus distendu, ou liquide, non limitée dans sa partie inférieure, et remontant à une distance variable au-dessus du pubis, si le sang a pénétré dans l'abdomen. Combinée avec le toucher vaginal, la palpation de la partie inférieure de l'abdomen donne une sensation de fluctuation et la notion que la tumeur liquide siége entre l'obstacle vaginal et la cavité du petit bassin. Romano a cité un cas dans lequel l'hématomètre simulait une tumeur rétro-péritonéale (*Giorn. intern. di sc. med.*, 1885, t. VII, p. 29).

L'absence du vagin peut coïncider avec celle de l'utérus, et alors, le *molimen hæmorrhagicum* caténial n'existant pas, l'attention n'est attirée que plus tard, lorsque les rapports sexuels ne peuvent s'accomplir.

La recherche de la présence ou de l'absence de l'utérus se fait au moyen du toucher rectal combiné au cathétérisme vésical. Cette exploration indique d'abord l'épaisseur de la cloison recto-vésicale, d'après la distance qui sépare le doigt de la sonde, et on sait de plus, si cette cloison est dédoublée, dans quelle étendue, et s'il existe entre les deux cloisons une certaine quantité de sang. En portant l'examen plus profondément, l'existence ou l'absence, entre le doigt et la sonde, d'une tumeur globuleuse, piriforme, rappelant plus ou moins l'utérus normal, ou distendu, dira si cet organe existe ou non.

Dans l'imperforation de l'hymen, la pression exercée de dedans en dehors par le sang retenu et peut-être aussi par les contractions utérines a pu quelquefois produire la rupture spontanée de l'obstacle; mais cette terminaison est rare (Puech, *Gaz. obst.*, 1878, t. VII, p. 521).

Le pronostic de l'occlusion vaginale n'est grave que lorsqu'il y a rétention des règles. Le reflux du sang par les trompes dans le péritoine peut déterminer des accidents qui obligent le chirurgien à intervenir. Il en est de même en cas d'altération de la santé générale par troubles dyspeptiques ou nerveux.

Les indications de l'intervention chirurgicale varient suivant l'absence ou la présence de l'utérus, l'absence ou la présence d'un cul-de-sac vaginal. En règle générale, il faut attendre l'époque de la puberté, comme le recommandait Boyer; on peut cependant, quand il s'agit d'une simple cloison, en exciser une partie dès la naissance.

En cas de rétention des règles accompagnée d'accidents plus ou moins graves, il faut de toute nécessité la faire cesser par la destruction de l'obstacle, quelle que soit son épaisseur. Lorsqu'il n'y a pas d'utérus, et partant pas d'organes génitaux internes ni de rétention menstruelle, l'intervention n'est presque jamais réclamée, s'il existe un cul-de-sac vaginal assez profond pour permettre le coït; dans le cas contraire, l'opération ne devient nécessaire qu'après le mariage.

Lorsqu'il n'existe que des accidents légers, on pourrait croire que la difformité vaginale s'accompagne d'absence de l'utérus, mais, si l'examen révèle la présence de cet organe et que les malades désirent des enfants, l'intervention est encore nécessaire.

L'opération varie suivant que l'obstacle est constitué par une simple membrane ou qu'il s'agit d'une absence presque complète ou totale du vagin, que celle-ci soit congénitale ou cicatricielle.

Il est indiqué de ne pratiquer l'opération qu'en dehors de l'époque menstruelle.

Lorsqu'il n'existe qu'une simple membrane, on en fera la ponction sur la ligne médiane soit à l'aide d'un gros trocart, soit à l'aide d'un bistouri ou du thermocautère. Lorsqu'il existe plusieurs cloisons transversales superposées, ces cloisons seront ouvertes de même. Pour éviter la réunion des bords de l'orifice ainsi produit, on a conseillé de les exciser ou d'interposer entre eux un corps étranger. L'excision simple peut avoir des inconvénients, parce qu'après l'issue du sang retenu l'introduction de l'air peut déterminer des accidents inflammatoires graves. Il est préférable de faire une simple ponction et d'introduire ensuite dans l'orifice une sonde en caoutchouc rouge, qu'on maintiendra à demeure, et qui servira à la fois à permettre l'écoulement du sang retenu et à faire des lavages antiseptiques dans la cavité sanguine. Pour plus de précaution, on a conseillé de munir l'extrémité libre de la sonde d'un condom en baudruche dont les parois mouillées viennent en contact et forment soupape; l'air ne peut ainsi pénétrer dans le foyer (Verneuil). Pendant les premiers jours qui suivent l'opération, et tant qu'il s'écoule par l'orifice une quantité notable de liquide sanglant ou purulent, il est bon de placer sur la vulve des compresses de tarlatane imbibées d'un liquide antiseptique et recouvertes d'une feuille d'ouate, puis de taffetas gommé; on renouvelle ce pansement après les mictions et les garde-robes.

En cas de cloison plus épaisse, résultant de l'accolement ou de la soudure des parois du vagin dans une étendue assez grande, on a recours à d'autres opérations. S'il existe un accolement partiel, avec cul-de-sac vaginal au-dessous ou au-dessus de la cloison, on fait une incision sur la ligne médiane, puis on divise les tissus couche par couche, soit avec le bistouri, soit avec le doigt, en ayant soin de se guider par l'exploration rectale ou vésicale pour ne pas perforer leur paroi; lorsqu'on sent la fluctuation indiquant qu'on est près de la poche sanguine, on peut terminer l'opération par la ponction suivie du placement de la sonde à demeure comme dans le cas précédent.

Lorsque l'absence de vagin est complète, on peut créer un vagin artificiel en séparant les tissus, comme dans le cas précédent, à l'aide d'incisions ou de décollements successifs avec le doigt, en procédant couche par couche, et en explorant souvent les parties pour ne pas pénétrer dans les cavités voisines. Amussat employait le refoulement avec dilatation successive de l'orifice créé, au moyen de l'éponge préparée; il put ainsi arriver peu à peu jusqu'à la cavité sanguine, mais ce moyen est long et douloureux. D'autres chirurgiens emploient le bistouri seul, ou le thermocautère, et terminent l'opération en une seule séance.

Les rétrécissements cicatriciels qui occupent une assez grande étendue du vagin, surtout la moitié supérieure, opposent une grande difficulté à l'opération quand on veut détruire les brides petit à petit en se guidant par la vue, à cause de la presque impossibilité d'éclairer le vagin dans la manœuvre des instruments, des éponges, etc. Aussi M. Guéniot recommande-t-il de prendre comme guide l'index de la main gauche, de déprimer avec lui le cul-de-sac, à droite, à gauche, en avant, en arrière, et de sectionner ainsi les brides au fur et à mesure que le doigt les fait saillir (*Arch. de tocol.*, 1886, p. 193).

M. Le Fort a employé dans un cas avec succès l'électrolyse : après avoir ouvert la voie par une incision superficielle au-dessous du méat urinaire, il appliqua dans la plaie le pôle négatif, en forme de cône, d'une pile de Morin formée par 5 ou 6 éléments au sulfate de cuivre, et peu à peu les tissus se détruisirent à la fois par action chimique et par compression. La cure exigea près de trois semaines, pendant lesquelles le courant continu fonctionna, mais irrégulièrement (*Bull. acad. de méd.*, 1876, p. 739).

A. Richard employait des cautérisations successives avec la pâte de Canquoin, suivies entre chaque application du taraudage avec le doigt (Gillette).

Ces procédés présentent toujours un certain danger, entre autres celui de perforer la paroi antérieure ou postérieure de ce vagin artificiel. Hutchins a rapporté un cas de fistule vésico-vaginale produite de cette manière et qui guérit après une opération autoplastique. De Haen a cité un cas de mort consécutif à la perforation du bas-fond de la vessie.

Les accidents les plus à craindre sont ceux qui résultent de l'inflammation du foyer sanguin, et dont nous avons déjà parlé; l'inflammation peut se propager non-seulement au péritoine, mais aux espaces celluleux du bassin, et déterminer des cellulites septiques très-graves, surtout quand on a ouvert la voie avec le doigt ou les instruments mousses, par décollements successifs. Aussi les précautions antiseptiques doivent-elles être minutieuses. Emmet, qui a rapporté 22 cas de succès, quoique dans quelques-uns il y eût eu des phénomènes de cellulite, attribue ces heureux résultats au lavage de l'utérus et à l'emploi de dilatateurs de verre, qui permettent d'obtenir une antisepsie rigoureuse.

D'autres chirurgiens ont encore proposé de faire, après l'incision de l'hymen ou la création d'un vagin artificiel, le lavage de la poche sanguine, vagin et utérus (Mossman, *Amer. Journ. of Obst.*, 1881, vol. XV, p. 564), mais le liquide de l'injection peut refluer dans le péritoine par les trompes distendues et causer des accidents graves. Ces accidents sont encore plus à craindre, si, en cas de tumeur sanguine abdominale communiquant avec l'utérus et le vagin, on pousse la hardiesse jusqu'à pratiquer le cathétérisme de la trompe de Fallope pour faciliter l'écoulement du sang, comme Rope l'a fait avec succès (*Brit. Med. Journ.*, 1884, vol. II, p. 519) : aussi croyons-nous qu'il vaut mieux renoncer à ce luxe de précautions et se contenter de l'antisepsie vaginale, prolongée jusqu'à la cessation de l'écoulement sanguin, ou la cicatrisation des parois du vagin de nouvelle formation.

La voie une fois créée, il faut la maintenir, ce qui n'est pas toujours facile : en effet, dans le nouveau canal, situé au milieu de parties molles, la rétraction cicatricielle n'est combattue par aucune adhérence de voisinage; le seul obstacle qu'on puisse lui opposer est la dilatation, et, comme la rétraction peut s'effectuer pendant des années avant que le tissu cicatriciel ait perdu toute sa rétractilité, il faut continuer la dilatation presque indéfiniment. Aussi ne comprend-on guère la création d'un vagin artificiel chez les jeunes enfants et encore moins chez les nouveau-nées, comme le recommandait Velpeau et comme certains chirurgiens ont cru devoir le pratiquer encore dans ces derniers temps. Lorsque le canal a été creusé pour raison de mariage et de fécondation, la dilatation se fait tout naturellement; l'accouchement a même été possible sans déchirures étendues, mais, malgré cette dilatation excessive, la tendance à la rétraction s'est manifestée de nouveau après l'accouchement.

La dilatation par le coït a un inconvénient sur lequel a insisté Guéniot, c'est que la partie supérieure du vagin se rétrécit, tandis que la partie inférieure reste dilatée et qu'il se forme un cul-de-sac à une distance variable de la vulve. Cela arrive surtout lorsque le rétrécissement siége primitivement dans la moitié supérieure du vagin.

Lorsqu'on n'ouvre la voie que pour donner issue au sang menstruel, il faut employer des dilatateurs de divers modèles, en particulier en verre ou en ivoire, de volume de plus en plus gros, et en répéter fréquemment l'application.

Nous citerons pour mémoire l'opération qui a été faite dans un but purement palliatif, pour évacuer les règles, et qui consiste à ponctionner la poche sanguine par le rectum. Scanzoni, effrayé par les dangers de la création d'un vagin artificiel, a proposé la ponction rectale comme opération de choix; dans deux cas rapportés par Le Fort, l'une des malades est morte de péritonite (Ant. Dubois); l'autre n'a pas été suivie assez longtemps pour que le résultat définitif fût connu (Baker Brown).

Symptômes, marche, etc., des rétrécissements du vagin. Ces affections, comme les obstructions complètes, attirent l'attention par la gêne qu'elles apportent aux fonctions du vagin, et surtout à l'issue des règles et à l'expulsion du fœtus, car la copulation et la fécondation restent le plus souvent possibles. L'issue du sang des règles se fait difficilement lorsque le rétrécissement est étroit ou lorsque des caillots se forment au-dessus de la partie rétrécie. A la longue, l'évacuation peut se faire, mais l'accumulation momentanée du sang amène la dilatation de la partie du vagin située au-dessus de l'obstacle, la stagnation et la putréfaction des liquides, l'inflammation chronique de la paroi et la production d'écoulements sanieux, sanguinolents, purulents, très-fétides. Au moment de l'accouchement, les rétrécissements congénitaux occupant toute la longueur du canal se dilatent souvent spontanément, mais il n'en est pas de même des cloisons, quelle que soit leur origine, ni des rétrécissements cicatriciels; les cloisons peuvent être rompues par la pression de la tête du fœtus ou par le doigt de l'accoucheur, mais assez souvent elles persistent comme les rétrécissements cicatriciels, et il faut les inciser pour permettre le passage du fœtus.

Les rétrécissements du vagin nécessitent donc un traitement assez actif, soit pour faciliter l'accomplissement de ses fonctions, soit pour permettre de remédier aux lésions secondaires, ulcérations, fistules, etc., siégeant au-dessus de la partie rétrécie. Il faut donc, quand on le peut, dilater le rétrécissement jusqu'à ce que la pénétration du spéculum soit possible, ou l'inciser de manière que la dilatation puisse faire le reste. Il faut ensuite continuer la dilatation comme dans le traitement des obstructions complètes. Quant aux lésions inflammatoires ou ulcéreuses, on y remédiera au moyen de cautérisations, d'injections antiseptiques, etc.

Dans le but de s'opposer à la rétraction cicatricielle qui se fait après la section des rétrécissements du vagin, surtout de ceux qui sont accidentels, Harris, de Paterson, a proposé une opération qu'il a pratiquée dans un cas, et qui consiste à combler les incisions avec des lambeaux de muqueuse saine disséqués sur les parois du vagin et fixés en place par la suture (*Amer. Journ. of Obst.*, 1882, p. 888). Crédé a aussi, dans le but de s'opposer à la reproduction du rétrécissement vaginal, employé des lambeaux autoplastiques empruntés à la peau des régions voisines (*Arch. für Gynäk.*, 1883, t. XXIII, p. 229).

Rétrécissements par contracture musculaire. Ces rétrécissements ne sont en général que passagers et font partie du vaginisme : ce ne sont donc pas, à proprement parler, des rétrécissements, ou du moins ils ne sont pas causés par des lésions permanentes comme ceux que nous venons d'étudier. Nous ne les signalons que parce que certains auteurs les ont mentionnés comme de véritables rétrécissements : Henrichsen, par exemple, qui cite un fait de rétrécissement du vagin causé par la contracture du releveur de l'anus (*voy.* VAGINISME).

Corps étrangers. En dehors des pessaires et de certaines éponges, introduits dans un but thérapeutique, les corps étrangers du vagin présentent une extrême variété comme forme, volume, dimensions ; Poulet en a dressé la liste suivante, par ordre de fréquence : pessaires, bobines, étuis à aiguilles, bouteilles, col de bouteille, verre à bière, verre à boire, éponges, aiguille à filet en ivoire, pot de pommade, compas, gobelet d'étain, sangsue, manche de pinceau, fragments de seringue de verre ; aiguilles diverses, épingles à cheveux ; il faut y ajouter des œufs de poule, des fragments de spéculum en verre, des fils d'argent laissés après l'ablation de points de suture dans l'opération de la fistule vésico-vaginale, des pinces à demeure après l'hystérectomie vaginale et autres opérations dans le vagin, etc.

Les phénomènes auxquels donnent lieu ces corps étrangers varient suivant qu'ils sont tolérés ou intolérés. Les premiers passent le plus souvent inaperçus ; ce sont ceux qui, de moyen volume, lisses, réguliers, arrondis, n'exercent aucune irritation sur la muqueuse vaginale et n'apportent aucun obstacle aux fonctions des organes voisins ; de ce nombre sont les pessaires, qui ont été étudiés ailleurs (*voy.* PESSAIRES).

Ces corps étrangers peuvent ainsi séjourner de longues années sans provoquer le moindre trouble, ou ne déterminent que des accidents légers ou passagers, ou encore trop peu graves pour que les malades aient recours à un chirurgien. Mais de leur côté les corps étrangers subissent certaines altérations ; ils sont érodés, incrustés de dépôts calcaires et phosphatiques, déformés, sauf ceux en verre, qui restent intacts. Les corps métalliques sont le plus souvent attaqués, oxydés, amincis, etc.

Certains corps étrangers provoquent des phénomènes d'obstruction, soit du côté du vagin seul (rétention des règles), soit en même temps du côté de la vessie ou du rectum. Les phénomènes d'obstruction vaginale se manifestent surtout lorsque, les corps étrangers ayant déterminé une forte irritation de la muqueuse, celle-ci se gonfle, ainsi que le tissu cellulaire sous-jacent, entoure le corps étranger, et s'oppose ainsi plus efficacement encore à l'issue des liquides enfermés au-dessus. La rétention des matières fécales peut alterner avec de véritables débâcles, la contraction du rectum finissant par l'emporter sur l'obstacle à la défécation. Quant à la rétention d'urine, elle peut disparaître de même, mais parfois fait place à l'incontinence. Lorsque les corps étrangers ne sont pas tolérés par la muqueuse, par suite de leur volume, de leur configuration irrégulière, de leurs aspérités, etc., il survient rapidement des phénomènes inflam-

matoires, douleur, écoulement muqueux d'abord, puis muco-purulent, plus ou
moins abondant et d'odeur plus ou moins fétide ; sensation de pesanteur et de
ténesme produite par la contraction des muscles vaginaux et péri-vaginaux (releveur de l'anus, sphincters de la vessie et du rectum), tuméfaction des organes
génitaux externes, phénomènes de rétention, etc. Le doigt introduit dans le vagin
constate cette tuméfaction, en même temps que l'induration due au corps étranger ; mais l'exploration est souvent gênée par la constriction éprouvée par le
doigt et due à la contracture musculaire.

Les corps étrangers pointus ou tranchants, crayons, poinçons, fragments de
verre, perforent souvent les cloisons vésicale et rectale, et même le cul-de-sac
antérieur ou postérieur, et pénètrent dans le péritoine ; les accidents qu'ils
déterminent sont alors indiqués par les phénomènes d'incontinence urinaire ou
fécale ou de péritonite. Les cas les plus curieux sont ceux dans lesquels les
accidents ne surviennent qu'au bout d'un temps très-long : tel le cas de L. At-
lhill, où une épingle à cheveux ne fut enlevée qu'au bout de 16 ans, après avoir
déterminé une fistule vésico-vaginale (*Med. Press. and Circ.*, 1881, vol. XXXI,
p. 291).

A la longue l'irritation produite autour du corps étranger détermine des fongosités, des ulcérations, dont la rétraction cicatricielle peut amener l'oblitération
presque absolue du vagin (faits de Bérard, de Breisky, *Prager med. Woch.*,
1885, p. 77). Par suite de leur pression continue sur les cloisons voisines, des
corps étrangers d'abord tolérés peuvent au bout d'un certain temps amener la
gangrène limitée de ces cloisons, et des perforations qu'ils obturent eux-mêmes :
c'est ainsi que des corps étrangers de forme allongée ont fait saillie à la fois dans
le rectum et le vagin, dans la vessie et le vagin, et après des phénomènes d'incontinence l'incrustation de ces corps étrangers a fini par faire disparaître ces
phénomènes. On cite même un cas de Dupuytren dans lequel un pessaire d'i-
voire en bilboquet perfora les cloisons recto-vaginale et vésico-vaginale sans
produire d'incontinence d'aucune sorte.

Les cas les moins heureux sont ceux dans lesquels la perforation du péritoine
ou des espaces cellulaires voisins détermine une péritonite ou un phlegmon du
petit bassin, toujours très-graves à cause de leur proximité avec le foyer de
septicémie constitué par la suppuration vaginale. La mort est survenue plusieurs
fois dans ces conditions.

Le diagnostic des corps étrangers a donné lieu parfois à de singulières erreurs.
D'une manière générale, le diagnostic est facile à faire au moyen du toucher
vaginal et de l'examen au spéculum, aidés au besoin du toucher rectal et du
cathétérisme de la vessie ; cependant on cite des cas dans lesquels le corps
étranger, même volumineux, est resté longtemps inaperçu : tel celui de Pearse,
dans lequel une bobine de fil séjourna vingt-deux ans dans le vagin d'une
femme sans que deux maris et plusieurs médecins appelés à la soigner se soient
aperçus de sa présence (Poulet). Dans un autre cas, une sangsue entrée dans le
vagin put y rester inaperçue pendant très-longtemps, bien qu'elle eût déterminé
des hémorrhagies très-abondantes, pour lesquelles la malade fut inutilement
soignée (Guyon).

Les erreurs les plus communes ont été commises à propos d'éponges ayant
séjourné longtemps dans le vagin, où elles étaient comme perdues, entourées
de fongosités et déterminant des douleurs, un écoulement fétide sanguinolent, etc.,
qui les ont fait prendre pour des cancers ulcérés (Capuron, Richet, Horrochs).

Une femme soignée pour cancer du vagin vint consulter Cloquet, qui trouva un corps dur, incrusté : c'était un pessaire de liége oublié depuis longtemps et entouré de fongosités. Ces erreurs pourraient se rencontrer souvent dans les asiles où séjournent de vieilles femmes, si on n'était pas prévenu de leur possibilité.

Ce que nous avons dit touchant les dangers provoqués par les corps étrangers suivant leur nature, leur disposition, leur configuration, suffit pour indiquer combien le pronostic est variable.

TRAITEMENT. La première indication est de pratiquer l'extraction du corps étranger. Lorsque celui-ci est peu volumineux, sans aspérités trop grandes, qu'il ne séjourne pas depuis trop longtemps dans le vagin, l'extraction est en général facile, au moyen d'une pince à mors larges et munis de griffes, pince à polypes, etc. Au contraire, l'extraction devient difficile lorsque le corps étranger est volumineux, ou allongé, que son séjour dans le vagin date de longtemps, a provoqué des perforations de voisinage, des fongosités qui l'emprisonnent, des incrustations, etc. Il faut alors agir avec une grande prudence, employer des instruments divers pour dégager, luxer, fragmenter au besoin le corps étranger, dilater le vagin, protéger ses parois contre les aspérités, les parties tranchantes ou aiguës (verre cassé). Bompke a rapporté un fait dans lequel un calcul du volume d'un œuf de dinde s'était formé autour d'un pessaire en bois, resté en place pendant dix ans; il fallut employer le forceps pour l'enlever. Dans certains cas où le corps étranger était volumineux ou le vagin rétréci, on a dû débrider le rétrécissement et même le périnée. — D'une manière générale, il ne faut pas abandonner la partie avant d'avoir extrait en totalité le corps étranger ou ses fragments.

Le danger résultant des lésions portant sur un foyer de septicémie chronique rend indispensable l'emploi des précautions antiseptiques les plus rigoureuses avant, pendant et après une semblable opération, afin d'éviter les complications inflammatoires qui pourraient en résulter (injections répétées souvent, et même pulvérisation antiseptique continue). S'il existe des fistules, on n'y remédiera que plus tard, alors que l'inflammation produite par le corps étranger ou l'opération aura cédé. D'ailleurs les lésions peuvent pendant ce delai diminuer considérablement d'étendue par suite de l'amélioration locale, disparition des fongosités, cicatrisation des ulcères, rétraction des fistules, etc., et diminuer d'autant l'importance de l'intervention chirurgicale secondaire.

Relâchement des parois du vagin. La paroi du vagin peut être affaiblie, distendue, relâchée dans toute son épaisseur ou dans une partie seulement; la dilatation peut exister seule ou s'accompagner de prolapsus.

Dilatation. Outre celle qui accompagne les rétrécissements ou atrésies du canal vaginal, on observe une dilatation de la partie supérieure indépendante d'une lésion dans la partie inférieure du vagin. Cette affection, décrite en Allemagne par Martin, Cohnstein, etc., s'accompagne de phénomènes de vaginite chronique et d'une rétention des liquides injectés dans le vagin qui a surtout attiré l'attention sur elle; au toucher, le doigt trouve la partie sus-sphinctérienne et le cul-de-sac postérieur tellement dilatés, qu'on peut à peine sentir les parois du vagin, accolées contre celles du bassin. L'utérus est situé très-haut et la cavité du col est parfois aussi dilatée. Le liquide injecté dans le vagin peut y séjourner plusieurs heures, malgré la marche et la station debout, et ne s'écouler

que lorsque dans la journée on examine la malade au spéculum. C'est un phénomène essentiellement temporaire, qui peut ne durer que vingt-quatre heures,
mais peut se reproduire avec la plus grande facilité.

Cette affection a été attribuée par Martin, Haselberg, Fuhrmann, à une contraction active, véritable contracture, des muscles lisses contenus dans les ligaments utérins ; il en résulterait une traction en haut et en dehors de la partie
supérieure des parois vaginales. Pour Cohnstein, cette dilatation serait au contraire un phénomène passif, consécutif au relâchement des parois du vagin, au
passage brusque de l'intestin de l'état de replétion habituelle à l'état de vacuité,
à la diminution de la pression intra-abdominale, à la disparition de la graisse
dans les tissus voisins. Pfannkuch pense aussi que cette dilatation est un phénomène passif, mais pour lui les causes invoquées par Cohnstein ne sont qu'accessoires. Il est convaincu que la dilatation temporaire dépend uniquement de
l'accumulation d'un liquide dans le vagin, liquide provenant soit d'une métrorrhagie, soit d'une injection, et retenu par la coagulation du sang ou l'aggluti-
nation des poils de la vulve par le sang coagulé, ou bien encore par le tamponnement, l'étroitesse ou la contraction spasmodique de l'orifice vulvaire, la saillie
exagérée des plis de la paroi antérieure du vagin, etc.

Le traitement consiste dans des injections astringentes ou légèrement caustiques. L'amélioration coïncide souvent avec la disparition de la vaginite concomitante (*Archiv f. Gynäk.*, 1881, t. XVII, p. 504, et XVIII, p. 150).

Prolapsus. On peut observer plusieurs degrés dans cette affection, depuis la
hernie d'une portion de la muqueuse jusqu'au renversement complet de l'utérus,
entraînant avec lui les parois antérieure et postérieure (Watremez, *De l'élytrop-
tose ou chute du vagin.* Th. de doct. Paris, 1879, n° 228).

La hernie de la muqueuse vaginale seule dans une petite étendue est assez
fréquente chez les multipares, mais ne constitue pas une affection à proprement
parler ; elle ne dépasse généralement pas les petites lèvres et n'est alors que
peu ou pas gênante, mais elle peut quelquefois faire saillie en dehors des grandes
lèvres ; on a même cité des cas dans lesquels 'elle tombait entre les cuisses.

Les affections les plus communes sont celles dans lesquelles la paroi antérieure ou la paroi postérieure tout entière, c'est-à-dire la paroi vésico-vaginale
ou recto-vaginale, forment un cul-de-sac qui finit par faire hernie en dehors de
l'orifice vaginal ; la première est la cystocèle, la seconde la rectocèle. Plus
rarement la paroi recto-vaginale se dédouble dans sa partie supérieure, la cavité
de Douglas ou espace utéro-rectal s'abaisse, les anses intestinales s'y insinuent
et tendent à augmenter la profondeur de cette cavité, qui s'infléchit alors dans
le vagin, et ainsi se trouve constituée l'entérocèle vaginale.

Le mode de formation de ces prolapsus est 'facile à saisir. Toutes les parties
molles qui constituent le [plancher pelvien et les parois des cavités contiguës
étant distendues, soit par la grossesse, soit par l'accouchement, soit par des
tumeurs utérines, soit encore par la pression des organes de l'abdomen, dans des
efforts, des chutes, par la présence d'une ascite, etc., perdent peu à peu, ou brusquement, leur tonicité normale ; alors même que la cause qui produit la distension cesse d'agir, soit après l'accouchement, soit après l'ablation des tumeurs,
les tissus ne reprennent jamais cette tonicité, et la distension de la muqueuse
vaginale et des parois qu'elle revêt persiste toujours plus ou moins. Suivant la
profession de la femme, son état général, l'hygiène qu'elle suit, le relâchement
des parties peut rester stationnaire, ou s'accroître, par exemple, dans les pro-

fessions qui exigent la station debout, chez les femmes un peu grasses, à chairs molles, qui portent des corsets étroits. L'anneau vulvaire peut lutter pendant un certain temps avec avantage contre la tendance au prolapsus, mais il finit lui-même par être distendu, surtout lorsqu'il y a un abaissement de l'utérus. Dans la rectocèle et la cystocèle, l'affection peut commencer par la hernie de la muqueuse vaginale, surtout à la suite des grossesses et des accouchements multiples, la paroi vésicale ou rectale ne participe que consécutivement à la hernie; dans d'autres cas, au contraire, le prolapsus de toute la paroi se fait d'emblée, par exemple, lorsqu'il succède à une distension habituelle de la vessie ou du rectum.

Doran pense qu'il existe une disposition congénitale, héréditaire, au prolapsus du vagin. Il a en effet trouvé, dans la famille de femmes affectées de prolapsus, un certain nombre de personnes atteintes de hernies, et pense que toutes ces affections tiennent à un relâchement des parties molles du petit bassin constituant une relation entre le prolapsus vaginal et la hernie (*Trans. of the Obst. Soc. of London*, 1884, p. 88).

La cystocèle ayant fait l'objet d'un article spécial, l'hystérocèle devant être étudiée avec les maladies de l'utérus, nous ne décrirons ici que le *prolapsus vaginal simple* ou *élytrocèle*, la *rectocèle* et l'*entéro-épiplocèle vaginale*. Nous dirons enfin quelques mots d'une variété de prolapsus limitée à la partie de la paroi antérieure du vagin qui répond à l'urèthre, et qui constitue l'*uréthrocèle*.

Élytrocèle. Le prolapsus de la paroi vaginale accompagne souvent, comme nous l'avons dit, la chute de la paroi rectale ou vésicale, mais peut exister indépendamment de ces affections; il est plus commun de le trouver avec le prolapsus utérin dont il n'est tantôt que le premier terme, tantôt, au contraire, que le dernier; mais on le trouve aussi isolément.

Dans la plupart des cas, la muqueuse entraîne avec elle la couche musculeuse sous-jacente, dont le relâchement est souvent la cause première de l'affection; toutes deux sont plus ou moins mobiles sur la couche celluleuse, infiltrée après l'accouchement de sérosité ou de sang, ce qui favorise d'autant le prolapsus. Ces conditions s'accompagnent souvent d'un état subinflammatoire des tuniques herniées, et lorsque la résorption de l'épanchement est effectuée, il s'est formé dans l'intervalle des adhérences plus ou moins solides qui fixent les tuniques dans leur nouvelle situation; elles ont ainsi perdu droit de domicile, ce qui explique jusqu'à un certain point la reproduction de la hernie quand on essaie de la réduire, ou la difficulté de la contention par l'application des pessaires. A la longue, la muqueuse herniée s'irrite et s'enflamme par suite de la marche ou du contact de l'urine, le volume du prolapsus augmente d'autant par suite de son gonflement inflammatoire; ou bien il s'habitue aux contacts anormaux et se cutise; ou bien, si l'irritation est trop forte, il survient des ulcérations à sa surface; dans un cas, la stagnation de l'urine dans les replis de la muqueuse a amené la formation d'une concrétion calcaire (Loder); dans d'autres, la partie herniée et boursouflée a fini par subir un véritable étranglement de la part de l'anneau vulvaire.

Le prolapsus se manifeste à l'extérieur sous forme d'une tumeur de volume variable, depuis une noisette jusqu'à un œuf de poule et davantage, située au niveau de l'anneau vulvaire, ou en avant et en arrière, si le prolapsus est double, ou circulaire lorsque le prolapsus est total. Dans ce dernier cas, la tumeur est analogue à celle que détermine le prolapsus du rectum: elle présente à sa partie inférieure l'ouverture d'un canal qui conduit jusqu'à l'orifice utérin.

La malade éprouve d'abord de la gêne, puis une douleur plus ou moins vive dans la marche et dans la station assise, partant du prolapsus et s'irradiant dans les aines ou la région lombaire; lorsque la muqueuse s'enflamme et s'ulcère, les douleurs augmentent d'intensité et s'accompagnent d'une sécrétion muco-purulente, sanguinolente, plus ou moins abondante et fétide.

Le pronostic n'est pas grave en ce sens que l'affection ne compromet pas en général l'existence, mais elle est très-gênante, n'a aucune tendance à la guérison, mais plutôt à l'augmentation progressive.

Nous donnerons plus loin les indications du diagnostic et du traitement à propos des autres prolapsus du vagin.

Rectocèle.   Cette affection se fait rarement d'une manière brusque. Malgaigne qui le premier l'a bien étudiée, en cite un cas survenu à la suite d'une chute chez une femme enceinte de six mois. Dans la plupart des cas elle se produit lentement, pendant la grossesse, l'accouchement, les suites de couches, ou après des efforts violents ou prolongés, la constipation opiniâtre, l'abus des purgatifs.

En général, le prolapsus est constitué par la partie de la paroi recto-vaginale située au-dessus du sphincter anal; il se forme en ce point, où la résistance de la paroi est moins grande qu'ailleurs, un cul-de-sac qui augmente peu à peu par suite de la stagnation des matières fécales dans sa cavité et des efforts que fait l'intestin pour les expulser. Ce cul-de-sac faisant saillie dans le vagin est poussé peu à peu au dehors de l'orifice vulvaire et y forme une tumeur qui tend à augmenter de volume; elle est arrondie, de consistance dure par suite de son contenu, et a pu atteindre exceptionnellement la grosseur d'une tête d'enfant. La muqueuse vaginale qui la recouvre subit peu à peu les modifications que nous avons indiquées précédemment pour l'élytrocèle simple : inflammation, ulcération, cutisation, etc.

Les phénomènes observés sont de la gêne, de la pesanteur, des douleurs plus ou moins violentes, la constipation opiniâtre et tous les troubles secondaires qui dépendent de celle-ci : nausées, migraines, dyspepsie, etc. Le séjour des matières fécales dans la poche peut aussi déterminer une rectite partielle, des épreintes, qui ne sont calmées que par l'évacuation le plus souvent artificielle de ces matières, dont la dureté est telle qu'elles écorchent l'anus au passage (Nélaton).

Entérocèle et épiplocèle.   La hernie de l'intestin étant beaucoup plus fréquente que celle de l'épiploon et les deux affections ayant d'ailleurs à peu près les mêmes symptômes, nous considérerons surtout dans cette description l'entérocèle vaginale.

Cette affection, décrite avec beaucoup de détails au siècle dernier par Hoin, dans un travail qui ne laisse presque rien à désirer (1775), puis par Richter, A. Cooper, Bérard, etc., occupe plus souvent les parties latérales du vagin que ses parties antérieure ou postérieure. Richter explique cette différence de fréquence par la présence en avant de l'utérus et de la vessie distendue par l'urine, en arrière du rectum, distendu par les matières fécales et les gaz, qui rejettent l'intestin grêle sur les côtés, où d'ailleurs le tissu cellulaire est plus lâche et se laisse séparer plus aisément. La séparation étant plus facile en arrière du ligament large, à cause de la profondeur du cul-de-sac utéro-rectal, qu'en avant, où les intestins sont obligés de passer sous ce ligament, on conçoit que les hernies soient plus fréquentes dans la partie postérieure de la face latérale du vagin que dans la partie antérieure.

La partie de l'intestin qui forme la hernie est le plus souvent l'iléon ; parfois on y a trouvé l'S iliaque (Levret).

On peut décrire trois variétés à la hernie vaginale. Dans la première, l'intestin reste dans le vagin (*hernie vaginale* proprement dite), dans la seconde, il descend jusqu'au périnée (*hernie périnéale*), et dans la troisième jusqu'à la grande lèvre (*hernie labio-vaginale*). Toutes ces hernies sont enveloppées dans un sac péritonéal.

1° *Hernie vaginale.* Elle se manifeste sous l'aspect d'une tumeur molle, lisse, arrondie, recouverte de la muqueuse vaginale intacte, siégant soit dans le vagin, soit entre les grandes lèvres, par suite de son développement, et simulant alors soit une cystocèle, soit une rectocèle. Elle provoque une sensation de gêne dans le vagin, des tiraillements, des douleurs dans l'abdomen, et des troubles de la miction ou de la défécation suivant qu'elle siége en avant ou en arrière. Le doigt introduit dans le vagin tend à la réduire en donnant lieu à un bruit de gargouillement.

2° *Hernie périnéale.* L'intestin se fait jour entre le rectum et le vagin, mais plus souvent en dehors de la ligne médiane qu'au niveau de celle-ci, de sorte qu'il apparaît à la partie externe du périnée. Dans un cas de Papen, « le sac herniaire, contigu au péritoine, avait la forme d'un entonnoir, et commençait sur les parties latérales du bassin, au niveau du pubis et de l'ischion, au-dessous du trou sous-pubien, en rapport avec le muscle obturateur interne, dont il était séparé par du tissu cellulaire lâche ; enfin il sortait du bassin par un orifice oblong situé au-dessous du grand ligament sacro-sciatique ».

Lorsque la tumeur est encore contenue dans la paroi recto-vaginale, elle ne peut être reconnue que par le toucher dans l'une ou l'autre de ces cavités ; au périnée elle apparaît, comme toutes les autres hernies, sous forme d'une tumeur de volume variable, molle, réductible par la pression et le décubitus, augmentant par les efforts, la station debout, la toux. Les symptômes perçus par la malade ne diffèrent pas de ceux de la variété précédente, sauf que la sensation de gêne dans. le vagin est perçue au périnée.

3° *Hernie vagino-labiale.* Dans cette variété, contrairement à la précédente, l'intestin glisse en avant du ligament large et passe à travers un écartement de la portion antérieure du muscle releveur de l'anus (Stolz). Astley Cooper, qui l'a décrite sous le nom de *Pudendal Hernia*, en avait observé deux cas. La tumeur s'étend le long de la paroi du vagin, et on peut la suivre au toucher jusqu'à la partie supérieure ; elle augmente par la toux et peut être réduite par la pression ; dans le cas de Cooper, en appliquant après la réduction le doigt sur la région qu'avait occupée la hernie, on pouvait l'enfoncer d'avant en arrière dans un orifice circulaire situé au côté interne de la branche de l'ischion, entre cette branche et le vagin (Nélaton).

Toutes ces hernies peuvent s'étrangler, surtout les variétés périnéale et labio-vaginale. Smellie a signalé un cas de la première et A. Cooper de la seconde.

Un autre inconvénient assez grand de leur présence consiste dans la gêne qu'elles apportent à l'accouchement. Il faut avoir soin de réduire la tumeur lorsque la tête se présente, ce qui facilite sa sortie et évite en même temps de comprimer l'intestin hernié.

Diagnostic. Les hernies du vagin, qu'elles soient constituées par la muqueuse seulement ou par la paroi antérieure ou postérieure avec ou sans entéro-épiplocèle, se présentent à leur début, quand elles sont encore au-dessus de l'anneau vulvaire, sous la forme d'une tumeur molle, recouverte de muqueuse vaginale, réductible à la pression, et peuvent par conséquent être confondues entre elles.

Pour en faire le diagnostic, il faut préalablement vider la vessie par le cathétérisme, et le rectum par un grand lavement; si après le cathétérisme la tumeur disparaît, c'est qu'il s'agissait d'une cystocèle, et d'une rectocèle, s'il en est de même après le lavement. Si la tumeur persiste, on songera à une entérocèle ou une entéro-épiplocèle, dont le doigt porté dans le vagin sentira l'augmentation pendant la toux et les efforts, et la réduction par une compression plus ou moins forte.

Le toucher rectal, faisant sentir une dépression par laquelle le doigt peut pénétrer dans la tumeur et arriver jusqu'à la vulve par le vagin, indiquera qu'il s'agit d'une rectocèle et non d'un prolapsus vaginal ou d'une hernie de l'intestin grêle.

Lorsque la hernie fait saillie en dehors de la vulve, les entéro-épiplocèles périnéales et labiales ne seront plus confondues avec les élytrocèles, et on pourra faire facilement le diagnostic différentiel de celles-ci. On distinguera l'entéro-épiplocèle du prolapsus simple par sa consistance, qui est plus grande que celle de la muqueuse, par sa réduction, qui est plus facile, ainsi que sa contention, et par la dépression qu'elle laisse après sa réduction; la cystocèle et la rétrocèle se reconnaîtront comme précédemment.

Ces tumeurs pourraient être à première vue confondues avec les kystes du vagin, par leur forme et leur aspect, surtout la cystocèle, mais la non-réductibilité du kyste, sa rénitence, sa consistance, ses contours plus nets, suffiront pour la faire reconnaître.

On a commis dans le diagnostic de ces affections un certain nombre d'erreurs qu'il est intéressant de signaler. Des abcès du bassin ont simulé l'entérocèle vaginale, comme dans un cas rapporté par Emmet (*Amer. Journ. of Obst.*, 1880, p. 128). Michelson et Lukin ont cité un fait dans lequel une hernie vaginale fut prise pour un polype utérin; la tumeur fut extirpée et la malade mourut de péritonite. On vit à l'autopsie qu'on avait enlevé 24 centimètres d'épiploon et 10 centimètres du côlon transverse (*Centr. f. Chir.*, 1879, p. 303). Petroniti a rapporté un cas d'épiplocèle vaginale étranglée qui fut prise pour un abcès; on fit sur le centre de la tumeur une incision qui donna issue à de la sérosité ichoreuse et à une masse épiplooïque gangrénée (*Gaz. méd. de Paris*, 1837, p. 421). Citons encore le fait de Garmann dans lequel une tumeur, partant des parois latérales du vagin et qui sortait par son orifice, fut prise pour un abcès et incisée; il en sortit une grande partie du gros intestin qui s'étrangla, se gangréna, et la femme périt (Gunzius, *De herniis libellus*, 1744, p. 83).

Pennel a publié une observation dans laquelle une hernie vaginale se serait produite à la suite d'un avortement, puis l'anse intestinale se serait étranglée, mortifiée, ouverte, et il en serait résulté un *anus contre nature vaginal*. Nous avons montré dans notre mémoire sur ce sujet (p. 123) ce qu'il fallait penser de ce singulier étranglement herniaire pendant lequel la malade ne présenta aucun phénomène d'étranglement, rendait des gaz et allait à la selle.

La rectocèle présente quelquefois une dureté qui a pu la faire prendre pour une tumeur maligne, surtout lorsqu'elle s'accompagne de douleurs irradiées dans le bassin; cependant l'absence de cachexie, la conservation de la santé générale, les renseignements fournis par le toucher rectal, dénotant la présence d'une dépression de la paroi dans laquelle se trouvent des matières, pourront éclairer le médecin.

Pronostic. Ces affections présentent toujours une certaine gravité à cause de leur tendance à augmenter sous l'influence des efforts ou de la station debout, et de la gêne qu'elles apportent dans la miction et dans la défécation. Lorsqu'elles ont acquis un certain volume, qu'elles font une saillie assez grande hors de la vulve, elles subissent alors des phénomènes inflammatoires et ulcéreux, parfois gangréneux, qui, s'ils ne compromettent pas l'existence, la rendent très-malheureuse à cause des douleurs et des écoulements fétides qu'ils déterminent.

Le danger augmente encore lorsqu'il s'agit de hernies intestinales qui peuvent gêner l'accouchement ou qui, lorsqu'elles s'étranglent, acquièrent une gravité plus grande encore que les hernies externes, à cause de la difficulté qu'on éprouve à y remédier. Je n'ai pu trouver cependant qu'un cas de hernie vaginale étranglée pendant l'accouchement, et un autre pendant la grossesse; ils ont été rapportés par Smellie. Il s'agissait de hernies périnéales. Dans un cas de Peter Young, la malade fut prise après l'accouchement d'une périmétrite qui s'étendit au sac herniaire, vide heureusement, et qui produisit l'adhérence de ses parois, de sorte que l'intestin ne put y rentrer après la guérison (*Trans. of obst. Society of Edinburgh*, 1882, t. VII, p. 51).

L'étranglement des hernies vaginales serait d'ailleurs extrêmement rare, d'après Nélaton, qui n'en connaissait qu'un cas, celui de Petroniti.

Traitement. Le prolapsus vaginal simple, la cystocèle et l'entérocèle peuvent se contenter de la réduction, suivie d'une contention au moyen de *pessaires* de forme et de volumes divers (*voy.* ce mot); la rectocèle demande de plus une sorte de curage préalable de la poche, afin d'en enlever les matières fécales qui y séjournent parfois depuis des années et qui n'en peuvent sortir seules.

S'il existe des phénomènes inflammatoires ou gangréneux, on peut, avant de tenter la réduction, les combattre au moyen d'applications émollientes ou antiseptiques, grands bains, etc., jusqu'à ce que l'inflammation ait cessé et que les parties mortifiées soient éliminées; on ne tentera la réduction que lorsque les parties seront redevenues souples et indolentes.

Lorsque le maintien de la portion herniée est impossible par les pessaires, on a recours à diverses opérations ayant pour but d'enlever une certaine portion de muqueuse, soit par excision, soit par cautérisation. Dans le premier cas, on résèque soit toute la portion herniée, après s'être bien assuré que la paroi du vagin ou du rectum ou une anse d'intestin n'est pas comprise dans la hernie, ou bien seulement un lambeau plus ou moins étendu de la muqueuse, et on fait la suture des bords de la plaie. Tous ces procédés d'élytrorrhaphie étant decrits avec détails aux articles Cystocèle, Utérus (*Prolapsus de l'*), Urinaires (*Fistules*), nous ne faisons que les signaler ici. Dans le second cas, les tissus détruits par un caustique laissent ensuite une plaie qui bourgeonne et dont la rétraction cicatricielle diminue la distension des parois vaginales. Rappelons pour mémoire les procédés de section par ligature ou de mortification par application continue de pinces ou de serres-fines (Vidal de Cassis).

Le traitement des hernies intestinales vaginales a présenté plusieurs particularités dignes d'être rappelées.

Hors de l'accouchement, on recommande d'en faire la réduction par une pression dirigée de la vulve au fond du vagin, et de maintenir l'organe hernié, intestin et épiploon, au moyen d'un pessaire. La réduction n'est pas toujours facile, ni sans inconvénient. Dans un cas de Fehling, la malade, âgée de soixante-trois ans, portait depuis trente ans une hernie vaginale énorme, qui rentrait et sortait facilement. Un jour, dans une tentative de réduction, la malade pressa si fort contre le cul-de-sac postérieur du vagin qu'elle le rompit ; les intestins s'échappèrent et s'étranglèrent dans la rupture. On fit alors plusieurs essais infructueux de réduction et la malade mourut quelques heures après (*Arch. f. Gynäk.*, 1874, t. VI, p. 105).

Le pessaire lui-même peut devenir cause d'étranglement, comme Garengeot et Verdier en ont observé des exemples. Dans le fait de Verdier, la hernie vaginale s'étrangla dans l'orifice central d'un pessaire appliqué pour la maintenir. On intervint à temps pour en prévenir la mortification (*Traité des hernies*, p. 492).

Pendant l'accouchement, on eut soin en général de préserver la hernie de toute compression en la réduisant dès que la tête commençait à descendre. Dans quelques cas même la sortie de la tête fœtale n'a pu se faire qu'après la réduction de la hernie, comme dans celui de Guattai (*lo Sperimentale*, 1881, vol. XLVIII, p. 176). Dans le cas de Smellie, une hernie vagino-périnéale sortie au moment de l'accouchement fut comprimée, s'enflamma et s'étrangla, mais, grâce à une hémorrhagie survenue après l'accouchement et à des applications émollientes sur le périnée, on put la réduire. A une seconde grossesse la hernie reparut au commencement des douleurs, mais on la réduisit aussitôt avec la main portée par le vagin au-dessus du sacrum ; dans cette manœuvre la poche des eaux se rompit et la tête, en descendant, empêcha la hernie de se reproduire.

La hernie vagino-labiale étranglée dans un cas d'A. Cooper a pu être réduite par le taxis ; il en a été de même des hernies vaginales et périnéales ; cependant les chirurgiens se sont demandé ce qu'il conviendrait de faire, si la réduction ne s'effectuait pas. La hauteur à laquelle se trouve le collet du sac rendrait la kélotomie et le débridement difficiles ; toutefois Scarpa pense qu'il tend à s'abaisser avec les progrès de la maladie et à sortir du bassin ; on pourrait alors, en se guidant sur la tumeur formée sur l'une des parois du vagin, arriver jusqu'au collet, et après la kélotomie le bistouri porté dans le sac et aidé du toucher vaginal pourrait inciser le collet en arrière et en dehors (Bérard) ou faire un débridement multiple (Nélaton).

Tout récemment, la question de la cure radicale de la hernie vaginale a été discutée par Etheridge, chirurgien américain, à propos d'un cas d'entérocèle de la paroi antérieure dont on sentait l'orifice à gauche de l'utérus, en avant du ligament large. En fin de compte, l'auteur conclut que l'opération radicale par la voie abdominale, comme on l'a déjà proposé depuis bien longtemps, ou par la voie vaginale, offre tant de dangers, qu'on ne peut y songer tant que la hernie est contenue par un pessaire, comme c'était le cas chez sa malade (*London med. Rec.*, 15 mars 1887, p. 114).

Uréthrocèle. Cette affection très-rare et peu connue a fait l'objet d'un article intéressant du professeur Duplay (*Arch. gén. de méd.*, 1880, 7ᵉ série, t. VI, p. 12), qui en a réuni 5 cas. En voici le résumé :

Il peut se développer sur le trajet de l'urèthre, chez la femme, une sorte de diverticule donnant accès à l'urine et comparable aux poches urineuses qu'on observe chez l'homme. Cette cavité peut être constituée par une dilatation partielle de l'urèthre, comprenant sa paroi inférieure, ou creusée dans l'épaisseur des tissus péri-uréthraux à travers une perte de substance de la paroi inférieure de l'urèthre avec lequel elle communique.

Le mode de développement de ces cavités a été rapporté à une disposition congénitale (L. Tait) ; à l'ouverture d'un kyste sébacé dans l'urèthre, après l'accouchement (Priestley) dans ce cas, l'urine aurait ensuite pénétré dans la cavité du kyste, l'orifice de communication aurait persisté et la poche urineuse aurait été ainsi constituée. Duplay n'admet pas ces interprétations ; il pense que l'affection a été le résultat d'une lésion accidentelle de la paroi inférieure de l'urèthre, dans la production de laquelle la grossesse et surtout l'accouchement ont eu une large part : en effet, les six malades chez lesquelles cette affection a été observée avaient eu un ou plusieurs enfants. Le mode d'action de l'accouchement peut s'expliquer par la compression, le tiraillement de l'urèthre, lors du passage de la tête du fœtus, qui ont eu pour conséquence soit un affaiblissement ou un relâchement de la paroi du canal, soit une éraillure ou une déchirure de cette paroi ; dans le premier cas survient la dilatation simple, dans le second cas la sortie d'une petite quantité d'urine donnant lieu à la formation d'une poche urineuse.

On a signalé comme symptômes : la gène, la douleur dans la miction, une incontinence légère dans des efforts, et même complète dans un cas (Simon). Chez la malade de Duplay, il se produisait de temps en temps des crises douloureuses extrêmement pénibles qui semblaient coïncider avec l'état de réplétion de la poche.

La tumeur située sur la paroi antérieure du vagin et sur le trajet de l'urèthre est plus ou moins volumineuse, hémisphérique, recouverte par la muqueuse vaginale, fluctuante, susceptible de diminuer et même de disparaître par la compression, qui fait sortir par l'urèthre une certaine quantité d'urine mélangée de pus. Cette tumeur ressemble beaucoup à la cystocèle ; elle en diffère par son siége, qui est plus en avant, par la possibilité de la vider par la pression, ce qui n'a pas lieu dans la cystocèle, qui ne disparaît qu'après le cathétérisme. On pourrait aussi la confondre avec un kyste, mais celui-ci persiste malgré la pression et le cathétérisme.

Diverses opérations ont été pratiquées contre cette affection. En cas de dilatation simple, on peut, comme Gillette, réséquer un lambeau de la muqueuse vaginale le long de la tumeur, en ménageant l'urèthre, et réunir les bords de la solution de continuité. Mais cette opération, comme pour la cystocèle et la rectocèle, n'a pas d'autre effet que de fournir un soutien à la portion dilatée du canal et peut être suivie de récidive. Duplay conseille, comme l'ont fait avec succès Foucher et L. Tait, de réséquer toute l'épaisseur de la paroi et de suturer les bords de la solution de continuité. S'il s'agit d'une poche urineuse, on peut opérer de même, ou bien, comme l'a fait Duplay, ouvrir la poche avec le thermocautère et favoriser le bourgeonnement et la cicatrisation de la cavité par des cautérisations répétées de temps en temps. Il n'est pas nécessaire de laisser une sonde à demeure.

Lésions traumatiques. Les plus fréquentes sont causées par le premier rapprochement sexuel et par l'accouchement. Elles consistent dans des déchirures de l'hymen, ou plutôt de l'orifice vaginal, du corps ou du fond de ce canal.

Les déchirures qui résultent du premier coït siégent tantôt sur les bords de l'orifice, tantôt, mais rarement, à côté, l'orifice étant resté intact ; on cite quelques cas dans lesquels l'orifice vaginal a été comme arraché dans presque toute sa circonférence (A. Reverdin). Mais le plus souvent les bords sont simplement atteints d'une déchirure unique, quelquefois de deux au plus. Ces déchirures s'étendent rarement aux parois du vagin ; elles se cicatrisent et laissent après elles des fissures, mais sans perte de substance, et l'extrémité antérieure du canal vaginal reste intacte (Budin).

Après l'accouchement, les déchirures sont plus profondes, forment des sillons plus larges, séparant de véritables lambeaux qui par leur rétraction cicatricielle donnent lieu aux caroncules myrtiformes. Celles-ci sont donc consécutives non à la rupture de l'hymen par le premier coït, mais à celle qui a lieu pendant l'accouchement (Schrœder, Budin). Le mécanisme de ces ruptures a été bien étudié par Budin qui, après bien d'autres auteurs, a soutenu avec raison que dans les premiers rapprochements il pouvait y avoir pénétration de la verge sans déchirure de l'orifice vaginal; celui-ci admet parfois deux ou trois doigts, et on conçoit ainsi, dit Budin, que le toucher vaginal et même l'introduction du spéculum soient possibles chez certaines filles vierges. Dans l'espace de trois mois il a pu constater à la clinique d'accouchements de la Faculté 13 fois la présence d'un hymen intact sur 75 primipares.

Exceptionnellement, les premiers rapprochements pratiqués avec brutalité, dans le viol, par exemple, ont rompu les parois du vagin, surtout le cul-de-sac postérieur, et déterminé des accidents graves. Sabin a rapporté un cas dans lequel la paroi recto-vaginale avait été rompue dans toute sa longueur depuis la vulve jusques et y compris le cul-de-sac de Douglas.

L'hémorrhagie à la suite de la rupture de l'hymen s'exerce dans certains cas d'hymens épais et vasculaires, par suite de la rupture d'une artériole (Zeiss, Thompson), sans que la rupture ait porté bien loin sur les parois du vagin. La rupture du cul-de-sac postérieur est suivie souvent de péritonite; dans un cas de Favera, la paroi du vagin d'une petite fille violée fut rompue en arrière et en haut; le rectum fut ouvert, et par la plaie supérieure, qui répondait au cul-de-sac de Douglas, il s'engagea une anse intestinale qui s'étrangla et se gangréna. Il en résulta une double fistule recto-vaginale et iléo-vaginale; celle-ci guérit, mais la première persista.

La hernie des anses intestinales se voit plus souvent dans les ruptures du vagin qui surviennent pendant l'accouchement, et dans un certain nombre de cas il en est résulté un étranglement suivi de mort ou d'anus contre nature.

Dans un cas rapporté par Stanley, la rupture ne s'étant pas cicatrisée, il resta une fistule péritonéo-vaginale. L'intestin grêle sortait et rentrait facilement par cette voie, mais parfois la rentrée s'effectuait difficilement, et on proposa à la malade une opération qui fut refusée (*Lancet*, 1839-1840, t. I, p. 248).

Parmi les autres causes de rupture traumatique, on a signalé encore : l'empalement (Fleury, de Clermont, Manlius), un coup de corne de taureau (Roewitz), de chèvre (Curran), de vache (Breisky), un morceau de bois (Breisky), l'exploration digitale (Schwarz), la réduction d'une hernie vaginale (Fehling), divers corps étrangers du vagin, etc.

On a encore cité un certain nombre de cas de rupture spontanée du vagin chez des malades atteintes d'ascite, de rétroflexion de l'utérus, d'hématome de la paroi vaginale plusieurs mois après l'accouchement (Samples), de constipation opiniâtre. Dans un cas de Langhorne, le vagin se rompit brusquement, il s'échappa de sa cavité des boules de fèces durcies et la guérison se fit d'elle-même. Rappelons encore les perforations par corps étrangers pointus ou divers instruments dans des tentatives d'avortement.

Les plaies du vagin sans rupture sont le plus souvent consécutives à l'introduction de corps étrangers irréguliers ou qui se rompent dans sa cavité, comme des canules d'irrigateur (Gillette), des seringues en verre, etc. Elles sont parfois suivies d'hémorrhagies faciles à arrêter par l'extraction des fragments et le tamponnement.

Les plaies du vagin sont fréquemment causes d'inflammations, le plus souvent limitées, mais pouvant être graves et diffuses à cause de leur contact avec des liquides putrides. Elles peuvent être le point de départ de lymphangites du petit bassin, et Gallois a cité un cas dans lequel des piqûres de sangsues dans le vagin avaient déterminé une métrite parenchymateuse et un adéno-phlegmon post-pubien (*France méd.*, 1878, t. I, p. 773).

C'est probablement à des ruptures minimes, chez des malades atteintes de vaginite septique ou d'inflammation ancienne du petit bassin, qu'il faut attribuer ces accidents rapidement mortels signalés à la suite d'explorations vaginales (*voy.* th. de Félissent, Paris, 1878).

Le traitement varie suivant l'étendue de la rupture et suivant les accidents consécutifs.

La rupture de l'hymen ne demande aucun traitement spécial ; en cas d'hémorrhagie abondante, on a dû parfois lier une petite artériole qui donnait du sang. On pourrait agir de même pour les ruptures incomplètes ou les plaies des parois du vagin, ou encore réunir les bords de la plaie avec une serre-fine ou une pince à forcipressure. Prince a observé une lésion curieuse dans laquelle l'hymen a été déchiré à sa base près de la fourchette et la paroi vulvo-rectale rompue obliquement d'avant en arrière sans que le pénis ait pénétré dans le vagin. La plaie a été fermée en employant la partie voisine de l'hymen comme lambeau autoplastique et l'opération a été suivie de succès. L'auteur a réuni 17 cas de ce genre (*Amer. Journ. of Obst.*, 1886, p. 831).

Lorsqu'il existe des corps étrangers, et lorsqu'il y a déjà inflammation de la plaie, il faut avant de tenter la réunion rendre la cavité vaginale aussi aseptique que possible à l'aide d'injections appropriées, puis extraire les corps étrangers. La réunion est surtout nécessaire lorsqu'il s'agit d'une plaie de la fourchette pouvant intéresser le sphincter anal ou une épaisseur plus ou moins grande du périnée.

En cas de rupture complète de la paroi, ayant ouvert l'une des cavités voisines, urèthre, vessie, péritoine, rectum, il faut procéder à la suture avec les mêmes soins que dans le cas précédent ; s'il y a issue d'anses intestinales par la rupture du péritoine, on procède à leur réduction et on la maintient pendant la suture.

L'antisepsie est entretenue ensuite dans le vagin à l'aide de pansements avec des tampons de gaze ou d'ouate iodoformée, d'injections antiseptiques, etc., comme dans toutes les opérations pratiquées dans cette cavité.

Parasites du vagin. Avant d'étudier les vaginites, il n'est pas sans intérêt de résumer l'état de nos connaissances sur les micro-organismes qui jouent un si grand rôle dans leur pathogénie.

Depuis la découverte du *Trichomonas vaginalis* par Donné (1836) la liste de ces parasites s'est augmentée considérablement ; on a trouvé dans le vagin des vibrions et une production végétale qui répondait au *Lepthotrix buccalis* de Robin (Donné), des larves de mouches (Bergmann) ; un aphthophyton présentant tous les caractères de l'oïdium albicans (Ed. Martin), le muguet (Gubler), des œufs d'oxyures mêlés à un certain nombre d'embryons en voie de développement (Vix) ; des champignons à filaments larges (Meyer), des algues, la sarcine (Hennig), des champignons, des mycéliums, peut-être l'*Aspergillus glaucus* (Friedreich), chez les diabétiques; de larges filaments thalliformes (Winckel); huit espèces de parasites dont la nature est assez douteuse (Salisbury); des lombrics (Anciaux, Bedel). Dans ces dernières années on a mieux étudié les microbes des suppurations vaginales, en particulier ceux de la fièvre puerpérale, de la blennorrhagie, de l'érysipèle, ceux de la tuberculose, etc.

Gasser a réuni en 1874, dans son importante thèse inaugurale, les documents publiés jusqu'alors sur cette question. Il distingua les parasites qu'on rencontre accidentellement dans les organes génitaux de ceux qui s'y trouvent habituellement. Ceux de la première catégorie y sont apportés par l'air (spores de toute espèce) ou introduits par des attouchements, des injections, des explorations (l'huile et les corps gras renfermant souvent des champignons analogues aux leptomites), par le coït (acarus de la gale), ou proviennent des voies urinaires · (œufs de diastomum, sarcine, végétations des genres Torula et Penicillium) ou de l'intestin (poches d'échinocoques, ascarides, œufs d'oxyures et même des oxyures vivants apportés par des fistules vaginales ou en contournant le périnée). La plupart de ces spores et parasites, sauf les oxyures, ne peuvent ni vivre ni se propager dans le mucus vaginal; ordinairement il est impossible d'en retrouver la trace au bout de deux ou trois jours.

Les parasites qu'on rencontre habituellement sont de nature animale ou végétale. Le trichomonas découvert par Donné est le seul parasite animal spécial au vagin. On le rencontre surtout depuis la puberté jusqu'à la ménopause, moins fréquemment après ces époques. Ce fait tiendrait à la fréquence plus grande des affections catarrhales du vagin pendant la période d'activité des organes génitaux; il est rare en effet de trouver les trichomonas chez les femmes bien portantes dont les sécrétions vaginales sont normales, peu abondantes, légèrement acides; au contraire, le catarrhe virulent des organes génitaux, accompagné d'une sécrétion muco-purulente abondante, à réaction fortement acide, ou même alcaline, est très-favorable à son développement. Les liquides des injections, avec des solutions de tannin, de sublimé, d'acide chromique, arrêtent les mouvements des trichomonas, qui sont très-vifs dans le mucus ordinaire. Dans les premiers jours qui suivent l'accouchement, les parasites disparaissent; on les retrouve à partir du sixième ou du septième jour, aussi bien dans les lochies que dans le canal vaginal.

Les parasites végétaux sont des bactéries et des vibrions. On les trouve dans diverses affections du vagin sans qu'il soit toujours possible d'établir le rapport de causalité entre leur présence et ces affections.

Le bactérium termo se rencontre, comme les trichomonades, rarement dans les sécrétions normales et en grande abondance dans les sécrétions morbides; les vibrions, dans les vaginites consécutives à l'accouchement, au séjour prolongé des pessaires, lorsque les sécrétions deviennent muco-purulentes, grisâtres ou jaunâtres, et très-acides; le *Leptothrix vaginalis*, plus souvent dans les sécrétions des femmes enceintes que dans celles des femmes non enceintes et des petites filles, et en général avec le trichomonas et les bactéries, l'oïdium albicans, etc.

Ces deux dernières variétés ont pu se reproduire par inoculation sur la muqueuse vaginale, mais non d'une manière constante (Haussmann, Gasser); d'autres, comme le pénicillium glaucum, le microsporon furfur, le botritis cirenea, le mucor mucedo, le mucor stolonifer, etc., n'ont pu végéter sur cette muqueuse, ils y meurent même rapidement.

· Les filaments de ces champignons paraissent simplement implantés sur les cellules épithéliales, et sans pénétrer dans la muqueuse elle-même, comme Virchow l'avait cru.

Les causes invoquées pour expliquer le développement des parasites végétaux sont : l'âge de vingt à vingt-cinq ans; les professions qui nécessitent les manipulations de la farine (Ed. Martin), l'humidité des appartements (Kuchenmeister); la préexistence d'un autre parasite (coïncidence du mycosis vaginalis et du pityriasis versicolor (L. Mayer), le prolapsus du col utérin (Hennig), le diabète (Frerichs), la grossesse, etc., l'existence de certains catarrhes virulents; mais au total, dit Gasser, on ignore les causes réelles qui président au développement du mycosis.

La présence de l'oïdium albicans dans la bouche des nouveau-nés aurait pour cause, d'après Haussmann, le contact de la bouche du fœtus avec le vagin de la mère rempli de mycosis. Si après la naissance les soins de propreté ne sont pas suffisants, le mycosis peut se développer dans la bouche comme dans d'autres régions, le nez, les yeux, etc.

Les phénomènes déterminés par le mycosis vaginal disparaissent souvent au milieu de ceux d'autres altérations de la muqueuse du vagin; on a donné comme symptômes attribuables au mycosis une sensation de chaleur, de cuisson, rarement des douleurs intenses, coïncidant alors avec un développement étendu de la maladie.

La muqueuse vaginale a quelquefois son aspect normal, dans d'autres cas elle présente une rougeur plus ou moins étendue et intense; de larges plaques d'épithélium peuvent tomber et laisser à nu la muqueuse qui, au contact de l'urine, des instruments explorateurs, devient alors le siége de douleurs vives. Dans les cas où la muqueuse dénudée est restée insensible, on l'a trouvée indurée, épaissie, calleuse, et par conséquent peu susceptible d'être entamée par les champignons. Les douleurs atteignent leur maximum d'intensité lorsqu'au mycosis se joint un catarrhe virulent du vagin ou de l'urèthre.

Le mycosis ne paraît pas avoir une grande influence sur la quantité de la sécrétion vaginale; mais ce point est difficile à apprécier, parce qu'on n'observe les malades que lorsque le mycosis est développé, et que le plus souvent on manque de renseignements sur l'état antérieur de la muqueuse et de l'écoulement.

La durée de la maladie est aussi difficile à apprécier à cause de la coexistence fréquente d'une autre affection de la muqueuse; lorsque le mycosis est seul, il peut disparaître au bout d'un mois; lorsqu'il s'y joint une autre affection catarrhale ou parasitaire (leptothrix, vibrions), il peut durer deux ou trois mois et plus. Quand cette complication existe, le mucus vaginal, au lieu d'être franchement muqueux, grisâtre, est épais, puriforme ou purulent, jaune, spumeux, extrêmement acide, et renferme des trichomonas et très-souvent des vibrions.

Lorsque le mucus vaginal contient des produits de sécrétion décomposés, ou qu'il est alcalin, par exemple, en cas de cancer utérin, de corps étranger très-ancien, de lochies, le mycosis disparaît; il en est de même lorsque l'écoulement vaginal est très-abondant.

Le mycosis vaginal est facile à reconnaître à la simple inspection; c'est une affection génante, douloureuse parfois, mais sans grande gravité.

Le traitement consiste à détruire les spores et les champignons, à s'opposer à leur développement ultérieur et à combattre l'inflammation coexistante. Les injections avec des solutions parasiticides, de sulfate de cuivre, nitrate d'argent, perchlorure de fer, sublimé, etc., ont pu procurer le premier résultat; la guérison de la vaginite consécutive s'obtient en général d'elle-même; les vaginites antérieures, catarrhales ou virulentes, réclament un traitement spécial que nous indiquerons plus loin.

Vaginite. On désigne sous ce mot l'inflammation de la muqueuse vaginale, qui, comme toutes les inflammations, peut être aiguë ou chronique.

Vaginite aiguë. Cette affection reconnaît des causes prédisposantes et des causes déterminantes. Parmi les premières sont les diathèses, la scrofule et l'arthritisme; parmi les secondes, les unes agissent d'une manière indirecte, générale, comme les fièvres exanthématiques, la scarlatine, la rougeole, le refroidissement, l'évolution dentaire, une nourriture échauffante ou insuffisante; les autres d'une manière directe, locale, telles les diverses blessures du vagin, accidentelles ou chirurgicales, la blennorrhagie, les diverses ulcérations vénériennes, cancéreuses, tuberculeuses, du vagin, les injections répétées et irritantes, les corps étrangers; les irritations produites par une tumeur de voisinage, les écoulements provenant de l'utérus, l'abus des lavements, par certains parasites, les ascarides, les oxyures, etc. Gillette a rapporté un fait curieux dans lequel des fourmis rouges introduites avec de l'eau servant à des injections et prise dans une fontaine avaient provoqué une vaginite intense par leurs morsures; plus les injections étaient répétées, plus la vaginite augmentait d'intensité, jusqu'à ce qu'on en reconnut la cause (*Amer. Journ. of Obst.*, 1886, p. 496). L'onanisme, la menstruation, la grossesse, qui s'accompagnent souvent de vaginite, peuvent agir à la fois comme causes générales et comme causes locales.

Variétés. La vaginite aiguë revêt plusieurs formes qui diffèrent les unes des autres par leur étiologie, leur intensité, la durée du processus, les conditions d'évolution ou d'involution de la muqueuse (grossesse, puerpéralité, atrophie sénile). C'est ainsi que les auteurs décrivent comme vaginites catarrhales aiguës les vaginites granuleuse, miliaire, papillaire, folliculaire, vésiculeuse, emphysémateuse, exfoliative, et comme vaginites exsudatives les vaginites diphthéritique, dysentérique, érysipélateuse, septique; enfin la périvaginite phlegmoneuse.

Les vaginites catarrhales comprennent d'ailleurs la leucorrhée, la blennorrhée, la pyorrhée.

Breisky a donné de ces variétés une bonne description que nous allons résumer et traduire en partie (*Deutsche Chirurgie*, Lief. 60, 1886).

ANATOMIE PATHOLOGIQUE. C'est surtout au point de vue de la lésion de la muqueuse que les vaginites diffèrent en clinique. Mais, s'il est facile de savoir, au point de vue étiologique, en quoi consiste la vaginite simple, cela est plus difficile quand on recherche les lésions qui la caractérisent.

Ruge, qui a pris comme type de la vaginite la forme granuleuse de Deville (*Kolpitis granularis*), la considère comme l'expression de la forme intense de l'inflammation vaginale. Elle siége sur toute l'étendue de la muqueuse, qui est rouge, couverte de saillies, d'une rougeur plus prononcée, surtout dans le cul-de-sac postérieur; ces saillies, lenticulaires, de 1 à 3 millimètres de diamètre, sont les granulations qui ont donné leur nom à cette forme de vaginite. Ces granulations sont formées par la réunion de plusieurs papilles soulevées en masse par des lésions inflammatoires siégeant dans les couches profondes du chorion de la muqueuse; ces lésions consistent dans la multiplication et l'élargissement des vaisseaux qui sont gorgés de globules rouges et dans une exsudation en foyer de globules blancs le long des parois vasculaires; l'épithélium qui les recouvre est très-aminci aussi bien à la surface de la granulation que dans les interstices qui séparent les papilles ; la couche épithéliale interpapillaire diminue même d'épaisseur au fur et à mesure que celle des papilles augmente, et il arrive un moment où elle disparaît entièrement ; la granulation est alors constituée par du tissu de nouvelle formation recouvert d'une mince couche épithéliale. Entre ceux granulations la couche épithéliale est au contraire augmentée d'épaisseur, comme le tissu sous-jacent.

Dans la forme chronique, ou dans la période de régression, sous l'influence du traitement, etc., les papilles sont moins volumineuses et la couche épithéliale qui revêt les granulations et remplit les interstices des papilles est plus épaisse et d'une couleur plus foncée due à l'infiltration du pigment.

Dans la vaginite simple (*Kolpitis simplex* de Ruge), la couche épithéliale pavi-menteuse présente une épaisseur irrégulière dans différents points de la surface, qui est presque unie ; dans les points les plus minces, les papilles sont épaissies et il existe dans le tissu sous-jacent une prolifération de cellules jeunes. C'est donc le même processus que pour la vaginite granuleuse, mais il se produit ici avec une intensité moins grande, et il y a de plus une prolifération dans la couche épithéliale. Dans la forme chronique on trouve une prolifération cellulaire moins abondante, une pigmentation de la couche inférieure plus prononcée.

Dans une troisième forme de vaginite, qui survient chez les vieilles femmes (*Kolpitis vetularum*), les saillies granuleuses sont moins régulières ; elles varient depuis la simple ecchymose jusqu'à l'élevure aplatie, et donnent à la muqueuse un aspect tigré. La prolifération cellulaire est presque aussi abondante dans les papilles que dans la vaginite granuleuse, mais moins généralisée ; elle existe surtout dans les granulations et le tissu morbide détruit même la couche épithéliale, qui s'arrête à la périphérie ; il en résulte des érosions centrales bien superficielles, mais saignantes et pouvant donner lieu à des brides cicatricielles par leur accolement réciproque. Ainsi s'expliquerait l'existence de ces brides quand elles surviennent après la ménopause.

La vaginite granuleuse se voit surtout chez les femmes enceintes et dans la blennorrhagie. C'est elle qui a été décrite sous le nom de papillaire par Boys de Loury et Costilhes, et de *psorélytrie* par Ricord. Dans la forme chronique, on l'a décrite sous le nom de vaginite folliculaire, dont quelques auteurs ont fait une forme spéciale à la femme enceinte, à l'époque où l'on croyait à l'existence de follicules dans la muqueuse vaginale. C'est probablement l'aspect disséminé, quoique assez régulièrement, des granulations, leurs rapports intimes avec les gaînes vasculaires, qui ont pu faire croire à la présence de productions adénoïdes. En réalité, il ne s'agit point de formations folliculaires ; il ne s'agit pas davantage de tumeurs papillaires, de papillomes, mais de foyers inflammatoires circonscrits dans le chorion de la muqueuse et au-dessus desquels l'épithélium et les papilles présentent des modifications spéciales (Vinay).

Néanmoins Breisky, dans un travail récent, s'est élevé de nouveau en faveur de cette forme de vaginite, en s'appuyant sur un certain nombre de caractères qui lui donnent un aspect clinique distinctif.

a. Elle existe le plus souvent pendant la grossesse, rétrocède spontanément après l'accouchement, et maintes fois, grâce au traitement antiseptique, pendant la grossesse. Elle est excessivement rare chez les jeunes femmes qui ne sont pas enceintes, mais on peut la trouver à l'âge moyen ou avancé.

b. Son siége habituel est dans les culs-de-sac et la muqueuse environnante, particulièrement la paroi postérieure ; exceptionnellement elle s'étend par tout le vagin.

c. Au toucher, on peut distinguer les granules ou nodules des excroissances papilliformes. Tandis que ces dernières, même quand elles sont groupées, sont dures et inégales, les nodules sont lisses, ronds, gros comme une lentille et mous. Si les culs-de-sac en contiennent beaucoup, on a la même sensation qu'avec des varices très-développées. Quand on emploie le spéculum, elles se montrent comme des corps lisses, ronds, isolés ou groupés, de couleur rouge claire ou même plus pâle, plutôt grisâtre, sur une base large, proéminente, très-vascularisée, entourées par une zone très-injectée, et par-ci par-là des ombilications centrales ou des orifices. Jamais les autres altérations inflammatoires de la muqueuse ne manquent, mais il est rare de trouver de l'hypertrophie papillaire.

d. On ne peut pas nier la relation entre cette affection et le développement des kystes gazeux du vagin. Les divers stades de développement des granulations ombiliquées, au corps proéminent, se trouvent régulièrement dans la *Kolpohyperplasia cystica.* Le siège commun des deux affections et leur base enflammée chroniquement peuvent être cités comme preuves de leur identité.

e. Comme Eppinger l'a prouvé, les ouvertures centrales sont formées par la destruction des cellules hyperplasiées qui constituent les granules ou les miliaires, et les taches pigmentées de la muqueuse qui créent cet aspect tigré si souvent trouvé chez les personnes âgées et quelquefois chez les jeunes sont le résultat de la rétrogression des endroits enflammés. Donc nous devons considérer les taches pigmentées, rondes, circonscrites, comme un résultat de cette affection, même quand il n'existe ni infiltration, ni perte de substance.

f. Tandis que les corps papilliformes ont très-souvent, sinon toujours, un catarrhe virulent, la blennorrhagie, comme cause, on ne peut admettre cette origine pour la forme granuleuse.

Heitzmann, qui a donné une très-bonne figure de la vaginite granuleuse (vue au spéculum), prétend qu'on la trouve non-seulement chez les femmes enceintes, mais également chez les très-jeunes filles affectées de catarrhe, virulent ou non. Il attribue cette forme aux glandes, qui ne se trouvent, il est vrai, qu'irrégulièrement dans la muqueuse vaginale, et donne une préparation microscopique où on trouve des enfoncements analogues aux glandes dilatées. D'après lui, tous ces enfoncements au centre des granuli dont on a si souvent parlé ne sont autres que les ouvertures des canaux excréteurs dilatés des glandes enflammées. Les corps lympho-folliculaires de Birch-Hirschfeld doivent remplacer les glandes vidées par la suppuration.

Même quand on ne peut accepter comme prouvée la relation indiquée par Heitzmann entre des vraies glandes vaginales et l'ombilication des papules dans la vaginite folliculaire, à cause de l'accord régnant entre les autres auteurs, on doit accepter comme probable, d'après ses dessins microscopiques, qu'il a vu des vrais ectasies glandulaires dans la vaginite catarrhale, et, ainsi que dans les cas où se trouvent des glandes, on peut avoir des follicules par rétention.

Pour ces motifs, Breisky tient à distinguer cette forme de la forme papillaire et lui donne le nom de folliculaire. Cette dénomination lui semble justifiée par l'analogie qui existe, d'après les auteurs, entre les amas circonscrits de petites cellules qui se trouvent dans les couches superficielles de la muqueuse et les follicules lymphatiques, analogie sur laquelle a encore insisté Chiari dans ses derniers travaux.

On trouve encore dans la vaginite catarrhale deux autres formes anatomiques, avec formation de bulles à contenu séreux ou gazeux et qui, d'après Breisky, ne seraient que des modifications de la vaginite folliculaire.

La première est la vaginite *vésiculeuse* ou *herpétiforme*, ainsi nommée et étudiée anatomiquement par Eppinger ; elle a lieu quand l'épithélium des foyers d'infiltration est soulevé et forme une cavité remplie par un exsudat séreux. Si ces bulles se rompent, il reste des exulcérations rondes, à bords nets ; si elles atteignent une certaine grosseur, elles ressemblent aux bulles de pemphigus. La relation de cette forme de vaginite avec le pemphigus a été notée dans un cas par Kleinwächter chez une femme de trente ans qui avait depuis trois ans un pemphigus à la jambe. Breisky s'appuie, pour considérer cette forme comme une modification de la forme folliculaire, sur ce fait qu'on trouve, en outre des bulles, les taches pigmentaires, la miliaire et des plaques folliculaires.

G. Effermann a décrit une *inflammation pustuleuse* du vagin qui se rapproche beaucoup de la variété précédente. Outre un écoulement purulent épais et jaunâtre, on trouvait dans le vagin de petites élevures dures, arrondies, du volume d'un grain de plomb à celui d'un pois, disséminées çà et là et surtout abondantes à la partie supérieure du vagin. Quelques-unes ressemblaient à des papules ; d'autres étaient lisses, arrondies, jaunâtres à leur centre ; quelques-une ombiliquées, entourées de pustules rompues, çà et là des ulcères superficiels. Entre ces lésions la muqueuse était saine, quoique de coloration bleuâtre *Obst. Journ. of Great Brit.*, 1879, t. VII, p. 219).

La seconde forme est la *vaginite emphysémateuse*. Sous le nom de *colophyperplasie kystique* (Winckel), de *vaginite kystique*, de *vaginite emphysémateuse* (Ruge), d'*emphysème vaginal* (Zweifel), les auteurs allemands depuis Winckel ont décrit une affection du vagin que les uns rangent parmi les inflammations (Breisky) et les autres parmi les kystes (de Sinéty). Cette affection consiste dans un gonflement de la muqueuse dont les proéminences et les sillons sont exagérés par la réunion des parties saillantes à leur extrémité ; les sillons se trouvent transformés en cavités kystiques, toujours de petites dimensions, atteignant au plus le volume d'une cerise, très-nombreuses et renfermant du liquide et du gaz. On y trouve aussi, d'après Chiari, de nombreuses cellules géantes comme dans les espaces lymphatiques ambiants : aussi cet auteur en a-t-il conclu que ces tumeurs se développaient dans ces espaces sous l'influence d'une irritation déterminant un travail pathologique. Groupées le long des vaisseaux, elles communiquent entre elles, sans présenter jamais de revêtement épithélial ni aucune enveloppe.

La paroi du vagin semble alors tapissée par un grand nombre de petits kystes donnant parfois au toucher une sensation de crépitation.

Cette affection survient surtout pendant la grossesse, on l'observe rarement en dehors de cet état ; cependant Chiari l'a vue chez une femme de soixante-quatre ans, Lebedeff chez des malades non enceintes, et Stocker chez une nullipare. Elle ne s'accompagne d'aucun phénomène grave : pas de douleur, écoulement peu abondant : ce n'est donc que par hasard que l'on en constate l'existence.

Le gaz que renferment ces kystes ne serait autre, d'après Winckel, Eppinger, Chiari, etc., que de l'air atmosphérique, ce qui semblerait confirmer la théorie de l'emprisonnement de ce gaz par le boursouflement de la muqueuse. Eppinger pense en effet qu'il s'agit d'un véritable emphysème du vagin, produit par l'air atmosphérique aspiré et pénétrant sous l'épithélium à travers des fissures résultant d'altérations diverses. Il y aurait donc une identité complète, au point de vue pathogénique, entre cette affection, l'emphysème sous-cutané et l'emphysème interstitiel du poumon.

Klauser et Welponer, qui ont aspiré le gaz des kystes avec une seringue de

Pravaz pour l'analyser, ont trouvé dans ce gaz les éléments de l'air atmosphérique, mais la proportion d'oxygène était diminuée de 4 pour 100 ; la quantité manquante aurait été, d'après ces auteurs, absorbée par les tissus (*Centralbl. für Gynäk.*, 1879, p. 337).

Zweifel, s'appuyant sur des analyses du liquide vaginal faites par le professeur Hilger, qui y a trouvé de la triméthylamine, pense que cette substance est l'élément principal du gaz kystique. Cependant on n'a pas trouvé la triméthylamine dans le gaz lui-même, mais, comme ce gaz s'échappe en sifflant de la poche kystique quand on la pique, Zweifel pense que cette grande tension s'explique mieux avec la triméthylamine, produite dans l'intérieur de la poche, qu'avec l'air atmosphérique simplement enfermé dans les sillons vaginaux ; le gaz se formerait alors dans un repli glandulaire, étiologie qui ne sera pas admise évidemment par ceux qui nient la présence des glandes dans la muqueuse vaginale. Lebedeff a combattu la théorie d'Eppinger en s'appuyant sur les caractères histologiques de l'affection. Dans la muqueuse vaginale et ses papilles, qui sont hypertrophiées, il a trouvé des dilatations des veines et des capillaires, une infiltration du stroma, des épanchements sanguins récents, un réseau fibrineux dont les mailles sont remplies par des globules sanguins à divers degrés de dégénération, le tout appliqué contre la paroi kystique par des gaz développés à l'intérieur. Il en résulterait que le point de départ des kystes serait une congestion passive de la muqueuse vaginale, entraînant l'ectasie des veines et des capillaires, des thromboses dans les veines et, par suite, des foyers hémorrhagiques autour des capillaires ; c'est dans ces foyers hémorrhagiques que se développent des gaz, produits de régression des liquides épanchés (*Arch. f. Gynäk.*, t XVIII, p. 132. — *Voy.* en outre : Hückel, *Arch. für pathol. Anat.*, 1883, t. XCIII, p. 204).

La *vaginite exfoliatrice* est caractérisée par un rejet périodique hors du vagin de membranes épithéliales, accompagné de symptômes dysménorrhéiques. Depuis qu'Arthur Farre en a parlé pour la première fois, de nombreux auteurs ont cité des cas où il y avait rejet simultané de membranes utérines. Dans ces derniers cas, les membranes étaient également perdues à des périodes plus ou moins éloignées l'une de l'autre et indépendantes des époques menstruelles, quoique plus souvent contemporaines (Tyler Smith). La muqueuse vaginale avait subi des modifications comme dans le catarrhe, il y avait particulièrement congestion, gonflement, décollement et hypersécrétion, et on n'y voyait pas toujours la différence avec les phénomènes de la menstruation. Cohnstein, ayant revu toute la littérature sur ce sujet, conclut à l'étiologie commune de la vaginite exfoliatrice et de la dysménorrhée membraniforme et la croit liée à l'hystérie, à l'exclusion de cause locale. Vu l'inefficacité de tout traitement local, il recommande celui de l'hystérie, c'est-à-dire le bromure de potassium (*Arch. für Gynäk.*, 1881, vol. XVII, p. 69).

Winckel a décrit sous le titre de *Kolpitis gummosa* une exfoliation membraneuse singulière de la muqueuse vaginale chez une femme de vingt-huit ans, commençant à l'urèthre et s'étendant sur la paroi antérieure du vagin d'un côté, et sur les petites lèvres et la commissure postérieure de l'autre. La membrane était grisâtre en partie, adhérente et de plusieurs millimètres d'épaisseur ; détachée par une légère traction avec la pince, la muqueuse apparaît rouge pâle. L'introduction du doigt et du spéculum est douloureuse, mais ne provoque pas d'hémorrhagie. L'examen microscopique montre un épaississement de l'épithélium. Les couches superficielles se séparaient facilement en lames dans la couche épithéliale qui correspond au réseau de Malpighi. Les papilles sont notablement hypertrophiées, le tissu sous-muqueux énormément épaissi, pourvu d'une quantité considérable de vaisseaux à parois épaisses. Entre eux on trouve une infiltration dense de cellules rondes, et la coupe présente l'apparence d'une gomme (la femme n'a jamais eu de lésions aux parties génitales). Winckel a tenu la femme en observation pendant quatre semaines et demie. Deux ou trois jours après qu'on avait enlevé les membranes elles étaient remplacées par d'autres qui débutaient toujours par des petits points gris, gros comme la tête d'une épingle. Règles pendant deux jours ; tout le vagin était rempli de sang noir. Après leur terminaison, on trouva la muqueuse comme avant et le même processus de formation membraneuse recommença ; complication d'une même affection membraneuse de l'œil gauche, éruption consécutive sur le visage et le bras. La malade avait souffert vingt ans auparavant d'un ulcère stomacal ; six semaines plus tard, inflammation du ventre et plusieurs semaines plus tard inflammation du cou. L'examen ne fit trouver aucune trace de syphilis ; pas d'amélioration ni d'aggravation par l'iodure de potassium.

La *vaginite diphthéritique*, connue depuis Rokitansky, a été fréquemment observée, quoique son identité avec celle du larynx et du pharynx ne soit pas toujours prouvée. Klebs, bien qu'il nie l'existence du vrai croup même dans les inflammations intenses des parois vaginales, décrit comme diphthérite des plaies chez les accouchées une membrane très-adhérente, jaune sale, qui reste longtemps sans changement, dans quelques cas et dans d'autres est éliminée, laissant des surfaces ulcérées, granuleuses ou suppuratives. Dans le choléra, la variole, la scarlatine, la rougeole, la diphthérie secondaire se montre sous forme de rougeur de la muqueuse, points ecchymotiques, taches squameuses, groupées, de couleur jaunâtre. Il y a nécrose de la couche superficielle, procédant de nombreux centres, s'unissant pour former des grandes plaques appelées ordinairement diphthéritiques. Rappelons toutefois que les lésions décrites par les auteurs allemands sous le nom de *diphthérite* n'ont pas la même signification que la *diphthérie* en France.

Schrœder appelle l'attention sur le rôle joué par des lésions locales dans la détermination de la diphthérie ; quand elle suit l'affection diphthéritique générale, le gonflement peut atteindre un tel degré que, d'après cet auteur, la paroi recto-vaginale forme tumeur et qu'on ne peut plus pratiquer le toucher vaginal ; des membranes blanches et verdâtres couvrent les parois et les pertes sont purulentes et d'une odeur fétide. La muqueuse du col est également prise.

La *vaginite dysentérique* est une modification, décrite par Klebs, de la forme diphthéritique qui accompagne la dysentérie chronique. Eppinger, plus tard, l'a étudiée plus à fond dans 12 cas et lui a donné ce nom (*kolpitis dysenterica*). Dans tous les cas, il existait une dysenterie du gros intestin, et dans l'étiologie on notait comme causes prédisposantes des fissures, ulcérations (rhagades) de la vulve et un périnée étroit. Les modifications macroscopiques étaient toujours plus avancées à l'entrée du vagin, aux colonnes postérieures et antérieures. Dans une étendue variable, on y trouvait des ulcérations plates pour la plupart, irrégulières, à bords nets, des nécroses superficielles, avec fond très-injecté. Les ulcérations étaient couvertes d'un exsudat mince, granuleux.

On trouvait dans les replis des squames jaunes, pityriasiformes, en partie détachées et en partie adhérentes. Eppinger considère ce stade pityriasiforme avec superposition d'une couche squameuse sur un fond injecté, gonflé, et simulant le stade catarrhal comme la période initiale, dont le développement consécutif mène à la formation de croûtes minces, d'une couleur jaune grisâtre, d'épaisseur inégale, entouré par une zone presque hémorrhagiforme. Une desquamation partielle donne lieu à une perte de substance dont le résultat est la formation d'ulcérations d'une grande étendue, séparées par de petits îlots de muqueuse saine.

L'examen microscopique montre que les squames sont composées de cellules épithéliales en partie adhérentes encore entre ces cellules plates, gonflées, et en partie séparées les unes des autres. On trouve des traînées de micrococci, qui se rejoignent plus ou moins à une couche plus étendue, sous-épithéliale, de micrococci. On trouve toujours des parties de l'épithélium complétement soulevées dans toute leur épaisseur par ces masses de micrococci. De plus, on trouve des points ulcérés où l'épithélium manque complétement. Les papilles saignantes s'élèvent de leur fond et sont également couvertes d'une couche de micrococci qu'on trouve aussi entre les cellules de leurs bords.

Dans un cas Eppinger a pu démontrer l'existence de micrococci tout le long des vaisseaux papillaires. Une étude plus approfondie de ces micrococci par la culture ne fut pas entreprise. Eppinger prétend qu'ils n'existent jamais en masses sphéroïdales, mais sont toujours irrégulièrement groupés. Ils étaient plus gros et plus pâles que les cocci de la septicémie et possédaient des mouvements actifs.

Tandis que la formation des squames et des érosions superficielles dépend d'une nécrose épithéliale « mycotique », le processus nécrotique autour des croûtes jaunes semble atteindre plus de profondeur. Il est impossible d'en étudier plus intimement la structure ; il n'y a que les vaisseaux thrombosés qui sont encore reconnaissables. Les vaisseaux de la zone circonscrivante sont dilatés et le tissu infiltré par des petites cellules. De l'autre côté, les micrococci sont rares. Dans un cas aigu, à la période d'ulcération, les bords décollés étaient composés de plaques d'épithélium dont la surface inférieure, comme le fond de l'ulcération, était couverte d'une mince couche de pus. On y trouvait également des vaisseaux ascendants et descendants dont l'extrémité libre était oblitérée par un caillot fibrineux.

Au-dessous de la couche purulente, qui de temps à autre envahissait les tissus profonds, on trouvait des surfaces granuleuses.

Eppinger croit, à propos du processus infectieux, que le décollement et la rupture de l'épithélium précèdent l'invasion des micrococci, théorie acceptée par Baum dans les derniers temps pour l'invasion des gonococci. Le contact des déjections dysentériques avec la muqueuse vaginale peut occasionner ces lésions du tégument, et l'existence fréquente d'exulcérations à la vulve, le siège de lésions plus graves à l'orifice externe, plaident en faveur de cette théorie.

La *vaginite érysipélateuse* a été décrite par Eppinger, qui l'a trouvée à l'autopsie d'une femme de trente-cinq ans, morte au douzième jour d'un érysipèle de la face, lequel rétrocédait pour apparaître à la cuisse et à la hanche gauches. Il existait un gonflement et de la rougeur des petites lèvres, plus accentués au côté gauche où, de même qu'à la surface de la grande lèvre, on trouvait un soulèvement de l'épiderme en forme de bulles grosses comme un haricot. La muqueuse vaginale jusqu'au col était notablement gonflée et rouge et formait çà et là de gros plis. Sur la paroi postérieure, à 2 centimètres au-dessus de la commissure,

s'étendant jusqu'à peu près la partie moyenne du vagin, on trouvait une perte de
substance tout à fait superficielle, large comme le petit doigt, entourée par
l'épithélium gonflé et en partie formant de petites bulles, et ayant un fond excessivement rouge et couvert d'une couche mince et blanche. Il y avait d'autres
lésions semblables, mais moins étendues sur les côtés et sur la paroi antérieure.
L'épithélium qui restait encore en place était facilement décollé. Le tissu sous-
épithélial et sous-muqueux était partout gonflé, suintant et rouge.

Le contenu liquide d'une des petites bulles voisines de l'ulcération contenait
des *monadinencocci*, pâles et possédant des mouvements actifs (Klebs). On
trouvait les mêmes cocci dans l'épithélium décollé, dans le vagin et son épithélium, mais ils étaient absents dans les couches profondes et dans le sang. L'épithélium paraissait, dans les endroits où il persistait encore, remarquablement
gonflé, et une quantité de cellules contenaient des vacuoles. Les papilles étaient
plus larges et leurs vaisseaux très-injectés. Dans les endroits où l'épithélium
manquait, les papilles étaient tellement élargies par infiltration cellulaire qu'on
pouvait à peine les reconnaître et on ne les distinguait que par la division vasculaire. L'infiltration cellulaire pénétrait quelquefois jusqu'à la couche musculaire. Les espaces épithéliaux et sous-épithéliaux communiquaient librement entre
eux. Les vaisseaux profonds du vagin étaient également très-dilatés. La couche
musculaire n'était pas affectée, non plus que la muqueuse du col et de l'utérus.

Vaginite septique.   Parmi les diverses modifications du vagin produites par
la septicémie, les mieux connues sont la formation croûteuse et l'ulcération des
plaies infectées chez les femmes en couches, appelées par Klebs diphthérite
des plaies. Les altérations septiques de la muqueuse intacte, qui ont lieu fréquemment aux petites lèvres, aux parois et à l'orifice du vagin sous l'influence
d'une sécrétion septique, ont attiré très-peu l'attention anatomiquement ou chimiquement. W. Fishel a parlé fréquemment d'elles. A propos de la septicémie
chez les femmes en couche, il les appelait *nécrose épithéliale*, mais sans en
donner une description plus détaillée. Eppinger en fait mention à propos du diagnostic différentiel d'avec la nécrose dysentérique, assignant à la nécrose sep-
ticémique une localisation favorite à l'extrémité inférieure des colonnes du vagin.
Le plus souvent, on trouve la vaginite septique chez les femmes en couches.
Elle se présente sous l'aspect de taches jaunes, en îlots, à la surface de la muqueuse, dans des endroits intacts, mais proéminents, comme les bords des petites
lèvres, l'orifice vaginal sur les plis du vagin, et particulièrement aux extrémités
des colonnes, et qu'on ne peut pas enlever sans entamer la couche épithéliale.
Dans les cas intenses, elle s'étend à tout le vagin et présente le tableau d'une
diphthérie étendue, sans que chaque croûte superficielle soit entourée de zones
injectées. La muqueuse en général est rouge, gonflée et enflammée, particulièrement aux plis et aux colonnes. Sans doute les phénomènes inflammatoires et
la nécrose épithéliale sont dépendants de la sécrétion utérine avec son contenu
de cocci septiques, qui baigne la muqueuse vaginale et produit le décollement
de son épithélium.

En faveur de cette manière de voir on peut invoquer les cas dans lesquels il
ne pouvait être question d'affection propagée d'un ulcère; par exemple, ceux
d'atrésie de l'hymen, où après la perforation de la membrane l'entrée de l'air
ayant produit une décomposition putride du sang retenu, il y avait une vaginite
septique diffuse et formation d'une eschare épithéliale sur les plis épaissis et se
généralisant par tout le vagin.

Des eschares de cette nature persistent des journées entières, malgré le traitement antiseptique, et peu à peu font place à la muqueuse régénérée sans avoir présenté la forme d'ulcération.

Dans d'autres cas, particulièrement avec un traitement antiseptique inefficace, il survient, après l'élimination de l'eschare, une ulcération superficielle couverte d'une couche jaune qui s'élargit irrégulièrement en profondeur et en largeur.

Vaginite disséquante. Sous ce nom, on a décrit une affection du vagin caractérisée par une inflammation de la muqueuse et surtout du tissu cellulaire sous-muqueux (péri-vaginite phlegmoneuse) et terminée par l'élimination des couches muqueuse et musculeuse. Cette affection, étudiée par Marconet, Wiegandt, Bizzozero, Tschernuchew, Minkiewitsch, a encore une étiologie obscure. Dans quelques cas on a signalé dans les antécédents une maladie infectieuse datant de quelques semaines, typhus, pneumonie, blennorrhagie. L'inflammation s'empare du tissu cellulaire des cloisons vésico et recto-vaginales et a pu dans quelques cas se propager au petit bassin. Après l'expulsion de la paroi vaginale, celle des cloisons voisines restant intacte, la guérison s'est effectuée grâce à l'emploi d'injections et d'applications de tampons antiseptiques (gaze iodoformée, etc.), mais avec un rétrécissement du vagin provenant de la rétraction cicatricielle des parois bourgeonnantes.

Symptômes. Les vaginites catarrhales présentent presque les mêmes symptômes, variables seulement en intensité. Dans les premiers jours, sensation de cuisson à la vulve, puis de brûlure, de douleur irradiée dans les aines et le petit bassin, surtout quand il y a engorgement ganglionnaire, exaspérée par la station debout et la marche. En même temps, appareil fébrile plus ou moins marqué. Au bout de deux ou trois jours se manifeste un écoulement séreux d'abord, puis muqueux, muco-purulent, sanguinolent, jaunâtre, rougeâtre, de plus en plus abondant, d'odeur nauséeuse.

Après avoir duré un temps très-variable suivant les causes qui lui ont donné lieu, les soins, etc., l'écoulement diminue peu à peu, et les phénomènes subjectifs s'amendent de même. L'examen des parties donne des renseignements qui varient suivant la période de la maladie. Au début, l'entrée du vagin est rouge, gonflée, douloureuse au toucher, occupée par un mucus blanchâtre plus ou moins épais et abondant; le doigt introduit dans le canal vaginal est serré par suite du gonflement de la muqueuse et d'une certaine contracture de la couche musculaire sous-jacente; en appuyant légèrement sur la paroi, le pus retenu s'écoule en abondance par la commissure postérieure. L'introduction du spéculum en verre ou grillagé fait constater une rougeur vive de toute la muqueuse, des ecchymoses, des exulcérations, et les élévations papillaires qui constituent les saillies de la forme granuleuse. C'est surtout en arrière de la commissure et dans le cul-de-sac postérieur, où stagne le pus, que les lésions sont le plus marquées.

Vers la fin de la maladie, la rougeur et le gonflement de la muqueuse diminuent; celle-ci tend à revenir à l'état normal, mais il persiste souvent dans les culs-de-sac et dans les replis de petits foyers d'inflammation qui sont l'origine des récidives et des contagions souvent inexpliquées d'un sexe à l'autre. Toutes choses égales d'ailleurs, la vaginite blennorrhagique est plus rebelle à la guérison que les autres formes.

Le passage des vaginites catarrhales, surtout de la forme blennorrhagique, de l'état aigu à l'état chronique, est très-fréquent.

La vaginite chronique ne se manifeste le plus souvent que par un écoulement muqueux, blanchâtre, peu coloré en jaune ou en vert (*voy.* LEUCORRHÉE) ; peu de phénomènes subjectifs, à peine un peu de prurit. Il est vrai de dire que cette affection n'existe pas dans toute l'étendue de la muqueuse vaginale, mais seulement à l'entrée, en arrière de l'hymen on des caroncules myrtiformes, ou dans le cul-de-sac postérieur ; et encore il est bien difficile de dire ce qui revient alors à la métrite du col, affection infiniment plus fréquente que la vaginite, et à la vaginite chronique.

La constitution particulière de la muqueuse vaginale, l'épaisseur de sa couche épithéliale, l'absence de tissu glandulaire dans ses parois, la rendent très-réfractaire aux affections contagieuses et, lorsque celles-ci peuvent s'y développer, elles ne persistent pas longtemps dès que l'état aigu a disparu. Il faut en quelque sorte un long séjour de la matière inoculable pour que l'inoculation se produise : aussi ne trouve-t-on les chancres que rarement dans le vagin et alors siègent-ils toujours soit au voisinage de son orifice, en arrière de la commissure postérieure, soit près du col utérin, qui fournit le liquide d'inoculation. Aussi certains auteurs soutiennent-ils que la vaginite chronique n'existe pas et que le liquide qu'on trouve dans le vagin provient de l'utérus ; il s'accumule dans le cul-de-sac postérieur, dans les replis et en arrière de la commissure, la muqueuse rougit et s'épaissit un peu à son contact, mais il ne s'agit pas à proprement parler d'une inflammation chronique de la muqueuse vaginale.

Les suites éloignées de la vaginite sont diversement décrites par les auteurs ; les uns admettent un agrandissement du vagin par distension des parois, avec ramollissement des couches sous-jacentes qui facilite le prolapsus de la muqueuse ; les autres un rétrécissement de la cavité, par une sorte de sclérose cicatricielle de la muqueuse et des couches sous-jacentes.

Les inflammations exsudatives du vagin s'accompagnent de phénomènes généraux plus intenses que les inflammations catarrhales, non-seulement quand elles constituent le foyer principal de l'infection comme dans la diphthérie et la septicémie, mais aussi quand elles paraissent comme complication d'une maladie inflammatoire localisée ailleurs, comme dans le choléra, le typhus, les exanthèmes aigus, l'érysipèle, la dysenterie. Les symptômes locaux ne sont pas ordinairement très-accentués. Quand il n'y a pas de pertes fétides, dérivant d'une dégénérescence purulente ou nécrotique, qui peuvent causer une certaine gêne maladive, ces symptômes se limitent à une ischurie modérée et à une sensation de brûlure aux parties génitales.

Schrœder parle de douleurs au bassin, de tiraillements vers le bas et de spasmes des muscles de l'anus, comme survenant, quoique d'une manière exceptionnelle, dans des cas de diphthérie vaginale où il y a gonflement intense et étendu.

L'attention du médecin est d'autant moins appelée et la nécessité d'un examen local d'autant moins comprise que les symptômes locaux sont moins accusés. C'est probablement pour cette raison que la proportion des faits cliniques est petite en comparaison des cas anatomiques ; même dans la septicémie puerpérale, on emploie très-rarement le spéculum, quoique la cause de toute l'affection doive être locale, et d'autant moins alors que l'affection vaginale ne se déclare que comme complication d'un processus infectieux déjà localisé ailleurs.

La marche de ce processus et son pronostic sont si favorablement influencés par un traitement dans les premier et deuxième degrés, que l'absence de diagnostic peut être la cause d'accidents graves pour la malade.

COMPLICATIONS. Les vaginites simples, par suite de blessures ou corps étrangers, peuvent rester locales, ou, s'il y a blessure de la vulve ou des cavités voisines, s'accompaguer d'inflammations plus ou moins graves; les vaginites virulentes ou septiques déterminent en même temps l'inflammation des lymphatiques et des ganglions voisins, soit de l'aine, soit du petit bassin (pelvi-péritonite); la participation de la vulve à ces affections est fréquente, surtout lorsqu'il y a écoulement purulent, ou fausses membranes, ou muguet, etc. Mais ce sont surtout les complications de la vaginite blennorrhagique qui ont attiré l'attention, à cause de la plus grande fréquence de cette affection.

L'*ophthalmie* est plus rare que dans la blennorrhagie de l'homme. Il en est de même des *arthropathies*.

À part ces manifestations générales ou à distance, toutes les autres sont purement locales. En première ligne vient l'*uréthrite*, que les uns regardent comme très-rare (Cullerier, Swediaur), et les autres au contraire comme très-fréquente (A. Guérin, Rollet). La *cystite* accompagne souvent l'uréthrite, parce que la brièveté du canal permet alors à l'inflammation de se propager vers les parties profondes. Du côté de la vulve, l'inflammation peut encore atteindre les glandes vulvo-vaginales, dont l'écoulement persiste le dernier, et qui, analogue de la *goutte militaire* de l'homme, peut faire contracter la blennorrhagie de femmes saines en apparence.

Du côté de l'utérus, l'inflammation envahit d'abord la face externe du col, dont la muqueuse présente des exulcérations que M. Alph. Guérin compare à celles de la balano-posthite, ou des granulations provenant de la progagation de la maladie aux follicules mucipares et qui entourent le museau de tanche. La cavité du col elle-même peut aussi être envahie et rester malade après la guérison du vagin, recéler le virus qui, d'après M. Vidal, donnerait le plus de chaudepisses.

La *pelvi-péritonite* qui survient dans certains cas a été attribuée par Hunter, dont l'opinion a été longtemps admise, à une ovarite. Mais Bernutz et Goupil ont démontré qu'il s'agit d'une pelvi-péritonite dont l'origine, d'après Lucas-Championnière, Martineau, etc., devait être attribuée à une lymphaugite partie du vagin ou de l'utérus et aboutissant aux ganglions pelviens. Cette affection, qui s'accompagne de phénomènes fébriles graves, se termine le plus souvent par résolution. Elle est sujette à des récidives fréquentes, déterminées par la fatigue corporelle, le retour des règles, la reprise trop hâtive des rapports sexuels, etc.

DIAGNOSTIC. Il est facile de reconnaître la vaginite aiguë, sur laquelle l'attention est attirée par les douleurs du côté des organes génitaux externes et par l'écoulement. Il faut de plus en rechercher la cause et la nature.

Les vaginites traumatiques, consécutives à la défloration, à l'introduction ou au séjour de corps étrangers, donnent lieu à des douleurs plus vives, à un écoulement plus fétide que les vaginites simples ou blennorrhagiques, à cause de l'étendue et de la profondeur plus grande des lésions. Celles qui accompagnent la grossesse ou qui sont consécutives à l'accouchement sont faciles à reconnaître par les autres phénomènes et les commémoratifs.

Il est plus difficile de distinguer les catarrhes subaigus à marche lente, consécutifs à la grossesse ou à la blennorrhagie, lorsqu'ils sont devenus muqueux, et, malgré l'importance qu'il y aurait à reconnaître l'origine blennorrhagique d'un écoulement ancien, on est souvent forcé de rester dans le doute (A. Guérin, Alf. Fournier).

Les vaginites exsudatives se reconnaîtront d'abord à leur exsudat, et ensuite à la coexistence d'affections de même nature dans d'autres régions, en particulier pour le muguet et la diphthérie. Dans ces formes, il faut se mettre en garde contre une cause d'erreur qui a pour origine le traitement de certaines vaginites par l'alun, qui produit des membranes ayant l'aspect de fausses membranes pathologiques. M. Siredey en a communiqué un bel exemple à la Société anatomique en 1868; on avait pensé qu'il s'agissait d'une dysménorrhée pseudo-membraneuse, mais M. Ranvier, après un examen microscopique plus approfondi de la pièce, émit l'opinion qu'on avait affaire à une exfoliation de la muqueuse de la partie supérieure du vagin déterminée par des injections fortement alunées, dont la malade faisait un fréquent usage (*Bull. de la Soc. anat.*, 1868, p. 594).

Le même fait se produit aussi avec le nitrate d'argent et le sesquichlorure de fer. Il suffit de le signaler pour ne pas être induit en erreur.

Le *pronostic* des vaginites dépend de leur cause et des lésions qui les accompagnent. Les vaginites catarrhales, blennorrhagiques ou non, ne présentent généralement pas de gravité, mais sont souvent très-rebelles et sujettes à de nombreuses récidives. Celles qui sont consécutives à des lésions du vagin, déchirures, gangrènes, fistules, séjour de corps étrangers ou de tumeurs, sont parfois graves à cause de l'extension des lésions aux cavités voisines, et de la septicémie à laquelle elles donnent naissance.

TRAITEMENT. Il consiste dans l'emploi de différents moyens dirigés contre les causes et les lésions de la vaginite.

Contre la vaginite déterminée par la présence de corps étrangers, de tumeurs de l'utérus ou du vagin, leur ablation sera la première indication à remplir; de même, en cas de fistule urinaire ou fécale, l'indication de leur fermeture sera la plus urgente. On soignera ensuite les lésions consécutives par les cautérisations et les applications antiseptiques.

Dans les vaginites de cause diathésique, on prescrira l'emploi de fortifiants, le quinquina, l'iodure de fer, les bains salés ou de mer, l'hydrothérapie, s'il s'agit de sujets lymphatiques ou scrofuleux; l'arsenic, la médication alcaline, si les malades sont arthritiques. Dans la vaginite liée à la grossesse, qui cède souvent d'elle-même après l'accouchement, les soins de propreté, les bains, les injections émollientes ou légèrement astringentes, suffiront. Les vaginites mycotiques, diphthéritiques, septiques, seront traitées par les cautérisations, les injections antiseptiques, les applications des tampons de gaze boriquée, iodoformée, etc.

La vaginite blennorrhagique est celle qui a le plus exercé la sagacité des praticiens.

Les tentatives pour faire avorter la blennorrhagie chez la femme n'ont pas eu le même succès que chez l'homme; les succès annoncés par Becquerel ne semblent pas avoir été confirmés; l'étendue de la muqueuse vaginale qu'il faut cautériser énergiquement n'a produit le plus souvent qu'une vive douleur et une recrudescence de l'inflammation.

Pendant la période d'acuïté, on recommande les grands bains, simples ou amidonnés, pendant lesquels on peut introduire dans le vagin une grosse canule en caoutchouc percée de nombreux trous, afin que le liquide du bain puisse agir favorablement sur la muqueuse vaginale. L'emploi des balsamiques est inutile chez la femme, sauf en cas d'uréthrite; comme application locale,

Ricord et Hardy avaient recommandé les injections vaginales avec l'urine des malades auxquelles on avait fait prendre du copahu ; Velpeau l'avait administré en lavements ; tous ces moyens ont été inefficaces.

Dans la période d'état ou subaiguë, lorsque les phénomènes ont perdu de leur acuité, surtout la douleur, et que l'application du spéculum et des topiques est devenue facile, on a recours à des cautérisations avec le crayon de nitrate d'argent ou des solutions de ce sel ; des injections avec divers liquides : solutions d'acétate de plomb, d'alun, de sulfate de zinc, dont on augmente peu à peu le titre ; de borax, de sublimé, de permanganate de potasse, de chloral, d'acide phénique ; le coaltar, etc. Le tamponnement avec des boulettes de ouate imbibées de ces liquides paraît plus efficace, parce qu'il a une action permanente et produit la séparation des surfaces enflammées. On a encore inventé divers instruments, analogues à des seringues et destinés à porter des poudres ou des pommades en contact avec le col, puis le vagin, en retirant lentement l'instrument dont on pousse en même temps le piston. Lorsqu'il reste des ulcérations, derniers et rebelles vestiges de la vaginite, on les cautérise avec le nitrate d'argent, le nitrate acide de mercure, l'acide chromique, etc.

Citons encore les irrigations permanentes du vagin, conseillées en Allemagne par Holzer (1879), Steinschneider (1881), etc., et les irrigations chaudes par Benicke (1881).

Ulcérations. La forme ulcéreuse est très-fréquente dans les affections du vagin. Les vaginites simples durant depuis un certain temps, la vaginite interstitielle ou diphthéritique des Allemands, s'accompagnent d'ulcérations ; les contacts anormaux de la muqueuse avec l'urine, les matières fécales, les corps étrangers, les tumeurs de l'utérus ou du vagin, la stagnation du pus ou du sang au-dessus des rétrécissements, provoquent la formation d'ulcérations profondes ; on y trouve encore des ulcères vénériens, herpétiques, tuberculeux, cancéreux, et même l'ulcère rond ou ulcère simple.

Les ulcérations des vaginites simples ou blennorrhagiques, dites ulcérations par macération (Martineau), sont superficielles ; ce sont plutôt des érosions, par suite de la desquamation épithéliale, que des ulcérations ; elles disparaissent d'ordinaire avec la maladie qui leur a donné naissance ; elles siégent rarement dans la partie inférieure du vagin, le plus souvent dans la partie supérieure, le cul-de-sac et le col. On trouve des ulcérations du même genre dans les métrites du col avec déviation de l'utérus ; le col déjeté vient en contact avec la muqueuse du vagin qui s'applique sur son orifice, en avant, en arrière ou sur les côtés, suivant la flexion du corps, et l'écoulement irritant qui provient de l'utérus détermine une ulcération superficielle au point de contact.

Les ulcérations de la vaginite diphthéritique ou consécutive à des suppurations du vagin par blessures, accouchements, contacts anormaux, s'accompagnent de perte de substance et sont plus ou moins étendues en profondeur et en superficie. Elles sont à bords irréguliers, déchiquetés, entourées d'un tissu cicatriciel induré, de brides, et de muqueuse plus ou moins profondément enflammée. L'abondance de l'écoulement varie avec les dimensions des ulcères ; sa fétidité est toujours très-grande et les douleurs spontanées très-vives, mais dépendent surtout de l'inflammation de voisinage.

Le *chancre mou* présente à son début des caractères de l'érosion ; c'est, d'après Fournier, une exulcération superficielle, effleurant le derme plutôt qu'elle ne l'entame, une sorte de plaie grisâtre, plate, de niveau avec les parties voisines, circulaire en général, et limitée presque toujours à une partie peu étendue. Mais on ne voit le chancre mou du vagin que rarement sous cette forme, qui n'est que transitoire; il ne tarde pas à s'étendre en largeur et en profondeur, et à prendre le caractère ulcéreux. C'est alors une ulcération plus ou moins irrégulière, creuse, à bords nets et taillés à pic, comme découpés à l'emporte pièce, souvent décollés, plus rarement renversés en dehors. Le fond inégal, irrégulier, déchiqueté, et recouvert d'un liquide franchement purulent, présente parfois à son centre une fausse membrane diphthéroïde, très-adhérente, grise ou jaunâtre. Lorsqu'il siége à la fourchette, le chancre affecte le plus souvent la forme fissurale; sur les parois du vagin, ce sont plutôt des coupures dirigées suivant la longueur. Ses dimensions sont en général celles d'une pièce de 50 centimes à un franc, sauf les cas où le phagédénisme s'empare du chancre. D'autres ulcérations de même nature peuvent se montrer à la fourchette, à l'anus, au périnée, ainsi que l'engorgement ganglionnaire inguinal.

Le *chancre induré* ou chancre syphilitique est tellement rare dans le vagin que M. Fournier n'en cite qu'un cas sur 249, et encore est-il douteux. Tous les auteurs, Ricord, Lancereaux, Cullerier, Clerc, Jullien, Cornil, etc., sont d'accord sur cette excessive rareté. Gardillon en a réuni 4 cas en 1881 (thèse de Paris). M. Martineau, qui en a vu 2 cas, leur donne les caractères suivants : au toucher, on perçoit une érosion déprimée, nettement circonscrite et indolente ; en introduisant deux doigts dans le vagin, on sentait une induration foliacée. Au spéculum, l'ulcération présentait l'aspect ordinaire : fond rouge, luisant, vernissé, non purulent, bords légèrement surélevés, se continuant sans ressaut avec le fond de l'érosion et les tissus ambiants dont la teinte est normale, non taillés à pic, ni décollés. Dans un cas il avait les dimensions d'une pièce de 50 centimes et siégeait sur la paroi latérale droite, à peu près au niveau de l'extrémité inférieure du museau de tanche; dans l'autre il était grand comme une pièce d'un franc, et siégeait derrière l'anneau vulvaire, sur la colonne postérieure du vagin, immédiatement au delà de l'hymen; dans les deux cas il y avait en même temps des syphilides érosives récentes des grandes lèvres et polyadénite inguinale, et d'autres syphilides sur divers points du corps dans un cas; la réparation et la cicatrisation du chancre fut assez rapide (*France médicale*, 1881, t. I, p. 38).

La *syphilis secondaire*, dont était atteinte une des malades de M. Martineau, peut se manifester sous plusieurs formes. On en trouvera une bonne description dans la thèse de Prieur (Paris, 1881). Sur 21 cas cités, il y en avait 4 de syphilides érosives, 16 de syphilides papuleuses, et 1 de syphilide ulcéreuse.

Les *syphilides érosives* sont de simples exfoliations épithéliales, plates, de niveau avec les surfaces voisines, de coloration tantôt rouge groseille, tranchant sur la surface rosée de la muqueuse voisine, tantôt blanche et opaline; les bords sont représentés tantôt par un petit liséré rouge, tantôt ils sont nettement dessinés et forment comme un liséré argenté plus ou moins saillant; enfin, elles sont indolores, non prurigineuses, sans inflammation de voisinage.

La *syphilide ulcéreuse* proprement dite est rare dans le vagin et ressemble souvent au chancre mou; elle est arrondie, de la grandeur d'une pièce de 50 centimes, à bords nets, à fond uni ou inégal et recouvert de pus. Survenant à la fin de la période secondaire, elle coïncide fréquemment avec des cicatrices d'anciennes syphilides érosives ou papuleuses. Ces dernières, de même que les plaques *papulo-hypertrophiques*, sont les plus fréquentes de toutes, et accompagnent souvent aussi les syphilides érosives ; elles siégent en arrière de l'anneau vulvaire et dans la partie supérieure du vagin, dans le cul-de-sac et sur le col de l'utérus ; elles sont saillantes, de forme variable, indolores, sans réaction inflammatoire, de couleur rouge sombre, jambonnée, ou grisâtre, comme si elles étaient recouvertes d'une couche de nitrate d'argent, et coïncident avec des manifestations syphilitiques d'autres régions.

Les syphilides vaginales, comme celles des autres régions, sont très sujettes à récidiver ; elles n'exigent guère que des soins de propreté, qu'on peut donner avec des injections d'une solution de sublimé, en outre du traitement spécifique.

Les manifestations tertiaires de la syphilis sont aussi rares que le chancre induré. Nous ne considérons pas comme telle la vaginite gommeuse décrite par Winckel et dont nous avons parlé plus haut.

L'*herpès vaginal* débute par de petites granulations miliaires, réunies en groupes, demi-transparentes, se laissant facilement déchirer, en donnant issue à un liquide clair, séreux, légèrement citrin. Il survient généralement au moment des règles, s'annonçant par un léger mouvement fébrile, une sensation de prurit très-incommode, de chaleur et de cuisson parfois insupportable, et siége généralement à la vulve ou dans la moitié antérieure du vagin. Dès que l'épiderme est déchiré, il survient une petite ulcération arrondie, polycyclique, par la réunion de plusieurs entre elles, superficielle, à surface blanchâtre, puis d'un rouge vif, très-douloureux alors ; l'éruption dure plusieurs jours, de sorte qu'à côté d'ulcérations en voie de réparation s'en voient d'autres recouvertes d'une fausse membrane grisâtre ou de petites vésicules initiales ; l'évolution se fait en huit ou dix jours et se termine par la guérison.

L'*eczéma*, le *zona* et le *pemphigus*, affections rares, se manifestent par des lésions analogues à celles de l'herpès. L'eczéma est habituellement lié à la vaginite chronique, survient chez les arthritiques, et se généralise aux organes génitaux, vulve, vagin, col de l'utérus. Dans le zona, l'éruption est localisée à un seul côté du vagin, linéaire, accompagnée de névralgie parfois très-intense ; la muqueuse est rouge, enflammée, mais seulement du côté de l'éruption et sans sécréter une grande quantité de pus. A ces vésicules succèdent, d'après Martineau, de petites ulcérations saignantes, et donnant lieu, après cicatrisation, à de petits points blancs, tranchant sur la coloration rosée normale de la muqueuse. Le pemphigus ne diffère guère comme aspect que par le contenu de ses vésicules, qui est rougeâtre, sanguinolent, au lieu d'être séreux comme dans l'herpès. Nous avons vu plus haut que les auteurs allemands en avaient fait une variété de vaginite, appelée *vésiculeuse* ou *herpétiforme*.

Tuberculose. Cette affection rare, puisque Verneuil n'en avait trouvé que dix cas en 1880, a été bien étudiée dans un mémoire récent d'Eugène Deschamps (*Archives de tocologie*, 1885, p. 21).

Elle se montre plus fréquemment pendant la période d'activité des organes sexuels, mais Deschamps en a trouvé chez des femmes après la ménopause (soixante-sept ans, cas de Weigert) et chez l'enfant (sept à huit ans, cas de Parrot). On la trouve chez des sujets qui présentent des tubercules d'une autre région, poumon, organes génitaux (trompes et utérus) ; elle est consécutive à des accouchements, des affections inflammatoires de l'appareil génital, des manifestations syphilitiques, des excès sexuels, une blessure, etc., toutes causes qui feraient du vagin un lieu de moindre résistance servant d'appel à la localisation de la tuberculose. Celle-ci pourrait se localiser encore dans le vagin à la suite de l'irritation produite par une ulcération tuberculeuse de l'utérus (Reynaud); de l'infiltration cellulaire de la paroi de la cavité de Douglas dans la péritonite tuberculeuse (Weigert); du passage du virus tuberculeux de cette péritonite par les trompes (Hanot). Les écoulements de l'homme, qui contiennent le virus tuberculeux, ainsi que Verneuil l'admet, et que Cornil l'a démontré en 1883 par la présence des bacilles, peuvent encore faire développer la tuberculose dans le vagin par contagion directe (Verchère).

Les symptômes de cette affection sont au début des picotements, des démangeaisons vulvaires, une sensation de brûlure; plus tard de véritables douleurs locales ou irradiées; un écoulement séreux ou séro-purulent, sanguinolent, des flueurs blanches habituelles.

Le toucher révèle la présence d'ulcérations, leur nombre, leur siège, leur forme; les bords relevés et indurés, la profondeur de l'ulcération, sa sensibilité. Au spéculum on trouve diverses lésions semblables à celles des autres régions, du pharynx en particulier (Barth), tantôt une tuberculose miliaire, tantôt une tuberculose en nappe, de petites ulcérations multiples, entourées de nodosités jaunes, caséeuses, ou une seule ulcération rappelant, lorsqu'elle siège à la vulve, l'esthiomène. En s'étendant en profondeur, ces ulcérations peuvent détruire des cloisons et produire des fistules de l'urèthre, de la vessie, du rectum, de la vulve, du périnée avec le vagin.

D'après Deschamps, qui résume ainsi les examens histologiques de ces lésions, « lorsqu'il n'y a pas encore d'ulcération, l'épithélium est malade, ses cellules sont gonflées, il se détache facilement. Lorsque la muqueuse est ulcérée, la surface de la plaie est constituée par des éléments embryonnaires en deliquium granuleux, formant parfois des sortes de croûtes jaunâtres. Au-dessous, les travées conjonctives sont comme étouffées par le nombre quelquefois considérable des éléments embryonnaires : çà et là on rencontre des granulations tuberculeuses, des nodules tuberculeux, des cellules géantes, renfermant un ou deux bacilles (Cornil). Ces éléments siègent de préférence dans le voisinage des glandes et des vaisseaux, dont l'épithélium est lui-même enflammé et a subi la transformation embryonnaire.

Les ulcérations tuberculeuses, d'après Cornil, sont susceptibles de guérison lorsqu'elles sont superficielles; cependant elles sont évidemment « sujettes à récidive, car la disposition générale de l'organisme à produire des tubercules n'en existe pas moins, mais le tubercule jaune, ramolli, ulcéré, évolue assez rapidement et guérit. »

Le diagnostic est assez difficile, mais, si l'on tient compte de la rareté des lésions ulcéreuses du vagin, de leur coïncidence avec des lésions analogues des autres organes, du poumon en particulier, on arrivera facilement à ne pas confondre d'autres affections avec elles : les *granulations* et *ulcérations* qui accompagnent la vaginite chronique des femmes enceintes, laquelle provoque toujours un écoulement purulent abondant; les *syphilides* papuleuses ou papulo-hypertrophiques, ou érosives, qui succèdent à d'autres manifestations syphilitiques, sont généralement indolentes et ont une marche toute différente; l'*herpès*, qui siège presque exclusivement à l'entrée du vagin, est très-douloureux, reste toujours superficiel, et évolue en huit ou dix jours; l'*eczéma*, le *zona*, le *pemphigus*, aussi rares que la tuberculose et à phénomènes analogues à ceux de l'herpès; le *chancre induré* et les *syphilides tertiaires*, presque inconnus dans le vagin; le chancre mou, plus fréquent, mais accompagné de chancres multiples du col, de la vulve, de la fourchette, de l'anus, très-inoculable et pouvant devenir phagédénique; le cancer du vagin, qui est rarement primitif et s'étend rapidement en superficie et en profondeur. Enfin dans les cas douteux on pourra rechercher dans le liquide de l'écoulement vaginal les bacilles caractéristiques ou recourir encore aux inoculations en série, si toutefois le médecin n'est pas pressé de porter un diagnostic exact.

Le pronostic n'est pas grave par lui-même, parce que les organes atteints ne sont pas nécessaires à la vie, mais il le devient quand les cloisons vésico ou recto-vaginales sont perforées; il peut le devenir encore parce que le coït est peut-être une source d'infection pour l'homme. « La fréquence de la tuberculose génitale dans les deux sexes, dit Verchère, son apparition à la période d'activité génitale, la possibilité des rapprochements sexuels malgré la présence de lésions tuberculeuses, sont autant d'arguments en faveur de l'inoculation directe. » Aussi Deschamps en conclut-il qu' « il suffit que l'inoculation soit possible pour qu'on soit en droit de défendre tout rapprochement sexuel à la femme atteinte de tuberculose génitale, d'autant mieux qu'elle-même en tirera bénéfice, les lésions dont elle est atteinte étant d'autant plus susceptibles de guérison qu'elles sont moins enflammées par une excitation quelconque. »

Le traitement comprend la médication interne habituelle contre la tuberculose, des injections détersives avec le chloral, les pansements à l'iodoforme, dont l'action sur la guérison des tuberculoses locales paraît si manifeste (Verneuil), les cautérisations pour aider à la détersion des ulcères, enfin les opérations nécessitées par les fistules recto ou vésico-vaginales, si l'état général le permet.

Ulcère rond. Cette lésion n'a été jusqu'alors signalée qu'une fois dans le vagin par Zahn, de Genève, chez une femme de soixante-seize ans. Elle a été désignée sous ce terme (*ulcus rotundum*), à cause de son analogie avec l'ulcère rond de l'estomac. Elle siégeait sur la paroi postérieure, à 4 millimètres du col. De la grandeur d'une pièce de 20 centimes, l'ulcère était régulièrement rond, les bords taillés à l'emporte-pièce, le fond déprimé et hyperémié. L'examen microscopique fit voir, comme dans les lésions analogues de l'estomac, une altération athéromateuse des tuniques des artérioles voisines.

Ulcères cancéreux. Comme ces lésions s'accompagnent le plus souvent de tumeurs de même nature dont elles ne sont que la conséquence, nous les décrirons avec les tumeurs malignes du vagin.

Gangrène. Cette affection est rarement primitive; elle survient le plus souvent comme complication d'une inflammation ou d'une blessure du vagin, d'une compression de ses parois, soit par un corps étranger, par une tumeur, soit par la tête du fœtus pendant un accouchement difficile, soit encore par les instruments appliqués pour terminer celui-ci. Dans ces derniers temps on a cité des cas de sphacèle de la cloison recto-vaginale par suite du séjour de pinces hémostatiques laissées à demeure après des opérations sur l'utérus (hystérectomie vaginale, Richelot).

Les phénomènes qui accompagnent la gangrène sont en général très-intenses : douleurs vives, fièvre par résorption des produits putrides; écoulements très-fétides, purulents, sanieux, mélangés à des détritus gangréneux; les douleurs augmentent encore quand, les cloisons vésicale ou rectale venant à être perforées, l'urine ou les matières fécales viennent en contact avec les plaies du vagin, la vulve, la face interne des cuisses. La mort survient quelquefois par septicémie et épuisement, par inflammation du tissu cellulaire du petit bassin, etc.

Lorsque les parties mortifiées sont éliminées et les corps étrangers enlevés, les surfaces cicatricielles se rétractent peu à peu, et dans les cas heureux les fistules peuvent guérir seules, mais dans d'autres cas les orifices s'organisent, se cutisent et persistent. Autour d'eux restent des brides indurées qui rétrécissent le vagin de diverses manières, comme nous l'avons dit plus haut.

Le traitement consiste à pratiquer l'ablation des corps étrangers ou des tumeurs qui compriment la paroi, à favoriser l'élimination des eschares à l'aide d'injections répétées avec des solutions antiseptiques, qui préviennent en même temps la septicémie si fréquente. Plus tard, quand les accidents primitifs seront calmés, on s'occupera des lésions consécutives, fistules, rétrécissement, etc.

Tumeurs. On trouve dans le vagin des tumeurs de nature très-diverse, les unes liquides, les autres solides. Parmi les premières, on peut ranger les varices, les thrombus, les abcès, les kystes ; parmi les secondes, les végétations, fibromes et lipomes, de nature bénigne, les sarcomes et cancers, de nature maligne.

Varices. Cette affection survient pendant la grossesse, par suite de la gêne de la circulation en retour dans les parties génitales externes, occupe plus souvent la vulve que le vagin, ou les deux à la fois, et disparaît d'ordinaire après l'accouchement. Elle a été étudiée tout récemment avec grand soin par Budin (1880) et Cazin (1881), auxquels nous en empruntons la description.

Les dilatations variqueuses occupent particulièrement les parois latérales et affectent ordinairement l'aspect moniliforme. Au début, elles sont difficiles à reconnaître au toucher, à cause du peu de résistance du tissu cellulaire qui les entoure et fuit sous le doigt. Lorsqu'elles sont plus volumineuses, elles donnent la sensation de nodosités mollasses, lisses, saillantes, mais réductibles, insensibles à la pression, augmentant par la station debout et les efforts musculaires, au point de faire saillie hors de la vulve. L'examen au spéculum confirme ces données, mais on n'en saurait recommander l'emploi à cause de ses dangers ; il montre des varices serpentant sous une muqueuse de coloration partout foncée, offrant une exagération de l'état ordinaire de congestion observée pendant l'état de gestation.

Les malades éprouvent une gêne variable, une sensation de pesanteur pénible, des tiraillements, des démangeaisons, de la leucorrhée.

Les complications des varices du vagin sont l'œdème de la vulve, la rupture, l'hémorrhagie, le thrombus et l'inflammation.

Les ruptures se font soit pendant la grossesse, soit pendant l'accouchement ; elles peuvent avoir lieu sans rupture de la muqueuse, alors le sang s'épanche dans le tissu cellulaire voisin et forme le thrombus, ou avec rupture de la muqueuse, et produisent alors des hémorrhagies (*voy.* plus loin).

L'inflammation primitive des varices est très-rare ; elle succède le plus souvent à des lésions du vagin, surtout pendant l'accouchement ; elle disparaît alors dans les phénomènes de la phlébite utérine.

Après l'accouchement, les varices du vagin disparaissent d'ordinaire, mais, lorsqu'elles surviennent dès la première grossesse, et que les grossesses sont nombreuses et rapprochées, les varices vaginales, comme celles du membre inférieur, persistent plus ou moins d'une manière circonscrite ou diffuse. D'après Hervieux, ces lésions permanentes sembleraient donner naissance à une variété de vaginite hypertrophique puerpérale. Simon leur a attribué aussi l'incontinence d'urine par relâchement des parois du col de la vessie.

Le diagnostic est en général facile. On ne pourrait confondre les varices du vagin qu'avec d'autres tumeurs réductibles, les diverses variétés de prolapsus et de hernies, mais l'examen direct suffira pour éviter l'erreur. Barnes a publié un cas dans lequel une multipare, enceinte de sept mois, présentait entre les grandes lèvres une tumeur qui fut prise pour un cancer; c'était une masse constituée par des tuméfactions molles et arrondies qui s'étendaient le long de l'urèthre et remplissait le vagin et qui n'étaient autres que des varices moniliformes. On a aussi confondu les varices avec le thrombus, mais celui-ci est lisse, uniformément tendu, se développe brusquement, et n'est pas réductible par la pression ou la station horizontale, tandis que les tumeurs variqueuses présentent à leur surface des veines dilatées, se développent lentement et disparaissent par la compression et le décubitus, pour reparaître dès qu'on cesse la compression ou que la malade se tient debout.

Les *hémorrhagies* provenant de la rupture des varices doivent attirer spécialement l'attention, à cause de la nécessité d'y remédier promptement. Le diagnostic de la cause de l'hémorrhagie est donc très-important à établir. Toutes les blessures du vagin donnent lieu à un écoulement de sang, mais son abondance est variable; elle est plus grande lorsque la plaie siège près de la vulve ou du col de l'utérus ou quand les vaisseaux sont déjà altérés (varices) que dans les conditions opposées.

Pendant la grossesse, la rupture des varices est rare, mais grave, puisque sur 7 cas 5 ont été suivis de mort (Cazin); pendant l'accouchement, cette rupture est rarement suivie d'hémorrhagie externe, le plus souvent elle donne lieu à une hémorrhagie interstitielle ou thrombus.

Les tumeurs du vagin provoquent aussi des hémorrhagies survenant alors en dehors de la grossesse et accompagnées de pertes fétides.

Smith a signalé un cas de fièvre typhoïde compliquée d'ictère avec hémorrhagies des muqueuses, dans lequel la mort survint par hémorrhagie profuse de la muqueuse vaginale (*New-York Med. Journ.*, 1851, n. s., t. VII, p. 89).

Enfin Obré a rapporté un cas d'hémorrhagie profuse par le vagin, et suivie de mort par épuisement, chez une jeune fille de 14 ans. La seule lésion trouvée fut un ramollissement général de la muqueuse vaginale, décelléc en partie (*Lancet*, 1857, t. II, p. 356).

En dehors de l'état de grossesse, l'examen des parties suffira pour indiquer la source et la nature de l'hémorrhagie, qui au premier abord peut en imposer pour une métrorrhagie; les commémoratifs diront s'il s'agit ou non d'une blessure; par le toucher, on reconnaîtra la présence ou l'absence d'une tumeur, et l'examen au spéculum, s'il est possible, pourra servir à la fois à éclairer le diagnostic et à faire le traitement.

Pendant la grossesse, l'hémorrhagie vaginale fait songer à un avortement imminent; l'examen direct doit être pratiqué avec soin et la présence de varices aux membres inférieurs et à la vulve attirera l'attention sur la possibilité d'une affection analogue du vagin. Après l'accouchement, les hémorrhagies provenant de ruptures vaginales peuvent être confondues avec des pertes utérines. Budin a indiqué un signe capable d'après lui de mettre sur la voie du diagnostic et qui consiste dans une large tache de sang occupant l'épaule ou le tronc du fœtus.

Le traitement des varices ne comprend que des soins de propreté, et parfois une compression lente à l'aide de tampons vaginaux et vulvaires maintenus par un bandage en T. Cependant Simon, dans le cas cité plus haut, crut devoir, pour remédier à l'incontinence d'urine, détruire les varices par la section suivie de la cautérisation avec le perchlorure de fer et la ligature. A la suite de cautérisations répétées, la tumeur variqueuse revint sur elle-même et se transforma en une cicatrice étendue; la malade fut très-améliorée et n'urinait plus involontairement que lorsqu'elle se livrait à des mouvements violents. Hegar et Kaltenbach font remarquer que l'emploi du perchlorure de fer expose à des embolies pulmonaires et qu'il vaudrait mieux en pareil cas faire la cautérisation avec le fer rouge.

Le traitement des hémorrhagies vaginales le plus simple et le plus efficace est le rapprochement des lèvres de la plaie par la suture ou l'application d'une serre-fine ou d'une pince à pression continue.

Dans les cas où ces moyens ne sont pas applicables, soit à cause de l'abondance de l'hémorrhagie, soit à cause de la profondeur de la rupture, on peut employer avec avantage les injections d'eau chaude à 45 degrés, pendant 8 à 10 minutes. Budin recommande d'employer l'injecteur à boule de caoutchouc, qu'on manœuvre à volonté, et de commencer avec de l'eau à 40 degrés dont on augmente progressivement la température jusqu'à 50 degrés.

Tumeurs sanguines. Les tumeurs sanguines ou thrombus du vagin surviennent pendant l'accouchement, chez les femmes qui présentaient des varices pendant la grossesse; il faut faire remarquer toutefois que les femmes affectées de varices vaginales sont loin d'être toutes atteintes de thrombus et que celles qui ont des thrombus ne présentaient pas toutes auparavant de varices : il peut donc survenir des thrombus sans varices et des varices sans thrombus ; c'est même d'après certains auteurs le cas le plus fréquent.

Le sang épanché dans le tissu cellulaire sous-muqueux provient d'une rupture soit des veines seules (Deneux), soit des deux ordres de vaisseaux (Laborie, Perret), rupture effectuée le plus souvent dans les accouchements difficiles par l'étroitesse des parties; ces hémorrhagies surviennent alors comme celles qu'on observe dans le petit bassin par le même mécanisme (Perret). La tumeur peut naître avant l'accouchement, mais le plus souvent à la fin, et même plusieurs heures et plusieurs jours après la délivrance, dans un effort qui rompt les vaisseaux affaiblis ou mortifiés par la parturition.

Le thrombus se termine par résolution quand la quantité de sang épanchée est minime ; par rupture avec hémorrhagie, si le sang est encore liquide, ou sans hémorrhagie, s'il est coagulé; par suppuration; par ouverture spontanée ou chirurgicale; par gangrène des parois du foyer. Toutes ces complications peuvent amener la mort, surtout par septicémie. Il convient donc, en cas de varices, d'en éviter la rupture pendant l'accouchement; en cas de thrombus, de prévenir son ouverture ou, si celle-ci est nécessaire, d'avoir recours aux précautions antiseptiques les plus minutieuses.

Abcès. Cette affection a été bien décrite pour la première fois par Nonat, qui lui donnait comme cause la plus fréquente les blessures du vagin; Follin et Duplay l'attribuent à l'inflammation des follicules mucipares, survenant dans le cours d'une vaginite aiguë, opinion que ne peuvent admettre les auteurs qui n'ont pas trouvé des follicules dans la muqueuse vaginale. Ces abcès peuvent être causés aussi par l'inflammation d'un kyste préexistant. Ils peuvent occuper tous les points du conduit vaginal, mais siègent le plus souvent sur les parois antérieure et postérieure et dans le voisinage de la vulve; ils se manifestent sous forme d'une tumeur de volume variable faisant saillie dans le vagin, fluctuante, douloureuse au toucher, s'accompagnant des symptômes de la vaginite aiguë, avec douleurs irradiées et ténesme vésical ou rectal. Rarement il existe des phénomènes généraux. On peut examiner le vagin au spéculum, mais en se servant de celui de Sims, introduit avec de grandes précautions et en n'appuyant que sur la paroi opposée au siége de l'abcès. On ne peut confondre ces abcès ni avec les phlegmons péri-utérins, dont les symptômes sont bien plus intenses, ni avec les kystes, qui sont peu douloureux ; mais rappelons que des hernies vaginales, étranglées ou non, ont été prises pour des abcès. Il faut les ouvrir de bonne heure afin d'éviter la perforation de la paroi vaginale ; en cas de récidive, on agira comme dans les kystes, par excision et cautérisation de la poche.

KYSTES. Ces tumeurs, bien connues depuis le mémoire de Huguier (1847) au point de vue clinique, présentent encore une pathogénie très-obscure, malgré les travaux plus récents de Preuschen, Eustache (1878), Dresch (1872), Schultze (1878), Froment (1879), Watts (1879), Collardot (1881), Thallinger (1885).

Plusieurs théories ont été émises à cet égard. Hemming, Huguier, Preuschen, admettant l'existence de follicules glandulaires dans la paroi vaginale, pensaient que ces kystes provenaient du développement anormal de ces follicules. Mais par contre Robin, Sappey et Kölliker, n'ont jamais rencontré les éléments glandulaires dans leurs recherches, et, s'appuyant sur ces résultats, Eustache a émis en 1878 une autre théorie ; d'après lui, les kystes superficiels proviendraient de l'épithélium muqueux, tandis que les kystes profonds, véritables hygromas, auraient pour cause la rupture des cloisons celluleuses du tissu sous-muqueux et la formation d'une cavité au sein de laquelle s'épancherait peu à peu du liquide. Ils proviendraient alors d'un mécanisme analogue à celui de bourses séreuses accidentelles (Verneuil). M. Tillaux, adoptant cette manière de voir, pense que ces kystes peuvent avoir pour origine primitive ou à peu près constante un décollement, un thrombus du vagin assez peu développé pour passer d'abord inaperçu. En pareil cas, le kyste resterait parfois purement sanguin, comme Cullingworth en a cité un exemple remarquable (*Obst. Journ. of Great Brit.*, 1879-1880, vol. VII, p. 438), ou deviendrait peu à peu séreux par transformation et résorption des globules. Winckel a émis une opinion mixte ; il divise les kystes vaginaux en trois groupes : 1° kystes muqueux dérivant des follicules ouverts ou fermés ; 2° kystes interstitiels sous-muqueux ou siégeant dans la couche fibro-musculaire et consécutifs à l'œdème, la contusion, les épanchements sanguins dans le tissu sous-muqueux ; 3° kystes sous-séreux siégeant en haut, dans le tissu cellulaire péri-vaginal, sous le péritoine, ou entre le vagin et le rectum. Klebs les fait dériver d'une dilatation des vaisseaux lymphatiques, et Freund d'un débris du conduit de Müller. Watts, s'appuyant sur l'embryologie comparée, a soutenu que ces kystes dérivaient des vestiges du corps de Wolff qui persistent chez quelques espèces animales (canaux de Gärtner), mais rarement chez la femme. On doit la relation d'un cas de kyste hydatique à Burke (*Austral. Med. Journ.*, 1880, t. II, p. 42).

Le siége et le volume des kystes du vagin sont si différents qu'il est difficile d'assigner à tous une même origine, et il serait peut-être possible d'admettre plusieurs modes de développement pour ces tumeurs.

Tout d'abord il convient de distinguer deux formes principales dans ces kystes, les superficiels et les profonds.

Les *kystes superficiels* siégent au voisinage de la vulve ; ils sont petits, à

paroi mince et transparente, à contenu liquide, filant, incolore. Dans l'hyperplasie kystique de la muqueuse vaginale dont nous avons parlé plus haut toute
la cavité peut être affectée.

Leur mode de formation dérive soit de glandules vulvaires quand ils siégent
près de l'orifice vaginal, soit de l'épithélium muqueux ; Eustache, qui en fait
une sorte de myxome, a défendu cette manière de voir. Bastelberger, étudiant
le mode de formation des kystes de l'hymen, a montré qu'il se produisait d'abord
une saillie de l'épithélium, au centre de laquelle se formait une poche dont la
paroi s'étendait peu à peu en même temps que le contenu liquide augmentait
(*Arch. f. Gynäk.*, 1884, t. XXIII, p. 427).

Les *kystes profonds* se voient plus fréquemment et ont été mieux étudiés. On
en trouve rarement plusieurs dans un même vagin ; quelquefois on en a observé
deux, trois et même cinq (Winckel).

Leur étiologie paraît devoir être attribuée à une irritation prolongée ou violente
des parois : on trouve en effet parmi les causes prédisposantes : l'abus des rapports sexuels (filles publiques) ; accouchements répétés; inflammations, chute
ayant déterminé des douleurs du côté de l'abdomen. Ces causes paraissent agir en
séparant les cloisons cellulaires, en formant des poches plus ou moins étendues,
peut-être la production d'hémorrhagies, et enfin le développement d'une collection séreuse dans les mailles distendues ou rompues du tissu cellulaire. On peut
admettre l'influence des abus sexuels et des accouchements sur la production des
kystes, mais il est probable que dans les autres cas ils existaient déjà et que la
chute ou l'inflammation intercurrente n'a fait qu'en accélérer le développement ou
attirer l'attention sur eux. Dans quelques cas d'ailleurs on ne trouve ni grossesse
ni accouchements dans les antécédents (8 pour 100 d'après Thalinger); dans d'autres
le kyste était congénital (Winckel, Lannelongue) ou a été trouvé chez une vierge
(Verneuil). Enfin plusieurs des malades étaient syphilitiques, fait signalé plutôt
comme une simple coïncidence que comme une relation étiologique.

Ces kystes siégent un peu plus souvent sur la paroi antérieure (17 fois sur 36
d'après Winckel) que sur la paroi postérieure (13 fois sur 36) ; 5 fois on les a
trouvés sur les parties latérales, etc.; 1 fois le kyste occupait toute la paroi ; dans
presque la moitié des cas ils siégeaient au tiers inférieur (15 fois), 9 fois dans
le tiers moyen et 6 fois dans le tiers supérieur. Sur 61 faits réunis par Max
Graefe, 29 fois le kyste siégeait sur la paroi antérieure, 21 fois sur la paroi postérieure et 11 fois sur les parties latérales (*Zeitschr. f. Geburts. und Gynäk.*, 1885,
t. VIII, p. 1460).

Les kystes du vagin sont généralement uniloculaires. Kaltenbach en a décrit
qui étaient multiloculaires (*Arch. f. Gyn.*, 1873, t. V, p. 138).

La paroi présente une consistance variable, depuis celle des kystes ovariques
ordinaires jusqu'au parchemin; son épaisseur plus grande que dans les kystes
superficiels varie de 1 millimètre à 1 centimètre. On y trouve généralement
deux couches : la muqueuse vaginale plus ou moins modifiée et revêtue d'épithélium pavimenteux stratifié; une autre formée d'éléments élastiques et musculaires; on y a même trouvé du cartilage; à l'intérieur est une couche d'épithé-
•lium cylindrique à cils vibratiles, quelquefois pavimenteux; quelquefois les
deux variétés d'épithélium se trouvent réunies, le pavimenteux étant une transformation du cylindrique. Dans les kystes dépendants des canaux de Müller ou
de Gärtner, et qu'on peut considérer comme des vagins supplémentaires oblitérés à leur extrémité inférieure, la face interne de la cavité est tapissée par

une muqueuse qui présente à l'œil nu et au microscope l'aspect de la muqueuse vaginale avec ses papilles et ses rides caractéristiques.

Le contenu est aussi variable que la paroi; consistance séreuse comme celles des ganglions ou des hygromas (Eustache) ou muqueuse; couleur citrine, rougeâtre, brunâtre, verdâtre. On y trouve au microscope des granulations de l'épithélium, du pus, de la graisse, du sang, de la fibrine et de l'hématine. Dans un cas de Nélaton, l'analyse chimique a donné 98 parties d'eau, 1 1/2 d'albumine et 0,50 de sels.

Il peut se former des concrétions dans leur cavité, et Layton a publié l'histoire d'un calcul phosphatique expulsé spontanément du vagin et provenant d'un kyste de la paroi antérieure.

Le volume de ces tumeurs varie de celui d'une amande à celui d'une orange et même du poing (Hörder). Par suite de leur développement elles se dirigent vers la vulve et finissent par se pédiculiser.

Ces tumeurs peuvent rester un grand nombre d'années sans être soupçonnées et n'être découvertes que pendant un accouchement ou une exploration vaginale pratiquée pour une autre cause. Lorsqu'elles sont volumineuses, elles peuvent gêner les rapports sexuels, la miction et la défécation, ou irriter la muqueuse du voisinage et produire des flueurs blanches. Lorsqu'elles font saillie à la vulve, on peut les prendre pour des entérocèles rectales ou cystocèles, à cause de l'aspect de la muqueuse, de leur mollesse et de leur réductibilité.

Leur marche est essentiellement lente et chronique, sauf le cas d'affection intercurrente qui l'accélère. La tumeur peut rester stationnaire pendant 20 ans (Tillaux), puis s'enflammer et s'ouvrir spontanément. Smolsky et Kleinwächter, qui ont observé cette terminaison, en ont fait une variété particulière sous le nom de *pyokolpos unilateralis.*

La guérison spontanée est rare; on ne l'a guère vue survenir qu'après une rupture de cause traumatique qui avait déterminé l'inflammation de la paroi. En pareil cas la poche peut se remplir encore, si la rupture est étroite et se produit avant que les parois enflammées se soient réunies.

Le *diagnostic* est en général facile; on ne confondra pas les kystes avec les tumeurs solides ni l'hystérocèle; quant aux tumeurs liquides : suppurations ou hémorrhagies péri-utérines, cystocèles, etc., les commémoratifs pour les unes, le cathétérisme pour les autres, suffiront pour en écarter l'idée. L'hématome et l'abcès périvaginal se reconnaissent par la brusquerie du début, la marche plus rapide, l'absence de muqueuse à la face interne de leur cavité. L'erreur est plus facile, d'après Huguier et Eustache, lorsqu'il s'agit de kystes ou d'abcès intra-abdominaux qui viennent, à une certaine époque de leur développement, faire saillie dans le vagin. Une ponction exploratrice pourra fournir d'utiles renseignements dans les cas douteux.

Mac Lean a observé un kyste de la paroi antérieure, du volume d'une petite pomme, et que les uns avaient pris pour un cancer, et d'autres pour une cystocèle, dont il occupait le siège. Il pratiqua l'énucléation du sac entier (*Amer. Journ. of Obst.*, avril 1887, p. 415).

D'après Kleinwächter, les kystes développés dans un canal de Gärtner prêteraient plus que tous les autres à la confusion dans le diagnostic des gros kystes, mais, outre qu'ils sont très-rares, ils se distinguent surtout par leur profondeur; au lieu de se terminer à la hauteur du col utérin, comme les autres kystes vaginaux, ils se prolongent jusqu'au-dessus de l'utérus, dans le ligament large, à la hauteur de l'ombilic. L'exploration avec la sonde permettra donc d'éviter l'erreur, mais alors il faudra songer aussi à la possibilité de les confondre avec les tumeurs abdominales liquides se prolongeant dans le vagin.

Le *pronostic* de ces kystes ne comporte pas une grande gravité, néanmoins ce sont des infirmités quand ils deviennent gênants par leur volume; ils peuvent être un obstacle aux fonctions du vagin et leur rupture pendant l'accouchement peut entraîner des accidents. Huguier rapporte un cas d'abcès sous-uréthral qu'il attribue à la pression exagérée de la tête du fœtus en ce point, par suite du voisinage du kyste. Grynfelt cite un autre cas dans lequel la déviation du col par un kyste remplissant le cul-de-sac postérieur paraît avoir été une cause de stérilité, car la fécondation eut lieu après une opération suivie de guérison du kyste.

Burke a rapporté un cas d'obstacle à l'accouchement par suite de la présence d'un kyste hydatique, et dans un cas de Magnin un kyste du vagin se rompit spontanément au septième mois d'une grossesse, sans causer toutefois d'accident consécutif.

Le *traitement* des kystes du vagin ne diffère pas de celui des productions de même nature : ponction simple ou suivie d'une injection iodée; excision de la paroi, etc. Pour les kystes petits et à parois minces, la ponction et l'injection iodée pourront suffire, mais pour les kystes volumineux et à parois épaisses, de même que dans les cas de récidive après la ponction, on pourra adopter la pratique de Tillaux : incision cruciale de la tumeur, excision des quatre angles de lambeaux, de façon à produire une large ouverture ; lavage de la poche à grande eau, puis à plusieurs reprises avec une solution de chlorure de zinc à 4 pour 100. L'emploi de badigeonnages de la muqueuse vaginale avec une solution de cocaïne, avant l'opération, donnerait alors une insensibilité suffisante.

On pourrait encore en pratiquer l'énucléation, comme Mac Clean l'a fait, et où il serait alors indiqué d'avoir recours à l'injection solidifiable de stéarine, comme Pozzi l'a proposé pour d'autres tumeurs du même genre.

TUMEURS SOLIDES. *Végétations.* Ces productions siègent soit à la partie inférieure, soit à la partie supérieure du vagin, très-rarement à la partie moyenne. Elles sont alors, comme celles de la vulve, petites, variant du volume d'un grain de chènevis à celui d'un pois, arrondies, sessiles ou pédiculées, formant parfois par leur réunion de véritables plaques d'aspect crevassé. Suivant leur degré de vascularisation, elles sont grisâtres ou rougeâtres, rosées, violacées comme des tumeurs érectiles. Pendant la grossesse elles peuvent acquérir un tel développement qu'elles ont pu arriver à oblitérer presque entièrement l'orifice du vagin (de Sinéty).

Leur structure est celle des *papillomes;* ce sont des papilles hypertrophiées dont les divisions secondaires, séparées par des sillons, ont acquis un développement plus ou moins considérable. Elles sont composées de tissu conjonctif entourant les vaisseaux et recouvert lui-même de cellules épithéliales pavimenteuses. On n'y a trouvé ni tubes nerveux ni cylindres-axes.

Ces tumeurs peuvent envahir tout le vagin et former même de véritables polypes saillant à la vulve comme dans un cas de Chamberlain : la partie polypeuse fut enlevée par une ligature placée à la base, et les parois vaginales raclées avec la curette tranchante; les végétations étaient molles et saignaient si facilement que le simple toucher produisait des hémorrhagies considérables.

On les observe le plus souvent pendant la grossesse ou à la suite de vaginites durant depuis longtemps; cependant je les ai trouvées chez une petite fille de quatre ans, très-bien portante et exempte de vaginite; elles formaient une collerette au bord libre de l'hymen, sans s'étendre ni du côté du vagin ni du côté de la vulve ; elles étaient petites, très-nombreuses, pédiculées et d'un rouge vif. L'ablation par compression de leur base avec une pince à forcipressure fut très-douloureuse ; quelques-unes furent cautérisées avec l'acide chromique pur sans causer de douleur appréciable.

En général, ces végétations s'accompagnent d'un écoulement assez abondant causé probablement par la vaginite concomitante. Celles qui surviennent dans le cours de la grossesse disparaissent en général après l'accouchement, mais non celles qui sont consécutives à la vaginite chronique, très-rebelles au traitement.

D'après Chamberlain, le volume énorme des papilles dont la tumeur est composée, et la grande quantité de cellules épithéliales qui forment la plus grande partie du tissu de la tumeur et qui sont en état de prolifération active, rendent le pronostic défavorable. Néanmoins, si la tumeur est enlevée en entier, la tendance à la récidive ne paraît pas aussi marquée que pour le carcinome ou le sarcome.

Celui-ci consiste dans l'abrasion avec les ciseaux courbes ou des cautérisations avec l'acide acétique cristallisable ou l'acide chromique; on pourrait aussi employer le thermocautère.

Schwartz, de Halle, a décrit comme affection inconnue avant lui un état de la muqueuse vaginale constitué par des masses friables saignant facilement, comme dans le papillome ou l'épithélioma, et formant des végétations dans la partie supérieure du vagin et la face externe du col de l'utérus. Elles saillaient à pic de leur base, avaient une coloration d'un rouge foncé, une surface d'aspect papillaire, et étaient très-vasculaires. On les arrachait facilement de leur point d'implantation et elles laissaient une petite perte de substance dans la muqueuse. Au microscope, on voyait que ces productions étaient constituées exclusivement par des cellules épithéliales ressemblant à celles de la couche profonde de la membrane épithéliale de la muqueuse, comme si celles-ci en proliférant étaient venues faire saillie à la surface, sans ligne de démarcation bien nette entre elles et celles de la couche superficielle. Quatre mois après, cette affection avait envahi les deux tiers supérieurs du vagin et le col, qui présentait une ulcération de mauvais aspect. On enleva l'utérus, ses annexes et les deux tiers supérieurs du vagin.

Schwartz pense que cette affection, qu'il appelle épithélioma fongueux multiple, n'est pas due à une infection provenant d'une ulcération du col, mais que les deux affections sont en rapport intime et proviennent d'une irritation causée par les sécrétions morbides de l'utérus (Congrès de l'Association gynécologique allemande, 1886).

Tumeurs fibreuses. Ces tumeurs sont rares, mais on n'en peut nier l'existence ni la possibilité; elles peuvent se développer, comme celles de l'utérus et de ses annexes, dans tous les points où se trouvent des fibres musculaires lisses et des faisceaux de tissu fibreux. Elles siègent donc primitivement soit dans le tissu sous-muqueux, soit dans la couche musculeuse de la muqueuse vaginale ; les premières sont petites, du volume d'une noix au plus, les secondes acquièrent des dimensions plus considérables (orange, poing). On admet aussi que des tumeurs primitivement utérines ont pu en se développant séparer les parois du vagin et s'y fixer. On trouve donc dans le vagin des fibromes, des myomes et des fibro-myomes.

Ces tumeurs sont pédiculées ou sessiles. Ces dernières sont le plus souvent de petit volume; dès qu'elles se développent la base d'implantation diminue et le pédicule se forme; la tumeur finit par former un polype et apparaît à la vulve. Beigel, Klob, etc., ont décrit des polypes muqueux dont on ne connaît pas d'ailleurs la nature histologique.

Kaschewarona a vu un rhabdo-myome, ou myome striocellulaire, de forme polypeuse, provenant de la paroi antérieure du vagin.

Les fibro-myomes sont en général très-vasculaires et, comme ceux de l'utérus, peuvent s'ulcérer et se gangréner.

Les symptômes sont ceux des corps étrangers non tolérés du vagin, sensation de gêne, de pesanteur, des douleurs s'irradiant dans le voisinage, des écoulements sanieux purulents, fétides quand la tumeur est ulcérée ou gangrénée, souvent des hémorrhagies, des troubles de la miction et de la défécation, avec obstacle aux rapprochements sexuels, suivant leur volume et la sensibilité qu'ils déterminent.

Le diagnostic est en général facile, tant que le volume n'est pas assez considérable pour empêcher le toucher vaginal; si celui-ci est possible, on peut s'assurer que le point d'implantation est dans le vagin et non dans l'utérus. Quand le toucher vaginal n'est pas possible, le toucher rectal peut rendre quelques services, en supposant toutefois que le point d'implantation soit sur la paroi postérieure du vagin.

Le pronostic varie suivant le volume de la tumeur, la largeur du pédicule, sa vascularisation, les hémorrhagies et les phénomènes de compression qu'elle provoque.

Le traitement consiste dans l'ablation. Les tumeurs pédiculées seront enlevées par la section du pédicule avec la ligature simple ou élastique ou l'écraseur linéaire; les tumeurs sessiles par l'ablation au bistouri, en prenant de grandes précautions pour maîtriser l'hémorrhagie ou éviter la perforation de la vessie ou du rectum. Après l'incision de la muqueuse, on peut, en la décollant, arriver à pédiculer la tumeur; on termine alors l'opération comme dans le cas précédent. On aura recours aux précautions antiseptiques les plus rigoureuses avant l'opération, s'il est possible de faire pénétrer une canule au fond du vagin, et certainement après l'ablation de la tumeur. Lorsque la plaie résultant de l'ablation d'une tumeur sessile est large et la paroi vagino-vésicale ou rectale très-amincie, on peut en rapprocher les bords par la suture.

D'après Gaye, l'intervention pendant la grossesse ou après l'accouchement aurait des inconvénients sérieux et pourrait être suivie d'hémorrhagies abondantes, ce qui vient à l'appui des idées de Verneuil sur les dangers des opérations pratiquées dans la zone génitale pendant la grossesse et la puerpéralité.

Lipome. On n'en cite que deux cas rapportés par Pelletan dans sa clinique chirurgicale (1810). L'un fut observé chez une femme de quarante ans, l'autre chez une fille de dix-sept à dix-huit ans; tous deux siégeaient dans la cloison recto-vaginale et s'avançaient vers la vulve; le premier était cylindrique et d'une longueur de 8 pouces, l'autre était de la grosseur du poing; tous deux, ulcérés, provoquaient de la leucorrhée et des ménorrhagies, mais pas de douleurs. Ils furent enlevés par incision de la muqueuse et séparation avec les doigts et la spatule.

Béraud a vu un un-polype du vagin, provenant de la paroi antérieure de manière à simuler une cystocèle, et formé d'un repli de la muqueuse doublé de graisse. Après s'être assuré de l'état de la cloison vésico-vaginale en introduisant une sonde dans la vessie et en pratiquant le toucher vaginal, il lia le pédicule et en fit la section

Tumeurs malignes. On a trouvé dans le vagin le sarcome, l'épithélioma et le carcinome. Ces affections sont le plus souvent consécutives à des tumeurs de l'utérus, de la vessie ou du rectum; cependant les cas de cancers primitifs se multiplient dans la littérature depuis les travaux de Baiardi, Bottini (1880), Küstner, Bruckner (1881), Hirsch (th. de Halle, 1883), Teuffel, Grammatikaki 1885), etc.

Comme toutes les tumeurs du vagin, par leur présence elles peuvent gêner l'accouchement, soit parce que leur volume met obstacle au passage du fœtus, soit parce qu'elles s'opposent à la dilatation nécessaire du canal vaginal. Un autre point commun à toutes ces affections consiste dans leur développement plus rapide pendant la grossesse (Baiardi, Bailly, etc.).

Sarcome. Cette affection se manifeste sous la forme d'infiltration diffuse ou sous celle de tumeur plus ou moins pédiculée, comme un véritable polype. Elle peut se développer à tous les âges, chez les enfants de 2 ans (Hauser), de 2 ans 1/2 à 5 ans (Soltmann, Langer), de 5 ans 1/2 (Demme) : on a donc pu croire qu'elle était alors congénitale. On l'a vue chez une jeune fille de 17 ans; la malade la plus âgée avait 58 ans (Spiegelberg).

Le plus souvent la tumeur occupait la paroi antérieure du vagin (6 fois), 1 fois la partie postérieure et 1 fois toute la circonférence.

Les phénomènes sont ceux des cancers du vagin : écoulement ichoreux, sanguinolent, fétide, sensation de corps étrangers, douleurs irradiées, etc. Comme les cancers, le sarcome s'étend plus ou moins rapidement aux organes voisins, utérus, vessie, rectum; comme les polypes, il peut être atteint de gangrène par même mécanisme, celui de l'oblitération des vaisseaux du pédicule, et déterminer des hémorrhagies abondantes; dans un cas de Siemmens, peut-être unique, un polype sarcomateux de la paroi postérieure se sphacéla, fut enlevé, mais détermina néanmoins un mois après une hémorrhagie secondaire mortelle.

Le diagnostic est assez difficile entre le sarcome ulcéré et le fibrome enflammé : tous deux sont en effet constitués par du tissu embryonnaire, et un examen histologique attentif peut seul établir la distinction entre eux.

Le pronostic et le traitement sont les mêmes que pour les autres tumeurs malignes. La récidive paraît aussi se faire assez rapidement, car dans un cas de Baiardi la récidive survint au bout de quatre mois; une nouvelle opération fut suivie de mort huit mois après, avec extension du mal aux lymphatiques, aux os du bassin et à la cavité péritonéale. Dans un cas de Simmons un sarcome de la paroi vaginale postérieure s'est sphacélé; on l'a enlevé; la mort est survenue un mois après d'hémorrhagies (*Trans. of Soc. Edinburgh*, 1885, p. 205).

Cancer. Le cancer du vagin se présente sous la forme d'épithélioma et de cancroïde (Breisky), mais surtout de carcinome. Le cancer secondaire est le plus commun; il peut survenir soit par extension, soit par inoculation d'un cancer de l'utérus aux parois du vagin (Desprès). L'irritation directe joue un certain rôle dans cette apparition du cancer : en effet Hegar a rapporté un cas de développement de deux noyaux de cancroïde au niveau des points comprimés par un pessaire de Hodges, chez une femme de 50 ans. Il s'agissait bien là d'une tumeur maligne, car la récidive se fit rapidement dans les lymphatiques voisins et dans les organes abdominaux, et la mort survint au bout de quelques semaines.

Küstner, qui a réuni 22 cas de cancer primitif du vagin, a trouvé qu'il se montre sous deux formes principales, le cancroïde et le carcinome; dans 9 cas, le cancer était annulaire, 9 fois il siégeait sur la paroi postérieure, 1 fois à droite, 1 fois à gauche, 2 fois seulement en avant; dans le cancer secondaire, la tumeur siége au contraire sur la paroi antérieure du vagin (Cruveilhier).

Cette affection ne se rencontre guère avant la puberté, puisque Küstner l'a trouvée 2 fois entre 15 et 20 ans, 2 fois de 21 à 30 ans, 9 de 31 à 40, 4 fois de 41 à 50 ans, 4 fois de 51 à 60 ans, enfin 1 fois de 60 à 70 ans. Cependant Johannowsky a vu une tumeur carcinomateuse du volume d'un œuf de poule sur la paroi vaginale postérieure chez une petite fille de 9 ans. La statistique de Brückner, qui comprend 26 cas, arrive aux mêmes conclusions (*Zeitschr. f. Geburts. und Gynäk.*, t. VI, p. 110, 1881).

Les symptômes sont tels que nous les avons indiqués déjà, sauf une induration manifeste des tubercules, de la tumeur, ou de l'ulcération cancéreuse ; la tumeur cancéreuse pourrait être confondue avec un fibrome par les hémorrhagies, les écoulements fétides et parfois la teinte cachectique des malades empoisonnées par la septicémie chronique, mais elles diffèrent l'une de l'autre par la régularité plus grande de la tumeur fibreuse, qui est lisse, arrondie, tandis que la tumeur cancéreuse est mamelonnée, et par l'engorgement ganglionnaire qui accompagne celle-ci.

Le pronostic est aussi grave que celui de tout cancer ; à cette gravité commune s'ajoutent les inconvénients de l'extension du cancer du vagin à la vessie, aux uretères ou au rectum, et les troubles fonctionnels qui peuvent en résulter. Bellamy a cité un cas dans lequel un épithélioma du vagin a déterminé la thrombose de la veine iliaque primitive suivie de pyohémie (*Med. Times and Gaz.*, 1880, vol. II, p. 510). Enfin la récidive survient rapidement après l'opération.

Hégar et Kaltenbach recommandent d'opérer l'ablation des néoplasmes vaginaux et des tissus voisins sur lesquels ils sont développés quand les lymphatiques ne sont pas atteints, quand on peut espérer circonscrire avec l'instrument toute la tumeur et que celle-ci, par son siége et ses dimensions, provoque des phénomènes de compression et d'irritation. Le voisinage de la vessie et du rectum rend sans doute l'opération difficile, mais ne peut être considéré comme une contre-indication, même quand il faudrait ouvrir ces cavités, dont on peut ensuite faire la suture. On peut enlever ces tumeurs avec le bistouri et faire l'hémostase au fur et à mesure avec des pinces hémostatiques, ou mieux avec l'écraseur, quand on peut les pédiculiser, ou avec le galvano ou le thermocautère.

Dans trois cas, Schrœder a enlevé un carcinome de la paroi vaginale postérieure ; le cul-de-sac postérieur fut ouvert dans un cas et suturé. Chez les deux premières opérées, Schrœder se contenta de faire la suture des lèvres de la muqueuse, mais il resta en arrière un espace où les liquides stagnèrent ; l'une des opérées mourut de septicémie, l'autre fut très-malade ; chez la troisième il mit un drain dans cette cavité et la guérison se fit sans encombre.

Ces extirpations de tumeur du vagin ne se font donc pas sans danger. Dans un autre il survint une hémorrhagie mortelle pendant l'opération, par section de la branche antérieure de l'artère hypogastrique.

Le traitement consécutif devra donc s'opposer à la stagnation des liquides et prévenir leur putridité ; on y parviendra au moyen du drainage et de l'antisepsie du vagin avec le tamponnement par la gaze iodoformée.

Fistules vaginales. Nous avons vu précédemment que les ruptures traumatiques ou puerpérales du vagin, les perforations par corps étrangers, gangrène, ulcérations de diverses natures, pouvaient amener la communication définitive de cette cavité avec l'urèthre, la vessie, le rectum et le péritoine. Les fistules qui en résultent ont été étudiées pour la plupart dans d'autres articles (*voy.* Rectum, Urinaires [*Fistules*]). Nous n'étudierons donc ici que les fistules résultant de la communication de la partie de l'intestin située au-dessus du rectum avec le vagin, en résumant brièvement notre mémoire sur l'anus contre nature iléovaginal, auquel on n'a que peu ajouté depuis sa publication (1883 [*voy.* Fry, *Amer. Journ. of the Med. Sc.*, 1885, t. XXIC, p. 588]).

Sur 21 cas de ce genre 5 fois la lésion siégeait dans le cul-de-sac antérieur, 14 fois dans le cul-de-sac postérieur, 2 fois dans la partie latérale droite du vagin, et 2 fois le siége n'était pas indiqué. Dans 2 cas elle siégeait à la fois sur le segment inférieur de l'utérus et le vagin, la partie intermédiaire ayant été détruite par la gangrène post-puerpérale dans un cas et le cancer dans l'autre. Dans tous ces cas l'intestin grêle communiquait avec le vagin ; dans 21 cas, directement, dans 2 cas, par l'intermédiaire du kyste d'une grossesse extra-utérine qui, s'étant enflammé, s'était ouvert à la fois dans l'intestin grêle et dans le vagin.

Ces lésions vaginales se divisent en deux catégories bien nettes : l'anus contre nature et la fistule ; dans la première, presque toutes les matières, ou même toutes, passent par l'ouverture anormale ; dans la seconde, une partie seulement passe par cette voie, et l'autre suit son cours naturel. Les fistules résultent de l'accolement d'une anse intestinale contre la paroi vaginale supérieure, par inflammation ou cancer, ou du pincement d'une partie de la circonférence de l'anse, n'ayant fait qu'une ouverture étroite à la paroi de l'intestin ; l'anus, causé par l'étranglement d'une anse intestinale dans une rupture utérine ou vaginale, s'ouvre par toute la circonférence de l'intestin. Les ruptures qui ont déterminé l'anus vaginal étaient causées : par l'avortement, 1 fois ; diverses manœuvres pendant l'accouchement, 7 fois ; l'extraction du placenta, 1 fois ; le viol, 1 fois ; l'incision d'une hernie vaginale prise pour un abcès, 1 fois.

Les symptômes sont différents dans les deux variétés. Pour les fistules, phénomènes d'irritation intestinale, survenant au cours d'une affection inflammatoire du petit bassin ou d'un cancer de l'utérus, puis issue des matières fécales par le vagin, mais en même temps continuation des selles par la voie normale ; pour les anus, phénomènes d'étranglement interne après une rupture du vagin, puis issue des matières fécales en totalité par cette voie.

Une fois constituées, les fistules se rétrécissent spontanément peu à peu ; alors les matières fécales s'écoulent de moins en moins par le vagin et de plus en plus par l'anus normal, puis la guérison se fait, dans la plupart des cas, d'elle-même ou à la suite d'un traitement consistant en soins de propreté, injections vaginales et rectales et quelques cautérisations. Dans quelques cas, les fistules sont restées rebelles au traitement, comme dans certains cas de fistule vésico-vaginale.

L'anus vaginal n'a que peu de tendance à la guérison spontanée, et même après les traitements les plus variés et les mieux suivis, les opérations les plus habilement faites, on n'a pu obtenir, dans quelques cas, le rétablissement du cours des matières par la voie normale.

Le diagnostic est en général facile. Il faut rechercher : 1° si la communication siége avec l'utérus ou le vagin ; on s'en rendra compte par l'examen au spéculum et le lavage soigneux du fond du vagin ; on voit alors dans cette région deux orifices, l'un représentant celui du col de l'utérus, et l'autre celui de la fistule, par laquelle s'écoulent des matières fécales ; l'orifice utérin a été pris dans un cas pour celui de la fistule (Demarquay).

2° Si cette communication intéresse le rectum ou une partie plus élevée de l'intestin, comme c'est en général l'iléon qui communique avec le vagin, le toucher rectal et les injections rectales serviront à établir le diagnostic ; s'il s'agit d'une fistule recto-vaginale, le toucher sentira l'orifice anormal, et les injections sortiront par le vagin ; dans le cas contraire, on conclura à l'existence d'une communication iléo-vaginale.

3° S'il s'agit d'une fistule simple ou d'un anus vaginal, dans le premier cas une partie seulement des matières s'écoule dans le vagin et l'autre par l'anus normal; en cas d'anus anormal, toutes les matières passent par cette voie.

4° En cas d'anus anormal il faut encore s'assurer si le bout inférieur de l'intestin est encore perméable; ce point est important en ce qui concerne le traitement, car on ne songera évidemment à fermer l'orifice anormal que si l'on est sûr que le passage des matières pourra se faire librement du bout supérieur dans le bout inférieur. Ce renseignement s'obtiendra en fermant pendant quelques heures l'orifice anormal au moyen d'un pince à arrêt ou du tamponnement vaginal; si l'orifice est perméable, les matières passeront dans le bout inférieur sans accident; dans le cas contraire, il surviendra des coliques et autres phénomènes occasionnés par l'obstacle au cours des matières. L'obstacle pourra être d'ailleurs soit un éperon, soit l'oblitération du bout inférieur; dans quelques cas, il s'agissait d'un prolapsus de l'intestin retourné sur lui-même, ce que l'examen au spéculum avait suffi à découvrir.

Les fistules intestino-vaginales s'accompagnent d'une inflammation d'autant plus violente que la quantité de matières fécales qui s'en écoulent est grande; il en résulte des brides cicatricielles, des rétrécissements du vagin qui gênent les manœuvres nécessitées par l'exploration ou le traitement.

Le pronostic est grave en ce sens que les affections qui déterminent des communications accidentelles de l'intestin grêle avec le vagin entraînent souvent la mort par elles-mêmes, mais, les fistules une fois établies et les accidents primitifs calmés, l'état général s'améliore rapidement et l'affection secondaire, quoique fort gênante, n'est cependant pas incompatible avec la vie. La grossesse est même survenue une fois et l'ascension de l'utérus gravide a déterminé la fermeture de la fistule intestino-vaginale (Mac Keever).

Les communications d'origine cancéreuse ont une tendance à s'agrandir par suite des progrès de l'affection primitive. Elles surviennent le plus souvent à une période avancée de la maladie, amenant par conséquent la mort à courte échéance, et on ne peut leur opposer qu'un traitement palliatif.

Le traitement des fistules simples consiste en soins de propreté, injections, tamponnement du vagin, cautérisation de l'orifice avec les agents actuels ou potentiels. On pourrait ajouter la suture après avivement.

Dans le traitement des anus vaginaux, plusieurs cas sont à considérer. La fermeture de l'orifice n'étant possible que s'il n'y a pas d'éperon ni de prolapsus intestinal, et si le bout inférieur de l'intestin est perméable, il faut donc suivant les cas faire d'abord la section de l'éperon ou du prolapsus, ou créer une large communication entre le bout supérieur de l'intestin et la cavité rectale, et attendre pour tenter la fermeture que les abords de l'anus accidentel se soient assez rapprochés de l'état normal pour assurer le libre cours des matières après l'occlusion de cet orifice. Lorsque ces conditions sont remplies, on procède à la suture de l'orifice normal après avivement de ses bords (*voy.* Bidder, *Deutsche med. Woch.*, 1885, p. 294).

On a tenté une fois sans succès, à titre de moyen palliatif, l'occlusion de la vulve par l'avivement et la suture. On a encore proposé de faire la gastrotomie, d'aller à la recherche des deux tronçons de l'intestin, de les détacher de leurs adhérences au vagin, puis de les réunir bout à bout par la suture, enfin de remettre dans l'abdomen l'anse ainsi constituée et de fermer la plaie pariétale.

Lorsqu'il existe une fistule vésico-vaginale en même temps qu'une fistule fécale, il paraît avantageux d'opérer les deux dans la même séance (Bartels).   L.-H. PETIT.

VAGINAL (PLEXUS). *Voy*. SYMPATHIQUE.

VAGINALE (TUNIQUE). *Voy*. TESTICULE.

VAGINALES. (ARTÈRE ET VEINES). Branche collatérale de l'hypogastrique, l'*artère vaginale* se détache rarement de ce tronc d'une façon isolée; le plus souvent elle provient d'une autre branche collatérale, l'hémorrhoïdale, par exemple, ou bien encore la vésicale ou l'ombilicale. Dans certains cas même elle manque comme vaisseau distinct, le vagin recevant alors ses artères des troncs précités. Suivant un trajet oblique en bas et en dedans, comme l'utérine, la vaginale se porte sur les côtés ou bords du vagin et descend le long de ces bords jusqu'à la vulve. Chemin faisant, elle abandonne un rameau au col de la vessie et à la portion postérieure de l'urèthre, mais elle se distribue principalement aux parois du vagin, en s'anastomosant sur la ligne médiane avec son homonyme côté opposé (*voy*. VAGIN).

Quant aux *veines vaginales*, elles naissent du plexus vaginal (*voy*. VAGIN), lacis vasculaire qui embrasse la totalité du conduit, mais qui est surtout développé à son extrémité bulbaire et qui communique largement avec les autres plexus veineux du voisinage, puis, cheminant dans le ligament large, elles viennent aboutir à la veine hypogastrique.   L. TESTUT.

VAGINISME. SYNONYMIE. Constriction spasmodique du sphincter du vagin. Contraction du constricteur vulvaire. Hyperesthésie vulvaire.

HISTORIQUE. Dans le mois de décembre 1861, Tyler Smith donnait devant la Société obstétricale de Londres lecture d'un mémoire de Marion Sims sur le vaginisme, qui fut publié dans les *Obstetrical Transactions* en 1862 et reproduit dans les *Notes cliniques* sur la chirurgie utérine en 1866. Sous ce nom, le chirurgien de New-York étudiait une affection caractérisée par « une hyperesthésie excessive de l'hymen et de la vulve, associée à la contraction spasmodique et involontaire du sphincter vaginal, qui s'opposait au coït. » S'il fallait en croire Sims, il venait de découvrir une maladie nouvelle, et tous les auteurs, anciens ou modernes, qui s'étaient occupés de gynécologie, ne fournissaient aucune indication quant à la symptomatologie, à la marche et au traitement de cette affection singulière. La vérité est qu'il faut rabattre beaucoup de ces prétentions, et que l'on peut citer plus d'un auteur ayant de justes droits de priorité.

Dès 1834, Huguier (thèse de Paris, n° 310) consacrait plusieurs pages à l'étude de la constriction spasmodique du sphincter du vagin, publiait une observation des plus complètes, établissait les analogies entre cette affection et la constriction spasmodique de l'anus, montrait qu'elle se développait à la suite d'irritations locales, d'excès de coït, etc., mettait en relief la ténacité de la constriction, sa résistance au traitement médical et la nécessité de l'intervention chirurgicale. Mais cette étude vraiment originale était perdue au milieu de considérations anatomo-physiologiques sur des sujets divers et tout différents.

Dupuytren ou ses élèves avaient quelque idée de l'affection, à preuve ces lignes que l'on trouve dans ses *Leçons* (t. IV, 2ᵉ édition, 1839) : « Cette fissure liée au spasme douloureux n'avait jusqu'alors été vue que dans la région anale. M. Pinel Grandchamp a observé un cas tout semblable à la vulve ; la constriction était devenue si grande que les devoirs du mariage ne pouvaient plus être remplis ; convaincu de l'analogie de cette maladie avec la fissure à l'anus, M. Grandchamp fit une incision complète qui divisa dans une étendue de deux pouces la fourchette, la muqueuse et le constricteur de la vulve ; le resserrement cessa et les choses revinrent comme par le passé. »

Plus tard Lisfranc (*Clinique chirurgicale de la Pitié*, t. II, p. 163, 1842) insistait surtout sur l'excès de sensibilité des organes génitaux et disait que le toucher pratiqué pour explorer la vulve et le vagin est insupportable et détermine souvent une irritation nerveuse qui peut produire un état convulsif, il dépeignait la femme reculant devant le coït avec une sorte d'effroi, « refus terrible qui presque toujours entraîne après lui les événements les plus funestes à l'union conjugale et amène des scènes déplorables. »

Denman et Burns en Angleterre, Busch et Kiwisch en Allemagne (cités par Stolz, *Gazette médicale de Strasbourg*, 1871-1872), ont observé des faits où le sphincter vulvaire se contractait spasmodiquement, et où la sensibilité des parties exigeait, soit des applications émollientes, soit la dilatation, soit même l'incision, mais ce qu'ils en disent est de fait un peu vague et manque de précision.

Hervez de Chégoin (*Union méd.*, 8 mai 1847), dans un travail sur la fissure à l'anus, signale en quelques pages les fissures de l'entrée du vagin qui mettent obstacle à la fonction de l'organe, sont opiniâtres, durent des années, et peuvent amener un tel resserrement du vagin que tout rapport est impossible. Scanzoni, dans son *Traité pratique des maladies des organes sexuels de la femme*, 1858, consacre tout un chapitre au spasme du vagin qui peut être limité ou général, qui a pour origine un excès dans l'irritabilité du système nerveux, peut s'étendre aux organes voisins et s'accompagne d'une sensation très-désagréable, quelquefois douloureuse, de constriction, surtout après le coït. Enfin Simpson (*Medical Times*, 2 avril 1859) rapporte l'histoire de femmes mariées qui se plaignaient que le contact en certains points de la vulve ou du vagin amenaient des douleurs telles que le coït devenait impossible, et l'année suivante (*Proceedings of Edinb. Obstetrical Society*, 14 novembre 1860) décrivait sous le nom de vaginodynie *des cas fréquents* où il existe des bandes contractiles sur les deux côtés ou tout le long du vagin, très-sensibles à la pression et rendant les rapports conjugaux fort pénibles, indiquait la nécessité du chloroforme, soit pour examiner les malades, soit pour pratiquer le traitement nécessaire, dilatation forcée, incision sous-cutanée, et admettait l'existence d'un spasme de quelques fibres musculaires périvaginales, ou de constriction du fascia pelvien, due à une sorte d'inflammation subaiguë.

Les différents auteurs que nous venons de citer ou de résumer ont donc vu et l'hyperesthésie vulvaire, et la contraction spasmodique, et la gravité de l'affection au point de vue des relations conjugales ; les citations ci-dessus montrent que Sims est mal fondé à réclamer des droits de priorité, mais il a eu le mérite, tout en chargeant le tableau de couleurs trop noires, d'attirer sur la question l'attention du public médical ; il a surtout trouvé un mot qui a fait fortune.

Dans cette même année 1861, Debout publiait dans le *Bulletin de thérapeutique* un intéressant travail sur la contraction spasmodique du sphincter vaginal, et, à sa demande, Michon relatait un certain nombre de faits recueillis pendant sa carrière chirurgicale, et, l'année suivante, sous son inspiration, Charrier publiait une thèse qui donnait exactement l'état de la question.

L'intervention chirurgicale préconisée par Sims soulevait peu après une réaction dont Scanzoni (*Wien. med. Woch.*, 1868) se montrait l'interprète le plus autorisé; le chirurgien de Würzbourg proclamait l'avantage du traitement médical, et ralliait à son opinion la plupart des médecins.

Depuis ce moment de nombreuses observations et des travaux importants se sont succédé; nous aurons occasion d'y recourir chemin faisant, nous signalerons cependant en première ligne les articles de Stoltz, de Demarquay et Saint-Vel (*Gazette hebd.*, 1874), les cliniques de Gosselin, de Guéneau de Mussy, de Gallard, et la thèse de Lutaud.

Aujourd'hui on s'accorde à désigner sous le nom de vaginisme une affection dont les deux principaux symptômes sont : 1° une hyperesthésie de la région génitale externe; 2° une contracture musculaire accompagnant cette hyperesthésie, mais ces deux symptômes ne sont pas toujours associés; l'un peut survivre à l'autre, et cependant, même isolés, on doit les rapporter au vaginisme; on s'accorde aussi à rejeter l'idée d'une entité pathologique bien définie, de l'essentialité de cet état morbide, et à ne voir dans le vaginisme qu'un syndrome symptomatique d'états pathologiques divers.

ÉTIOLOGIE. Le vaginisme est loin d'être une affection rare; et en effet Sims, en quelques années, a pratiqué trente-neuf fois son opération sur des malades atteintes de cette maladie; Scanzoni en a recueilli 34 cas dans les trois années qui précédèrent la publication de son mémoire, et il rapporte que dans le cours de sa carrière chirurgicale il en a observé plus de 100 cas.

Gallard a fort bien expliqué la production du vaginisme, l'importance que jouait comme excitateur l'acte conjugal; et, une fois admise cette pathogénie naturelle, on comprend aisément la signification des causes prédisposantes ou occasionnelles, longuement discutées et diversement interprétées par les médecins qui ont étudié cette question. « La défloration, dit le savant médecin de l'Hôtel-Dieu, est toujours douloureuse pour la jeune fille, mais la douleur est compensée par la sensation voluptueuse qui succède aussitôt; que cette compensation manque, il ne reste que l'impression de la douleur, dont le souvenir se réveillera lorsque l'acte devra être répété, et provoquera une appréhension d'autant plus vive que la première opération aura été plus douloureuse. Si la première tentative n'a pas été suivie d'un succès parfait, si l'hymen a été simplement éraillé, aux tentatives suivantes la douleur sera plus vive; la petite déchirure aura déterminé de l'inflammation avec rougeur, sensibilité, et le moindre attouchement sera intolérable, dès lors le coït sera impossible; la femme se contractera à chaque essai, le vaginisme sera constitué. »

Il y a donc là une application de cette loi de pathologie générale formulée par Boyer, à savoir que, toutes les fois qu'un plan musculaire est recouvert par une muqueuse, si cette muqueuse vient à être atteinte par une inflammation intense et prolongée, les fibres musculaires peuvent devenir le siége d'une contraction spasmodique, et de fait le rapprochement entre le vaginisme, la contracture anale, le blépharospasme, etc., avait été formulé par les premiers auteurs que nous avons indiqués plus haut.

Le vaginisme se rencontre naturellement pendant la période d'activité de la vie sexuelle, surtout de vingt-cinq à trente ans (Charrier), mais on peut l'observer à des âges beaucoup plus avancés : ainsi une malade dont Debout rapporte l'histoire était âgée de cinquante-neuf ans, et l'affection remontait à onze ans ; elle s'était mariée à quarante-huit ans et n'avait pu avoir une seule fois de rapport avec son mari à cause de l'extrême contracture du sphincter. Le plus habituellement on le voit chez des femmes jeunes, récemment mariées, et peu après les premières approches sexuelles ; quelquefois il se développe chez des femmes mariées depuis plusieurs années, restées nullipares, et chez qui le coït a pu être pratiqué régulièrement : ainsi Gallard a vu une femme de vingt-huit ans qui, mariée à vingt et un ans, n'avait commencé que depuis dix-huit mois à souffrir pendant le coït. Scanzoni sur 32 malades multipares en comptait 1 mariée depuis onze ans, 2 depuis huit ans, 3 depuis six ans, 5 depuis cinq ans, 10 depuis quatre ans, 9 depuis trois ans, 2 depuis un an. Il est bien plus rarement observé chez des femmes ayant eu un ou plusieurs enfants. Scanzoni n'en a vu que 2 sur 34 malades. Boinet (*Gaz. des hôpitaux*, 1868, p. 263) cite le cas d'une femme mère de deux enfants qui fut prise de vaginisme au bout de neuf ans de mariage ; Fritsch (*Archiv f. Gynäk.*, 1876) celui d'une femme de trente-huit ans, mère de deux enfants âgés de quinze et six ans, chez qui il se développa à la suite d'une fausse couche. Enfin il pourrait se rencontrer même chez des jeunes filles vierges, si l'on en croit Schnegierief (*Obst. Trans.*, vol. XVI, 1875), qui parle d'une jeune fille chez qui, à la suite de troubles de la miction, l'hymen intact était d'une sensibilité telle que le moindre attouchement provoquait une vive douleur et la contraction spasmodique du sphincter. Trélat, Dolbeau, Bouchut, ont observé des cas analogues ; nous croyons plus logique de dire avec Demarquay que le vaginisme, tel qu'on l'entend d'ordinaire, n'existe que chez la femme qui a eu des rapports sexuels, mais que les éléments existent dans quelques cas chez des vierges atteintes d'affections génitales telles que métrite du col, vaginite, vulvite, ou fissures vulvaires.

On a incriminé le tempérament, les conditions sociales et hygiéniques des malades. Les femmes délicates, lymphatiques (Stoltz), les anémiques (Raciborski), seraient plus prédisposées ; les femmes impressionnables surtout, à tempérament nerveux, y seraient particulièrement sujettes ; et ceci expliquerait que le vaginisme, comme l'ont avancé Caffe et Michon, se rencontre surtout dans les grands centres de population et plus souvent dans les classes élevées de la société que dans les hôpitaux. Demarquay cependant nie l'influence de la constitution, et selon lui la femme du monde la plus délicate et l'ouvrière la plus robuste peuvent être également atteintes ; il ajoute toutefois que l'herpétisme y prédispose (?). L'arthritisme pourrait à plus juste titre entrer en ligne de compte et Guéneau de Mussy cite des cas qui semblent probants.

Les relations de l'hystérie avec le vaginisme ont été différemment appréciées. Stoltz et surtout Scanzoni admettent qu'elle facilite le développement du vaginisme et en donnent des preuves concluantes ; un fait intéressant a été rapporté à l'appui de cette opinion par Decrand (*Gazette médicale de Paris*, 1878). Une fille de trente-deux ans ayant depuis de longues années présenté des manifestations graves d'hystérie, paralysie, anesthésie, amblyopie, etc., avait guéri par l'emploi du chlorure d'or à l'intérieur, et l'application de pièces d'or sur les bras ; elle se marie, est prise de syncope la nuit de noces, et on constate un vaginisme intense, qui guérit par la médication aurique et l'emploi de cylindres d'or de calibre croissant. Tilt n'a vu qu'un cas de vaginisme sans lésion tangible, et il s'agissait précisément d'une femme sujette à des attaques d'hystérie. Ce qui complique l'interprétation de certains faits, c'est l'influence incontestable du vaginisme sur le développement de la névrose. Sur vingt malades qui au moment de leur mariage étaient saines, Scanzoni en comptait dix-sept qui au bout de plusieurs mois ou années présentaient des signes d'hystérie.

L'excitabilité du système nerveux peut être entretenue par des lectures érotiques, des habitudes vicieuses, la masturbation, ou par les excès vénériens. C'est en s'appuyant sur l'excitation nerveuse et le nervosisme incontestable de certaines malades que Chéron et Daude ont établi leur hypothèse d'une irritation spinale primitive caractérisée par l'apophysialgie des septième et huitième vertèbres dorsales, d'où ils font découler l'hyperesthésie vulvaire, qui est le trait d'union indispensable pour la production du vaginisme, hypothèse qu'ils prétendent être confirmée par l'efficacité du traitement révulsif le long du rachis, tandis que le traitement local reste sans résultat, mais dont la preuve clinique est encore à donner.

Il est enfin une cause exceptionnelle signalée par Neftel (*Centralblatt f. die med. Wissenschaften*, 1868). Il a publié trois cas de vaginisme qu'il attribue à l'action nocive de l'intoxication saturnine; deux de ses malades présentaient en même temps une paralysie des extenseurs; toutes trois guérirent par l'iodure de potassium et le soufre.

A côté de ces conditions générales il existe différentes causes locales que nous devons passer en revue : ainsi chez quelques femmes la résistance inusitée, ou l'épaisseur de l'hymen formant un bourrelet fibreux qui s'oppose à l'introduction du pénis et présente une dureté de fil de fer (Putegnat), l'étroitesse relative ou absolue de l'orifice vaginal, ont une valeur incontestable pour la production du vaginisme; peut-être la forme circulaire et diaphragmatique y prédispose-t-elle (Lutaud). Debout et Michon ont signalé une disposition anatomique du périnée qui exerce une influence fâcheuse : chez quelques femmes le périnée a une hauteur qui dépasse la moyenne (16 à 20 millimètres), la fourchette est portée en haut vers le pubis, ne laisse qu'un étroit espace entre elle et la symphyse et oblitère presque l'orifice vulvaire; la femme étant couchée, quand on veut explorer l'utérus, il faut porter le doigt en haut, formant avec le pubis un angle plus ou moins aigu (Charrier). Le mari ne peut trouver la voie, déchire l'hymen, mais le pénis va se heurter contre le méat urinaire, le refoule dans l'orifice vaginal et quelquefois le dilate; le rapprochement est toujours difficile, et il se produit des lésions vulvaires qui déterminent le vaginisme. La valeur pathogénique de ce débordement antérieur du périnée n'est au contraire pas admise par Stoltz, qui ne l'a jamais vu porter le moindre obstacle à la copulation.

Le fonctionnement physiologique des organes génitaux a bien aussi son importance : ainsi Seney (thèse de Paris, 1872) rapporte le cas d'une jeune femme qui, à la suite d'une frayeur, vit ses règles suspendues, fut bientôt prise d'hyperesthésie vulvaire, rendant le coït insupportable; un traitement général amena le rétablissement de la santé, qui fut suivi d'une grossesse; peu après l'accouchement de vives anxiétés amenèrent à nouveau la suppression des règles et le retour du vaginisme, qui dura six mois et ne disparut qu'avec l'aménorrhée. Le spasme vaginal peut avoir des relations avec la grossesse. Verder (*Virchow's Jahresbericht*, 1872) a observé un fait où régulièrement pendant chaque grossesse le vaginisme s'accusait, pour disparaître après l'accouchement.

Quel rôle joue le mari dans la production du vaginisme? un médiocre selon les uns, un très-important selon les autres; il est trop faible, disent ceux-ci; c'est un maladroit et un brutal, disent ceux-là. Il y a lieu d'établir certaines distinctions. Le mari peut être responsable, écrit Charrier. de par sa faiblesse, ses efforts incomplets, timorés, qu'il soit affaibli par l'âge ou les excès ; il n'a pas assez de tenue dans l'érection, se livre à des tentatives réitérées qui ne peuvent surmonter l'obstacle, et finissent par irriter les parties sexuelles, d'où la contracture spasmodique ; c'est également l'opinion de Debout et de Michon, qui a vu plus souvent le vaginisme chez des femmes chez qui le coït n'avait pu avoir lieu par excès de prudence ou défaut de puissance de l'homme. Guéneau de Mussy (*loc. cit.*) rapporte une observation bien concluante : un homme qui avait abusé du tabac depuis son enfance n'avait pu au bout de neuf ans forcer l'entrée du vagin ; peu à peu il s'était produit un spasme vaginal, s'accompagnant de sensation, de contraction douloureuse, et pendant quelque temps le mari ayant repris sa vigueur première ne put vaincre l'obstacle. Martin (*Berlin. klin. Woch.*, 1871) regarde comme cause puissante de vaginisme les chaude-pisses et les chancres que les hommes ont pu contracter avant leur mariage, et Eulenberg incrimine même la syphilis secondaire comme produisant la débilitation. Lutaud et Scanzoni n'acceptent pas cette influence de la faiblesse du mari, « ce n'est pas que la vigueur lui manque, écrit ce dernier, mais il ne sait pas diriger ses efforts pour pénétrer dans le vagin ; nous pourrions citer des exemples très-probants dans lesquels on voit des époux jeunes et robustes, mais inexpérimentés en amour, arriver au but beaucoup plus tard que d'autres qui, avant le mariage, n'avaient négligé aucune occasion d'acquérir une riche expérience en cette matière et une certaine habileté dans le coït, et chez lesquels cependant la puissance virile avait faibli ». Sur 34 maris, Scanzoni en comptait 11 qui affirmaient n'avoir pas eu de rapports sexuels avant leur mariage, 3 avaient passé cinquante ans, 9 avaient affaibli leur puissance par des excès vénériens ; dans tous les cas, le vaginisme est, selon lui, le résultat de l'ardeur, sinon de la brutalité avec laquelle le mari s'efforce de pénétrer dans le vagin ; plus les tentatives sont violentes et prolongées, plus la femme est exposée à voir se déclarer la maladie. Gallard (*loc. cit.*) a vivement dépeint l'influence néfaste d'un mari excité et maladroit. « Un mari jeune, dit-il, dont l'ardeur est habituellement excitée par une continence plus ou moins prolongée, est à peine entré dans le lit conjugal qu'il s'empresse sans autre préambule d'en arriver aux fins du mariage : mais combien calculent mal leur élan et voient tomber leur flamme avant d'avoir pu atteindre le but désiré ! ils ont à peine eu le temps de frapper à la porte, et ils l'ont fait d'une manière à la fois assez maladroite et assez brutale pour que de longtemps ils ne puissent compter la voir s'ouvrir facilement devant eux : c'est qu'en effet ils ont déterminé de la douleur sans avoir eu le temps ni l'occasion de procurer la sensation contraire qui doit la faire oublier ; chaque nouvelle tentative à laquelle ils se livrent par la suite réveille cette douleur qui les fait repousser de plus en plus énergiquement, et leurs efforts deviennent d'autant plus infructueux que leur énergie morale et même physique se borne bientôt, amoindrie par ces insuccès réitérés. »

. Toutes les causes sus-indiquées ne sont que des conditions prédisposantes, et elles n'ont pas, surtout au point de vue thérapeutique, la valeur des causes occasionnelles. On peut en effet, croyons-nous, dire avec Demarquay et Tilt qu'il n'existe jamais ou presque jamais de vaginisme sans cause tangible, que par un examen minutieux on arrive presque toujours à découvrir le point lésé, origine de la douleur et de la contracture, et à regarder comme exceptionnel le vaginisme essentiel, attendu que dans les cas présentés sous ce titre on peut en général relever l'histoire de lésions matérielles antérieures après lesquelles persiste le trouble névropathique.

Les premiers auteurs qui avaient signalé le vaginisme, Huguier, Hervez de Chégoin, Borelli (*Gaz. Sarde*, 1851), avaient parlé principalement de la fissure et avaient été amenés à établir un parallèle entre la fissure de la vulve et celle de l'anus, la fissure amenant la constriction spasmodique de la vulve, de même que la constriction de l'anus ou des paupières se manifeste, quand il existe une fissure dans ces régions. Ces fissures sont superficielles ou profondes, quelques-unes dues à des déchirures subites, et entretenues par la cause qui les a fait naître ; la simple déchirure incomplète de l'hymen peut persister des années et causer des douleurs si vives qu'elles empêchent tout rapprochement ; la fissure peut siéger à l'entrée du vagin, sur un des côtés du vestibule ou sur la fourchette ; quelquefois elle est très-difficile à découvrir, se dissimule entre le clitoris et l'urèthre (de Sinety), ou au-dessus de la vulve, et on ne peut arriver à la découvrir que par l'emploi du chloroforme et d'un petit spéculum américain ; quelquefois elle dérive de l'accouchement ; à la suite des efforts d'expulsion il se produit de petites déchirures de la vulve, et la plaie entretenue par les lochies devient l'origine des douleurs quand les rapports sexuels viennent l'irriter ; quelquefois les rhagades syphilitiques exercent la même influence fâcheuse (Martin, *Berl. klin. Woch.*, 1871, numéro 14).

La fissure, qui joua un si grand rôle à la période initiale de l'histoire du vaginisme, est maintenant reléguée à un plan bien secondaire, et les causes locales du vaginisme se sont multipliées. Huguier avait déjà signalé l'existence de vésicules d'herpès, qu'il distinguait en squamosus, simplex et madidans ; Demarquay signale aussi l'eczéma ; Mathews Duncan (*Medical Times and Gaz.*, 1878) a vu quelquefois des ulcérations périvaginales, sujettes à récidives, et qui tenaient le milieu entre l'eczéma et le lupus, guéries facilement avec le thermocautère. De fait, ces dermatoses banales, quand elles s'accompagnent d'un écoulement séro-purulent, peuvent devenir prurigineuses et s'irriter sous l'action des rapprochements conjugaux.

Les traumatismes du coït, souvent violents et répétés pendant plusieurs jours ou semaines, déterminent les degrés les plus variés de l'inflammation de la vulve et du vagin. Scanzoni, sur ses 34 malades, n'en a pas vu une seule chez qui il ne pût constater une rougeur plus ou moins vive, un gonflement et une exfoliation des parties génitales ; deux fois l'hymen était intact, les femmes étant mariées depuis dix-huit mois et six ans ; 8 fois il était déchiré, mais formait un bourrelet continu autour de l'orifice ; 24 fois il existait des caroncules myrtiformes, toutes ces parties étaient écarlates, violacées, quelquefois épaissies, excoriées, œdématiées. Des lésions variées ont été signalées. Ainsi Martin (*loc. cit.*) a vu dans un cas les papilles de la fosse naviculaire saillantes comme des têtes d'épingle ; Charrier et Debout ont noté l'inflammation des follicules muqueux, Gallard, des ulcérations folliculaires sur les nymphes ; il admet, ainsi que Scanzoni, l'influence de l'inflammation des glandes vulvo-vaginales ou bartholinite.

Souvent la phlegmasie n'est pas limitée à la vulve, et elle s'étend au vagin où elle peut devenir intense, même quand les rapprochements sexuels sont incomplets (Churchill). Charrier admet l'action de la vaginite due à un contact impur, opinion partagée par Richet, qui a vu fréquemment la vaginite et spécialement la vaginite granuleuse chez les femmes qu'il a soignées à Lourcine, par Scanzoni, qui compte 14 cas de catarrhe vaginal sur 34 cas, par Lutaud, qui a rarement vu de vaginisme sans vaginite. Raciborski, au contraire, rejette l'influence de la vaginite; il admet qu'elle peut bien persister dans certains cas, mais pour lui c'est l'hyperesthésie vulvaire limitée, qui est la cause déterminante du vaginisme. Il semble difficile d'admettre que toute espèce de vaginite puisse produire la contracture, mais la vaginite traumatique, qui détermine aux parties génitales une sensibilité exagérée, mérite vraiment le rang qu'on lui assigne dans l'étiologie du vaginisme.

Il est une lésion, conséquence voisine du traumatisme qui accompagne la défloration, qui avait été signalée par Huguier; il avait vu une induration et un épaississement considérable de la membrane muqueuse de la vulve amener une constriction telle de l'ouverture du vagin qu'une plume de cygne eût à peine pu être introduite dans ce conduit. Mais c'est surtout Gallard qui l'a plus explicitement étudiée : « La vaginite, simple ou traumatique, atteint parfois, dit cet auteur, le tissu cellulaire sous-muqueux, cause une tuméfaction, une perte d'élasticité, une véritable induration phlegmoneuse autour de la vulve et de la partie inférieure du vagin, qui laisse une contracture douloureuse de l'entrée de ce canal; cette induration ne détermine aucun changement de forme ni de couleur, et ne peut être constatée que par un toucher attentif; elle donne lieu à une résistance un peu parcheminée, étendue en nappe à la partie postérieure et sur les côtés du vagin, tout près du vestibule, et se reconnaît surtout à la douleur dont elle est le siége. »

Une cause rare de vaginisme est la présence d'un corps étranger dans le vagin. Richet (*Anat. médico-chir.*) a donné des soins à une dame à qui Chomel avait mis un pessaire d'ivoire; la présence de ce corps, qui n'était resté que peu de temps en place, avait déterminé un tel resserrement de l'anneau vulvaire, que l'exploration par le toucher occasionnait des spasmes suivis de syncope.

Dans certaines observations on trouve notée l'existence d'excroissances épithéliales autour de l'orifice vaginal (cas de Dechambre cité par Lutaud), d'hypertrophies dermiques, de végétations verruqueuses dont l'irritabilité détermine des contractures réflexes. Sims (*loc. cit.*) relate l'histoire d'une dame opérée d'après son procédé et chez qui le vaginisme se manifesta de nouveau peu après. « A un examen minutieux, dit-il, je trouvai au côté droit de l'orifice du vagin un petit tubercule pas plus gros qu'un grain de blé; il était sensible même au contact d'un pinceau; il fut saisi à l'aide d'un ténaculum et enlevé; le soulagement fut aussi soudain qu'il l'eût été par le retranchement d'un névrome sous-cutané. »

Le plus souvent, ces petits polypes existent au voisinage de l'urèthre : ainsi Raciborski a vu, juste au-dessous du méat, une petite proéminence grosse comme une fraise, formée par la partie spongieuse du vagin qui double l'urèthre; le moindre contact en ce point faisait bondir la malade. Hildebrandt a observé une végétation située sur l'orifice même; quelquefois même les polypes siègent dans l'urèthre et sont très-difficiles à reconnaître (Gallard). Johannsen (*St-Peterb. med. Woch.*, 1876) a signalé une cause exceptionnelle de vaginisme, il a vu une femme de vingt-huit ans, mariée depuis six ans, stérile, qui se plaignait de vives douleurs pendant le coït, ayant débuté aussitôt après le mariage; la pression de l'urèthre sur la symphyse était très-douloureuse, ainsi que la miction; il pratiqua la dilatation du canal, vit deux points jaunes qui répondaient à des orifices de fistulettes borgnes, incisa la plus grande, cautérisa l'autre, et guérit ainsi radicalement le vaginisme. Sneguiref (*Obst. Trans.*, 1875, vol. XVI) a publié l'histoire d'une jeune fille chez qui, à la suite d'une peur, la miction

était devenue douloureuse; l'hymen était intact, ainsi que l'urèthre; l'introduction du doigt dans le vagin était très-douloureux et déterminait le spasme
du sphincter; vu l'absence de toute lésion l'auteur admet que le vaginisme
était dû au contact de quelques gouttes d'urine sur l'hymen et qu'il existait
une hyperesthésie primitive.

Les affections des organes génitaux profonds jouent aussi leur rôle dans la
production du vaginisme sans qu'il soit cependant possible d'admettre comme
règle les catégories établies par Hildebrandt; que les affections génitales externes
amènent plutôt le spasme du constricteur comme les affections génitales internes
celles du *levator ani*. Trélat rapporte trois cas de vaginisme dépendant d'un
état inflammatoire du col utérin, où au spéculum on ne constatait que de légères
exulcérations, rapidement guéries par quelques cautérisations au nitrate d'argent, et suivies de la disparition du spasme. Un cas est particulièrement intéressant : deux rechutes successives s'accompagnèrent toutes deux de la reproduction des ulcérations; celles-ci guéries, le spasme s'évanouit aussitôt. Murray
(*Lancet*, 25 déc. 1866) et Gallard ont relaté des faits analogues. Sneguiref
(*loc. cit.*) a vu un cas de vaginisme sous la dépendance d'une métrite interne
du col accompagnée de vaginite et d'érosions vulvaires nombreuses : un traitement approprié amena rapidement la guérison des lésions vulvo-vaginales,
mais le spasme persista jusqu'à la guérison tardive de la métrite.

D'une manière générale les diverses phlegmasies, utérines, péri-utérines, ova-
riennes, peuvent parfois amener le vaginisme; c'est d'ailleurs la doctrine que
Scanzoni avait soutenue très-explicitement et avec preuves concluantes; il admettait l'influence nocive des déviations et flexions utérines, des tumeurs malignes
ou bénignes utéro-ovariennes, des phlegmasies chroniques ou aiguës de ces
organes. Quoique Demarquay proteste contre cette richesse étiologique et n'y
voie que de la confusion, elle répond cependant à des données cliniques au-
dessus de toute contestation.

En résumé, aujourd'hui on n'envisage plus l'étiologie et la pathogénie du vaginisme comme le faisait Sims, qui ne voyait dans cette affection qu'une hyperesthésie excessive associée à une contracture spasmodique, et admettait l'existence du vaginisme essentiel. Ce vaginisme existe-t-il? Oui, car il est des cas
indiscutables où il est une pure manifestation du nervosisme ou d'hystérie, et
s'accompagne d'autres spasmes, œsophagisme, contracture des membres, etc. Oui,
car on peut qualifier ainsi des cas où la douleur est excessive, le spasme peu violent;
où celui-ci disparaît sans que l'hyperesthésie diminue, et où on peut retrouver les
points douloureux caractéristiques de la névralgie de la branche terminale du nerf
honteux interne; mais c'est à tort qu'on y rattache certains faits où la cause excitante a disparu, et où la contracture subsiste et semble être essentielle; dans
la généralité des cas, la théorie de Scanzoni est la seule vraie; la contracture
spasmodique est consécutive à la douleur provoquée par l'existence de lésions vulvo-
vaginales; l'hyperesthésie vulvaire conserve toute sa valeur comme cause excitante
d'un spasme réflexe, mais elle n'est plus primitive, elle est secondaire.

SYMPTOMATOLOGIE. Une jeune fille de vingt ans éprouve la première fois
qu'elle pratique le coït une vive douleur; cette douleur se répète si intense pendant les huit jours suivants, quoique l'intromission de l'organe viril ait été complète, qu'elle se résigne à garder la continence pendant huit mois; de nouveaux
rapprochements pratiqués au bout de ce laps de temps furent également douloureux. L'examen des organes génitaux externes montre une légère inflammation

avec leucorrhée ; le doigt pénètre difficilement en provoquant une violente douleur et se sent fortement serré par le constricteur vulvaire.

Une femme de vingt-huit ans, mariée à vingt et un an, pratique pendant quatre ans régulièrement le coït, puis il devient peu à peu pénible, douloureux ; les petites lèvres sont exulcérées ; le doigt ne pénètre que malaisément dans l'orifice vulvaire resserré spasmodiquement.

Ces deux observations empruntées à Gallard montrent le vaginisme qui se développe soit dès les premières approches, soit après une longue pratique de l'acte conjugal, et donnent en peu de lignes l'esquisse de l'affection.

La douleur est l'élément primordial, essentiel ; c'est elle qui avait le plus frappé les anciens auteurs, et bien des cas indiqués comme hyperesthésie vulvaire, névralgie de la vulve, peuvent se rattacher au vaginisme. Rarement elle est spontanée, et les cas les plus accentués, quand la femme vit dans la continence, ne s'accusent par aucune sensation douloureuse, sauf quand il existe un certain degré de névralgie vulvaire. Le plus souvent elle est provoquée, et le plus léger attouchement des parties est parfois intolérable, le contact d'un pinceau, d'une barbe de plume, peut amener des souffrances telles que la patiente pousse des cris comme si l'on enfonçait un instrument aigu ; de même en est-il de l'introduction dans le canal vulvo-vaginal d'un corps peu volumineux, sonde, stylet, etc. L'intensité de cette douleur varie beaucoup d'un sujet à l'autre et, si chez quelques femmes elle est si exquise qu'elle rend l'examen local impossible sans chloroforme, chez d'autres le toucher peut être pratiqué avec précaution.

Tantôt, mais c'est l'exception, l'hyperesthésie s'étend à toute la région vulvaire et même au vagin ; le plus souvent elle est limitée à une ou plusieurs parties, à la face interne des petites lèvres, à l'hymen, et surtout à la fourchette, où il s'épanouit, à une ou plusieurs des caroncules myrtiformes, à la partie de la muqueuse voisine du méat urinaire ou de l'orifice des glandes de Bartholin, parfois à un point si circonscrit que l'œil ne peut y découvrir une lésion, tandis que le moindre attouchement fait redresser le malade avec un cri soudain et peut provoquer des convulsions, l'opisthotonos ou une syncope prolongée (Mathews Duncan). Richard et Sims ont constaté que la face antérieure de l'hymen pouvait être hyperesthésiée sans que la postérieure le fût.

On conçoit aisément qu'avec une pareille sensibilité de la vulve la femme ne puisse supporter les approches de son mari, et que les tentatives pour accomplir l'acte conjugal soient parfois intolérables.

Il existe en outre des troubles divers de la sensibilité, qui peuvent induire en erreur ; parfois la malade éprouve des sensations de pesanteur, de corps étranger avec besoin d'expulsion ; quelquefois il existe un ténesme, anal ou vésical, s'accompagnant de prurit ; ces divers signes tantôt augmentent, tantôt diminuent au moment de la période menstruelle ; ils peuvent aussi être excités, ainsi que la sensibilité vulvaire, par la marche, la défécation, la toux, l'éternument, etc. Visca (thèse de Paris, 1870) avance que, chez certaines femmes névropathiques, les douleurs spontanées qui existent parfois hors de l'acte sexuel avec sensation de sécheresse, nécessitant des bains, des onctions huileuses, peuvent s'accompagner d'une sensation de constriction de l'anneau vulvaire et de désirs lubriques très-prononcés.

Les récits des malades sont en général explicites ; elles racontent que les premières tentatives de coït ont été accompagnées d'une douleur que l'une d'elles comparait à celle que provoque l'avulsion d'une dent, puis la douleur va s'exaspérant à mesure que les tentatives se répètent, et les rapports qui dès le début ont été incomplets deviennent bientôt impossibles, parce que l'excitabilité exagérée de la muqueuse a provoqué des contractions réflexes.

Alors en effet intervient le deuxième élément morbide, la contracture; ce point réclame une attention plus particulière, à cause des opinions contradictoires émises sur le spasme vulvaire. Sans vouloir entrer dans de trop longs développements sur l'anatomie de la région, il nous semble bon de rappeler que les anatomistes admettent l'existence : 1° de fibres semicirculaires entourant l'orifice vulvo-vaginal et s'entre-croisant en avant et en arrière sur le raphé médian : c'est le muscle *constrictor cunni* ou sphincter externe ; 2° sur un plan plus élevé, dans l'intérieur du bassin, de fibres dépendant du releveur de l'anus, qui, après avoir décrit une courbe autour du vagin, vont s'insérer sur le pubis, tandis qu'en arrière elles se continuent en 8 de chiffre avec le releveur anal et le transverse du périnée : il y a donc deux zones musculaires susceptibles de contracture, donc deux vaginismes : l'un inférieur, l'autre supérieur ; nous parlerons d'abord du premier, qui est le vaginisme vulgaire, de beaucoup le plus fréquent.

La contracture débute en général d'une manière insensible, ordinairement après des essais répétés de coït incomplet, suivant un développement parallèle à celui de la douleur, et va peu à peu s'exaspérant, de sorte qu'au moment de l'acte l'orifice vulvaire devient infranchissable, mais pour reconnaître l'existence de la contracture, pour en apprécier la force, il faut recourir au toucher ; il faut le pratiquer avec une extrême douceur, de crainte de réveiller la douleur et le spasme, et encore n'est-on pas sûr, comme le fait est arrivé à Guéneau de Mussy, de ne pas rencontrer une malade « tellement sensible qu'elle poussait des hurlements à épouvanter les personnes qui attendaient dans la pièce voisine. »

La plupart des auteurs admettent la contracture et la décrivent d'une manière explicite, telle qu'ils l'ont sentie. Michon, Huguier, Sims et bien d'autres, parlent d'une contraction violente de l'anneau vulvaire, G. de Mussy d'une contraction circulaire qui à l'entrée du vagin donnait la sensation d'un cordon linéaire ; Gallard dit que chez une de ses clientes le doigt pénètre difficilement et se sent fortement serré par le constricteur ; Caffe a éprouvé la même sensation. Devant un pareil accord il semble qu'il ne puisse y avoir de doute, et cependant il y a des dissidents et en première ligne le professeur Gosselin. Dans ses *Cliniques de la Charité* il nie d'une manière absolue l'existence de la contraction du sphincter, comme d'ailleurs il nie celle du sphincter anal dans les cas de fissures à l'anus. « En voyant le grand nombre d'auteurs qui admettent aujourd'hui le spasme, je me demande, dit-il, sur quelles investigations ils appuient leur opinion ; ils ne le disent pas ; ils ne prouvent rien et semblent entraînés par ces deux considérations : 1° que le coït est empêché et que cela ne peut s'expliquer autrement que par la contracture du sphincter ; 2° que les choses se passent comme dans la fissure anale. Pourquoi le coït est-il empêché ? ce n'est pas parce qu'il y a un obstacle absolu apporté par les sphincters, c'est tout simplement que l'intromission ne peut se faire sans une certaine dilatation et une pression qui éveille la souffrance. » Malgré l'opinion formelle de Gosselin, les expressions si positives de médecins expérimentés ne permettent pas de douter de l'existence du spasme : mais cela veut-il dire que dans tous les cas d'hyperesthésie vulvaire il doive y avoir un spasme concomitant ? évidemment non ; l'hyperesthésie et le spasme sont en règle concomitants, mais ils ne sont pas toujours associés.

Charrier, Michon et quelques auteurs, ont voulu établir des distinctions entre la contracture vraie qui se rencontrerait chez les femmes qui auraient pratiqué régulièrement le coït, qui auraient même pu accoucher, et le simple spasme qui ne se manifesterait que chez les femmes sur qui auraient été infructueusement pratiquées des tentatives de coït; il ne nous semble pas possible d'accepter cette distinction purement théorique et qui ne répond à aucune expression clinique particulière.

On voit quelquefois le spasme du sphincter vaginal s'accompagner de spasmes des sphincters voisins, et ce fait pourrait être allégué comme un argument en faveur de la contracture: c'est ainsi que Sims (*loc. cit.*) relate l'histoire d'une malade chez qui le sphincter anal devenait dur comme une pierre, et donnait à la femme la sensation d'une tumeur dans le bas-ventre. De Sinéty, Gallard et Hildebrandt, ont constaté par le toucher chez plusieurs femmes la contraction synergique du sphincter anal, et le spasme vaginal. Sneguiref a vu chez une jeune fille le vaginisme se déclarer consécutivement à une rétention d'urine déterminée par un spasme du sphincter vésical et des fibres uréthrales. Enfin Dolbeau (*Gaz. des hôpitaux*, 1868, p. 263) rapporte avoir examiné dans le service de Vigla une jeune fille chez qui on avait diagnostiqué une contracture des trois sphincters; la contracture se produisait soit au moment d'une miction, soit par le contact d'un stylet à la vulve. Le professeur Verneuil (thèse de Visca, 1870, et *Gazette méd.*, 5 juillet 1884) admet que le siége de la contracture se trouve non pas tant dans les fibres du constricteur vaginal, dont les fibres rares lui semblent insuffisantes, que dans le muscle transverse du périnée, et dans le périnée musculaire tout entier, et il en conclut que pour triompher du spasme il faut agir profondément et en arrière. Duncan suppose que dans les cas intenses il peut y avoir aussi une contraction des fibres musculaires de l'utérus.

A côté de ces spasmes involontaires localisés soit dans le vagin, soit aussi dans les canaux voisins, il faut en effet tenir grand compte, ce que n'ont pas fait la plupart des auteurs, des contractions synergiques des muscles soumis à la volonté. Caffe avait déjà signalé ce fait que les muscles cruraux convergent pour coopérer à la contraction automatique, instinctive, du sphincter vaginal, mais c'est surtout Gallard (*loc. cit.*) qui a bien mis en relief leur rôle. « Quand le mari est vigoureux, écrit-il, si intense qu'on suppose la résistance qu'opposent les quelques faisceaux musculaires de l'orifice vulvo-vaginal, elle serait bien vite vaincue, s'il n'y avait pas d'autres obstacles à l'accomplissement du coït; la répétition de l'acte la ferait vite disparaître; mais il n'y a pas seulement spasme vulvo-vaginal, il y a contraction synergique des muscles périnéaux, des adducteurs, des cuisses, quelquefois de tous les muscles du corps : alors l'obstacle est invincible. » Cette contraction existe surtout dans les cas de vaginisme par appréhension morale ou par peur, tels que les a décrits Hildebrandt (*Handbuch für Frauenkrankheiten*).

Le vaginisme supérieur avait été signalé dès 1861 (*Edinb. Med. Journ.*, décembre) par Simpson, qui a observé « des cas fréquents où il existait des bandes contractiles sur les côtés ou tout le long du vagin; les bandes le plus souvent étaient placées à un pouce au-dessus de l'orifice du vagin et très-sensibles à la pression du doigt. » Il admettait comme siége des contractions le faisceau antérieur du releveur de l'anus; mais c'est aux travaux plus récents d'Hildebrandt (*Archiv f. Gynäk.*, 1872), de Revillout (*Gaz. des hôpitaux*, 1874) et de Budin (*Progrès médical*, 1881), que nous devons des notions plus précises sur cette singulière contracture.

Hildebrandt rapporte le cas suivant : un homme était marié depuis un an à une femme nerveuse, passionnée, ayant eu des troubles utérins ; un jour, au moment où il croyait le coït fini, il sentit le gland étroitement serré au fond du vagin, et malgré tous ses efforts ne put le retirer ; il dut attendre quelques minutes au bout desquelles la contraction spasmodique cessa et le *penis captivus* put sortir librement. L'exploration des organes génitaux ne révéla qu'une médiocre antéflexion de l'utérus hypertrophié, et quoique Hildebrandt, pendant son examen, n'eût pas senti le muscle se contracter sur son doigt, il n'hésita pas, d'après le récit détaillé du patient, qui insistait sur ce fait que la verge était tout entière dans le vagin quand elle fut soudainement saisie, à mettre hors de cause le *constrictor cunni*, et, malgré l'opinion de Scanzoni, à incriminer le *levator ani ;* il s'agissait selon lui d'une contraction tonique de fibres puissantes et profondes, et on ne pouvait l'attribuer qu'à des faisceaux musculaires disposés en fer à cheval autour des parties latérales et de la paroi postérieure du vagin, le spasme ayant été provoqué par l'irritabilité anormale des parties génitales sous l'influence d'une forte excitation génésique. Hildebrandt put observer trois autres cas où le toucher révélait des contractures profondes et fut conduit à admettre que les affections génitales externes amenaient plutôt le spasme du constricteur vaginal, les affections internes celui du releveur anal.

La position de l'anneau contractile au-dessus de l'orifice vulvaire varie selon les malades. Revillout le sentit chez l'une à 5 centimètres de profondeur un peu au-dessous du col utérin. Budin a pu voir à 2 centimètres de la vulve une bande qui se contractait quand la malade poussait comme pour aller à la selle. Un caractère qui différencie le vaginisme supérieur de l'inférieur, c'est que ce spasme, qui chez certaines femmes est permanent et dure des mois, chez d'autres est intermittent et soumis à la volonté ; elles peuvent alors, comme Revillout et Budin l'ont montré dans des observations détaillées, fermer le vagin et empêcher l'intromission du pénis, ou au contraire le tenir étranglé une fois qu'il a pénétré dans le canal ; la force du sphincter peut diminuer ou même disparaître après un accouchement. Quand la contraction est accentuée, le toucher provoque un spasme douloureux encore plus intense, la malade resserre les jambes convulsivement, et parfois même l'exploration du vagin est le point de départ de convulsions généralisées.

Budin a pu au moyen de cylindres de cire introduits dans le vagin de femmes atteintes de vaginisme volontaire reconnaître le sens de la contraction ; il se fait au niveau des fibres contractées une dépression en forme de cercle complet avec échancrure antérieure au niveau de l'urèthre, et il existe des différences notables dans les diamètres ; l'antéro-postérieur peut être réduit à 26 ou même 24 millimètres, tandis que le transversal mesure de 32 à 37 millimètres : c'est donc dans le premier sens que le spasme s'exerce le plus activement ; par opposition à ces femmes chez qui la contracture est véritablement annulaire, on voit chez d'autres toute la paroi postérieure du vagin formant comme une large sangle soulevée sur une grande hauteur et rapprochée de la paroi antérieure ; ces différences tiennent probablement au développement inégal de telles ou telles fibres du releveur, et spécialement des fibres pubiennes qui s'insèrent au voisinage du trou obturateur.

La contracture passagère peut se produire pendant le travail, comme le montre un des cas cités par Revillout. Une primipare entre à l'hôpital pour accoucher ; le travail tardant, l'interne de service applique le forceps au détroit supérieur ; les tractions sont infructueuses ; il retire le forceps et envoie chercher un accoucheur qui arrive trois quarts d'heure après ; celui-ci ne peut introduire l'instrument ; au-dessous de l'utérus le vagin était divisé par une double bride antéro-postérieure ; l'accoucheur crut qu'elle était cicatricielle, refusa d'admettre que l'application du forceps eût été possible une heure plus tôt, fit une longue incision perpendiculaire aux deux plis et retira l'enfant sans difficulté ; trois jours après la femme mourait : on trouva du pus dans les sinus utérins, le vagin sain ; pas la plus légère trace de brides cicatricielles : il y avait donc eu une contraction musculaire passagère.

La conséquence immédiate de beaucoup la plus grave du vaginisme, je parle du vaginisme inférieur, est l'obstacle que le spasme douloureux met à la copulation : d'où l'infécondité. L'obstacle à l'entrée de la verge n'est pas toujours absolu : ainsi dans le cas d'Huguier la femme supportait les rapports incomplets sans douleurs trop vives, mais, au milieu de l'orgasme vénérien, se laissait-elle aller à permettre l'intromission complète du pénis, alors la douleur devenait atroce et le spasme intense. Dans d'autres cas les tentatives de coït provoquent des douleurs si aiguës, arrachent des cris si violents, que le mari n'ose passer outre : c'est ainsi que Guéneau de Mussy a vu de ses clientes rester six, huit ans, sans avoir avec leurs maris de rapports complets ; et ces faits sont confirmés par Lorain (thèse de Lutaud), qui dit que le vaginisme « est une affection beaucoup plus commune qu'on ne le croit et qu'il y a énormément de femmes fort distinguées dans le monde qui n'ont jamais coïté ».

Par le fait du vaginisme la femme rentre dans la classe nombreuse, et à nombreuses catégories, des malades incapables de participer à l'acte de la reproduction. Cependant, si la stérilité est la règle, Lorain, Scanzoni, Schrœder, Roth (*New-York Med. Record*, 1878) et d'autres encore, ont cité des cas où la fécondation avait eu lieu, et la grossesse évolué, quoique l'acte conjugal n'eût jamais été consommé, et que l'intromission de l'organe viril n'eût pas été effectuée.

Dans les cas où, malgré les douleurs, l'obstacle fut vaincu, la malade put être fécondée et accoucher sans difficulté (Scanzoni), l'hyperesthésie vulvaire peut alors persister, mais atténuée. Le chirurgien allemand admet que la cause de la stérilité réside non-seulement dans la difficulté à l'entrée du sperme dans le vagin rétréci, mais peut être aussi dans le rejet par le spasme de la moindre quantité de semence introduite. Pour lui la contraction musculaire est l'obstacle capital à la conception. L'accouchement guérit parfois le vaginisme ; dans d'autres cas le spasme a reparu aussi intense qu'auparavant.

Il est facile de constater par le toucher et l'hyperesthésie et la contracture vulvaire ; mais pour découvrir la cause de l'affection il est nécessaire d'examiner minutieusement les organes génitaux externes et internes. La femme étant couchée sur le dos, le médecin constate l'état de la vulve avec ses lésions variées : souvent, dans les cas où le coït a été essayé sans complétement réussir, il trouve l'hymen entier se laissant refouler plus ou moins profondément dans le vagin, puis offrant une résistance douloureuse, d'autres fois les caroncules rouges tuméfiées, etc., mais, comme l'a montré Demarquay, l'examen digital ou visuel ne suffit pas ; la lésion pathogénique peut être cachée dans un repli de la muqueuse vaginale, et ici s'impose la nécessité d'examiner délicatement avec le petit spéculum américain qui sera introduit avec lenteur et précaution ; en le déplaçant on peut voir peu à peu toute la muqueuse et découvrir une fissure dissimulée dans un pli, on se rendra compte de l'état du vagin et du col utérin, de tous les organes, en un mot, dont l'irritation peut déterminer le vaginisme. Si l'exploration est douloureuse, on ne doit pas hésiter à recourir au chloroforme, car la nécessité d'un examen complet s'impose pour instituer une thérapeutique raisonnée. Souvent, dit Schrœder (*Ziemssen's Handbuch*), on constate l'existence d'une dilatation du méat urinaire, déterminée par les efforts maladroits de coït, et telle que parfois, quand le médecin touche la malade, le doigt s'y introduit au lieu de pénétrer dans l'orifice vaginal.

MARCHE. DURÉE. COMPLICATIONS. Le vaginisme est essentiellement une affection chronique, et les divisions en spasme continu, intermittent, récidivant, n'ont pas grande signification. Il ne semble pas, remarque Demarquay, avoir tendance à guérir spontanément, bien que le repos des organes génitaux paraisse de nature à amener ce résultat. Scanzoni admet aussi que, si la guérison spontanée n'est pas possible quand la continence n'est pas absolue, cependant, dans quelques cas peu accusés, la sensibilité finit par s'émousser et permet le coït, mais il reste toujours un peu douloureux; en général l'hyperesthésie s'accroît avec le nombre des tentatives, aussi le vaginisme est-il bien plus intense chez les femmes mariées depuis longtemps que chez les nouvelles mariées.

On ne peut fixer la durée de l'affection, qui varie selon la nature de la lésion déterminante, car en général le vaginisme guérit avec sa lésion originelle; on connaît le cas cité par Sims d'une femme de quarante-cinq ans atteinte de vaginisme depuis plus de vingt ans. Ce sont des cas absolument exceptionnels et tels qu'on n'en cite plus maintenant que l'affection est mieux connue et mieux traitée. C'est la durée même de l'affection qui fait en grande partie sa gravité par les désordres qu'elle entraîne. Sims avait laissé de côté cette influence fâcheuse du vaginisme sur le groupe des organes génitaux, et elle est cependant des plus importantes, car, sur les 34 malades qui ont fourni matière au travail de Scanzoni, 20 présentaient des désordres plus ou moins considérables, dont le début était postérieur aux premières approches conjugales; 11 souffraient de dysménorrhée congestive; sur les 9 autres, 6 avaient une menstruation anormalement abondante. Dans 13 cas il y avait métrite chronique compliquée 4 fois d'antéversion, 2 fois de rétroversion; 17 fois il existait un catarrhe utérin, 14 fois un catarrhe vaginal; quelquefois des troubles vésicaux. Les lésions et les troubles fonctionnels étaient d'autant plus accusés que l'excitation nerveuse et musculaire inséparable du coït avait été répétée avec plus de force et de fréquence.

Le vaginisme exerce une influence non moins grande sur l'économie générale, puisque, sur 20 malades en bonne santé au moment de leur mariage, 14 étaient devenues anémiques, beaucoup étaient prises d'insomnie, d'inappétence, et maigrissaient. Souvent enfin il est le point de départ de troubles nerveux; tantôt il y a une excitation comme chez 17 des malades de Scanzoni qui présentaient des signes d'hystérie; plus rarement ces désordres peuvent amener à la tristesse, à la mélancolie, les femmes s'inquiétant de leur état, désirant avoir des enfants, ne se croyant pas faites comme les autres et désespérant de devenir jamais mères; ils peuvent même mener au suicide, comme Hervez de Chégoin l'a observé une fois. Un médecin allemand, Arndt (*Berl. klin. Woch.*, 1870, n° 28) a échafaudé là-dessus toute une théorie; après avoir constaté de par la statistique que le vaginisme se rencontre chez les femmes aliénées avec une fréquence étonnante, aussi bien chez les multipares que chez les stériles, il a voulu en tirer cette conclusion que le vaginisme ne devait pas être considéré comme une affection locale, mais plutôt comme l'expression d'un état général qui se localise dans le vagin, que c'est un symptôme d'une sensibilité exagérée qui, favorisée par des conditions spéciales, aboutit à l'aliénation mentale. Stoltz a critiqué avec raison ce qu'avait d'hypothétique une pareille opinion.

Diagnostic. Il est souvent aisé de reconnaître l'existence du vaginisme. Le récit de la femme corroboré par celui du mari met sur la voie du diagnostic : la malade accuse très-nettement les douleurs vives que détermine l'acte conjugal et qui peuvent rendre impossible la pénétration du membre viril; mais il n'en est pas toujours ainsi, et les explications des femmes peuvent plus d'une fois induire en erreur et faire croire à une affection de la matrice, à un prolapsus utérin (de Sinéty), etc.

Avec quelles affections est-on exposé à confondre le vaginisme? On ne saurait guère le confondre avec le prurit vulvaire dont le principal caractère est une vive démangeaison qui s'exaspère par la chaleur du lit, ainsi qu'aux époques menstruelles, mais n'est pas associé à des spasmes douloureux.

La névralgie qui occupe les filets du nerf honteux interne, et qui a été traitée avec succès par la section du nerf (Burns, Simpson), se reconnaît à des élancements douloureux qui se produisent spontanément, en dehors de l'acte sexuel, sans le moindre symptôme inflammatoire, mais, si elle diffère des cas types de spasme vaginal, elle confine à ces cas d'hyperesthésie valvo-vaginale dont bien des auteurs ne font qu'une variété du vaginisme.

L'inflammation des glandes vulvo-vaginales, ou bartholinite, se distingue par la rougeur, la chaleur et l'empâtement des grandes lèvres.

Dans l'imperforation du vagin il n'y a pas de douleur provoquée par le toucher, mais un simple empêchement mécanique à l'introduction d'une sonde ou du doigt; de même en est-il de tous les obstacles matériels opposés à l'accomplissement du coït, et que Barnes étudie sous le nom de dyspareunie. Le vaginisme supérieur prête davantage matière à l'erreur; il faut savoir distinguer la contracture du releveur de la résistance provoquée par des brides cicatricielles, et ce diagnostic est souvent difficile sans la chloroformisation; il faut aussi ne pas le confondre avec les crampes provoquées par le coït dans les cas où l'utérus est fixé par la périmétrite, et enfin distinguer le vaginisme au milieu des contractures des organes voisins, rectum ou vessie, qui peuvent le rejeter sur le second plan.

Pronostic. Le vaginisme dans la plupart des cas comporte un pronostic relativement bénin. S'il est une affection pénible ayant peu de tendance à la guérison spontanée, il ne résiste guère au traitement, si différent qu'il soit (Demarquay); tandis que Sims vante la facilité et la sûreté avec lesquelles il guérit les malades qu'il a opérées, Scanzoni, Siredey et bien d'autres affirment avoir guéri toutes leurs patientes sans verser une goutte de sang; de fait le plus souvent le vaginisme disparaît sans que besoin soit de recourir à une opération, et ce n'est que dans des cas tout à fait exceptionnels qu'il résiste à tout traitement.

Cependant c'est toujours une affection sérieuse, et dès le commencement du siècle les médecins ont insisté sur les perturbations que l'impossibilité de supporter les approches du mari et la stérilité forcée amenaient dans les relations des époux, déterminant le refroidissement de l'affection, les antipathies, les sévices mêmes, selon le degré de l'éducation. Lisfranc parle avec une sorte de solennité du refus qu'offre la femme aux relations sexuelles, « refus terrible, qui presque toujours entraîne bientôt après lui les événements les plus funestes à l'union conjugale; je n'exagère rien ici, car on m'a raconté des scènes déplorables ; j'en ai quelquefois été témoin. L'état dont nous nous occupons exige donc l'attention la plus sérieuse de la part du médecin; son ministère est ici non pas seulement de guérir, mais encore de rendre une épouse à son mari, un père à ses enfants, en rétablissant la paix au sein d'une famille désolée. »

Si le vaginisme inférieur a comme résultat immédiat et des plus graves la stérilité, en empêchant la copulation, il n'a pas d'influence sur la marche de la grossesse ni sur l'accouchement, qui peut au contraire en amener la guérison; il n'en est pas de même du vaginisme supérieur : la contracture permanente met obstacle à l'expulsion du fœtus, la rend pénible et douloureuse; elle fait durer le travail deux et trois jours, peut nécessiter l'intervention du chirurgien (Benicke, *Zeitschrift f. Geburt. und Gynäk.*, 1878); d'autres fois la tête franchit spontanément l'obstacle, sort brusquement et peut amener la disparition totale de la contracture ce qui est dû sans doute à la rupture des fibres musculaires. Il y a donc opposition au point de vue de l'accouchement entre la contracture du releveur anal et celle du *constrictor cunni;* la première impose l'usage du chloroforme, mais l'anesthésie n'amène pas toujours une résolution assez complète pour que le forceps puisse vaincre la résistance musculaire, et force est bien alors de recourir à la crâniotomie.

Enfin, s'il faut en croire Fürstenheim (cité par Martin), le vaginisme influerait sur l'homme, et ce médecin aurait vu des hommes puissants devenir impuissants après leur mariage.

Thérapeutique.   Le traitement du vaginisme devait différer et en effet diffère selon les diverses opinions admises sur la nature de l'affection. C'est ainsi que Huguier, Hervez de Chégoin, qui voient dans la contracture vaginale l'analogue de la fissure de l'anus si bien étudiée par Boyer, sont d'avis d'employer contre celle-là le même traitement que contre celle-ci; que Sims, qui a l'occasion d'examiner d'abord des cas de vaginisme invétéré et qui est surtout frappé par le spasme lié à une hyperesthésie primitive, conseille sans distinction l'intervention chirurgicale, tandis que Scanzoni, constatant les lésions multiples qui précèdent et déterminent le développement de l'hyperesthésie, préconise l'emploi d'une médication non chirurgicale et rejette l'emploi du bistouri. On voit donc dans l'histoire relativement courte du vaginisme se succéder des procédés variés, l'incision simple, la dilatation forcée, les incisions profondes avec ablation de l'hymen, enfin la dilatation progressive avec emploi de cautérisation ou de médicaments appropriés pour modifier l'état des muqueuses et des tissus sous-jacents. Nous indiquerons d'abord les traitements spécialement dirigés contre le vaginisme, ceux que nécessitent les lésions de la région périnéale ou des organes pelviens et enfin les médications que réclame l'état général des malades.

L'opinion de Scanzoni que le vaginisme n'est qu'un symptôme dépendant d'affections variées de la vulve et du vagin étant reconnue vraie, dans bien des cas le traitement sera des plus simples. Il y a d'abord une condition qui s'impose pendant toute la durée du traitement : c'est de laisser absolument reposer l'organe malade : la femme devra donc pendant un temps de durée variable s'abstenir de l'acte conjugal et de plus éviter tous les exercices qui peuvent amener un certain degré de congestion de la région pelvienne.

Scanzoni commence par un traitement préliminaire; il conseille, pour combattre l'inflammation traumatique de la vulve, constante selon lui, de prendre pendant trois à quatre jours, matin et soir, des bains de siége tièdes, 32 à 33 degrés ; entre les deux bains il fait pratiquer des lotions avec l'eau de Goulard tiède, ou appliquer entre les grandes et petites lèvres des compresses imbibées de ce liquide. Au bout de ce temps la rougeur et le gonflement sont amendés, la vulve est moins sensible ; il fait continuer le traitement, mais pratique de plus des cautérisations avec une solution de nitrate d'argent au 1/30 ou au 1/60 ; au bout de huit jours il emploie des suppositoires vaginaux avec beurre de cacao et extrait de belladone. Il obtient la guérison de la vulvite traumatique en deux à trois semaines et a recours alors à la dilatation dans les conditions que nous indiquerons plus loin.

Il n'est pas nécessaire de recourir à un traitement aussi complexe. En cas d'hyperesthésie très-accusée, Debout conseille les bains de siége froids, les lavements froids, l'application de compresses d'eau froide ou même de vessies de glace *loco dolenti;* de Sinéty préfère les bains et les lotions tièdes ; tous deux recommandent, soit en cas de fissure, soit en cas de rougeur, l'emploi du nitrate d'argent, soit en bâton ou en solution au 1/3 ; de Sinéty recommande aussi contre les fissures tenaces la teinture d'iode, contre la rougeur des badigeonnages avec une solution d'hydrate de chloral ou d'acide phénique au 1/100, de tannin au 1/10. Gosselin recommande cette dernière solution non pas tant pour guérir les érosions que pour émousser la sensibilité ; si l'hyperesthésie persiste, il y ajoute 50 centigrammes de chlorhydrate de morphine ; de Sinéty emploie dans le même but des suppositoires composés comme suit : beurre de cacao 4 grammes, bromure de potassium 50 centigrammes, extrait de belladone 50 centigrammes, acide thymique 5 centigrammes. Simpson dès longtemps préconisait des suppositoires belladonés en forme d'olive renfermant quelques gouttes de chloroforme. En cas de fissure, Bouchut (*Gazette des hôpitaux,* 1875) emploie des suppositoires au ratanhia 5 grammes pour 5 de beurre de cacao.

Dans ces derniers temps l'iodoforme a été employé avec succès soit sous forme de pommade par Gallard, soit en poudre par Tarnier. Gallard se sert de mèches enduites de pommade et admet une double action médicamenteuse et mécanique amenant l'anesthésie, la résolution et la dilatation. Tarnier se borne à saupoudrer l'orifice vulvaire et les petites lèvres ; dans un cas il obtint une amélioration telle que le coït atrocement douloureux auparavant fut à peine pénible pour la malade. Fränkel (*Centr. f. Gynäk.,* n° 49, 1884) a eu l'idée d'étudier l'action d'un médicament nouveau, le chlorhydrate de cocaïne, sur la muqueuse vulvo-vaginale ; il a constaté dans un cas de vaginisme chez une jeune femme, mariée depuis six semaines et chez qui la muqueuse vulvaire était tuméfiée, hyperémiée, érodée, et d'une excitabilité telle que le moindre contact du doigt provoquait un spasme réflexe, que trois badigeonnages successifs de la solution à 2 C/0 pratiqués à des intervalles de deux minutes ont rendu possible l'introduction du doigt dans le vagin sans que la femme en éprouvât la moindre douleur ; il en recommande surtout l'emploi dans les cas de vaginisme temporaire pour faciliter le toucher et l'introduction des instruments dilatateurs. Dujardin-Beaumetz a rapporté deux cas analogues ; dans le premier il s'agissait d'une femme atteinte de vaginisme depuis deux ans à la suite d'un accouchement laborieux ; la dilatation forcée, puis la dilatation lente, avaient échoué, et il existait en sus de l'hyperesthésie vulvaire une bride contractile fortement tendue et résistante ; 4 badigeonnages de l'orifice vulvaire et des petites lèvres avec une solution de cocaïne à 2 pour 100 pratiqués en 4 jours amenèrent la disparition de la douleur et de la contracture.

Les topiques locaux ont été employés par quelques auteurs sous des formes qui ne sont pas entrées dans la pratique courante ; je veux parler des cataplasmes vaginaux de Caradec (de Brest). Il faisait une bouillie composée de riz, additionnée de laudanum et d'extrait de belladone, en remplissait un sachet bien fermé et l'enfonçait peu à peu dans le vagin ; il rapporte deux cas où en quatre à cinq semaines il obtint l'anesthésie et put pratiquer ensuite la dilatation. Charrier reproche à ce procédé de n'être applicable que chez les femmes qui ont leur hymen rompu, et préfère le procédé de Debout : celui-ci se servait d'une poire en caoutchouc dans laquelle était versée la bouillie, et que l'on vissait sur une canule coiffée d'un morceau de gaz très-claire ; la canule était introduite dans le vagin jusqu'à ce qu'elle touchât le col de l'utérus ; on la retirait alors de 2 à 3 centimètres et on pressait sur l'ampoule qui se vidait dans le sachet ; on jetait une ligature sur l'extrémité et le fil servait à retirer l'instrument.

Tous ces procédés ne sont considérés par la plupart des médecins que comme destinés à préparer les voies à une action directe sur le spasme musculaire, quoique dans certains cas ils suffisent à triompher du vaginisme, comme en fait foi une des observations de Guéneau de Mussy ; ce qui justifie en partie l'opinion si tranchée de Demarquay, qui admet tout au plus l'ébarbement de la fissure, et l'ablation des petites tumeurs douloureuses, mais proscrit les opérations sanglantes, voire même la dilatation brusque ou graduelle que, dit-il, il n'a jamais vue réussir.

Guéneau de Mussy rapporte qu'une malade chez qui le toucher avait été impossible à cause de la douleur excessive et du spasme avait, au bout de cinq jours de suppositoires belladonnés, l'orifice assez indolent et assez large pour laisser entrer un, puis deux, puis trois doigts ; il les porta alors alternativement de droite à gauche, d'avant en arrière, et *vice-versâ*, pratiquant une sorte de massage de l'orifice vulvaire, et obtint une dilatation persistante qu'il entretint par l'emploi de suppositoires anodins. Ce procédé que G. de Mussy recommande fort n'est pourtant pas celui auquel on a généralement recours quand il y a indication de pratiquer la dilatation simple et graduelle. Souvent on se sert de mèches enduites de pommades belladonées ou iodoformées ; on commence par des mèches peu volumineuses, et on en augmente progressivement le volume. De Sinéty et Gallard admettent la double action topique et mécanique, tandis que Demarquay soutient que les mèches n'ont pas le volume suffisant pour produire ou maintenir la dilatation du vagin, et ne rendent d'autres services que de porter au contact de la muqueuse les substances dont elles sont enduites. Churchill employait des bougies de verre arrondies, coniques, de volume croissant, et en passait cinq à six par jour ; il regardait son procédé comme lent, mais sûr. Scanzoni préconise l'emploi de spéculums en verre blanc, coniques, dont il augmente aussi chaque jour le calibre ; les premières applications, dit-il, sont douloureuses, et il faut employer une certaine force pour résister à la contracture du sphincter ; une fois l'obstacle surmonté, le spéculum glisse sans difficulté au fond du vagin ; la douleur s'atténue au bout de quelques minutes et la malade le garde une demi-heure à une heure ; jamais il n'a eu besoin de recourir à l'incision de l'hymen ; souvent il emploie le spéculum trivalve de Ségalas ; il recommande de mesurer l'emploi du spéculum sur la sensibilité vulvaire, et

fait pendant tout le traitement continuer quotidiennement les bains et les suppositoires. Au bout de six à huit semaines de traitement le coït est en général
possible. Si l'on a lieu, dit le chirurgien allemand, de douter de l'habileté du
mari, on doit donner le conseil de confier à la femme l'introduction du pénis
dans le vagin, car il pourrait arriver que, malgré l'aplanissement des obstacles,
l'époux ne sût trouver sa route.

Quelques médecins préfèrent l'éponge préparée. Robert de Latour (*Tribune
méd.*, août 1868), pour une femme chez qui on avait essayé en vain mèches,
spéculum, éponges, eut l'idée de se servir de racines de gentiane de 2 millimètres de diamètre enduites de pommade de ratanhia ; en une semaine la vulve
était assez dilatée pour laisser entrer le doigt. Debout a préconisé l'usage d'ampoules de caoutchouc du volume et de la forme de celles qu'on emploie pour le
tamponnement du rectum ; il les introduisait enduites de glycérine et roulées,
puis, quand elles avaient pénétré à moitié, les insufflait ; grâce à ce procédé on
peut faire subir à l'orifice vulvaire la distension au degré que l'on veut ; il pratiquait cette petite opération deux fois par jour, et ordonnait un bain froid après
chaque séance. Il conseillait, si on voulait hâter le traitement, dès que l'anneau
laissait entrer le petit doigt, de faire pénétrer toute l'ampoule dans le vagin et
de l'insuffler, en lui faisant subir peu à peu le degré de dilatation le plus considérable que la femme pouvait supporter sans trop souffrir ; en tirant alors sur
le tube de l'ampoule on opérait une sorte d'accouchement artificiel. Lutaud
reproche à ces modes variés de dilatation graduelle d'être douloureux et de
durer des semaines, sinon des mois.

Ce procédé nous amène à celui de la dilatation forcée analogue à celui que
Récamier a conseillé dans la fissure à l'anus. Tilt anesthésie la malade et, introduisant les deux pouces opposés par leur face dorsale, distend par force l'orifice
vaginal pendant cinq à six minutes, puis maintient en place dans le vagin une
grosse mèche au moyen d'un bandage en T pendant un certain nombre de
jours ; d'autres chirurgiens, Bozeman entre autres, ont recours au spéculum
bivalve, qu'ils introduisent fermé, puis qu'ils retirent vivement après l'avoir
préalablement ouvert. Charrier cite un cas où chez une femme infructueusement
traitée par des procédés purement médicaux l'application du spéculum retourné
en tous sens dans le vagin permit dès le soir même de pratiquer le coït sans
douleur. La dilatation forcée a été employée par Michon, Simpson, Depaul,
Richet, Delore, etc., dans les mains de qui elle a souvent donné de bons résultats. Verneuil ne se contente pas de pratiquer la dilatation forcée avec les
doigts ; quand il a ouvert la voie au spéculum il introduit pour le distendre
celui de Ricord, puis celui de Sims dont il appuie fortement la branche supérieur sur le plancher vaginal en le dirigeant profondément en arrière dans la
direction du coccyx, de manière à briser la résistance du périnée. Un des inconvénients de la dilatation forcée est la production d'hémorrhagie comme l'ont
signalé Charrier et le professeur Verneuil.

Le thermocautère n'a pas donné des résultats constants dans les mains des
chirurgiens. Si, dès 1870, Broca (thèse de Visca) guérit rapidement par des cautérisations pratiquées sur la muqueuse vulvaire au niveau des filets nerveux
une femme malade depuis dix ans, récemment Verneuil détruisit en vain deux
tubercules douloureux et vit les plaies devenir le siége d'une hyperesthésie
grave, ce qui l'amena à cette conclusion, peut-être exagérée, qu'il est inutile de
réséquer les caroncules myrtiformes. Enfin, dans bien des cas, les chirurgiens se

sont crus autorisés à employer le bistouri ; quand il existe des excroissances douloureuses à l'entrée de la vulve, quel qu'en soit le siége, ils sont presque tous d'accord pour les enlever, mais, quand il y a un simple rétrécissement spasmodique de l'orifice, quelles sont les opérations acceptées comme utiles ?

Huguier, le premier, conduit par l'analogie du spasme vaginal et de la fissure à l'anus, après avoir en vain employé calomel, laudanum, etc., pratiqua deux incisions bilatérales sur la vulve, longues de 7 à 8 lignes, puis mit des mèches à demeure pendant quatre semaines ; mais il eut le tort de faire porter ses incisions sur le bulbe du vestibule, et il dut combattre une hémorrhagie abondante. C'est inspiré des mêmes idées théoriques que Grandchamp fit une incision profonde qui divisa dans une étendue de 2 pouces la fourchette, la muqueuse et le constricteur de la vulve. Avec Michon, la thérapeutique prend une allure plus régulière ; il pratiqua l'incision de deux manières : dans les cas simples, chez les femmes qui n'ont pas subi le coït par timidité ou défaut de puissance du mari, il fait trois incisions de l'hymen, une médiane, deux latérales, sans atteindre le sphincter, puis maintient l'orifice dilaté avec des mèches cératées ; dans les cas où il reconnaît l'existence d'une véritable contraction, il pratiqua la myotomie sous-cutanée par le procédé de Blandin ; les incisions sont faites de chaque côté de la fourchette, un peu au-dessous du conduit excréteur de la glande vulvo-vaginale, dirigées en dehors parallèlement à la branche ascendante de l'ischion ; cette manière d'agir est recommandée par Debout et Simpson, qui reconnaît cependant qu'elle présente quelques inconvénients, entre autres la production de thrombus secondaire à la vulve ; cependant il la préférait à la section du nerf honteux interne que conseillait Burns pour combattre la névralgie vulvaire. C'est alors qu'intervient Sims, qui fait table rase des travaux antérieurs, et indique un procédé opératoire complexe que l'on peut résumer comme suit : ablation de l'hymen, incision de l'orifice vaginal, puis dilatation ; cette dernière manœuvre est inutile selon lui, quand elle n'a pas été précédée des deux autres, mais est essentielle pour compléter le succès. En général, il faisait l'opération en deux fois, mais elle peut s'exécuter en une séance. Sims fait placer la malade, préalablement éthérisée, sur le côté gauche, saisit avec une pince l'hymen à sa jonction avec l'urèthre à gauche et le coupe avec des ciseaux courbes de manière à détacher la membrane tout entière et en une seule pièce ; quelquefois la section est suivie d'une hémorrhagie abondante, la plaie guérit en trois à quatre jours, mais la cicatrice est très-sensible et quelquefois dure comme du fil d'archal ; aux yeux du chirurgien américain cette première opération a une valeur capitale. Pour la seconde, la malade est placée sur le dos ; l'opérateur introduit le médius et l'index de la main gauche dans le vagin, les sépare latéralement pour dilater ce canal, fait une profonde incision dans le vagin d'un côté de la ligne médiane de haut en bas, et la termine au raphé du périnée ; il incise de même de haut en bas de l'autre côté et réunit les deux incisions auprès du raphé, les prolonge jusqu'aux téguments du périnée formant ainsi un Y ; chaque incision doit avoir 2 pouces de long, 1/2 pouce au-dessus du bord du sphincter, 1/2 pouce dans la partie supérieure de ses fibres, 1 pouce de son bord inférieur au raphé du périnée. Pour achever la guérison, il faut que la malade porte quelque temps un dilatateur convenablement adapté. Sims emploie d'habitude un instrument en verre qui est aisément tenu propre, et permet de voir le vagin et la plaie par transparence. S'il y a eu hémorrhagie abondante, il introduit immédiatement le dilatateur, sinon il attend vingt-quatre heures, le laisse en place une à trois heures, puis les jours suivants deux heures le matin, deux à trois l'après-midi ; quelques malades ont pu le supporter six et même huit heures. La cicatrisation se fait avec une rapidité parfois surprenante. Sims fait porter le dilatateur tous les jours pendant deux à trois semaines ou même plus longtemps, jusqu'à ce que les plaies soient guéries, et que la sensibilité ait disparu, il emploie des dilatateurs longs de 3 pouces, légèrement coniques, fermés au bout étroit, un peu recourbés, présentant 1 pouce 1/4 de diamètre dans la partie la plus large, et portant sur un côté un sillon pour laisser place à l'urèthre et au col de la vessie. Il a opéré avec cette méthode 39 malades et toujours avec un succès complet ; elles étaient mariées depuis deux jusqu'à dix-sept ans, et si chez quelques-unes les rapports sexuels avaient été en partie accomplis, le plus souvent ils n'avaient jamais été consommés ; 6 conceptions ont suivi les opérations.

La méthode de Sims a été critiquée et à juste titre par Demarquay. « Que signifie, dit-il, l'ablation de l'hymen dans les cas où la lésion ne siége pas sur cette valvule ? Sims emploie la dilatation, et c'est en somme pour arriver à ce résultat qu'il expose les malades à une opération sanglante, qui peut entraîner des conséquences graves, prochaines ou éloignées : on peut en effet se demander si les cicatrices ne portent point à la souplesse et à l'élasticité une atteinte telle qu'on puisse craindre une rupture lors d'un accouchement prochain ; ces incisions profondes ne sont-elles pas de nature à déterminer l'atrésie du vagin ? »

Cependant d'autres chirurgiens ont été encore plus loin que Sims : ainsi Richard (*Gazette des hôpitaux*, 1868, p. 199) a proposé et pratiqué l'opération suivante : *Premier temps*, le doigt étant introduit dans le rectum, incision verticale du périnée depuis le milieu de l'hymen jusqu'au voisinage de l'anus ; cette incision coupe couche par couche l'intersection du *constrictor cunni*, réuni avec les fibres antérieures du sphincter anal ; — 2e *temps*, dissection et extirpation minutieuse de l'hymen ; — 3e *temps*, dissection et séparation dans l'étendue de 2 centimètres de la lèvre de la muqueuse vaginale mise à nu par l'enlèvement de l'hymen ; 4e — *temps*, suture de cette muqueuse à la lèvre postérieure de la plaie du périnée devenue transversale. Cette opération fut pratiquée sur une jeune femme mariée depuis *deux mois*, chez qui l'acte conjugal n'avait pu s'accomplir ; elle guérit de l'opération et peu après devint enceinte. Ce déploiement chirurgical, comme dit Forget, suscita les justes critiques de la Société de médecine de Paris.

On peut en rapprocher la pratique de Dolbeau (*Gazette des hôpitaux*, 1868, p. 263), qui, se trouvant en présence d'une jeune fille chez qui Vigla avait diagnostiqué une contracture des trois sphincters anal, vésical et vaginal, après avoir pratiqué trois fois sans succès la dilatation forcée de l'anus, fit deux incisions sous-cutanées à droite et à gauche du sphincter anal, et obtint la guérison du vaginisme. Jobert (de Lamballe) avait, paraît-il, employé le même procédé, et Tarnier (thèse de Visca, 1870), dans un cas de double contracture vulvaire et anale, fit également la section du sphincter anal, il pratiqua d'abord sur le périnée une boutonnière transversale, puis une incision antéro-postérieure sur le chiasma musculaire ; il éprouva d'ailleurs un insuccès quant au vaginisme.

Étant donné la multiplicité des causes locales du vaginisme, nous ne pouvons passer en revue les médications afférentes à chacune d'elles ; il existe des indications spéciales selon que l'on se trouve en présence d'une fissure qui guérira au moyen de quelques cautérisations, d'érosions, que modifient aisément des lotions d'eau de Goulard, fort vantées en Allemagne (Schrœder, Martin), ou au contraire d'affections profondes utérines ou péri-utérines qui nécessitent un traitement prolongé. Mais de fait, comme le dit Schrœder, il s'agit le plus souvent d'affections vulvaires bénignes, d'inflammations superficielles qui ne réclament pas une intervention bien active. Nous signalerons seulement le traitement réclamé par une complication rare, indiquée par cet auteur, c'est-à-dire la dilatation du méat urinaire quand le pénis s'égare et y pénètre au lieu d'entrer dans le vagin. Il faut inciser des deux côtés la muqueuse, aviver les surfaces et les suturer en ne laissant qu'un orifice étroit.

La thérapeutique destinée à combattre le vaginisme supérieur est plus délicate ; il faut être très-réservé au point de vue de l'intervention chirurgicale, et surtout des incisions avec le bistouri ; la dilatation graduelle ou forcée peut rendre de bons services, mais on doit surtout ne pas négliger le traitement interne tel que nous allons l'indiquer.

Quoique négligé en général par les chirurgiens, et surtout par Sims, il mérite cependant une attention toute particulière, soit que l'on cherche à diminuer l'hyperesthésie habituelle, soit que l'on combatte les troubles de l'état général. Demarquay conseillait de combattre la sensibilité exquise de la vulve au moyen de pilules de Méglin associées à de petites doses de sulfate de quinine ou encore d'injections hypodermiques de morphine. Guéneau de Mussy combine pour ces injections le chlorhydrate de morphine au sulfate d'atropine. Raciborski et après lui Lorain et Lutaud ont recommandé l'emploi du bromure de potassium, qui a plus d'une fois réussi à faire disparaître en quelques semaines l'hyperesthésie vulvaire. Enfin, nous rappellerons les singuliers bénéfices que la malade observée par Decrand a tirés de l'emploi de l'or intus et extra.

Pour combattre les troubles nerveux, dyspeptiques ou généraux, Demarquay préconise les toniques et les reconstituants, Gallard les préparations arsenicales, surtout en cas d'herpès ou d'eczéma de la vulve. Scanzoni a vu dans un cas la liqueur de Fowler à doses progressives de 2 à 10 gouttes réussir à merveille ; certaines eaux minérales, Néris, Luxeuil, Bagnères-de-Bigorre, répondent d'une manière toute spéciale à l'excitabilité du système nerveux, et d'autres à son état d'anémie : telles les eaux ferrugineuses, et Scanzoni recommandait en première ligne Franzensbad et Schwalbach. Par-dessus tout Demarquay et Raciborski insistent sur les avantages de l'hydrothérapie dans le traitement des affections génitales de la femme.

Nous ne dirons que deux mots des indications spéciales à la contracture. Les auteurs américains ont publié plusieurs cas de ce qu'ils appellent le coït éthéré. Sims en rapporte deux cas : dans le premier, la femme fut éthérisée par un médecin, livrée à son mari qui put pratiquer le coït sans difficulté, la copulation unique fut suivie de grossesse ; dans le second, la femme subit les éthérisations 2 à 3 fois par semaine pendant un an jusqu'à ce qu'enfin elle devint enceinte ; pendant la grossesse, le coït put s'effectuer régulièrement, après l'accouchement il redevint très-douloureux et le jeune couple recourut de nouveau à l'éther ; au bout de quelques mois nouvelle grossesse terminée par une fausse couche de quelques mois et retour du vaginisme qui ne cède que devant l'opération de Sims. Nous ne sachons pas qu'en France aucun médecin ait eu recours à cet artifice, et les critiques de Visca sont en partie justifiées ; l'éthérisation n'est qu'un palliatif, elle peut faire courir des dangers à la femme et compromettre la dignité professionnelle du médecin ; nous ne croyons cependant pas que l'on puisse opposer un refus absolu, si les deux époux sont d'accord pour réclamer l'intervention médicale. Caffe, dans le but de rendre possible le coït chez une femme mariée depuis trois ans et demi, et qui avait subi sans succès la dilatation graduelle, puis forcée, et des incisions, avait fait construire chez Charrière un spéculum trivalve; il devait être introduit par un bout conique peu volumineux, dilaté assez largement au moyen d'une vis qui limitait et fixait le degré de limitation; à ce moment, la conjonction sexuelle aurait pu s'opérer et l'instrument qui aurait servi de douille se serait échappé; Caffe ne dit pas si le spéculum a été utilisé et quel service il a rendu.

Enfin se pose une question délicate. Une femme atteinte de vaginisme, chez qui les procédés de dilatation ont été infructueux, ne veut pas se laisser opérer : peut-on pratiquer sur elle la fécondation artificielle? On pourrait d'abord, ce semble, employer le chlorhydrate de cocaïne topiquement, pour diminuer l'excitabilité réflexe, ce qui pourrait faciliter et peut-être rendre possibles les rapports conjugaux. Si ce procédé échoue, la question de la fécondation se pose. Il nous semble que c'est un cas où elle est indiquée. Mais ne peut-on pas craindre quelque accident au moment de l'accouchement? Les cas rapportés par les auteurs montrent que les femmes atteintes de vaginisme peuvent accoucher sans mettre en danger leur vie ni celle de l'enfant, mais qu'il y a à penser aux ruptures possibles du périnée : il y a donc lieu de surveiller la malade, de se tenir prêt à intervenir et surtout de ne pas craindre de recourir au chloroforme.

Voici en quelques mots comment peut se résumer le traitement du vaginisme : d'abord abstinence absolue de toute tentative de rapprochement sexuel pendant un temps que le médecin déterminera, bains émollients et lotions légèrement astringentes ou cautérisations au nitrate d'argent en cas de fissures ou d'exulcérations, puis badigeonnages répétés de l'orifice vulvaire avec une solution à 2 pour 100 de chlorhydrate de cocaïne, jusqu'à ce que la douleur et la contracture disparaissent; mais il faut se rappeler, comme l'a montré Cazin, que l'action de la cocaïne n'est dans certains cas que transitoire, qu'elle rend possible le coït sans douleur, mais qu'il peut être nécessaire de renouveler les badigeonnages avant chaque rapport sexuel : ce n'est donc qu'un palliatif, et il faut alors, si la contracture persiste, essayer la dilatation graduelle, puis la dilatation forcée sous le chloroforme; ce ne serait qu'en cas d'insuccès qu'on pourrait tenter la section de l'hymen et les incisions, telles que les pratiquait Michon; mais jamais, sauf dans des cas exceptionnels, on ne doit avoir recours aux procédés sanglants de Sims ou de Richard. Enfin, à côté du traitement local, il faut faire suivre un traitement interne ou hydrominéral basé sur les indications que fournit l'état général de la malade.

En vertu de l'axiome *principiis obsta*, il est bon de rappeler les sages conseils donnés par Lorain et Gallard, qui, mis en pratique, pourraient contribuer à diminuer le nombre des cas de vaginisme; d'après ce dernier, les pères devront donner à leurs fils des recommandations, les éclairer sur la manière dont ils doivent agir au moment où ils vont entrer dans la vie conjugale; certains sont inexpérimentés et parfois d'une ignorance qu'on ne saurait imaginer. Gallard a vu des hommes qui, deux ans après leur mariage, ne savaient pas encore ce qu'il fallait faire pour rendre enceintes leurs femmes. Il en est d'autres qui, trop pressés de jouir de leurs droits, « n'ont pas, dit Lorain, la délicatesse, le sentiment des caresses préliminaires qu'ils doivent à leurs femmes chaque fois qu'ils en approchent, qui, débutant par une sorte de viol, provoquent une vive douleur qui laisse une invincible répulsion, créant ainsi un vaginisme par appréhension ou par impression morale. » A ceux-ci il faut conseiller la retenue dans la satisfaction de leurs désirs; à ceux-là il convient d'apprendre à remplir leurs devoirs de maris.

                                                                    HENRI LEROUX.

BIBLIOGRAPHIE. — HUGUIER. *Constriction spasmodique du sphincter du vagin.* Thèse de Paris, n° 310, 1834. — DUPUYTREN. Art. FISSURE A L'ANUS. In *Clinique chirurgicale,* 2° édit., 1839. — LISFRANC. *De l'excès de sensibilité des organes génitaux de la femme.* In *Clinique chirurgicale de la Pitié,* 1842, t. II, p. 263. — TANCHOU. *Névroses de la vulve.* in *Gaz. des hôpitaux,* 1842. — HERVEZ DE CHÉGOIN. *De la fissure à l'anus.* In *Union médicale,* 8 mai 1847. — GREAM. *Lancet,* 1849. — SIMPSON. *Hyperæsthesia and Neuralgia of the Vulva.* In *Med. Times,* 2 avril 1859. — DU MÊME. *Painful Muscular and Fascial Contraction along the Vaginal Canal.* In *Edinb. Med. Journal,* décembre 1861. — DU MÊME. *Clinique obstétricale et gynécologique,* trad. Chantreuil. — VIDAL DE CASSIS. *Traité de pathologie externe,* 5° édit., 1861. — DEBOUT. *De la contracture spasmodique du sphincter vaginal et de son traitement.* In *Bull. gén. de thérap.,* 1861. — MICHON. *Observations de vaginisme.* Ibid., 1861. — CHARRIER. *De la contracture spasmodique du sphincter vaginal.* Thèse de Paris, 1862. — MARION SIMS. *Transactions of the Obstetrical Society of London,* 1862. — DU MÊME. *Notes cliniques sur la chirurgie utérine,* 1866. — PUTEGNAT. *Observations de vaginisme.* In *Journal de médecine de Bruxelles,* octobre 1866. — CAFFE. *De l'atrésie vulvo-vaginale.* In *Journal des connaissances médicales et pharmaceutiques,* juin 1866. — MURRAY. *Lancet,* décembre 1866.—NEFTEL. *Zur Etiologie des Vaginismus.* In *Centralbl. für die med. Wissensch.,* 1868. — RACIBORSKI. *Guérison du vaginisme à l'aide du bromure de potassium.* In *Gaz. des hôpitaux,* 1868. — CHARRIER, RICHARD, BOINET, DOLBEAU, PERRIN. *Communications sur le vaginisme.* Ibid., p. 169 et 293. — REVILLOUT. *Du vaginisme.* Ibid. — SCANZONI. *Sur le vaginisme.* In *Bull. gén. de thérap.,* 1868, n° 75. — VISCA. *Du vaginisme,* thèse de Paris, 1870. — SMITH WOOD. *Two Cases of Vaginismus relieved by Operation.* In *Glasgow Med. Journal,* nov. 1870. — ARNDT. *Ueber den Vaginismus als ursächliches Moment für die Entstehung von Geisteskrankheiten.* In *Berl. klin. Wochenschr.,* 1870, n° 28. — MARTIN. *Ueber den sogenannten Vaginismus.* Ibid., 1871, n° 14. — STOLZ. *De l'hyperesthésie et de la contraction spasmodique du sphincter vaginal.* In *Gaz. méd. de Strasbourg,* 1871-1872, n° 16-17-20. — HILDEBRANDT. *Ueber Krampf des Levator Ani beim Coitus.* In *Archiv für Gynäk,* 1872. — EWART. *Indians Annals of Medecine,* juillet 1873. — SENEY. *Contribution à l'étude du vaginisme.* Thèse de Paris, 1873. — BREISKY. *Ueber den Vaginismus und dessen Behandlung.* In *Corresp.-Blatt für die schweiz. Ærzte,* 1873. — GOSSELIN. *Hyperesthésie vulvaire.* In *Clinique chirurgicale de la Pitié,* t. II, 1875. — DEMARQUAY et ST-VEL. *Du vaginisme.* In *Gaz. hebd.,* n° 44, 1874. — TILT. *The Lancet,* 1er août 1873. — LUTAUD. *Du vaginisme.* Thèse de Paris, 1874. — REVILLOUT. *Le vaginisme supérieur et le vaginisme proprement dit.* In *Gaz. des hôpit.* 1874. — SNEGUIREF. *On Vaginism.* In *Transact. of the Obstetr. Soc. of London,* vol. XVI, 1875. — THÉLAT. *Comptes rendus de l'Association française pour l'avancement des sciences,* 1875. — BOUCHUT. *Gaz. des hôpitaux,* 1875. — TARNIER. *Note sur l'emploi de l'iodoforme dans le vaginisme.* In *Journal de médecine et de chirurgie pratique,* 1875. — GUÉNEAU DE MUSSY. *Clinique médicale de l'Hôtel-Dieu,* t. II, 1875. — FAITSCH. *Ein Beitrag zur Lehre vom Vaginismus.* In *Archiv f. Gynäk.,* 1876. — JOHANNSEN. *Eine neue Ursache für Vaginismus.* In *St.-Petersb. med. Wochenschrift,* 1876. — DE RANSE. *Note sur l'hyperesthésie vulvaire et le vaginisme.* In *Bulletin de l'Académie de médecine,* 1877. — BRADFIELD. *Vaginism Insanity.* In *New-York Med. Record.,* 1878. — ROTH. *A Case of Vaginismus.* In *Ibid.* — DEGRAND. *Hystérie grave compliquée de vaginisme guérie par l'or intus et extra.* In *Gaz. méd. de Paris,* 1878. — MATHEWS DUNCAN. *Clinical Lectures on Vaginism.* In *Med. Times and Gaz.,* 1878, t. II, p. 453. — SCHRŒDER. *Ueber eine besondere Art des Vaginismus.* In *Berl. klin. Wochenschr.,* septembre 1879. — GALLARD. *Leçons cliniques sur les maladies des femmes,* 1879. — SINÉTY (de). *Manuel pratique de gynécologie.* — HILDEBRANDT. *Handbuch für Frauenkrankheiten von Billroth,* 1879. — CHÉRON. *Origine spinale du vaginisme.* In *Revue médico-chirurgicale des maladies des femmes,* 1879-1880. DAUDE. *De la contraction spasmodique du constricteur vulvaire.* Thèse de Paris, 1880. — JACQUEMART. *Du vaginisme.* In *Bulletin de la Société méd. d'Amiens,* 1880. — SIREDEY. *Traitement du vaginisme.* In *Journal de méd. et de chirurgie pratiques,* 1880. — SCHRŒDER. *Ziemssen's Handbuch der weiblichen Geschlechtsorganen,* 1881. — DUJARDIN-BEAUMETZ. *Bull. de la Soc. de thérapeutique,* 1881. — BUDIN. *Remarques sur la contracture physiologique et pathologique du relevcur de l'anus chez la femme.* In *Progrès médical,* août 1881. — VERNEUIL. *Du vaginisme.* In *Gaz. méd. de Paris,* juillet 1884. — GILLARD. *Contribution à l'étude du vaginisme.* Thèse de Paris, 1884. — FRÆNKEL. *Ueber Cocain als Mittel zur Anästhesirung der genital Schleimhaut.* In *Centralbl. f. Gynäk.,* n° 49, 1884. — DUJARDIN-

Beaumetz et Lejars. *Note sur un cas de vaginisme traité avec succès par le chlorhydrate de cocaïne.* In *Bulletin de thérapeutique*, 15 décembre 1884. — Cazin. *Note sur l'emploi de la cocaïne dans le vaginisme.* In *Bulletin de la Société de chirurgie*, 31 décembre 1884. — Vinay. Art. Vaginisme. *Dictionnaire de médecine et de chirurgie pratiques.* L. H.

VAHEA Lamk. Genre de plantes Dicotylédones, appartenant à la famille des Apocynées et comprenant quelques espèces africaines, riches en suc lacticifère, pouvant donner du caoutchouc.

Ce sont des arbrisseaux le plus souvent grimpants, à feuilles opposées, à fleurs disposées en cymes terminales. Ces fleurs ont un calice quinquepartit, une corolle à tube cylindracé, un peu dilaté dans le bas, et fendues en 5 lobes allongés; cinq étamines courtes, un seul ovaire biloculaire. Le fruit est une grosse baie, piriforme ou sphérique, renfermant, sous une écorce coriace, une pulpe fibreuse et des semences de la grosseur d'une fève ou d'un haricot.

Le *Vahea gummifera* Lamk croît à Madagascar, où il porte le nom de *Vahé*, d'où l'on a fait le nom du genre. Poiret le croyait identique à l'*Urceolaria elastica* Roxb., de l'Inde, mais il en diffère par son ovaire unique, les *Urceolaria* en ayant deux distincts. Il donne en abondance un excellent caoutchouc. — Le même produit est retiré du *Vahea Madagascariensis* Boj, espèce voisine de la précédente, qu'on appelle à Madagascar *Voua-héré.*

M. Leprieur (*fide* Mérat et de Lens) a signalé au Sénégal une espèce dont on mange le fruit sous le nom de *Toll*, et qu'il appelle *Vahea tomentosa*, et une autre espèce encore qu'il rapporte au même genre et dont le fruit, également comestible, porte le nom de *Madd.*

Nous trouvons dans le Prodromus un *Vahea senegalensis*, Alph. D.C., mais sans indication qui puisse faire supposer qu'il s'agit des plantes citées par Leprieur. Pl.

Bibliographie. — Lamark. *Illustrat. des genres de l'Encyclopédie*, tab. 169. — Poiret. *Encyclopédie Dict. supplément*, V, 109. — Endlicher. *Genera plant.*, n° 586. — Candolle (A. de). *Prodromus*, VIII, 327. — Mérat et de Lens. *Diction. mat. méd.*, VI, 827. Pl.

VAHL (Martin). Botaniste norvégien, né à Bergen le 10 octobre 1749, mort à Copenhague le 24 décembre 1824. Il fut nommé en 1779 lecteur de botanique à Copenhague, et après des voyages dans toute l'Europe et sur les côtes barbaresques devint en 1784 premier lecteur, en 1801 professeur de botanique. Vahl a collaboré à la *Flora danica* et à la *Zoologia danica.* Ses principaux ouvrages sont :

I. *Symbolae botanicae.* Havniae, 1790-1794, 3 part. in-fol., pl. — II. *Eclogae Americanae, seu descriptiones plantarum praesertim Americae meridionalis nondum cognitarum.* Havniae, 1796-1807, 3 part. in-fol., avec un vol. de planches, 1798, in-fol. — III. *Enumeratio plantarum*, etc. Havniae, 1805-1806, 2 vol. in-8°; Gottingae, 1827, in-8°. L. Hn.

VAILLANT (Sébastien). Botaniste français, né le 26 mai 1669, à Vigny (Seine-et-Oise). Il étudia la chirurgie à l'hôpital de Pontoise, puis en 1688 pratiqua à Évreux. En 1691, il suivit les cours donnés au Jardin du Roi, particulièrement ceux de Tournefort. Fagon le fit nommer directeur du jardin, où il devint en 1708 professeur et sous-démonstrateur de botanique. Il fut nommé en 1716 membre de l'Académie des sciences. Il mourut à Paris le 26 mai 1722, laissant à l'illustre Boerhaave la tâche de publier le *Botanicon parisiense* (Leyde

et Amsterdam, 1727, in-fol., avec fig.). Tous les ouvrages de Vaillant sont relatifs à la botanique. Il a établi un grand nombre de genres nouveaux, et Linné
lui a rendu cette justice que personne n'a été plus habile que lui à fixer les
caractères distinctifs des espèces, des genres, etc.   L. Hn.

VAIVELUNGHUM. D'après Ainslie, on donne ce nom dans les Indes à une
petite graine brune de la grosseur et de la forme du poivre et qui en a aussi
un peu l'odeur et le goût. Mêlée à des aromates, on s'en sert contre certains cas
de diarrhée.   Pl.

Bibliographie. — Ainslie. *Mat. indica*, II, 446.   Pl.

VAIRE ou **VERS** (Eau minérale de). *Athermale, bicarbonatée calcique
et magnésienne moyenne, sulfureuse* et *carbonique faible* (département de la
Vienne). La source de Vaire est vraisemblablement produite par la même
nappe que celle de Poizou (*voy.* ce mot), dont elle est voisine et avec laquelle
elle a beaucoup de ressemblance. Elle est en général limpide, mais elle devient
d'un jaune rougeâtre pendant les jours orageux accompagnés ou suivis de pluie
persistante ou de grand vent. Elle est traversée par des bulles gazeuses d'un
volume inégal ; les unes sont assez grosses et composées de gaz acide carbonique,
les autres, beaucoup plus nombreuses, sont fines et semblent être à la surface
de l'eau une pluie dont les petites gouttes sont très-rapprochées. Elle rougit
légèrement les préparations de tournesol. Sa température est de 9°,4, celle de
l'air étant de 12°,9 centigrade. Poirier, qui en a fait l'analyse en 1856, a trouvé
dans 1000 grammes les principes suivants :

Bicarbonate de chaux	1,0602
— magnésie	1,0014
Chlorure de sodium	0,0910
— potassium	0,0710
Sulfate de soude	0,0952
— potasse	0,0312
— chaux	0,0010
Sulfure de sodium	0,0065
Silice	0,0100
Alumine	0,0020
Clairine	0,0060
Matière organique insoluble	0,0130
Perte	0,0015
Total des matières fixes	2,4200
Gaz. { Acide sulfhydrique libre	0gr,00217
— carbonique libre	indéterm.

L'eau de la source de Vaire est exclusivement employée en boisson par les
habitants du voisinage, qui viennent s'y traiter des affections où les eaux sulfureuses sont indiquées. Ceux qui souffrent de maladies de peau plus ou moins
localisées emploient aussi cette eau en lotions auxquelles ils ont reconnu une
efficacité marquée. Il a été question de construire un petit établissement dont
les moyens balnéaires devaient être alimentés par l'eau des sources de Vaire et
de Poizou. Si ce projet est mis à exécution, les eaux sulfureuses, bicarbonatées
calciques et magnésiennes de ces deux sources, serviront en bains et en douches
et leurs applications seront plus nombreuses et plus étendues.
La *durée de la cure* est de vingt à trente jours.
On n'*exporte* pas l'eau de la source de Vaire.   A. Rotureau.

VAIRON. Le Vairon (*Phoxinus lœvis* Ag.) est facile à reconnaître à ses écailles d'une petitesse extrême, à sa taille qui ne dépasse guère 10 centimètres, à son corps allongé, à sa dorsale commençant en arrière de l'insertion des ventrales, à sa ligne latérale incomplète. Le système de coloration est très-variable; en général, le dos est gris bronzé, les flancs sont verdâtres, azurés vers la tête; à l'époque du frai, la coloration, chez les mâles, devient des plus brillantes, le dos étant d'un bleu d'acier, la base des nageoires paires, ainsi que celle de l'anale, prenant une teinte d'un rouge plus ou moins vif.

Ce petit poisson, qui appartient à la famille des Cyprinidées (*voy.* Cyprins), habite dans toute l'Europe les rivières, les fossés, et principalement les ruisseaux remplis d'herbes; il fraie pendant les mois de mai et de juin.   H.-E. Sauvage.

Bibliographie. — Cuvier et Valenciennes. *Histoire des Poissons*, t. XVII, p. 363, 1844. — Moaeau (E.). *Les Poissons de la France*, t. III, p. 392, 1881.   E. S.

VAISSE (Eau minérale de).   *Hypothermale, bicabonatée sodique moyenne, carbonique forte* (département de l'Allier).   L'eau de Vaisse appartient au même régime que les autres sources de la station thermale de Vichy. Nous lui consacrons un article spécial, bien que la *source Intermittente* de Vaisse soit plutôt regardée à Vichy comme une des curiosités de la station que comme une fontaine utilisée pour le traitement des malades. L'eau de la source Intermittente est blanche et mousseuse comme de l'écume de savon. Son aspect est un peu louche et sa transparence imparfaite lorsqu'elle retombe dans le bassin. L'odeur est bitumineuse et la saveur se rapproche de celle de la source de l'Hôpital. Sa réaction est franchement alcaline, malgré la grande quantité de gaz qui s'en dégage. Sa température est de 28°,8, celle de l'air étant de 22° centigrade. L'analyse de 1000 grammes d'eau a donné en 1855 à M. Bouquet les principes suivants :

Bicarbonate de soude..	3,537
— chaux..	0,601
— magnésie.	0,382
— potasse.	0,222
— stroutiane..	0,005
— protoxyde de fer..	0,004
— — manganèse..	traces.
Sulfate de soude.	0,243
Phosphate de soude..	0,162
Arséniate de soude.	0,002
Borate de soude.	traces.
Chlorure de sodium.	0,508
Silice.	0,041
Matière organique bitumineuse.	traces.
Total des matières fixes.	5,707
Gaz acide carbonique libre..	1,968

L'eau et les gaz de la source Intermittente sont à peu près inutilisés, sauf par quelques personnes du voisinage auxquelles certains médecins du pays prescrivent cette eau en boisson, de préférence à celles de toutes les autres sources de Vichy. La presque totalité des eaux de cette source se rend par des canaux souterrains dans l'Allier, qui ne coule pas à plus de 300 mètres de son pavillon. Le jet s'élève périodiquement toutes les heures pendant 5 à 10 minutes. Le reste du temps, le bassin de la source est à sec.

On n'*exporte* que dans les environs l'eau de la source Intermittente.

A. Rotureau.

VAISSEAUX. On désigne sous le nom de *vaisseaux* (vasa, ἀγγεῖα, *Gefässe*) les divers canaux dans lesquels circulent le sang, le chyle et la lymphe dans les organismes animaux. Ils constituent l'ensemble de l'*appareil circulatoire*, qui laisse reconnaître, selon le fluide qu'il contient, un *système à sang rouge* et un *système lymphatique*. Tandis que le chyle ou la lymphe que charrie ce dernier se meut constamment de la périphérie vers le centre pour se déverser en fin de compte dans le système à sang rouge, on distingue dans celui-ci trois portions bien séparées sous le rapport de la structure et des attributs physiologiques. Les vaisseaux qui emportent le sang loin du cœur sont appelés *artères* (*voy.* ARTÈRES); ceux qui le ramènent à l'organe central musculaire sont dits *veines* (*voy.* VEINES); enfin les tubes fins, qui sont intermédiaires entre les vaisseaux précédents, sont connus sous le nom de *capillaires* (*voy.* CAPILLAIRES).

Il serait déplacé de nous étendre sur la composition de ces divers canaux dont la structure est donnée aux articles spéciaux consacrés à chacun. Il importe pourtant de mettre en relief les ressemblances et les différences qu'on observe d'un de ces vaisseaux à l'autre, et de rechercher si l'on ne pourrait pas trouver au fond des complications de texture un schéma général en tenant compte de certains éléments constituant une sorte de *squelette* commun aux uns et aux autres.

Nous passerons d'abord en revue quelques faits qui prouvent qu'on s'est trop hâté d'étendre à l'ensemble du système circulatoire certains détails de structure des parois vasculaires en général et des capillaires en particulier. Nous examinerons en même temps s'il y a lieu de maintenir les limites tranchées qu'on a établies, en subdivisant les parois des vaisseaux en plusieurs tuniques de nombre et de structure variables, selon l'artère ou la veine que l'on considère.

En second lieu, nous nous occuperons de la question de savoir si, à côté de la circulation nutritive, il n'existe pas, dans certaines régions, des circulations spéciales en rapport avec la fonction propre des organes.

Dans un troisième chapitre, nous décrirons les phénomènes qui marquent le développement ou plutôt l'extension de vaisseaux à l'état normal et pathologique.

Enfin, nous consacrerons un dernier chapitre à la formation des premières parois vasculaires chez l'embryon.

I. PAROIS VASCULAIRES EN GÉNÉRAL. Bichat (*Anat. générale*, éd. 1818) a, le premier, distingué dans la paroi des artères une *membrane commune* qui tapisse, d'un côté, la surface interne des artères du cœur gauche et des veines pulmonaires, et, de l'autre, une *membrane commune* qui revêt les veines et les artères pulmonaires. Sur les artères, en particulier, on peut détacher cette membrane sous forme de canal dans une grande étendue. Elle se distingue, selon Bichat, des autres tuniques : 1° par son extrême ténuité et par la transparence qui en résulte; 2° par sa couleur blanche; 3° par le défaut absolu de fibres. Elle est lisse et à tissu uniforme, comme les membranes séreuses, ainsi qu'on peut s'en assurer en l'examinant contre le jour; du reste, elle diffère essentiellement de ces membranes par l'espèce de fragilité qui la caractérise; elle se rompt et se déchire au moindre effort dirigé contre elle.

Quelle est la nature de cette membrane commune? se demande Bichat. Quoique avec une apparence différente elle aurait la plus grande analogie avec la membrane moyenne, sous le rapport des propriétés. Il n'a pas cru pouvoir les classer, ni l'une ni l'autre, dans un système. Elles formeraient un tissu à part dans l'économie, tissu qui a des caractères exclusivement distinctifs.

Aujourd'hui, grâce aux procédés d'investigation plus perfectionnés, on a pénétré plus avant dans la connaissance des membranes vasculaires, et l'on sait quels sont les éléments qui entrent dans la constitution des diverses tuniques vasculaires. On s'est assuré que la tunique interne des canaux sanguins offre certains caractères communs prédominants, qui s'étendent aussi bien aux artères qu'aux veines et aux capillaires, et qui devraient la faire désigner partout sous le nom de *membrane commune*. L'imprégnation, en particulier, au nitrate d'argent, montre que la lumière de la plupart des vaisseaux est limitée par une couche de cellules aplaties, nucléées; les tubes que celles-ci constituent en se juxtaposant et en se soudant par leurs bords représentent les vaisseaux les plus fins de l'économie, les *capillaires*. Au fur et à mesure que les vaisseaux s'élargissent en s'éloignant des capillaires, d'autres éléments viennent se surajouter à cette membrane commune, dans des proportions qui varient selon l'organe et l'animal examiné. Mais le fait capital consiste dans ce revêtement continu représenté par des cellules aplaties dites *endothéliales*. Celles-ci constituent un tube endothélial, commun à tous les canaux sanguins et lymphatiques, malgré leur configuration un peu différente selon l'espèce de vaisseau que l'on considère.

C'est ainsi que les capillaires les plus fins sont formés par une couche unique de cellules aplaties. Dès que les capillaires deviennent plus larges, ils se trouvent entourés d'une mince membrane adventice montrant des cellules étoilées dont les prolongements s'anastomosent et constituent un réseau de fibrilles très-fines reposant directement sur la couche épithéliale continue. Un revêtement semblable recouvre les artérioles et les veinules du cerveau, de la moelle épinière et de la rétine de l'homme. Eberth (*Manuel de Stricker*, p. 208) a appelé l'attention sur ce revêtement extérieur qu'il décrit sous le nom de *périthélium* vasculaire. Il représente une couche rameuse cellulaire, discontinue, que M. J. Renaut (*in* Hortolès, *Recherches sur le glomérule et les épithéliums du rein. In Arch. de physiol.*, 1881) a désignée par l'expression de *couche rameuse peri-vasculaire*.

Pendant longtemps on a cru pouvoir démontrer, grâce à l'emploi du nitrate d'argent, que les capillaires les plus fins résultent tous de la juxtaposition de cellules épithéliales ou endothéliales qui se réunissent par leurs bords. Aujourd'hui il convient de faire quelques réserves. Ainsi, durant les premiers stades de leur développement et dans certains organes de l'adulte, les éléments épithéliaux paraissent ne pas être distincts les uns des autres; en d'autres termes, le protoplasma des uns et des autres forme une masse unique, continue, et l'imprégnation au nitrate d'argent ne donne plus le dessin caractéristique qui résulte du dépôt argenté le long des bords juxtaposés des cellules. Hortolès (*loc. cit.*, p. 873), en faisant passer, avec toutes les précautions nécessaires, un courant de nitrate d'argent dans l'artère rénale du lapin, a vu que les vaisseaux afférents et efférents du glomérule de Malpighi sont pourvus de leur endothélium jusqu'à l'entrée de ces canaux dans le système glomérulaire. Mais, « si l'on examine le bouquet vasculaire du glomérule dont les anses paraissent contournées et distendues (par l'injection) en l'état de plein développement, on constate un fait absolument inattendu :

1° « Les vaisseaux glomérulaires sont uniformément teints en brun clair, à la façon de la substance fondamentale du tissu connectif imprégné d'argent. On n'y voit point se dessiner à l'intérieur de réseaux endothéliaux.....

2° « Force est donc de conclure que l'endothélium, qui nécessairement existe à la face interne des vaisseaux et qui en limite la lumière, se comporte à la façon de l'endothélium des vaisseaux en voie de développement de la lame natatoire du têtard de la grenouille, par exemple. On sait que jamais on n'a réussi à imprégner cet endothélium.

« Il est donc absolument certain que l'endothélium des vaisseaux glomérulaires est formé par une couche de protoplasma semé de noyaux, et que les éléments cellulaires de cette dernière ne sont pas individualisés en cellules ; en un mot, il s'agit ici d'un épithélium embryonnaire qui, dans l'ensemble du bouquet glomérulaire, se poursuit à l'intérieur des vaisseaux et dont la signification est celle d'une cellule endothéliale à noyaux multiples tout à fait analogue à celle qui forme la paroi d'un réseau vaso-formatif.

« C'est pour cette raison que les injections de nitrate d'argent teignent uniformément les anses glomérulaires en brun clair, à la façon des lames protoplasmatiques non encore desséchées et qui réduisent l'argent d'un façon diffuse à l'état d'albuminoïde. On peut, du reste, proposer une explication pour se rendre compte de la raison morphologique de cette disposition. On sait qu'il est absolument impossible de réussir une injection vasculaire du fœtus, même à terme..... »

En définitive, la disposition des capillaires glomérulaires est celle des vaisseaux qui restent constamment à l'état embryonnaire, c'est-à-dire formé par une triple couche constituée par l'endothélium, la membrane propre du capillaire et la couche rameuse périvasculaire.

Ranvier (*Journal de micrographie*, mars 1885) a constaté des phénomènes analogues en examinant la structure des capillaires du foie. Ces capillaires ont un diamètre relativement considérable, et une paroi excessivement mince chez le rat, le lapin, le cochon d'Inde. La membrane de ces capillaires est extrêmement granuleuse et les noyaux forment une saillie notable. Ces derniers sont allongés, aplatis suivant l'axe des vaisseaux, mais avec un ventre fortement proéminent. Au premier abord, il semblait facile d'imprégner ces capillaires de nitrate d'argent et d'en manifester la constitution endothéliale. Ranvier a essayé de le faire sur le rat, mais, malgré toutes les précautions et l'habileté bien connue de l'auteur, il n'a pu obtenir trace d'imprégnation sur les capillaires des îlots hépatiques. Il fait remarquer que la paroi très-granuleuse de ces vaisseaux contraste avec la membrane à structure anhiste, vitreuse, des autres capillaires. « Il serait possible, dit-il, que ces capillaires veineux, si curieux, de la glande hépatique, aient conservé leur caractère embryonnaire. On sait, en effet, que chez l'embryon on ne réussit pas à démontrer la structure endothéliale des vaisseaux. » Les capillaires du foie ont une faible résistance ; quand on injecte les canalicules biliaires, les capillaires se laissent facilement pénétrer. Ceci, selon Ranvier, est une preuve en faveur du fait sus-mentionné, à savoir que les capillaires du foie ne sont pas formés comme ceux des autres organes par des cellules endothéliales soudées, mais par une lame protoplasmique granuleuse, peu résistante.

Les éléments endothéliaux revêtant les vaisseaux ont-ils constamment la forme de cellules aplaties, très-minces, appliquées par l'une de leurs faces sur la paroi vasculaire ? Toutes les observations montrent qu'il en est ainsi dans les conditions ordinaires. Néammoins nous tenons à signaler un fait intéressant, tendant à faire admettre que quand ces cellules ne supportent pas, par la face libre ou interne, la pression du sang ou d'un autre liquide, elles sont capables de prendre une forme cylindrique. J. Renaut (*Arch. de physiol.*, 1881, p. 191) a annoncé le premier que, sur les animaux tués par hémorrhagie (cheval) ou dans les lambeaux excisés sur le vivant (prépuce ou peau de l'homme), les cellules endothéliales des vaisseaux se montrent sur les coupes transversales, rangées tout autour de la lumière du vaisseau comme celles d'un cul-de-sac d'une glande à mucus autour de ce dernier. Ce sont des cellules hautes, claires, transparentes et homogènes exactement comme du verre, rectilignes sur leur face adhérente à la paroi et sur leurs côtés, offrant à leur sommet un feston convexe et saillant en dedans. Chaque cellule ainsi *claire* et *cylindrique* renferme un beau noyau bien arrondi, nullement accolé à son fond, mais situé au tiers externe de sa hauteur.

Dans les capillaires, les cellules sont moins hautes, mais cependant claires, et affectent la forme de ménisques plan-convexes dont le feston regarde la lumière du vaisseau de la face plane adhérant à la paroi. Leur noyau est aussi rond, bien développé et non aplati.

M. J. Renaut se demande s'il faut admettre que la cellule endothéliale a été déformée par l'acide osmique à 1 pour 100 ou bien qu'elle est susceptible de changer de forme, dès qu'elle ne subit plus la pression du liquide sanguin. Pour mettre en évidence l'influence de cette pression; l'auteur substitue au sang circulant une injection d'acide osmique à 1 pour 100, poussée énergiquement de façon à distendre les parois vasculaires et à diffuser autour d'elles. Dans ces conditions, l'endothélium des vaisseaux n'affecte plus la forme cylindrique; il est appliqué contre la paroi, c'est-à-dire à l'état de cellules plates à leur périphérie, légèrement renflées au niveau du noyau qui se montre toujours développé, mais qui est alors elliptique au lieu d'être parfaitement arrondi, comme dans les vaisseaux fixés vides.

Si cette observation ne démontre pas que les cellules endothéliales sont assez énergiques pour exercer une contre-pression sur le liquide sanguin, elle semble du moins prouver que le protoplasma de ces éléments est suffisamment élastique pour adapter la forme de ces derniers à toutes les variations de calibre des vaisseaux sanguins.

Quoi qu'il en soit de cette couche endothéliale, peut-on saisir le mode suivant lequel les tuniques plus extérieures s'ordonnent autour de la membrane commune dite généralement *endothéliale?* C'est par l'étude du développement qu'on se rendrait compte de la façon dont se fait l'addition de la portion externe de la tunique interne, ainsi que celle des autres tuniques. Nous ne sachions pas qu'on ait fait pareille observation en suivant un vaisseau donné depuis son apparition jusqu'à son état définitif; ajoutons cependant que Ch. Robin enseignait à ses cours à la Faculté de médecine que les artères en général et le tronc basilaire en particulier, qu'il avait examiné à cet effet, passent par les stades structuraux successifs de capillaire, d'artériole, puis d'artère.

C'est là, d'ailleurs, ce qui se présente, quand des capillaires formés par une simple juxtaposition de cellules endothéliales on se dirige vers les vaisseaux plus gros : peu à peu on voit apparaître à la périphérie de ce tube une couche épaisse de 0^{mm},005 formée de fibres-cellules placées perpendiculairement à l'axe du vaisseau. Plus loin, il s'ajoute une troisième couche sous forme de tissu cellulaire ou conjonctif (membrane adventice). Ce fait est général, qu'on suive les capillaires dans le sens des artérioles ou dans celui des veinules. Cependant, dès que les conduits ont 1 ou 2 millimètres, on distingue déjà ces deux espèces de vaisseaux les uns des autres. Les artérioles ont 1 à 2 millimètres de moins que les veinules qui les accompagnent. Les premières ont des parois plus minces que les secondes au même point du trajet. De plus, l'artériole a des fibres-cellules transversales plus nombreuses que la veinule qui lui est accolée.

Ces différences ne font que s'accentuer à mesure qu'on s'adresse à des troncs plus gros, de sorte que la simple inspection suffit le plus souvent pour décider si l'on a affaire à une artère ou à une veine. « Dans les petits rameaux veineux, dit Ranvier (*Traité technique*, p. 573), les cellules endothéliales sont moins longues et plus larges que dans les artères correspondantes. La lame élastique interne y fait défaut ou se montre sous la forme de fibrilles élastiques longitudinales, tandis qu'elle est nettement accusée sur les artérioles de même calibre. » Dans les artérioles, les fibres musculaires forment au vaisseau une tunique continue, une sorte de manchon musculaire, tandis que dans les veinules on ne voit que quelques fibres-cellules disséminées dont la direction est transversale. Dans beaucoup de régions, selon Ranvier, on voit que du côté des capillaires la veine se termine par un cul-de-sac ou un léger renflement dans lequel viennent s'ouvrir les vaisseaux capillaires.

Malgré ces différences de composition et par suite de propriétés physiques, il y a lieu de se demander si l'on ne pourrait pas ramener la texture des vaisseaux à un type commun. Les artères et les veines reconnaissent-elles, en d'autres termes, une structure qui est la même au fond, mais qui est modifiée par l'abondance de certains éléments dans l'une ou l'autre ou leur absence dans certains groupes bien déterminés? A en juger par la description des auteurs, les vaisseaux présenteraient des variétés si notables que tout essai dans ce sens paraîtrait frappé de stérilité.

Le lecteur trouvera à l'article ARTÈRE les détails anatomiques montrant que la majorité des auteurs décrivent à ces vaisseaux trois tuniques nettement caractérisées. Il verra également à l'article VEINE que les histologistes sont loin d'être d'accord sur le nombre des couches qu'il faut distinguer dans les parois veineuses : les uns en décrivent quatre, les autres trois, d'autres encore deux seulement. D'où viennent ces divergences? Est-il possible d'assimiler les diverses couches des veines, d'une part, aux couches semblables des artères, en les considérant de dehors en dedans ou *vice versâ*? Insistons d'abord sur quelques particularités de structure, qui n'ont pas été mentionnées dans les articles précités. Depuis longtemps on sait que la portion de la tunique interne des artères, sous-jacente à l'épithélium, présente des éléments d'un aspect spécial.

« Au-dessous de l'épithélium, disent Ranvier et Cornil (*Journal de l'anat. et de la physiol.*, 1868), la membrane interne des artères, étudiée par la dilacération, montre des éléments que nous avons pu étudier sur les artères saines et fraîches, et sur les artères athéromateuses. On obtient ainsi des cellules possédant un nombre plus ou moins considérable de prolongements rameux; les cellules sont très-aplaties, de sorte que dans l'eau elles se montrent tantôt de face comme des cellules étoilées et tantôt de profil comme des corps fibroplastiques très-longs. Dans un grand nombre d'entre elles on ne peut voir de noyau; dans quelques-unes il existe un noyau atrophié, étroit et allongé ou ovoïde. Ces cellules. existent aussi bien dans la couche interne de l'endocarde que dans la couche interne des artères. »

Ces éléments ont été décrits par Langhans (*Virchow's Archiv*, p. 197, 1866) comme des cellules creuses constituant un système plasmatique. Cornil et Ranvier, en examinant des sections d'artères et en combinant les résultats ainsi obtenus avec les précédents sus-mentionnés, pensent qu'il s'agit de couches superposées de cellules possédant des noyaux ovoïdes et aplatis comme la cellule elle-même.

« En réunissant, concluent-ils, les caractères de la tunique interne des artères aussi bien que leur propriété de donner de la gélatine par la coction, on doit la considérer comme une tunique du tissu conjonctif atrophié à couches comprimées. »

J. Renaut (Soc. de biol., 27 avril 1878) estime, par contre, que dans les artères munies de leurs trois tuniques la portion de la tunique interne, sous-jacente à l'épithélium (dite *endartère*), ne doit pas être assimilée à une membrane formée de tissu conjonctif. En effet, elles se comportent d'une manière toute différente en présence de l'inflammation. Les coupes colorées au picro-carminate montrent que les cellules ramifiées sont comprises dans l'intervalle des couches élastiques granuleuses et très-délicates de l'endartère. Chacun de leurs noyaux est entouré d'un fuseau de protoplasma renfermant des granulations ambrées. Fait remarquable, et non encore signalé, le protoplasma disposé autour du fuseau granuleux périnucléaire présente une striation longitudinale d'une régularité et d'une netteté parfaites. De la sorte, ce protoplasma est divisé en une série de baguettes cylindriques juxtaposées, tout à fait comparable aux cylindres primitifs des fibres musculaires lisses. En somme, Renaut est d'avis qu'il faudrait regarder ces cellules de la tunique interne comme des éléments analogues à des cellules contractiles.

Quoi qu'il en soit de ces interprétations, quand on examine comparativement les sections totales des artères et des veines, traitées par les mêmes réactifs, on peut aisément s'assurer d'un fait capital, à savoir que les diverses couches qui se succèdent ne font qu'un seul tout, malgré la différence d'épaisseur d'un vaisseau à l'autre et malgré les éléments variés qui entrent dans leur constitution. Ce qui assure l'unité anatomique de la paroi vasculaire, c'est la présence des fibres élastiques dans l'une et l'autre couche. Le procédé le plus simple de mettre ce fait en évidence consiste à traiter les artères et les veines par l'alcool additionné d'un dixième d'acide formique pendant vingt-quatre heures, de laver ensuite les pièces à l'eau, de les durcir de la manière ordinaire et d'en pratiquer des coupes longitudinales. En examinant les coupes dans la glycérine on suit aisément la disposition des fibres élastiques. On peut rendre les faits plus frappants en colorant les coupes au picrocarmin : l'acide formique a gonflé légèrement les éléments en les écartant les uns des autres et l'acide picrique, en se fixant de préférence sur les fibres élastiques, accentue notablement leur couleur jaunâtre au milieu des autres éléments teints en rouge par le carmin.

Dans ces conditions, les artères et les veines montrent un réseau élastique (*voy.* Élastique) dont les fibres sont en continuité anastomotique de la face interne à la face externe de ces vaisseaux. Du côté de la face interne des artères on trouve un réseau de fibres élastiques très-fines et ayant une disposition flexueuse. Dans cette portion interne on remarque en outre que la direction des fibres élastiques ramifiées est surtout longitudinale. Peu à peu, on passe à une fibre élastique se présentant dans certaines artères comme une lame élastique, brillante, relativement épaisse, en forme de bande brillante. L'existence de ce ruban élastique est considérée par beaucoup d'auteurs comme marquant la limite interne de la tunique moyenne; on la décrit sous le nom de *limitante interne* ou de *lame élastique interne*. Certains histologistes ont artificiellement séparé cette dernière des autres tuniques en lui imposant la dénomination de membrane *fenêtrée*. Elle ne représente réellement qu'une portion du squelette élastique, constituée à ce niveau par des fibres rubanées longitudinales, réunies par de nombreuses anastomoses de façon à figurer une membrane continue percée de distance en distance d'orifices arrondis ou allongés dans le sens de l'axe du vaisseau. Ce qui démontre surabondamment qu'elle n'est en somme qu'une portion renforcée du réseau élastique, c'est qu'elle se présente dans les artères de calibre moyen comme une lamelle unique; dans les artères plus volumineuses, elle est composée de deux lamelles élastiques et dans les plus grosses artères plusieurs lamelles élastiques concourent à sa formation. Tous ces rubans élastiques se continuent en dedans et en dehors, par de nombreuses anastomoses, avec le reste du réseau élastique. Un autre fait parle en faveur de cette interprétation : plus les artères sont volumineuses, plus le nombre des lamelles augmente, et en même temps on voit ces bandelettes élastiques envahir la plus grande portion de la tunique moyenne. Il y en a jusqu'à 50 dans l'aorte descendante de l'homme adulte. Chez les grands Mammifères on en compte jusqu'à 100 (Ebner, *Bœuf*).

Dans la tunique moyenne des artères en général, on voit que le réseau élastique est composé de fibres disposées en couches concentriques au vaisseau. Chacune des couches élastiques est épaisse de 0,02 à 0,04 millimètres. Elle se présente sous l'aspect de fibre un peu onduleuse, épaisse et brillante; souvent l'une d'elles s'étend isolément sur les coupes au delà du reste de la préparation : elle est plus ou moins droite ou recourbée, facilement reconnaissable. Mais en nombre de points cette bande brillante a l'aspect d'une lame mince ou d'une très-large fibre élastique vue de champ, dont la hauteur est dans le sens de la longueur de l'artère et infléchie dans le sens de sa propre longueur. En s'anastomosant entre elles ces fibres élastiques forment un réseau qui sur les coupes longitudinales offre l'aspect de bandes brillantes parallèles. Plus loin, ce sont les fibres anastomosées en tous sens qui dominent dans la trame élastique. De là un aspect réticulé complexe, le réseau étant à courtes fibres, plus ou moins anguleuses ou flexueuses, à bord net ou rugueux. Dans les petites artères, la disposition est la même, si ce n'est que les fibres et leurs subdivisions sont réduites à une finesse plus grande.

En approchant de la face externe des artères les fibres élastiques sont moins rapprochées. Elles deviennent en même temps plus flexueuses et plus uniformément anastomosées. Elles sont là comme tortillées et donnent par l'étroitesse des mailles qu'elles limitent un aspect foncé sous le microscope. Ajoutons qu'elles prennent une direction longitudinale prédominante, et, au fur et à mesure qu'elles avoisinent la face externe de l'artère, elles figurent des mailles de plus en plus larges. Les mailles, les unes larges, les autres étroites, ont leur grand diamètre parallèle à l'axe du vaisseau.

Dans les veines (veine porte, iliaque, etc.), en allant de dedans en dehors, on voit les fibres élastiques commencer immédiatement au-dessous de la face interne. Elles sont beaucoup plus fines que dans les artères et forment des anastomoses en tous sens. Dans la veine cave supérieure, par exemple, le réseau élastique est d'une richesse extrême sur une épaisseur de 2 millimètres; les fibres n'ont pas plus de 0,001 à 0,002 de millimètre en moyenne et circonscrivent des mailles très-étroites. Plus en dehors, les mailles s'élargissent et en même temps on rencontre des fibres élastiques sous forme de bandes larges de 0,004 à 0,005 millimètres. Les fibres élastiques se continuent ainsi jusqu'à la face externe des parois veineuses. Il en est de même des veines rénales, des veines iliaques : les mailles formées par les fibres élastiques ont une direction longitudinale en dedans et transversale en dehors. Elles sont d'autant plus serrées que l'on considère des portions plus internes de la paroi vasculaire. Les fibres sont abondamment anastomosées entre elles et forment comme dans les artères un tout continu reliant intimement les diverses couches de la veine.

La disposition et la constance du réseau élastique dans les vaisseaux nous permettront de saisir un même plan de texture dans les artères et les veines, malgré les différences très-grandes des diverses couches de ces vaisseaux comparés les uns aux autres. En même temps, elles nous mettront à même de nous rendre compte des raisons qu'invoquent les auteurs pour établir un nombre variable de tuniques dans ces vaisseaux.

Dans les artères, les mailles du réseau à fines fibres élastiques sous-jacent aux cellules épithéliales de la face interne sont remplies par un tissu vaguement fibrillaire, rappelant les substances amorphes. Ce tissu est abondamment rempli de cellules plates, à faibles prolongements, dont les noyaux ovoïdes fixent énergiquement le carmin après l'action des acides, tandis que le tissu lui-même est uniformément rougi par le carmin. Par place, on remarque la présence de fines granulations, mais l'état grenu résulte en général, sur les coupes, de la section en travers des fibres connectives et élastiques..

Dans les veines, on observe une couche analogue, mais de moitié moins épaisse. Elle se présente en général sous la forme d'un mince liséré à peine fibrillaire limitant directement la couche endothéliale.

Telle est la tunique commune aux artères et aux veines qu'on pourrait continuer à désigner avec Bichat sous le nom de *tunique commune* au sang rouge et au sang noir. Elle est suivie dans les artères par la tunique à fibres élastiques et fibres-cellules, *tunique moyenne* ou *musculo-élastique*. La tunique interne et la moyenne sont remarquables dans la plupart des artères par l'absence complète de *vasa vasorum*.

Si l'on considère, par contre, la tunique faisant suite immédiatement à la mince tunique de Bichat dans les veines, on est frappé par la présence de vaisseaux sanguins de 1 à 5 millimètres qui arrivent dans ces vaisseaux presque au contact de l'endothélium. De plus, on remarque que les mailles du réseau élastique sont comblées par du tissu cellulaire ou conjonctif se présentant sous la forme de fibres. Celles-ci forment des faisceaux longitudinaux complétement développés. La plupart des auteurs assimilent cette couche à la couche interne vaguement fibrillaire des artères et la réunissent à la tunique de Bichat pour en faire la tunique interne des veines. Ch. Robin, au contraire, s'appuie sur la présence des vaisseaux et des faisceaux lamineux nettement fibrillaires pour la séparer de la tunique interne des artères, et il la décrit sous le nom de *tunique à fibres longitudinales*. Cette distinction nous paraît d'autant plus justifiée que ce sont là les deux seules tuniques qu'on trouve dans les *sinus* veineux. De même, d'après MM. Ch. Robin et Cadiat, l'endocarde serait l'homologue dans le cœur de la tunique à fibres longitudinales des veines, avec plus ou moins d'augmentation de l'épaisseur, du nombre et du volume de ses fibres élastiques.

Si de là nous passons à la tunique moyenne des artères, nous voyons que les mailles du réseau élastique sont remplies par les fibres-cellules à disposition circulaire par rapport à l'axe du vaisseau. Il y a absence plus ou moins totale de tissu conjonctif chez l'homme; cependant vers la limite externe de cette tunique musculo-élastique le tissu conjonctif devient plus abondant, et c'est là ce qui explique sans doute les divergences des auteurs sur la présence ou l'absence des *vasa vasorum* dans cette tunique. La plupart des histologistes les nient dans la tunique moyenne; cependant Kölliker, Gerlach, décrivent chez l'homme des *vasa vasorum* existant dans la tunique moyenne des grosses artères où ils formeraient un réseau allongé, transversal, composé de vaisseaux étroits. Les recherches de Sappey ont également montré que chez les grands mammifères ces *vasa vasorum* arrivent jusqu'à la tunique interne des grosses artères. « Dans toute l'épaisseur de la tunique moyenne de l'aorte du bœuf, dans sa partie musculeuse comme dans sa partie élastique, l'auteur a pu constater la présence des capillaires, remarquables par leur nombre et leur volume, anastomosés entre eux et formant un réseau qui s'avance jusqu'à la tunique interne. Sur l'aorte de la baleine, on trouve les mêmes vaisseaux, beaucoup plus manifestes encore et assez développés pour qu'on puisse suivre leurs ramifications en incisant leurs parois avec un instrument tranchant » (Sappey, *Anat. descriptive*, t. IV, p. 530).

Chez ces mammifères, on voit par conséquent que la tunique moyenne ne diffère (outre l'abondance des fibres élastiques) de la tunique externe que par la présence des fibres-cellules. Cette texture rendra très-instructive la comparaison de ces tuniques artérielles avec les couches moyennes et externes des parois veineuses. Les veines possèdent en effet, en dehors de la tunique à fibres longitudinales, un réseau élastique à mailles larges remplies de tissu conjonctif avec vaisseaux sanguins et fibres-cellules. Mais ce qui donne un caractère particulier aux veines et ce qui introduit une grande confusion dans la description des parois veineuses, c'est la présence ou l'absence des fibres-cellules. Elles varient, en effet, tant au point de vue de leur existence (selon la veine que l'on considère) que sous le rapport de leur abondance et de leur direction. Dans beaucoup de veines la couche située en dehors de la tunique longitudinale est pourvue de fibres-cellules à direction circulaire, tandis qu'on n'en voit plus en dehors. Dans ces cas, il est facile de voir que les veines présentent des couches externes ayant beaucoup d'analogie avec la couche moyenne et la couche externe ou adventice des artères. L'absence ou la présence des muscles lisses dans les veines a paru tellement importante aux histologistes que jusqu'à ce jour on s'est appuyé sur ce seul caractère pour faire la classification des vaisseaux veineux.

Ainsi, Eberth (*Manuel de Stricker*, trad. angl., p. 201) a pris la présence et la direction des fibres-cellules pour base à l'établissement des types veineux suivants :

1° *Veines non musculaires*. Celles de la pie-mère, de la dure-mère, les veines des os du crâne, de la rétine, la partie inférieure des veines du tronc qui s'ouvrent dans la veine cave supérieure, la jugulaire interne, l'externe, la sous-clavière et enfin les veines du placenta maternel ;

2° *Veines musculaires :*

a. Veines avec des muscles en long : celles de l'utérus gravide ;

b. Veines à couche interne circulaire et à couche externe longitudinale : veine cave au niveau et au-dessous du foie, azygos, veine porte, hépatique, spermatique externe, rénale, axillaire;

c. Veines à couche moyenne, à fibres circulaires entre deux couches, l'une interne et l'autre externe, à fibres longitudinales : veine iliaque, crurale, poplitée, branches mésentériques, veine ombilicale;

d. Celles qui n'ont que des fibres circulaires : veines des extrémités supérieures, et en partie des extrémités inférieures, petites veines du cou, veine mammaire interne et racine des veines pulmonaires.

Ajoutons immédiatement que Ranvier (*loc. cit.*) a montré que la jugulaire interne est pourvue, chez l'homme, de fibres musculaires, et rentre par suite dans une catégorie autre que celle que lui a assignée Eberth.

Comme il est difficile de déterminer le point où finit la tunique moyenne et où commence la tunique externe dans les veines, Ranvier ne considère, dans les veines, que *deux tuniques :* « Une tunique interne formée par l'endothélium et la couche connective sous-endothéliale, et une tunique externe dans laquelle le tissu conjonctif entre d'habitude pour la plus grande part et auquel se trouvent mélangées des fibres musculaires lisses, dont le nombre et la direction varient dans les différents ordres de vaisseaux. »

La face interne des parois veineuses présente souvent des saillies qui me semblent déterminées par la tunique interne ou de Bichat. Immédiatement au-dessous de l'épithélium il existe une trame conjonctive riche en éléments cellulaires et avec un réseau délicat de fibres élastiques. C'est là la tunique de Bichat proprement dite. Les auteurs qui font rentrer la couche suivante dans la tunique interne des veines sont obligés d'y comprendre également des faisceaux de fibres-cellules qu'on trouve appliqués directement contre la limite externe de la tunique de Bichat. C'est ainsi que Louge (*Veines*, thèse inaugurale, n° 271, 1880) décrit des fibres-cellules dans la tunique interne de la saphène interne, la veine déférentielle, etc.

On voit à quelle confusion on arrive quand on essaie d'établir des limites artificielles dans une paroi qui constitue en somme un tout unique. Nous citerons à ce sujet plusieurs faits qui montrent avec plus d'évidence encore que l'élément élastique, dont les auteurs ne tiennent nul compte dans les classifications, n'est pas à négliger même dans les veines. Louge (*op. cit.*) a noté que les fibres élastiques à direction longitudinale abondent dans la veine cave inférieure; de même la veine épigastrique a de grosses fibres élastiques du côté de sa face externe.

Déjà de Blainville (*Cours de physiologie*, 1833, p. 437) a trouvé la couche interne des veines absolument analogue à celle qui lui correspond dans les artères. Mais, selon cet auteur, « on ne trouve pas constamment dans les veines l'analogue de la membrane moyenne des artères. Il n'est même pas tout à fait démontré qu'on l'y rencontre jamais. Il paraîtrait néanmoins qu'elle existe chez l'éléphant; du moins j'ai remarqué, et M. Chevreul a confirmé la présence d'un véritable tissu élastique dans les veines temporales superficielles de cet animal[1]. »

Louge (*op. cit.*, p. 59) a eu l'occasion d'examiner un certain nombre de veines chez le marsouin, le chien, le rat, le léopard, l'antilope, le lama, la

---

[1] M. Chevreul a annoncé ces faits de 1811 à 1821; et, en 1887, il lui est donné de constater qu'ils se sont vérifiés et s'étendent au système veineux des divers animaux.

girafe, le cheval. Il ressort des faits qu'il a observés qu'il n'y a pas, chez ces animaux, présence simultanée de deux couches musculaires sur un même vaisseau. Il paraîtrait y avoir, selon la remarque de l'auteur précité, plus de simplicité et d'uniformité dans la constitution de leurs parois veineuses. Ce fait doit-il être imputé à la station verticale du corps humain? et en dernière analyse, serait-ce l'influence de la pesanteur qui serait la cause de ces différences, comme en témoigne l'absence de fibres-cellules dans les jugulaires de plusieurs animaux, lesquelles ne représentent que de très-longs conduits de descente (cheval et girafe)?

Ces considérations semblent corroborées par la comparaison des canaux veineux du crâne et des os. Bichat avait déjà été frappé par la structure spéciale des sinus crâniens : « Arrivée à son golfe, dit-il, la veine jugulaire se dépouille de son tissu propre et ne garde que la membrane commune... D'après cela, tout sinus suppose : 1° un écartement des lames de la dure-mère; 2° la membrane commune du sang noir... A l'endroit où chaque veine cérébrale vient s'ouvrir dans un sinus, la membrane commune de ce sinus s'engage dans son conduit et la tapisse jusqu'à ses extrémités. Je ne connais aucun auteur qui ait considéré ainsi les sinus cérébraux offrant la membrane commune à sang noir prolongée dans les écartements de la dure-mère. »

Qu'on veuille se rappeler la structure compliquée des veines du membre inférieur chez l'homme et la comparer à la composition si simple des veines de la tête, on pourra peut-être se faire une idée de ces différences en considérant les conditions variables dans lesquelles se trouvent placés ces vaisseaux. Les parois des unes ont à lutter contre une colonne sanguine d'une hauteur notable, tandis que la pesanteur vient en aide au mouvement du sang dans les secondes. Les parois des premières s'*approprieront*, elles réagiront efficacement contre cette influence défavorable, s'adapteront, en un mot, à ces conditions. Aussi trouvons-nous non-seulement du tissu élastique, mais encore des fibres-cellules disposées sur plusieurs plans. Bien que les propriétés élastiques des fibres-cellules aient été peu étudiées par les physiologistes, les travaux de Marey ont mis en évidence ce principe, à savoir que l'intermittence est le caractère obligé de tous les mouvements physiologiques. Partout où il existe du tissu contractile, il y a deux forces antagonistes en présence : l'une contractile, qui préside au raccourcissement, et l'autre élastique, qui ramène celui-ci à sa longueur primitive. Pourquoi, dans certaines veines, les fibres-cellules pourvues de l'une et l'autre de ces propriétés sont-elles plus abondantes comparativement au tissu élastique lui-même? Ceci nous paraît tenir aux conditions spéciales de la circulation veineuse. On s'est peu occupé de déterminer dans les veines les forces qui régissent la diminution ou la dilatation de leur calibre. Il n'en est plus de même des artères. Marey a montré que l'élasticité de l'aorte et des artères n'a pas pour effet unique de transformer en écoulement continu le mouvement saccadé et intermittent produit par le cœur. A cette influence s'en ajoute une autre plus importante encore : l'*élasticité des artères économise le travail du cœur*. Marey a fait voir, en effet, que dans la circulation du sang l'élasticité des artères diminue certaines résistances qui tiennent à l'inertie du liquide, c'est-à-dire à ses frottements dans les vaisseaux. Puis, vérifiant la théorie par l'expérience, il a établi que sous l'influence d'afflux intermittents un tube élastique verse plus de liquide qu'un tube inerte. En présence de ces résultats si remarquables, il y aurait lieu de rechercher l'influence de l'élément contractile des parois veineuses sur la circulation veineuse. Le sang est soumis à une pression relativement très-faible dans les veines ; la *vis à tergo*, les contractions des organes musculaires avoisinants, suffisent pour le faire progresser dans la plupart des régions. Ce n'est que dans certains cas que la paroi veineuse intervient à cet effet d'une façon efficace par la contraction des fibres-cellules. Quoi qu'on n'ait pu, d'après Beaunis, évaluer encore la tension sanguine, par exemple, dans les veines pulmonaires, celle-ci doit présenter certains phénomènes particuliers, puisque les parois veineuses sont pourvues abondamment de fibres élastiques et se rapprochent sous ce rapport de la texture des artères en général. Outre cette grande élasticité, elles offrent des fibres-cellules disposées sur trois plans différents : un circulaire entre deux longitudinaux.

Ajoutons que Stieda (*Arch. für. Anat.*, p. 243, 1877) aurait trouvé chez l'homme, le chien, le cobaye, une couche musculaire de fibres striées entourant la veine pulmonaire à partir du cœur jusqu'au poumon. Chez le singe, la taupe, le rat, la chauve-souris, etc., les fibres striées accompagneraient ces vaisseaux jusque dans l'épaisseur du poumon. Les branches veineuses secondaires intrapulmonaires seraient également constituées par des faisceaux striés chez la souris et la chauve-souris.

II. CIRCULATIONS SPÉCIALES. D'une façon générale, les artères se divisent et se subdivisent en conduits de plus en plus ténus qui en s'anastomosant forment un immense réseau capillaire. Celui-ci, après s'être réuni en canaux de plus en plus volumineux, donne naissance aux veines. Cette règle ne comporte-elle pas d'exceptions? A l'article ARTÈRE, le lecteur trouvera le résumé du travail de M. Sucquet, qui a cherché à démontrer que dans certaines régions les artérioles se continueraient avec les veines par des vaisseaux d'un calibre notable, appelés *vaisseaux dérivatifs*. Tour à tour admise par les uns, infirmée par les autres, la circulation dérivative semble devoir être reléguée définitivement au nombre des erreurs anatomiques. Nous emprunterons les raisons qui établissent ce fait à un travail tout récent. P. Bourceret (*Circulations locales. La main.* Paris, Doin, 1885) a établi, par des recherches remarquables, qu'autour des dernières phalanges de la main et sur quelques autres points les artérioles se terminent, pour la plupart, dans de gros capillaires. Nous connaissions jusqu'alors trois modes de terminaison des artères, dit M. le professeur Sappey (*Préface, ibidem*) : 1° le plus habituellement, à une artériole succède un capillaire et à celui-ci une veinule qui grossit peu à peu ; 2° dans certains organes, une artériole se divise, se subdivise plusieurs fois, puis se reconstitue : c'est à cette disposition qu'on a donné le nom de *réseau admirable;* 3° dans le tissu érectile, M. Ch. Robin nous a appris que les artérioles s'ouvrent directement dans les gros capillaires entourés de fibres élastiques et de fibres musculaires lisses. M. Bourceret a ajouté le quatrième mode de terminaison, grâce à un nouveau procédé d'injection qui lui a permis d'injecter les veines du centre à la périphérie. Après avoir rempli l'artère principale avec du suif non coloré, qui a passé facilement dans les veines, il termine l'injection en poussant dans le tronc artériel du suif coloré en rouge et dans l'une des veines principales du suif coloré en bleu. Dans ce dernier temps de l'opération, le liquide coagulable chemine contrairement au cours du sang et arrive sans entrave dans les capillaires, les valvules étant alors appliquées aux parois veineuses et restant contiguës à leurs parois. Ce procédé a donc pour avantage de supprimer en quelque sorte les valvules et de rendre l'injection des veines aussi facile que celle des artères.

Bourceret a mis ainsi en relief un certain nombre de faits du plus haut intérêt. Ainsi les artères collatérales des doigts sont sensiblement aussi volumineuses à la dernière qu'à la première phalange; les artères collatérales des doigts n'ont pas de veines satellites; les arcades artérielles superficielle et profonde sont accompagnées de veines satellites d'un calibre extrêmement réduit, contrastant par leur exiguïté avec les veines radiales et cubitales.

Les artères collatérales des doigts ne fournissent dans leur trajet que des rameaux peu nombreux et très-grêles. Elles arrivent dans la dernière phalange avec un calibre considérable, elles s'y anastomosent par inosculation et de l'arcade qu'elles forment partent de nombreux bouquets artériels qui se divisent dans la pulpe des doigts.

Une autre particularité importante ressort de l'origine des veines des doigts; celles-ci naissent par des troncs volumineux dans la dernière phalange : elles proviennent, pour la plupart, de radicules issues de la pulpe digitale. Ces radicules très-nombreuses et très-courtes se réunissent presque aussitôt pour former des troncs d'un volume relativement considérable. Dans une injection bien réussie, elles apparaissent nombreuses et serrées au niveau de la matrice de l'ongle, sur les parties latérales et sur la face palmaire de la dernière phalange. De là ces veines se portent vers la racine du doigt, mais leur distribution n'est pas identique à la face dorsale et à la face palmaire; la plus grande partie de ces veinules occupent la face dorsale des doigts.

Au point de vue de leur trajet le long du doigt, il est digne de remarque qu'elles ne forment pas, comme il a été dit, des plexus irréguliers; elles suivent une direction longitudinale jusqu'à la première phalange pour se jeter dans une arcade située à la partie moyenne ou au tiers supérieur de la première phalange.

Ces veines, tant dorsales que palmaires des doigts, ne reçoivent des parties profondes que des rameaux extrêmement grêles et très-peu nombreux; après avoir constitué l'arcade sus-indiquée, elles forment les quatre troncs veineux dorsaux qui suivent les espaces intermétacarpiens, allant constituer plus loin les veines cubitale et radiale superficielles du bras.

Quant aux veines de la face palmaire, les veines superficielles venant de la première phalange vont se joindre à celle de la face dorsale ou bien constituent la veine médiane de l'avant-bras. Les veines profondes, très-réduites, existent au nombre de deux veines satellites pour chaque rameau artériel et accompagnent l'arcade palmaire superficielle et profonde. Elles naissent par des radicules très-fines au niveau des espaces interdigitaux.

Les artères dorsales du métacarpe sont également accompagnées de deux veines satellites très-petites qui suivent exactement leur trajet et se terminent à l'extrémité inférieure des espaces interosseux.

Ces faits démontrent l'existence, dans les extrémités terminales, d'artères volumineuses qui se distribuent, par conséquent, dans des organes dont la masse ne répond pas à cet apport sanguin considérable et d'où partent des veines d'un calibre également considérable. Ce calibre des vaisseaux, artères et veines, est incontestablement hors de proportion avec la nutrition de la dernière phalange. L'auteur s'est demandé s'il n'y avait pas là *une autre fonction* à remplir que la nutrition. Existe-t-il en dehors des capillaires ordinaires une variété de vaisseaux constituant par leur disposition, par leur volume, un système à part faisant communiquer les artères et les veines de la pulpe digitale et des éminences thénar et hypothénar? Les injections et l'examen microscopique ont montré, aux points précités, la présence de petits pelotons de capillaires très-gros et très-courts qui fournissent un passage rapide au sang des artères dans les veines. La communication entre ces deux ordres de vaisseaux se fait par de gros capillaires contournés, très-courts, de $0^{mm},04$ à $0^{mm},08$ de diamètre (deuxième variété de capillaires de Ch. Robin). Une petite artériole se divise brusquement en glomérules de vaisseaux contournés rappelant l'aspect de la masse intestinale. Cette disposition est surtout caractéristique à la partie moyenne de la face palmaire de la phalangette, sur les parties latérales de cet os et sous les deux tiers supérieurs de l'ongle. Ces capillaires existent également dans tout le reste de la phalange, mais en moins grand nombre, ainsi qu'aux éminences thénar et hypothénar.

Cette distribution exceptionnelle du système circulatoire ne se trouve pas seulement dans les portions terminales du membre supérieur : dans le pied, Bourceret (*Comptes rendus de l'Acad. des sciences*, 9 févr. 1885) a retrouvé des faits semblables, non moins importants. C'est ainsi que l'on admettait généralement que la circulation veineuse s'y ferait surtout par la face dorsale pour éviter les causes de compression. Cependant il existe à la face plantaire du pied, immédiatement sous le derme, une véritable couche vasculaire formée de veines d'un calibre de $0^{mm},5$ à 1 et 2 millimètres tellement pressées les unes contre les autres qu'elles forment une véritable semelle vasculaire. Leurs troncs vont se jeter à la face dorsale du pied en suivant une direction légèrement oblique d'avant en arrière.

Y a t-il des communications directes entre les artères et les veines, sans interposition de tubes capillaires entre ces deux systèmes. Sucquet, dit Bourceret (*op. cit.*, p. 51), a décrit dans la pulpe digitale, au niveau des éminences thénar et hypothénar, dans les parties similaires du pied, dans certains points de la face et autour des articulations, des canaux de communication entre les artères et les veines, canaux qui auraient, par places, jusqu'à $0^{mm},1$.

M. Péan croit à l'existence de canaux de communication encore plus volumineux, que sur une belle préparation on pourrait isoler facilement par une dissection fine.

D'autre part, M. Vulpian, pour s'assurer s'il existe de larges communications entre les artères et les veines, a poussé par une artère du bras ou de l'avant-bras une injection d'eau contenant en suspension des spores de lycopode. L'injection d'eau traversant les capillaires et revenant par les veines, M. Vulpian a cherché si les spores de lycopode se trouvaient dans les veines de la main ou de l'avant-bras : il n'en a pas trouvé. Or, on sait que les spores de lycopode ont une forme sphérique assez régulière et un diamètre qui varie de trois à quatre centièmes de millimètre : il résulterait donc de cette expérience qu'il n'y a pas entre les artères et les veines des vaisseaux de communication d'un diamètre supérieur à 3 centièmes de millimètre. Mais M. Vulpian fait remarquer lui-même qu'il a opéré dans ces circonstances désavantageuses et que cette expérience n'est pas absolument probante.

M. Sappey (*Anat. descript.*, 2e édit., vol. II, p. 515) a cherché les vaisseaux dérivatifs à l'aide d'un autre procédé qui consiste à réduire à l'état de pulpe le tissu fibreux en laissant intacts les nerfs et les vaisseaux. Nulle part il n'a pu

apercevoir ces vaisseaux. Bourceret les a cherchés par la dissection et a vu des
dispositions qui de prime abord lui faisaient croire à une anastomose directe
entre les artères et les veines : un vaisseau, partant nettement d'une artère,
arrive à la rencontre d'un autre vaisseau partant d'une veine et paraissant
s'anastomoser par inosculation ; ces vaisseaux, visibles à l'œil nu, ont de $0^{mm},1$
à $0^{mm},15$ de diamètre ; même à la loupe on peut s'y méprendre.... mais en
faisant une coupe l'auteur s'est aperçu qu'à l'endroit même où les vaisseaux
paraissent s'anastomoser par inosculation ils s'enfonçaient accolés l'un à l'autre
dans la profondeur des tissus. Cette prétendue inosculation n'était donc en
réalité qu'une illusion d'optique, mais c'est seulement avec la plus grande
attention qu'on peut découvrir l'erreur et qu'on évite de prendre cette disposition pour une anastomose transversale.

Partout où l'on décrit des communications directes entre les artères et les
veines, Bourceret n'a rencontré que de *fausses anastomoses,* c'est-à-dire des
apparences d'anastomoses qui se réduisaient à l'accolement de troncs vasculaires
sur une certaine étendue ou bien sur un point où ils se croisaient en divergeant
ou en changeant de direction.

Mais, si cette disposition n'existe pas, ces recherches n'en établissent pas moins
que, dans certains organes placés sur les dernières limites de l'économie, et
exposés à des refroidissements notables, il existe une circulation *spéciale* destinée à combattre les causes tendant à abaisser leur température. Divers auteurs
et Sappey en particulier (*loc. cit.*) ont insisté sur la vascularité considérable
des extrémités. Cette circulation spéciale de la main est caractérisée : 1° par
le volume des artères, hors de proportion avec la nutrition des tissus ; par leur
calibre qui reste sensiblement le même de la première phalange à la dernière
où elles se divisent en une masse vasculaire ; 2° par la présence de veines
presque aussi volumineuses au niveau de la dernière phalange qu'au niveau
de l'arcade ; 3° comme intermédiaire, il existe des capillaires particuliers.

Telle est la circulation propre aux extrémités du membre supérieur. Elle
a évidemment une destination particulière.

Pour le prouver, Bourceret passe en revue les caractères spéciaux que présente la circulation de la main. Outre le volume des artères et des veines que
nous avons mentionné ci-dessus, l'auteur montre qu'en injectant dans l'artère
humérale une matière grossière telle que le suif coloré par le vermillon, on voit
que l'extrémité des doigts rougit avant les autres parties de la main ou de
l'avant-bras. Dans ce cas, en effet, la matière à injection ne passant pas d'emblée
dans les fins capillaires se porte tout d'abord vers les points où elle éprouve le
moins de résistance, c'est-à-dire vers les plus gros vaisseaux capillaires. C'est
là ce qui arrive en effet dans les parties latérales des éminences thénar et hypothénar, ainsi qu'à la pulpe digitale, ce qui permet de conclure que c'est en ces
points qu'existent les capillaires les plus gros.

Reprenant l'expérience de M. Vulpian, il a injecté dans l'artère humérale de
la poudre de lycopode préalablement agitée dans l'eau ; ensuite il l'a fait suivre
d'une seconde injection à la gélatine colorée par le carmin. Cette deuxième injection ayant chassé la première devant elle, il a trouvé, après refroidissement,
dans les veines, de petits cylindres de gélatine remplis de spores de lycopode.
Cette expérience confirme la donnée anatomique et montre qu'il existe des
communications spéciales entre les artères et les veines permettant le passage
de corpuscules ayant un diamètre de $0^{mm},05$.

Ces recherches semblent démontrer qu'il existe dans la main deux sortes de circulations :

La première, nutritive, mesurée en quelque sorte par la quantité de sang que donnent les artérioles grêles fournies par les branches des arcades palmaires superficielle et profonde, et par les collatérales des doigts; et d'autre part par ces veinules qui accompagnent les arcades superficielles, veinules de nutrition.

Deuxièmement, une circulation tout à fait différente, fournie par des artères nombreuses et volumineuses, par des veines également considérables, émanant des capillaires spéciaux.

Ce serait là une circulation fonctionnelle, dont le but serait surtout d'amener aux extrémités digitales une quantité de sang suffisante pour entretenir la chaleur de la main. C'est une *circulation spéciale des extrémités;* elle ne se trouve pas seulement à la main; elle existe également au pied, dans certains points de la face, avec des caractères identiques.

En réunissant un grand nombre de faits concernant les circulations locales, Bourceret a pu arriver à préciser les rapports des artères et des veines. La conception classique de ces connexions a été la suivante jusqu'aujourd'hui : dans son trajet, l'artère est accompagnée de deux veines satellites qui la suivent jusqu'à sa division en capillaires; exemple : humérale, radiale, collatérales des doigts, etc., sauf les gros troncs, l'axillaire, l'iliaque, la fémorale, etc. Cependant les exceptions à ces règles générales sont nombreuses : l'artère faciale n'a qu'une veine satellite.

Pour Bourceret, c'est la fonction qui paraît régler les rapports des artères et des veines. Si l'on examine, dit-il, la distribution de l'artère et de la veine faciales, on voit : 1° que certaines branches sont régulièrement accompagnées de deux veines satellites (ce sont les vaisseaux exclusivement destinés à la nutrition) ; 2° que d'autres branches artérielles sont plus ou moins fidèlement accompagnées d'une seule veine; 3° que d'autres branches artérielles et veineuses ne paraissent affecter entre elles aucun rapport. Ce ne sont pas là de pures coïncidences, mais des dispositions régulières, constantes, en rapport avec des destinations multiples de l'artère et de la veine.

Si nous prenons, comme autre exemple de l'influence de la fonction des vaisseaux, l'artère hypogastrique, nous voyons que toutes les branches pariétales (vaisseaux de nutrition) sont accompagnées de deux veines satellites, tandis que les branches viscérales qui ont, outre la nutrition, d'autres fonctions à desservir, présentent, suivant les organes auxquels elles se rendent, une disposition veineuse différente; et cela quel que soit le calibre des branches de l'hypogastrique.

Voici d'après l'auteur (*op. cit.*, p. 77) quelques exemples de la classification qu'il propose en s'appuyant sur la fonction des vaisseaux :

1° Toute artère, ayant la nutrition comme unique fonction à remplir, a toujours deux veines satellites (type classique) ; exemples : tissu cellulaire, graisseux, musculaire, etc.

2° Toute artère non accompagnée de veines satellites a une fonction spéciale (outre la nutrition) et communique avec un système de capillaires ou de veines particulier, constant, fixe. Le sang fourni par l'artère ne se jette pas, comme on le dit actuellement, au hasard dans les vaisseaux voisins. Exemple : collatérales des doigts et des orteils; bouquets artériels des éminences thénar et hypothénar; artères superficielles de la plante des pieds; certaines artères de la face, de la mamelle, etc. ; artères du cerveau, sinus.

3° Toute artère accompagnée d'une seule veine a aussi, outre la nutrition, une fonction spéciale; souvent cette veine ne suit pas rigoureusement le trajet de l'artère; dans le thorax et dans l'abdomen, cette veine n'a pas de valvules. Exemple : artères du tronc cæliaque et veine porte; artère pulmonaire, veines pulmonaires; artères coronaires, veine coronaire.

III. Développement des vaisseaux. A l'article Capillaires le lecteur trouvera le résumé des recherches déjà anciennes de Schwann, de Kölliker et de Robin, sur le mode de développement des capillaires. Mentionnons, en premier lieu, les résultats peu nombreux que nous possédons sur les artères proprement dites.

Jeannette B. Greene (de New-York [*the American Journal of Obstetrics and Diseases of Women and Children*, vol. XV, avril 1882]) décrit de la façon suivante la formation des artères dans la caduque cataméniale (*decidua menstruale*) :

Les artères seraient au début des cordons de cellules embryonnaires ou indifférentes. Plus tard, les éléments qui occupent l'axe du cordon se creuseraient de vacuoles; d'autres formeraient une couche aplatie et constitueraient le revêtement endothélial, tandis que les cellules externes s'allongeraient et prendraient une disposition circulaire. Ces dernières seraient les premières traces la couche de musculaire.

Quant au développement des capillaires, nous distinguerons deux cas : en premier lieu, nous considérerons l'extension des vaisseaux par bourgeonnement, et la croissance des capillaires nouveaux. En second lieu, nous examinerons leur mode d'apparition chez l'embryon.

D'après les premiers observateurs, les capillaires proviendraient de cellules plasmatiques non anastomosées, d'abord pleines et se creusant plus tard d'une lumière centrale (*voy.* Capillaires). Golubew (*Arch. f. mikrosc. Anatomie*, 1869, p. 49), Rouget (*Arch. de physiol.*, 1873, p. 603), Ranvier et Arnold, sont arrivés à des résultats différents en examinant la queue des têtards. L'extension des vaisseaux dans un organisme qui est en plein accroissement se fait par bourgeonnement des vaisseaux existants. D'un capillaire, dans lequel le sang circule déjà, part un bourgeon plein de protoplasma, qui plus tard se creuse et s'unit aux bourgeons voisins.

Hoyer, Auerbach, Aeby, Eberth et d'autres, ont démontré que les capillaires normaux et pleinement développés ont leurs parois limitées par des plaques nucléées et constituant par leur juxtaposition une membrane continue. Stricker a établi, d'un autre côté, que les capillaires se développent dans la queue des têtards en forme de bourgeons solides et de cordons, se canaliculant plus tard et se transformant ainsi en tubes. Comment ce cordon protoplasmatique qui est plein à l'origine peut-il se creuser d'un canal, dont la limite interne est constituée de cellules juxtaposées?

J. Arnold (*Virchow's Archiv*, 1871) étudia d'abord le développement des vaisseaux sanguins pendant la régénération de la queue des têtards.

En premier lieu, on voit se produire sur les capillaires de la queue avoisinant la plaie une série de *bourgeons*, implantés par une base large sur le vaisseau et se terminant par une pointe aiguë à l'extrémité opposée. La forme de ces bourgeons est triangulaire. Ces bourgeons vasculaires se trouvent tantôt au bout du vaisseau, tantôt sur ses côtés, et, dans ce dernier cas, forment un angle plus ou moins ouvert avec le tronc originel. Ils se composent d'un protoplasma granuleux, tantôt nucléé, tantôt privé de noyau. La pointe est constituée par une série de granulations.

A côté de ces bourgeons on trouve en quantité des *filaments protoplasmatiques* qui sont reliés au capillaire par l'intermédiaire d'un bourgeon. Ils sont composés d'un protoplasma granuleux, nucléé ou non ; le noyau n'y manque pas, dès que le prolongement protoplasmatique a une certaine longueur et une certaine épaisseur. Près du capillaire le filament est généralement canaliculé.

Il existe une troisième forme caractérisée par un *arc protoplasmatique* étendu d'un capillaire à un autre. La substance fondamentale de cet arc est un protoplasma granuleux nucléé ou non. L'arc peut être canaliculé aux deux bouts ou quelquefois au centre seulement.

Arnold explique ces formations de la façon suivante : ces bourgeons débutent par un épaississement de la paroi prenant une forme triangulaire. Il consiste essentiellement en une accumulation de granules protoplasmatiques. Tant que les bourgeons sont petits, ils ne possèdent pas de noyau. Ordinairement le bourgeon devient un cordon protoplasmatique avant qu'il se creuse d'un canal. Les cordons protoplasmatiques résultent d'un épaississement du filament de protoplasma, grâce à une accumulation de granulations dans le sens de la largeur. Au fur et à mesure qu'il se creuse d'un canal, les particules centrales du cordon se détachent et sont emportées par le courant. Les arcs protoplasmatiques proviennent le plus souvent de la réunion bout à bout de deux filaments se développant l'un en regard de l'autre. Arnold n'a pas pu observer de division dans les noyaux des bourgeons, des arcs ou des filaments protoplasmatiques. Il a toujours vu les noyaux séparés les uns des autres par des distances plus ou moins grandes ; jamais d'amas de noyaux.

L'auteur résume de la façon suivante son opinion sur le développement des vaisseaux dans la queue des têtards en train de se régénérer : 1° accumulation de granulations en séries; 2° croissance en largeur et en longueur de ces séries ; 3° le bourgeon ou l'arc commence à se creuser d'un canal, le plus souvent à l'endroit de son union avec le capillaire, quelquefois au centre.

En comparant ensuite à ce processus le mode de développement des vaisseaux dans la cornée irritée expérimentalement, ainsi que dans le corps vitré des jeunes veaux, Arnold (*Virchow's Arch.*, 1872, vol. LIV), trouva que les capillaires s'établissent partout d'après le même type. Le début est marqué par la formation de bourgeons pleins, qui se creusent ensuite d'une lumière. Les canaux sont d'abord des conduits à parois protoplasmatiques qui se segmentent en plaques nucléées. La tunique adventice des petits vaisseaux (périthélium d'Eberth) se développe aux dépens du tissu conjonctif voisin. Par conséquent, Arnold estime que la couche endothéliale seule des vaisseaux participe au bourgeonnement ; elle seule est capable de produire des bourgeons protoplasmatiques qui plus tard s'individualiseront en tube endothélial du nouveau capillaire. Le reste de la paroi est fourni par les tissus environnants.

Chez les Mammifères l'accroissement des vaisseaux se ferait également, selon Ranvier (*loc. cit.*, p. 443), par des bourgeons terminaux partant des vaisseaux et munis de prolongements filiformes semblables à ceux des vaisseaux de la queue des têtards. Ces bourgeons sont d'abord pleins, puis ils deviennent perméables dans leur centre et se creusent d'un bout à l'autre pour recevoir le sang.

Cependant ce processus se compliquerait, chez certains mammifères (jeunes lapins), par le développement de réseaux capillaires nouveaux, se produisant d'une façon indépendante des capillaires anciens.

Knauff (*Centralblatt*, n° 36, 1867) a décrit sous le nom de nodules lymphatiques certaines taches arrondies se présentant sous la forme de points opaques dans l'épiploon du lapin. C'est sur ces taches que Ranvier a porté ses investigations

En effet, Ranvier (*Du développement et de l'accroissement des vaisseaux sanguins*. In *Archives de physiologie*, 1874) a étudié la formation des capillaires dans ces mêmes taches circulaires ou allongées, de couleur opaline, de 1, 2 ou 3 millimètres de diamètre, qu'on trouve dans le grand épiploon du lapin, du rat, du cochon d'Inde, etc. Il les a désignées, à cause de leur couleur, sous le nom de *taches laiteuses*. Il y en a de deux sortes : les unes vasculaires, d'autres ne renfermant pas de vaisseaux. Ces dernières sont constituées par une couche endothéliale qui tapisse les deux faces et par des faisceaux connectifs entre lesquels se trouvent des cellules de nature différente. Celles-ci sont en effet de trois espèces : 1° des cellules lymphatiques; 2° des cellules connectives semblables à celles de la trame du grand épiploon; des cellules différentes de ces dernières par leur forme, leur étendue et leurs réactions, et qu'il a appelées *cellules vaso-formatives*. Laissant de côté les deux premières espèces, nous ne nous occuperons que de la dernière, qui, selon Ranvier, forme les premiers rudiments des vaisseaux sanguins. Le lapin adulte ne possède plus de cellule vaso-formative dans ses taches laiteuses. Il faut examiner de jeunes lapins de quinze jours, de 4, 5 et 6 semaines, pour les observer. Dans ces conditions, les cellules vaso-formatives des taches laiteuses, non vasculaires encore, se montrent comme des corps irrégulièrement branchus, finement granuleux et très-réfringents. La dimension de ces cellules, le nombre et la disposition de leur prolongements, sont très-variables. Les branches sont souvent anastomosées les unes avec les autres pour former un réseau. Ce réseau, sur certaine tache laiteuse où le sang ne pénètre pas encore, représente un réseau capillaire et couvre toute l'étendue de la tache. Quelle est la structure de ces réseaux vaso-formatifs? Sur les préparations colorées au carmin et après l'action du liquide de Müller, le corps de ces réseaux paraît formé par des branches cylindriques anastomosées les unes avec les autres, à la manière des capillaires sanguins. Les branches terminales sont le plus souvent munies de pointes, comme en portent les bourgeons terminant des capillaires en voie de croissance. Au milieu du protoplasma granuleux, qui forme la masse de toutes les branches des réseaux vaso-formatifs, sont disposés des noyaux cylindriques allongés en forme de bâtonnets dans le sens de l'axe de la branche qu'ils occupent. Ces noyaux ont souvent une de leurs extrémités un peu plus large que l'autre; quelques-uns sont en forme de bissac et présentent des signes de division prochaine; d'autres sont disposés par paires, signes d'une division qui s'est effectuée depuis peu; tous sont fortement réfringents et avides de carmin. Tels sont les réseaux qui sont destinés à faire des réseaux capillaires, dès qu'une branche vasculaire voisine venue de plus loin se sera mise en rapport avec eux. Mais quel est le mode de cet abouchement et de quelle façon les capillaires déjà existant forment-ils des pointes d'accroissement?

Thin (*Quarterly Journal of Microscop. Science*, 1876) a étudié à cet effet le développement des vaisseaux sur des fœtus de souris, à l'aide de l'acide osmique.

En examinant les os du crâne ou les autres tissus, il vit que les saillies coniques qui coiffaient des capillaires sont composées d'une substance amorphe placée entre les faisceaux de tissu conjonctif. Elles réfractent la lumière autrement que le tissu conjonctif lui-même. Leurs relations avec les parois vasculaires sont tout autres que celles du tissu conjonctif. Elles ne contiennent pas de noyau et ne constituent pas un stade quelconque d'une formation cellulaire. On voit les globules nucléés du fœtus engagés à travers un trou de la paroi vasculaire et pénétrant en partie dans l'une de ces saillies. L'auteur trouve que ces saillies sont constituées par un plasma riche en matière fibrinogène.

Quant aux parois de ces saillies, elles montrent de larges cellules fusiformes à noyaux multiples. Sur les fœtus de souris, Thin n'est pas parvenu à isoler l'épithélium des capillaires en voie de développement, mais il a pu le faire avec succès sur les vaisseaux de la cornée irritée expérimentalement. M. Ranvier a montré que sur la section transversale d'un tendon la présence d'un noyau dans un réseau ramifié ne prouve pas que le réseau constitue un système de cellules anastomosées. De même, ajoute Thin, quand on a fait des préparations du grand épiploon après coloration au carmin ou au picrocarminate, on obtient des aspects représentant la cellule vaso-formative de Ranvier, c'est-à-dire, on voit dans une substance fondamentale à peine colorée une figure étoilée rouge pâle, et plus profondément on aperçoit des noyaux. Cette apparence ne prouve nullement que l'on ait affaire à une cellule. Les figures étoilées forment les parois de la masse et contiennent les noyaux, tandis que l'intérieur est occupé par une substance finement granuleuse possédant une réfraction différente.

Par divers procédés l'auteur pense s'être assuré que la *cellule vaso-formative* ne représente qu'un espace ramifié, placé dans l'intervalle des faisceaux du tissu connectif qui constituent l'épiploon des jeunes lapins. Ces espaces ramifiés existent dans toute l'étendue de l'épiploon, même en dehors des taches laiteuses.

L'auteur donne une série de figures coloriées à l'appui de ces explications. On voit que Ranvier et Thin sont d'accord pour la description des faits, mais diffèrent quant à l'interprétation : l'un regarde comme cellule vaso-formative ce qui, pour l'autre, ne constitue qu'un *espace*. En se servant du carmin, il est possible de distinguer dans les parois limitant l'espace ramifié des noyaux allongés entourés d'une substance finement granuleuse. Celle-ci se continue par des prolongements qu'on peut suivre facilement, puisqu'ils réfractent la lumière autrement que le tissu ambiant. On reconnaît ainsi avec évidence tous les caractères des cellules fusiformes.

Cette apparence change quand on traite la pièce par l'acide osmique très-faible. Au lieu d'une figure rouge contenant des noyaux sur un fond incolore, on obtient un dessin incolore sur un fond à peine coloré dont les parois renferment des cellules fusiformes.

Quand on teint la préparation par la purpurine et qu'on l'examine dans la glycérine, l'espace ramifié est peu apparent, mais les cellules fusiformes deviennent très-distinctes. On aperçoit, en outre, dans l'intérieur de l'espace ramifié, des cellules lymphatiques qui fixent très-bien la matière colorante. Ces espaces s'élargissent avant de se mettre en communication avec les vaisseaux sanguins et renferment un liquide qui diffère de la lymphe existant normalement dans les interstices du tissu conjonctif. L'auteur croit que le liquide contenu dans ces espaces se rapproche du plasma sanguin, et, quand il y en a suffisamment d'accumulé dans leur intérieur, la communication s'établit avec un vaisseau sanguin voisin. En injectant au bleu de Prusse les vaisseaux sanguins, l'auteur a vu que la matière à injection abandonne ces derniers pour pénétrer dans les espaces ramifiés. Il en conclut qu'il existait déjà une communication entre les espaces ramifiés et les capillaires avant que les éléments figurés du sang eussent pu y pénétrer. Dès que toutes les parties constituantes du sang y arrivent, le nombre et le volume des cellules fusiformes formant les parois augmentent rapidement. Thin ajoute que ces observations s'accordent avec celles qu'il a instituées pour étudier le développement des vaisseaux dans les tissus enflammés.

Ajoutons encore à ces résultats contradictoires les recherches de G. et F.-E. Hoggan (*Journal Roy. Micr. Society*, vol. III) sur le développement des vaisseaux observés dans le ligament large de la souris et du rat au début de la gestation. Les nouveaux capillaires se formeraient à l'aide des *cellules migratrices*. Mues par un instinct admirable, celles-ci viendraient se mettre en relation avec le vaisseau déjà existant, s'allongeraient et se creuseraient d'une lumière centrale pour recevoir le sang.

IV. Formation des premiers vaisseaux. — Les premiers embryologistes, et von Baer en particulier, pensaient que le cœur en se contractant et en chassant le liquide qu'il contenait le forçait à se frayer un passage à travers les espaces situés dans l'intervalle des éléments du mésoblaste. Ces derniers limitaient ainsi le courant sanguin et devenaient les vaisseaux. Remak (*Untersuchungen über die Entwickelung der Wirbelthiere*. Berlin, 1855) établit le premier que les vaisseaux prenaient naissance dans la portion périphérique du feuillet moyen; ils apparaîtraient sous forme de cylindres foncés anastomosés en réseau. Ceux-ci deviendraient des canaux occupant d'abord le bord de l'aire germinative et leurs parois seront formées d'une assise cellulaire unique. Pour Remak, les vaisseaux sanguins sont, par suite, des tubes intercellulaires.

Afanassieff (*Wien. Sitz.-Berichte*, vol. LIII, 1866) n'étudia pas la formation des vaisseaux sanguins dans l'aire opaque, mais examina l'aire transparente en admettant que le processus devait être analogue dans l'une et l'autre. Il trouve que les vaisseaux apparaissent sous forme de tubes creux. En effet, il croit voir dans le feuillet moyen des organes vésiculeux provenant probablement des cellules devenues creuses. Dans la paroi de ces vésicules se trouveraient des noyaux et des saillies protoplasmiques. Ces parois pousseraient des prolongements en dedans et en dehors et se mettraient en relation avec ceux des vésicules voisines. Entre les vésicules resteraient des lacunes qui s'anastomoseraient entre elles et dans lesquelles arriveraient les globules sanguins. Ceux-ci ne seraient que des produits de la paroi des vésicules et s'en sépareraient par étranglement.

His (*Untersuchungen über die erste Anlage des Wirbelthierleibes*, Leipzig, 1868, et *Archiv f. Anat. u. Entwickelungsgeschichte*, vol. I, 1875) fait provenir le sang et les vaisseaux du vitellus blanc (parablaste [*voy.* Embryonnaires]). Certaines portions du vitellus blanc forment des amas cellulaires (îlots sanguins), limités par d'autres masses qui se mettraient en relation avec les éléments archiblastiques. Ces dernières, d'abord pleines, se creuseraient de cavités et les globules sanguins y pénétreraient par migration. Une fois arrivés dans le mésoblaste, les tubes endothéliaux (parablastiques) s'entoureraient d'éléments archiblastiques qui compléteraient la paroi vasculaire. C'est de cette façon que le *feuillet vasculaire* d'origine parablastique s'étendrait dans tout le corps embryonnaire et que le tissu conjonctif y pénétrerait avec lui.

Klein (*Wien. Sitz.-Bericht.*, vol. LXIII, 1871) pense que les vaisseaux sanguins proviennent de certaines cellules du feuillet moyen, grâce à la formation de *vacuoles* dans leur intérieur. Ces vacuoles s'agrandissent, le protoplasma cellulaire devient de plus en plus mince et constitue la paroi de la vésicule. En même temps le noyau se divise et les éléments qui en résultent forment un revêtement complet à la paroi interne (*vésicule endothéliale*). Cette dernière pousse, dans leur intérieur, des bourgeons qui se détachent pour constituer les globules sanguins, tandis que la paroi externe produit des prolongements qui, en s'anastomosant avec ceux qui viennent des vésicules voisines, constituent le réseau des vaisseaux sanguins. Ceux-ci dériveraient ainsi d'espaces *intra-cellulaires*.

Selon Gœtte (*Arch. f. mikr. Anat.*, vol. X, 1873), les vaisseaux sanguins se constitueraient par l'écartement des éléments cellulaires et par l'interposition d'un liquide. Par suite, ils représenteraient des espaces intercellulaires.

Pour Balfour (*Quarterly Journal of Mikroscop. Science*, 1873, et *Éléments d'embryologie*, 1877), les vaisseaux sanguins du poulet ne se montrent pas à l'état d'espaces libres, de canaux séparant des cellules adjacentes du mésoblaste, mais ils sont creusés dans la substance même du protoplasma des cellules. Dans l'aire transparente du poulet, on verrait un grand nombre de cellules du mésoblaste émettre des prolongements s'unissant les uns aux autres et former par leur union une sorte de réseau de protoplasma, présentant des noyaux aux points où les prolongements ont commencé. Ces noyaux se multiplient avec rapidité et se transforment en globules sanguins, qui ne seraient pas des cellules, mais de simples noyaux. Le protoplasma au sein duquel sont englobés les noyaux centraux se liquéfie, tandis que le protoplasma qui entoure les noyaux centraux ainsi que celui qui constitue les prolongements reste granuleux, tout en augmentant de volume, et forme une enveloppe aux noyaux non modifiés qui y sont inclus.

Par suite de l'élargissement progressif des prolongements, de la liquéfaction de leur portion centrale, et par l'augmentation correspondante du nombre des cellules à noyaux qui les enveloppent, le réseau de protoplasma se trouve transformé en un système de tubes anastomosés dont les canaux contiennent à la fois des globules sanguins et du plasma, et dont les parois sont constituées par des cellules fusiformes pourvues de noyaux.

Ranvier (*Traité technique*, p. 639) décrit différemment encore la formation des vaisseaux qui apparaissent dans les îlots sanguins de la zone pellucide. « Le réseau capillaire est d'abord constitué simplement par des cellules; ces cellules s'unissent les unes avec les autres pour former des cordons pleins, anastomosés entre eux. Aux points d'anastomose, points nodaux, le nombre de noyaux est considérable, tandis qu'il est faible dans les autres parties; il y a même des branches anastomotiques qui paraissent constituées par des bras protoplasmiques sans noyaux.

« C'est généralement dans les points nodaux que se produisent les premières cavités vasculaires et les îlots sanguins. Les premières cavités vasculaires sont d'abord des creux remplis de liquide qui s'agrandissent et s'allongent pour canaliser les branches du réseau. Les noyaux et le protoplasma refoulés à la périphérie constituent les premiers éléments de la paroi du vaisseau. Ces éléments, agissant à la manière des cellules glandulaires, sécrètent un liquide, premier plasma du sang, qui distend peu à peu les branches du réseau pour leur donner le diamètre considérable dont nous avons parlé ». .

Quel est maintenant le feuillet embryonnaire aux dépens duquel se constituent ces cordons pleins? C'est Disse qui a le mieux étudié cette question.

Disse (*Die Entstehung des Blutes u. der ersten Gefässe in Hühnerei*. In *Arch. f. mikr. Anat.*, 1879) décrit les amas cellulaires qui apparaissent dans le mésoblaste ou mésoderme de l'aire opaque sous forme de masses irrégulières et il les regarde comme les organes formatifs du sang et des vaisseaux. Ils se trouvent uniquement dans le mésoblaste et dans les limites de l'aire opaque. Leur origine date de la première moitié ou du milieu du second jour chez le poulet. Ils existent déjà avant que le mésoblaste se soit divisé en feuillet fibro-intestinal et fibro-cutané, par conséquent avant la constitution de la cavité pleuro-péritonéale. Dès que cette délamination s'étend au mésoblaste de l'aire opaque, on voit se former le sang et les parois des vaisseaux.

A cet effet, le feuillet fibro-intestinal s'applique librement et parallèlement par-dessus le bourrelet germinatif; les cellules qui le constituent forment à cette époque une assise unique d'éléments fusiformes, tandis que le mésoblaste ne montre que des cellules arrondies avant l'établissement de la cavité pleuro-péritonéale. Cependant, il faut noter qu'il reste sous le feuillet fibro-intestinal de l'aire opaque des *amas de cellules rondes reliées par des éléments fusiformes*.

Ces amas cellulaires sont contigus au vitellus du bourrelet germinatif et séparent ce dernier du feuillet fibro-intestinal. His avait déjà appelé l'attention sur cette couche cellulaire qu'il désignait sous le nom de *feuillet vasculaire*, tandis que Disse se borne à la dénommer *plaque vasculaire*, comprenant *toutes les cellules et les amas cellulaires situés sous le feuillet fibro-intestinal*. Cette plaque ne constitue pas un feuillet ou une membrane continue; par suite, elle possède des lacunes, et à cette époque elle ne s'étend pas au delà de l'aire opaque. Partout où elle existe, elle est sus-jacente au bourrelet germinatif.

Bientôt on voit se produire des changements du côté de la face profonde : en effet, une deuxième assise de cellules fusiformes circonscrit chaque amas cellulaire et le sépare du vitellus, tandis que les bords de cette assise se fusionnent avec le feuillet fibro-intestinal. C'est ainsi que les cellules rondes se trouvent situées dans des espaces creux, limités en haut par le feuillet fibro-intestinal et en bas par les cellules fusiformes de la plaque vasculaire.

Ces observations montrent que les premiers vaisseaux prennent naissance sous forme d'espaces creux, de lacunes, qui résultent de la fusion de la plaque vasculaire avec le feuillet fibro-intestinal. Partout où se trouvait un amas de cellules arrondies dans le mésoblaste il n'existe plus qu'une lacune dont les bords sont limités par le feuillet fibro-intestinal et la plaque vasculaire soudés l'un à l'autre.

L'auteur compare les rapports de ces deux membranes à deux feuilles de papier superposées, dont l'inférieure est percée de trous arrondis. En collant les deux feuilles sur leurs bords, ainsi qu'à la circonférence des trous, on obtiendra un système de canaux anastomosés, dont les mailles ont la forme de cercles. Si l'on place le tout sur un fond sombre, les interstices qui existent entre les canaux paraissent foncés et les canaux restent clairs. Il en est de même des rapports de la plaque vasculaire et du feuillet fibro-intestinal. Le fond est constitué par le vitellus du bourrelet germinatif. Celui-ci remplit les endroits où se fait la fusion de ces deux membranes.

En d'autres termes, la fusion de la plaque vasculaire et du feuillet fibro-intestinal se fait sur des espaces en forme d'anneaux cellulaires, dits îlots de substance (*Substanzinseln* des divers auteurs). Le système de canaux ramifiés paraît répandu dans l'intervalle de ces îlots de substance.

Cependant les endroits épaissis du feuillet fibro-intestinal, c'est-à-dire des anneaux cellulaires (*Zellenringe*), s'étendent au delà de l'aire opaque jusque dans la région postérieure de l'aire transparente. Par conséquent, on voit la *plaque vasculaire* se répandre plus vite dans l'aire transparente que les îlots sanguins fusiformes et arrondis. C'est dans ces espaces préformés que se fera la progression du sang qui a pris naissance dans l'aire opaque.

Disse confirme ainsi les données de Kölliker qui dit que le premier sang apparaît sous forme de cordons cellulaires pleins. Plus tard ceux-ci se creusent d'un canal. Le mode de formation de ces canaux se fait, grâce à la jonction du feuillet fibro-intestinal et des cellules qui se trouvent au-dessous de ce feuillet. Autrement dit, les vaisseaux s'établissent aux dépens du feuillet fibro-intestinal qui constitue la paroi vasculaire supérieure et à l'aide de la plaque ou feuillet vasculaire qui donne la paroi inférieure.

Le cœur prend naissance d'une façon analogue. A cet effet, le feuillet fibro-intestinal forme de chaque côté de la ligne médiane un pli dont la concavité est tournée vers l'hypoblaste. Le feuillet vasculaire prend part également à la constitution de ce pli, et, au fur et à mesure que celui-ci se contourne en forme de cercle pour se fermer, le feuillet vasculaire reste inclus dans l'anneau. C'est ainsi que le feuillet vasculaire fournit le canal endothélial, et le feuillet fibro-intestinal les muscles du cœur.

Au début de la formation des autres vaisseaux, le feuillet vasculaire a également la forme de la moitié d'un anneau, qui se ferme plus tard, et qui sera entouré par le feuillet fibro-intestinal. Celui-ci y produira de même la tunique musculaire.

E. RETTERER.

BIBLIOGRAPHIE. — **Structure des vaisseaux.** — BICHAT. *Anatomie générale.* — EBERTH. *Manuel de Stricker*, trad. anglaise. New-York, 1875. — HORTOLÈS. *Recherches sur le glomérule et les épithéliums du rein.* In *Archives de physiologie normale et pathologique*, 1881. — RANVIER. *Membranes muqueuses et système glandulaire.* In *Journal de micrographie*, mars 1885. — RENAUT (J.). *Note sur la forme de l'endothélium des artérioles, des veinules et des capillaires sanguins.* In *Archives de physiologie*, 1881. — Du même. *Note sur l'anatomie générale de l'endartère.* In *Bull. de la Soc. de biol.*, 27 avril 1878, et *Gaz. médicale.* — SAPPEY. *Anatomie descriptive.* — RETTERER et ROBIN (Ch.). *Sur la distribution des fibres élastiques dans les parois artérielles et veineuses.* In *Journal de l'anatomie et de la physiologie*, 1884. — LOUSE. *La structure des veines.* Thèse inaugurale, n° 271, 1880. — DE BLAINVILLE. *Cours de physiologie*, 1833. — STIEDA (L.). *Ueber quergestreifte Muskelfasern in der Wand der Lungenvenen.* In *Archiv für mikroscop. Anatomie*, 1877. — BOURCERET (P.). *Circulations locales. La Main.* Paris, Doin, 1885.

Développement. — GREENE (Jeannette B.). *The American Journal of Obstretrics and Diseases of Women and Children*, vol. XV, avril 1882. — GOLUBEW. In *Arch. f. microscop. Anatomie*, 1869, p. 49. — ROUGET. *Archives de physiologie*, 1873. — ARNOLD (J.). *Entwickelung der Blutcapillaren.* In *Arch. de Virchow*, 1871 et 1872. — RANVIER. *Du développement et de l'accroissement des vaisseaux sanguins.* In *Archives de physiologie*, 1874. — THIN. *On Formation of Blood Vessel.* In *Quarterly Journal of Microscop. Sciences*, 1876. — REMAK. *Untersuchungen über die Entwickelung der Wirbelthiere.* Berlin, 1855. — AFANASSIEFF. *Wien. Sitz.-Ber.*, vol. LIII, 1866. — HIS. *Untersuchungen über die erste Anlage des Wirbelthierleibes.* Leipzig, 1868, et *Archiv f. Anat. und Entwickelungsgeschichte*, vol. I, 1875. — GŒTTE. In *Arch. f. mikr. Anat.*, vol. X, 1873. — BALFOUR. *Quarterly Journal of Microscop. Science*, 1873. — DISSE. *Die Entstehung des Blutes und der ersten Gefässe im Hühnerei.* In *Arch. f. mikrosc. Anatomie*, 1879.

E. R.

VAISSEAUX COURTS. *Voy.* CŒLIAQUE.

VAISYAS. Caste aryenne de l'Inde (*voy*. ACCLIMATEMENT, p. 277). L. Hn.

VAKANATTIE PUTTAY. D'après Ainslie, on désigne ainsi, dans les Indes, une écorce d'un goût légèrement âcre, que l'on emploie comme stimulant local dans les cas de rhumatisme. On délaye pour cela la poudre avec l'huile de Sésame.

BIBLIOGRAPHIE. — AINSLIE. *Mat. indica*, II, 446.   PL.

VAL-ANDRÉ (STATION MARINE [Côtes-du-Nord]). La plage, composée d'un sable fin, sans aucune espèce de galets, est très-unie, sans cavités, et tellement sûre que les baigneurs, les enfants mêmes, n'ont pas besoin d'être surveillés pendant leur séjour dans l'eau. Cette plage, entourée de bois et de prairies arrivant jusqu'au bord de la mer, a pour limite, au nord, la falaise de Château-Tangny. Les promenades et les excursions sont nombreuses et intéressantes, surtout lorsque la marée est basse et que l'on peut gagner les rochers de l'île du Verdelet; ceux qui désirent visiter Erquy ou le cap Fréhel trouvent des bateaux au port de Duhouet. La magnifique plage de Val-André est surtout fréquentée par les habitants du pays et des départements voisins. Ils y trouvent encore une vie abondante, à bon marché, et un calme inconnu dans beaucoup d'autres stations marines.   A. R.

VALCARENGHI (PAUL). Médecin du milieu du dernier siècle, fut associé aux colléges de médecine de Crémone, Ferrare, Brescia et Venise, premier professeur de médecine à l'Université de Pavie et à l'école palatine de Milan, membre de diverses académies, conseiller-médecin du duc de Modène, etc.; il pratiqua longtemps à Crémone et il a donné l'histoire des constitutions médicales de cette ville de 1734 à 1740 (Crémone, 1737, 1742, in-4° [Dezeim]). Nous citerons de lui :

I. *De aortae aneurysmate*, etc. Crémone, 1741, in-8°. — II. *Commentaria in Ebn Bitar tractum de malis limoniis*. Crémone, 1758, in-4°. — III. *De praecipuis febribus specimen practicum*, etc. Crémone, 1761, in-4°.   L. Hn.

VALDES (FERNANDO). Médecin espagnol du seizième siècle, né à Séville, fit ses études à Alcala de Henares et y fut reçu docteur. Il obtint ensuite une chaire dans cette Université, puis alla occuper la première chaire de médecine à Séville. On a de lui :

De la utilidad de la sangria en las viruelas y otras enfermedades de los muchachos. Sevilla, 1583, in-4°.   L. Hs.

VALDIERI OU **VAUDIER** (EAUX MINÉRALES DE). *Hyperthermales, mésothermales, protothermales, ou athermales, amétallites ou ferrugineuses faibles, carboniques, azotées ou sulfureuses faibles.* En Italie, dans la province de Cuneo (Coni). Le climat de Valdieri est tempéré pendant la saison qui commence le 20 juin et finit le 15 septembre; le thermomètre n'indique pas plus de 20 degrés centigrade pendant les heures chaudes du jour, et descend rarement pendant la nuit au-dessous de 12 degrés centigrade, ce qu'explique l'orientation de la vallée qui est complétement à l'abri des vents du nord. Un grand nombre de sources émergent d'une roche formée de gneiss quartzeux, et leurs griffons seraient aisément multipliés par de nouveaux sondages. Nous

indiquons seulement les sept sources les plus importantes dont on fait usage, et
qui suffisent amplement : *source Magnésienne, sources Saint-Martin* et *Saint-
Laurent, source Vitriolique, source des Anciennes-Boues, source des Poulets,
source Sainte-Lucie* et *source Cavour*. Les trois premiers griffons forment un
groupe distinct. Ils sont au pied du Matto, sur le bord de l'allée supérieure.
On les désigne sous le nom de *Sources d'en haut*. Il est probable qu'elles ont
une nappe commune ; elles émergent du roc dans un espace qui n'a pas plus de
15 centimètres de largeur. Leur eau coule en cascade, et reste longtemps exposée
à l'air avant d'être reçue dans des tuyaux qui la conduisent aux établissements.
Nous donnons l'analyse des sources Magnésienne, Saint-Martin, Saint-Laurent
et Vitriolique avec celle de la source Sainte-Lucie.

1° *Source Magnésienne* (*Acqua magnesiaca laxativa*). Cette source est
la plus au nord du groupe d'en haut ; elle est la moins abondante, et cependant
elle a deux griffons qui sortent par des ouvertures différentes. Leur eau donne
naissance à deux espèces de conferves. Le griffon de gauche forme une gelée
incolore au milieu, verte à la circonférence ; celui de droite forme un sédiment
blanc grisâtre, qui ressemble à de la barégine. Après un trajet de 40 centimètres, ces deux filets se réunissent et produisent des conferves, jaunâtres
d'abord, puis d'un vert d'autant plus éclatant, que l'on s'éloigne davantage de
leur point d'émergence. L'eau de la source Magnésienne est claire et très-
limpide, mais la saveur, l'odeur et la température des deux griffons, ne se ressemblent pas. Celui de droite est inodore, son goût est amer et ferrugineux, il
fait monter le thermomètre à 36 degrés centigrade, tandis que l'eau de celui
de gauche a une température de 53 degrés centigrade ; son odeur et sa saveur
sont hépatiques. L'eau de gauche n'a aucune influence sur les préparations de
tournesol, celle de droite est alcaline. De très-petites bulles de gaz s'échappent
de l'eau de gauche, il s'en dégage à peine de celle du côté opposé. La densité
de l'eau de la source Magnésienne est de 1,00001.

2° *Sources Saint-Martin* et *Saint-Laurent* (*Acqua solforosa termale di
S.-Martino e di S.-Laurenzo*). Quatre filets distincts sortent directement
du granit à 10 mètres plus au midi et forment les sources Saint-Martin et
Saint-Laurent. Un des quatre griffons est athermal ; il a son point d'émergence
à 6 mètres au-dessus des trois autres. Leurs eaux, qui se mêlent, coulent sur
une roche colorée en rouge ; elles laissent déposer une couche de 5 à 8 millimètres d'épaisseur de conferves ressemblant à des tomates écrasées, et dont la
trame est formée d'une matière gélatineuse d'un aspect particulier. Ces conferves, qui se forment progressivement, prennent à la fin du printemps leur
développement le plus complet. L'eau des sources Saint-Martin et Saint-Laurent
a les mêmes caractères que la source Magnésienne, mais sa température est de
69 degrés centigrade. Sa réaction est alcaline, et des bulles gazeuses, petites et
abondantes, mettent cent vingt secondes à monter à la surface. Sa densité est
de 1,00008.

3° *Source Vitriolique* (*Acqua vitriolica*). Son griffon est le plus au sud,
à 3 mètres du filet de droite des sources Saint-Martin et Saint-Laurent. Il a
1 centimètre de diamètre, et son eau sort de la même roche que la source
précédente. Son filet est mêlé à de l'eau froide, car il n'a que 21 degrés centigrade. Il n'a pas d'odeur et peu de goût ; il contient des bulles de gaz de deux
espèces : les unes, grosses, mettent dix secondes à monter à la surface d'un
verre ; les autres, petites, y arrivent au bout de quarante-cinq secondes. La

réaction de l'eau de la source Vitriolique est faiblement alcaline, sa densité est de 1,00006.

4° *Source des Anciennes-Boues (Acqua degli Antichi Fanghi).* Son eau émerge du même rocher que les sources Saint-Martin et Saint-Laurent, en face de l'intervalle qui sépare l'ancien établissement du nouveau, toujours du côté gauche du Gesso. Un tuyau la conduit à l'ancienne maison de bains. Aucune conferve ne naît sur les points du rocher avec lesquels elle est en contact; elle ne produit que plus loin des végétations verdâtres d'abord, puis d'un très-beau jaune. Elle ne diffère des sources précédentes que par sa réaction, qui est neutre, et sa température, qui est de 68 degrés centigrade. Sa densité et son analyse exacte n'ont point été publiées.

5° *Source des Poulets (Acqua dei Polli).* Son point d'émergence est à 25 mètres des sources Saint-Martin et Saint-Laurent, au même niveau et du même côté du torrent que la source précédente à laquelle elle ressemble. Seulement, sa température est de 65 degrés centigrade. Cette eau n'a pas été analysée.

6° *Source Sainte-Lucie (Acqua di Santa-Lucia).* Son griffon est sur la rive droite du Gesso, c'est surtout celui-ci qui a fait la réputation de Valdieri. Il émerge de bas en haut de la montagne de l'Étoile (la Stella), derrière le côté occidental de l'ancien établissement. L'eau arrive dans un réservoir de ciment. Son débit est seulement de 75 litres en une heure. On l'emploie en boisson ou en bains; elle est claire et limpide, mais de petits flocons grisâtres, onctueux au toucher, nagent à sa surface; aucun gaz ne semble s'en dégager. Sa réaction est neutre, sa température est de 54°,2 centigrade, celle de l'air étant de 14°,1 centigrade. Son odeur est à peine perceptible, mais sa saveur est franchement sulfureuse. Sa densité est de 1,0001. Peyrone et Crugnatelli ont trouvé dans 1000 grammes de l'eau de la source Magnésienne, des sources Saint-Martin et Saint-Laurent, de la source Vitriolique et de la source Sainte-Lucie, les principes suivants :

	SOURCE MAGNÉSIENNE.	SOURCES SAINT-MARTIN ET SAINT-LAURENT.	SOURCE VITRIOLIQUE.	SOURCE SAINTE-LUCIE.
Sulfate de soude.	0,05533	0,08736	0,05207	0,09625
Silicate de potasse.	0,01037	0,04190	0,05712	0,05550
— soude.	»	0,05298	»	0,04554
— chaux.	0,02188	0,00902	0,02120	0,00825
— magnésie.	0,50208	0,00082	0,00187	0,00006
Chlorure de sodium.	0,00981	0,05900	0,00773	0,01519
Oxyde de fer et de manganèse.	0,01300	0,00150	0,00080	0,00036
Alumine.		0,00200	0,00210	0,00174
Silice.	0,00872	0,02551		0,00597
Acide phosphorique. . . .	»	0,00078	»	0,00241
Substance organique. . . .	»	traces.	traces.	traces sens.
Iode, ammoniaque, acide apocrénique et brome. .	»	traces.	traces.	traces sens.
TOTAL DES MATIÈRES FIXES.	0,10119	0,24146	0,10100	0,25507
Gaz. { Acide carbonique. .	tr. indét.	»	»	»
— sulfhydrique.	»	0gr,00014	»	tr. sens. non dosées.

7° *Source Cavour.* Cavour fit, en 1857, une cure à Valdieri, et l'on donna son nom à une source découverte dans le sous-sol de l'établissement nouveau qu'elle alimente.

MODE D'ADMINISTRATION ET DOSES. Les eaux de Valdieri s'administrent en boisson, en bains d'eau et de vapeur, en douches ; les applications de boues et de conferves complètent la médication extérieure. Les eaux de toutes les sources peuvent être bues, mais ce sont celles des sources Sainte-Lucie et Magnésienne qui sont le plus souvent ingérées ; elles se prennent le matin à jeun, de quart d'heure en quart d'heure, quand elles sont bien supportées. On en éloigne ou on en diminue les doses, si elles occasionnent des pesanteurs d'estomac, des nausées, des douleurs de tête, etc. Les bains d'eau se donnent exclusivement avec les sources Saint-Martin et Saint-Laurent, ou avec la source Sainte-Lucie. Les bains de vapeur, alimentés par l'eau de la source des Poulets, ont une durée de dix à vingt minutes, et leur température oscille de 38 à 48 degrés centigrade. Les appareils de douche sont alimentés par l'eau hyperthermale des sources Saint-Martin et Saint-Laurent, et par l'eau athermale du Gesso ou celle des sources froides qui sont à peine minéralisées. Des ajutages variés permettent une application complète de toutes les douches ordinairement employées. On a tenté aussi l'administration de boues, ou plutôt de terre délayée et chauffée pendant un certain temps dans l'eau hyperthermale. Ce moyen est d'ailleurs accessoire à Valdieri. L'emploi topique des conferves de la source des Anciennes-Boues et de la source des Poulets donne des résultats très-favorables. La quantité et la qualité des plantes thermales de Valdieri met cette station au premier rang de toutes celles d'Italie où les cataplasmes de conferves sont employés. La durée de ces applications locales est d'une heure en général, et la température des plantes varie de 38 à 40 degrés centigrade.

Effets physiologiques et thérapeutiques. Les effets sur l'homme sain de l'eau Magnésienne et Sainte-Lucie sont différents, comme l'indique leur composition chimique, qui n'est pas la même en principes fixes et en éléments gazeux. L'eau magnésienne n'agit pas sensiblement sur l'homme en santé ; elle augmente seulement la transpiration et la sécrétion urinaire. Le docteur Garelli a remarqué que l'eau des sources de Valdieri produit ce résultat lorsqu'elle est donnée à une dose qui ne dépasse pas la tolérance du buveur, et qu'elle devient laxative ou même purgative toutes les fois qu'elle est difficilement assimilée. Les eaux en boisson de la source Sainte-Lucie ont une puissance excitante qu'elles tiennent de leur principe hépatique. Elles activent la circulation et l'innervation, et produisent quelquefois de l'insomnie et de l'agitation nocturne. Leur usage interne développe de la chaleur, de la fièvre même chez les sujets impressionnables. Elles augmentent la sécrétion salivaire et facilitent l'expectoration. Les bains généraux déterminent un afflux de sang à la peau, favorisent la transpiration, donnent lieu à un prurit général, amènent assez souvent la poussée, lorsque le traitement hydrothermal dure assez longtemps et que les bains ont été prolongés. L'immersion dans l'eau cause un bien-être marqué, active la circulation ; le pouls devient dépressible et, quoique plein, se ralentit. Ce dernier phénomène est particulier surtout à la source Sainte-Lucie, dont l'eau en bains est diurétique et rend la respiration moins fréquente. Chez les sujets nerveux, ou prédisposés aux congestions, il peut survenir de l'angoisse, de l'oppression, des étourdissements, de la céphalalgie et des tintements d'oreilles ; mais, après quelques bains, ces accidents diminuent ou disparaissent. Les sources de Valdieri sont d'autant plus excitantes que leur eau est plus chaude, et d'autant plus calmantes qu'elle a une température moins élevée. Nous n'avons rien de particulier à dire de l'action physiologique des douches et des bains d'étuve, qui produisent la chaleur, la rougeur de la peau, la sueur, l'accélération des battements cardiaques et artériels et la dyspnée habituelle quand on s'expose à la chaleur humide des bains de vapeur alimentés par l'eau de sources hyperthermales. Les bains et les applications de terre délayée et chauffée dans l'eau de Valdieri ne présentent rien non plus qui diffère de l'action normale des cataplasmes. Mais les conferves, topiquement employées, et en couches un peu épaisses, occasionnent, nous l'avons dit, une sensation de chaleur et un effet émollient plus marqués à cette station que partout ailleurs.

Les sources de Valdieri ont des effets curatifs différents, suivant qu'elles sont amétallites ou sulfureuses ; ces dernières, représentées surtout par la source Sainte-Lucie, sont indiquées dans les affections herpétiques. Elles donnent aussi d'excellents résultats dans les maladies du tube digestif ou des voies aériennes, sous l'influence d'une diathèse dartreuse dont l'apparition a coïncidé avec la retraite d'une manifestation cutanée. C'est aussi à ces sources qu'il faut recourir dans les catarrhes simples des membranes muqueuses, et surtout de celles du larynx et des bronches. Leur emploi convient encore dans le lymphatisme exagéré, et même dans certaines formes de la scrofule. Les acnés, les lupus, les ozènes, les leucorrhées, les engorgements ganglionnaires, les hydarthroses, les tumeurs blanches, sont dans ce cas. Les malades qui ont des cachexies saturnines, mercurielles, arsénicales, doivent aussi faire usage à l'intérieur et à l'extérieur de l'eau de Sainte-Lucie. C'est l'eau de Saint-Martin et de Saint-Laurent, des Poulets et des Anciennes-Boues, qui est employée avec le plus de succès dans le rhumatisme chronique. Les bains d'eau, de vapeur, et les douches, sont les moyens qui conviennent le mieux quand la maladie est générale ou assez étendue. Les applications de conferves sont réservées pour les cas où le rhumatisme est parfaitement localisé. L'administration générale et locale des eaux, des boues et surtout des conferves, est conseillée contre les névralgies, sciatiques, paralysies, atrophies musculaires, et toutes les lésions de la sensibilité ou du mouvement occasionnées par un rhumatisme articulaire ou musculaire, externe ou interne, simple ou goutteux. L'eau des sources non sulfureuses et hyperthermales de Valdieri en bains, mais surtout en douches, les cataplasmes de conferves, sont utiles lorsque l'on veut remédier aux rétractions musculaires, rhumatismales ou traumatiques, lorsqu'il faut rendre les mouvements plus faciles et plus étendus, après les fractures, les luxations, les entorses, les cicatrices vicieuses, etc. Lorsque l'on doit vaincre une inertie stomacale ou intestinale qui trouble les digestions et rend l'assimilation difficile ou impossible, c'est à l'eau de la source Magnésienne qu'il faut avoir recours. On en prescrit l'usage à une dose qui détermine un effet laxatif, sinon purgatif. La même eau doit être conseillée en quantité assez élevée dans les maladies de l'un des points des voies urinaires, et principalement de la vessie ou des reins. Par elle, l'économie se débarrasse d'une partie de l'acide urique en excès, qui se dépose, sous la forme d'un sable rouge brique, plus ou moins abondant, et dont les grains sont plus ou moins développés. Elle est efficace dans les coliques néphrétiques ou hépatiques, ainsi que les docteurs Giordano et Garelli s'en sont plusieurs fois convaincus. Les eaux hyperthermales, sulfureuses et amétallites de Valdieri, excitantes et reconstituantes, sont *contre-indiquées* toutes les fois qu'il faut hyposthéniser ou affaiblir. C'est indiquer la réserve avec laquelle on doit les employer chez les personnes nerveuses ou pléthoriques, chez celles dont l'affection a conservé quelque chose d'aigu. Le cancer, la phthisie tuberculeuse à tous ses degrés, la goutte

sthénique, les paralysies, même anciennes, consécutives à une hémorrhagie
cérébrale, l'épilepsie, la cyrrhose, la néphrite albumineuse, doivent être éloignées
de toutes les sources de Valdieri, si l'on ne veut pas voir tous ces états s'aggraver promptement.

La *durée de la cure* est de vingt-cinq à trente jours.

On *exporte* à peu près exclusivement les eaux des sources Sainte-Lucie et
Magnésienne. Les médecins de Turin les prescrivent souvent.   A. ROTUREAU.

VALDIVIA ET **VALDIVINE**. Jusque dans ces dernières années on a confondu sous la désignation de *noix de cédron* les fruits de deux végétaux d'espèce
différente, mais tous ceux appartenant à la famille des Simaroubées : le *Simaba
cedron* (*voy.* CÉDRON) et le *Simaba valdivia*. En Colombie, ce dernier est vulgairement appelé du nom de *Valdivia*.

Cette plante appartient à la famille des Simaroubées et au genre *Picrolemma*.
Ses fleurs sont hermaphrodites, formées de cinq pièces aux divers verticilles et
munies de cinq écailles au devant des ovaires libres. Elles produisent un fruit
à ovariocarpe épais et à endocarpe ligneux.

Son tronc s'élève de 6 à 10 mètres de hauteur, et porte les cicatrices des
feuilles. Celles-ci sont longues de 60 centimètres, composées-pennées, pétiolées
et alternes. Leur rachis cylindrique donne insertion à six folioles paires portées
sur un pétiolule et presque opposées. Les inflorescences qui sont axillaires par
groupes ramifiés comptent plus de quatre-vingts fleurs jaune verdâtre pendant
la préfloraison et blanchâtres après l'épanouissement. Elles sont constituées par
cinq pétales lancéolés à préfloraison contournée, par cinq étamines hypogynes
portant cinq anthères biloculaires et par cinq carpelles libres à ovaire comprimé
terminé par un style cylindrique tubulé et un stigmate simple.

Le fruit, seule partie usitée en matière médicale, est une drupe piriforme,
longue de 10 centimètres et large de 6 à 7 centimètres. Son épicarpe noirâtre
est sillonné par des plis et des rides longitudinales, son sarcocarpe épais a un
aspect brunâtre et lamineux.

Le noyau qu'il contient est couvert de sillons séparés par des crêtes gris-
jaunâtres et marbrés de macules punctiformes. Il renferme une graine à téguments brunâtres, à hile fixé à la partie supérieure de la loge et à gros cotylédons
semi-ovoïdes, dont la substance dense et brunâtre est recouverte d'une mince
couche pulvérulente.

Le valdivia a une saveur très-amère dans toutes ses parties, ce qui a fait
admettre l'existence du principe actif dans tous les organes. C'est à M. Planchon
et au mémoire de M. Aguilar qu'on doit la description botanique la plus complète.

D'après les traditions dont M. Saffray s'est fait l'écho au cours d'un voyage à
la Nouvelle-Grenade, les indigènes utilisent les propriétés médicinales de l'un
et l'autre de ces fruits depuis plus de deux cents ans. Ils leur attribuent des
vertus curatives et même prophylactiques contre le venin des serpents. Vers le
commencement du siècle, ils en apprirent l'usage aux habitants des villes, mais
sans faire la part de ce qui appartenait à chacune de ces espèces végétales. En
1832, Rayer employa le cédron contre les fièvres intermittentes, et en obtint
des résultats assez heureux pour qu'il ait attribué à cette substance une action
fébrifuge efficace, quoique irrégulière.

En 1871, M. Posada Aragon ajouta encore à cette renommée en lui consa-
crant un article dans un journal de Madrid; mais tout récemment, en 1881 seu-

lement, M. Planchon au point de vue botanique, et M. Tanret au point de vue chimique, établirent les différences morphologiques et physico-chimiques entre le cédron vrai et le valdivia, en même temps que MM. Dujardin-Beaumetz et Restrepo en étudiaient les caractères physiologiques.

Dans toutes les tentatives antérieures à celles de ces deux derniers observateurs, la substance administrée aux malades était un mélange de ces deux fruits. MM. Stanislas Martin et Lœvy en avaient bien retiré un corps cristallisable qu'ils nommèrent cédrine, mais que Cloez et plus tard M. Tanret ne purent extraire du *Simaba cedron*. Après des essais multipliés et une nouvelle diagnose du fruit par M. Planchon, ce dernier chimiste réussit habilement à préparer deux produits très-différents l'un de l'autre, la *cédrine*, qu'il obtint du *Simaba cedron* sous forme d'un corps incristallisable, et la *valdivine* du *Simaba valdivia* ou *Picrolemma valdivia* sous l'aspect de prismes cristallins.

1° *Propriétés physico-chimiques et nature de la valdivine.* C'est de la graine de la noix du valdivia, récoltée dans la vallée du fleuve Magdalena, l'une des régions les plus chaudes du globe, que M. Tanret a retiré la valdivine. Il épuisait cette graine finement pulvérisée par l'alcool à 70 degrés, distillait et agitait le résidu avec le chloroforme qui s'emparait de la valdivine.

L'évaporation à siccité de la solution chloroformique donnait un produit soluble dans l'eau bouillante. Après plusieurs traitements et plusieurs filtrations avec le noir animal, ces solutions aqueuses déposaient des cristaux de valdivine.

Les fruits du *Simaba valdivia* contiennent 1 à 8 pour 1000 de leur poids de ce principe, suivant leur état de maturité ou de conservation. L'amertume de ses autres organes de végétation donne d'ailleurs lieu de penser qu'ils renferment aussi cette même substance dont cependant elle n'a pas été encore isolée.

La valdivine pure a la forme de cristaux hexagonaux, terminés par une longue pyramide hexagonale, une densité de 1,46 et un point de fusion vers 230 degrés. Physiquement elle diffère de la cédrine, qui s'obtient en traitant par l'eau à 50 degrés la poudre de la noix du *Simaba cedron*, ne cristallise pas et prend l'aspect d'un vernis jaunâtre, quand on concentre ses solutions aqueuses. De plus, la valdivine est neutre.

D'après M. Tanret, la composition de la valdivine correspond à la formule : $C^{35}H^{34}O^{20}5HO$. Son analyse donne les résultats suivants : T = 84, H = 6 et O = 40. A 110 degrés, elle perd 10 pour 100 d'eau de cristallisation.

Dépourvue de pouvoir rotatoire, neutre, soluble seulement dans 600 parties d'eau à 15 degrés, 50 parties d'eau bouillante, 60 parties d'alcool à 70 degrés et dans 190 parties d'alcool absolu à la température ordinaire, elle se dissout très-abondamment dans le chloroforme. Elle est donc moins soluble dans l'eau que la cédrine et, de plus, ses solutions aqueuses ne sont pas fluorescentes comme celles de cette dernière.

Ces deux substances précipitent par le tannin et la plupart des réactifs des alcaloïdes. Par contre, la valdivine ne précipite pas avec les acétates neutres et basiques de plomb, mais donne un précipité avec l'acétate de plomb ammoniacal. Elle se dissout à froid dans les acides sulfurique et azotique et l'addition d'eau ne trouble pas les solutions neutralisées par un bicarbonate alcalin. Ces dernières abandonnent en partie l'alcaloïde sous forme d'un dépôt.

Les alcalis caustiques la décomposent avec facilité et donnent une solution qui dévie à droite le plan de polarisation et réduit la liqueur de Fehling, sans toutefois se décomposer par la fermentation, de sorte que M. Tanret n'a pu affirmer la présence de la glycose dans le produit de cette décomposition. Ce sont là des phénomènes chimiques propres à la valdivine, car la cédrine résiste à l'action des alcalis. Avec l'ammoniaque, les carbonates alcalins et les bicarbonates, sa décomposition est plus lente, surtout à froid. Le liquide jaunit, mais redevient incolore par l'addition d'un acide.

2° *Effets physiologiques de la valdivine.* Déjà, en 1869, un médecin colombien, M. J.-M. Aguilar, avait essayé de déterminer le mode d'action de la noix du *Simaba valdivia*. Néanmoins ce sont les recherches de M. Dujardin-Beaumetz, en 1881, et le mémoire inaugural de son élève, M. Respetro, qui ont jeté quelque lumière sur les propriétés de la valdivine et de la cédrine. Plus récemment, en mars dernier, j'ai eu l'occasion, dans notre laboratoire de Recherches thérapeutiques de l'hôpital Bichat, d'administrer la valdivine à des animaux pour en étudier les effets physiologiques. Comme celui qu'avait employé M. Dujardin-Beaumetz, cet échantillon de valvidine provenait du laboratoire de M. Tanret.

Le plus constant de ces effets est de provoquer la mort dans un délai assez long, mais fatalement néanmoins, quand on emploie des doses relativement modérées. Dans leurs recherches, MM. Dujardin-Beaumetz et Respetro ont vu les lapins succomber après l'injection hypodermique de 2, 3 ou 4 milligrammes de valdivine, suivant la taille de l'animal, et un chien assez grand mourir après l'administration de 6 milligrammes. J'ai vu chez un cobaye de moyenne taille la mort survenir une heure environ après l'introduction dans les veines de 1 à 2 milligrammes de ce corps.

M. Respetro a toujours noté la lenteur avec laquelle cette action se produisait. La mort ne survenait qu'après huit ou dix heures, même quand la dose était plusieurs fois mortelle. Le délai a été moins long dans mes expériences, mais la voie d'introduction était différente. On a donc pu dire que la caractéristique de l'action de la valdivine, quand, ajouterai-je, on l'administre sous la peau, est la lenteur dans le développement de ses effets toxiques. Il y a loin de cette haute toxicité à celle de la cédrine, dont M. Respetro devait élever la dose mortelle jusqu'à 10 milligrammes.

Pendant les premières heures qui suivirent l'administration de la valdivine, le même observateur constatait l'absence de tout effet physiologique. Seul le chien était pris de vomissements violents. De la quatrième à la cinquième heure, les lapins tombaient dans une torpeur persistante et paraissaient tristes et immobiles. Les excitations les faisaient bien sortir de cet état de somnolence, mais, après un instant, ils y revenaient de nouveau. Ils y demeuraient jusqu'à la mort, qui survenait lentement, sans convulsions et sans autres lésions organiques apparentes qu'une congestion pulmonaire intense.

J'ai observé sur le cobaye des phénomènes un peu différents. Cet animal perdait bien sa vivacité, mais il éprouvait de temps en temps des soubresauts dans le train postérieur. Une faible excitation cutanée et le déplacement même de l'animal qu'on posait à terre suffisaient pour les provoquer. A d'autres moments, la motilité du train antérieur était altérée ; l'animal se servait mal de ses membres de devant, puis, un instant plus tard, ces troubles disparaissaient.

Dans les instants qui précédaient la mort, l'animal avait la démarche gênée. Il se relevait avec peine, quand il était placé sur le côté, et n'exécutait plus ni mouvement de défense ni mouvement de fuite. A l'examen cadavérique j'ai constaté aussi l'absence de lésions viscérales. Enfin, la rareté des mouvements péristaltiques de l'intestin, la contracture du diaphragme et le resserrement du cœur arrêté en systole, étaient encore manifestes. Ces résultats expérimentaux ne s'accordent donc pas entièrement avec les observations de M. Respetro.

De plus, ce sont là des phénomènes différents des convulsions strychniques que provoquerait l'injection sous-cutanée de la cédrine.

Chez l'homme dans l'état de santé, à la dose de 1 à 4 milligrammes par la voie stomacale ou en injections hypodermiques, la valdivine donne lieu à des vomissements, mais ne modifie pas les grandes fonctions.

Chez les animaux, il n'en est pas de même. M. Respetro a vu la température rectale s'élever de 1 à 2 et 3 degrés chez les lapins. Celle des cobayes ne m'a pas paru se modifier. Toutefois il a noté l'*augmentation et la petitesse des pulsations cardiaques et des mouvements respiratoires*, surtout peu de temps avant la mort. J'ai constaté, à toutes les périodes des expériences, que la coloration du sang n'était pas altérée et que l'animal conservait l'intégrité de l'excitabilité musculaire et de la sensibilité générale au pincement et au galvanisme.

Il n'en est pas de même, paraît-il, chez les animaux à sang froid. Ceux-ci résistent à l'action de la valdivine et de la cédrine. Administrées aux grenouilles, les doses élevées de ces substances ne produisent pas de phénomènes toxiques.

Quel est le mécanisme de cette action physiologique? Il serait difficile de l'expliquer, à cause du petit nombre des expériences et du désaccord entre leurs résultats. Au point de vue pratique, un fait est acquis néanmoins : la puissante toxicité de la valdivine, ses propriétés émétiques et son action sur les activités nerveuses se manifestant par la somnolence et, comme on l'a vu, par des troubles de motilité.

3° *Action thérapeutique et emploi médical de la valdivine.* Les lacunes de cette histoire physiologique sont trop considérables pour qu'il soit possible d'assurer à la valdivine un rang définitif dans la matière médicale. En Colombie, on attribue à la noix de *Simaba valdivia* les mêmes vertus médicinales qu'au fruit du *Simaba cedron*. On les emploie indifféremment l'un pour l'autre, surtout comme fébrifuges et comme alexipharmaques. De plus, ils partagent tous deux la réputation de rendre des services contre l'hydrophobie rabique, et c'est à ce titre qu'ils furent recommandé naguère en Europe par leurs premiers importateurs. On attribue encore au valdivia des propriétés toniques. M. Aguilar en aurait obtenu des succès contre les diarrhées chroniques et les diarrhées infantiles. Maurique (de Lora) l'a prescrit, paraît-il, dans le cours de la septicémie, et Thompson contre la goutte. D'autres encore, dans son pays d'origine, l'ordonnent contre les névralgies faciales et comme antihelminthiques.

C'est à titre de médicament fébrifuge, alexipharmaque et antirabique, que la valdivine a été étudiée par MM. Aguilar, Dujardin-Beaumetz et Respetro. Le premier de ces observateurs obtint trois fois la guérison de fièvres intermittentes dans une série de cinq malades auxquels il prescrivit chaque jour 60 centigrammes de poudre de valdivia. M. Respetro n'a pas retiré les mêmes profits de l'administration de la valdivine aux individus atteints de fièvres intermittentes. Par conséquent, celle-ci serait, à ce point de vue, inférieure au *Simaba cedron*, dont l'action fébrifuge a été reconnue par Rayer à la Charité, Purple (de New-York), M. Joffroy (en Colombie) et Posada Arango.

Les vertus alexipharmaques de la valdivine sont-elles mieux justifiées? M. Respetro l'a essayée comme préservatif des lapins et des chiens qu'il exposait aux morsures du crotale. Malgré l'injection sous-cutanée préalable avec la valdivine, tous ces animaux succombèrent à l'action du venin. La valdivine, aussi bien que la cédrine, lui ont donc paru dépourvues de toute vertu alexipharmaque. Néanmoins, pour mettre d'accord les légendes colombiennes et ces faits expérimentaux, on s'est demandé si ces produits ne réussiraient pas mieux contre la morsure de reptiles d'espèces autres que le crotale. De nouvelles expériences donneront seules réponse à cette question.

Le cédron et le valdivia possèdent, en Colombie, la réputation de guérir la rage. L'expérimentation dément cette croyance, car, malgré l'administration de la valdivine à la dose de 4 milligrammes par jour, M. Nocard a vu les lapins et les chiens succomber aux accès rabiques. Le seul effet de cette substance a été la diminution de violence de ces accès, l'insensibilité des animaux à ce qui se passe autour d'eux, la rareté des convulsions et l'absence de congestion des organes génitaux. La valdivine ne retardait donc pas leur mort, mais la rendait plus douce.

4° *Mode d'administration et doses.* En Colombie, on donne la poudre de noix de cédron aux doses quotidiennes de 50 à 60 centigrammes, après l'avoir délayée dans l'alcool. M. Respetro conseille d'en prescrire 1 centigramme par jour à l'adulte et 40 à 60 centigrammes à l'enfant, de la donner sous forme de pilules, de teinture ou dans des cachets de pain azyme, et, pour éviter les troubles gastriques et les vomissements, de l'associer à l'opium. La cédrine et la valdivine ont été administrées par voie sous-cutanée, la première à la dose quotidienne de 2 à 4 milligrammes, la seconde à la dose de 2 milligrammes.

Pour l'usage externe, M. Aguilar a ordonné la teinture de valdivine en frictions sur les membres affaiblis et comme tonique musculaire.   Ch. Éloy.

Biliographie. — Lœvy. *Annales des sciences naturelles*, 1851. — Purple (de New-York). *Bull. de thérap.*, 1855, p. 422. — Saffray. *Voyage dans la Nouvelle Grenade.* In journal le *Tour du Monde*, 1869. — Bentham et Hooker. *Genera plantarum*, t. I, p. 312. — Aguilar (J.-M.). *Études sur le valdivia.* In *el Trabayo* (de Medellin, Colombie), 10 mai 1869. — Posada-Arango (A.). *Du cédrin.* In *Pabellon medico*, Madrid, 1871. — Tanret. *De la valdivine.* In *Comptes rendus de l'Acad. des sciences*, 29 nov. 1880. — Dujardin-Beaumetz et Respetro. *Académie de méd.* Paris, décembre 1880. — Respetro (E.). *Étude sur le cédron, le valdivia et leurs principes actifs, la cédrine et la valdivine.* Thèse de Paris, 31 mars 1881. — Voyez art. Cédron du Dictionnaire.   Ch. É.

VALDIVINE. *Voy.* Valdivia.

VALENCIENNES (Achille). Célèbre zoologiste, né à Paris en 1794, se signala dès l'âge de vingt-cinq ans par des mémoires intéressants publiés dans les *Annales du Muséum* et par une traduction des *Observations de zoologie* d'Alex. de Humboldt. Il fut nommé, en 1836, professeur d'ichthyologie au Muséum d'histoire naturelle, puis succéda, en 1844, à Étienne Geoffroy Saint-Hilaire dans la section de zoologie de l'Institut. Nous ne pouvons énumérer ici toutes les monographies qu'il mit au jour ni tous ses articles insérés dans les revues et dans le *Dict. d'hist. natur.* de d'Orbigny. Citons seulement son *Histoire naturelle des Mollusques, des Annélides et des Zoophytes* (Paris, 1855, in-8°), et sa part de collaboration à l'*Histoire naturelle des Poissons*, à la rédaction de laquelle Cuvier l'associa dès 1828, et qu'il continua après la mort de celui-ci. Des circonstances imprévues vinrent arrêter en 1849 la publication de ce magnifique ouvrage, qui comprend, en 22 volumes, la description de 5000 espèces de poissons. Valenciennes mourut à Paris en 1865.   L. Hn.

VALENTIN (Les).

Valentin (Louis-Antoine). Chirurgien du milieu du dernier siècle, est connu par des écrits qui ont de la valeur et par les vives discussions qu'il eut avec le célèbre Louis.

I. *Question chirurgico-légale relative à l'affaire de demoiselle Faurin ..., accusée de suppression d'enfant*, etc. Berlin, 1768, in-12°. — II. *Éloge de M. Lecat*. Paris, 1769, in-8°. III. *Recherches critiques sur la chirurgie moderne, avec des lettres à M. Louis*. Paris, 1772, in-12°.   L. Hn.

Valentin (Louis). Né à Soulanges, près Vitry-le-François, le 15 octobre 1758. Dès l'âge de seize ans, il fut élève en chirurgie au régiment du roi infanterie; il y devint ensuite professeur et peu après chirurgien-major adjoint. En 1790, il passa aux Antilles; il était premier médecin des armées à Saint-Domingue, lorsque la Révolution le força à se réfugier aux États-Unis; là le consul de France lui confia la direction des hôpitaux destinés à recevoir nos marins. Rentré en France en 1799, il se fixa à Nancy et s'occupa beaucoup de la propagation de la vaccine. Il mourut vers 1850, laissant, outre des articles dans les journaux de l'époque, plusieurs bons ouvrages :

I. *Traité théorique et pratique de l'inoculation*. Paris, an VIII, in-8°. — II. *Traité de la fièvre jaune*. Paris, 1803, in-8°. — III. *Notice sur l'état présent des sciences physiques et naturelles*, etc. Paris, 1806, 1808, 1809, in-8°. — IV. *Coup d'œil sur les différents modes de traiter le tétanos en Amérique*. Paris, 1811, in-8°. — V. *Rech. histor. et prat. sur le croup*. Paris, 1812, in-8°. — VI. *Mém. et observ. sur les fluxions de poitrine*. Nancy, 1815, in-8°. — VII. *Voyage médical en Italie*, Nancy, 1824, in-8°. — VIII. Notice historique sur le *docteur Jenner*, etc. Nancy, 1824, in-8°.   L. Hn.

Valentin (Gabriel-Gustav). Célèbre physiologiste allemand, né à Breslau, le 8 juillet 1810, commença ses études médicales dans sa ville natale et fut l'un des élèves favoris de Purkinje. Reçu docteur en 1832, il subit l'examen d'État en 1835 et se fixa à Breslau. Il était à peine âgé de vingt-cinq ans lorsque l'Académie des sciences de Paris lui décerna le grand prix de physiologie expérimentale. En 1836 il fut appelé à occuper à Berne la chaire de physiologie. C'est là qu'il entreprit ses grands travaux, et publia entre autres, de 1836 à 1843, son fameux *Repertorium für Anatomie und Physiologie*. Ses recherches sur la digestion, sur les échanges intra-organiques, sur la physiologie des muscles, etc., ont exercé une influence décisive sur les progrès de la physiologie. Nous citons ci-dessous les ouvrages les plus importants de ce savant éminent. Valentin mourut à Berne le 24 mai 1883.

I. *Historiae evolutionis systematis muscularis prolusio. Diss. inaug.* Vratislaviae, 1832, in-4°. — II. *Handbuch der Entwickelungsgeschichte des Menschen*, etc. Berlin, 1835, gr. in-8°. — III. *Ueber Mechanik des Blutumlaufs*. Leipzig, 1836, in-8°. — IV. *De functionibus nervorum cerebralium et nervi sympathici libri IV*. Bernae, 1839, in-4°. — V. *Lehrbuch der Physiologie des Menschen*. Braunschweig, 1844, 2 vol. in-8°; 2. Aufl., ibid., 1847-1850, 2 vol. in-8°; Nachträge, ibid., 1851, in-8°. — VI. *Grundriss der Physiologie des Menschen*. Braunschweig, 1846, in-8°; 4. Aufl., ibid., 1855, in-8°. — VII. *Die Einflüsse der Vaguslähmung auf die Lungen- und Hautausdünstung*. Frankfurt a. M., 1857, in-8°. — VIII. *Die Untersuchung der Pflanzen- und der Thiergewebe im polarisirten Licht*. Leipzig, 1861, in-8°. — IX. *Der Gebrauch des Spektroskopes zu physiol. und ärztl. Zwecken*. Leipzig, 1863, in-8°. — X. *Beitr. zur Anatomie u. Physiologie des Nerven- und des Muskelsystems*, 1. Heft, Leipzig, 1863, in-8°. — XI. *Versuch einer physiologischen Pathologie der Nerven*. Leipzig, 1864, in-8°. — XII. *Versuch einer physiol. Pathologie des Blutes*, etc. Leipzig, 1866-1867, in-8°.   L. Hn.

VALENTINE MOTT. *Voy.* MOTT.

VALENTINI (Michel-Bernhard). Médecin allemand, né à Giessen, le 26 novembre 1657, reçu docteur en 1686, enseigna successivement la physique (1687) et la médecine (1697). Il remplit les plus hautes fonctions à la Faculté de médecine, fut médecin de plusieurs princes et membre d'un grand nombre de sociétés savantes, directeur de celle des Curieux de la Nature. Valentini mourut à Giessen, le 18 mars 1728, laissant entre autres :

I. *Diss. de convulsionibus*, Gissae, 1680, in-4°. — II. *De monstrorum hassiacorum ortu atque causis.* Marburgi, 1684, in-4°. — III. *Medicina novantiqua, tradens universum medicinae cursum a scriptis Hippocratis ad mentem modernorum erutum.* Francofurti, 1698, in-8°; 1713, in-4°. — IV. *Pandectae medico-legales*, etc. Gissae, 1701, in-4°. — V. *Musaeum musaeorum, oder Schaubuch aller Materialien und Specereien.* Frankfurt, 1704-1714, 3 vol. in-fol., trad. en latin, Francf., 1716, in-fol.; Giessen, 1723, in-fol.; Offenbach, 1733, in-fol. — VI. *Cynosura materiae medicae.* Argentorati, 1710, 1726, in-4°. — VII. *Novellae medico-legales.* Francofurti, 1711, in-4°. — VIII. *Praxis medicinae infallibilis cum nosocomio academico.* Francofurti, 1711-1715, in-4°; ibid., 1721, in-4°. — IX. *Physiologiae biblicae capita selecta.* Gissae, 1711, in-4°. — X. *Amphitheatrum zootomicum.* Francofurti, 1720, in-fol.; ibid., 1742, in-fol. — XI. *Corpus juris medico-legale.* Francof., 1722, in-fol.

L. Hn.

VALÉRACÉTONITRILE. Dans certaines conditions d'oxydation les matières albuminoïdes fournissent des nitriles gras, comme l'acide cyanhydrique et la valéronitrile. C'est dans une réaction de ce genre que prend naissance le corps désigné par Schlieper sous le nom de valéracétonitrile; il se forme dans la distillation de la gélatine avec l'acide sulfurique étendu et le dichlorate de potassium.

Il est sous forme d'un liquide mobile, à odeur agréable, peu soluble dans l'eau, soluble en toutes proportions dans l'alcool et dans l'éther. Sa densité est la même que celle de l'alcool; il bout à 68-78 degrés. C'est un liquide très-inflammable.

Les acides minéraux et les alcalis aqueux le dédoublent en ammoniaque, acides valérianique et acétique. Il donne avec le chlore et le brome des produits de substitution.

La formule donnée par Schlieper, $C^{52}H^{48}AzO^{12}$, est peu probable, en raison du point d'ébullition peu élevé du valéracétonitrile.

E. B.

VALÉRAL. *Formules :* $\begin{cases} \text{Équiv. } C^{10}H^{10}O^2. \\ \text{Atom. } C^5H^{10}O. \end{cases}$ On connaît deux corps à la formule ci-dessus : l'aldéhyde valérique normal et l'aldéhyde ordinaire ou isovalérique.

I. Aldéhyde valérique normal. *Formules :* $\begin{cases} \text{Éq. } C^{10}H^{10}O^2. \\ \text{At. } C^5H^{10}O = CH^3.CH^2.CH^2.CHO. \end{cases}$

Ce composé, qui est le *valéraldéhyde normal,* a été préparé par Lieben et Rossi, en distillant, par petites portions, un mélange de valérate normal de calcium et de formiate de chaux.

C'est un liquide qui bout à 102 degrés environ et que l'hydrogène naissant transforme en alcool amylique normal.

Leur histoire chimique est encore incomplète.

II. Aldéhyde valérique ordinaire. *Formules :* $\begin{cases} \text{Éq. } C^{10}H^{10}O^2. \\ \text{At. } C^5H^{10}O = (CH^3)^2:CH.CH^2.CHO. \end{cases}$

Syn. : *valéral; aldéhyde valérianique; aldéhyde angélique; hydrure de valé-*

ryle. Il a été découvert par Dumas et Stas en distillant, à plusieurs reprises, l'alcool amylique avec de l'acide azotique. On sature le produit distillé par un alcali, et on sépare le produit qui bout au voisinage de 92 degrés.

On l'obtient encore dans les circonstances suivantes :

1° Dans la distillation de l'alcool amylique avec l'acide sulfurique (Gaultier);

2° En distillant, au rouge sombre, le valérate de baryum (Chancel), ou un mélange de valérate et de formiate de calcium (Limpricht);

3° Lorsqu'on fait réagir sur le gluten végétal un mélange de peroxyde de manganèse et d'acide sulfurique (Keller);

4° Dans l'attaque de l'huile de ricin par un mélange de bichromate de potassium et d'acide sulfurique étendu (Arzbacher).

Pour le préparer, on ajoute peu à peu à 11 parties d'alcool d'amylique 16 parties d'acide sulfurique étendu de son poids d'eau, le tout étant refroidi au préalable. On dissout ensuite 12 parties de bichromate dans l'eau chaude, on place ce soluté dans une cornue tubulée et on fait arriver dans celle-ci, par petites portions, le mélange sulfurique. La couche huileuse qui se trouve dans le récipient est décantée, lavée à la potasse, puis agitée avec une solution concentrée de bisulfite de sodium, ce qui fournit des cristaux qu'on purifie par cristallisation dans l'alcool. Il ne reste plus qu'à distiller ces cristaux avec une solution de carbonate de potassium et à dessécher l'aldéhyde sur le chlorure de calcium (Parkinson).

Propriétés. L'*aldéhyde valérique ordinaire* ou *valéral* est un liquide incolore, neutre, très-mobile, fortement réfringent, possédant une saveur brûlante et amère. Son odeur est persistante, suffocante, mais à un moindre degré que celle de ses homologues inférieurs.

Il bout à 92°,5 (Pierre et Puchot). Il subit à la longue une altération lente, car ce point d'ébullition tend à s'élever constamment. Sa densité à 15 degrés est égale à 0,8065.

Il est à peine soluble dans l'eau, mais miscible en toutes proportions dans l'alcool, l'éther, les essences, l'acide sulfurique concentré. Il dissout l'iode, le phosphore, plusieurs résines. Il brûle avec une flamme éclairante, légèrement bordée de bleu.

Chauffé jusqu'à 140 degrés, en vase clos, il se polymérise avec perte d'une molécule d'eau :

$$2\,C^{10}H^{10}O^2 = H^2O^2 + C^{20}H^{18}O^2.$$

Il en résulte un corps aldéhydique, huileux, bouillant à 190-195 degrés, donnant par oxydation un acide, $C^{20}H^{18}O^4$, que Borodin a décrit sous le nom d'acide isocaprique.

D'après Borodin, au contact du sodium, on obtient avec le valéral les trois dérivés suivants :

1° Le *valéraldol* $(C^{10}H^{10}O^2)^2$, véritable polymère, constituant un liquide épais, huileux, plus léger que l'eau, susceptible de donner des cristaux d'hydrate au contact d'une dissolution très-étendue de carbonate de potassium;

2° L'*aldane valérique*, $C^{20}H^{18}O^2$, corps signalé plus haut;

3° Un *liquide huileux*, $C^{40}H^{38}O^6$, ayant pour densité 0,89 et bouillant sans décomposition à 260-290 degrés.

Chauffé avec de l'hydrate de potassium, le valéral fournit de l'alcool amylique et du valérate de potassium. Au contact de la chaux, à la température ordinaire, ou mieux encore à 100 degrés, on obtient les mêmes produits (Kékulé) :

$$2\,C^{10}H^{10}O^2 + CaHO^2 = C^{10}H^9CaO^4 + C^{10}H^{12}O^2.$$

Un mélange aqueux de valéral et d'ammoniaque finit par se troubler et il se dépose des octaèdres brillants d'un corps qui répond à la formule suivante :

$$C^{10}H^9(AzH^4)O^2 + 7\,H^2O^2.$$

Avec le gaz sec il en résulte un liquide épais, qui laisse déposer avec le temps des cristaux rhomboédriques de *valéralammoniaque*.

Ce dernier corps, qui fond à 57 degrés, est insoluble dans l'eau, très-soluble dans l'alcool et dans l'éther; distillé avec de la potasse, il fournit du valéral et une base nouvelle, le *trioxyamylidène* d'Erdmann :

$$(C^{10}H^{10}O^2)^3AzH^3,$$

liquide épais, alcalin, incolore, très-peu soluble dans l'eau, très-soluble dans l'alcool et dans l'éther.

En chauffant à 150 degrés, pendant une heure environ, le valéral avec une solution alcoolique d'ammoniaque, il se forme plusieurs alcaloïdes volatils, notamment les trois suivants :

1° La *valéridine*, $C^{20}H^{19}Az$:

$$2\,C^{10}H^{10}O^2 + AzH^3 = 2\,H^2O^2 + C^{20}H^{19}Az,$$

dont le chlorhydrate cristallise en lamelles.

2° La *valéritrine*, $C^{30}H^{27}Az$:

$$5\,C^{10}H^{10}O^2 + AzH^3 - 3\,H^2O^2 = C^{30}H^{27}Az,$$

base liquide, fusible, bouillant vers 250-260 degrés, donnant des sels sirupeux. Toutefois, la combinaison picrique est cristallisée et sa combinaison avec le sublimé :

$$C^{30}H^{27}Az.HCl.(HgCl)^2,$$

est sous forme de cristaux rhomboédriques, fusibles à 86-88 degrés.

3° L'*hydrovaléritrine* :

$$C^{30}H^{29}Az \text{ ou } C^{30}H^{31}Az,$$

dont le chlorhydrate, cristallisé en aiguilles, est très-soluble dans l'alcool et dans l'éther, tandis que 100 parties d'eau, à 22 degrés, n'en prennent que 2p,87.

L'aniline se combine aussi avec le valéral, même à la température ordinaire, pour engendrer un corps incristallisable, dénué de propriétés alcalines.

Avec l'acide sulfhydrique, en présence de l'eau, on obtient le *thiovaléral* :

$$C^{10}H^{10}S^2,$$

corps insoluble dans l'eau, soluble dans l'alcool, se séparant d'une dissolution éthérée chaude en fins cristaux soyeux.

Le thiovaléral fond à 69 degrés; son odeur est forte, persistante, désagréable, surtout à chaud. Il peut être sublimé dans le vide sans éprouver d'altération.

En faisant réagir l'acide sulfhydrique sur le valéral-ammoniaque, on obtient la *thiovaléraldine*, base homologue de la thialdine, et qui prend également naissance par l'action du gaz ammoniac sur le thiovaléral :

$$3\,C^{10}H^{10}S^2 + 2\,AzH^3 + S^2H(AzH^4) + C^{30}H^{31}AzS^4.$$

La thiovaléraldine se dépose de sa solution éthérée sous forme d'un liquide huileux, qui ne tarde pas à cristalliser. Elle fond à 41 degrés et se décompose partiellement à la distillation; toutefois, on peut la sublimer dans le vide. Elle est insoluble dans l'eau, soluble dans l'alcool et dans l'éther. C'est un corps indifférent, sur lequel le cyanogène, l'acide cyanhydrique et le chlorure de cyanogène n'ont aucune action.

En remplaçant l'acide sulfhydrique par l'acide sélénhydrique, on obtient le *séléniovaléral*, $C^{10}H^{10}Se^2$, corps huileux, peu stable, cristallisable dans l'alcool, que le gaz ammoniac transforme en *séléniovaléraldine*.

La *carbovaléraldine* s'obtient en agitant directement un mélange de sulfure de carbone, de valéral et d'ammoniaque, ou encore, lorsqu'on ajoute du sulfure de carbone dans un soluté aqueux de valéral-ammoniaque :

$$2\,C^{10}H^{10}O^2 + 2\,AzH^3 + C^2S^4 = 2\,H^2O^2 + C^{22}H^{22}Az^2S^4.$$

Elle est insoluble dans l'eau, mais cristallise dans l'éther en prismes fusibles à 115-117 degrés, décomposables à une température plus élevée et sublimables dans le vide.

A basse température, le valéral absorbe abondamment le gaz chlorhydrique; le liquide s'échauffe et se sépare en deux couches : une couche inférieure, aqueuse; une couche supérieure qui, séchée sur le chlorure de calcium, donne à la distillation fractionnée un éther mixte chloré, bouillant à 180 degrés :

$$2\,C^{10}H^{10}O^2 + 2\,HCl = 2\,H^2O^2 + C^{10}H^{10}(C^{10}H^8Cl^2).$$

Le valéral se combine avec les anhydrides.

Avec l'anhydride acétique, par exemple, vers 200 degrés et après huit heures de chauffe, on isole un *dérivé acétique* ayant pour formule :

$$C^{10}H^8(C^4H^4O^4)^2.$$

C'est un liquide éthéré, bouillant à 195 degrés, insoluble dans l'eau, miscible à l'alcool et à l'éther. La potasse le saponifie, avec formation de valéral et d'acétate de potassium.

Le *dérivé benzoïque*,

$$C^{10}H^8(C^{14}H^6O^4)^2,$$

est un corps cristallin, sans odeur ni saveur, insoluble dans l'eau, fusible à 110 degrés, bouillant à 264 degrés; les alcalis le dédoublent en valéral et en benzoate alcalin (Kolbe et Gaultier).

Lorsqu'on évapore une solution de valéral-ammoniaque avec de l'acide cyanhydrique, on obtient de la leucine :

$$C^{10}H^{10}O^2 + C^2AzH + H^2O^2 = C^{12}H^{15}AzO^4.$$

Avec l'acide cyanique il se forme un acide homologue de l'acide trigénique (Baeyer).

En chauffant un mélange de 1 partie de valéral, 2 parties d'alcool amylique et 1 partie d'acide acétique, Alsberg a découvert un corps qu'il appelle *diamylvaléral*, et qui n'est autre chose que l'*acétal amylique* :

$$C^{10}H^{10}O^2 + 2\,C^{10}H^{12}O^2 = H^2O^2 + C^{10}H^8(C^{10}H^{12}O^2)^2.$$

Ce dérivé possède une odeur particulière, rappelant celle du céleri. Il bout à

225 degrés; sa densité à 7 degrés est égale à 0,849. Il est insoluble dans l'eau, soluble dans l'alcool et dans l'éther.

Semblablement, en présence des homologues inférieurs de l'alcool amylique, on obtient des composés analogues, savoir :

Le *valéral diéthylique*,

$$C^{10}H^8(C^4H^6O^2)^2,$$

liquide bouillant à 108°,5, possédant une odeur agréable de fruits, ayant pour densité 0,835, à la température de 12 degrés.

Le *valéral diméthylique*,

$$C^{10}H^8(C^2H^4O^2)^2,$$

liquide bouillant à 124 degrés, ayant pour densité 0,852 à 10 degrés (Alsberg).

Le valéral, en sa qualité d'aldéhyde, s'unit aux bisulfites alcalins pour engendrer des combinaisons cristallisées.

Le *dérivé ammoniacal*,

$$C^{10}H^9(AzH^4).S^2O^6 + H^2O^2,$$

se prépare en distillant un mélange de valéral et de bisulfite d'ammonium. Il se dépose sous forme de lamelles brillantes, que l'eau, les acides et les alcalis, décomposent avec mise en liberté de valéral.

Le *dérivé sodique*,

$$C^{10}H^9Na.S^2O^6 + H^2O^2,$$

est en cristaux efflorescents, peu solubles dans l'eau froide, encore moins dans l'alcool et dans l'éther. À 70–75 degrés, il se dissout dans l'eau, et, à une température plus élevée, il se dégage de l'acide sulfureux. Les acides et les alcalis le décomposent rapidement.

Dérivés chlorés et bromés. Traité par le perchlorure de phosphore, le valéral engendre du *chlorure d'amylidène*, $C^{10}H^{10}Cl^2$:

$$C^{10}H^{10}O^2 + PhCl^5O^2 + C^{10}H^{10}Cl^2.$$

C'est un liquide bouillant, après purification, vers 130 degrés, donnant avec les alcalis un mélange d'isopropylacétylène et d'amylène chloré.

Avec le perbromure ou le chlorobromure de phosphore, on obtient le *bromure d'amylidène*, ou *bromure amylénique* :

$$C^{10}H^{10}Br^2,$$

liquide incolore, jaunissant à l'air, bouillant à 175 degrés. Chauffé avec de l'eau, dans laquelle il est insoluble, il se transforme en acide bromhydrique et en valéral :

$$C^{10}H^{10}Br^2 + H^2O^2 = 2HBr + C^{10}H^{10}O^2.$$

Attaqué à l'ébullition par la potasse alcoolique, en solution concentrée, il engendre un *amylène bromé*, $C^{10}H^9Br$, qui bout à 110-111 degrés, tandis que le corps isomérique que Reboul a retiré du bromure d'amylène bout à 114-116 degrés.

Lorsqu'on fait réagir le chlore sur du valéral fortement refroidi, il y a production de *monochlorovaléral*,

$$C^{10}H^9ClO^2,$$

qui bout à 134-130 degrés, et dont la densité à 14 degrés est égale à 1,108. Il est insoluble dans l'eau, tandis que l'alcool et l'ammoniaque le dissolvent avec dégagement de chaleur. Il jouit de propriétés aldéhyques, car il s'unit aux bisulfites alcalins (Schöder).

En faisant passer rapidement le courant de chlore et en laissant la température s'élever, on observe la formation de *dichlorovaléral :*

$$C^{10}H^8Cl^2O^2,$$

liquide bouillant vers 147 degrés, capable de s'unir au bisulfite de sodium pour donner un dérivé cristallin ayant pour formule :

$$C^{10}H^8Cl^2O^2.S^2NaH^6.$$

Enfin, lorsqu'on épuise l'action du gaz à 145 degrés, et qu'on enlève l'excès de chlore par un courant d'acide carbonique, il reste un corps qui peut être considéré comme un dérivé hexachloré de l'aldane divalérique, ayant par conséquent pour formule :

$$C^{20}H^{12}Cl^6O^2.$$

Il est insoluble dans l'eau, soluble dans l'alcool et dans l'éther; son odeur est repoussante; sa densité, à 14 degrés, est de 1,397. Il ne se combine pas aux bisulfites alcalins. L'acide azotique fumant le convertit en un dérivé nitré, qui fournit une base par réduction. La soude, en présence de l'alcool, lui enlève deux molécules d'acide chlorhydrique, d'où résulte un nouveau dérivé chloré ayant pour formule :

$$C^{20}H^{10}Cl^4O^2.$$

Ce dérivé tétrachloré, qui bout à 210 degrés, possède l'odeur de la menthe poivrée. Il est insoluble dans l'eau, miscible à l'alcool et à l'éther. A 14 degrés, la densité est égale à 1,272 (Schröder). Edme Bourgoin.

VALÉRALDINE ou **THIVALÉRALDINE**, $C^{30}H^{31}AzS^4$. *Voy.* Valéral.

VALÉRAMIDE. *Formules :* $\begin{cases} \text{Équiv. } C^{10}H^{11}AzO^2 = C^{10}H^8O^2(AzH^3). \\ \text{Atom. } C^5H^{11}AzO = C^5H^9O.AzH^2. \end{cases}$ Ce composé, qui représente l'amide primaire de l'acide valérique, a été préparé pour la première fois par Dumas, Malaguti et Leblanc. Il a été étudié depuis par Chautard et par Dessaignes.

Pour le préparer, on additionne un volume d'éther éthylvalérique de 7 à 8 fois son volume d'ammoniaque. A froid, la réaction est très-lente, beaucoup plus rapide à chaud.

Par concentration du liquide, il cristallise en belles lames, brillantes, neutres, fusibles à 126-128 degrés, sublimables, solubles dans l'eau, l'alcool et l'éther. Il bout à 230-232 degrés.

La potasse alcoolique ne l'attaque qu'à l'ébullition. Chauffé avec de l'anhydride phosphorique, il perd une molécule d'eau et se transforme en *valéronitrile;* il éprouve la même transformation lorsqu'on le dirige en vapeurs sur de la chaux sodée :

$$C^{10}H^{11}AzO^2 = H^2O^2 + C^{10}H^9Az.$$

Le potassium l'attaque à chaud, avec formation de cyanure de potassium, d'hydrogène et d'hydrocarbures.

D'après Letts, on obtient le valéramide en chauffant l'acide valérique avec le sulfocyanate de potassium :

$$C^2AzS.SH + C^{10}H^{10}O^4 = C^2S^2O^2 + C^{10}H^{11}AzO^2.$$

Mais il se forme en même temps du valéronitrile :

$$C^2AzS.SH + C^{10}H^{10}O^4 = C^2O^4 + H^2S^2 + C^{10}Il^9Az.$$

Edme Bourgoin.

VALÉRANILIDE. *Formules :* $\begin{cases} \text{Équiv. } C^{22}H^{15}AzO^2 = C^{10}H^8O^2(C^{12}H^7Az). \\ \text{Atom. } C^{11}H^{15}AzO = C^5H^9O(AzH.C^6H^5). \end{cases}$ Ce dérivé a été obtenu par Chiozza en attaquant l'aniline par l'acide valérique anhydre ; il se dégage de la chaleur et le mélange ne tarde pas à se prendre en une masse cristalline, qu'on purifie par cristallisation dans l'alcool étendu.

Ainsi purifié, le valéranilide est en aiguilles brillantes ou en prismes allongés, fondant à 115 degrés et distillant sans altération au-dessus de 220 degrés. Il est peu soluble dans l'eau, même à l'ébullition, facilement dans l'alcool et dans l'éther.

Une solution concentrée et bouillante de potasse caustique ne l'attaque que difficilement, mais la potasse fondante la dédouble en aniline et en valérate de potassium. Ed. B.

VALÉRÈNE. $C^{10}H^{10}$. Synonyme d'*amylène* (*voy.* ce mot).

Pierlot a donné ce nom au carbure térébénique, $C^{20}H^{16}$, bouillant à 160 degrés, extrait de l'essence de valériane. Ce corps n'est autre chose que le *bornéène* de Gerhardt. Ed. B.

VALÉRIANATES. § I. **Chimie.** *Voy.* Valérianiques (*Acides*).

§ II. **Emploi.** *Voy.* Ammoniaque, Atropine, Fer, Quinine, Zinc.

VALÉRIANE. § I. **Botanique.** *Valeriana* L. Genre de plantes Dicotylédones, appartenant à la famille des Valérianées, dont elle forme le type principal. Linné embrassait dans ce genre les *Centranthus*, les *Valerianelles*, les *Nardostachys*, qu'on a maintenant séparés (*voy.* ces mots). On a ainsi réduit les *Valeriana* aux espèces qui présentent les caractères suivants : Fleurs à calice muni d'un limbe involuté, qui se développe à la maturité en une aigrette plumeuse, couronnant le fruit ; corolle infundibuliforme à cinq lobes, à tube faiblement gibbeux à la base, trois étamines ; fruit sec, monosperme, ovoïde, lancéolé.

Les Valérianes sont des espèces la plupart herbacées ou vivaces, à feuilles opposées, sans stipules, à fleurs en corymbe, généralement blanches ou rougeâtres. Elles ont en général une odeur *sui generis* qui les fait employer comme médicaments. Les plus importantes habitent les régions tempérées de l'ancien monde.

Il faut citer parmi elles :

1° La *Valeriane officinale* ou *Valériane sauvage* (*Valeriana officinalis* L.). C'est une plante vivace de 1 mètre à 1^m,50 de haut, à tige droite, fistuleuse, sillonnée, portant des feuilles pennatiséquées, à segments lancéolés-dentés, un peu velus en dessous, plus ou moins décurrents; à la partie supérieure de la tige, des rameaux opposés sortent de l'aisselle des feuilles et portent à leur extrémité, ainsi que la tige, des cymes de fleurs nombreuses, petites, de couleur blanche, purpurine, d'une odeur agréable.

La partie souterraine, qui est employée en médecine, se compose d'un court rhizome vertical, d'où se détachent de tous côtés de nombreuses racines adventives blanches, cylindroïdes, de 2 à 5 millimètres de diamètre, d'une saveur légèrement amère, comme un peu sucrée d'abord, et d'une odeur spéciale qui se développe surtout par la dessiccation. — On trouve dans le commerce deux variétés de ces souches, qui correspondent à des formes de la plante, qui diffère suivant qu'elle croît dans les lieux marécageux ou dans les bois secs et sablonneux. Cette dernière variété a été décrite sous le nom de *Valeriana angustifolia* (Gaudin, *Flor. helvetica*) ou de *Valeriana sylvestris* (Pierlot).

2° La *Grande Valeriane* ou *Valériane Phu* (*Valeriana Phu* L.), qu'on cultive souvent et qui, à cause de cela, porte le nom de *Valériane des Jardins*.

Les parties souterraines sont formées d'un gros rhizome, poussant horizontalement ou obliquement, marqué d'anneaux circulaires, et donnant par sa face inférieure de nombreuses racines adventives. La tige a 1 mètre de haut; elle est lisse, pruineuse, et porte des feuilles glabres, dont les radicales oblongues, pétiolées, entières ou lobées à la base, et les caulinaires pennatiséquées, à 7 ou 9 segments lancéolés, entiers, plus ou moins décurrents.

Dioscoride désigne sous le nom de φοῦ une Valériane qu'on a crue longtemps se rapporter à notre *Valeriana Phu*. Mais Sibthorp pense que la plante des anciens Grecs ne peut être identifiée avec notre *Grande Valériane*, qui ne croît pas plus en Grèce que le *Valeriana officinalis*, et il croit la reconnaître dans une plante de la Lycie, qu'il a décrite sous le nom de *Valeriana Dioscoridis*. C'est une espèce voisine du *Valeriana Phu*, et quelques auteurs n'en font même qu'une simple variété.

Le *Valeriana Phu* L. croit dans l'Europe tempérée, dans le sud de la Sibérie, en Perse, d'après Tournefort, et, d'après Ruiz et Pavon, au Pérou. Les Baschkirs, dans l'Asie centrale, la nomment *tuttonack* ou *encens terrestre*, à cause de son odeur.

3° La *Valériane dioïque* (*Valeriana dioica* L.). C'est une plante des terrains humides, prairies ou marécages, dont la souche est grêle et rampante, la tige haute de 20 à 40 centimètres, les feuilles radicales ovales, entières, pétiolées; les supérieures pennatiséquées, à 5-11 segments ovales ou lancéolés, entiers, le terminal plus grand que les autres; les fleurs sont dioïques-polygames. La souche est mêlée souvent à celle de la Valériane officinale : elle est bien moins odorante.

A côté de cette espèce il faut placer comme substituée aussi à la *Valériane officinale*,

4° La *Valériane de montagne* (*Valeriana montana* L.), dont la tige glabre, de 20 à 40 centimètres de haut, porte des feuilles entières, ou faiblement sinuées dentées : on la trouve dans les éboulis des montagnes. C'est le *Nard champêtre* de quelques anciens auteurs.

5° Le *Valeriana coarctata* Ruiz et Pavon vient dans les régions froides du Pérou. Sa tige herbacée, simple, striée, pubescente, porte des feuilles lancéolées à extrémité aiguë, rares sur la tige; les fleurs sont rapprochées en un épi allongé. La racine pilée est employée, au Pérou, comme un spécifique contre les fractures.

Enfin nous avons à signaler les Valérianes qui forment la base de ce qu'on appelle le Nard celtique (*voy.* ce mot). Ce sont :

6° Tout d'abord le *Valeriana celtica* L., qui croît dans les Alpes méridionales ou celtiques de la France, de la Suisse, de l'Italie, de la Styrie et de la Carinthie. C'est une plante glabre, à petite souche ligneuse, toute couverte d'écailles imbriquées, placée obliquement près de la surface du sol et sous la mousse qui la recouvre, donnant par sa partie inférieure quelques petites racines adventives, et terminée au sommet par une touffe de feuilles, entières, obovées, spathulées, et par une tige de 8 à 20 centimètres portant au sommet des fleurs d'un rouge pâle, en cymes ombelliformes, portées sur de courts pédoncules axillaires; celles de l'extrémité presque sessiles et comme verticillées.

7° En second lieu, le *Valeriana saliunca* All., qu'on trouve sur les sommets alpins de la Savoie, du Valais, du Piémont, de l'Italie et du Dauphiné. C'est une plante voisine de la précédente, dont les fleurs sont en cymes, qui par leur ensemble forment comme un capitule ou un corymbe très-ramassé;

8° Enfin, le *Valeriana saxatilis* L., dont les feuilles radicales sont longuement pétiolées, entières, elliptiques, marquées de 3-5 nervures, les caulinaires rares, petits et linéaires, les fleurs en grappe de cymes.

9° A ces espèces ajoutons encore, comme employée jadis sous le nom de *Nard d'Espagne*, une espèce vivace de l'Europe méridionale, qui s'avance dans la vallée du Rhône et de la Saône jusqu'à Dijon : le *Valeriana tuberosa* L., à gros rhizome tubériforme, charnu, simple, qui est la partie employée. La tige de 1 à 2 décimètres a des feuilles inférieures entières, les supérieures pennatiséquées, les fleurs polygames, roses, en corymbes trichotomes. Le tubercule est amylacé, un peu amer et faiblement aromatique.

Plusieurs espèces intéressantes de *Valeriana* de Linné et d'anciens auteurs sont passées dans d'autres genres. Les *Valeriana Jatamansi* Roxb. et *V. grandiflora* sont des *Nardostachys* (*voy.* ce mot);

Les *Valeriana rubra* est un *Centranthus* (*voy.* ce mot);

Le *Valeriana locusta* L. est une *Mâche* ou *Valerianelle* (*voy.* MACHE).

Enfin on a donné aussi le nom de *Valériane* à quelques plantes qui ne rentrent pas dans le groupe des Valérianées.

Ainsi la *Valériane bleue* ou *Valériane grecque* est le *Polemonium cœruleum* L. de la famille des Polémoniacées. Pl.

BIBLIOGRAPHIE. — DIOSCORIDE, I, 7. — LINNÉ. *Genera*, 44. *Species*, 44-46. — JUSSIEU. *Genera*, 195. — POIRET. *Encyclopédie*, VIII, 296. — DE CANDOLLE. *Flore française*, 3325. — GAUDIN. *Flora helvetica*, I, 73. — ALLIONI. *Flora Pedemont.*, n° 9. — VILLARS. *Flore du Dauphiné*, II, 285. — GUIBOURT. *Drogues simples*, 7° édit., II, 73. — CHATIN (Johannès). *Valérianées*, 1872, 25. — SIBTHORP. *Prodromus floræ græcæ*, 1, 35. Pl.

§ II. **Matière médicale et thérapeutique.** Les anciens médecins employaient indifféremment les racines de trois espèces de valériane : 1° la valériane sauvage ou officinale (*Valeriana officinalis* L.); 2° la grande valériane ou *V. Phu* L. et 3° la valériane aquatique ou *V. dioica* L.

La première seule doit être considérée comme véritablement officinale.

MATIÈRE MÉDICALE. La racine de valériane officinale consiste en un rhizome de l'épaisseur du petit doigt, très-court, tronqué, très-petit, comparé à la taille de la plante, et émettant des racines nombreuses, blanchâtres, cylindriques, fibreuses, brunissant par la dessiccation, d'un diamètre moyen de 2^{mm},6; elles s'amincissent à l'extrémité et se divisent en fibres grêles. Cette racine a une saveur d'abord sucrée, puis âcre, amère et persistante. Quant à son odeur, elle est extrêmement accentuée, caractéristique, térébenthineuse et camphrée : elle excite fortement les chats. Peu marquée d'abord, ou même nulle quand on tire la racine du sol, cette odeur s'accentue par la dessiccation. La racine fraîche contient les trois quarts de son poids en eau de végétation. Quand elles se dessèchent, ces racines deviennent ridées, cassantes et colorées comme le rhizome en un brun foncé terreux. Lorsqu'on les brise transversalement elles offrent un épiderme foncé et une écorce épaisse, blanche, qui entoure une colonne ligneuse grêle. L'intérieur du rhizome est compacte, ferme, corné, mais devient creux en vieillissant, et n'offre plus que des cloisons transversales situées de distance en distance.

Récoltée dans les terrains humides, le long des ruisseaux ou dans les prairies basses, cette racine est douée de vertus moins énergiques que lorsqu'elle croît sur les hauteurs, dans les terrains plutôt frais qu'humides : elle a alors plus d'odeur et plus de saveur ; les racines trop jeunes manquent aussi d'énergie. C'est vers deux ou trois ans et avant le développement qu'il faut les recueillir. Il est nécessaire de les faire sécher promptement à l'air et de les conserver au sec en les renouvelant chaque année. On ne doit pas oublier que, plus elle est fraîchement récoltée et plus elle est active. Lorsque le pharmacien voudra acquérir de la racine de valériane il devra toujours examiner les radicelles ; si elles sont blanches, cylindriques, d'aspect corné, entourées d'une terre légère, sablonneuse, jaunâtre, tombant en poussière par la percussion, c'est qu'elle aura végété dans les bois secs, et elle devra être préférée. Il faut rejeter au contraire les échantillons à radicelles grises, ridées, entourées de terre noirâtre et compacte, qui ont vécu dans les lieux humides et marécageux et ne méritent aucune confiance, car leur action est presque nulle et les racines de *valériane aquatique* y sont souvent mêlées à la *valériane officinale*.

La plante sauvage étant insuffisante pour les approvisionnements pharmaceutiques, on s'est mis à la cultiver, notamment en Angleterre, en Hollande, en Allemagne (Thuringe) et aux États-Unis.

Nous venons de voir que d'autres valérianes peuvent être substituées à la racine officinale, mais il est d'autres plantes dont les racines se mêlent aussi frauduleusement aux siennes : on cite celles de l'Eupatoire chanvrin (*Eupatorium cannabinum* L., Composées) et celles de diverses Renoncules (Renonculacées). La distinction en est très-aisée, car l'odeur forte et caractéristique de la valériane n'a aucune analogie avec celle de ces deux racines. Il en est de même pour la racine de Dompte-Venin (*Vincetoxicum officinale* L.) qui sert encore à sophistiquer la valériane.

Avant de donner la structure anatomique des racines officinales nous dirons un mot des drogues fournies par les deux autres espèces de valérianes jadis employées.

RACINES DE GRANDE VALÉRIANE (*Valeriana Phu* L.). Peu aromatique et aujourd'hui abandonnée pour l'usage médicinal, cette racine est pourvue d'un rhizome plus épais que celui de la plante officinale et enfoncé obliquement dans le sol. À cause de cette situation, cette souche longue et grosse comme le doigt est nue du côté qui regarde la surface de la terre, et munie de l'autre d'un grand nombre de racines dirigées en bas, grises et radiées à l'extérieur, d'une couleur foncée en dedans. Le rhizome est muni d'anneaux circulaires, mais plus rapprochés (représentant les points d'insertion d'écailles foliacées, noirâtres) que dans l'espèce officinale. Sa saveur est amère, mais son odeur est moins forte que celle de la valériane, ce qui tient d'après J. Chatin à ce que la matière oléo-résineuse odorante, si abondante dans les cellules du parenchyme cortical du rhizome et des racines, n'existe ici que dans un très-petit nombre des cellules de la même région.

RACINES DE LA VALÉRIANE AQUATIQUE (*Valeriana dioica* L.). « Cette racine est à peu près inodore et conserve la saveur amère commune à ce genre. Elle se distingue à l'exiguïté de ses parties, à ses rhizomes allongés souvent rameux, formés chacun de plusieurs entre-nœuds renflés aux points d'attache des feuilles, à ses petites racines blanches beaucoup plus fines que celles de la valériane officinale et attachées circulairement à chaque renflement du rhizome. Ces racines manquent en outre d'une véritable moelle; enfin les cellules oléorésineuses du parenchyme cortical des racines et du rhizome manquent absolument; les grains de fécule composés dans l'espèce officinale sont ici toujours simples » (J. Chatin, *Études botaniques, chimiques et médicales sur les Valérianées*, 1871).

STRUCTURE ANATOMIQUE. D'après de Lanessan, la racine officinale présente de dehors en dedans : 1° une couche épidermique à grandes cellules munies extérieurement de parois minces; 2° une couche épaisse de parenchyme cortical à cellules arrondies ou elliptiques, laissant entre elles d'assez vastes méats cellulaires. Les couches les plus externes se dessèchent et brunissent en formant une sorte de faux suber à la périphérie du rhizome. Toutes les cellules du parenchyme cortical sont remplies de grains d'amidon (composés binés ou ternés) et de gouttes d'huile jaunâtre. L'écorce est séparée des faisceaux par une couche circulaire unique de cellules allongées tangentiellement formant une sorte de gaîne dont la cavité contient de l'huile essentielle et dont les parois se colorent en bleu dans la solution acétique d'aniline, tandis que les cellules voisines restent incolores; 3° les faisceaux fibro-vasculaires sont séparés les uns des autres par des rayons médullaires étroits. La moelle est très-large et formée de grandes cellules polygonales. Dans la racine de valériane sèche, on rencontre des gouttelettes jaunes d'huile essentielle ou des amas résineux de couleur brun rougeâtre seulement dans les cellules extérieures de l'écorce.

D'après J. Chatin, la *grande valériane* présente les caractères anatomiques suivants : *racines*, membrane épidermique composée de plusieurs assises de cellules subéreuses; parenchyme cortical double : l'interne à cellules petites et peu ou point féculifères (fécule à grains souvent bi-ter-quaternés), couche perixyle très-développée et lobée, formée de cellules allongées; moelle distincte, féculifère. Quant à la *valériane aquatique*, voici d'après le même savant ses caractères histologiques distinctifs. *Racines :* membrane épidermoïdale à deux assises de cellules, parenchyme épais sans globules oléorésineux dans ses utricules; fécule à grains fins, arrondis, simples; fausse moelle formée de cellules ou fibres ténues, étroites et semblables à celles du corps fibro-vasculaire.

COMPOSITION CHIMIQUE. La racine sèche contient 50 centigrammes à 2 grammes pour 100 d'huile essentielle. Cette variation tient à l'influence des localités sèches ou humides. D'après Zeller, l'essence est plus abondante en automne qu'au printemps. Il est établi que lorsqu'on distille les racines fraîches elles fournissent une eau neutre et une grande quantité d'huile essentielle. Cette dernière n'a qu'une odeur très-faible, mais par l'exposition à l'air elle devient lentement acide, surtout lorsqu'on y ajoute un peu d'alcali : la production d'acide valérianique peut atteindre, dans ce cas, la proportion de 6 pour 1000. La racine sèche donne par distillation

un produit d'une odeur très-forte, mais seulement 4 pour 1000 d'acide valérianique, c'est de l'acide isovalérianique ou acide isopropylacétique, bouillant à
175 degrés et se dissolvant dans 25 parties d'eau à la température de 0 à 15 degrés.
Le même acide existe dans l'angélique, l'écorce et les baies de *Viburnum opulus*, etc. L'huile essentielle retirée de la racine sèche est jaunâtre ou brunâtre
avec une légère teinte verdâtre. Elle est lévogyre; par distillation fractionnée on
en sépare un produit bleu foncé. On a retiré de cette huile : 1° un hydrocarbure
$C^{10}H^{16}$, valérène (environ 25 pour 100) bouillant à 157 degrés et qui donne avec
l'acide chlorhydrique une combinaison cristalline; 2° un alcool liquide $C^{10}H^{18}O$,
qui dans la racine se transforme probablement en camphre bornéol; 3° un alcool
solide probablement identique avec le *bornéol;* 4° un produit verdâtre distillant
à 300 degrés, qu'on peut décolorer par rectification. Cette huile se colore sous
l'action des acides minéraux et de la potasse (bleu). Il reste après ces dédoublements de l'*acide malique*, de la *résine*, du *sucre réducteur*. La racine de valériane est noire, très-âcre, et possède une odeur de cuir, c'est avec l'essence et
l'acide valérianique l'un des principes actifs de la racine.

EMPLOI.   La racine de valériane est prescrite sous forme de poudre, d'hydrolat,
d'infusion, de teinture alcoolique et éthérée, de sirop, électuaires, etc., seule
ou mêlée à d'autres médicaments synergiques. La tendance actuelle est de
substituer à ces préparations celles des valérates à bases les plus diverses, en
associant ainsi à l'action de l'acide valérianique celle toute différente de bases
métalliques ou organiques : *valérianates de zinc*, de *strychnine*, d'*ammoniaque*, de *caféine*, etc.

L'histoire thérapeutique des valérianes et de leurs produits (essences, valérates)
est liée à celle de la *médication antispasmodique* (*voy.* article MÉDICATIONS)
dont elles constituent le principal et plus fidèle agent. Les préparations de
valériane doivent être dirigées contre les spasmes essentiels sous toutes leurs
manifestations : *mobilité nerveuse, étouffements, hystérie, épilepsie, éclampsie,
chorée*, etc.

Les doses des diverses formes médicamenteuses varient beaucoup.   E. HECKEL.

VALÉRIANÉES ou **VALÉRIANACÉES.**   Famille de plantes Dicotylédones,
qui prend son nom du genre *Valeriana*, le plus connu de tous et l'un des plus
importants. Placée dans le groupe des monopétales à ovaire adhérent, elle se
rapproche des Dipsacées d'une part, des Caprifoliacées de l'autre. Ses caractères
distinctifs sont :

Corolle monopétale, épigyne, à préfloraison imbriquée; étamines rarement
au nombre de 5, le plus souvent au nombre de 4-3 ou 1, insérées sur le tube
de la corolle. Ovaire à 3 loges, dont 2 stériles, la troisième contenant un ovule
pendant, anatrope. Fruit sec, indéhiscent, uniloculaire par avortement des deux
loges stériles, quelquefois restant triloculaire, mais toujours uniséminé; graine
albuminée, embryon droit.

Les Valérianées habitent la plupart l'ancien continent et principalement l'Europe centrale, la région méditerranéenne et la région caucasique, d'où quelques
espèces se sont avancées vers l'Orient, dans la Sibérie, le Népaul et le Japon.
Rares dans l'Amérique septentrionale, elles se retrouvent sur les montagnes
qui longent la côte orientale de l'Amérique du Sud.

Au point de vue médicinal, elles fournissent les *Valérianes* et les *Nards* (*voy.*
ces mots), remarquables par leur odeur spéciale et leur amertume. Dans cer-

taines espèces l'amertume disparaît et les plantes deviennent alimentaires : tel
est le cas des *Valérianelles* ou *Mâches* (*voy.* ce mot.)   Pl.

Bibliographie. — De Candolle. *Flore française* (éd. 3), V, 232, et *Prodromus*, IV, 624. —
Endlicher. *Genera*, n° 2179. — Bentham et Hooker. *Genera*. II, 153. — Chatin (J.). *Valérianées (thèse de doct. de la Faculté de méd. de Paris*, 1872). — Decaisne et Le Maout. *Traité
général de botanique.*   Pl.

VALÉRIANELLE. *Voy.* Mache.

VALÉRIANIQUE (Acide). *Formules :* $\begin{cases} \text{Équiv. } C^{10}H^{10}O^4. \\ \text{Atom. } C^5H^{10}O^2. \end{cases}$ Synonymes : *acides*
valériques, acides amyliques.

Il existe trois acides connus répondant à cette formule, alors que la théorie
en fait prévoir quatre, savoir :

1° L'*acide propylacétique* ou *acide valérianique normal ;*

2° L'*acide isopropylacétique ;*

5° L'*acide triméthylacétique ;*

4° L'*acide éthylméthylacétique*, encore inconnu.

I. Acide valérianique normal. Acide butylformique ou propylacétique, en
atomes :

$$C^5H^{10}O^2 = CH^3.(CH^2)^5.CO^2H.$$

Il résulte de l'oxydation de l'alcool amylique normal ; on l'obtient encore en
attaquant par la potasse alcoolique, dans un appareil à reflux, le cyanure de
butyle normal.

L'acide valérianique normal paraît aussi prendre naissance, en petite quantité,
par l'action de la poudre d'argent sur un mélange d'acide β-iodo-propionique
et d'iodure d'éthyle (Schneider).

Erlenmeyer l'a obtenu en prenant pour point de départ l'acide caproïque
normal. On transforme ce dernier en acide α-bromo-caproïque, et on décompose
celui-ci par le carbonate de sodium. On traite par l'acide sulfurique, on reprend
par l'éther, ce qui fournit l'acide α-hydroxycaproïque, qu'on oxyde par l'acide
chromique : il passe à la distillation un acide volatil, ayant toutes les propriétés
de l'acide cherché.

L'acide valérianique normal est un liquide dont l'odeur se rapproche de l'acide
butyrique. Il bout à 184-185 degrés, sous la pression de 0,736. Refroidi vers
20 degrés, il devient visqueux, sans se solidifier. Il exige environ 20 parties d'eau,
à 16 degrés, pour se dissoudre ; en présence d'une plus grande quantité d'eau,
il se sépare sous forme d'une couche huileuse, ayant pour densité 0,9577 à 0,
et 0,9415 à 20 degrés.

Il se combine avec les bases pour former des sels, qu'on peut obtenir par saturation directe.

Le *sel sodique* est très-soluble dans l'eau. Sa solution aqueuse, chaude et
concentrée, se prend en gelée par le refroidissement.

Le *sel barytique,*

$$C^{10}H^9BaO^4,$$

est assez soluble dans l'eau, surtout à chaud. Sa solution, saturée à l'ébullition,
se prend par le refroidissement en cristaux laminaires, gras au toucher. C'est un
sel anhydre, qui se dissout à 10 degrés dans 6 parties d'eau.

Le *sel calcique*,

$$C^{10}H^9CaO^4 + Aq,$$

se dépose, par une évaporation lente, en lamelles onctueuses, brillantes, qui perdent à 100 degrés leur eau de cristallisation.

Ce sel présente un maximum de solubilité à 70 degrés; à 20 degrés, sa solution saturée ne renferme que 8,087 de sel anhydre.

Le *sel manganeux*,

$$C^{10}H^9MnO^4 + Aq,$$

est en cristaux d'un rose pâle, retenant de l'eau de cristallisation, qu'ils perdent à 100 degrés. Il est plus soluble à froid qu'à chaud. D'ailleurs, il se décompose à chaud, surtout en dissolution étendue.

Le *sel cuivrique*,

$$C^{10}H^9CuO^4,$$

s'obtient par double décomposition, au moyen du sel sodique et du sulfate de cuivre. C'est un sel bleuâtre, soluble dans l'eau froide. Il en résulte une solution bleu-ciel qui, évaporée dans le vide, abandonne des cristaux aciculaires, groupés, microscopiques. A chaud, la solution se trouble et laisse déposer un sel basique. Une solution étendue et bouillie laisse déposer de l'oxyde de cuivre, dégage de l'acide valérianique, entraîné par la vapeur d'eau.

Le *sel de zinc*,

$$C^{10}H^9ZnO^4,$$

cristallise en lamelles minces, brillantes, transparentes, onctueuses au toucher. Une solution, saturée à 24-25 degrés, contenant 2,54 de sel, se trouble à chaud, et le précipité se redissout par le refroidissement (Lieben et Rossi).

L'*éther valérianique, valérianate d'éthyle normal*,

$$C^4H^5(C^{10}H^{10}O^4),$$

s'obtient en traitant l'acide valérianique par un mélange d'alcool et d'acide sulfurique.

Liquide bouillant à 144°,6, sous la pression de 0,786, ayant pour densité : à 0 degré, 0,894; à 20 degrés, 0,8765.

II. ACIDE VALÉRIANIQUE ORDINAIRE, en atomes :

$$C^5H^{10}O^2 = (CH^3)^2.CH.CH^2.CO^2H.$$

Cet acide, le plus anciennement connu, est l'*acide delphinique*, l'*acide phocénique*, l'*acide isovalérique*, l'*acide isopropylacétique* ou *isobutylformique*.

Il a été retiré, en 1817, par Chevreul, dans la saponification de l'huile de marsoin (*Delphinum phocana*). Peutz, puis Grote, l'ont préparé avec l'essence de valériane, et l'identité de tous ces corps a été établie par Ettling et Trommsdorff. Enfin, Dumas et Stas l'ont obtenu en oxydant l'alcool amylique.

L'acide valérianique se rencontre dans la racine d'angélique (*Angelica archangelica*), dans l'*Athamanta oréoselinum* (Winckler); dans les bois du *Viburnum opulus*, et dans l'écorce du même arbrisseau (Chevreul, Kraemer); dans l'*asa fœtida* (Illasiwetz). Lorsqu'on distille avec de l'eau les feuilles du *Digitalis purpurea*, on obtient un *acide antirhinique*, probablement identique avec l'acide valérianique.

L'acide isovalérianique se produit, d'ailleurs, dans un grand nombre de réactions, par suite du dédoublement, par oxydation, de plusieurs matières organiques.

On observe sa production dans l'oxydation de l'acide choloïdique, de l'acide oléique et de beaucoup d'acides gras, à équivalents élevés ; en attaquant l'essence de valériane par les alcalis ; lorsqu'on soumet à la distillation, avec de l'acide sulfurique étendu et du dichromate de potassium, ou du peroxyde de manganèse, la plupart des albuminoïdes : albumine, fibrine, caséine, gluten, gélatine, etc.; lorsqu'on attaque l'essence de camomille romaine par la potasse alcoolique (Gerhardt), ou lorsqu'on fond avec la potasse caustique la leucine, l'indigo, le lycopode, la lupuline, etc.

Beaucoup de matières azotées fournissent de l'acide valérianique à la putréfaction, les fromages pourris, le blé avarié ; dans ce cas, il est ordinairement accompagné d'acide butyrique (Balard, L. Bonaparte). Dans la préparation du *carthame*, on observe quelquefois, surtout en été, la production d'une grande quantité d'acide valérianique (Salvetat).

Chauffé pendant huit heures, à 180-200 degrés, avec de l'acide iodhydrique concentré et du phosphore rouge, l'acide angélique est réduit et ramené à l'état d'acide valérianique (Ascher).

Il se forme encore dans le dédoublement de l'acide atractylique par les acides (Lefranc), ou lorsqu'on traite par la potasse le cyanure d'isobutyle (Erlenmeyer et Hell).

On le préparait autrefois en soumettant à la distillation, avec de l'eau aiguisée d'acide sulfurique, la racine de valériane. On saturait l'eau distillée, ainsi obtenue, avec le carbonate de sodium, et on distillait le valérianate avec de l'acide sulfurique étendu (Rabourdin). On obtient un rendement plus avantageux, en ajoutant à la poudre de racine de valériane 5 fois son poids d'eau, 1/10 de son poids d'acide sulfurique et un peu de bichromate de potassium ; après une macération de quelques jours, on distille comme précédemment. 1 kilogramme de racine, dans ces conditions, fournit 18 grammes de valérianate de zinc (Le Fort).

Il est préférable d'oxyder l'alcool amylique, suivant la méthode de Balard. A cet effet, on dissout cet alcool dans l'acide sulfurique concentré, on ajoute au mélange une solution de bichromate et on soumet à la distillation, dès que la réaction est calmée. Il passe à la distillation un liquide laiteux, qui abandonne bientôt une couche huileuse de valéral ; la liqueur aqueuse est saturée par le carbonate de sodium, ce qui fournit un sel, qu'on distille avec de l'acide sulfurique étendu ; on rectifie le liquide obtenu.

Piesse conseille de mélanger peu à peu 1 partie d'alcool amylique avec 5 parties d'acide sulfurique et 1 partie d'eau ; on ajoute ensuite une bouillie faite avec $2^p,5$ de dichromate dans $4^p,5$ d'eau, on distille, on sature par le carbonate de sodium, ce qui fournit du valérate cristallisé par évaporation.

PROPRIÉTÉS. L'acide valérianique est un liquide incolore, mobile, à saveur acide et brûlante, doué d'une odeur tenace, caractéristique, rappelant celle de l'essence de valériane et se rapprochant de celle de l'acide butyrique ordinaire. Il est tantôt actif, tantôt inactif, suivant qu'il a été préparé avec un alcool amylique actif ou inactif. Il est encore liquide et transparent à — 15 degrés. Il fait sur le papier des taches huileuses, mais non persistantes ; il brûle facilement, avec flamme fuligineuse.

Il bout à 175 degrés (Dumas et Stas), à 175°,8, sous une pression de 0,746 (E. Kopp). Sa densité à 15 degrés est égale à 0,955 (Mendéléeff).

D'après Erlenmeyer et Hell, l'acide qui provient du cyanure d'isobutyle bout à 172 degrés; il est sans action sur la lumière polarisée. Celui qui provient de la racine de valériane bout à la même température, mais dévie de +5 degrés le plan de la lumière polarisée; ce pouvoir rotatoire disparaît, lorsqu'on chauffe l'acide à 250 degrés, avec quelques gouttes d'acide sulfurique, douze à quinze minutes seulement.

D'après Pasteur, l'acide qui dérive de l'alcool amylique actif fournit un sel de baryum difficilement cristallisable.

Suivant Isidore Pierre et Puchot, l'acide valérianique, dérivé par oxydation de l'alcool amylique, bout à 178 degrés, sous la pression normale. Distillé avec de l'eau en excès, il bout vers 100 degrés, en donnant des vapeurs qui se condensent en deux couches: une couche inférieure, qui est une solution aqueuse; une couche supérieure, qui constitue un véritable hydrate. Cet hydrate, qui a pour formule $C^{10}H^{10}O^4 + H^2O^2$, est un liquide huileux, perdant son eau à chaud, ayant pour densité 0,95.

L'acide valérianique exige 30 parties d'eau pour se dissoudre, à la température de 12 degrés. Il est soluble en toutes proportions dans l'alcool et dans l'éther; son soluté alcoolique se trouble par l'addition d'un peu d'eau, mais en continuant l'affusion de cette dernière le mélange redevient transparent. Il dissout le camphre, plusieurs résines, le phosphore, mais non le soufre.

Chauffé dans un tube porté au rouge sombre et contenant de la pierre ponce, il dégage de l'acide carbonique, de l'oxyde de carbone, de l'hydrogène, des carbures éthyléniques, notamment du propylène (Hofmann).

Distillé sur un excès de baryte, il fournit des produits analogues, sauf l'acide carbonique.

L'acide sulfurique concentré le charbonne, avec dégagement d'acide sulfureux et formation sans doute d'un acide sulfoconjugué.

Avec le chlore, on obtient des produits de substitution, tandis que le brome et l'iode s'y dissolvent sans l'altérer.

Le permanganate de potassium l'oxyde, avec production d'acides carbonique, oxalique, butyrique, et probablement d'acide angélique (Neubauer). Avec le bioxyde de manganèse et l'acide sulfurique étendu, on observe la formation d'une petite quantité d'éther méthylvalérianique. L'acide nitrique concentré le transforme en acide nitrovalérianique.

Le perchlorure et l'oxychlorure de phosphore engendrent du chlorure valérianique et l'anhydride correspondant; le pentasulfure de phosphore, l'*acide thiovalérique*, corps ayant une odeur insupportable et probablement pour formule $C^{10}H^{10}O^2S^2$.

VALÉRIANATES. Bien que l'acide valérianique soit monobasique, il engendre aussi des sels basiques et même des sels acides, ceux-là résultant de l'union des sels neutres avec les oxydes métalliques, ceux-ci de leur union avec les acides. Plusieurs d'entre eux sont employés en médecine.

Les valérianates, qui s'obtiennent par saturation directe, sont des sels ordinairement onctueux au toucher, peu odorants à l'état sec, dégageant l'odeur de l'acide valérianique dans un air humide. Leur saveur, d'abord sucrée, est ensuite brûlante. La plupart sont solubles dans l'eau; quelques-uns se dissolvent dans l'alcool.

A la distillation sèche ils fournissent du *valérone*, des carbures d'hydrogène, notamment de l'amylène ; mélangés à des formiates, ils donnent du valéral à la distillation ; avec les acétates, du méthylvaléryle.

Ils sont décomposés par les acides minéraux, et même par beaucoup d'acides organiques, avec mise en liberté d'acide valérianique. Tandis que l'acide butyrique ne les décompose pas, les butyrates, chauffés avec de l'acide valérianique, donnent de l'acide butyrique libre (Liebig). Lorsqu'on sature incomplétement par la potasse un mélange d'acide acétique et d'acide valérianique, il se forme à chaud du biacétate de potassium.

Le *valérianate d'ammoniaque*,

$$C^{10}H^9(AzH^4)O^4,$$

s'obtient en cristaux prismatiques, déliquescents, lorsqu'on sature l'acide par du gaz ammoniac. Ce sel, qui perd facilement à chaud une partie de sa base, est très-soluble dans l'eau et dans l'alcool ; il est également soluble dans l'éther. Sa saveur est douce, légèrement sucrée ; son odeur rappelle à la fois celle de ses composants ; chauffé avec de l'acide phosphorique anhydre, il fournit du valéranitrile. Il se produit dans la putréfaction de plusieurs matières organiques azotées, notamment dans celle du fromage.

Pour les besoins de la médecine, on l'a préparé *à l'état liquide concentré*, en saturant l'acide par le carbonate d'ammonium.

Le *valérianate liquide de Pierlot* possède la composition suivante :

Eau distillée 95
Acide valér anique 2
Extrait alcoolique de vulnéraire 2

On sature le soluté avec quantité suffisante de sous-carbonate d'ammoniaque.

Le *valérianate d'atropine* s'obtient en dissolvant 38 parties d'atropine pure dans 140 parties d'alcool à 85 degrés ; on ajoute à ce soluté 12 parties d'acide valérianique pur, dissous dans son poids d'alcool à 85 degrés, et on fait cristalliser le sel à l'évaporation spontanée, à une température de 30 à 40 degrés.

Callmann mélange rapidement, dans un mortier refroidi, des poids équimoléculaires d'atropine et d'acide, additionne le mélange, refroidi à la glace, d'une quantité d'éther égale à six fois le poids de l'alcaloïde, puis maintient le tout à — 10 degrés dans un flacon bouché. Les cristaux qui se déposent au bout de deux heures environ fondent à 32 degrés, sont très-solubles dans l'eau, moins facilement dans l'alcool et dans l'éther. Sel d'un maniement dangereux.

Valérianate de quinine (voy. QUININE).

Le *valérianate de baryum*,

$$C^{10}H^9BaO^4 + H^2O^2,$$

s'obtient, par évaporation lente, en cristaux brillants, fragiles, solubles dans 2 parties d'eau à 15 degrés, et dans leur poids d'eau à 20 degrés. Il exécute des mouvements giratoires très-marqués, lorsqu'on le dissout dans l'eau ; il est peu soluble dans l'alcool. Il perd en partie son eau de cristallisation dans l'air sec, et le reste disparaît aisément sous l'influence de la chaleur. Chauffé au rouge sombre, il dégage des gaz et des vapeurs condensables, qui renferment du valéral et du valérone ; il reste dans la cornue du carbonate de baryum, mélangé à une matière charbonneuse.

Le sel de baryum de l'acide inactif cristallise en larges lamelles anhydres (Erlenmeyer et Hell).

Le sel de l'acide actif est difficilement cristallisable, beaucoup plus soluble que le précédent.

Le *valérianate de calcium*,

$$C^{10}H^4CaO^4 + Aq,$$

cristallise, par une évaporation lente, en prismes étoilés, facilement solubles dans l'eau et dans l'alcool. Il fond vers 150 degrés, mais en se décomposant. Chauffé avec de la chaux vive, il fournit à la distillation un mélange de valéral et de valérone.

Le *valérianate de cuivre*,

$$C^{10}H^9CuO^4 + Aq,$$

s'obtient en dissolvant du carbonate de cuivre dans une solution aqueuse de l'acide.

Il est en prismes clinorhombiques, solubles dans l'eau et dans l'alcool.

Lorsqu'on ajoute une solution concentrée d'acide valérianique à une solution d'acétate de cuivre, il se sépare bientôt des gouttelettes huileuses de valérianate de cuivre anhydre, mais elles se transforment bientôt en une poudre cristalline d'un sel hydraté, d'un vert bleuâtre. Dans les mêmes conditions, l'acide butyrique donne immédiatement un précipité cristallin (Huraut).

Le *valérianate ferreux* s'obtient en dissolvant du fer dans de l'acide valérianique aqueux.

Le *valérianate ferrique* neutre n'a pas été isolé.

Lorsqu'on ajoute du chlorure ferrique dans un soluté de valérianate alcalin, il se forme un précipité constitué par un mélange de sel neutre et de sel basique; ce mélange, après dessiccation, se présente sous forme d'une poudre amorphe, d'une couleur rouge brique.

Le *valérianate mercurique*, qui se prépare par double décomposition au moyen du sublimé et d'un sel alcalin, est sous forme de minces aiguilles blanches, qu'on obtient également lorsqu'on fait bouillir le sel basique avec de l'eau et qu'on laisse refroidir le soluté.

Le *sel basique*, qui est rouge, s'obtient en chauffant doucement le sel précédent, ou mieux en dissolvant de l'oxyde mercurique dans un soluté chaud et concentré d'acide valérianique. Il est à peine soluble dans l'eau; toutefois, à l'ébullition avec ce liquide, il se transforme en sel neutre et en un résidu rouge insoluble.

Le *valérianate mercureux*, qui cristallise en petites aiguilles, se prépare avec l'oxyde mercureux et l'acide valérianique.

Le *valérianate neutre de plomb*,

$$C^{10}H^9PbO^4,$$

est un sel anhydre, qui se dépose à l'évaporation en lamelles brillantes, facilement fusibles.

Le *sel basique*,

$$C^{10}H^9PbO^4 + PbO,$$

s'obtient en dissolvant dans l'acide valérianique de la litharge en excès; on ajoute de l'eau, on filtre et on évapore dans le vide. Il est en aiguilles brillantes, groupées, peu solubles dans l'eau.

Le *valérianate de zinc*,

$$C^{10}H^9ZnO^4,$$

s'obtient en dissolvant du zinc dans un soluté d'acide valérianique, ou encore en dissolvant dans ce dernier, à l'ébullition, du carbonate de zinc; après filtration, il se dépose, par le refroidissement, des lamelles nacrées qui ressemblent à l'acide borique. Il est soluble dans 90 parties d'eau froide, 60 parties d'alcool à 80 degrés, 500 parties d'éther froid et seulement 200 parties d'éther bouillant (Wittstein). Il fond à 140 degrés et se décompose à une température plus élevée.

Lorsqu'on opère à froid la dissolution du carbonate de zinc dans l'acide, on obtient à l'évaporation spontanée un hydrate ayant pour formule :

$$C^{10}H^4ZnO^4 + 6H^2O^2.$$

Il perd aisément son eau de cristallisation à 100 degrés, ou par l'évaporation à chaud de sa dissolution.

Avec l'ammoniaque, le valérianate de zinc fournit une combinaison de la formule :

$$C^{10}H^9ZnO^4 + AzH^3.$$

Le *valérianate de bismuth* se prépare, d'après Righini, de la manière suivante : on chauffe dans une capsule 1250 parties d'acide azotique additionné de 625 parties d'eau; on ajoute, par portions successives, 465 parties de bismuth pulvérulent. Après dissolution, on filtre, et on ajoute dans le liquide filtré un soluté de valérianate de soude, tant qu'il se forme un précipité; on lave ce précipité à l'eau distillée légèrement acidulée avec de l'acide valérianique; on sèche le produit à l'étuve et on le conserve à l'abri de la lumière.

L'acide valérianique s'unit aux alcools pour engendrer des éthers, dont quelques-uns, doués d'une odeur agréable, se rencontrent dans la nature.

Le *valérianate d'éthyle* ou *éther éthylvalérianique* :

$$C^4H^4(C^{10}H^{10}O^4),$$

est un liquide incolore rappelant par son odeur les pommes de reinette. Il bout à 135 degrés; sa densité à 0 est de 0,886 (Pierre et Puchot).

Le *valérianate de méthyle* bout à 117 degrés et possède une odeur de banane (P. et P.).

Le *valérianate de propyle* :

$$C^6H^6(C^{10}H^{10}O^4),$$

bout à 157 degrés; sa densité à 0 est égale à 0,887 (P. et P.).

Le *valérianate d'isobutyle* :

$$C^8H^8(C^{10}H^{10}O^4),$$

qui a une odeur de pomme, bout à 174 degrés; sa densité à 0 est de 0,888.

Parmi les produits de substitution de l'acide valérianique les plus importants sont les suivants :

1° L'*acide amidovalérique* ou *oxyvaléramine*, $C^{10}H^{11}AzO^4$; en atomes :

$$C^5H^{11}AzO^2 = C^4H^8(AzH^2).CO^2H.$$

Corps signalé parmi les produits de dédoublement des matières organiques par Gorup-Besanez, Fittig, Nencki, Schützenberger.

Gorup-Besanez l'a découvert dans le pancréas du foie. Clark et Fittig l'ont obtenu synthétiquement en chauffant à 100 degrés, pendant vingt-quatre heures, de l'acide bromovalérianique avec une solution aqueuse et concentrée d'ammoniaque.

C'est un corps très-rapproché de la leucine, qui cristallise en prismes aplatis, monocliniques, assez solubles dans l'eau, à peine solubles dans l'alcool froid et dans l'éther. Chauffé doucement, il peut se sublimer; chauffé brusquement, il se dédouble en acide carbonique et en butylamine :

$$C^{10}H^{11}AzO^4 = C^2O^4 + C^8H^{11}Az.$$

Ce composé étant un *alcali-acide*, à la manière du glycocolle, donne avec les acides des combinaisons cristallisées.

Le chlorhydrate, par exemple,

$$C^{10}H^{11}AzO^4.HCl,$$

s'obtient par cristallisation dans l'eau sous forme de larges tables transparentes, inaltérables à l'air, très-solubles dans l'eau et dans l'alcool, insolubles dans l'éther.

2° L'*acide bromovalérianique*, $C^{10}H^9BrO^4$. Il s'obtient par l'action du brome sur l'acide valérianique, à une température de 140-150 degrés (Cahours).

Liquide incolore, à odeur forte, bouillant à 225 degrés, dont les sels alcalins et alcalino-terreux sont très-solubles, incristallisables.

3° Les *acides valérianiques chlorés*, savoir :

L'*acide monochlorovalérianique*, $C^{10}H^9ClO^4$. Il se forme lorsqu'on fait réagir l'acide hypochloreux sur le valérianate de sodium.

L'*acide trichlorovalérianique*, $C^{10}H^7Cl^3O^4$. On le prépare en faisant passer un courant de chlore dans l'acide refroidi, puis chauffé à 50-60 degrés.

Liquide huileux, mobile, visqueux à — 18 degrés, inodore, à saveur brûlante, dégageant de l'acide chlorhydrique au-dessus de 100 degrés. Il donne avec l'eau un hydrate très-fluide, tombant au fond de l'eau; il se dissout dans les solutions alcalines, mais les acides minéraux le précipitent de ces dissolutions.

L'*acide tétrachlorovalérianique*, $C^{10}H^6Cl^4O^4$, qu'on obtient par l'action prolongée d'un courant de chlore, vers 60 degrés et en opérant au soleil.

Liquide incolore, huileux, plus dense que l'eau, à saveur brûlante, peu soluble dans l'eau, très-soluble dans l'alcool et dans l'éther.

Ses sels alcalins sont très-solubles dans l'eau; les autres sont insolubles ou peu solubles.

4° L'*acide nitrovalérianique*, $C^{10}H^9(AzO^4)O^4$. Obtenu en attaquant à l'ébullition l'acide valérianique par l'acide azotique concentré.

Il cristallise dans l'eau en lamelles rhomboïdales, sublimables vers 100 degrés, mais ne bouillant qu'à une température élevée.

Les sels de baryum et de calcium sont très-solubles. Ceux d'argent et de plomb, qui sont également solubles, cristallisent en prismes minces.

Cet acide nitré ne paraît être autre chose que l'acide nitro-angélique de Dessaignes.

III. ACIDE TRIMÉTHYLACÉTIQUE, en atomes :

$$C^5H^{10}O^2 = (CH^3)^3C.CO^2H.$$

Synonyme : *acide privalique*.

Il a été découvert par Boutlerow en attaquant l'iodure de butyle tertiaire par
le cyanure de mercure sec, décomposant le cyanure formé par la potasse alcoolique, et traitant par l'acide sulfurique le sel de potassium.

L'*acide privalique* de Friedel et Silva, obtenu par oxydation de la pinacoline,
possède les mêmes propriétés.

L'acide triméthylacétique est un corps cristallin qui fond à 35 degrés et bout
à 163 degrés, sa densité à 0 est égale à 0,944. Il n'est pas déliquescent; d'ailleurs, il est peu soluble dans l'eau. Il donne avec les bases des sels cristallisables.

Le *sel de baryum*, $C^{10}H^9BaO^4 + 5Aq$, est en aiguilles groupées, qui perdent
toute leur eau de cristallisation sous une cloche sulfurique. Il est très-soluble
dans l'eau.

Les *sels de strontium*, de *calcium* et de *magnésium* renferment également cinq équivalents d'eau, tandis que celui de sodium n'en contient que
quatre.

Le *sel d'argent*, $C^{10}H^9AgO^4$, se précipite en lamelles blanches, anhydres,
lorsqu'on ajoute de l'azotate d'argent dans un triméthylacétate alcalin.

Les *éthers correspondants* s'obtiennent par l'action des iodures alcooliques
sur le triméthylacétate de plomb. Celui de méthyle bout à 100-102 degrés; celui
d'éthyle, à 118°,5 (F. et S.).

Le *chlorure triméthylacétique*, $C^{10}H^9ClO^2$, en atomes :

$$C^5H^9OCl = (CH^3)^3C.COCl,$$

se forme dans la réaction du trichlorure de phosphore sur l'acide libre.

Liquide incolore, bouillant à 105-106 degrés, que l'eau décompose lentement.

Par l'action de ce chlorure sur le sel potassique, on obtient l'*anhydride triméthylacétique*,

$$C^{20}H^{18}O^6 = C^{10}H^8O^2(C^{10}H^{10}O^4),$$

corps analogue à l'anhydride acétique. Liquide limpide, incolore, plus léger que
l'eau, bouillant à 190 degrés.

Le *triméthylacétamide*, $C^{10}H^{11}AzO^2$, en atomes :

$$C^5H^{11}AzO = (CH^3)^3C.CO.AzH^2,$$

est sous forme de petites aiguilles, très-solubles dans l'eau chaude.

Edme Bourgouin.

VALÉRINES. On donne ce nom aux *glycérides valériques*, c'est-à-dire aux
combinaisons de l'acide valérique ou valérianique avec la glycérine.

1° *Monovalérine*. At. $C^8H^{16}O^4 = C^3H^5(OH)^2(C^5H^9O^2)$; équiv. $C^{16}H^{16}O^8 =$
$C^6H^2(H^2O^2)^2(C^{10}H^{10}O^4)$. Ce corps s'obtient en chauffant à 200 degrés l'acide
valérique avec un excès de glycérine pendant trois heures. Il est neutre, huileux,
odorant; sa densité est de 1,100 à 16 degrés.

2° *Divalérine*. At. $C^{13}H^{24}O^5 = C^3H^5(OH)(C^5H^9O^2)^2$; équiv. $C^6H^2(H^2O^2) (C^{10}H^{10}O^4)^2$.
C'est un liquide neutre, oléagineux, d'un odeur désagréable d'huile de poisson,
de saveur amère; sa densité est de 1,059 à 16 degrés. Elle se fige à —40 degrés.

3° *Trivalérine*. At. $C^{16}H^{32}O^6 = C^3H^5(C^5H^9O^2)^3$; équiv. $C^6H^2(C^{10}H^{10}O^4)^3$. Ce
corps est encore appelé *phocénine*, parce qu'il existe à l'état naturel dans
l'huile grasse fournie par le dauphin. On la prépare artificiellement en chauffant
à 220 degrés pendant huit heures la divalérine avec 8 ou 10 fois son poids

d'acide valérique. Elle est neutre, huileuse, d'un odeur désagréable peu intense, insoluble dans l'eau, soluble dans l'alcool et l'éther.

La phocénine naturelle n'a pas été obtenue à l'état de pureté ; ses propriétés tiennent à peu près le milieu entre celles des trois valérines artificielles, ce qui a fait penser qu'elle est constituée par un mélange des trois.

Sous l'influence de l'humidité atmosphérique et de l'action oxydante de l'air les valérines s'acidifient au bout de quelques semaines et dégagent une odeur d'acide valérianique. Lorsqu'on les soumet à l'action de l'alcool et de l'acide chlorhydrique, à la température ordinaire, elles se transforment en glycérine et en éther valérianique.   L. Hn.

VALÉROGLYCÉRAL. *Formules :* $\begin{cases} \text{équiv. } C^{16}H^{16}O^6. \\ \text{atom. } C^8H^{16}O^5 = (C^5H^5O^5)H(C^8H^{10}). \end{cases}$ Ce composé résulte de l'union de la glycérine avec le valéral, avec élimination d'une molécule d'eau :

$$C^6H^8O^6 + C^{10}H^{10}O^2 = H^2O^2 + C^{16}H^{16}O^6.$$

On l'obtient en chauffant les deux corps, pendant vingt-quatre heures, à une température de 170-180 degrés.

C'est un liquide bouillant à 224-228 degrés, ayant pour densité à 0, 1,027. Son odeur est faible et aromatique. Il est insoluble dans l'eau.

Il est peu stable, car, à l'air humide, il se décompose lentement, en émettant une odeur analogue à celle du valéral.   Ed. B.

VALÉROL. *Formules :* $\begin{cases} \text{équiv. } C^{12}H^{10}O^2. \\ \text{atom. } C^6H^{10}O. \end{cases}$ D'après Gerhardt, l'essence de valériane est surtout constituée par un mélange de deux principes immédiats :

1° Un térébenthène, le *bornéène*, $C^{10}H^{16}$, qui bout à 160 degrés et dont l'odeur est plus suave que celle de térébenthine.

2° Un principe oxygéné, le *valérol*, qui caractérise l'essence de valériane, et qui a été retrouvé par Personne dans l'huile essentielle de la lupuline.

Outre ces deux principes, l'essence renferme, en petite quantité, trois autres corps qui ne sont qu'accessoires et dont la proportion est variable. Récemment rectifiée, elle est limpide, douée d'une odeur non désagréable, mais au contact de l'air elle prend peu à peu l'odeur désagréable de l'acide valérianique, surtout à l'humidité, et elle est alors fortement acide au papier de tournesol.

Pour retirer de cette essence le principe oxygéné à l'état de pureté, il faut maintenir pendant quelque temps, à 200 degrés, les derniers produits de la distillation de l'essence de valériane, puis les refroidir à la glace : ils se prennent alors en une masse, qu'on purifie par deux ou trois rectifications ; il est bon d'opérer ces dernières dans un courant d'acide carbonique, afin d'éviter la résinification d'une partie du produit.

Le valérol est un liquide limpide à la température ordinaire ; refroidi à quelques degrés au-dessous de 0, il se prend en cristaux prismatiques, limpides, incolores, qui ne fondent plus qu'à 20 degrés au-dessus.

A l'état pur, il est neutre et son odeur aromatique, non désagréable, rappelle celle du foin. A l'air, il s'acidifie peu à peu et contracte alors l'odeur de l'acide valériánique ; en même temps, il s'épaissit et se résinifie partiellement.

Il est plus léger que l'eau, peu soluble dans ce liquide, fort soluble au contraire dans l'alcool, l'éther et les huiles essentielles.

L'acide sulfurique concentré le colore en rouge sang, avec formation d'un acide sulfoconjugué.

Il absorbe avidement le gaz ammoniac, mais sans donner avec lui de combinaison cristallisée.

Traité par du brome en excès, il prend une teinte brune, s'épaissit, devient poisseux.

A chaud, l'acide nitrique concentré le résinifie, avec dégagement de vapeurs rutilantes.

La lessive de potasse, même bouillante, ne l'attaque que difficilement, mais la potasse fondante en dégage de l'hydrogène et il y a production de carbonate de potassium et de valérianate de potassium :

$$C^{12}H^{10}O^2 + 3KHO^2 + H^2O^2 = C^2K^2O^6 + C^{10}H^9KO^4 + 3H^2.$$

Ed. B.

VALÉROLACTIQUE (Acide). *Formules:* $\begin{cases} \text{éq. } C^{10}H^{10}O^6. \\ \text{at. } C^5H^{10}O^3 = C^4H^8(OH).CO^2H. \end{cases}$

Synonymes : *Acide éthyl-lactique, acide oxyvalérianique* ou *oxyvalérique, acide isopropyloxacétique.* C'est un *acide-alcool* qui vient se ranger dans une série dont l'acide lactique est le type.

On l'obtient en réduisant par l'oxyde d'argent, en présence de l'eau, les acides bromo ou chlorovalériániques :

$$C^{10}H^8BrO^4 + AgO.HO = AgBr + C^{10}H^{10}O^6.$$

Schlesbusch conseille d'opérer ainsi qu'il suit : on sature l'acide chlorovalérianique brut, contenant encore de l'acide valérianique, par un excès d'hydrate de baryum solide, en présence d'un peu d'eau ; après avoir chauffé le mélange au bain-marie pendant plusieurs heures, on précipite le baryte par l'acide sulfurique, on évapore à siccité pour chasser l'acide valérianique, on filtre et on concentre, après un traitement au noir lavé.

On l'obtient encore en oxydant le chlorovaléral (Popoff et Dalewski).

Il cristallise, sans la cloche sulfurique, en grandes lames rectangulaires, anhydres, incolores, transparentes, inaltérables à l'air. Il fond à 80 degrés et reste volontiers en surfusion ; au-dessus de 100 degrés, il se volatilise sensiblement. Il est assez soluble dans l'eau, l'alcool et l'éther.

Le *sel de baryum*, $C^{10}H^9BrO^6$, est sous forme d'une masse amorphe, jaune, soluble dans l'eau.

Le *sel de calcium*, $C^{10}H^9CaO^6 + 3Aq$, est un sel difficilement cristallisable, plus soluble à chaud qu'à froid dans l'eau, insoluble dans l'alcool.

Le *sel de cuivre*, $C^{10}H^9CuO^6 + Aq$, est en petits cristaux vert clair, définis, fort peu solubles dans l'eau, ne perdant leur eau de cristallisation qu'à 170 degrés, en prenant une couleur foncée.

Le *sel de sodium*, $C^{10}H^9NaO^6$, s'obtient par double décomposition au moyen de sel de calcium et du carbonate de sodium, on évapore la liqueur filtrée à siccité et on reprend par l'alcool. Il est soluble dans l'eau, plus soluble dans l'alcool, véhicule dans lequel il cristallise en croûtes mamelonnées.

Le *sel de zinc*, $C^{10}H^9ZnO^6$, s'obtient en traitant une solution concentrée de sel calcique par le chlorure de zinc. Il est en cristaux assez volumineux, peu solubles dans l'eau, insolubles dans l'alcool.

Le *sel d'argent*, $C^{10}H^9AgO^6$, s'obtient en mélangeant des solutés de valérolactate de sodium et d'azotate d'argent; le précipité volumineux qui prend naissance est repris par l'eau chaude, qui l'abandonne par le refroidissement en agrégations cristallines. Il se colore à la lumière. EDME BOURGOIN.

VALÉRONE. *Formules:* équiv. $C^{18}H^{18}O^2$. atom. $C^9H^{18}O = C^5H^9O.C^4H^9$. Syn. : *Valérylbutyle, valène, dibutylacétone, dibutylcarbonyle.* Le valérone est l'acétone de l'acide valérianique; on le prépare en distillant le valérianate de calcium, de même qu'on obtient l'acétone ordinaire en soumettant à la distillation sèche l'acétate de calcium :

$$2 C^{10}H^{10}O^4 = C^2O^4 + H^2O^2 + C^{18}H^{18}O^2.$$

Dans cette distillation il se forme toujours d'autres produits, notamment du valéral, qu'on sépare au moyen d'une solution concentrée de bisulfite de sodium. Le valérone est un liquide incolore, transparent, mobile, possédant une odeur éthérée agréable et une saveur brûlante. Il est plus léger que l'eau, insoluble dans ce liquide, mais soluble dans l'alcool et dans l'éther. Il bout à 165 degrés.

Il ne se combine pas aux bisulfites alcalins. Le sodium et le perchlorure de phosphore ne l'attaquent qu'à chaud. EDME BOURGOIN.

VALÉRY-EN-CAUX (SAINT-) (STATION MARINE). La plage de Saint-Valéry-en-Caux (Seine-Inférieure) est composée de galets dans quelques-unes de ses parties, mais d'autres ont un fond de sable très-uni où l'on prend des bains. L'eau y est agitée et la lame très-marquée. De nombreuses cabines mobiles sont à la disposition des baigneurs au pied même de la terrasse, d'où l'on découvre sur une étendue de plus de 40 kilomètres des falaises très-élevées et un large horizon marin. Un établissement dont les baignoires sont alimentées par de l'eau douce ou de mer chauffée est à la disposition des malades qui ne peuvent se baigner dans l'eau froide. La station marine de Saint-Valéry-en-Caux est très-fréquentée depuis le 15 juin jusqu'à la fin de septembre par ceux qui fuient les plaisirs bruyants et qui veulent jouir d'un pays tranquille et pittoresque. A. R.

VALÉRY-SUR-SOMME (SAINT-) (STATION MARINE). Aucune plage proprement dite n'existe à Saint-Valéry (Somme), et les baigneurs doivent se rendre dans la baie de la Somme, recouverte à chaque marée par une vaste étendue de sable. A. R.

VALÉRYLE. *Formules:* équiv. $C^{10}H^9O^2$. atom. C^5H^9O. Nom donné au radical de l'acide valérianique. On devrait obtenir ce corps doublé $(C^{10}H^9O^3)^2$ en attaquant par le sodium l'éther éthylvalérianique, mais cette réaction est douteuse. On ne connaît en réalité que ses dérivés, dont voici les principaux, en dehors de l'acide valérianique :

1° Le *bromure de valéryle*, $C^{10}H^9BrO^2$, liquide bouillant à 143 degrés, qui se forme par l'action du tribromure de phosphore sur l'acide valérianique (Béchamp);

2° Le *chlorure de valéryle*, $C^{10}H^9ClO^2$, qu'on obtient au moyen du trichlorure de phosphore et de l'acide libre (B), ou encore par l'action de l'oxychlorure sur le valérianate de sodium (Maldenhauer).

Liquide incolore, mobile, fumant à l'air; il bout à 115-120 degrés; sa densité à 6 degrés est sensiblement la même que celle de l'eau, dernier liquide qui le dédouble aisément en acides chlorhydrique et valérianique :

$$C^{10}H^9ClO^2 + H^2O^2 = HCl + C^{10}H^{10}O^4 ;$$

3° L'*hydrure de valéryle* (voy. VALÉRAL);

4° L'*iodure de valéryle*, $C^{10}H^9IO^2$, qu'on prépare en chauffant un valérate sec avec de l'iodure de phosphore, rectifiant le produit de la réaction et l'agitant avec du mercure.

Liquide huileux, lourd, bouillant à 168 degrés, facilement décomposable par l'eau et par l'alcool (Cahours);

5° Le *peroxyde de valéryle* $(C^{10}H^9O^4)^2$.

Obtenu par Brodie en faisant réagir le peroxyde de baryum sur l'anhydride valérianique.

Huile lourde, peu soluble dans l'eau, détonant faiblement à chaud, se comportant comme un agent d'oxydation en présence de l'eau.   EDME BOURGOIN.

VALÉRYLÈNE. *Formules :* $\begin{cases} \text{équiv.} & C^{10}H^8. \\ \text{atom.} & C^5H^8 = (CH^5)^2C : C : CH^2. \end{cases}$ Carbure incomplet qu'on obtient en chauffant à 140 degrés, pendant quelques heures, le bromure d'amylène avec une solution alcoolique concentrée de potasse caustique; on recueille, à la distillation, ce qui passe de 44 à 46 degrés.

C'est un liquide incolore, très-mobile, ayant une odeur alliacée très-pénétrante. Il bout à 44-46 degrés, sous la pression de 0,745; il est à peu près insoluble dans l'eau. Ce n'est pas un carbure acétylénique, car il ne donne pas de précipité avec la solution ammoniacale de chlorure cuivreux.

Produits d'addition.   En sa qualité de carbure incomplet, il fixe directement un grand nombre de corps.

Agité avec de l'acide bromhydrique concentré, il s'y combine pour former deux combinaisons, qu'on sépare par distillation fractionnée :

1° Un *monobromhydrate*, $C^{10}H^8(HBr)$, liquide bouillant à 115 degrés, donnant avec le brome une combinaison liquide, isomérique avec le bromure d'amylène bromé, qui est cristallisable ;

2° Un *dibromydrate*, $C^{10}H^8(HBr)^2$, liquide bouillant à 180 degrés.

Le valérylène se combine lentement à froid, rapidement à chaud, avec l'acide chlorhydrique fumant, pour engendrer :

1° Un *monochlorhydrate*, $C^{10}H^8(HCl)$, liquide très-mobile, léger, insoluble dans l'eau, dont l'odeur désagréable rappelle celle du chlorure d'amyle. Il bout à 100 degrés ;

2° Un *dichlorhydrate*, qui bout à 150-152 degrés. Il est plus lourd que l'eau et insoluble dans ce liquide.

Avec l'acide iodhydrique on obtient semblablement deux iodhydrates.

En faisant arriver du brome dans le carbure fortement refroidi, on peut préparer :

1° Un *dibromure*, $C^{10}H^8Br^2$, liquide bouillant à 168-170 degrés;

2° Un *tétrabromure*, $C^{10}H^8Br^4$, corps épais, dense, qui ne se solidifie pa encore à 10 degrés. Il est ordinairement accompagné d'une combinaison cristallisée ayant pour formule $C^{10}H^7Br.Br^4$.

Lorsque le mélange de ces bromures est distillé avec de la potasse alcoolique, on obtient un produit complexe, qui contient notamment du *valérylène bromé*, $C^{10}H^7Br$, bouillant à 125 degrés; du *valylène*, $C^{10}H^6$, qui passe de 105 à 50 degrés; du dibromure de valérylène, une petite quantité de valérylène, etc.

Polymères du valérylène. Lorqu'on traite le valérylène par l'acide sulfurique concentré, la température s'élève et il se dépose un produit huileux, d'un rouge violacé, formé au moins de deux composés nouveaux :

1° Un liquide très-mobile, plus léger que l'eau, insoluble dans ce liquide, bouillant vers 170 degrés, ayant pour formule :

$$(C^{10}H^8)^2.H^2O^2.$$

C'est un *hydrate de divalérylène*.

2° Un corps oléagineux, bouillant vers 270 degrés et paraissant répondre à la formule $(C^{10}H^8)^3$, appartenant à un *trivalérylène*.

En continuant à chauffer le liquide qui n'a pas encore passé à 280 degrés, on observe que le point d'ébullition monte constamment; vers 350 degrés, il reste dans la cornue un résidu qui se prend en masse semi-transparente et qui représente sans doute des polymères encore plus condensés (Reboul).

Avec l'acide sulfurique moins concentré, l'action est la même, mais elle est moins énergique. Dans aucun cas il ne se forme ni hydrate de valérylène, ni divalérylène.

Edme Bourcoin.

VALESCUS DE TARENTE ou **BALESCON DE TARENTE** ou **DE THARARE**, comme il se nomme lui-même, fut un des médecins de Montpellier les plus distingués de la fin du quatorzième siècle. Ranchin nous apprend qu'il était du Portugal. Il commença à pratiquer la médecine dès l'an 1382, mais ce ne fut qu'après l'avoir exercée pendant trente-six ans, en 1418, qu'il compose son grand recueil de médecine, connu sous le titre de *Philonium*. Cet ouvrage suffirait pour prouver que l'auteur dut avoir une pratique étendue, si d'autres circonstances ne nous donnaient la certitude qu'il jouit d'une grande célébrité. Tel est, entre autres, le titre de premier médecin de Charles VI, roi de France.

I. *Philonium pharmaceuticum et chirurgicum de medendis omnibus, cum internis, tum externis, humani corporis affectibus.* Venise, 1490, in-fol., Lyon, 1490, in-4°; Lyon, 1500, in-4°; ibid., 1521, in-fol.; ibid., 1526, in-8°; ibid., 1531, in-8°; Francfort, 1599, in-4°, édition tronquée et altérée par l'éditeur J. Hartmann Beyer, qui n'a pas fait difficulté d'y ajouter beaucoup d'idées de Paracelse. Gui Didier, médecin du monastère de Saint-Antoine de Vienne, publia un abrégé du *Philonium* sous ce titre : *Epitome operis perquam utilis de morbis curandis Valesci de Tarento.* Lyon, 1560, in-8°. — II. Rembert Dodoens a mis à la suite de ses *Observationum medicinalium exempla rara* quelques faits tirés de Valescus.

L. Un.

VALGUS. *Voy.* Pied (*Pied-Bot*).

VALLA (Giorgio). Savant italien du quinzième siècle, né à Plaisance, est considéré à juste titre comme l'un des restaurateurs de la médecine grecque. Élève d'Andronic, il fut professeur de langues à Milan, à Pavie et à Venise, et mourut vers 1500.

Quoique non médecin, Valla a rendu de grands services à la médecine par ses traductions des ouvrages grecs et par ses écrits personnels.

I. Universae medicinae ex Graecis potissimum contractae libri VII. Venetiis, 1501, in-fol. — II. *Interpretatio latina Alexandri Aphrodisei de febrium causis et differentiis.* Lugduni, 1506, in-8°. — III. *Cicero de fato, cum explanationibus.* Parisiis, 1509, in-4°. — IV. *De humani corporis partibus opusculum.* Basileae, 1527, in-8°; Venetiis, 1538, in-8°; 1555, in-12. — V. *Rhazis de pestilentia liber graece interpretatus.* Basileae, 1529, in-8°. — VI. *De inventa medicina, et in quot partes distributa sit ars parva Johannitii medici illustris.* Argentorati, 1529, in-8°. — VII. *Aphrodisei problematum quinque sectionum expositio.* Venetiis, 1529, in-fol. — IX. *Nemesii de natura hominis liber a graeco latinus factus.* Lugduni, 1538, in-8°. — X. *De differentiis pulsuum*, etc., Argent., 1599, in-8°.   · L. HN.

VALLARAI. Nom tamoul de l'*Hydrocotyle asiatica* Roxb., de la famille des Ombellifères. De là est venu le nom de *Vellarine*, donné au principe actif trouvé dans cette plante (*voy.* HYDROCOTYLE).   PL.

VALLEIX (F.-L.-J.). Né à Toulouse en 1807, commença ses études médicales à Paris avant 1830 et les termina avec l'année 1834. C'était l'époque où Louis introduisait dans la médecine la méthode numérique. Valleix suivit le maître et s'honora de son amitié. Interne des hôpitaux, il mit à profit son séjour à l'hospice des Enfants-Trouvés pour recueillir les matériaux de ses premiers travaux, ceux qui portent le plus le cachet de l'observation personnelle. C'est en effet durant cette période qu'il prépara les éléments de son *Guide du médecin praticien*, ouvrage excellent à tous égards, et de son *Traité des névralgies*. Les mémoires, revues critiques, analyses d'ouvrages, articles de polémique, qu'il publia pendant cette période de temps, particulièrement dans les *Archives générales de médecine* (qu'il rédigea avec Raige-Delorme de 1836 à 1850), sont fort nombreux. « Partout il y porte un esprit sévère et vraiment philosophique, lucidité d'exposition et de raisonnement, sûreté de jugement pratique, connaissance des travaux contemporains, et surtout cette bonne foi et cette impartialité qui sont les plus belles qualités de la critique... » (Raige-Delorme).

Médecin des hôpitaux depuis 1836, il fut attaché successivement au Bureau de direction des nourrices, à l'Hôtel-Dieu annexe, à Beaujon, enfin à l'hôpital de la Pitié. A ce dernier hôpital il fit des leçons cliniques sur les déviations utérines qui soulevèrent de vives discussions.

Il mourut d'une angine maligne, contractée en soignant un enfant atteint du croup, le 12 août 1855.

On trouvera l'énumération à peu près complète de ses publications dans les *Archives générales de médecine*, les *Mém. de la Société méd. d'émulation*, l'*Union médicale*, etc., dans la *Notice nécrologique sur M. Valleix* que Raige-Delorme a publiée dans les *Archives générales de médecine*, août 1855. Nous citerons seulement de lui :

I. De l'asphyxie lente chez les nouveau-nés, et principalement de celle qui produit la maladie connue sous les noms d'endurcissement œdémateux du tissu cellulaire, de sclérème, etc. Thèse de Paris, 2 janv. 1835, in-4°. — II. *Clinique des maladies des enfants nouveaunés.* Paris, 1838, in-8°. — III. *La fièvre ou affection typhoïde, et l'inflammation de la fin de l'iléon, sont-elles deux maladies différentes?* Thèse inaug. de Paris, 1838, in-4°. — IV. *Traité des névralgies ou affections douloureuses des nerfs.* Paris, 1841, in-8°. — V. *Des indications et des contre-indications en médecine pratique.* Thèse d'agrég. Paris, 1844, in-4°. — VI. *Guide du médecin praticien, ou résumé général de pathologie interne et de*

thérapeutique appliquée. Paris, 1842-1843, 10 vol. in-8°; 5° édit., ibid., 1866, 5 vol. in-8°.
— VII. *Des déviations utérines. Leçons cliniques faites à l'hôpital de la Pitié,* réd. par
T. Gallard. Paris, 1852, in-8°.   L. Hn.

VALLENZASCA (Giuseppe). Médecin italien, de la première moitié de ce
siècle, fut successivement médecin pensionné d'Arzignano, d'Acorda, enfin médecin en chef de l'hôpital di Noach et directeur du service médical des mines
à Venise. Il obtint en 1859 la grande médaille d'or du mérite. Nous le citons
pour les ouvrages suivants :

I. *Descrizione e cura di malattie petecchiale contagiose,* etc. Venezia, 1837, in-8°. —
II. *Della facaldina; trattato patologico-clinico.* Venezia, 1840-1842, gr. in-4°, avec un
Atlas de pl. col. — IV. *Lettera al B. Panizza intorno al alcune operazione di chir. oculare
eseguite da stranieri girovaghi.* Milano, 1843, in-8°. — V. Articles dans les revues et dans
les transactions des sociétés.   L. Hn.

VALLERIOLA (François). Médecin, né à Montpéllier vers 1504, mort à
Turin en 1580. Il étudia la philosophie à Paris et la médecine à Montpellier,
puis exerça successivement à Valence et à Arles. Le duc de Piémont, Emmanuel Philibert, le nomma en 1572 titulaire de la première chaire de l'Université
de Turin. La Faculté de Montpellier, par une exception à ses règlements, lui
adressa spontanément le titre de docteur. Les ouvrages qu'il a publiés sont
remarquables tant par leur érudition que par les judicieuses observations qu'ils
renferment.

I. *Commentarii in sex libros Galeni de morbis et symptomatibus.* Lugduni, 1540, in-8°;
Venetiis, 1548, in-8°. — II. *De re medica oratio.* Venetiis, 1548, in-8°. — III. *Enarrationum
medicinalium libri VI. Responsionum liber unus.* Lugd., 1554, in-fol.; ibid., 1589, in-8°;
Venetiis, 1555, in-8°. — IV. *Loci medicinae communes libris tribus digesti.* Lugd., 1562,
in-12°; Venetiis, 1565, in-8°; Lugd., 1569, in-8°; Genevae, 1604, in-8°. — V. *Observationum
medicinalium libri VI.* Lugduni, 1573, in-fol.; ibid., 1588, 1605, in-8°. — VI. *Commentarii in librum Galeni de constitutione artis medicinae.* Taurini et Genevae, 1577, in-8°;
Lugd., 1626, in-8°. — VII. *Animadversiones, sive annotata in omnia Laurentii Jouberti
paradoxa.* Francof., 1599, in-fol.; ibid., 1645, in-fol.   L. Hn.

VALLES ou **VALLESIUS** (Francisco). L'un des restaurateurs de la médecine hippocratique au seizième siècle, naquit à Covarrubias, dans la Vieille-
Castille. Il fit ses études à Alcala de Henares et y obtint par la suite la première chaire de médecine. Le roi Philippe II l'appella à sa cour, en fit son
médecin particulier et l'éleva au proto-médicat, c'est-à-dire à la plus haute
distinction de l'époque. Les biographes espagnols en parlent avec le plus grand
enthousiasme; Nicolas Antonio en fait le plus grand médecin de son pays;
Boerhaave lui attribue le premier rang parmi les commentateurs d'Hippocrate,
et, pour sa connaissance approfondie de la langue grecque et des auteurs anciens et pour sa grande sagacité dans la pratique l'égale à un Galien et à un
Haller.

Valles mourut dans un couvent d'Augustins près de la ville de Burgos, en
1592. On a de lui :

I. *In quatuor libros meteorologicorum Aristotelis commentaria.* Complecti (Alcala de
Henarez), 1558, in-8°; Taurini, 1588, in-8°; Padoue, 1591, in-4°. — II. *Commentaria in
Galeni de locis patientibus libros sex.* Lugduni, 1559, in-8°. — III. *Tractatus medicinales.*
Lugd., 1559, in-8°. — IV. *In Aphorismos Hippocratis simul et in libellum ejusdem de
alimento commentaria.* Compluti, 1561, in-8°; Coloniae, 1589, in-fol. — V. *Octo libri
Aristotelis de physica doctrina.* Compluti, 1562, in-fol. — VI. *Controversiarum medicarum*

*et philosophicarum libri X. Accessit libellus de locis manifeste purgantibus apud Gale-
num.* Compluti, 1564, 1585, in-fol.; Francof., 1582, 1590, 1595, in-fol.; Basileae, 1590,
in-4°; Venetiis, 1591, in-4°; Hanoviae, 1606, in-fol.; Lugd., 1626, in-4°. — VII. *Commentaria in Galeni artem medicinalem.* Compluti, 1567, in-8°; Venetiis, 1591, in-8°. —
VIII. *De urinis, pulsibus et febribus.* Compluti, 1569, in-8°; Taurini, 1588, in-8°; Pataviae,
1591, in-8°. — IX. *In libros praenotionum,* etc., *commentaria.* Compluti. 1569, in-8°; Taurini, 1590, in-8°. — X. *In Hippocratis libros epidemion commentaria.* Matrit., 1577, in-fol.;
Colon., 1589, in-fol.; Neap., 1621, in-fol.; Genev., 1564, in-fol.; Parisiis, 1663, in-fol. —
XI. *De sacra philosophia,* etc. Lugd., 1588, 1592, 1595, 1622, in-8°; Taurini, 1589, in-8°;
Francof., 1500, 1608, in-8°. — XII. *Methodus medendi,* etc. Venetiis, 1580, in-8°; Matrit.,
1614, in-8°; Parisiis, 1651, in-12. — XIII. *Commentaria illustria in Galeni Pergameni
libros.* Colon., 1592, in-fol. — XIV. *Tratado de las aguas distilladas, pesos y medidas,* etc.
Madrid, 1592, in-8°. L. Hn.

VALLET (Pilules de). *Voy.* Fer, p. 500.

VALLIER (SAINT-) (Eau minérale de). *Athermale, sulfatée calcique
moyenne, ferrugineuse faible, carbonique faible* (Vosges). Source presque
abandonnée, à 12 kilomètres d'Épinal, dont l'eau a les mêmes propriétés physiques, chimiques, la même composition élémentaire et les mêmes effets physiologiques et thérapeutiques, que celle du Pavillon-de-Contrexéville. A. R.

VALLISNIERI. Médecin et naturaliste italien, naquit le 3 mai 1661, à
Trasilico, dans le Modénois. En 1683, il se rendit à l'Université de Bologne,
où il s'attacha avec prédilection aux leçons de Malpighi. Il fut reçu docteur en
médecine en 1685 et étudia encore à Venise et à Parme. En 1689, Vallisnieri
alla se fixer à Scandiano, pour s'y livrer à la pratique de l'art de guérir, mais
sans négliger les sciences naturelles. Les succès qu'il obtint dans l'une et dans
l'autre de ces deux carrières lui acquirent de la célébrité. Il fut appelé en 1700
à occuper à Padoue une chaire extraordinaire de médecine pratique; en 1709
il monta à la seconde chaire de théorie, et à la première deux ans après. De
brillantes offres lui furent faites pour l'appeler à Rome, en qualité de médecin
du Pape, ou à Turin pour lui faire occuper la première chaire de la Faculté de
médecine, mais ce fut en vain, il resta fidèle à Padoue. L'empereur Charles VI
voulut le compter au nombre de ses médecins et le duc de Modène le gratifia en
1728 d'un diplôme de chevalier.

Vallisnieri mourut le 28 janvier 1730. Il appartenait à un très-grand nombre
d'académies, notamment à celle des Curieux de la Nature, et à la Société royale
de Londres (Dezeim.).

I. *Dialoghi fra Malpighi e Plinio intorno la curiosa origine di molti insetti.* Venise,
1700, in-12. — II. *Prima racolta d'osservazioni ed esperienze.* Venise, 1710, in-8°. —
III. *Considerazioni ed esperienze intorno alla generazione dei vermi ordinari del corpo
umano.* Padoue, 1710, in-4°. Ibid., 1726, in-4°. — IV. *Varie lettere spettanti alla storia
medica e naturale.* Padoue, 1713, in-4°. — V. *Esperienze ed osservazioni intorno all' origine, sviluppo e costumi di varii insetti, con altre spettanti alla naturale e medica storia.*
Padoue, 1713, in-4°. — VI. *Istoria della generazione dell' uomo, degli animali se sia dei
vermicelli spermatici.* Venise, 1721, in-4°. — VII *Opere fisico-mediche continenti un gran
numero di trattati, osservazioni, ragionamenti e dissertationi sopra la fisica, la medicina et la storia naturale.* Venise, 1733, 2 vol. in-fol. (c'est le recueil complet de ses
œuvres). L. Hn.

VALLON (FRAIS-) (Eaux minérales de). *Protothermales, bicarbonatées
ferrugineuses faibles, carboniques faibles* (banlieue d'Alger). Nous avons
donné à l'article Oicun-Skouna des détails suffisants. Nous n'ajouterons que

quelques mots. La source qui existe aujourd'hui, nommée source Audric, du nom de son propriétaire, émerge dans un jardin, à 10 mètres de la maison d'habitation ; son eau est reçue dans un puits de 7 mètres de profondeur et de 1ᵐ,10 de largeur. Un corps de pompe, dont l'extrémité inférieure plonge dans la nappe d'eau, apporte dans le verre des buveurs une eau claire, transparente et limpide, ayant une saveur et une odeur ferrugineuses qu'elle perd bientôt, après qu'on l'a laissée en contact avec l'air. Elle est gazeuse dans les temps ordinaires ; des bulles assez nombreuses la traversent seulement pendant les jours d'orage. Sa réaction est neutre et sa température est de 19°,8 centigrade, celle de l'air étant de 15 degrés centigrade. Elle est exclusivement employée en boisson, et ressemble beaucoup à l'eau de Bouzareah. On en trouvera l'analyse chimique à l'article Oioun-Skouna.   A. R.

VALLOT (Antoine). Médecin français, né en 1594, à Reims ou à Montpellier, mort le 9 août 1671, à Paris. D'abord premier médecin d'Anne d'Autriche, il remplaça Vautier auprès du roi (1652). Il eut pour ennemis Guy Patin et beaucoup d'autres médecins, qui combattaient avec acharnement l'emploi de l'émétique, du quinquina, du laudanum, remèdes dont il fut, ainsi que Vautier et Guénaud, un ardent partisan. Il obtint un vrai triomphe, en 1658, lors de la maladie de Louis XIV, qu'il guérit avec du vin émétique. La même année il obtint la place de surintendant du Jardin des Plantes, dont il était déjà administrateur. Il enrichit cet établissement de végétaux qu'il fit venir des pays étrangers et d'un grand nombre d'espèces que Fagon, sous sa direction, alla recueillir dans le midi de la France. La mort d'Henriette de France, reine d'Angleterre, qu'il avait soignée dans sa maladie en 1669, fut l'occasion d'une nouvelle campagne contre l'émétique et le prétexte d'une foule d'épigrammes.   L. Hn.

VALMONT (Eaux minérales de). *Athermales, bicarbonatées ferrugineuses faibles, carboniques moyennes* (Seine-Inférieure, à 11 kilomètres de Fécamp). L'eau est claire et limpide, sans odeur, son goût est ferrugineux. Elle est recouverte par une couche de rouille qui colore en jaune rougeâtre les parois intérieures des deux fontaines. Elle est traversée par des bulles gazeuses d'un assez gros volume, et qui se succèdent à intervalles assez rapprochés. Sa température est de 13°,9 centigrade. Marchand a fait l'analyse chimique de l'eau de Valmont, et il a trouvé dans 1000 grammes les principes suivants :

Bicarbonate de chaux.	0,2886
— magnésie.	0,0151
— fer.	0,0056
— ammoniaque.	0,0023
Chlorure de sodium.	0,0730
— potassium.	0,0095
— calcium.	0,0045
— magnésium.	traces.
Sulfate de chaux.	0,0107
— potasse.	0,0046
Silice.	0,0126
Azotate de chaux.	0,0038
Résine verte, soluble dans l'alcool.	0,0000
Oxyde de cuivre.	traces.
Matière organique jaune.	indét.
TOTAL DES MATIÈRES FIXES.	0,4612
Gaz acide carbonique libre.	0ᵘ,766

Les effets physiologiques et thérapeutiques de l'eau de Valmont sont ceux des bicarbonatées ferrugineuses.   A. Rotureau.

VALMONT DE BOMARE (Jacques-Christophe). Naturaliste distingué, né à Rouen, le 17 septembre 1731, mort à Paris, le 24 août 1807. En 1750, il vint à Paris suivre les leçons d'anatomie de Le Cat et par la suite y fit des cours d'histoire naturelle qui eurent un grand retentissement. Nous citerons seulement de lui :

Dictionnaire raisonné universel d'histoire naturelle. Paris, 1764, 5 vol. in-8°; la deuxième édition est de Lyon, 1791, 15 vol. in-8°.
                                                                L. Hn.

VALS (Eaux minérales de). *Athermales* ou *protothermales, amétallites* ou *bicarbonatées sodiques faibles, moyennes* ou *fortes, non gazeuses* ou *carboniques fortes.* Dans le département de l'Ardèche, à 24 kilomètres de Privas. Population 3300 habitants. Altitude au-dessus du niveau de la mer 240 mètres; situation très-agréable, climat tempéré. Les chaleurs accablantes ne se font sentir qu'à la fin de juillet et au commencement d'août. La saison commence le 1er juin et se termine le 15 septembre. Plus de cent sources émergent sur la rive gauche de la Volane dans un espace de terrain qui n'a pas plus de 500 mètres de longueur. Une seule, la source Marie, jaillit sur la rive droite. Les sources de Vals sortent du granit, du gneiss, du feldspath et de la roche quartzeuse. Beaucoup d'entre elles n'ont pas une grande importance, et nous regardons comme inutile d'en parler en détail. Nous allons nous occuper des principales, de celles surtout qui constituent les groupes à la tête desquels elles sont placées. Elles se nomment : sources *Intermittente, Parisienne, Nationale, Bosc, Grande-Vitesse, Saint-Charles, Saint-Joseph-de-la-Bégude, Marie, Sources Délicieuses, Saint-Vincent-de-Paul, Trois-Étoiles, Saint-Jean, Pauline, Impératrice, Des Convalescents, Victoria, Charmeuse, Saint-Laurent, Victorine, Sultane, Préférée, Chloé, Favorite, Rigolette, Précieuse, Juliette, Désirée, Camuse, Chrétienne, Alexandre, Souveraine, Madeleine, Constantine, Duchesse, Marquise, Vivaraises, n° 1, n° 3, n° 5, n° 7, n° 9, Saint-Louis, Dominique, Clémentine, des Princes.* Le griffon de la source Nationale émerge sur la commune de Vals, dans le quartier de Chamblas, sur la rive droite du ruisseau de Léouze, d'un granit schistoïde, altéré, fortement coloré par de la rouille et recouvert d'alluvions anciennes. La source Nationale a été découverte en 1884, à la suite d'un sondage qui a trouvé l'eau à 10 mètres de profondeur. Sa température est de 9 degrés centigrade et son débit en vingt-quatre heures de 1132 litres. Le débit de la source de la Grande-Vitesse est en vingt-quatre heures de 2000 litres. Le griffon de la source Saint-Charles a été découvert en 1880, dans la commune de Vals, quartier du Werseyre, sur la rive droite de la Volane, à la suite d'un sondage de 8 mètres de profondeur qui a traversé une couche d'un gneiss très-dur. L'eau de cette source est conduite et seule exploitée dans la commune d'Entraigues. Sa température est de 11 degrés centigrade et son débit en vingt-quatre heures de 1700 litres. La température de la source Marie est de 18 degrés centigrade, celle de la source Trois-Étoiles est de 14 degrés centigrade et son débit en vingt-quatre heures de 9800 litres. La source Saint-Jean a 15 degrés centigrade et la source de l'Impératrice 16 degrés centigrade. La source Victoria, découverte en 1884, dont le forage a environ 25^m,50 de profondeur, émerge à 65 mètres du ruisseau des Sausses, à 20 mètres

de la Favorite, d'une roche quartzo-pyriteuse, au centre du bassin des sources de
Vals, dans le quartier des Champs-Longs, sur le boulevard Farincourt. Sa température est de 14 degrés centigrade, et son débit de 1800 litres en vingt-quatre
heures. La source Charmeuse émerge dans la commune de Vals, sur la rive
gauche du ruisseau des Sausses, auprès de la source des Princes et en face du
captage de la source Alexandre. Son eau sort du gneiss et a été découverte en
1885 par suite d'un sondage de 11 mètres de profondeur. Son débit est de
56 000 litres en vingt-quatre heures. La source Saint-Laurent, sur le territoire
de la commune de ce nom, sur la rive droite de l'Ardèche, au voisinage des
sources Saint-Joseph et Clémentine, a été découverte en 1884 à 12 mètres de
profondeur, et sort du gneiss comme les autres sources de Vals. Sa température
est de 16 degrés centigrade, son débit en vingt-quatre heures de 2600 litres.
La température de la source Victorine est de 16 degrés. La source Sultane
émerge sur la rive gauche de la Volane, à 6 mètres au-dessus du griffon de la
Grande-Vitesse et au voisinage des sources Alexandre et Souveraine. Sa découverte par un sondage de 25ᵐ,50 de profondeur remonte seulement à 1885. Sa
température est de 15 degrés centigrade, son débit en vingt-quatre heures est
de 260 litres. La source Préférée émerge sur la commune de Vals, quartier des
Bonnes-Fontaines, sur la rive droite du ruisseau des Sausses, à une trentaine
de mètres de la source des Princes. Découverte en 1850 en même temps que
la source Duchesse dont elle n'est éloignée que de 1ᵐ,50, un sondage l'a rencontrée à 20 mètres. Sa température est de 14 degrés centigrade et son débit
de 855 litres. La source Chloé, d'une température de 14 degrés centigrade,
a un débit de 88,160 litres en vingt-quatre heures. La température de la Précieuse est de 15 degrés centigrade et celle de la Désirée de 16 degrés centigrade,
ainsi que celle de la source Camuse. La source Madeleine, d'un débit de 6500 litres
environ en vingt-quatre heures, a une température de 15 degrés centigrade. La
source Duchesse, qui émerge auprès de la source Préférée, a été rencontrée en
1859 par un sondage de 38 mètres de profondeur ayant traversé une couche de
gneiss. Sa température est de 14°,5 et son débit de 698 litres. La source Marquise
a 19 degrés centigrade et son débit n'est pas constant. La température de la source
Dominique est de 14°,5. Ces sources sont bien captées et en général claires et
limpides, sauf quelques-unes où l'eau se trouble au contact de l'air et produit
un dépôt ocracé. Le goût des eaux de Vals n'a rien de désagréable, ce qui tient
le plus ordinairement à la grande quantité de gaz, dont les bulles viennent
s'attacher aux parois des vases qui les contiennent. Leur réaction est franchement acide, mais elle devient alcaline lorsque le gaz est évaporé. Leur température varie de 9 à 19 degrés centigrade. Vingt nouvelles sources, la Pétillante,
l'Incomparable, la Pucelle, la Lorraine, la source Henri, la Léonie, la Mireille,
la Lyonnaise, l'Effervescente, la source des Augustins, la Jeanne d'Arc, les
Saint-Martin nᵒˢ 1 et 2, la source Saint-Michel, la source des Célestins,
l'Immortelle, la Rose, le Diamant, la Josépha, le Rothschild du Gaz, ont
encore fait en 1887 l'objet d'un avis de l'Académie de médecine favorable
à l'autorisation. Leur débit est assez peu important, et, comme celui des
anciennes, diminuera au fur et à mesure qu'on pratiquera d'autres sondages à
proximité.

Nous nous contentons de donner l'analyse de 1000 grammes de l'eau des
douze sources que nous considérons comme les plus caractéristiques de la
station.

	NATIONALE (HARDY, 1886).	MARIE (DUPASQUIER).	SAINT-JEAN (GAULTIER).	PAULINE (O. HENRY ET LAVIGNE).	IMPÉRATRICE (BOUIS).	CHLOÉ (DUPASQUIER).	CAMUSE (OSSIAN HENRY).	MARQUISE (BERTHIER).	VIVARAISES (GLÉNARD) N° 3	VIVARAISES (GLÉNARD) N° 9
Bicarbonate de soude . . .	0,038	0,895	1,480	1,611	1,668	5,289	6,200	7,154	3,1735	7,2237
— chaux . . .	0,098	0,069	0,510	0,028	0,494	0,169	0,136	0,180	0,1580	0,2915
— potasse. . .	»	0,032	0,040	traces	»	0,045	0,200	»	0,0110	0,2100
— magnésie. .	0,024	0,029	0,120	0,008	0,624	0,166	0,340	0,125	0,1286	0,2584
— fer.	0,003	0,006	0,006	0,009	0,030	0,021	0,011	0,015	0,0048	0,0220
— lithine. . .	»	»	»	tr.sens.	»	»	»	»	0,0200	0,0190
— manganèse.	»	»	»	tr.sens.	»	traces	»	»	»	»
Chlorure de sodium. . . .	0,001	0,286	0,060	»	0,046	0,189	0,190	0,060	0,1100	0,0916
— potassium..	»	»	»	»	»	»	»	»	0,1400	»
Sulfate de soude..	»	0,067	0,054	0,169	»	0,173	0,121	0,054	»	0,0344
— chaux. . . .	0,010	»	»	»	0,024	0,099	»	»	0,0760	»
— potasse. . . .	»	»	»	»	»	»	»	»	0,0210	»
Silicate et silice.	»						0,300		»	0,1022
Alumine et phosphate terreux.	»	0,016	0,070	0,182	»	0,103	»	0,116	»	»
Iodures alcalins.	»	»	0,110	»	»	»	»	»	»	»
Acide borique..	»	»	traces	»	tr.sens.	»	»	»	»	»
Arsenic..	»	»	traces	»	»	»	»	»	»	»
Matière organique.	»	»	»	tr.-lég.	»	traces	tr.-lég.	»	»	»
TOTAL DES MATIÈRES FIXES.	0,174	1,400	2,250	2,007	2,886	6,254	7,498	7,704	3,8429	8,2828
Gaz acide carbonique libre.	n. ind.	1,703	0,425	2,138	1,756	1,626	0,960	2,500	1,6041	1,4343

SOURCE SAINT-LOUIS
(O. HENRY ET LAVIGNE).

Silicates de soude.	0,0185
— chaux.	0,0178
— fer.	0,0197
— alumine..	0,0454
— manganèse.	traces.
Sulfates de soude.	0,1125
— protoxyde de fer.	0,0766
— sesquioxyde de fer.	0,0416
— chaux..	0,0520
— potasse.	traces.
— magnésie.	traces.
Chlorure de sodium.	faibles traces.
Phosphate de soude.	traces.
Acide sulfurique libre	0,0996
Arséniate et arsenite	0,0010
Matière organique.	traces.
TOTAL DES MATIÈRES FIXES.	0,4647
Gaz acide sulfureux.	traces

SOURCE DOMINIQUE
(O. HENRY).

Bicarbonates.	»
Silicate de sesquioxyde de fer.	
Arséniate —	
Phosphate —	
Sulfate —	0,44
Sulfate de chaux	
Chlorure de sodium.	
Matière organique..	
Acide sulfurique libre.	1,31
TOTAL DES MATIÈRES FIXES.	1,75

Établissements. Deux établissements, le Grand et le Petit, sont alimentés par les sources Dominique, Souveraine, Chloé, Alexandre et Saint-Louis. Le Grand-Établissement, construit en 1845, est situé à 100 mètres environ de l'émergence de la source Dominique, au voisinage du Grand-Hôtel-des-Bains, devant les sources Précieuse et Madeleine, dans le parc réservé à la source Intermittente, où se trouvent la grande terrasse et les chalets des sources Pauline, Constantine, Désirée et Rigolette. Il comprend plusieurs divisions : la première est composée d'environ 60 cabinets où se donnent les bains d'eau, les douches de toute forme ; la seconde renferme les salles où s'administrent les bains et les douches de gaz acide carbonique, et la troisième est occupée par les vestiaires et les cabinets surmontés de belles coupoles et garnis de tables où s'applique le massage. La chaleur de leur atmosphère varie de 38 à 40 degrés centigrade suivant qu'on reste sur le dallage ou qu'on monte sur les marches les plus élevées. Des accumulateurs tubulaires à ailettes occupent le milieu de la salle et sont recouverts par les gradins successifs, de façon à produire une température moyenne et aussi élevée qu'on le veut. Ces salles, dites de sudation, préparent les malades à recevoir les douches d'eau froide d'une durée prescrite par le médecin et avec les ajutages appropriés au but que l'on veut obtenir. Les salles de douche communiquent avec la pièce réservée à la sudation ; l'eau y arrive en traversant un appareil où elle acquiert une température toujours égale. Des corps de pompe envoient l'eau qui a 12 degrés centigrade dans un réservoir creusé dans la montagne, à 12 mètres au-dessus du niveau des salles de douches. Ces douches sont alternativement administrées chaudes ou froides, en jets, en lames, en cercles, en pluie, en poussière, en colonnes, suivant l'hydrothérapie moderne. L'autre établissement, de beaucoup moins important, et quelques salles qui occupent la partie inférieure de l'hôtel des Délicieuses et sont alimentés par l'eau de ces sources, complètent la balnéation de Vals.

Mode d'administration et doses. Il y a un demi-siècle, les eaux de Vals étaient exclusivement employées en boisson. Ce n'est que depuis un temps assez rapproché que des sources d'un débit considérable ont été captées et servent à l'usage externe préalablement chauffées, ou en bains et en douches à leur température primitive. Les buvettes de Vals sont alimentées par des eaux minérales faibles, moyennes ou fortes. Les premières sont peu ou pas chargées de bicarbonates, surtout de bicarbonates de soude et de fer, comme les sources Nationale, Marie, Bosc et Saint-Jean. Cette dernière est légèrement arsenicale. Ces eaux du premier groupe se boivent en quantité plus considérable que celles des sources fortes et se prennent le matin à jeun à la dose de trois à cinq verres, ingérés de demi-heure en demi-heure. Certains malades reçoivent même le conseil de les boire le soir quelque temps avant le dîner et en quantité qui varie de deux à trois verres. D'autres les boivent à leur repas pures ou coupées de vin. Les eaux moyennes de Vals sont surtout remarquables par leur petite proportion de bicarbonate de fer et par la quantité relativement considérable de bicarbonate de magnésie qu'elles renferment. Ce sont surtout les sources Précieuse et Désirée qui caractérisent les eaux moyennes de Vals, dont la dose ne doit pas dépasser quatre à cinq verres par jour, si l'on ne veut pas obtenir une action physiologique et thérapeutique trop marquée. Les sources Rigolette, Madeleine surtout et les Vivaraises nos 5, 7 et 9, occupent le premier rang des eaux fortes de la station. Elles ne doivent pas s'employer en quantité supérieure à trois ou quatre verres par jour, car elles produisent un puissant effet sur la crase du sang, dont elles reconstituent les globules rouges par leurs principes ferrugineux et chlorurés, mais qu'elles fluidifient par leurs bicarbonates, surtout par leur bicarbonate de soude.

Effets physiologiques et thérapeutiques. L'action sur l'homme sain et sur l'homme malade doit être étudiée suivant que les eaux de Vals sont amétallites, faibles, moyennes ou fortes. Les sources Nationale, Bosc, Grande-Vitesse, Saint-Charles, Saint-Joseph-de-la-Bégude, Victoria et Marie, sont les sources amétallites de Vals parce qu'elles n'ont pas 1 gramme par litre de bicarbonate de soude. On pourra en trouver beaucoup d'autres à la suite de sondages ultérieurs. Les sources amétallites de Vals, fraîches, limpides, traversées par des bulles fines et nombreuses de gaz acide carbonique, sont celles qui réveillent le plus promptement un appétit perdu ou languissant. Ce sont les plus fréquentées et celles dont l'usage habituel est le moins préjudiciable aux estomacs susceptibles, aussi sont-elles consommées comme eau de table. Elles contiennent, outre leur gaz acide carbonique et leur bicarbonate de soude, des bicarbonates de chaux, de magnésie et de fer. L'action astringente des sels ferrugineux est ainsi corrigée par l'action relâchante des sels de magnésie. Les sources Bosc et de la Grande-Vitesse sont trop récemment connues, et les observations physiologiques et thérapeutiques auxquelles elles donnent lieu ne sont pas encore assez déterminées pour attirer notre attention. Les eaux faibles et moyennes de Vals, qui tiennent en dissolution depuis 1 jusqu'à 4 grammes de sel principal ou de bicarbonate de soude, sont les sources Saint-Vincent-de-Paul, Trois-Étoiles, Saint Jean, Pauline, Impératrice, Des Convalescents, Charmeuse, Saint-Laurent, Victorine, Sultane et Vivaraises n°s 1 et 3. Elles rendent de grands services parce qu'elles sont suffisamment chargées de bicarbonates pour produire des effets physiologiques et thérapeutiques marqués sans avoir l'inconvénient d'être trop fluidifiantes comme les eaux des sources fortes. Les sources Saint-Vincent-de-Paul, Trois-Étoiles, Charmeuse, Saint-Laurent et Sultane, sont trop récemment connues pour que nous insistions sur leurs qualités. La source Impératrice, découverte depuis 1869, contient assez de bicarbonates de chaux et de magnésie pour avoir des propriétés remarquables dans certaines dyspepsies, où elle est très-bien supportée et aisément acceptée à cause de la grande quantité de gaz acide carbonique libre qui s'en dégage. C'est probablement à cette circonstance qu'elle doit de calmer les douleurs exaspérées encore par les eaux d'une partie des sources moyennes de Vals. Sa quantité, relativement considérable, de bicarbonate de fer, la fait conseiller souvent aux débilités et aux chlorotiques, qui l'acceptent d'autant plus volontiers qu'elle n'augmente pas, diminue même leur constipation habituelle. C'est aux sels de magnésie renfermés dans son eau qu'elle doit son action relâchante sur le gros intestin. La source des Convalescents est une bicarbonatée sodique faible, puisqu'elle tient en dissolution 1^{gr},714 de bicarbonate de soude, mais c'est la source de Vals la plus franchement ferrugineuse (0,047 de bicarbonate de fer). La facilité avec laquelle les buveurs la digèrent fait qu'elle est ordinairement préférée par ceux auxquels convient une eau minérale ferrugineuse. Elle est d'abord employée par les malades qui doivent boire et se baigner à la partie de l'établissement qui reçoit l'eau de la source Saint-Louis, et par ceux qui doivent terminer leur cure par les sources Pauline et Chloé. La source Saint-Jean, renfermant beaucoup moins de sels magnésiens et martiaux que l'eau de l'Impératrice, a sa place auprès de la Pauline par ses bicarbonates sodique et calcique. La grande

proportion de gaz acide carbonique qui s'en dégage rend son ingestion agréable
et agit favorablement sur les estomacs paresseux ou affectés de névralgies ou de
névroses. Elle est souvent utilisée comme eau de table par les habitants de
Vals. Elle peut être bue pendant longtemps de suite sans inconvénient et
être donnée à des enfants très-jeunes dont elle corrige les sécrétions acides de
l'estomac et de l'intestin. Ces sécrétions sont en effet communes et graves
dans le premier âge de la vie, où elles produisent des diarrhées choicriformes
si souvent rebelles à des préparations pharmaceutiques. L'eau de la source
Saint-Jean rend de précieux services parce qu'elle peut être employée avec
avantage quand les eaux fortes de Vals doivent être cessées à cause de leur
action trop énergique. Elle sert d'intermédiaire entre les sources faibles et les
sources fortes. La source Pauline contient des sels de lithine qui la rendent
diurétique et lithontriptique, et une proportion notable de gaz acide carbonique
libre qui favorise l'assimilation de son eau, souvent usitée comme eau de table.
Son usage facilite singulièrement la digestion et donne un sentiment de bien-
être inaccoutumé. Elle empêche les rapports acides, les vertiges stomacaux, les
bâillements et tous les autres accidents habituels dans la dyspepsie. Les urines
sont moins troubles, plus abondantes et plus facilement excrétées. Cette eau
n'occasionne aucun trouble intestinal, aucune constipation, aucune diarrhée.
Elle est calmante, diminue l'acide urique en excès dans l'économie et expulse
les sables et les petits graviers sans provoquer de crises. C'est l'eau des
néphrétiques et des cystiques, quelle que soit la cause de l'inflammation
aiguë ou subaiguë de la vessie. Enfin, l'eau de la Pauline, moyennement bicarbonatée, convient aux goutteux, quels que soient la forme de leur affection
et leur tempérament. Le débit très-faible de la source Victorine, et sa température sensiblement plus élevée que celle de la plupart des sources anciennes,
l'empêchent d'être très-fréquentée par les buveurs. Les propriétés de cette eau
sont les mêmes que celles de la Pauline et des Vivaraises nᵒˢ 1 et 3. Ces dernières doivent être réservées, comme les eaux faibles et moyennes de Vals, aux
dyspepsies et surtout aux gastralgies et à toutes les maladies du foie ou des
reins accompagnées de douleurs vives, de gravelles ou de catarrhes des voies
uropoétiques et d'inflammations aiguës ou subaiguës des reins ou de la vessie.
Les eaux fortes de Vals ayant de 5 à 7 grammes de bicarbonate de soude forment
le troisième groupe de cette station. Elles sont d'autant plus intéressantes à
étudier qu'elles ont une action distincte des sources de Vichy, qui ont toutes
une minéralisation de 4 grammes par litre environ de bicarbonate de soude. Les
sources fortes de Vals sont les plus nombreuses et s'appellent les sources Chloé,
Favorite, Rigolette, Précieuse, Juliette, Désirée, Camuse, Chrétienne, Alexandre,
Souveraine, Madeleine, Constantine, Marquise et Vivaraises nᵒˢ 5, 7 et 9. Prenons
pour exemple des vertus physiologiques et thérapeutiques des eaux du troisième
groupe de Vals les principales. La source Chloé, qui se rapproche le plus des
sources de Vichy par sa composition élémentaire, surtout lorsqu'elle a été chauffée
dans un tuyau parfaitement clos, ce qui lui permet de conserver intégralement
son principe gazeux, a été découverte en 1839 et employée en boisson en 1845.
Elle a été administrée en bains en 1846, toutes les fois qu'on a voulu à Vals
obtenir les mêmes résultats que par les bains d'eau de Vichy. D'une limpidité
parfaite et très-pétillante, elle est bue avec plaisir en raison de sa température
assez basse : c'est une des plus ferrugineuses de la station et par conséquent
une des plus remontantes. Les remarques que nous venons de faire à propos de

la source Chloé s'appliquent aux sources Favorite, Rigolette et Précieuse, qui ont une minéralisation à peu près semblable. L'eau de la source Camuse, qui est très-peu chargée de bulles gazeuses et contient du bicarbonate de magnésie en quantité notable, est très-employée. Quoique le rendement de cette source soit peu considérable, on la recherche pour ses propriétés relâchantes et même purgatives : c'est la source principalement visitée par ceux qui ont besoin d'activer leur sécrétion biliaire et de remédier à une constipation habituelle. Les réflexions que nous venons d'appliquer à la source Camuse conviennent aussi aux sources Juliette, Désirée et Précieuse, qui comme elle tiennent en dissolution du bicarbonate de magnésie et du chlorure de sodium en proportion assez considérable pour que leur efficacité soit marquée sur les exonérations intestinales. Seulement les eaux de la Désirée et de la Précieuse sont sensiblement plus gazeuses que celles de la source Camuse. L'effet laxatif ne se produit avec ces trois sources que quand on en boit de 3 à 5 verres pendant les premiers jours de leur usage, mais cet effet obtenu, il faut en diminuer la dose, si l'on ne veut pas être forcé d'en arrêter complétement l'emploi. Il ne faut pas oublier de signaler que l'eau des trois sources dont nous venons de parler s'applique avec avantage dans certaines dyspepsies avec douleur. Les eaux des sources Alexandre, Souveraine, Madeleine, Constantine, Marquise, et les Vivaraises nos 7 et 9, sont les plus fortes de Vals et par leur quantité de gaz acide carbonique et par leur proportion considérable de bicarbonate de soude. C'est auprès d'elles que doivent être envoyés les buveurs et les baigneurs dont le tube digestif et ses annexes ont besoin d'être excités et dont la vitalité semble entravée. Ces affections nécessitent l'énergie de ces eaux pour être soulagées ou guéries. Ces sources conviennent aussi à certaines maladies de peau, comme le prurigo, le lichen et surtout l'eczéma non sécrétant, qui réclament un traitement alcalin puissant. Les sources Dominique et Saint-Louis ont une composition spéciale, aussi doivent-elles être traitées à part, car elles ne peuvent entrer dans les trois premiers groupes. L'eau des sources Dominique et Saint-Louis n'est traversée par aucune bulle gazeuse, et sa réaction sur les préparations de tournesol indique un degré d'acidité très-notable qu'elle doit assurément à l'acide sulfurique en liberté constaté dans toutes ses analyses. Elle est claire et limpide au robinet, mais elle ne tarde pas à se troubler et à produire un précipité jaune d'ocre. La saveur ne ressemble à celle d'aucune source; quoiqu'elle soit franchement styptique, elle n'est pourtant pas désagréable, et ceux qui l'ingèrent, les femmes surtout, la boivent, non-seulement sans répugnance, mais souvent avec plaisir. La spécialisation des sources Dominique et Saint-Louis, qui sont arsenicales, ferrugineuses et en même temps sulfuriques, est très-marquée et leur assigne une place à part, non-seulement à la station de Vals, mais dans le cadre hydrologique général. La source Dominique est une des plus anciennement connues à Vals. C'est certainement une de celles qui ont particulièrement appelé l'attention sur cette station par des effets physiologiques et thérapeutiques très-importants. La composition chimique des sources Dominique et Saint-Louis inspira au début une grande réserve dans leur administration à l'intérieur, et on les employa d'abord exclusivement en application locales sur les ulcères anciens, et en collyre contre certaines inflammations chroniques des yeux et des paupières. Plus tard, les médecins découvrirent que les suites de fièvres intermittentes de longue durée obtiennent en général une médication rapide aux eaux des sources Saint-Louis et Dominique. C'est surtout à leur arséniate, dont la Dominique est principale-

ment chargée, que ces deux sources doivent leur efficacité. Elles agissent aussi
très-utilement contre les maladies chroniques de la membrane muqueuse qui
tapisse les organes respiratoires. L'eau des sources Dominique et Saint-Louis a
des effets très-heureux contre la chloro-anémie et tous les effets pathologiques
reconnaissant pour cause un appauvrissement du sang. Les sels ferrugineux contenus dans ces eaux produisent alors un effet tonique et reconstituant. L'état des
malades, affaiblis par l'âge ou usés avant le temps, s'améliore après qu'ils ont
ingéré pendant quelque temps l'eau de ces sources, dont l'action est franchement tonique sans être excitante. La source Saint-Louis est seule employée en
bains, dits *Bains-Rouges*. Limpide à sa source, elle ne tarde pas, quoique l'élévation de sa température artificielle soit rapide, à prendre une couleur ocracée à
laquelle ces bains doivent leur nom. Une poudre impalpable se forme dans l'eau
et ne tarde pas à recouvrir le corps des baigneurs. Ce dépôt tient à ce que l'eau
de Saint-Louis, mêlée d'acide sulfurique libre, forme des sels de fer, d'arsenic, et
aussi divers silicates. Cette poudre pèse environ 100 grammes dans l'eau d'un
bain où l'on a séjourné pendant une heure. Les bains Saint-Louis ont une action
physiologique et thérapeutique opposée à celle des bains alimentés par les eaux
franchement bicarbonatées de Vals. Ces derniers, soit à cause du gaz acide
carbonique libre que leur eau renferme, soit à cause de leur alcalinité, congestionnent la peau et y occasionnent une rougeur et une transpiration notables.
L'eau des bains Saint-Louis resserre la peau et fait éprouver une suractivité très-
appréciable des forces générales. En bains, les eaux bicarbonatées de Vals ont
un effet physiologique franchement excitant, tandis que la source Saint-
Louis donne aux malades un calme suivi de sommeil dont quelques-
uns étaient depuis longtemps privés. Les bains Saint-Louis, en un mot,
sont hyposthénisants et conviennent aux organisations nerveuses et profondément débilitées. Le dépôt de la source Saint-Louis sert en applications
extérieures quand on veut obtenir la cicatrisation de vieux ulcères ou tarir
des sécrétions anormales. On a installé dans une section voisine du bain Saint-
Louis un gazomètre où s'accumule l'acide carbonique qui se dégage de la
source Alexandre. Les bains et les douches d'acide carbonique n'ont rien de
spécial à Vals, et nous renvoyons pour leurs applications et leurs effets à ce
que nous avons dit à l'article Gazogène. Les maladies qui se trouvent le mieux
d'un traitement par les eaux amétallites ferrugineuses de Vals ont pour cause
une débilité générale résultant d'un appauvrissement du sang, comme la chloro-
anémie et les affections dyspeptiques ou gastralgiques des glandes hépatiques
ou rénales. L'athermalité de ces sources est une condition favorable, car les
eaux sont acceptées plus facilement par l'estomac et agissent plus sûrement sur
les organes sous-diaphragmatiques dont la guérison complète exige un long
traitement minéral. Les sources faibles et moyennes de Vals sont presque exclusivement fréquentées par les malades dont la digestion est difficile ou douloureuse, alors surtout que leur tempérament est très-nerveux. Elles conviennent
encore aux graveleux et aux calculeux avec ou sans coliques néphrétiques, lesquels ont besoin de boire en quantité assez considérable une eau qui parcoure sans
accidents tous les organes, et particulièrement ceux des voies urinaires. C'est
aussi l'eau de la source Pauline qui donne les meilleurs résultats aux goutteux
dont les mouvements sont rendus difficiles par les dépôts calcaires si fréquents
dans cette maladie. L'eau de la source Impératrice convient aux dyspeptiques
éréthiques. La quantité notable de bicarbonate de fer qu'elle tient en dissolution

rend son action favorable aux débilités et aux chlorotiques, qui ont besoin de l'effet laxatif des sels de magnésie qu'elle renferme. La source des Convalescents, médiocrement bicarbonatée sodique, chargée au contraire d'une proportion notable de bicarbonate de fer, convient mieux encore aux anémiques que la source Pauline : aussi l'eau des Convalescents est-elle comparée aux eaux ferrugineuses qui ont la réputation la mieux méritée. Les sources fortes de la station de Vals ayant de 5 à 8 grammes de minéralisation sont représentées par la Chloé, qui est apéritive, désobstruante et en même temps analeptique. Elle est conseillée avec le plus d'avantage dans les maladies de l'estomac et de ses annexes où il importe de ranimer l'appétit, les digestions, et d'exercer une résolution puissante, en même temps que de remonter les forces épuisées et d'activer la circulation de la veine porte et de l'utérus. Son emploi favorise aussi la sécrétion de la membrane muqueuse de la fin de l'intestin. L'ingestion de l'eau de la Chloé est encore mise à profit toutes les fois que le médecin veut obtenir l'augmentation de la sécrétion urinaire ou cutanée et rendre l'urine ou la sueur franchement alcalines, au lieu d'être acides comme elles le sont en général. L'eau de la Favorite, apéritive, reconstituante et résolutive, convient aux dyspeptiques, aux gastralgiques, aux personnes affectées de calculs biliaires, de pléthore abdominale, de chloro-anémie, de diabète. Les sources fortes de Vals et particulièrement les sources Camuse, Désirée et Précieuse, donnent les meilleurs résultats, prises à l'intérieur, chez les dyspeptiques et les gastralgiques dont les digestions sont longues et surtout douloureuses. Il en est de même dans les gastrorrhées auxquelles elles s'opposent sans secousse et souvent mieux que les eaux faibles ou moyennes. L'absence presque complète de principes ferrugineux doit être soigneusement notée, car, si elle a des indications précieuses, elle a aussi ses inconvénients. Les sources Alexandre, Souveraine, Madeleine, Constantine et Marquise, ont une composition élémentaire à peu près identique, elles sont les plus fortes et les moins froides de toute la station. Leur eau est indiquée lorsqu'on veut réveiller l'activité de l'estomac, surtout du foie et de tous les organes contenus dans l'abdomen. Elle convient aux maladies cutanées que nous avons précédemment indiquées. L'eau de la Marquise, qui est, ainsi que celle de la Vivaraise n° 9, la plus bicarbonatée, est aussi la plus chaude de Vals puisqu'elle marque 19 degrés centigrade ; c'est à elle que cette station doit surtout sa réputation. Sa température est utilisée toutes les fois qu'on veut agir sur la membrane muqueuse des voies respiratoires dont elle diminue les sécrétions, tandis qu'il n'en est pas ainsi aux sources franchement athermales de Vals. Les sulfuro-ferrico-arsenicales Saint-Louis et Dominique, qui ne font pas partie des trois groupes dont il vient d'être question, ont leur point d'émergence rapproché de celui des sources fortes. Leur eau, tonique, reconstituante et fébrifuge, est favorablement employée dans la goutte, la gravelle et le diabète, mais elle est surtout efficace dans la cachexie paludéenne, quand celle-ci atteint même son degré le plus avancé, c'est-à-dire lorsque le teint des fébricitants est terreux, leur visage œdématié, leurs lèvres décolorées, leur ventre développé, et qu'ils conservent encore des accès irréguliers de fièvre intermittente. Nous rappelons que les bains et les dépôts arsenicaux ferrugineux de la source Saint-Louis doivent être ajoutés à l'usage intérieur de l'eau des sources Saint-Louis et Dominique.

La *durée de la cure* varie de 20 à 45 jours.

On *exporte* sur une grande échelle l'eau de toutes les sources de Vals, mais l'athermalité primitive de ces eaux, dont la gamme est si étendue, devrait attirer l'attention sur elles d'une manière encore plus spéciale. Elles sont en effet préférables aux sources naturellement chaudes, moins variées qu'elles dans leur composition élémentaire.   A. ROTUREAU.

VALSA. Genre de Champignons-Ascomycètes, établi par Fries pour un certain nombre de Sphaeriacées, qui se développent sur le tronc ou les branches des arbres ou des arbustes, mais toujours dans le parenchyme de l'écorce interne. Leurs périthèces, nombreux et de couleur noire, sont disposés en cercle ou entourés d'un conceptacle disciforme, parfois conique. Les thèques sont claviformes et les spores hyalines. Le *Valsa pini* Fr., notamment, se rencontre toute l'année sur les branches desséchées du *Pinus sylvestris*.   ED. LEF.

VALSALVA. Anatomiste italien, né à Imola, dans la Romagne, en 1666. Il montra dès ses jeunes années un goût décidé pour les dissections; ce fut à Bologne qu'il fit ses études médicales, et il y fut le disciple chéri de Malpighi. Sa réception au doctorat eut lieu en 1687. La chaire d'anatomie de l'Université de Bologne lui fut donnée en 1697. Il fut nommé vers la même époque chirurgien de l'hôpital des Incurables. Valsalva mourut à Bologne le 2 février 1723. Outre l'ouvrage sur la structure de l'oreille, qu'il avait publié, et les dissertations qu'il avait présentées à l'Institut de Bologne, on lui doit de nombreuses observations d'anatomie pathologique qui eussent sans doute été perdues, si Morgagni n'avait pris soin d'en enrichir son immortel ouvrage *De sedibus et causis morborum* (Dezeim.).

I. *De aure humana tractatus.* Bologne, 1705, in-4°; Utrecht, 1707, in-4°. — II. *Antonii Mariae Valsalvae opera, hoc est, de aure humana tractatus,* etc., *cura J. B. Morgagni, cui adjunxit dissertationes tres, quarum prima ad colon, secunda ad arteriam magnam, ad accessorios nervos et ad suffisiones, tertia ad excretorios ductus renum succincturiatorum.* Venise, 1740, 2 vol. in-4°.   L. HN.

VALULUVY-ARISEE. On donne ce nom, aux Indes, à une petite graine brunâtre, de saveur amère, qu'on prescrit à titre de tonique, en la mélangeant à d'autres substances, contre les diarrhées provenant de l'affaiblissement des viscères abdominaux et dans les cas qui demandent des stomachiques.

BIBLIOGRAPHIE. — AINSLIE. *Materia indica,* II, 443.   PL.

VALVERDE (JUAN). Célèbre anatomiste espagnol du seizième siècle, né à Amusco ou Hamusco, ville de la province de Palencia, dans la Vieille-Castille, et non à Huesca, comme l'ont dit quelques biographes. Valverde fit ses humanités et sa philosophie en Espagne, puis étudia la médecine à Padoue, sous Realdo Colombo. Il passa ensuite à Rome, où il fut le médecin du cardinal Jean de Tolède, qui devint archevêque de Compostelle. Valverde a eu le grand mérite d'importer dans sa patrie l'œuvre de Vésale, dont il fit copier les planches et traduisit le texte en le modifiant profondément. Le livre de Valverde fut à son tour traduit en italien et en latin.

I. *De animi et corporis sanitate tuenda.* Paris, 1552, in-8°; Venise, 1553, in-8°. — II. *Historia de la composicion del cuerpo humano.* Rome, 1556, in-fol.; trad. en italien. Ibid., 1560, in-fol., en latin par Mich. Colombo. Venise, 1589, 1607, in-fol.   L. HN.

VALVULE. On a donné ce nom, en anatomie, à un grand nombre de parties du corps qui n'ont de commun que leur forme plus ou moins membraneuse, jointe à une certaine mobilité. Telles sont les *valvules du cœur* (*voy.* CŒUR, p. 271-274), la valvule d'Eustache (*voy.* CŒUR, p. 272, 290), la *valvule iléocæcale* (*voy.* INTESTIN), les *valvules sigmoïdes de l'aorte et de l'artère pulmonaire* (*voy.* AORTE et PULMONAIRE [*Artère*]), les *valvules de Tarin* (*voy.* CERVELET, p. 508), la *valvule de Tébésius* (*voy.* CŒUR, p. 272), les *valvules des veines* (*voy.* VEINES), la *valvule de Vieussens* (*voy.* ISTHME DE L'ENCÉPHALE et CERVELET, p. 511).   MARC SÉE.

VALYLÈNE. *Formules:* $\begin{cases} \text{équiv. } C^{10}H^6. \\ \text{atom. } C^5H^6. \end{cases}$ Hydrocarbure incomplet découvert par Reboul en faisant réagir la potasse alcoolique sur le dibromure de valérylène. Pour l'obtenir pur, on fait passer les produits les plus volatils dans du protochlorure de cuivre ammoniacal : il se forme une combinaison jaune, solide, le *valylure cuivreux*, dont on régénère le carbure au moyen de l'acide chlorhydrique étendu.

Le valylène est un carbure très-volatil, qui possède une odeur à la fois alliacée et cyanhydrique. Il bout à 45-50 degrés ; il est insoluble dans l'eau.

Fortement refroidi et additionné goutte à goutte de brome, il donne un liquide épais, parsemé de cristaux ; ceux-ci constituent l'*hexabromure de valylène*, $C^{10}H^6Br^6$, tandis que le liquide est un mélange des bromures suivants : $C^{10}H^6Br^4$, $C^{10}H^6Br^6$, et peut-être aussi $C^{10}H^6Br^2$.   EDME BOURGOIN.

VAMAGNE (EAU MINÉRALE DE). *Athermale, bicarbonatée ferrugineuse faible, carbonique faible* (Pyrénées-Orientales, au pied du Mont Canigou). Son eau, sans odeur, a une saveur franchement ferrugineuse. Son analyse exacte n'a pas été faite, et son usage thérapeutique est réservé aux anémiques et aux chlorotiques de la contrée.   A. R.

VAMPIRE. Les Vampires (*Vampyrus* Geoff.) sont des Chauves-Souris (*voy.* ce mot) américaines caractérisées par un museau étroit, surmonté d'une feuille nasale de dimensions médiocres, une lèvre supérieure creusée d'une fossette, des oreilles grandes et bien séparées, une queue très-courte, presque atrophiée, une membrane interfémorale bien développée et des ailes attachées audessus du pied. Ces animaux, avec les Molosses, les Sténodermes, les Phyllostomes proprement dits et quelques autres genres, constituent la famille des Phyllostomidés (*voy.* le mot PHYLLOSTOME), qui est largement répandue dans les régions les plus chaudes du Nouveau-Monde. Leur aspect hideux les a souvent fait considérer comme des bêtes redoutables, avides de se repaître du sang de l'homme et des animaux domestiques, mais en réalité ces Cheiroptères sont à peu près inoffensifs et ne produisent en général que des blessures insignifiantes quand, par exception, ils s'attaquent à des animaux endormis.

Le type du genre Vampire est le Vampire spectre (*Vampyrus spectrum* L.), qui se trouve dans le Centre-Amérique, à la Jamaïque, à la Guyane et au Brésil, et qui atteint souvent 18 centimètres de long sur 70 centimètres d'envergure. Son corps est couvert de poils d'un brun rougeâtre, tandis que ses membranes alaires sont presque entièrement dénudées et ses mâchoires sont armées de molaires puissantes et de canines acérées rappelant un peu celles des Carnivores.   E. OUSTALET.

VANADIUM. Va = 51,3 (de Vanadis, déesse scandinave). Ce métal a été découvert par Sefström, en 1830, dans un fer suédois très-ductile, provenant des mines de Taberg, en Suède. Il a été rencontré dans des minerais d'aranium de Saxe, dans des schistes cuivreux du Mansfeld, dans des mines de plomb du Mexique et surtout du Chili où il forme un gisement abondant de vanadate, de chlorure, de phosphate et d'arséniate de plomb, associé à du vanadate de cuivre (*vanadinite*). Les autres principaux minerais sont les vanadates de plomb (*Descloizite, vanadite*) ; un vanadate de plomb et de zinc (*eusynchite*).

Il a été trouvé en très-faibles proportions dans une foule de produits naturels, hématites, météorites, minerais de fer argileux et pisolithiques, et par suite dans beaucoup de fers, d'aciers, de fontes; dans beaucoup de soudes brutes, dans des basaltes, dans les argiles de Dreux, de Gentilly, de Forges-les-Eaux.

Berzelius et Roscoë l'ont surtout étudié.

On peut l'extraire des scories d'affinage comme on l'a fait à Taberg, des minerais de fer, de la bauxite, des fontes, de la pechblendre, du rutile, du grès cuprifère du Cheshire et des vanadates de plomb naturels.

Avec ce dernier minerai on fait une solution nitrique de laquelle on précipite le plomb et l'arsenic par l'hydrogène sulfuré. On a une solution qu'on évapore et qui donne un résidu rouge auquel on ajoute peu à peu, et en chauffant, du carbonate d'ammoniaque. La solution est filtrée, elle dépose des aiguilles blanches de vanadate d'ammonium.

M. Roscoë a extrait ce métal du grès cuprifère du Cheshire. On le traite par l'acide chlorhydrique et le chlorure de chaux et on précipite la liqueur par un lait de chaux qui sépare le vanadium avec le plomb, le fer et l'arsenic. On calcine ce résidu, séché avec du charbon, pour volatiliser la plus grande partie de l'arsenic, et on le grille avec le quart de son poids de carbonate de soude. Le vanadate de soude formé est dissous dans l'eau et la liqueur traitée par l'acide sulfureux et l'acide chlorhydrique pour amener l'acide arsénique à l'état d'acide arsénieux qu'on enlève par l'hydrogène sulfuré.

On obtient une liqueur bleue de laquelle on précipite l'oxyde de vanadium par une quantité non excédante d'ammoniaque et on change l'oxyde recueilli en acide vanadique par de l'acide nitrique.

On fait bouillir le dépôt avec du carbonate d'ammoniaque et la liqueur concentrée abandonne du vanadate d'ammoniaque qu'on fait cristalliser et qu'on calcine à l'air. L'acide vanadique est de nouveau transformé par les mêmes moyens en vanadate d'ammoniaque, puis en acide vanadique.

On prépare le vanadium pur en réduisant par l'hydrogène sec au rouge et complétement à l'abri de l'air du chlorure de vanadium débarrassé de tout corps étranger.

Il se présente sous forme d'une poudre grise, brillante, cristallisée, dont la densité est 5,5. Il est très-peu fusible, fixe.

La poudre brûle avec éclat dans la flamme d'une lampe à alcool. Il prend feu au rouge en donnant de l'acide vanadique, à moins qu'on ne chauffe fortement, ce qui produit l'oxyde brun.

Il absorbe de l'hydrogène et la combinaison formée s'oxyde en donnant de l'eau et de l'oxyde brun : aussi le vanadium renferme-t-il toujours un peu d'oxygène ou d'hydrogène. Il fixe de l'azote à chaud. Il se combine directement au soufre et au chlore.

L'acide chlorhydrique ne le dissout pas, l'acide sulfurique l'attaque en produisant une liqueur jaune et l'acide azotique une liqueur bleue.

Le vanadium n'avait pas été obtenu à l'état de pureté par Berzelius, qui avait considéré le protoxyde de ce corps, VaO, comme le métal réel. Il le plaçait à côté du tungstène et du molybdène, ce qui contredisait la loi de l'isomorphisme. Divers savants, frappés de ce fait, l'avaient rapproché du phosphore et de l'arsenic; les travaux de M. Roscoë ne laissent plus de doute sur la nécessité de le classer près de ces deux derniers corps et de lui donner pour équivalent et pour poids atomique 51,3.

Le vanadium forme les oxydes : VaO, VaO^3, VaO^4, VaO^5.

L'oxyde VaO, ou Va^2O^2, appelé *vanadyle, anhydride, hypovanadeux*, constitue le vanadium de Berzelius. On l'obtient en réduisant l'acide vanadique par le potassium, ou le chlorure de vanadium par l'hydrogène.

C'est une poudre grise, métallique, insoluble dans l'eau. Elle se colore en bleu par le grillage à l'air, puis elle se change en acide vanadique. Au contact des acides dilués elle fournit des liqueurs bleues en dégageant de l'hydrogène.

On prépare le sulfate de cet oxyde dissous, en réduisant l'acide vanadique à chaud par le zinc et l'acide sulfurique qui dissout l'acide vanadique.

La solution devient violette; elle possède un pouvoir réducteur considérable. Sous l'influence de l'air, la liqueur prend une teinte bleue et elle renferme alors l'oxyde hypovanadique VaO^4, si l'air a été dirigé sous forme d'un courant; lorsqu'elle est simplement abandonnée à l'air, elle se colore en brun-chocolat au bout de très-peu de temps; cette réaction est caractéristique.

L'oxyde vanadeux, VaO^3, se prépare en chauffant au rouge l'acide vanadique en présence de l'hydrogène ou du charbon. Il se présente à l'état d'une poudre, noire, infusible, métallique, qui brûle en donnant l'acide vanadique.

Ce corps donne des sels qui sont verts ou bleus à l'état d'hydrate et qui deviennent rouges à la dessiccation.

Le tétroxyde, ou oxyde hypovanadique, VaO^4, se prépare soit par l'oxydation lente des précédents, soit par la réduction de l'acide vanadique. Il forme des cristaux bleus, métalliques, quand il résulte de l'oxydation lente du tritoxyde.

Il fournit avec les acides des solutions bleues de *sels hypovanadiques*, qui peuvent cristalliser, mais il est fort difficile de les séparer des sels vanadeux et hypovanadeux.

On les prépare généralement par l'action des réducteurs, glycose, acide sulfureux, sur les solutions acides de l'acide vanadique.

Les hypovanadates dissous fournissent avec les carbonates alcalins un précipité blanc qui brunit en s'oxydant et qui, devenu acide, colore l'eau en vert. Calciné, il donne l'acide VaO^4.

Cet oxyde est susceptible de s'unir également aux acides minéraux. Les sels obtenus, appelés autrefois sels *vanadeux*, prennent aujourd'hui le nom de sels hypovanadiques.

L'acide vanadique, VaO^5, se prépare en calcinant le vanadate d'ammoniaque.

C'est un composé jaune rougeâtre, fusible en un liquide rouge qui cristallise. Il rougit légèrement le tournesol, se dissout dans 1000 fois son poids d'eau à laquelle il communique une coloration jaune.

L'hydrogène le réduit au rouge en acide vanadeux; le charbon et le potassium le changent en acide hypovanadeux.

L'acide vanadique fournit deux hydrates, l'acide métavanadique, VaO^5HO, et l'acide pyrovanadique, VaO^32HO, qui correspondent aux acides méta et pyro-phosphoriques.

Le premier se prépare en ajoutant du vanadate d'ammonium acide à du sulfate de cuivre en présence de sel ammoniac, jusqu'à ce qu'il se forme un dépôt persistant. En chauffant vers 70 degrés, l'hydrate se sépare en paillettes brillantes jaune d'or. Cette matière contient toujours, d'après M. Guyard, du vanadate d'ammonium. On l'emploie aujourd'hui dans l'industrie, sous le nom de *bronze de vanadium*, pour les enluminures.

L'acide pyrovanadique se produit lorsqu'on traite la solution acide d'un vanadate par l'acide azotique. Par la dessiccation dans le vide ou sur l'acide sulfurique il fournit l'acide métavanadique.

Il constitue un précipité rouge brun.

L'acide vanadique s'unit à la fois aux acides forts et aux bases.

Avec les acides il fournit des solutions jaunes ou rouges que les agents réducteurs changent en composés inférieurs; quelques-unes sont susceptibles de fournir des sels cristallisés, plusieurs donnent des sels doubles de vanadium et d'alcali.

Avec les bases il produit les vanadates. On les prépare ordinairement en parlant du vanadate d'ammonium, qui est soluble dans l'eau et qui est précipité de sa solution par le chlorhydrate d'ammoniaque, ou de l'acide vanadique s'il s'agit de préparer les sels alcalins, qui sont solubles.

Berzelius admettait trois classes de vanadates, les sels basiques, les sels neutres et les divanadates. On distingue aujourd'hui les ortho, pyro, méta, tri et tétravanadates.

Les trois premières divisions sont correspondantes à celles des phosphates; leur stabilité est inverse, car on obtient les orthovanadates par voie de fusion, et ce sont les métavanadates qui sont les plus stables en solution.

Les métavanadates alcalins sont peu solubles, les autres insolubles, ils sont incolores à l'état neutre, jaunes ou rouges à l'état acide, de telle sorte qu'un acide jaunit les solutions des vanadates neutres.

Ils précipitent les sels de cuivre en jaune clair ; le produit est cristallin.

Les orthovanadates précipitent, au contraire, en vert pomme les sels de cuivre.

En général, les agents réducteurs attaquent les solutions des vanadates et les bleuissent.

Sulfures. Ces sulfures sont mal définis; Berzelius admettait l'existence du bisulfure et du trisulfure, mais nous avons vu que le vanadium de Berzélius était l'oxyde de vanadium, VaO ; ces corps doivent être des oxysulfures.

Azotures. On connaît le monoazoture, $VaAz$, et le diazoture, $VaAz^2$.

On obtient ces deux corps en saturant le trichlorure de vanadyle par du gaz ammoniac. Si l'on chauffe au rouge le résultat de cette action qui est très-vive, on finit par obtenir le premier ; si l'on chauffe peu, on obtient le second.

On prépare mieux le premier en chauffant au rouge vif le métavanadate d'ammoniaque.

Ce sont des poudres grise ou brune qui dégagent de l'ammoniaque quand on les chauffe avec de la chaux. Chauffées à l'air, elles fournissent successivement les oxydes précédents.

Chlorures. Les composés décrits sous ce nom avant les travaux de M. Roscoë sont des oxychlorures, par suite de ce fait déjà signalé que le prétendu métal de Berzelius était le vanadyle, VaO.

Il existe trois chlorures, $VaCl^2$, $VaCl^3$, $VaCl^4$. Ce dernier se prépare en faisant agir le chlore sur le vanadium et en le redistillant dans le chlore sec. C'est un liquide brun, bouillant à 153 degrés et se décomposant partiellement en chlore et en trichlorure lors de sa distillation.

La même transformation se fait lentement dans un tube scellé.

L'eau le dissout en donnant une solution bleue qui renferme un sel hypovanadique.

Il attaque l'alcool et l'éther pour fournir des liquides rouges.

Le trichlorure dont on vient de voir le mode de formation est un corps solide, cristallisé en belles lames fleur de pêcher. Il est fixe, déliquescent, et se transforme à l'air humide en un liquide brun. Il est soluble dans l'alcool et dans l'éther.

Le bichlorure est un composé vert qui se forme lorsqu'on dirige dans un tube chauffé au rouge sombre de l'hydrogène et du tétrachlorure en vapeur. Il est difficile que ce corps ne renferme pas du trichlorure ou du métal.

Bromures. On connaît, outre trois oxybromures, le tribromure, $VaBr^3$, qui est une poudre grise, instable, qu'on prépare en faisant agir le brome sur un mélange d'oxyde de vanadium et de charbon.

On ne connaît pas d'iodure de vanadium. RICHE.

VAN CASTERE ou **VAN CASTRE** (JACQUES). Encore appelé *Castricus*, de son nom latinisé ou *Van den Kasteele* par quelques auteurs. Il naquit à Haesebroeck et fut médecin juré de la ville d'Anvers; il était en effet chargé de ces fonctions en 1517, comme le prouve une note de Broeckx (*Note sur la visite des lépreux à Anvers depuis le 11 mai 1517 jusqu'au 14 mars 1524. Anvers, 1860, in-8°*). Il décrivit la terrible suette de 1529, qui enleva tant de personnes à Anvers, dans un ouvrage intitulé : *Jacobi Castrici Hasebrocani, physici Antverpiensis, de sudore epidemiali quem Anglicum vocant, ad medicos Gandenses epistola.* Antverpiae, 1529, in-8°. L. HN.

VANCOUVER (ÎLE DE). *Voy.* BRITANNIQUES (*Possession*), p. 646.

VANDALES. Anciens peuples des bords de la Baltique; ils se portèrent en partie vers le midi de la Germanie, au commencement du cinquième siècle, traversèrent les Gaules et l'Espagne, demeurèrent quelques années dans sa partie méridionale à laquelle ils donnèrent le nom de *Vandalusia*, actuellement Andalousie, puis passèrent en Afrique (*Voy.* CAGOTS, BERBERS [*Kabyles blonds*]). L.

VAN DEEN (ISAAC-ABRAHAM). Médecin hollandais, né vers le commencement du siècle, prit ses grades à Copenhague en 1831 et fut reçu docteur à Leyde en 1834. Il se fixa à Zwolle et se fit connaître par des ouvrages estimés sur l'histoire naturelle et la physiologie du système nerveux, ainsi que par la part qu'il prit avec Donders et Moleschott à la publication des *Holländische Beiträge zu den anat. und physiol. Wissenschaften*, 1847-1848. Il mourut, croyons-nous, vers 1850. Van Deen était membre de la Société royale de médecine de Copenhague. Nous citerons de lui :

I. *Disq. physiol. inaug. de differentia et nexu inter nervos vitae animalis et vitae orga-nicae.* Lugduni Batav., 1834, in-8°. — II. *Nadere ontdekkingen,* etc. Leyden, 1839, in-8°, trad. franç. : *Traités et découvertes sur la physiologie de la moelle épinière.* Leyde, 1841, in-8°. — III. *Beschouwingen over eene waargenomene ruggemerks-verbeening,* etc. Leiden, 1840, in-8°. — IV. Articles dans *Bijdragen tot de natuurkundige Wetenschappen* et *Tijdschr. voor natuurl. geschiedenis en physiologie.*   L. Hn.

VANDELLIE (*Vandellia* L). § I. **Botanique.** Genre de plantes de la famille des Scrofulariacées, dont les représentants sont des herbes américaines et indiennes, à feuilles opposées, à fleurs axillaires, solitaires ou fasciculées. Ces fleurs ont un calice persistant, à 4 divisions, dont la supérieure est bifide, une corolle tubuleuse, bilabiée, quatre étamines didynames, à anthères rappro-chées par paires, un ovaire supère, surmonté d'un style à deux lobes stigma-tifères. Le fruit est une capsule oblongue à une seule loge polysperme.

L'espèce la plus importante au point de vue médical est le *V. diffusa* L., petite plante herbacée qui a le port du *Veronica serpyllifolia* L., et qui croît à la Guyane, au Brésil, au Paraguay, etc., particulièrement dans les terrains sablonneux et humides. C'est le *Caa-ataia* de Pison (*Bras.*, 230).   ED. LEF.

§ II. **Emploi médical.** Sous ce nom, on a essayé d'introduire dans la thé-rapeutique le *Vandellia diffusa.*

I. MATIÈRE MÉDICALE. La vandellie est une herbe voisine de la gratiole par ses caractères botaniques. Elle se reconnaît à sa tige carrée, à ses feuilles petites, ovales, obtuses, crénelées et sessiles, dont la forme caractéristique lui a valu le nom vulgaire d'Oreille de rat. Ses inflorescences sont axillaires et solitaires, ses fleurs de couleur rosée sur les échantillons frais, et ses fruits capsulaires, bilocu-laires et polyspermés.

M. Posada Arango (de Médellin) a constaté la présence d'une matière grasse qui est le principe actif de ce végétal et qui possède des propriétés émétiques. La composition et les principes immédiats du Vandellia restent donc incom-plétement déterminés.

II. ACTION PHYSIOLOGIQUE ET EMPLOI THÉRAPEUTIQUE. Cette plante possède une saveur amère et des vertus purgatives bien connues des habitants de son pays d'origine.

Dans la Nouvelle-Grenade, on met à profit ses propriétés émétiques et son usage est usuel sous la forme de décoction et d'infusion contre les affections fébriles et contre les maladies du foie. On l'y considère même comme un succé-dané puissant de l'ipécacuanha dont elle remplirait les indications. La décoction s'emploie surtout comme purgatif et l'infusion d'une poignée de la plante fraîche dans 1/2 litre d'eau s'administre comme diurétique, par tasses à thé, jusqu'à effet vomitif.

A la Guyane, elle entre dans la composition de l'*aimeranda*, médicament de réputation populaire. M. Posada Arango, qui en a surtout fait connaître les vertus, prescrit de préférence la matière grasse à la dose de 20 à 25 centigrammes. Par ce moyen, il provoque rapidement d'abondants vomissements.

L'*extrait aqueux* s'administre à la dose de 1 gramme à 1ᵍʳ,50.

Fonssagrives compare avec raison les vertus de cette plante colombienne à celles de notre gratiole indigène qui, elle aussi, possède des propriétés dras-tiques et vomitives trop oubliées. La matière grasse du Vandellia agit vraisem-blablement à la manière de la gratiosoline. L'étude physiologique de ces deux végétaux mériterait donc d'attirer l'attention des thérapeutistes, et d'être l'objet des recherches comparatives des physiologistes.   Ch. Éloy.

Bibliographie. — Fonssagrives. *Traité de matière médicale*, 1885, et *Traité de thérapeutique appliquée*, 1882, p. 443.   Ch. É.

VANDERMONDE (Charles-Augustin). Le fondateur de l'ancien *Journal de médecine*, naquit à Macao (Chine), dans la province de Canton, le 18 juin 1727. Son père, médecin français, avait accompagné l'ingénieur Didier dans une mission en Extrême-Orient. Vandermonde fut reçu docteur le 10 septembre 1750, se fixa à Paris et fonda en 1754 le *Recueil périodique d'observations de médecine*, qui au huitième volume prit le nom de *Journal de médecine*. Il en publia seize volumes jusqu'en 1762.

Vandermonde mourut, le 28 mai de cette année, âgé seulement de trente-cinq ans. Citons de lui :

I. *Essai sur la manière de perfectionner l'espèce humaine*. Paris, 1756, 2 vol. in-12. — II. *Dictionnaire de santé*. Paris, 1760, 2 vol. in-12 (ouvrage anonyme).   L. Hn.

VANDOISE. La Vandoise se distingue du Meunier ou Chevaine commune (*voy.* Cyprins) par la tête beaucoup plus effilée, la nageoire dorsale composée de sept rayons, l'œil plus grand ; le corps est oblong, un peu comprimé latéralement, allongé et aminci aux deux extrémités. Le dos, souvent gris verdâtre, uniforme, est, chez beaucoup d'individus, d'un très-beau bleu d'acier.

La Vandoise commune (*Squalius leuciscus* Lin.) est abondante dans le nord et le centre de la France ; elle vit dans les eaux claires et limpides ; elle fraie sur les pierres et les graviers pendant les mois de mars et d'avril. H.-E. Sauvage.

Bibliographie. — Cuvier et Valenciennes. *Hist. nat. des Poissons*, t. XVII, p. 202, 1844. — Heckel et Kner. *Die Süsswasserfische der OEsterreichischen Monarchie*, p 191, 1858. — Siebold. *Die Süsswasserfische von Mitteleuropa*, p. 203, 1863. — Blanchard (L.). *Les poissons des eaux douces de la France*, p. 400, 1866. — Moreau (E.). *Les Poissons de la France*, t. III, p. 426, 1881.   E. S.

VANGUIERA. Genre de plantes Dicotylédones, établi par Persoon et appartenant à la famille des Rubiacées. Ce sont des arbustes à feuilles opposées, stipulées, pétiolées, ovales, portant des fleurs blanchâtres en cymes, rameuses, simulant des panicules. Le calice, à tube court, est muni de 5 dents ; la corolle campanulée, globuleuse, a 5 lobes réfléchis ; les étamines au nombre de 5 ont des filets très-courts. Le fruit est charnu, en forme de pomme, et renferme 5 noyaux, osseux, contenant une seule graine, à albumen charnu.

Le *Vanguiera edulis* Vahl. croît à Madagascar ; de là il est passé à l'île Maurice, en Chine et dans l'Amérique du Sud, où il est cultivé. Ses feuilles ovales, membraneuses, glabres, sont grandes comme celles de la Betterave. Ses fruits de la grosseur d'une pomme sont comestibles, mais seulement lorsqu'ils sont blets, comme ceux de nos nèfles. Les nègres en mangent en abondance.

Le *Vanguiera spinosa* Roxb., dont le fruit ressemble à une cerise jaunâtre, et est aussi comestible, croît au Bengale et en Chine.   Pl.

Bibliographie. — Commerson in Jussieu. *Genera*, p. 206. — Vahl. *Symb.*, III, p. 36. — Roxburgh. *Flora indica* II, p. 172. — De Candolle. *Prodromus*, IV, 454.   Pl.

VAN HELMONT. *Voy.* Helmont.

VAN HUEVEL. *Voy.* HUEVEL.

VAN ROOSBROECK (JEAN-JULIEN). Médecin belge, né à Louvain, le 9 janvier 1810, reçu docteur le 30 mars 1833, se rendit à Berlin pour y étudier l'ophthalmologie, puis à Vienne où il fut reçu en 1835 maitre ès art ophthalmiatrique. Il se fixa ensuite à Bruxelles et rendit de grands services lors de l'épidémie d'ophthalmie des armées; il fonda un service temporaire pour les maladies des yeux à l'hospice du Pachéco. En 1838, une chaire d'ophthalmologie fut créée à Gand et Van Roosbroeck en devint le titulaire; il enseigna en même temps l'hygiène et plus tard la médecine légale, sans compter qu'à un moment donné la clinique des enfants lui fut confiée. En 1849, il devint chirurgien titulaire à l'hôpital civil de Gand et y organisa une clinique des maladies des yeux qui devint célèbre. En 1853, sans quitter les fonctions qu'il remplissait à Gand, Van Roosbroeck accepta à titre provisoire la direction de l'Institut ophthalmique de Brabant, vacante par la mort de Cunier. Il resta attaché à ce poste jusqu'à sa mort, arrivée le 1ᵉʳ juillet 1869.

I. *Coup d'œil sur l'opération de la pupille artificielle.* Louvain, 1841, in-8°. — II. *Précis de l'ophthalmie des noureau-nés.* Bruxelles, 1843, in-8°. — III. *Cours d'ophthalmologie enseigné à l'Université de Gand.* Gand, 1853, 2 vol. in-8° (ouvrage capital). — IV. *Considérations sur la myopie.* In *Bullet. de l'Acad. de Belgique,* 2ᵉ série, t. V, p. 580, 1862. — V. *Voy.* sur Van Roosbroeck une excellente notice par Warlomont, dans *Annales d'oculistique,* t. LXII, p. 81, 1869.   L. Hn.

VANILLE (*Vanilla* Sw.). § I. **Botanique.** Genre de plantes Monocotylédones, de la famille des Orchidacées, séparé par Swartz des *Epidendrum* de Linné, et comprenant plusieurs espèces utiles dont la principale est la suivante :

Vanilla planifolia Andr. (*V. viridiflora* Blume, *V. sativa* Schiede, *Epidendrum Vanilla* L.). C'est une plante sarmenteuse et grimpante, verte, s'attachant aux arbres par des racines adventives, cylindriques et blanchâtres, qui pendent parfois librement dans l'air et arrivent même jusqu'au sol. Les feuilles alternes sont subsessiles, oblongues-lancéolées, atténuées à la base en un court pétiole, acuminées au sommet, entières, charnues et coriaces, à nervures longitudinales visibles par transparence. Les fleurs sont disposées, vers le sommet des tiges, à l'aisselle des feuilles, en épis courts et épais. Elles ont un périanthe dont la partie inférieure, un peu comprimée, loge l'ovaire, et qui s'étale ensuite en 6 pièces, subarticulées, d'un jaune verdâtre. De ces pièces les 3 extérieures sont sensiblement égales entre elles, régulières et obtusiuscules; les 3 intérieures dont deux semblables aux extérieures, planes, ondulées sur les bords, la troisième appelée *labelle*, en forme de cornet à orifice dilaté et frangé. Ce labelle est uni d'un côté avec le *gynostème* (ensemble des organes fécondateurs), de l'autre il présente sur la ligne médiane une sorte de saillie poilue et blanchâtre, composée d'une douzaine d'écailles, descendantes les unes sur les autres et découpées en frange sur les bords. Le gynostème forme, au-dessus de l'ovaire infère à 3 placentas pariétaux, une colonne stylaire creuse, terminée en haut par une sorte de bouche antérieurement saillante, bordée de proéminences, qui la séparent de l'anthère. Celle-ci est comme pendante au sommet du gynostème, et renferme deux masses polliniques, bilobées et d'aspect cireux. Le fruit a la forme d'une gousse obscurément trigone, charnue, s'ouvrant incomplètement à partir du sommet en deux valves inégales : il est inoculaire et porte trois placentas pariétaux, bifurqués en deux lobes proéminents, sur lesquels se trouvent de très-nombreuses graines ovoïdes, lenticulaires, à téguments épais et noirâtres, réticulés. Dans l'intervalle des placentas se trouvent des rangées de papilles ou cellules allongées, qui sécrètent une matière qui se répand dans la cavité du fruit, ainsi qu'une certaine quantité d'huile. C'est ce fruit qui constitue la *Vanille* du commerce. Il est d'abord vert et inodore, puis devient bleu, brun noirâtre et odorant.

La *Vanilla planifolia* est une plante du Mexique, de la région chaude de l'est de ce pays, où elle se plaît dans les forêts humides et ombreuses, aux arbres desquelles elle s'attache. On la cultive en grand dans le pays, surtout dans la province de Vera-Cruz. Il suffit pour cela d'en attacher les pousses aux arbres de manière qu'elles touchent à peine le sol : elles émettent alors des racines adventives, qui s'appliquent sur l'écorce et y fixent la plante : au bout de trois ans, elles commencent à porter des fruits et en produisent ensuite pendant trente et quarante ans.

On a introduit depuis longtemps les Vanilles dans nos serres, mais elles y sont restées sans produire des fruits jusqu'au moment où Morren, en 1837, a montré qu'elles devaient pour cela être fécondées artificiellement, la disposition du gynostème que nous avons décrite plus haut ne permettant pas la fécondation directe. Dans la nature, ce sont les insectes qui effectuent cette fertilisation.

Dans le commerce, les Vanilles de bonne qualité sont des gousses longues de 50 centimètres environ sur une largeur de 1 centimètre environ ; elles sont atténuées aux deux extrémités et recourbées à la base, irrégulièrement triangulaires, fortement sillonnées longitudinalement. La surface, d'un brun noir, est souvent recouverte de cristaux blanchâtres de Vanille, qu'on appelle le *givre*, d'où le nom de *Vanille givrée*.

La meilleure vanille porte le nom de *Vanille lec* ou Vanille de choix. Une espèce inférieure, nommée *Simarona* ou *bâtarde*, se distingue de la précédente en ce qu'elle est plus grêle, plus courte et plus sèche. Elle n'est pas givrée à la surface. Schiede la nomme *Vanilla sylvestris*. Il ne faut pas confondre avec les fruits précédents ceux qu'on appelle *Vanillon*, qui proviennent d'une espèce distincte, le *Vanilla Pompona* Schiede. Ce sont de grosses gousses, aplaties, de 15 à 20 centimètres de long, sur 1^{cm},50 de large, molles, visqueuses et d'une odeur forte, qui est loin d'avoir la finesse du parfum de la Vanille.

La Vanille a été transportée par la culture dans un grand nombre de pays tropicaux : aux Antilles, en Colombie, au Brésil, à Java, à Madagascar, à Bourbon, à Maurice, etc., etc. La plus estimée reste toujours celle du Mexique.

Le nom de Vanille paraît venir du mot espagnol *Vania* (gaîne), d'où *Vanilla*, petite gaîne, à cause de la forme des fruits. Son nom indigène au Mexique est *Tilxochitl*.   PL.

BIBLIOGRAPHIE. — SWARTZ. *Flore indic. occid.*, III, 1518. — ANDREWS, *Bot. reposit.*, t. 538. — FLÜCKIGER et HANBURY. *Pharmacographia*. — GUIBOURT. *Drogues simples*, 7ᵉ édit., II, 233. — PLANCHON (G.). *Déterm. pratique des drogues simples*, I, 351. — BENTLEY et TRIMEN, *Medic. Plants*. — BAILLON. *Botanique médic.*, 1438.   PL.

§ II. **Emploi médical.** Jusqu'à présent, cette plante a été peu employée en thérapeutique. Ses propriétés physiologiques n'ont guère été l'objet d'études suivies, mais, en raison des principes actifs qu'elle contient, son étude mériterait l'attention des thérapeutes.

Ce produit devient d'ailleurs plus vulgaire depuis quelques années. En effet, la culture du *Vanilla planifolia* a été introduite au Mexique, son pays d'origine, et dans les colonies, où la substitution de la fécondation artificielle à la fécondation accidentelle par les insectes a augmenté la production.

1° MATIÈRE MÉDICALE. Improprement désignés sous le nom de gousses, les fruits du vanillier sont des capsules allongées, droites, irrégulièrement triangulaires, renflées au milieu, de couleur jaune brunâtre. On les récolte un peu avant leur maturité. Après leur dessiccation ces fruits deviennent brunâtres et cassants. Leur surface est ridée par des sillons longitudinaux et recouverte d'efflorescences blanchâtres, brillantes et cristallines. Au toucher, elle donne une sensation molle et grasse. Si l'on ouvre les valves de ces fruits, on trouve à l'intérieur un parenchyme demi-coriace, s'ils sont secs, et une matière pulpeuse et huileuse, s'ils sont frais. De nombreuses semences sont placées au milieu de cette dernière. Ce parenchyme a une odeur suave, fragrante et aromatique, que tout le monde connaît et que Foussagrives compare à la fève de Tonka, à l'ambre et au baume du Pérou.

La pulpe possède une saveur mucilagineuse et légèrement acide. Elle contient des cristaux d'oxalate de chaux et des cristaux de vanilline.

Les efflorescences des capsules du vanillier ou *pois de vanille* sont constituées par des aiguilles cristallines de vanilline. Ces aiguilles sont incolores et prismatiques. Elles se terminent en biseau, possèdent une certaine dureté et craquent sous la dent : leur saveur est chaude et leur odeur forte.

La vanille du Mexique passe pour être plus riche en vanilline que la vanille de l'île Bourbon : elle en contiendrait 2,75 pour 100, et par son abondance donne à la sorte de vanille désignée sous le nom de *Vanille lec* une valeur commerciale supérieure à celle de la *Vanille simarona* et surtout de la *Vanille pompona*. Cependant Baudrimont a trouvé 1,69 de vanilline dans la vanille mexicaine; 2,48 dans celle de l'île Bourbon, et 2,75 dans celle de Java. Il attribue l'arome plus recherché de la première à sa pauvreté en huile jaune.

La *Vanille lec* se distingue en deux qualités : la *mariza* ou douce et la *mestiza* ou métisse. Elle devient toujours *givrée* quand on la conserve en vase clos. Longues de 16 à 20 centimètres, ses capsules ont une épaisseur de 7 à 9 millimètres, une consistance molle et une forme recourbée à la base et amincie vers l'extrémité.

La *Vanilla simarona*, ou Vanille sauvage, possède une couleur brun pâle, des dimensions moindres et une consistance moins onctueuse.

Quant au *Vanillon* ou *Vanilla pompona*, sa longueur varie de 15 à 16 centimètres et son épaisseur de 16 à 18 millimètres. Sa couleur est noirâtre et son odeur peu aromatique. Elle est de prix et de qualité inférieurs. Enfin, sous le nom de *Zacata* ou *Zacatilo*, on vend les capsules tachées ou les fruits fendus. Les premières sont séparées avec soin des capsules saines, parce que, d'après M. Thomas, elles leur communiquent leurs taches; les seconds sont recousus si habilement, qu'on les mélange en fraude dans les paquets avec la *Vanille lec.*

D'après Bucholz, Vogel, Solkeby et d'autres, la vanille givrée contient les principes suivants : huile fixe odorante, résine soluble, extractif amer, extractif astringent et acide, extractif doux, matière sucrée, traces d'acétate de potasse, acide benzoïque, gomme, amidon, ligneux et vanilline, principe odorant, du groupe des aldéhydes aromatiques : tels que les aldéhydes benzoïque, cuminique, cinnamique, etc., etc. Les cendres sont constituées par du sulfate et du carbonate de chaux, des sulfates et des carbonates de potasse et de soude, par de la magnésie et de l'alumine, enfin par des oxydes de fer et de cuivre. D'après Lenner, la vanille contient 16,8 pour 100 de matières grasses, 4 pour 100 de résine et 16,5 pour 100 de sucre et de gomme.

La vanilline est accompagnée dans les gousses de vanille par une huile jaunâtre odorante, dont la présence modifie avantageusement l'arome de la vanille. Cette huile est plus abondante dans les fruits provenant de la Guyane, de Java et des colonies.

2º ACTION PHYSIOLOGIQUE DE LA VANILLE. Jusqu'à présent la détermination de cette action est restée très-indécise. Cependant il existe vraisemblablement un principe auquel la vanille doit ses propriétés aromatiques et excitantes. De plus, Orfila, Maurer et d'autres encore, ont signalé des accidents toxiques et choériformes par l'usage des glaces à la vanille, et, tout récemment, au Congrès de l'Association française à Rouen, M. Layet (de Bordeaux) a donné communication de ses recherches sur les accidents de vanillisme observés parmi les ouvriers employés au triage et à la manutention des vanilles (voy. VANILLISME).

Quelle est la cause de ces accidents? Sont-ils dus à la vanilline ou à l'huile essentielle? M. Grasset a essayé de faire la part de la première dans cet empoisonnement par des expériences sur des animaux.

La vanilline provoque des phénomènes d'excitation générale et l'exagération des réflexes chez les grenouilles auxquelles on en administre, en injections hypodermiques, la solution aqueuse titrée à 1 pour 150. A la dose de 15 à 20 milligrammes, cette action est déjà manifeste. Mais, quand on la porte à 3 ou 4 centigrammes, elle s'exagère et se traduit par des convulsions cloniques et des secousses épileptoïdes, auxquelles succède une période de résolution musculaire se terminant par la mort ou par le retour des convulsions.

En sectionnant les nerfs du membre inférieur d'un seul côté on constate que ce membre n'est pas agité de convulsions vanilliques, et, en complétant cette expérience par le dispositif adopté naguère par M. Vulpian dans ses études sur l'empoisonnement par la strychnine, on voit que l'action convulsivante de la vanilline paraît s'exercer principalement sur la moelle et les nerfs moteurs, sans altérer la sensibilité générale.

M. Grasset attribue encore à cette substance une action irritante locale, qu'il a provoquée en la plaçant directement sur la langue des animaux; des propriétés diurétiques chez l'homme, enfin des vertus antiputrides assez puissantes pour retarder le développement des bactéries dans les infusions de matières animales.

Le degré de toxicité de la vanilline est incomplétement déterminé. Une dose de 5 à 6 centigrammes tue la grenouille dans l'espace d'une heure au moins et de quatre heures au plus. Mais MM. Grasset et Rouilles n'ont pu provoquer d'autres phénomènes toxiques que des vomissements et des selles dysentériques, en la donnant aux lapins, aux cobayes et aux chiens, par quantités variant de 1 gramme et 50 centigrammes jusqu'à 2 grammes.

En outre, le chloral paraît être l'antagoniste de la vanilline : le premier abaisse la température, la seconde l'élève, et par leur association l'abaissement thermique devient minime : le chloral empêche la production des convulsions de l'intoxication vanillique, et même dans cette intoxication a paru jouer le rôle d'un antidote et prévenir la mort dans quelques expériences.

En résumé, ces recherches encore imparfaites et dépourvues du contrôle de l'expérience contradictoire permettent, comme MM. Grasset et Rouilles l'ont écrit, de regarder la vanilline comme « un diminutif très-atténué de la strychnine et sans pouvoir toxique appréciable chez les animaux supérieurs ». Il n'est pas douteux, après ces conclusions, que cette substance joue un rôle dans les accidents chroniques que M. Layet a réunis sous le nom de vanillisme.

5° ACTION ET USAGES THÉRAPEUTIQUES. C'est en qualité de condiment plutôt qu'à titre de médicament que la vanille est employée dans la thérapeutique, et c'est à cause de son parfum plutôt que par ses propriétés aromatiques qu'elle sert aux usages domestiques.

Cependant elle passe pour posséder des propriétés eupeptiques et pour favoriser la digestion des aliments gras. C'est ainsi que Fonssagrives attribuait une digestibilité plus grande au chocolat vanillé qu'au chocolat ordinaire. M. Grasset a proposé de prescrire la vanilline pour favoriser la digestion dans les dyspepsies atones et putrides et faciliter l'administration de médicaments mal supportés par l'estomac. Cinq centigrammes de vanilline suffiraient, paraît-il, pour faire accepter une potion au chloral.

Depuis longtemps on admettait que la vanille excitait les désirs sexuels : Murray et Lenner la considéraient comme un des médicaments de la frigidité, et Fonssagrives l'a prescrite dans ce but. D'autre l'administraient contre la dysménorrhée.

C'est encore comme excitant qu'elle passait pour combattre la mélancolie, en raison des effets exhilarants qu'on lui prêtait; comme tonique qu'on l'administrait dans l'adynamie des fièvres, le rhumatisme et l'atonie générale, et comme galactagogue que M. Gardner la recommandait. Il est vraisemblable que ces vertus, trop oubliées et trop mal définies, appartiennent à la vanilline, dont il y aurait lieu de faire l'essai clinique dans les cas où il convient de provoquer des effets excito-moteurs. En un mot, comme l'écrivait Fonssagrives, bien avant les travaux récents, c'est un médicament à restaurer.

4° MODE D'ADMINISTRATION ET DOSES. Les formes pharmaceutiques sous lesquelles on peut administrer la vanille sont : la poudre, la teinture et le sucre de vanille.

La *vanille pulvérisée* s'administre dans des cachets, en émulsion, ou en mélange avec la poudre de sucre. Les doses quotidiennes extrêmes sont de 50 centigrammes et 1 gramme.

L'*infusion de vanille* s'obtient avec la même quantité du médicament et 1/2 litre d'eau bouillante.

Le *sucre de vanille* contient une partie de vanille givrée pour neuf parties de sucre. Il sert d'excipient aux pilules ou s'administre comme la vanille pulvérisée.

L'*alcoolé de vanille* se prescrit par dose de 5 à 10 grammes, et la *teinture de vanille* au 1/5 (1 partie de vanille pour 5 parties d'alcool rectifié) par quantité quotidienne de 25 à 50 gouttes.

La *vanilline*, comme on l'a vu plus haut, a été conseillée à la dose de 5 centigrammes dans une potion au chloral, pour faciliter la tolérance de ce dernier médicament. M. Grasset propose d'élever la dose à 20 et à 25 centi-

grammes dans une potion de 120 grammes pour provoquer des effets excito-
moteurs.   Ch. Éloy.

Bibliographie. — Hernandez. *Rerum medicarum novæ Hispaniæ thesaurus*. Rome, 1631.
— Thomas. *Rapports sur l'Exposition de 1867*, t. XI. — Gardner. *Medical Times and Gaz.*,
1861, t. I, p. 230. — Du même. *Empoisonnement par la vanille*. In *Med. Times and Gazette*,
1872, t. I, p. 447, et *the Lancet*, 1874, t. H, p. 70. — Flückiger et Hanbury (traduction de
Lanessan). *Histoire des drogues d'origine végétale*, 1878, t. II. — Fonssagrives. *Traité de
thérapeutique appliquée*, t. I, p. 69, 1882, et *Traité de matière médicale*, 1885, p. 873. —
Nothnagel et Rossbach. *Éléments de matière médicale*, 1880, p. 490. — Layet. *Étude sur le
vanillisme ou accidents causés par la vanille*. In *Congrès de l'Association française à
Rouen*, 1883, p. 1031; *Revue d'hygiène*, sept. 1883, et *Revue sanitaire de Bordeaux*, 1883.
— Gubler et Labbé. *Commentaires thérapeutiques du Codex*, 1883, p. 419. — Grasset et
Rouilles. *Recherches sur les propriétés physiologiques de la vanilline*. In *Bull. de l'Acad.
de méd.*, 1886.   Ch. É.

VANILLINE.   Aldéhyde vanillique.   Aldéhyde méthylprotocatéchique.

§ I. **Chimie.** $\begin{cases} C^{16}H^8O^3 \text{ en équivalents} \\ C^8H^8O^3 \text{ en atomes} \end{cases}$. Le givre de vanille, c'est-à-dire la matière cristallisée qui se dépose dans les vases où l'on conserve la vanille est la
vanilline sensiblement pure, qu'on a confondue d'abord avec l'acide benzoïque, la
coumarine.

Gobley lui a donné le nom de vanilline, M. Carles en a donné la composition.
Ce furent Tiemann et Hartmann (*Bull. de la Soc. de chimie*, t. XXII, p. 388)
qui, l'ayant obtenue avec la coniférine, en firent la synthèse et en établirent la
constitution.

On l'extrait de la vanille en traitant ce produit naturel, à trois ou quatre
reprises, par l'éther. On distille les liqueurs éthérées de façon à les ramener à
un petit volume et on agite ce résidu avec une solution concentrée de bisulfite de soude, à deux reprises. La vanilline s'unit au bisulfite, on sépare
les solutions salines, on les lave à l'éther et on les acidule avec un léger excès
d'acide sulfurique étendu de son volume d'eau. On chasse l'acide dissous par un
courant de vapeur d'eau, on épuise le produit par l'éther et l'on distille
l'éther en chauffant le moins possible. La vanilline cristallise par le refroidissement.

La vanille de Bourbon et celle de Java en fournissent 2 à 2,5 pour 100. La
vanille mexicaine en donne à peine 1,5 pour 100. La vanille des Antilles renferme,
outre la vanilline, un autre aldéhyde et le mélange donne à cette vanille l'odeur
d'héliotrope.

MM. Tiemann et Hartmann ont appris à préparer artificiellement le principe
odorant de la vanille, et cette extraction constitue une industrie que M. Lair
exploite avec succès à Paris. On emploie à cet effet la *coniférine*.

On donne ce nom au *glycoside coniférique* $\begin{cases} C^{52}H^{22}O^{16} \text{ en équivalents} \\ C^{16}H^{22}O^{18} \text{ en atomes} \end{cases}$, qui a
été appelé aussi *laricine*, *abiétine*.

Il a été découvert dans le cambium du *Laryx europaea* par M. Hartig et
trouvé plus tard dans d'autres Conifères.

Pour le préparer on recueille le cambium des laryx dès que l'arbre est
abattu, ou on en extrait le cambium au printemps. On porte ce liquide à l'ébullition pour coaguler l'albumine, on passe, on exprime et on évapore au cinquième. Le glycoside qui cristallise par refroidissement est décoloré au noir et
purifié par cristallisation.

Ce corps est en aiguilles blanches, amères, peu solubles dans l'eau froide, insolubles dans l'éther, se dissolvant dans l'eau bouillante et surtout dans l'alcool. Sous l'influence de l'émulsine et des acides, la coniférine se dédouble en glycose et en acide coniférifique.

La coniférine fournit de la vanilline par oxydation. On réussit bien avec l'acide chromique. On fait bouillir pendant trois heures un mélange de :

Coniférine..	10 parties.
Bichromate.	10 —
Acide sulfurique	15 —
Eau.	80 —

et l'on épuise le résidu par l'éther, ou, plus pratiquement, on entraîne la vanilline dans un courant de vapeur.

La vanilline forme des prismes incolores ou légèrement jaunâtres, fusibles à 81 degrés, sublimables en petite quantité dans la vapeur, se résinifiant quand on en chauffe une masse. L'eau en dissout 1,2 pour 100 à 150. Elle est très-soluble dans l'eau bouillante, l'alcool, l'éther, les huiles, le sulfure de carbone, le chloroforme.

L'odeur s'exalte par la chaleur. Elle s'unit aux bisulfites comme les aldéhydes. Fondue avec la potasse, elle donne l'acide protocatéchique. Chauffée en tubes scellés de 180 à 200 degrés avec de l'acide chlorhydrique étendu, elle fournit du chlorure de méthyle et de l'aldéhyde protocatéchique : ces réactions justifient le nom d'*aldéhyde méthylprotocatéchique*.

La vanilline sature les bases fortes et décompose les carbonates. Les sels métalliques sont insolubles, ils s'obtiennent avec un sel soluble de ce métal et une solution de vanilline dans l'ammoniaque.

Elle fournit des éthers, des produits chlorés, bromés, iodés par substitution.

RICHE.

§ II. **Action physiologique et emploi.** *Voy.* VANILLE et VANILLISME.

VANILLIQUE (ACIDE). $\begin{cases} C^{16}H^8O^6 \text{ en équivalents} \\ C^8H^8O^4 \text{ en atomes} \end{cases}$. La vanilline ne s'oxyde qu'avec une extrême lenteur en donnant de l'acide vanillique.

On prépare cet acide par l'oxydation de la coniférine, de l'acétylcréosol, de l'acétyleugénol, au moyen du permanganate de potasse.

Il se présente en aiguilles brillantes, fusibles à 211 degrés, volatiles sans décomposition. Il possède l'odeur de vanille.

Il ne bleuit pas avec le perchlorure de fer comme le fait la vanilline.

Il donne les mêmes réactions que celles-ci avec la potasse et l'acide chlorhydrique.

Il fournit des sels cristallisables. La plupart de ces sels sont solubles, ceux d'argent et de plomb le sont à peine.

RICHE.

VANILLISME. Sous ce nom, il faut entendre les accidents causés par la vanille, soit comme condiment aromatique employé dans la préparation de certains aliments, soit comme agent susceptible de provoquer des troubles professionnel, spéciaux chez les ouvriers appelés à la manipuler : de là deux sortes de vanillismes : le vanillisme d'origine alimentaire, et le vanillisme d'origine professionnelle.

I. Le vanillisme alimentaire consiste en un véritable empoisonnement provoqué par l'ingestion de préparations vanillées, comme les glaces et les crèmes à la vanille.

Orfila aurait signalé, il y a plus de trente ans, des cas d'empoisonnement par des glaces à la vanille et décrit pour la première fois les symptômes de cet empoisonnement. Plus tard, Green, à Altona (Sleswig), fut appelé à constater un certain nombre de cas d'intoxication par des glaces vanillées sortant de chez un confiseur d'Altona. Il n'incrimina pas d'abord la vanille, mais bien l'étain provenant des vases dans lesquels les glaces avaient été manipulées et dont l'analyse lui dénonça l'existence dans ces glaces à l'état de lactate d'oxydule d'étain, substance qu'il regarda comme un agent toxique.

Maurer, qui eut l'occasion d'observer à Erlangen de nombreux cas d'accidents survenus à la suite de l'ingestion de glaces vanillées, expérimenta sur des animaux avec du lactate d'oxydule d'étain et conclut à l'innocuité complète de cette substance. D'ailleurs voici qui démontre bien l'erreur de Green : le confiseur d'Altona de qui provenaient les glaces toxiques ayant été obligé, à la suite du bruit qui s'était fait autour de ces cas d'empoisonnement, de quitter les affaires, les gousses de vanille qu'il avait en magasin devinrent la possession d'un confiseur de Bergen; ce dernier fabriqua avec elles des glaces qui donnèrent lieu à des accidents identiques.

En août 1873, on observa à Berlin un certain nombre de cas d'empoisonnement par des glaces vanillées. Toutes les personnes qui avaient consommé des glaces provenant d'un certain café (le café viennois du Passage) furent atteintes d'accidents plus ou moins graves.

C'est ce fait qui a été le point de départ des quelques recherches et expériences faites dans le but de s'assurer de la nature de l'agent toxique. Leur exposé se trouve assez complétement indiqué dans un mémoire lu par L. Rosenthal à la Société de médecine de Berlin, en 1873 (*Ueber Vergiftung durch Vanilla-Eis.* In *Berliner klin. Wochenschrift*, 1873 et 1874).

Les symptômes observés rappellent singulièrement ceux d'une attaque de choléra : vomissements continus, selles incessantes, douleurs épigastriques, crampe dans les mollets, refroidissement, cyanose des extrémités et de la face. Il n'est survenu cependant aucune terminaison funeste, le rétablissement a toujours eu lieu trois ou quatre jours après le début des accidents qui se sont manifestés en général moins de deux heures après l'ingestion de la glace vanillée.

On n'a pas été sans accuser la nature des vases dans lesquels les glaces avaient été préparées. Mais il fut établi que, dans tous ces faits, il ne s'agissait pas d'intoxication par la préparation des glaces dans des vases en *cuivre*.

Le plomb ne saurait être incriminé, non plus que l'étain; sa présence a pu en effet être signalée quelquefois dans la crème, mais, outre que cet agent nuisible s'est toujours rencontré dans ce cas en minime proportion, on n'ignore pas que les accidents saturnins ne ressemblent en rien à ceux que nous avons décrits.

Une opinion très-plausible était que les accidents pouvaient bien n'être que le résultat de la simple ingestion de la glace, mais l'examen attentif des faits a démontré aux différents observateurs que les cas soumis à leur étude étaient tous dus à des glaces à la vanille. D'ailleurs, il existe un certain nombre de faits d'intoxication dus à la présence de la vanille dans d'autres préparations alimentaires : le professeur Schroff (de Vienne) en a cité quelques cas. Fränkel en a signalé plusieurs dus à un mets composé uniquement de farine et de vanille cuit dans un vase en faïence. Ferber en a observé à la suite de l'ingestion de crème à la vanille. Tout récemment, on a observé à Boston, 20 cas de vanillisme alimentaire sur des personnes ayant mangé des pâtisseries à la crème vanillée provenant de chez un même pâtissier (*Boston Medical Journal*, mars 1886). Quoi qu'il en soit, c'est la vanille qui est restée plus particulièrement incriminée.

Martius a attribué les accidents au givre qui recouvre les gousses de vanille Schroff a émis l'opinion qu'ils pouvaient être dus à l'huile de noix d'acajou dont on enduirait quelquefois en Amérique les gousses de vanille pour prévenir toute perte par exsudation cristalline à leur surface. Cette huile contient un principe âcre, le cardol, qui, expérimenté sur des lapins, aurait produit les symptômes de l'intoxication signalée. Nous rappellerons ici qu'il entre dans la propre composition de la vanille une huile jaune, rance, dont la proportion varie suivant la qualité de la vanille, et sans doute qu'il y a lieu d'en tenir compte.

Une seconde opinion de Schroff est celle qui admet la formation d'un acide gras dans les crèmes vanillées.

Quant à Rosenthal, il accuserait avant tout les gousses de vanille cueillies avant leur maturité et restées vertes.

Nous ne saurions jusqu'à présent accepter comme l'expression de la vérité aucune des opinions que nous venons de reproduire. Ce qu'il y a de certain, c'est qu'il faut tenir compte de la qualité de la vanille employée. Pour nous, c'est aux vanillons surtout que l'on doit attribuer la plupart des accidents cités. Ces vanillons, en effet, sont réputés dangereux dans leur emploi alimentaire et ne sont guère utilisés que pour la parfumerie.

Peut-être aussi faut-il tenir compte de l'espèce de vanillon employé. C'est en effet sous ce nom que l'on connaît en France les qualités inférieures de vanilles; de plus, ces vanillons peuvent provenir soit de variétés spéciales de la plante, soit aussi, suivant quelques auteurs, d'autres Orchidées qui ne sont plus la vanille vraie. Les vanillons sont noirâtres, mous, visqueux, presque toujours ouverts, ne présentant pas de givre naturel. Enfin tout récemment le docteur Morrow a accusé la vanilline artificielle dont on saupoudrerait les gousses (*Practitioner*, 1886).

J'ai cherché à instituer quelques expériences à ce sujet, en faisant prendre comparativement à deux cobayes; et cela chaque jour pendant un temps plus ou moins long : à l'un, de la substance granuleuse gluante contenue dans les gousses de vanillon et à l'autre celle provenant de gousses de vanille de première qualité. Les cobayes m'ont paru assez friands de vanille. Celui qui prenait du vanillon n'a pas tardé à présenter de la diarrhée, tandis que rien de pareil ne s'est montré chez l'autre.

Un autre fait que je signale est celui-ci : J'avais renfermé un cobaye sous une cloche à tubulure ouverte, avec plusieurs paquets de gousses de vanille suspendues au milieu, pour étudier l'action des émanations de la vanille sur son organisme. Le cobaye dévora une bonne partie de ces gousses; le lendemain il était mort, après avoir présenté une diarrhée colliquative.

II. *Vanillisme professionnel.* Les accidents qui constituent le vanillisme professionnel ont été décrits pour la première fois par moi. Mon attention avait

été éveillée sur ce point par un confrère de Bordeaux qui avait eu l'occasion
d'observer une femme atteinte d'éruption cutanée qu'elle attribuait à la manipulation de la vanille dans les distilleries où l'on se livre à la fabrication de
certaines crèmes ou liqueurs à la vanille.

Le travail de la vanille consiste, dans ces distilleries, à couper les gousses en
tout petits morceaux. Cette coupe de la vanille a lieu généralement deux fois
par an. Elle est pratiquée par des femmes qui sont successivement chargées de
cette besogne. On coupe chaque fois pendant un mois ou un mois et demi environ, et cela tous les jours.

J'ai examiné et interrogé un certain nombre d'ouvrières employées à ce travail.

Chez l'une je constatai la présence d'une éruption à la face et aux mains
caractérisée par de petits boutons papuleux, et de la desquamation furfuracée,
particulièrement sur les joues.

Une seconde ouvrière avait été atteinte de boutons à la figure et aux mains,
avec démangeaisons et irritation des yeux.

Une troisième ne pouvait continuer à couper la vanille par suite des inconvénients qu'elle en éprouvait. Ces inconvénients consistaient en une éruption
papuleuse à la face et aux mains avec ardeur et gonflement des parties atteintes,
avec prurit prononcé, et de l'irritation des paupières et des yeux. L'éruption
était accompagnée de rougeur par plaques et suivie de desquamation.

Une quatrième aussi ne pouvait pas se livrer au travail de la vanille sans en
être particulièrement incommodée, et bien plus, lorsqu'elle se trouvait à côté
d'une personne qui coupait de la vanille, sa figure et ses mains enflaient,
comme si elle se livrait elle-même à cette opération.

Une cinquième avait eu une éruption à la face, avec de l'irritation des paupières accompagnée de gonflement, de vives démangeaisons des parties atteintes ;
les mains étaient devenues très-douloureuses et elle avait été obligée de cesser
tout travail. Je constatai de la desquamation sur la face et sur le dos des mains,
et sur les avant-bras il existait encore quelques boutons papuleux. Elle avait
éprouvé et éprouvait encore un peu comme un engourdissement douloureux
avec insensibilité des extrémités des doigts qui avaient pelé et sur lesquels en
effet je trouvai de la desquamation.

Mon attention une fois éveillée sur cette question de pathologie professionnelle, je ne tardai pas à recueillir un certain nombre de renseignements s'ac-
cordant tous avec ce que j'avais été mis à même d'observer personnellement.

C'est à la suite de ces premières observations que je fus amené à étudier
l'action de la vanille sur les ouvriers qui la manipulent dans les entrepôts où
on la reçoit à son arrivée des colonies. A Bordeaux, il arrive par an de 20 000 à
50 000 kilogrammes de vanille. Celle-ci est emmagasinée dans un entrepôt
spécial où elle reste consignée et d'où aucune gousse ne peut sortir sans déclaration à la douane. C'est dans cet entrepôt, où les vanilles sont examinées, classées
par qualités supérieures et inférieures et surveillées au point de vue des altérations qu'elles sont susceptibles de présenter, qu'il m'était naturellement indiqué
de porter mes investigations.

Ce travail de la manipulation des vanilles comprend le triage et le brossage :

1° L'*opération du triage* a pour objet de séparer des vanilles de bonne qualité les vanilles plus ou moins défectueuses. Celles-ci sont des vanilles dites
mitées ou des vanilles *moisies*.

a. La *mite* des vanilles est un parasite qui s'offre à l'œil nu sous la forme d'un petit corps blanc, arrondi, que l'on voit parfaitement se mouvoir à la loupe et qui gagne généralement les extrémités de la gousse. Les paquets de gousses qui sont atteints de mites présentent parfois une quantité assez considérable de ces parasites qui, mélangés à de la moisissure, constituent comme une véritable couche de poussière.

C'est à l'odeur que les préposés à la surveillance des vanilles reconnaissent la présence de la mite dans un paquet de gousses. La vanille mitée subit en effet une altération particulière qui lui fait perdre son parfum suave et lui donne une odeur caractéristique. La gousse est piquée, rugueuse; elle devient rougeâtre, sèche et cassante.

La mite de la vanille serait d'origine exotique, elle est apportée en France avec les gousses et ne tarde pas à multiplier. La vanille qui provient du Mexique est celle qui est le plus généralement mitée. On n'a reconnu la présence de la mite que depuis peu, sur les vanilles de Bourbon et de Maurice.

M. Arnozan, professeur agrégé à la Faculté de médecine de Bordeaux, a parfaitement étudié cette mite qui est un arachnide de l'ordre des Acariens. Nous l'avons regardée comme se rapprochant de l'*Acarus cœpophagus* de Ch. Robin, que l'on trouve sur les débris de végétaux et les racines sèches.

M. Mégnin, auquel nous en avons envoyé des échantillons, le range dans le genre *Tyroglyphus* et dans l'espèce *Tyroglyphus entomophagus* de Laboulbène et Robin. Il le considère ainsi que nous comme très-voisin, comme forme et comme volume, du *Cœpophagus echinopus* de Robin, mais il en différerait par l'absence d'épines volumineuses et des gros crochets qui terminent les tarses, que possède ce dernier, et par la présence d'une caroncule vésiculaire enveloppant le petit crochet terminal des tarses, absente chez le *Cœpophagus*.

b. Les moisissures de la vanille sont de trois sortes : la *blanche*, la *jaune* et la *noire*. C'est à l'insuffisance du degré de siccité des gousses sur les lieux mêmes de la récolte qu'il faudrait rapporter la principale cause du développement ultérieur des moisissures.

C'est la moisissure blanche qui apparaît toujours en premier lieu, et c'est elle qui deviendrait jaune, puis noire au bout d'un mois et demi à deux mois. L'odeur de la vanille moisie est loin d'être caractéristique comme l'est celle de la vanille mitée.

2° L'opération du *brossage* a pour objet de débarrasser les gousses de vanille des mites et débris des mites ou des moisissures qui les recouvrent; l'opération se fait avec une brosse à main. L'employé qui brosse les vanilles défectueuses provoque le dégagement d'un nuage de poussières fines qui atteignent les yeux, les narines, les lèvres, se déposent sur la face, sur les doigts et les parties découvertes du cou.

3° Après le brossage viennent le *réempaquetage* des gousses et leur remise en boîtes.

Les inconvénients causés par l'examen et la manipulation des vanilles sont bien connus des consignataires, des surveillants et des ouvriers.

Presque tous accusent dès les premiers jours : une démangeaison marquée surtout à la face et aux mains, avec sentiment de chaleur, de tension et de cuisson à la peau, particulièrement sur les parties communément découvertes. Il y a souvent une éruption papuleuse, plus fréquente à la face, à l'entour des lèvres et des narines.

Quelques-uns éprouvent une sensation de prurit par tout le corps, le plus généralement accompagnée d'une sorte d'exanthème par plaques, avec très-peu de papules. Les yeux sont irrités, larmoyants au début; quelquefois il y a de la blépharite chronique, très-souvent du coryza.

Le magasinier chargé de la section des vanilles m'a cité des hommes dont la figure avait d'abord enflé, en présentant de la rougeur par plaques, puis avait complétement pelé. La desquamation est le fait général.

Tous ces accidents constituent la *forme cutanée* du vanillisme. Mais il est une série de symptômes bien différents des premiers que l'on peut considérer comme le résultat d'une intoxication spéciale et qui en constituent la *forme nerveuse.*

Ces symptômes se manifestent surtout à l'époque du grand travail qui se fait à l'arrivée des stocks de vanilles qui a lieu en mai et juin pour la récolte du Mexique, en avril et novembre pour les vanilles qui viennent de Bourbon et Maurice.

Ils consistent en de la céphalalgie, du tournoiement de tête, des étourdissements, de la lassitude. Il y a des douleurs musculaires, de l'irritation vésicale, la miction est fréquente, les urines sont chargées ; il y a le plus souvent aussi de l'excitation génésique, très-prononcée chez quelques-uns.

Les ouvriers embauchés pour ce travail sont obligés de sortir fréquemment pour se soustraire aux vertiges, à la pesanteur de tête et parfois à la somnolence qui les gagne. Ils conservent pendant quelque temps, la nuit surtout, une excitation nerveuse, avec insomnie et fréquents réveils en sursaut. Cette excitation s'accompagne chez quelques-uns d'une ardeur sur tout le corps qu'ils ne calment que par des lotions générales. En temps ordinaire les troubles sont moins marqués. Les magasiniers et surveillants qui visitent et classent les paquets de gousses bénéficient d'une sorte d'assuétude qui diminue l'acuïté des symptômes.

Mais ces derniers s'accusent toujours plus ou moins après les opérations de triage et de brossage. Quelques personnes ne peuvent résister aux effets de la vanille et sont obligées de renoncer à sa manipulation.

Le magasinier en chef m'en a cité plusieurs cas, entre autres un jeune homme de dix-huit ans et deux hommes de quarante ans, robustes, qui ont été obligés de cesser le travail des vanilles, malgré leur persistance à vouloir poursuivre.

Il était intéressant de rechercher quelle était la cause première des accidents qui constituent le vanillisme professionnel.

En ce qui concerne les éruptions cutanées, nous avons fait quelques expériences pour déterminer le rôle qui pouvait bien revenir respectivement au givre de la vanille, à l'acare, aux moisissures et au magma granuleux qui se trouve dans la gousse.

Le givre est la forme cristalline sous laquelle le principe odorant de la vanille ou *vanilline* se porte naturellement à la surface des gousses. Il est composé de petites aiguilles blanches, brillantes. Le suc de la vanille contient une huile âcre et d'odeur pénétrante; les grains nombreux de la gousse en sont imprégnés, ce qui les rend adhérents à la peau pendant la manipulation des vanilles. Les mains et les parties voisines de l'avant-bras en sont en effet quelquefois littéralement couvertes.

Sans être absolu, je crois pouvoir tirer de mes observations les conclusions suivantes :

L'*acare* ne paraît point agir ici comme le sarcopte dans la gale. Peut-être faut-il attribuer à sa présence sur la peau une action prurigineuse fort compréhensible.

Les *moisissures* dont se plaignent les ouvriers agissent sans doute comme toutes les moisissures des végétaux en provoquant du coryza et des accidents rubéoliques.

Le *givre* est irritant, il paraît surtout manifester son action par un sentiment de brûlure.

Quant aux *graines noires* et au suc huileux dont elles sont entourées dans l'intérieur des gousses, nous n'hésitons pas à leur attribuer, sinon chez les ouvriers des magasins de dépôt où la vanille reste intacte, du moins chez les ouvrières employées à les couper en morceaux pour la fabrication de produits vanillés, alimentaires ou autres, une action irritante bien accusée, cause d'éruptions érythémateuses et papuleuses.

Les accidents nerveux du vanillisme sont dus aux émanations odorantes de la vanille. Ils rappellent ceux que l'on observe chez les ouvriers qui fabriquent les essences.

Le principe odorant de la vanille ou vanilline possède en effet toutes les propriétés d'une aldéhyde et doit être placé à côté des aldéhydes aromatiques telles que : les aldéhydes benzoïque, cuminique, cinnamique, le camphre des laurinées et certaines essences liquides ou concrètes.

Voici les résultats d'une de mes expériences : Un seul cobaye, enfermé pendant trois semaines dans une cage avec plusieurs paquets de vanille placés dans une boîte grillée, a diminué assez notablement de poids, quoique parfaitement nourri, en même temps qu'il paraissait avoir acquis une surexcitabilité marquée dans les mouvements. Un autre cobaye placé dans les mêmes conditions, nourri de la même façon, mais tenu loin de toute émanation de vanille, avait au contraire dans le même laps de temps sensiblement augmenté de poids. Faut-il conclure, d'après cette simple observation, à une action excitante de la vanille favorisant le mouvement de dénutrition? Je serais tenté de le croire, si je m'en rapporte à l'excitabilité nerveuse et à l'apparence anémique de quelques ouvriers observés par moi.

Les accidents de vanillisme que nous avons étudiés et signalés se présenteraient également, du moins sous leur forme nerveuse, chez les ouvriers employés à la fabrication de la *vanilline artificielle*. Les chimistes qui manipulent cette dernière y seraient également exposés.   ALEXANDRE LAYET.

BIBLIOGRAPHIE. — LAYET (A.). *Étude sur le vanillisme ou accidents causés par la vanille*. In *Revue d'hygiène et de police sanitaire*, septembre 1883.   A. L.

VANILLON. Nom donné à une espèce inférieure de *Vanille*, qu'on dit produite par le *Vanilla Pompona* Schiede (*voy.* VANILLE).   PL.

VANNEAU. Les Vanneaux (*Vanellus* L.) appartiennent à la même famille que les Pluviers (*voy.* ce mot) et se rangent dans cette nombreuse catégorie d'Oiseaux que l'on désigne sous le nom d'Échassiers de rivage (*voy.* le mot ÉCHASSIERS). Ils sont à peu près de la grosseur d'une Perdrix, avec des formes plus sveltes, des pattes plus hautes, un bec plus long, plus grêle et plus droit. Leur mandibule supérieure, légèrement déprimée à la base, est creusée d'un double sillon dans lequel s'ouvrent les narines par une fente allongée; leurs pattes dénudées jusqu'au-dessus de l'articulation tibio-tarsienne se terminent par trois doigts antérieurs dont l'externe et le médian sont rattachés à l'origine par une petite membrane et par un doigt postérieur qui est assez court et assez haut placé pour ne pas toucher le sol pendant la marche. Leurs ailes longues et aiguës dénotent des oiseaux bons voiliers; au repos elles atteignent l'extrémité de la queue qui est coupée carrément, et dans leur partie antérieure, sur le poignet, elles portent un éperon corné ou un petit tubercule.

L'espèce la plus connue de ce groupe est le Vanneau huppé (*Vanellus cristatus* Mey.), qui a pour patrie l'Europe septentrionale et qui, dans ses migrations régulières, visite l'Égypte et les bords de la mer Rouge. C'est un fort bel oiseau au manteau d'un vert glacé de pourpre, à la tête ornée d'une aigrette de plumes déliées, au ventre d'un blanc pur, à la face couverte d'un masque noir qui se continue par un plastron sur le devant de la poitrine. Il niche au bord des canaux, dans les prairies humides, et pond des œufs d'un jaune roussâtre fortement maculé de brun. Ces œufs, très-estimés des gourmets, font l'objet d'un commerce important, principalement en Hollande. Ailleurs, en Angleterre, en France et dans les autres pays du bassin méditerranéen, les Vanneaux sont activement chassés au moment de leur passage en automne, quoique leur valeur comme gibier soit des plus discutables. Les conséquences de cette chasse et de la destruction des œufs se font sentir chaque année davantage, et, sur plusieurs points, on constate une diminution rapide dans le nombre des individus de cette espèce qui mériterait d'être protégée à cause des services qu'elle rend à l'agriculture en détruisant les Vers et les Limaces.

D'autres espèces de Vanneaux que l'on désigne sous les noms génériques de Bélonoptères (*Belonopterus* Reich.), de Chettusies (*Chettusia* Bp.), d'Hoploptères (*Hoplopterus* Bp.), habitent l'Amérique tropicale, l'Asie orientale ou méridionale, l'Australie et l'Afrique, et sont caractérisés par la présence d'un éperon au poignet, par le développement de lambeaux charnus à la base du bec, etc.   E. Oustalet.

Bibliographie. — Gould (J.). *Birds of Europa*, 1858, pl. 291 et 295. — Degland et Gerbe. *Ornith. europ.*, 2ᵉ édit., 1867, t. II, p. 148. — Gray (G.-R.). *Handlist of Birds*, 1871, t. III, p. 10, n° 2487.   E. O.

VAN SWIETEN (Biogr.). *Voy.* Swieten.

VAN SWIETEN (Liqueur de). *Voy.* Sublimé, p. 497.

VAPEURS. *Voy.* Corps, Chaleur, Vaporisation.

VAPORARIUM. *Voy.* Vaporisation.

VAPORISATION. Tous les liquides, à l'exception de ceux qui se décomposent facilement sous l'influence de la chaleur, sont susceptibles de se réduire en vapeur. Quelques-uns donnent des vapeurs à toutes les températures, comme l'eau; il en est de même de plusieurs corps solides, comme la glace, l'iode, le camphre, qui peuvent se convertir en gaz, sans passer nécessairement par l'état liquide.

Le mot *vaporisation*, qui exprime d'une façon générale le passage de l'état liquide à l'état gazeux, est le plus souvent employé pour désigner la formation rapide des vapeurs : c'est ainsi que l'*ébullition* n'est qu'un cas particulier de la vaporisation.

Lorsqu'un liquide est abandonné au contact de l'air, ou qu'il est mis en présence d'un espace vide, il se dégage à sa surface libre de la vapeur qui, dans le premier cas, s'insinue lentement dans l'air ambiant, mais qui, dans le second, se répand rapidement dans le vide. Or, l'équilibre ne s'établit et la production de la vapeur ne cesse que lorsque l'atmosphère est saturée ou que l'espace vide renferme cette vapeur avec le maximum de force élastique qu'elle peut prendre pour la température de l'expérience : si l'atmosphère ou l'espace vide est limité, la saturation est possible et la formation de la vapeur ne peut plus avoir lieu ; s'il est illimité ou que le gaz se renouvelle sans cesse, la production de la vapeur est continue, jusqu'à la disparition totale de la masse liquide. La conversion du liquide en vapeur, dans de telles conditions, prend le nom d'*évaporation*.

Ainsi, théoriquement, vaporiser ou évaporer un corps, c'est le réduire en vapeurs. Mais, si ces deux mots impliquent la même idée, dans la pratique ils désignent en réalité deux opérations différentes : dans la vaporisation, on utilise la vapeur, comme dans les fumigations, la préparation des eaux distillées, des essences, des alcoolats ; dans l'évaporation, on a surtout en vue le résidu de l'opération, comme dans la concentration des sirops, la préparation des extraits.

Rappelons en quelques mots les lois qui président à la vaporisation, afin de les appliquer ensuite aux opérations médicales ou pharmaceutiques.

1° Un liquide se vaporise instantanément dans le vide et donne dans un temps très-court toute la vapeur qu'il peut fournir dans les conditions de l'expérience ;

2° Lorsque la vapeur se trouve dans l'espace vide, en présence d'un excès du liquide, elle prend une tension maxima qu'elle ne dépassera dans aucun cas, tant que la température reste constante ;

La force élastique d'une vapeur saturée croît rapidement avec la température.

Il est à noter que les vapeurs mises en contact avec un excès de liquide se comportent comme des gaz et obéissent à la loi de Mariotte.

En appliquant ces principes à la formation des vapeurs, on sera conduit aux conclusions suivantes :

1° L'évaporation d'un liquide est continu dans un espace limité, jusqu'à ce qu'il soit saturé de vapeurs ;

2° Ce liquide ne fournit plus de vapeurs, pour une température déterminée, lorsqu'il se trouve placé dans un espace limité dont l'air est saturé pour cette température ;

3° Dans un espace illimité ou dans un air sans cesse renouvelé, l'évaporation sera continue et d'autant plus rapide que l'air ambiant sera plus éloigné de son point de saturation ou que la température sera plus élevée. D'après Dalton, elle est proportionnelle à la force élastique des vapeurs qui prennent naissance ;

4° Enfin, en augmentant le mouvement de l'air, l'évaporation est plus rapide.

Au point de vue pratique, il faut distinguer : 1° l'évaporation dans le vide ; 2° l'évaporation spontanée ; 3° l'évaporation par la chaleur.

La première s'exécute sous la machine pneumatique ou sous une cloche, dans laquelle on fait le vide au moyen d'une trompe.

Elle est rarement usitée pour la préparation des médicaments ; toutefois, on l'utilise dans l'industrie pour la concentration des sirops et pour la préparation de quelques extraits altérables. Mais elle est surtout d'un usage fréquent en chimie, soit dans les recherches délicates, soit dans les essais analytiques, lors—

qu'on opère sur des liquides facilement altérables au contact de l'air ou sous l'influence de la chaleur. On dispose les liquides en couches minces dans des vases cylindriques et on place à côté un autre vase qui contient un corps capable d'absorber les vapeurs, à mesure qu'elles prennent naissance. Grâce à cette précaution, la formation des vapeurs est continue. On utilise ordinairement, pour cet objet, l'acide sulfurique concentré, la chaux vive, le chlorure de calcium fondu, et, d'une façon plus générale, toutes les substances qui peuvent absorber facilement les vapeurs qui se dégagent du liquide à évaporer, par exemple, les vapeurs ammoniacales seront absorbées par des acides, tandis que des vapeurs acides seront fixées de préférence par la potasse caustique.

L'évaporation est *dite spontanée* lorsqu'elle a lieu à l'air libre et à la température ordinaire. Il faut se servir de vases très-évasés, la quantité de vapeur qui se forme dans un temps donné étant évidemment proportionnelle à la surface libre d'évaporation. La vapeur produite est dissoute dans l'air, qui se renouvelle constamment à la surface du liquide, et qui constitue un milieu non saturé où les vapeurs peuvent se dégager. Il est évident que, dans de telles conditions, après un temps plus ou moins long, l'évaporation sera complète.

La température ambiante, l'état hygrométrique de l'air et son renouvellement, telles sont les causes principales qui influent sur la rapidité de l'évaporation spontanée. C'est ainsi que, pour une solution abandonnée à air libre, l'évaporation sera d'autant plus rapide que l'air sera plus chaud et plus sec ; on conçoit, d'ailleurs, que dans une atmosphère très-humide, alors que la dissolution est très-concentrée, celle-ci enlève à l'atmosphère une partie de l'eau qu'elle contient, au lieu de lui en céder.

L'évaporation par la chaleur se fait à des températures variables, de préférence à l'ébullition, si le liquide ou les matières dissoutes ne sont pas altérables. On opère, au contraire, au bain-marie ou à l'étuve, dans le cas où la température peut déterminer des changements dans la nature des matières dissoutes ; dans le premier cas, il est bon de se servir de vases très-évasés et d'agiter mécaniquement les liquides, soit au moyen de spatules, soit à l'aide d'un outillage spécial ; dans le second cas, c'est-à-dire à l'étuve, on se sert parfois avec avantage de simples plaques ou d'assiettes, sur lesquelles on étale en couches minces les liquides qu'il faut évaporer; c'est ce procédé qu'on emploie pour préparer l'extrait sec de quinquina, par exemple. D'ailleurs, quant à l'évaporation elle-même, lorsqu'il s'agit des extraits, elle ne doit jamais être faite à feu nu : le meilleur appareil est celui qui permet d'évaporer le liquide à la température la plus basse possible et dans l'espace de temps le plus court, en opérant dans tous les cas à un degré de chaleur inférieur à celui de l'ébullition de l'eau. Edme Bourgoin.

VAQUOIS. Nom vulgaire des *Pandanus odoratissimus* L. F. (*voy.* Pandanus). Ed. Lef.

VARAN. Linné avait placé les Varans dans le genre Lézard ; Daudin est le premier naturaliste qui ait distingué ces Sauriens (*voy.* ce mot) pour les réunir sous le nom générique de *Tupinambis*, les confondant avec de vrais Lacertiens, les Sauvegardes ; la même confusion a été faite par G. Cuvier, qui désignait les Varans sous le nom de Monitors ; c'est Merrem qui, traduisant le nom arabe *Ouaran* en celui de *Varanus*, et Gray, qui les premiers ont bien reconnu les affinités des reptiles dont nous parlons ici et en ont formé une famille distincte.

Pour Duméril et Bibron, les Varaniens ou Platynotes se reconnaissent aux caractères suivants : le corps est allongé, arrondi, dépourvu de crêtes dorsales, soutenu par des pattes à ongles forts ; la peau est garnie d'écailles enchâssées, tuberculeuses, arrondies, tant sur la tête que sur le dos et les flancs ; la langue est charnue, protractile, profondément fendue et séparée en deux longues pointes, pouvant rentrer dans un fourreau. Nous ajouterons qu'il n'existe qu'un seul intermaxillaire et que les deux pariétaux sont unis ; les dents sont logées dans un sillon formant une alvéole distincte ; le cou, quoique formé de sept vertèbres au plus, est cependant proportionnellement plus allongé que chez les autres Sauriens, ce qui donne à l'animal une physionomie toute particulière ; l'épaule des Varaniens est forte et solide ; le scapulum est confondu avec les clavicules et l'os coracoïdien ; ainsi que le fait remarquer Cuvier, le fémur offre la plus grande analogie de forme et de position avec celui du Crocodile, ce qui tient à la manière dont la patte postérieure se meut sur le tronc et à la position du pied.

Les Varans sont de tous les Sauriens ceux qui, après les Crocodiles, arrivent à la plus grande taille, de sorte que les anciens, tels qu'Hérodote et Élien, en les désignant sous le même nom, les ont regardés comme des espèces terrestres, les Crocodiles étant les Lézards aquatiques. Il y a, parmi les Varaniens, deux types bien tranchés. Les uns, ou Monitors, ont la queue conique, presque arrondie ; ils sont essentiellement terrestres et vivent loin des eaux, dans des endroits déserts et sablonneux ; le Varan du désert (*Varanus arenarius* Dum. Bib.), le Varan de Timor (*Varanus timoriensis* Gray), sont les plus connus de ces espèces. D'autres Varans, au contraire, ont la queue comprimée dans sa longueur, de telle sorte qu'elle devient un puissant organe du mouvement lorsque l'animal est plongé dans l'eau, d'autant plus qu'elle est, en général, surmontée d'une crête assez élevée ; ces Varans sont aquatiques et habitent les bords des rivières et des lacs ; ils ont été désignés sous le nom d'Hydrosaures ; pour ne citer que les espèces les plus connues, nous nommerons les Varan du Nil (*Varanus niloticus* L.), Varan du Bengale (*V. bengalensis* Daud.), Varan nébuleux (*V. nebulosus* Cuv.), Varan bigarré (*V. varius* Merr.), Varan à deux bandes (*V. bivittatus* Kuhl.), Varan chlorostigme (*V. chlorostigma* Cuv.).

Le Varan du désert se trouve principalement en Égypte ; le Varan du Nil habite la plus grande partie de l'Afrique ; les autres espèces sont connues de l'Inde, des Philippines, de l'Indo-Chine, des îles de la Sonde, d'Australie, de la Nouvelle-Guinée, ainsi que des îles qui entourent cette grande terre.

La peau de quelques Varans est employée par certaines peuplades océaniennes pour servir de tambour ; les indigènes de la côte occidentale d'Afrique se servent de la peau du Varan du Nil pour en faire des fourreaux de poignards.   H.-E. Sauvage.

Bibliographie. — Daudin. *Hist. nat. des Reptiles*, 1802-1803. — Merren. *Tentamen systematis amphibiorum*, 1820. — Cuvier. *Recherches sur les ossements fossiles*, t. V, 1824. — Du même. *Règne animal*, t. II, 1829. — Gray. *Synopsis reptilium*, 1825. — Duméril et Bibron. *Erpétologie générale*, t. III, p. 437, 1856. — Duméril (A.). *Les Reptiles utiles*. In *Revue nationale*, 1863.   E. S.

VARANDAL (Jean). Plus connu sous le nom latin de *Varandæus*, fut un des professeurs les plus distingués de la Faculté de Montpellier à la fin du

seizième siècle et au commencement du dix-septième. Il était de Nîmes; il fit
ses études à Montpellier et y fut reçu docteur, le 11 avril 1587. Trois ans après,
il fut nommé titulaire de la chaire que la mort de Nicolas Dortoman venait de
laisser vacante. Il devint doyen de la Faculté en 1609, et il mourut le 31 août
1617. Ses leçons avaient eu le plus grand éclat.

I. *Formulae remediorum internorum et externorum.* Hanovre, 1617, in-8°; Montpellier,
1620, in-8°. — II. *Tractatus de affectibus renum et vesicae.* Hanovre, 1617, in-8°; Montpellier, 1620, in-8°. — III. *Physiologia et pathologia, quibus accesserunt tractatus
prognosticus et tractatus de indicationibus curativis.* Hanovre, 1615, in-8°; Montpellier,
1620, in-8°. — IV. *De morbis et affectibus mulierum libri tres.* Lyon, 1615, in-8°. —
V. *Tractatus therapeuticus primus de morbis ventriculi,* 1620, in-8°. Publié par Ch. de Bost.
— VI. *Tractatus de elephantiasi seu lepra. Item de lue venerea et hepatitide.* Genève,
1620, in-8°.
L. Hn.

VAREC ou **VARECH.** § I. **Botanique.** Sur les côtes de la Manche et
de l'Atlantique, on désigne sous le nom de *Varecs* ou *Goemous* les grandes
Algues que la mer rejette sur les plages, souvent en quantité considérable.
Ces Algues sont, en général, des espèces du genre *Fucus,* telles que *F. vesiculosus* L., *F. serratus* L., *F. crispus* L., *F. nodosus* L., etc. On les recueille
pour différents usages, notamment pour l'alimentation des porcs. Dans certaines
localités, on les répand sur la terre à titre d'engrais; dans d'autres, on les fait
incinérer et on retire de l'iode de leur cendres (*voy.* Fucus).

Dans l'industrie, on appelle *Varec* les feuilles desséchées des Zostères (*Zostera
marina* L. et *Z. angustifolia* Reich.). Ces feuilles, accumulées en quantités
énormes sur certaines côtes vaseuses de l'Océan et de la Méditerranée, notamment sur les bords du bassin d'Arcachon, sont employées journellement pour
emballer les objets fragiles et pour faire des matelas.
Ed. Lef.

§ II. **Emploi médical.** Les Anciens connaissaient les propriétés médicinales
du *Fucus vesiculosus* et l'employaient sous les noms de chêne marin et de laitue
marine (*Quercus marina; Lactuca marina*). Au reste, il est commun dans
toutes les contrées du globe et habite les bords de tous les océans.

1° MATIÈRE MÉDICALE. Ce Fucus, le plus grand de nos côtes, est employé
dans sa totalité. On le récolte et on le dessèche de préférence dans le mois de
juillet, époque du développement complet de ses vésicules.

Incinéré à l'air libre, il laisse des cendres fort riches en alcalis : les soudes
de varech; calciné en vase clos, il donne un charbon connu dans l'ancienne
pharmacopée sous l'appellation d'*Éthiops végétal.* On l'associait à l'éponge
calcinée et on le prescrivait comme agent résolutif en raison de sa richesse en
produits iodés.

D'après les analyses de Stenhouse, la composition de ce varech serait la suivante : eau, 138; ammoniaque, 90; charbon, 86; huile empyreumatique, 54;
soude, 18,5; magnésie, 14; silice, 1,5; fer, 0,3; acide nitrique, 6,5; acide
sulfurique et soufre, 4,5; azote, 3; oxygène, 12; acide carbonique, 60, etc., etc.

Gaultier de Claubry y reconnut les principes immédiats suivants : cellulose,
mannite, huile odorante, matière amère; sulfates alcalin, calcique et magnésien;
chlorure d'iodure de sodium, phosphate de fer et de chaux, etc., etc., et de plus
un mucilage, la carraghénine. Courtois, en 1811, y avait découvert l'iode;
Pepson et Hardy réussirent à en extraire de l'alcool.

2° ACTION PHYSIOLOGIQUE ET THÉRAPEUTIQUE. Les animaux, chevaux et bœufs, qui consomment le varech frais, ne présentent aucun trouble fonctionnel. Chez l'homme, son administration provoque une augmentation de l'appétit, l'accélération de la digestion et la diurèse. Son action est celle des altérants. On l'attribue aux sels alcalins et surtout aux iodures qui entrent dans sa composition.

Il modifie la circulation, il l'active et par conséquent il favorise la dénutrition comme les iodiques. Son emploi prolongé produit l'amaigrissement et la résorption de la graisse. Les Chinois font usage de ses cendres en applications fondantes sur les tumeurs et cet usage se perpétue depuis la plus haute antiquité.

Au témoignage de Pline, le chêne marin était un antigoutteux puissant. Il était doué de vertus sédatives, quand on l'employait contre les douleurs inflammatoires. Gaubius et Baster le prescrivaient comme fondant contre les scrofules, les engorgements strumeux et même le squirrhe, Steller contre la diarrhée et Russel contre les adénites. Ces deux observateurs faisaient usage à l'intérieur de la décoction de varech et à l'extérieur des applications de cette même préparation. Cazin l'a employé en décoction comme altérant à l'intérieur et comme fondant à l'extérieur, en fomentation sur les engorgements glandulaires.

Duchesne-Duparc, Godefroy, puis Down (en Angleterre), ont fondé sur son emploi leur traitement de l'obésité, qui consistait dans l'ingestion de ses préparations combinée avec un régime diététique sévère.

Russel traitait les tumeurs goîtreuses par l'administration de la poudre de varech à l'intérieur, ou mieux d'une gelée obtenue par la macération de ce fucus par parties égales avec l'eau de mer. Sous son influence, il vit les fonctions digestives devenir plus rapides, et après quelques jours les urines devenir plus abondantes. Enfin, on a encore proposé les préparations de ce même végétal à l'extérieur comme fondant sur les lipomes, et à l'intérieur contre les dégénérescences graisseuses du cœur ou du foie.

5° Mode d'administration et doses. On l'a donc prescrit en poudre, en extrait et en décoction et même en cigarettes. La *poudre* s'administrait à la dose quotidienne de 1 gramme.

L'*extrait hydroalcoolique* a été recommandé par Duparc et les pilules qui portent le nom de ce médecin en contiennent de 5 à 10 centigrammes. On les augmente jusqu'à la dose de 3 et 4 grammes par jour.

Les *décoctions* se préparent avec 10 ou 20 grammes de la plante desséchée dans 1 litre d'eau.

L'*Éthiops végétal* était administré aux doses de 20 à 30 centigrammes et pour satisfaire aux mêmes indications. L'emploi des iodures et de l'iode a motivé l'abandon du varech dont maintenant on ne fait plus guère usage que pour en additionner les bains salés.   Ch. Éloy.

Bibliographie. — Cazin. *Traité des plantes médicinales indigènes*, 1868, p. 1000. — Duchesne-Duparc. *Bulletin de l'Académie de médecine*, juillet 1859. — Down. *Medical Times*, 1865, t. I, p. 97. — Du même. *Brit. Med. Journal*, 1879, t. I, p. 881, et t. II, p. 483. — Du même. *The Lancet*, 1879, t. I, p. 621. — Gubler et Labbé. *Commentaires thérapeutiques du Codex*, p. 420, 1883.   Ch. É.

VARENNES-SUR-LOIRE ou **VARENNES-SOUS-MONTSOREAU** (Eau minérale de). *Athermale, bicarbonatée ferrugineuse faible, bicarbonique faible* (Maine-et-Loire). Son eau est claire et limpide, mais elle laisse déposer une couche notable de rouille d'un jaune rougeâtre; elle n'est traversée que par des bulles gazeuses rares et grosses. Elle n'a aucune odeur, et son goût est franchement ferrugineux. Sa température est de 11°,4 centigrade. Ménière et Godefroy ont trouvé dans 1000 grammes de l'eau de la source Piton les principes suivants :

Bicarbonate de chaux.	0,067
— fer.	0,017
Chlorure de calcium.	0,075
— sodium.	0,058
Sulfate de chaux.	0,050
— magnésie.	0,047
— alumine.	0,050
— fer.	0,003
— manganèse.	traces.
Silice.	0,017
Matière organique azotée.	0,017
TOTAL DES MATIÈRES FIXES.	0,401
Gaz. { Acide carbonique libre. / Azote.	quant. indét.

Chevallier a constaté des principes arsenicaux dans le dépôt ocracé de cette source. L'eau de la source Piton est exclusivement employée en boisson par les habitants du voisinage, dans toutes les affections où convient une médication reconstituante. On *n'exporte* pas l'eau de la source de Varennes. A. R.

VARICELLE. La varicelle est une affection générique de la peau caractérisée, à sa période d'état, par des vésicules plus ou moins nombreuses, ordinairement discrètes et disséminées, coniques ou subglobuleuses, d'abord transparentes, puis devenant opaques, et dont la dessiccation survient du cinquième au neuvième jour : la dermatose ainsi définie par Bazin comprend deux espèces : la varicelle éruptive ou varicelle proprement dite et la varicelle syphilitique ou syphilide varicelliforme. Leur description fera l'objet de cet article.

VARICELLE ÉRUPTIVE. HISTORIQUE. Rien ne prouve, en dépit d'une supposition contraire de Werlhoff, que la varicelle ait été connue des Anciens, et c'est à peine si l'on peut retrouver quelques traits de son histoire dans ces *varioles languissantes et faibles* que Razès traitait par des émissions sanguines : « Oppor-« tet ut detrahatur sanguis illis qui vel nondum variolis fuere correpti, vel qui, « correpti, fuerunt olim variolis languidis, débilibus. »

Guido Guidi qui se plut, selon l'habitude du temps, à latiniser son nom en le transformant en Vidus Vidius, décrivit le premier une éruption bénigne de vésicules pleines d'eau, brillantes comme le cristal, qu'il distingua des éruptions morbilleuses et varioleuses : « Sunt, dit le célèbre Florentin, qui præter duo « species quæ commemoravimus (varioleuse et morbilleuse) crystallinæ adjiciant, « sic nempe appellant quæ dum veluti vesiculas plenas aquæ instar crystalli « splendentes, quibus cutis variis locis distinguitur : hac nunc vulgo nominaris « ravaglione (vérole volante). In qua non ita occurrunt omnes homines sicut in « variolas et in morbillos, neque subipsis ita graviter afficientur : quamobrem « non videntur tanquam tertia species morbillis e variolis hæc pustulæ adji-« ciendæ. »

Rivière est le premier médecin français qui ait distingué la varicelle du groupe alors confus des éruptions *varioleuses*, et vers la même époque Sennert et Harvey firent connaître cette affection, l'un en Angleterre et l'autre en Allemagne. Elle fut ensuite étudiée avec soin par Morton, Heberden, van Swieten, Zwinger, Sauvage qui l'appelait *variola lymphatica*, et Vogel, qui lui donna le nom de *varicelle* sous lequel elle est universellement désignée de nos jours.

Longtemps confondue avec la variole ou regardée comme une forme atténuée de cette fièvre éruptive, la varicelle n'en fut clairement séparée que par Desoteux et Valentin, dans leur *Traité de l'inoculation* paru en 1799. Depuis un grand nombre d'observateurs, parmi lesquels nous citerons Willan, Heim, Pinel et Bricheteau, Guersant et Blache, Grisolle, apportèrent en faveur de sa spécificité de sérieux arguments auxquels la grande autorité de Trousseau donna plus tard, du moins en France, force de loi. Quelques autres cependant, et non des moins autorisés, Rilliet et Barthez, Bazin, Hébra et ses élèves, demeurant fidèles aux opinions de Thompson, soutinrent avec vigueur la doctrine de l'identité et refusèrent de voir dans la varicelle autre chose qu'une variole atténuée. Nous exposerons, après avoir tracé l'histoire de la varicelle, les arguments sur lesquels s'appuient les partisans et les adversaires de la spécificité de cette fièvre éruptive.

ÉTIOLOGIE. La varicelle est une maladie générale épidémique et sporadique, contagieuse et inoculable, spéciale à l'enfance.

Bien que l'on puisse observer des cas isolés de varicelle, c'est ordinairement sous forme d'épidémies, d'ailleurs courtes et peu étendues, qu'apparaît cette maladie : il n'est pas très-rare de la voir précéder, suivre ou accompagner les épidémies de variole (Jaccoud), sans que cependant les sujets éprouvés par l'une des deux fièvres éruptives soient à l'abri des atteintes de l'autre.

La varicelle est contagieuse. Ce fait, révoqué en doute et même presque entièrement nié par Grisolle, est admis aujourd'hui par l'immense majorité des observateurs ; elle l'est cependant beaucoup moins que la variole et il s'en faut de beaucoup, ainsi que le remarquent Guersant et Blache, que tous les individus qui se sont exposés à la contracter en soient atteints. Toutefois, le contage de la varicelle nous est encore inconnu et il ne semble pas que le zèle des chercheurs de microbes se soit encore sérieusement appliqué à le découvrir. Les traités les plus récents de bactériologie n'en font aucune mention et, si Tschamer a trouvé dans les croûtes des pustules varicelleuses un microbe différent du coccus variolique, il ne paraît avoir réussi ni à le cultiver ni à l'inoculer.

L'inoculation de la varicelle, regardée comme très-problématique par Guersant et Blache, paraît avoir été tentée avec succès depuis longtemps, si nous nous en rapportons aux faits publiés par Dimsdale, Heberden, Willan, Heim, Fontaneilles et Thompson. Ces expériences, déjà anciennes, ont été reprises récemment et avec un succès complet par Steiner, qui réussit à reproduire, par inoculation, non-seulement l'éruption vésiculeuse, mais encore, après une période d'incubation de huit jours, tous les phénomènes généraux de la maladie qui nous occupe.

Bien plus encore que les autres fièvres éruptives, la varicelle est une maladie du jeune âge : elle est même presque spéciale à l'enfance. Très-rare avant le sixième mois, elle atteint son maximum de fréquence de deux à six ans, puis décroît rapidement pour devenir tout à fait exceptionnelle chez l'adulte. Tordeus, cependant, au cours d'une épidémie qui sévissait à Bruxelles, constata, dans une salle renfermant 10 enfants de moins de six mois et 20 âgés de six mois à un an, 1 cas de varicelle parmi les premiers et 18 cas parmi les seconds ; Greene, Baader et Picot ont, d'autre part, observé la varicelle chez des adultes d'une trentaine d'années. L'excessive rareté de cette maladie chez l'adulte permet de comprendre qu'on n'ait jamais signalé de cas de varicelle fœtale.

L'influence du sexe sur le développement de la varicelle paraît nulle ; toute-

fois Gintrac l'aurait rencontrée plus souvent sur des enfants du sexe masculin
(131 garçons pour 42 filles).

Le *tempérament* et l'*état constitutionnel* ne semblent pas non plus exercer
une notable influence sur la prédisposition à la varicelle, et l'on pourrait en dire
autant des *états pathologiques* antérieurs si West et Henoch n'en avaient signalé la
fréquence à la suite de la coqueluche et de la rougeole.

La plupart des cas de varicelle échappant, selon toute probabilité, à une
observation scientifique régulière, nous ne sommes pas bien fixés sur la fréquence
de cette fièvre éruptive ; Guersant et Blache ne la croient pas très-commune à
Paris et ne l'ont observée qu'assez rarement à l'hôpital des Enfants. Quelques
médecins la disent peu commune dans les pays méridionaux.

SYMPTOMATOLOGIE. Comme pour toutes les fièvres éruptives, l'évolution de la
varicelle parcourt trois périodes principales dites d'incubation, d'invasion et
d'éruption.

1° *Période d'incubation.* L'incubation de la varicelle spontanée dure, en
moyenne, de douze à dix-sept jours ou, selon Gerhard, de quatorze à quinze
jours, mais l'incubation de la varicelle inoculée est beaucoup plus courte et sa
durée, d'après les expériences de Steiner, ne dépasserait pas huit jours.

2° *Période d'invasion.* Les prodromes de l'éruption varicelleuse peuvent
être absolument nuls, et l'on voit dans ce cas l'éruption apparaître sans que
l'enfant ait un seul instant interrompu ses jeux. Le plus souvent ils existent
tout en se présentant avec un caractère de bénignité remarquable ; rarement ils
sont assez intenses pour inspirer quelque inquiétude. Leur durée ne dépasse pas
quarante-huit heures. Dans les cas moyens, l'invasion de la maladie est annoncée par
un frisson léger. La fièvre, déjà signalée comme peu intense par van Swieten, se
traduit par une élévation de température qui ne dépasse guère 38°,5 à 39 degrés
et par une minime accélération du pouls. La langue est légèrement saburrale et
parfois il survient un ou deux vomissements (Guersant et Blache). L'anorexie, la
céphalalgie, quelques douleurs gastriques et lombaires, une tendance au sommeil et un peu de rougeur des conjonctives signalée par J. Frank, complètent
ce tableau d'un léger mouvement fébrile.

Ce n'est que dans ces cas tout à fait exceptionnels que l'exagération de
quelques-uns de ces symptômes peut en imposer pour la menace d'une maladie
plus grave. Chez un enfant de trois ans observé par Hunter, deux accès de convulsions précédèrent l'éruption et des faits analogues ont été rapportés par
Dumas et Kassowitz. Henoch a vu la fièvre monter, le premier jour, jusqu'à
40 degrés ; quelquefois la gastralgie et le lumbago prennent une certaine intensité. Aussi conçoit-on que le début d'une varicelle puisse être pris pour le début
d'une variole lorsqu'il s'annonce par une température supérieure à 39 degrés,
des convulsions et de vives douleurs lombaires ; toutefois le caractère éphémère
de cette fièvre, qui se maintient tout au plus un jour à ce niveau, met bientôt
fin à toute incertitude.

3° *Période d'éruption.* A. *Forme vulgaire.* La varicelle est une affection
vésiculo-pustuleuse et, à ce titre, l'évolution de ses éléments éruptifs comprend
cinq phases que nous allons passer en revue : ce sont les phases de *papulation,*
de *vésiculation,* de *pustulation,* de *dissiccation* et de *desquamation ;* la prédominance de certaines d'entre elles détermine des variétés éruptives de la varicelle que nous étudierons ultérieurement.

L'éruption varicelleuse débute par des *taches* arrondies de quelques millimètres de diamètre, d'un rouge foncé, qui ne tardent pas à se transformer en *papules* très-légèrement saillantes; quelques heures après apparaissent au centre de ces papules de petites vésicules hémisphériques, à contours arrondis et légèrement oblongs, souvent, mais non toujours, entourées d'un mince liséré érythémateux et distendues par un liquide clair, transparent comme de l'eau de roche (variole cristalline). D'abord punctiformes, ces vésicules atteignent en peu d'heures la dimension d'un pois ou d'une lentille. Bientôt, le second jour en général, leur contenu se trouble légèrement par l'addition de traces de pus filtrant à travers leur plancher dans leur cavité, leur voûte s'épaissit, se ride, devient quelquefois le siége d'une pseudo-ombilication constituée par la formation, à leur sommet, d'une croûtelle noirâtre, mais sans dépression sensible au doigt (Cadet de Gassicourt), puis enfin se dessèche et se transforme en une petite croûte qui tombe le lendemain suivant, sans laisser de cicatrice, dans la forme du moins que nous décrivons et qui répond au chicken-pox des auteurs anglais. La durée totale de la poussée éruptive varie de cinq à neuf jours.

Les auteurs ne sont pas d'accord sur le point de départ et le mode d'envahissement de l'éruption. Pour les uns, tels que Thomas, elle débute généralement par la face; pour d'autres, parmi lesquels nous citerons Guersant et Blache, le tronc en est d'abord affecté; le début, d'après M. Picot, se fait indifféremment par le tronc, la face ou les membres, et c'est là d'ailleurs une question de peu d'importance.

L'éruption de la varicelle est généralement discrète tout en étant généralisée et le nombre total des vésicules ne dépasse guère, en moyenne, une ou deux centaines. Thomas l'a vu, comme limites extrêmes, s'abaisser jusqu'à dix et monter jusqu'à huit cents. D'autre part, l'éruption est presque toujours disséminée : les vésicules semblent être dispersées au hasard, sous forme de groupes figuratifs, et c'est tout au plus si elles paraissent plus nombreuses au niveau des régions cutanées soumises à des frottements et à une distension exagérée (Picot). C'est ainsi qu'Henoch aurait trouvé l'éruption plus dense sur le côté gauche d'un enfant qui se tenait constamment couché sur ce côté et que chez un autre, atteint d'un abcès par congestion, le même observateur vit la surface de l'abcès couverte de vésicules, alors que le reste du corps n'en présentait qu'un très-petit nombre. Quant aux varicelles véritablement confluentes, elles sont extrêmement rares, et nous n'en connaissons que quelques exemples dont le plus anciennement rapporté est celui de Ring.

Non-seulement toutes les régions de la peau, y compris le cuir chevelu et les téguments des régions génitales, mais encore toutes les dermo-muqueuses, peuvent être envahies par l'éruption varicelleuse. Heim déjà avait vu les vésicules apparaître sur la muqueuse buccale. On les a constatées depuis sur les muqueuses de la langue, du voile du palais, des gencives et des lèvres, et plus rarement il est vrai, à la vulve, sur le prépuce et sur les conjonctives. Dans un travail relativement récent, M. Comby rapporte trois intéressantes observations d'exanthème varicelleux et semble regarder les manifestations éruptives muqueuses comme plus précoces que l'éruption cutanée. Dans l'une d'elles nous voyons une éruption vésiculeuse de la langue s'accompagner d'une réaction inflammatoire assez intense pour simuler une violente stomatite ulcéro-membraneuse.

Il est rare que l'éruption de la varicelle se fasse en une seule fois : elle est presque toujours successive, et l'on peut voir à la fois, sur la peau du malade, des éléments éruptifs parvenus à diverses périodes d'évolution et appartenant à des poussées différentes. Ces poussées successives ordinairement, il est vrai, subintrantes, augmentent la durée totale de la maladie qui peut ainsi être doublée, Cadet de Gassicourt et Thomas ont vu des vésicules apparaître encore, le premier dix-huit jours et le second un mois après le début de l'éruption.

Les phénomènes généraux que nous avons vus précéder ordinairement d'un ou deux jours la première éruption vésiculeuse disparaissent rapidement dès qu'ont paru les premières manifestations cutanées : cependant les recherches thermométriques de Thomas ont montré que la fièvre persistait encore à un faible degré pendant douze ou vingt-quatre heures et qu'une légère élévation de température vespérale précédait chaque nouvelle poussée se faisant, le plus souvent, dans la nuit suivante. Quoi qu'il en soit, on peut dire que l'éruption met fin aux phénomènes généraux de la période d'invasion, même dans le cas où ceux-ci semblent présenter un caractère quelque peu sérieux.

B. *Variétés.* Les variétés de la varicelle sont, avons-nous dit, constituées par la prédominance de l'un des stades de l'évolution éruptive : elles peuvent se ramener à deux types : la varicelle papuleuse et la varicelle bulleuse.

La *varicelle papuleuse* paraît répondre au *horse-pox* de quelques nosographes anglais. Dans cette forme qui d'ailleurs ne s'observe guère à l'état de pureté, un certain nombre d'éléments éruptifs, au lieu de se transformer en vésicules, demeurent à l'état papuleux ; au bout de quelques jours ils s'affaissent et disparaissent en laissant à leur place une mince squamue qui ne tarde pas à tomber.

Dans la *varicelle bulleuse*, au contraire, les vésicules augmentent de volume au point de devenir de véritables bulles du diamètre d'une pièce de 1 franc. Vers le troisième ou quatrième jour, leur contenu se trouble et prend un aspect purulent ; en même temps leur base s'entoure d'une aréole franchement inflammatoire et, vers le septième jour, la bulle se rompt, puis se recouvre d'une croûte jaunâtre assez épaisse dont la chute met à nu une exulcération superficielle souvent suivie d'une mince cicatrice. Cette forme de varicelle, qui se rapproche de l'ecthyma, est rarement isolés et se montre, le plus souvent, associée à la varicelle commune : elle répond à la *varicelle conoïde* de Willar, au *swine-pox* des auteurs anglais, à la *varicelle globo-pustuleuse* de quelques autres observateurs.

PRONOSTIC ET COMPLICATIONS. Le pronostic de la varicelle est, dans l'immense majorité des cas, extrêmement bénin, et cette fièvre éruptive est sans contredit de toutes la plus légère : aussi est-il à peine nécessaire d'isoler les enfants qui en sont atteints. Les récidives sont très-rares, même après inoculation (Heberden). Willan, Godson, Blair, Ring, Rutter, en ont cependant rapporté des cas ; Trousseau et Canstatt les croyaient même assez fréquentes, et Gerhardt ainsi que Heim ont vu, chacun de son côté, la varicelle atteindre à trois reprises le même enfant.

Quelques complications cependant plus ou moins sérieuses peuvent, dans des cas, il est vrai, exceptionnels, modifier un pronostic aussi favorable.

La plus légère est un *rash scarlatiniforme*, analogue à celui qui survient au début de la variole, qui précède l'éruption de quelques heures et disparaît au moment de son apparition ou peu d'heures après. Cette complication très-rare, puisque l'on n'en connaît, d'après M. Picot, que six exemples dus à Gintrac, Thomas, Henoch, Fleischmann, Badan et Baader, s'accompagne d'une fièvre

assez vive, mais passagère, et n'aggrave pas notablement le pronostic de la
maladie.

Bien autrement grave est la gangrène qui survient quelquefois, surtout
chez les enfants affaiblis, mal nourris ou tuberculeux, mais aussi chez des
enfants entièrement sains (Hutchinson), autour des vésicules, et peut être suivie
de mort. Observée dès les premiers temps de l'histoire de la varicelle et
récemment étudiée par Stokes, Hutchinson, Havard, Rogivue, cette complication a fourni à Abercrombie le sujet d'une importante communication à
la Société pathologique de Londres, à la suite de laquelle Dickinson et Barlow
ont insisté sur le rôle pathogénique joué par la tuberculose dans les faits de
ce genre.

Henoch et plus tard Rachel ont récemment signalé la *néphrite* comme complication de la varicelle. Chez quatre enfants âgés de deux à dix ans, le premier de ces observateurs vit survenir, du huitième au quatorzième jour de
l'éruption, de l'anasarque et de l'albuminurie avec cylindres épithéliaux dans
les urines : trois de ses petits malades guérirent en quelques semaines ; mais
le quatrième, une enfant syphilitique de deux ans, succomba à un œdème pulmonaire. Le cas de Rachel se rapporte à un enfant de six mois qui fut atteint
d'une anasarque et d'une albuminurie légères huit jours après le début de la
fièvre éruptive.

Signalons, enfin, parmi les complications possibles de la varicelle, le *phlegmon
du cou* que Rogivue a vu succéder à une vésicule ulcéreuse et se terminer par la
mort.

DIAGNOSTIC. Le diagnostic de la varicelle est presque toujours des plus faciles,
et ce n'est guère qu'au moment de la période prodromique ou dans des cas tout
à fait exceptionnels qu'il peut offrir quelque obscurité.

Avant l'éruption des premières vésicules, la fièvre, les douleurs gastriques et
lombaires, les vomissements, dans les cas rares où ces phénomènes prodromiques
ont une certaine intensité, pourraient faire craindre le début d'une *variole* ou
d'une *varioloïde;* mais la période prodromique de la varicelle est si courte que
l'incertitude ne sera pas de longue durée. Plus tard, le doute n'est plus guère
permis et l'absence de phénomènes généraux, la défervescence rapide, les caractères propres des vésicules, leur non-ombilication, la marche rapide de l'éruption,
permettront toujours de distinguer la varicelle de la varioloïde la plus atténuée.
Nous aurons, d'ailleurs, à tracer un parallèle plus complet entre ces deux
maladies distinctes lorsque nous nous occuperons de la *nature* de la varicelle
éruptive.

Parmi les éruptions vésiculeuses qui peuvent, à un moment de leur évolution,
en imposer pour une varicelle, nous citerons le pemphigus, la varicelle persistante d'Hutchinson et certaines affections vésiculeuses de l'époque de la dentition que l'on range communément dans le genre strophulus; quant aux syphilides vésiculeuses, nous en établirons le diagnostic différentiel en retraçant
l'histoire de la varicelle syphilitique.

La seule forme de *pemphigus* qui puisse simuler une varicelle est le pemphigus épidémique des nouveau-nés et des enfants (*voy.* PEMPHIGUS), mais, dans
cette dermatose, les bulles sont presque toujours plus grandes et moins uni-
formes que les vésicules varicelleuses; elles sont, en outre, moins transparentes,
moins cristallines, se troublent davantage à la période de suppuration et finissent
par se rompre pour donner naissance à une croûte plus épaisse. Les phénomènes

généraux du pemphigus aigu présentent enfin un caractère adynamique qu'offrent rarement ceux de la varicelle.

La *varicelle persistante* d'Hutchinson débute comme la varicelle, mais l'éruption successive et d'une durée indéfinie prend, à la longue, les caractères de l'ecthyma, du lichen urticans ou du pemphigus chronique, et donne lieu à la formation de cicatrices. Ce n'est donc que tout à fait au début que le diagnostic pourrait présenter quelque difficulté.

Certaines formes de *strophulus vésiculeux* décrites par Rilliet et Barthez sous le nom d'*herpès disséminé* présentent avec la varicelle une certaine ressemblance. M. Picot a eu l'occasion d'observer, chez un enfant à la mamelle, une éruption caractérisée par des papules surmontées de petites vésicules simulant celles de la varicelle. Cette éruption, qui s'accompagnait de démangeaison, se prolongea pendant tout le temps de la sortie des premières incisives, et c'est sa durée même qui permit à cet observateur de rectifier son diagnostic.

TRAITEMENT. La varicelle est, dans la très-grande majorité des cas, une affection tellement bénigne que son traitement est presque nul. On administre, au début, un léger purgatif, s'il existe un peu d'embarras gastrique, et l'on calme les démangeaisons en saupoudrant la peau avec une poudre inerte: il sera toutefois prudent, pour éviter la chance d'une de ces complications rénales signalées par Henoch, de tenir l'enfant à la chambre et de lui éviter toute cause de refroidissement. Si la varicelle prenait un caractère gangréneux, il serait nécessaire d'instituer un traitement local antiseptique et un traitement général des plus toniques. Dans le cas de néphrite varicelleuse, Henoch s'est bien trouvé d'une médication à la fois diaphorétique et diurétique : bains de vapeur, eau de Bilin et acétate de potasse.

NATURE DE LA VARICELLE. L'accord n'est pas parfait, entre nosographes, sur la nature de la varicelle, et, tandis que les uns, continuateurs de Thompson, Rilliet et Barthez, Bazin, regardent avec Hébra, Kaposi et Kassowitz, cette maladie comme la forme la plus bénigne de la variole ou comme une variole atténuée par la vaccination, d'autres, parmi lesquels il faut comprendre la grande majorité des cliniciens français et anglais contemporains, font avec Willan, Heim, Pinel et Bricheteau, Guersant et Blache, Trousseau surtout, de la varicelle une maladie spécifique et absolument distincte de la variole.

Les *identistes* appuient surtout leur manière de voir sur la coexistence fréquente des épidémies de variole et de varicelle et sur la transformation réciproque, par voie de contagion, de ces deux formes morbides, mais ils procèdent, il faut le reconnaître, plus volontiers par affirmation que par démonstration. C'est surtout à Hébra et à ses élèves que ce reproche pourrait s'adresser et de la lecture de leurs ouvrages il résulte cette impression qu'ils n'ont pas distingué les formes les plus atténuées de la variole ou qu'ils n'ont pas décrit la varicelle telle qu'elle se montre communément à notre observation.

Les arguments des *non-identistes* paraissent avoir plus de poids et sont, en tous cas, exposés avec plus de méthode et de clarté. Ils reposent non-seulement sur les différences de symptômes et de marche qui distinguent les deux maladies et que nous avons exposés en traitant du diagnostic différentiel de la varicelle, mais surtout sur des données étiologiques dont la signification est beaucoup plus démonstrative : voici les plus importantes.

1° *La varicelle ne préserve pas de la variole.* Ce fait résulte des observations de Trousseau, Meyer, Sharkey, et de beaucoup d'autres cliniciens qui ont vu la variole atteindre des enfants à peine guéris de la varicelle. Le fait de Sharkey est tout particulièrement démonstratif : un enfant non vacciné, atteint de varicelle dans un milieu varioleux, fut vacciné et pris de variole au huitième jour de l'éruption vaccinale, alors que les croûtes varicelleuses n'avaient même pas entièrement disparu. Valentin a d'ailleurs inoculé avec succès la variole à un enfant convalescent de la varicelle.

2° *La variole ne préserve pas de la varicelle.* A. d'Espine a observé un enfant de deux mois qui fut pris de varicelle au vingt-cinquième jour d'une variole.

3° *La varicelle n'empêche pas la réussite de la vaccination.* C'est là un fait bien connu des vaccinateurs ; on sait d'ailleurs que Senator et Tordeus ont vacciné avec succès un grand nombre d'enfants venant d'avoir la variole (Picot).

4° *La vaccine ne préserve pas de la varicelle.* Sur trente-huit enfants varicelleux observés par Tordeus dans l'épidémie de Bruxelles, tous avaient été vaccinés avec succès peu auparavant.

5° *La varicelle et la variole peuvent apparaître ensemble et évoluer spontanément.*

6° *Les épidémies de varicelles sont beaucoup plus fréquentes que les épidémies de variole et ne coïncident pas nécessairement avec elles,* ainsi que l'ont parfaitement démontré les observations de Gintrac, Eichhorn, Cazenave et récemment de Baader. En 1855, Gérardin a décrit dans un rapport sur la revaccination, d'après le docteur Ollet, une épidémie pure de varicelle observée pendant l'automne de 1834 à Boule-d'Amont (Pyrénées-Orientales) et frappant indistinctement les enfants déjà vaccinés ou variolés et les autres. A Bâle, la varicelle est endémique, tandis que la variole n'y sévit qu'à des intervalles assez espacés pour qu'il soit généralement possible de retrouver la source de l'infection. Du 1ᵉʳ janvier 1875 à la fin d'avril 1880, la statistique épidémiologique de cette ville mentionne, d'après Baader, 584 cas de varicelle contre 21 de variole ; encore la varicelle, affection bénigne, n'est-elle pas au nombre de celles que les médecins sont tenus de déclarer.

6° *On ne connaît pas de fait bien avéré de transformation, soit chez le malade même, soit par contagion chez un autre sujet, de la varicelle en variole ou de la variole en varicelle.*

7° *La varicelle, enfin, maladie du premier âge, frappe les enfants de six mois à deux ans, tandis que la variole atteint tous les âges.*

VARICELLE SYPHILITIQUE. La varicelle syphilitique fait partie avec les syphilides eczémateuse, herpétiforme et papuleuse, du groupe des syphilides vésiculeuses bien défini, il y a déjà une trentaine d'années, par Bassereau ; Bazin la place dans le même groupe à côté de la syphilide à vésicules cerclées (herpès syphilitique, et de la syphilide à vésicules en groupe (eczéma syphilitique) ; M. Rollet adopte une division analogue et M. Fournier, la trouvant trop rare pour mériter, dans un traité élémentaire, une description étendue, la relègue avec la syphilide eczémateuse dans une simple note. Au cours de l'article SYPHILIDES que nous avons rédigé, avec M. le professeur Rollet, pour ce Dictionnaire, nous avons rangé la varicelle syphilitique dans le groupe des syphilides vésiculeuses avec les syphilides miliaire, eczématiforme et herpétiforme.

La rareté de la varicelle syphilitique explique d'ailleurs le peu d'attention que la plupart des syphiligraphes lui ont accordée. Elle ne serait cependant pas la plus rare des syphilides vésiculeuses, et, si M. Rollet la place pour la fréquence après la syphilide miliaire, il la met avant les syphilides eczemateuses et herpétiformes dont l'existence, au reste, est révoquée en doute par beaucoup d'observateurs. Cette syphilide est *précoce* : elle apparaît du quatrième au dixième mois de la maladie et coexiste, le plus souvent, avec la roséole, l'angine et la première poussée de plaques muqueuses.

L'éruption varicelliforme est précédée, pendant trois ou quatre jours, de prodromes qui ne diffèrent pas de ceux de toutes les éruptions de cette période. Le syphilitique est pris de malaise, de courbature, de frissons ; sa température s'élève et il éprouve une céphalalgie et des douleurs musculaires ou péricarticulaires qui, dans certains cas, peuvent en imposer pour le début d'une pyrexie ou d'un rhumatisme (*voy.* Syphilides). Bientôt apparaissent, généralement sur les parois latérales du thorax, des *taches* rouges, arrondies, bien limitées, légèrement papuleuses, de la largeur d'un pois ; la couleur de ces taches est vive et non cuivrée, comme l'admettait Cazenave. Au bout de quelques heures, ou tout au plus le lendemain, on voit se former, au centre de chacune de ces maculo-papules, une petite vésicule, de la grosseur d'un grain de millet ou de chènevis, arrondie, subglobuleuse et parfois conique, remplie d'un liquide clair, transparent, qui se trouble après deux ou trois jours et se transforme, le huitième ou dixième, en une croûte brunâtre : à ce moment, l'auréole rouge qui représente le bord de la papule et entoure la vésiculo-pustule prend une teinte sombre et cuivrée caractéristique. Quelquefois aussi, d'après Bazin, le contenu de la vésicule se résorbe sous forme de croûte et la place de cet élément éruptif n'est marquée que par une légère desquamation. Enfin les croûtes tombent et laissent une petite macule brunâtre qui disparaît assez lentement, mais sans cicatrice appréciable.

La varicelle syphilitique est généralement discrète et disséminée sur le tronc, les fesses et les membres ; très-rarement elle est confluente. Chaque poussée dure de dix à quinze jours, mais l'éruption est ordinairement successive et sa durée totale peut atteindre six semaines ou deux mois. Son pronostic propre est d'ailleurs très-favorable : l'éruption disparaît sans laisser de traces et la syphilide varicelliforme n'implique pas une gravité particulière de la syphilis : c'est une éruption précoce et bénigne.

L'affection qui nous occupe peut être confondue, d'une part avec des éruptions non syphilitiques telles que la varicelle éruptive, la variole et la varioloïde ; de l'autre, avec les autres membres du groupe auquel elle appartient, c'est-à-dire avec les syphilides eczématiforme et herpétiforme.

Les phénomènes généraux qui précèdent l'éruption peuvent, lorsqu'ils sont quelque peu accentués, faire confondre le début de la varicelle syphilitique avec celui d'une variole ou d'une varioloïde, et l'apparition de l'exanthème ne suffira pas toujours, au moins les premiers jours, pour rectifier une erreur que Bazin avoue avoir commise deux fois dans sa clientèle. Cette erreur ne saurait, d'ailleurs, durer assez pour être préjudiciable au malade. La fièvre, la courbature, l'anorexie, etc., sont bien plus prononcées au début de la variole ou même de la varioloïde, et les divergences ne tardent pas à s'accentuer entre les deux ordres d'affections dont la probabilité avait d'abord paru égale. Un examen attentif des muqueuses et du cuir chevelu du sujet permettra d'ailleurs souvent de constater, soit la trace d'un chancre, soit des plaques muqueuses ou des pustules d'ecthyma capitis qui donneront au diagnostic de varicelle syphilitique une très-grande probabilité.

Les mêmes considérations s'appliquent au diagnostic différentiel entre la varicelle syphilitique et la varicelle éruptive; cette dernière, du reste, ne se voit guère que chez les enfants encore très-jeunes et peu exposés à contracter la syphilis.

Le diagnostic de la syphilis varicelliforme d'avec les autres formes de syphilides vésiculeuses n'offre guère d'intérêt pratique; on aurait cependant tort de le négliger, car ce n'est qu'en s'habituant à faire des diagnostics précis que l'on se prépare à faire des diagnostics importants. Dans l'*herpès syphilitique*, les vésicules, au lieu d'être disséminées, sont groupées tantôt en grappes irrégulières (variété phlycténoïde de Bassereau), tantôt en groupes arrondis ou ovales (variété circinée de Bassereau). Dans le premier cas, les vésicules sont assez volumineuses, très-apparentes, citrines; elles sont, au contraire, dans le second, petites, à peine visibles et éphémères. L'*eczéma syphilitique* est caractérisé par des placards recouverts d'abord de petites vésicules confluentes très-éphémères, puis de squames toujours un peu humides ou de croûtes flavescentes semblables à celles de l'impétigo.

La varicelle syphilitique ne comporte aucune indication spéciale, et l'on trouvera aux articles Syphilis et Syphilides les règles du *traitement* général et local qui doit lui être oppposé.

E. Chambard,

Bibliographie. — Abercrombie. *British Medical Journal.* — Bazin. *Leçons théoriques et cliniques sur les affections génériques de la peau*, 1865. — Bérard et Delavit. *Essai sur les anomalies de la variole et de la varicelle.* Montpellier, 1818. — Bricheteau. *Voy.* Pinel et Bricheteau. — Blache. *Voy.* Guersant et Blache. — Barthez. *Voy.* Rilliet et Barthez. — Baader. *Die Specificität der Varicellen.* In *Correspondenzblatt für schweizer Ærzte*, 1880. — Badan. *Revue médicale de la Suisse romande*, 1883. — Bolze. *Zur Frage über Specificität der Varicellen.* In *Arch. f. Dermatologie*, 1869. — Buchmüller. *Beobachtungen über eine Varicellenepidemie.* In *Wiener med. Presse*, 1877. — Bazin. *Leçons sur la syphilis et les syphilides*, 1866. — Bassereau. *Traité des affections de la peau symptomatiques de la syphilis*, 1842. — Cadet de Gassicourt. *Traité clinique des maladies de l'enfance*, t. II, 1882. — Comdy. *Note sur l'exanthème de la varicelle.* In *Progrès médical*, n° 59, 1884. — Chambard. Art. Pemphigus. In *Dictionn. encyclop. des sciences médicales.* — Canstatt. *Handbuch der med. Klinik.* Leipzig, 1877. — Castan. *Identité de la variole et de la varicelle.* In *Montpellier médical*, 1871. — Desoteux et Valentin. *Traité de l'inoculation.* Paris, 1799. — Delavit. *Voy.* Bérard et Delavit. — Dumas. *Montpellier médical*, mars 1878. — Eisenschitz. *Die Variolen-Variocellenfrage.* In *Jahrb. f. Kinderheilk.*, 1871. — Eichhorn. *Handb. über die Behandl. und Verhütung der Contagionsfieberexantheme.* Berlin, 1811. — Fontaneilles. *Description de la varicelle qui a régné épidémiquement et conjointement avec la variole dans la ville de Millau en 1817.* Rhodez. 1818. — Frank (J.). *Traité de pathologie interne*, trad. Bayle, 1857. — Fleischmann. *Jahrb. f. Kinderheilk.*, 1870. — Fournier. *Leçons sur la syphilis*, 1870. — Guersant et Blache. *Dict. en 30 volumes*, 1846. — Grisolle. *Traité de pathologie interne*, t. I, 1862. — Greene. *Case of Varicelles in an Adult.* In *British Med. Journal*, 1870. — Güntz. *Ein Beweis dafür dass Variolen und Varicellen verschiedene Krankheiten sind.* In *Arch. für Dermatologie*, 1869. — Gemmel. *Record of an Epidemy of Chicken Pox.* In *Glasgow and Journal*, 1875. — Guibout. *De la Varicelle.* In *Gaz. des hôpitaux*, 1876. — Gullzin. *Variole ou varicelle, leur identité de nature.* Th. de Paris, 1879. — Harvey. Cité par M. Picot. — Heberden. *Med. Transactions of the College of Physician*, t. I, 1767. — Holet. *Beschreibung der Wasserpockenseuche im norwegischen Amte Smoolen im Jahre 1819.* In *Magazine vor Naturvissenskaberne*, t. IV, p. 179. — Heim. *Horn's Archiv für med. Erfahrung*, t. X, 1809. — Hébra. *Traité des maladies de la peau*, trad. Doyon, 1808. — Henoch. *Vorlesungen über Kinderkrankheiten.* Berlin, 1883. — Hunter. *The Lancet*, 1873. Hutchinson. *On Gangrenous Eruption in Connection with Vaccination and Chicken Pox.* In *Medico-Chirurgical Transactions*, t. XIV. — Haward. *A Case of Gangrenous Varicelle.* In *British Medical Journal*, 1883. — Henoch. *Nephriten nach Varicetlen.* In *Berliner klin. Wochenschrift*, n° 2, 1884. — Hennig. *Pocken und Spitzblattern.* In *Jahrb. f. Kinderheilkunde*, 1874. — Jaccoud. *Traité de pathologie interne*, 1883. — Kassowitz. *Lehrbuch der Kinderheilkunde*, t. VI. — Kaposi. *Leçons sur les maladies de la peau*, trad. E. Besnier et A. Doyon, 1878. — Kübel. *Würtemb. med. Correspondenzblatt*, 1873. — Kaposi. *Ueber die Variola-Varicellenfrage.* In *Arch. f. Dermatologie*, 1873. — Lewiasky. *Ueber das Verhält-*

niss der Varicella zur Variola, 1871. — Meyer. *Deutsche Klinik*, 1870. Marduel. *Gazette médicale de Lyon*, 1866. — Mayer. *Zur Varicellfrage*. In *Ærztliche Mittheilungen aus Baden*, 1868. — Martineau. *Petite épidémie de varicelle*. In *Union médicale*, 1869. — Mürer. *Variola og Variocella*. In *Hospital Tidende*, 1872. — Makuna. *The Diagnosis of Variola from Varicella vera*. In *the Lancet*, 1879. — Nicolaï. *Beobachtungen über Varicellen und Variolen*. Leipzig, 1868. — Pinel et Bricheteau. *Dict. en 60 vol.*, 1821. — Picot. Art. Varicelle. In *Dict. de médecine et de chirurgie pratiques*, 1885. — Picot et Despine. *Traité pratique des maladies de l'enfance*, 1877. — Razes. *De variolis et morbillis*, c. v. — Rivière. *Opera medica universa*, XVII, 1660. — Rilliet et Barthez. *Traité des maladies de l'enfance*, 2e éd., 1852. — Ring. *A Case of Confluent Chicken Pox Illustrated by a coloured Engraving*. In *Medical and Physical Journal*, 1805. — Rachel. *Arch. für Pœdiatrie*, April, 1886. — Rogivue. *Revue médicale de la Suisse romande*, 1882. — Ramsay. *High Temperature in Varicella*. In *British Med. Journal*, 1871. — Rodet. *De la non-identité d'origine de la variole et de la varioloïde*. In *Annales de dermatologie*, 1873. — Roilet et Chambard. Art. Syphilides. In *Dictionn. encyclopédique des sciences médicales*. — Rollet. *Traité des maladies vénériennes*, 1866. — Sennert. *Médic. pract. sil.*, IV, Cap. xii, 1632, 1649. — Sharkey. *A Case in Proof of the non Identity of Varioles and Varicelles*. In *the Lancet*, II, 1877. — Senator. *Ueber das Verhältniss der Variocella zur Variola*. In *Jahrb. f. Kinderheilkunde*, 1874. — Thompson. *An Account of the Varioloid Epidemy*. In *Edinb. Med. Surg. Journ.*, XIV, London, 1820. — Trousseau. *Clinique de l'Hôtel-Dieu*. Ed. Peter, t. I. — Tordeus. *De la Varicelle*. Bruxelles, 1877. — Tschamer. *Arch. für Kinderheilkunde*, II, 1881. — Steiner. *Zur Inoculation der Varicellen*. In *Wiener med. Wochenschrift*, 1874. — Thomas. *Archiv für Dermatologie und Syphiligraphie*, 1869. *Ziemssen Handbuch der speciellen Pathologie und Therapie*, II, 2. Aufl. — Du même. *Die Specificität der Varicellen*. In *Arch. der Heilkunde*, 1867. — Du même. *Einige Bemerkungen und Beobachtungen über Varicellen*. In *Memorabilien*, 1870. — Torp-Porter. *The Conclusion of Varicella and Variola*. In *Medical Press and Circular*, 1872. — Werlhof. Cité par J. Frank. — Vidus Vidius. *Ars modernæ medicinæ*, t. II, cap. vi, 1596. — Vogel. *Prælectiones de cognoscendis corporis humani affectibus*, t. I. Gœttingæ, 1772. — Van Swieten. *Commentaires*. — Valentin. Voy. Desoteux et Valentin. — Weise. *Dissertatio des varicelles*. Berolini, 1822. — Willan. *Treatise of Vaccine Inoculation*. London, 1806. — West. *Leçons sur les maladies des enfants*, trad. française, 1875. — Valentin. *Journal de Sédillot*, t. XIII. — Wolff. *Variola, variolois, varicella*. In *Deutsche Klinik*, 1869. E. C.

VARICES. On donne ce nom à la dilatation permanente des veines. Cette affection a été également décrite sous le nom de *phlébectasie* par Alibert et par Briquet.

Historique. Les varices ont été connues de tout temps et ont appelé l'attention des chirurgiens à toutes les époques. Celse les décrit et indique les opérations variées auxquelles on les soumettait à Rome au commencement de l'ère chrétienne. Guy de Chauliac, Ambroise Paré, les ont mentionnées à leur tour, sans en enrichir notablement l'histoire. C'est Jean-Louis Petit qui les a étudiées le premier d'une façon à la fois scientifique et pratique, et il faut arriver à la période contemporaine pour trouver des travaux plus précis et plus détaillés. Il faut citer en premier lieu la thèse de P. Briquet soutenue en 1824 et reproduite dans les *Archives générales de médecine*. C'est une œuvre complète et que l'on consulte encore avec fruit aujourd'hui; puis viennent, dans l'ordre chronologique, les mémoires de Davat, d'A. Bonnet, d'Auguste Bérard, exclusivement consacrés au traitement; puis la thèse de concours pour la chaire de clinique chirurgicale soutenue en 1842 par Laugier.

Jusqu'alors on ne s'était occupé que des varices affectant les veines superficielles; on ne semblait pas soupçonner que les veines profondes pussent en être atteintes également, lorsque en 1835, dans sa thèse de concours pour l'agrégation en anatomie, Huguier montra les communications nombreuses qui unissent au membre inférieur le plan profond et le plan superficiel, et fit remarquer que ses anastomoses exposent à la récidive, lorsqu'on tente la cure radicale des varices. Plus tard le professeur Verneuil établit, à l'aide de preuves irréfutables empruntées à la clinique et à l'anatomie pathologique, que les veines profondes sont aussi souvent affectées de varices que les veines superficielles et que, dans la majorité des cas, c'est par elles que l'affection débute. Depuis cette époque, M. Cornil a fait connaître l'histologie pathologique de ces altérations; MM. Lesguillon, Cazin et Budin, les ont étudiées chez les femmes enceintes, et leur traitement a été l'objet d'une foule de travaux dont nous rendrons compte en temps utile.

ANATOMIE PATHOLOGIQUE. Avant les publications d'Andral et de Briquet, on croyait que les parois veineuses affaiblies se laissaient distendre par le sang et qu'elles étaient toujours amincies; on sait aujourd'hui que dans beaucoup de cas les tuniques veineuses ont conservé leur épaisseur, que souvent même elles sont épaissies. On a été ainsi conduit à admettre trois degrés dans l'évolution de la maladie.

Dans le premier, le seul fait anormal est la dilatation du vaisseau; les parois ont conservé leur structure normale et, si les causes qui ont produit l'augmentation de calibre viennent à cesser, celle-ci disparaît avec elle. C'est ce qui se produit lorsqu'on extirpe une tumeur qui comprimait un tronc veineux et entretenait la dilatation de la partie sous-jacente; c'est ce qui arrive fréquemment aux varices causées par la grossesse, lorsque l'accouchement a eu lieu.

Dans le second degré, il y a dilatation uniforme avec épaississement des parois; l'hypertrophie porte à la fois sur la longueur et sur l'épaisseur et détermine l'allongement du vaisseau. Alors il s'infléchit, se replie sur lui-même, devient tortueux, et c'est ainsi que se forment ces pelotons variqueux que J.-L. Petit comparait aux circonvolutions intestinales.

Lorsqu'on pratique la section d'une veine ainsi transformée, elle reste béante comme une artère et on aperçoit à sa surface intérieure des rides très-régulières. Ces saillies sont dues à l'hypertrophie de la tunique moyenne dont les fibres longitudinales ont augmenté de volume et sont devenues plus apparentes. La tunique interne est le plus souvent intacte; parfois cependant on la trouve épaissie ou ramollie et friable.

Le troisième degré est caractérisé par la dilatation inégale du vaisseau dont les parois sont amincies sur certains points et épaissies sur d'autres. Il en résulte des renflements partiels, ampullaires ou fusiformes, qui ressemblent à des anévrysmes veineux. Ces petites tumeurs formées sur un des côtés du vaisseau, aux endroits où la paroi est amincie, refoulent le tissu cellulaire et la peau qui cèdent et forment des poches arrondies de dimensions variables. C'est presque exclusivement sur les branches de la saphène interne qu'on observe cette disposition, qui a été bien décrite par Hodgson et par Bonnet.

Lorsqu'on examine l'intérieur d'une veine atteinte de varice, on trouve parfois les valvules à l'état normal, mais le plus souvent elles ont subi des modifications qui les mettent dans l'impossibilité de remplir leur office. Elles se sont allongées, renversées, et parfois il n'en reste plus que le bord valvulaire proéminant à l'intérieur, sous forme d'une petite bride transversale.

Le sang contenu dans le vaisseau est parfois liquide et noir comme le sang veineux ordinaire, mais il est souvent coagulé et, quand l'altération est ancienne, le caillot décoloré offre l'aspect grisâtre des pseudo-membranes. Dans d'autres circonstances, il est dur, remplit complétement la veine et la transforme en un cordon de consistance fibreuse, très-appréciable par le toucher, lorsque les parties pér.phériques sont intactes. Dans quelques cas il est assez long pour ressembler à un entozoaire et dans d'autres il s'incruste de sels calcaires et constitue une variété de phlébolithes. Lorsque le caillot n'adhère pas aux parois, il ne s'oppose pas complétement au cours du sang, mais il l'entrave toujours assez pour en déterminer la stagnation et, quand plusieurs veines ainsi altérées sont réunies dans un petit espace, elles forment des pelotons remplis de sang comme des éponges. Parfois ces dilatations ampullaires cessent de communiquer avec le vaisseau dont elles dépendent et forment alors de véritables kystes sanguins ou séro-sanguins.

Les tissus ambiants ne tardent pas à participer aux altérations subies par les veines. A peu près nulles lorsque les varices sont au premier degré, ces lésions se prononcent d'autant plus que la maladie est plus avancée. Le tissu cellulaire périphérique s'indure, devient de plus en plus adhérent au vaisseau et contribue à le maintenir béant, lorsqu'on le coupe en travers. La peau elle-même se modifie; elle devient lisse, sèche, se dépouille de ses poils et se couvre de petites squames furfuracées. Parfois elle noircit; plus fréquemment elle prend une teinte érythémateuse. A un état plus avancé il s'y produit des poussées eczémateuses qui sont souvent le point de départ d'ulcères variqueux.

Les muscles dont les veines sont atteintes de varices présentent un aspect caractéristique. Ils deviennent noirâtres et semblables à des éponges pleines de sang veineux. C'est principalement au mollet que ces altérations se produisent. Les nerfs, comme l'a montré le docteur Quenu, sont en proie à des troubles trophiques dus à la pression qu'exercent sur eux leurs veinules dilatées; leur volume est parfois doublé. Les os au contraire restent intacts. Lorsqu'on suit du doigt une veine variqueuse reposant sur un os, il semblerait qu'elle s'y est creusé un canal, mais c'est une illusion due à la tuméfaction des tissus ambiants, indurés, qui résistent, tandis que la veine encore perméable se laisse déprimer.

L'histologie pathologique des varices a été bien étudiée par M. Cornil dans un mémoire publié en 1872. Il a montré qu'elles ne sont que la manifestation d'une phlébite chronique, dont la lésion fondamentale consiste dans une hypertrophie très-accusée de la tunique moyenne, avec multiplication des éléments musculaires et néoformation du tissu fibreux. La tunique interne, dit-il, n'est pas sensiblement modifiée : au-dessous d'elle, on trouve un réseau élastique dont les mailles sont comblées par de larges faisceaux de tissu conjonctif, dont la direction est parallèle à l'axe du vaisseau. Ce sont eux qui déterminent les saillies longitudinales que l'on voit à l'œil nu sur la face interne de la veine. Les faisceaux musculaires leur succèdent; ils ont presque toujours une direction transversale et croisent à angle droit les faisceaux longitudinaux. Ils sont habituellement séparés les uns des autres par un tissu conjonctif, de telle sorte que celui-ci se poursuit sans interruption depuis la tunique interne jusqu'à l'externe. Entre ces faisceaux connectifs on trouve souvent des granulations de pigment sanguin, ce qui prouve que des globules rouges se sont infiltrés dans la paroi veineuse; la tunique moyenne ainsi modifiée a parfois décuplé d'épaisseur. La dilatation porte non-seulement sur le tronc de la veine, mais aussi sur toutes les veinules et sur leurs *vasa vasorum*. Lorsque ces derniers sont très-dilatés, très-flexueux, et qu'ils font corps avec la veine principale, ce sont eux qui donnent à certaines tumeurs variqueuses l'aspect d'un tissu caverneux.

Lorsqu'il existe des dilatations ampullaires sur le trajet des veines élargies, la paroi est amincie à leur niveau et présente des modifications analogues à celles des parois artérielles dans les poches anévrysmales. La tunique musculaire a disparu presque complétement; il n'en reste plus que des îlots et les deux tuniques interne et externe forment à elles seules la paroi de la veine dilatée. Les nodosités calcaires qu'on rencontre parfois dans ces dilatations se sont primitivement développées dans la portion fibreuse de la tunique moyenne; on les rencontre aussi au point d'implantation des valvules, et alors elles sont situées sous la tunique interne. Ces concrétions sont généralement constituées par des phosphates, du sulfate de chaux et de la matière protéique.

M. Quenu, qui a plus particulièrement porté son attention sur les nerfs des membres atteints d'ulcères variqueux, en attribue également les altérations à une névrite interstitielle, chronique et habituellement périfasciculaire. Il a toujours vu la sclérose se manifester d'abord le long des vaisseaux veineux et s'accompagner de leur dilatation variqueuse. Parfois la lésion se borne à une simple dilatation des vaisseaux avec hypertrophie peu prononcée du tissu périfasciculaire, mais parfois elle va jusqu'à l'étouffement du tissu nerveux par une sclérose à la fois extra et intra-fasciculaire avec formation dans l'épaisseur du cordon d'un véritable tissu caverneux.

Les artères présentent, comme les veines et comme les nerfs, les caractères de l'inflammation chronique, et l'endartérite s'accompagne de l'infiltration calcaire des parois.

La peau est envahie par une sclérose dermique très-prononcée; les papilles sont elles-mêmes transformées en tissu fibreux; les glandes sébacées et sudoripares ont parfois disparu avec les poils, et souvent à côté de ces lésions atrophiques on trouve les signes d'un processus inflammatoire caractérisé par des amas de cellules embryonnaires et de leucocytes, surtout dans les papilles. La couche cornée de l'épiderme a souvent augmenté d'épaisseur. Ces altérations, hâtons-nous de le dire, ne s'observent, à un état aussi avancé, qu'au voisinage des ulcères, où M. Quenu les a surtout étudiées.

Les muscles sont altérés dans tous leurs éléments. Leurs faisceaux primitifs et leur tissu conjonctif sont atteints de sclérose chronique interstitielle, avec infiltration graisseuse et dégénérescence granulo-graisseuse.

Les altérations pathologiques qui précèdent s'observent dans les veines profondes, comme dans les plans superficiels. M. Verneuil, nous l'avons déjà dit, a mis ce fait hors de doute; il a même démontré que la maladie débutait par le réseau profond, que celui-ci pouvait être atteint, en l'absence de toute dilatation des veines sous-cutanées, tandis que celles-ci n'étaient jamais affectées de varices sans que les autres le fussent également. C'est surtout aux jambes que cette relation s'observe et elle s'explique par les anastomoses sans nombre qui unissent les deux plans de vaisseaux. C'est du reste le siége de prédilection de la maladie qui nous occupe. La saphène interne et ses branches marchent en tête, dans l'ordre de fréquence; il est très-rare que la saphène externe soit prise isolément. Parmi les veines profondes, la dilatation n'affecte que rarement les veines plantaires, la poplitée, la fémorale, et presque jamais les tibiales antérieures; elle est très-fréquente, au contraire, dans les péronières et les tibiales postérieures; mais ce sont les veines des muscles du mollet qui en sont toujours affectées de préférence. C'est par elles que débute habituellement la maladie et elle se propage aux vaisseaux profonds, comme au plan superficiel, à la faveur des communications nombreuses qui unissent entre elles toutes les veines de cette région.

Les varices des membres supérieurs sont beaucoup plus rares ; elles sont le plus souvent congénitales et constituent de véritables anomalies. On ne peut guère considérer autrement les faits cités par M. Schwartz, d'après Baïardi (de Pavie), Girod et Petit, et où il est question de jeunes enfants portant au pli du coude et au bras des varices volumineuses. Le cas du malade que J.-L. Petit saignait, en plongeant la lancette dans une tumeur variqueuse du pli du bras appartenait à la même catégorie.

Après les varices des membres inférieurs les plus fréquentes sont celles de l'anus et du rectum, qui portent le nom d'*hémorrhoïdes*, et celles du cordon des vaisseaux spermatiques, qu'on désigne sous celui de *varicocèle*. Ces maladies ont été l'objet d'articles spéciaux dans le courant de cet ouvrage.

Les varices des organes génitaux sont plus rares. Elles s'observent en général sur les femmes qui ont eu plusieurs enfants et peuvent siéger sur la vulve et le vagin, sur le col de l'utérus et dans l'épaisseur des ligaments larges. On en rencontre aussi dans les parties profondes de l'urèthre et au col de la vessie, principalement chez les vieillards du sexe masculin, et sur les deux sexes dans l'épaisseur des parois abdominales, ainsi que Marc-Aurèle Severin et Boyer en ont rapporté chacun un exemple.

Les gros troncs veineux n'en sont pas toujours exempts et, quand la maladie a son siège près du cœur, elle s'accompagne de pulsations qui peuvent la faire prendre pour un anévrysme. Morgagni a signalé le fait pour les veines jugulaires, et il rapporte un cas où la veine azygos était tellement dilatée qu'on aurait pu la comparer au tronc même de la veine cave. Le malade mourut subitement de la rupture de cette veine dans le côté droit de la poitrine. C'est ce qui arriva également dans un cas de varice de la veine sous-clavière cité par Portal, et dans un fait que Cline racontait à sa clinique et où il était question d'une femme qui portait au cou une tumeur pulsatile formée par la jugulaire interne. Celle-ci représentait une sorte de sac qui offrait à sa partie postérieure un sillon pour loger l'artère carotide primitive. Cette tumeur finit par s'ouvrir comme les précédentes, et par donner lieu a une hémorrhagie mortelle.

Les varices de la face et du crâne sont rares, car on ne peut pas donner ce nom à la dilatation des capillaires de la conjonctive qu'on observe souvent chez les vieillards et à celles des veines superficielles du nez qui sont l'attribut des ivrognes.

Signalons enfin les varices sous-muqueuses qu'on observe parfois dans la bouche, l'œsophage et l'estomac, ainsi qu'au col de la vessie.

Étiologie. Les varices sont au nombre des infirmités qui s'observent le plus fréquemment. Elles sont rares dans l'enfance ; les quelques cas de varices congénitales qu'on observe de loin en loin ne sont en effet que des anomalies. Elles commencent à se manifester dans la jeunesse, on en rencontre assez fréquemment chez les conscrits et, lorsqu'elles sont volumineuses, elles constituent un cas d'exemption du service militaire. C'est de trente à quarante ans qu'elles se déclarent de préférence et elles vont en augmentant de fréquence, ainsi que de volume, avec les années.

Les hommes y sont plus sujets que les femmes. Cela tient surtout aux professions pénibles et fatigantes qu'ils exercent ; mais les femmes sont exposées à une cause de varices qui compense un peu la différence qu'établissent, entre les deux sexes, les conditions habituelles de l'existence. Cette cause est la grossesse. Lesguillon a trouvé, dans ses recherches, qu'un vingtième des femmes enceintes était atteint de varices. C'est aussi la proposition admise par M. Cazin. D'après M. Budin, la proportion serait beaucoup plus forte, elle irait jusqu'au tiers. Il est évident que cette différence d'appréciation tient à ce que ce dernier a considéré comme atteintes de varices des femmes qui ne présentaient que de très-légères dilatations veineuses, tandis que les autres les ont exclues de leurs calculs. Une statistique rigoureuse est difficile à établir en pareille matière, mais les chiffres précédents prouvent du moins l'extrême fréquence de l'affection qui nous occupe. Les varices des jambes s'observent à partir de la première grossesse et vont en augmentant pendant le cours de celles qui suivent. D'après les calculs de M. Budin, le nombre des multipares atteintes de varices est double de celui des primipares qui en sont affectées. La direction de l'utérus est sans influence sur leur production.

La constitution des sujets influe sur le degré de fréquence de cette infirmité. Les auteurs du *Compendium de chirurgie* pensent que les sujets bilieux, maigres, à peau sèche, y sont plus disposés que les individus lymphatiques à peau blanche et molle. Cette règle comporte de nombreuses exceptions. L'influence de certaines diathèses est incontestable; les arthritiques et les herpétiques sont très-sujets aux varices; enfin il existe chez quelques personnes une sorte d'atonie du système veineux qui ne s'explique pas et qui les prédispose à cette infirmité. La prédilection qu'elle affecte pour quelques réseaux veineux en particulier est la conséquence de certaines dispositions anatomiques qui font obstacle au retour du sang noir. C'est ainsi que les veines des membres inférieurs rencontrent sur leur passage des anneaux aponévrotiques ou musculaires qui entravent le courant sanguin. Tel est l'anneau fibreux que traverse la saphène interne avant de se jeter dans la veine fémorale, celui que les veines profondes de la jambe franchissent en passant sous le soléaire, et celui que la saphène externe rencontre au creux du jarret. Il est des veines qui forment un coude avant de se jeter dans le gros tronc auquel elles aboutissent; il en est d'autres qui s'y terminent à angle droit. Toutes ces dispositions anatomiques gênent la circulation veineuse, et, comme aux membres inférieurs l'action de la pesanteur vient s'y joindre, on s'explique la plus grande fréquence des varices dans cette région.

La pesanteur est en effet la cause prépondérante de la production des varices, bien qu'on ait soutenu le contraire. Elles sont beaucoup plus fréquentes chez les personnes que leur profession force à se tenir constamment debout que chez celles qui travaillent assises. Les soldats qui font de longues marches et se livrent à des exercices fatigants dans la position verticale sont très-souvent atteints de cette infirmité. Les médecins militaires sont tous les jours à même de le constater. Les laquais, les débardeurs, les portefaix, les imprimeurs, les marchands ambulants, les garçons de café, les ouvriers des ports, sont dans le même cas, et, lorsque les métiers qui nécessitent la position debout exposent en même temps les jambes à une forte chaleur, comme ceux de cuisinier, de verrier, il y a là une double cause d'appel et de stagnation du sang dans les veines des extrémités inférieures. Briquet n'admet pas que la pesanteur ait autant d'influence que nous venons de le dire sur la production des varices. Il s'appuie sur la présence des valvules qui interrompent la colonne sanguine d'espace en espace et sur ce fait que les varices ne commencent pas toujours par la partie inférieure des membres, ainsi que cela devrait être, si la pesanteur en était l'unique cause. Il est évident que, sans la présence des valvules, on ne comprendrait pas la possibilité du retour du sang veineux, à moins d'admettre dans les tuniques des vaisseaux à sang noir une force de résistance et une puissance contractile énormes, puisqu'elles auraient à lutter contre le poids d'une colonne sanguine mesurant toute la longueur du membre. Il est clair également que les veines soumises partout à la même force de dilatation cèdent dans les points où elles sont le plus faibles, mais il est inutile d'avoir recours au raisonnement en présence de l'évidence des faits. Il suffit de mettre un membre variqueux dans un plan horizontal ou mieux d'élever le pied au-dessus du niveau du bassin, pour voir les varices s'affaisser à l'instant même, alors, bien entendu, qu'elles ne sont encore qu'à l'état de dilatation sans altération de texture, et chez un grand nombre de sujets elles se maintiennent à ce degré pendant toute la vie. L'action des valvules s'exerce encore à cette période de la maladie et facilite l'ascension de la colonne sanguine, mais, lorsqu'elles sont devenues insuffisantes, par suite des altérations qu'elles ont subies, elles ne présentent plus aucun obstacle à l'action de la pesanteur. Dans des conditions absolument normales, celle-ci ne suffirait pas à elle seule pour déterminer la production des varices, puisqu'elle existe chez tout le monde, et que le plus grand nombre échappe à cette infirmité, mais elle favorise l'action de toutes les autres et l'aggrave dans tous les cas.

Jusqu'ici nous n'avons parlé que des influences qui prédisposent à contracter des varices; il nous reste à énumérer les causes qui les produisent d'une manière directe et presque fatale. Ce sont toutes celles qui opposent au retour du sang veineux un obstacle permanent ou accidentel. Parmi ces dernières la grossesse marche au premier rang. Lorsqu'elle est avancée, le développement considérable de l'utérus, la compression qu'il exerce sur les gros troncs veineux intra-abdominaux, expliquent surabondamment la dilatation des veines des membres inférieurs, mais on comprend plus difficilement les cas dans lesquels les varices se montrent dès le commencement de la gestation. On a invoqué, pour expliquer ce fait, la suractivité de la circulation et la tension vasculaire qui se produisent dans la matrice aussitôt après la conception et qui vont en augmentant jusqu'à la parturition. Le fait est que le développement de l'utérus dans le petit bassin, aussitôt qu'il se produit, doit gêner la circulation dans les troncs veineux du voisinage. C'est par suite d'une mécanisme analogue que la constipation habituelle produit les hémorrhoïdes, et on a vu, à l'occasion du varicocèle, que les causes mécaniques avaient aussi leur part dans sa production.

C'est au même ordre de faits que se rapportent les compressions produites par les tumeurs développées sur le trajet des troncs veineux, les oblitérations partielles résultant de phlébites adhésives.

Il est enfin une dernière cause de varices beaucoup plus commune et plus efficace: ce sont les jarretières trop serrées. Chez les femmes âgées et un peu grasses, la constriction qu'elles déterminent produit à la longue un sillon qui ne s'efface pas complétement la nuit et au-dessous duquel les veines de la jambe sont manifestement dilatées. Nous ne serions pas éloigné de penser que cette habitude vicieuse a presque autant d'influence que la grossesse sur la fréquence des varices dans le sexe féminin.

SYMPTOMATOLOGIE. Les varices se présentent sous la forme de cordons noueux, mollasses, bleuâtres, quelquefois droits, mais plus souvent flexueux, mobiles et donnant au toucher la sensation de vers qu'on ferait mouvoir sous la peau. Elles s'annoncent toujours par la dilatation des veines superficielles, bien que les troncs profonds soient, comme nous l'avons dit, atteints en même temps. Lorsque c'est par ces derniers que la maladie débute, les troubles qu'elle détermine sont rarement assez prononcés pour attirer l'attention du malade et pour le décider à consulter un chirurgien. Ce ne sont pas toujours les grosses veines superficielles qui sont intéressées les premières ; ce sont parfois les vaisseaux d'un plus petit calibre qui se dilatent et apparaissent d'abord, sous forme de varicosités, d'étoiles bleuâtres, ou bien encore de taches pigmentaires. Ces différents degrés d'une seule maladie s'observent souvent sur le même sujet et parfois sur le même membre.

Les varices s'arrêtent rarement à ce premier degré. En général, la dilatation et l'allongement de la veine vont croissant; les flexuosités se dessinent, les varices s'accolent et forment ces paquets plexiformes qu'on a comparés à des circonvolutions intestinales en miniature. Lorsqu'il s'agit de varicosités, de dilatations des capillaires veineux, la peau s'altère plus rapidement et les complications surviennent plus vite.

Les varices sont plus grosses, plus tendues pendant la marche et la station verticale. Elles disparaissent au contraire, ou du moins diminuent considérablement de volume, quand le malade garde la position horizontale; elles s'affaissent presque immédiatement lorsqu'il élève le pied en l'air. Elles sont plus apparentes à l'époque des chaleurs de l'été que pendant l'hiver et il suffit, pour les rendre turgescentes, de tremper les pieds dans l'eau chaude ou d'exercer une compression sur le gros tronc veineux d'où elles dépendent. La pression directe au contraire les fait disparaître pour un moment; il en est de même des varicosités, des taches bleuâtres formées par la dilatation des capillaires veineux. Elles cèdent sous la pression du doigt, pour reparaître immédiatement après.

A cette période les troubles fonctionnels sont insignifiants; le tégument n'a pas encore subi de changement notable; il conserve sa coloration, en dehors des lignes bleuâtres qui dessinent le trajet des rameaux sanguins dilatés; il glisse facilement sur les parties sous-jacentes et ne présente pas d'élévation de température; le malade ne ressent pas de douleur. Il est même surprenant de voir combien peu ces paquets variqueux causent de gêne; c'est à peine si les gens qui en sont porteurs accusent un peu de pesanteur du membre, après une station prolongée et une fatigue plus prompte pendant la marche. Ces phénomènes disparaissent par le repos et par la position horizontale, pour reparaître peu à peu lorsque le malade reprend ses occupations.

Lorsque la maladie suit son cours, les renflements variqueux se prononcent davantage et arrivent à former de véritables tumeurs dont le volume varie de la grosseur d'une noisette à celui d'un œuf. Elles sont molles, fluctuantes, diminuent dans la position horizontale, se tendent pendant la marche, disparaissent par la pression et donnent alors au doigt la sensation d'une excavation recouverte par une peau flasque et mince. Lorsque ces paquets variqueux sont situés près de la racine du membre, ils se gonflent et se tendent sous l'influence des efforts de la toux et présentent parfois une sorte d'ondulation qui se propage aux renflements inférieurs. Dans certains cas très-rares, on y constate des pulsations et une sorte de frémissement isochrone au pouls. Ces mouvements leur sont communiqués par quelque grosse artère sous-jacente.

Nous n'avons indiqué jusqu'ici que les symptômes propres aux varices superficielles des membres inférieurs; ceux qui dénotent la présence de varices profondes sont plus obscurs et moins faciles à constater; M. Verneuil les a décrits avec son talent habituel. Ils ne consistent en réalité que dans l'exagération des troubles fonctionnels que nous avons signalés précédemment, coïncidant avec l'absence de dilatations veineuses apparentes. La fatigue dans la marche survient beaucoup plus promptement et force souvent les malades à s'arrêter. Le membre leur paraît lourd, comme s'il était de plomb, après une course de quelques instants ou quelques heures de station verticale ; enfin le mollet devient le siége de douleurs analognes à des crampes et d'un engourdissement accompagné de picotements, de fourmillements très-incommodes. Le membre, dans ce cas, a de la peine à supporter le poids du corps. Ces douleurs ne sont pas fulgurantes comme celles qui caractérisent le début de l'ataxie lomotrice, brûlantes et pulsatives comme celles du phlegmon et de la phlébite, rapides et subites comme dans les névralgies : elles sont tensives, gravatives, s'accompagnent d'un état d'angoisse qui détermine chez le malade un besoin irrésistible de s'allonger et d'élever les pieds en l'air, pour permettre à ses jambes de se dégorger et au sang qui les remplit de rentrer dans la circulation générale.

La douleur est en général bornée à la partie postérieure de la jambe ; elle a son maximum au niveau du mollet ou du bord inférieur du soléaire ; elle est profonde et mal circonscrite. Quelques sujets accusent des douleurs analogues dans la plante du pied. Il est probable qu'elles tiennent à des varices profondes de cette région.

La sensation de pesanteur, la douleur, les fourmillements, se dissipent lorsque le malade se couche, mais il faut quelquefois plusieurs heures pour qu'elles passent complétement. On peut les éviter en gardant le repos, mais elles reparaissent à la moindre fatigue. La station prolongée les fait naître plus vite que la marche sur un terrain horizontal, mais, quand la progression s'opère sur un sol inégal et montueux, le malade est bientôt forcé de s'arrêter.

Les douleurs occasionnées par les varices profondes sont plus vives en été qu'en hiver. La chaleur les exaspère par la congestion qu'elle détermine.

Il est difficile, chez les sujets dont toutes les veines sont variqueuses, de faire la part des phénomènes causés par la dilatation des vaisseaux profonds et celle des symptômes dus à l'altération des réseaux superficiels, toutefois il est vraisemblable que la gêne et la douleur tiennent à la tension des gros troncs veineux situés au centre du membre et à la compression qu'ils subissent. Ce qui porte à le croire, c'est qu'il n'est pas rare de voir des gens qui sont à peine incommodés par de grosses varices superficielles et d'autres qui souffrent cruellement, sans présenter de dilatations apparentes, et on ne peut pas mettre ces différences sur le compte de la sensibilité individuelle, car on les constate quelquefois chez le même individu.

Le professeur Verneuil pense que ces phénomènes sont dus à la pression exercée sur les troncs nerveux par les veines variqueuses. Il a eu l'occasion de constater le fait dans le cours de ses dissections, et il attribue les phénomènes douloureux à la compression exercée sur les rameaux sensitifs intermusculaires et les sensations d'engourdissement, de fatigue, à celle que subissent les filets moteurs. Quenu, de son côté, pense, comme nous l'avons dit, que ces troubles de la sensibilité sont plutôt dus à la sclérose qui envahit les nerfs eux-mêmes, sous l'influence de l'état variqueux de leurs propres vaisseaux et de la compression qui en résulte, que par le fait de la déviation et de la gêne que peuvent leur faire subir la dilatation des grosses veines adjacentes.

Les phénomènes subjectifs que nous venons de décrire ne sont pas les seuls que produisent les varices profondes et qui permettent de les diagnostiquer. En palpant ces membres qui paraissent si pesants, après une marche un peu prolongée, le chirurgien constate un empâtement profond parfois accompagné d'un peu d'œdème des malléoles, une dureté insolite du mollet qui a augmenté de volume. Il suffit de faire coucher le malade pour que tout cela se dissipe peu à peu et, après un repos suffisant, lorsque le mollet est devenu mou, on sent parfois dans sa profondeur des cordons durs ou une masse de consistance spongieuse, avec des indurations et des nodosités. L'existence de plaques pigmentées, de taches bleuâtres sur la peau de la jambe, au-dessus des malléoles, la présence de veinosités disséminées çà et là, sont encore des signes d'une certaine valeur, au point de vue du diagnostic des varices profondes, et l'on signale également les éruptions et les furoncles comme étant assez fréquents, même en l'absence de toute dilatation veineuse superficielle.

Tout ce qui précède se rapporte aux varices des membres inférieurs, les plus communes de toutes. Celles des membres thoraciques n'offrent pas de caractères particuliers. Rarement symétriques, elles sont le plus souvent unilatérales et généralement elles affectent le système veineux du membre tout entier. Celui-ci présente les mêmes phénomènes d'engourdissement et de pesanteur que les jambes atteintes de varices profondes et ces symptômes se dissipent aussitôt qu'on lève les bras en l'air. Dans un cas observé par M. Rédard, la température était inférieure de 1 à 2 degrés à celle du côté opposé, et M. Ch. Richet constata de l'hyperesthésie à la douleur et un peu moins de sensibilité à l'électricité du côté malade.

Les varices des veines viscérales, celles des gros troncs du cou, ont été si rarement observées qu'on ne saurait en tracer une description générale. Il faudrait reproduire l'observation de chaque cas en particulier. Quant aux *hémorrhoïdes* et au *varicocèle*, ils ont été l'objet d'articles spéciaux, ainsi que nous l'avons déjà dit.

Les varices des femmes enceintes présentent les mêmes caractères que celles qu'on observe chez l'homme. Elles augmentent à mesure que la grossesse avance et deviennent de plus en plus volumineuses et plus tendues à chaque grossesse nouvelle. Lorsqu'elles s'arrêtent à la première période, elles disparaissent peu à peu après l'accouchement et, quand le fœtus vient à mourir dans le sein de sa mère, celle-ci voit ses varices décroître peu à peu sans cependant s'effacer complétement. C'est du moins ce que M. Rivet a observé sur deux femmes dont il a donné l'observation dans les *Archives de tocologie*. Pendant l'accouchement, les varices des membres inférieurs deviennent turgescentes au moment des efforts; il en est de même de celles de la vulve.

DIAGNOSTIC. Il n'est pas difficile de reconnaître les varices superficielles; c'est une infirmité qui saute aux yeux et le diagnostic est posé par les malades eux-mêmes. Il n'en est pas ainsi des varices profondes. Elles ont été longtemps méconnues et on n'a guère, pour les reconnaître, que des signes rationnels : la pesanteur de la jambe, l'engourdissement, les fourmillements dont nous avons parlé et, dans quelques cas, l'augmentation de volume et la dureté du membre jointe à l'œdème périmalléolaire. Toutefois, la disparition de tous ces phénomènes par le séjour au lit et leur réapparition pendant la marche, le soulagement produit par de douces pressions exercées de bas en haut et par l'application d'un bas élastique, suffiront presque toujours pour faire reconnaître cette maladie et pour empêcher de la confondre avec une sciatique, avec une névralgie, un rhumatisme musculaire, et encore moins avec les douleurs ostéoscopes qui s'exaspèrent pendant la nuit, au lieu de disparaître par le décubitus dorsal.

Si les varices sont faciles à reconnaître, les tumeurs variqueuses peuvent donner lieu à des erreurs de diagnostic. C'est ainsi qu'on peut confondre avec une hernie crurale celle que la saphène forme parfois à son embouchure dans la veine fémorale. Le siége est le même. Toutes deux sont molles, arrondies, indolentes et réductibles, mais l'affaissement que subissent les dilatations variqueuses dans la position horizontale ne ressemble pas à la réduction spontanée d'une hernie; mais, en même temps que la varice de la région crurale, il en existe d'autres tout le long du membre et celles-là se gonflent, comme la tumeur elle-même, pendant les efforts et pendant la marche. Enfin cette tumeur durcit et se tend, lorsque l'on comprime au-dessus d'elle le tronc de la fémorale. Une pareille méprise paraît difficile à commettre; toutefois on en cite trois ou quatre exemples et cela suffit pour qu'on se mette en garde contre elle.

On pourrait également confondre une varice pulsatile de la saphène interne avec un anévrysme de la fémorale. Le cas a été prévu par les auteurs, mais il ne s'est jamais présenté dans la pratique; du moins nous n'en connaissons pas d'exemple.

Marche et pronostic. La marche de cette maladie est extrêmement variable, suivant la constitution, la profession et la position sociale du sujet, parce qu'elle est subordonnée aux soins qu'il prend de sa personne.

Chez les gens du monde, soucieux de leur santé, il n'est pas rare de voir les varices s'arrêter au premier degré, et rester à l'état *varicoïde*, suivant l'expression de Malgaigne. Elles peuvent dans ce cas persister pendant toute la vie, sans causer de troubles notables, ou même disparaître, si la cause qui les a provoquées a pu être écartée; mais le plus souvent et plus particulièrement dans les classes inférieures, où les gens atteints de cette infirmité ne peuvent pas suspendre leurs occupations fatigantes ni renoncer à leur métier, la dilatation simple est promptement remplacée par l'altération des tuniques avec toutes leurs conséquences.

Les varices non contenues augmentent rapidement. Elles forment des tumeurs volumineuses qui déforment les membres, et leur donnent un aspect repoussant. On en a vu du volume du poing. Elles donnent alors au toucher la sensation d'un paquet de cordes qu'on ferait mouvoir sous les doigts. Les plus volumineuses ont été vues à l'hypogastre. Marc-Aurèle Séverin cite un cas dans lequel le bas-ventre ressemblait à une tête de Méduse. Lorsque la maladie siége aux membres inférieurs, et surtout à la région sus-malléolaire, la peau ne tarde pas à s'épaissir et à devenir adhérente; elle brunit, prend une teinte violacée, livide, et le bas de la jambe semble envahi par une sorte d'éléphantiasis. Alors, sous l'influence d'une cause d'irritation quelconque, on voit survenir une rougeur érythémateuse; la peau devient luisante, tendue; parfois elle est envahie par l'eczéma et alors les ulcères ne tardent pas à se produire. En général, ce ne sont pas les grosses veines variqueuses serpentant sur le mollet et sur la partie supérieure de la jambe qui y donnent lieu, ce sont les varices capillaires qui existent dans la peau même, et c'est surtout au-dessus des malléoles et sur celles-ci qu'on les voit apparaître. Les troubles fonctionnels augmentent en même temps. Le membre devient lourd, engourdi, douloureux, et le malade a de la peine à supporter la moindre fatigue.

La maladie peut se terminer par la guérison spontanée lorsque la cause a pu disparaître, mais ce cas est rare. Le plus souvent elle'persiste et occasionne plus ou moins de troubles, suivant que le malade occupe une position qui lui permet de prendre les soins nécessaires ou que sa situation les lui interdit. Il peut aussi survenir des complications sérieuses, dans le cours de cette affection, bien qu'elle ne soit le plus souvent qu'une infirmité. Les tumeurs peuvent s'enflammer, se rompre et donner lieu à des hémorrhagies. Il peut enfin survenir des thromboses, des phlébites, sans compter les ulcères dont nous avons déjà parlé.

L'inflammation des tumeurs variqueuses n'est pas rare. Il arrive parfois que la communication qui existe entre elles et les veines desquelles elles dépendent s'oblitère : alors le sang contenu dans cette sorte de poche se coagule, le sérum s'absorbe, le caillot durcit et acquiert une consistance pierreuse. Cette issue peut être considérée comme heureuse, mais souvent aussi le sang ainsi emprisonné s'altère et enflamme la poche dans laquelle il est contenu ; la tumeur se tend, durcit et devient rouge. On parvient quelquefois à triompher de cet état menaçant : alors le gonflement et la rougeur se dissipent peu à peu. Avec le temps la tumeur se convertit en une série de petits noyaux durs, solides, entre lesquels la veine elle-même s'étend comme un cordon solide que le sang ne traverse plus. Dans la plupart des cas il se forme du pus et, si on ne lui donne pas issue, la tumeur se rompt en laissant échapper un liquide sanieux rougeâtre, rempli de caillots altérés. Dans ce cas la cicatrisation s'opère bien difficilement et le plus souvent il se forme un ulcère sur le point où la rupture s'est effectuée.

Les varices peuvent se rompre brusquement et sans travail inflammatoire préalable. C'est même de beaucoup le cas le plus fréquent. La peau finit par s'amincir tellement à leur surface, qu'elle se rompt au moindre effort, ou sous l'influence du plus léger traumatisme. Le plus souvent la rupture est précédée d'un peu d'inflammation très-localisée et très-superficielle. Chez d'autres sujets elle s'annonce par l'apparition d'une petite tache ecchymotique qui prouve que la paroi veineuse a déjà cédé et que la peau ne tardera pas à faire de même. Dans quelques circonstances, c'est une ulcération qui atteint et perfore la veine. Le plus souvent le malade n'a pas conscience de ces modifications qui s'accomplissent sans douleur et n'est averti de l'accident que par la sensation d'un liquide chaud qui lui coule le long de la jambe. Le sang sort tantôt en bavant, tantôt par un jet semblable à celui d'une saignée. L'ouverture spontanée que présente la veine est toujours petite et absolument disproportionnée avec le volume du jet qui s'en échappe. Cela tient à l'élasticité de la paroi veineuse qui cède sous la pression excentrique du sang et revient sur elle-même quand il a cessé de couler. Ces hémorrhagies sont rarement graves parce qu'on peut toujours les arrêter par la compression, mais chez les gens du peuple qui ne savent pas comment y remédier elles sont parfois assez abondantes pour déterminer des syncopes et entraîner une anémie consécutive assez marquée. Les cas de mort ne sont pas aussi rares qu'on pourrait le croire. Dans sa *Médecine opératoire*, Velpeau en a réuni une dizaine. Dans les *Archives de médecine* de 1829, Rey a rapporté une observation dans laquelle la mort avait eu lieu en dix minutes. L'hémorrhagie s'était produite par un ulcère variqueux. Enfin, à une époque plus rapprochée de nous, M. Polaillon a cité, dans les *Annales de gynécologie*, le fait d'une femme enceinte morte d'hémorrhagie à la suite d'une rupture d'une veine malléolaire. On s'aperçut trop tard qu'on n'avait pas pu arrêter le sang parce que la malade portait des jarretières trop serrées qu'on avait oublié de lui retirer.

Ces accidents arrivent le plus souvent dans le cours de la grossesse et chez des femmes multipares. Lorsque la perte de sang est considérable, le fœtus peut succomber et l'accouchement prématuré se faire. Les varices vulvaires se rompent parfois dans les derniers temps de la grossesse, l'hémorrhagie survient alors à la suite d'un traumatisme léger, ou par suite de l'action des ongles sur les grandes lèvres en proie à une prurit violent; on l'a vue survenir pendant le coït. Dans tous les cas de ce genre qu'on trouve cités dans les ouvrages des gynécologistes, l'hémorrhagie présente une gravité extrême et la mort survient très-rapidement.

La rupture des varices vulvaires et vaginales a souvent lieu pendant le travail. Dans la plupart des cas, c'est au moment de l'expulsion du fœtus qu'elle se produit et l'hémorrhagie a lieu après l'accouchement. Budin, dans sa thèse d'agrégation soutenue en 1880, a bien indiqué le mécanisme par lequel cet accident se produit. Tantôt, dit-il, la région occipitale s'est dégagée, la nuque est venue prendre un point d'appui sous la symphyse du pubis, le sommet comprime les veines variqueuses contre les branches ischio-pubiennes et les fait éclater; tantôt il se produit une déchirure latérale qui part de l'orifice vaginal en se dirigeant vers la partie supérieure de la petite lèvre, qui peut être sectionnée en partie ou en totalité. Dans ce dernier cas, qui s'observe le plus souvent chez les primipares, s'il se trouve quelque veine variqueuse sur le trajet de la déchirure, il en résulte une hémorrhagie. Quand celle-ci provient de varices vulvaires, on voit presque aussitôt le sang couler à droite et à gauche du cou de l'enfant et, après son expulsion, on reconnaît le point où s'est fait la déchirure en écartant les grandes lèvres; lorsque ce sont des veines du vagin qui se sont rompues, on peut croire à une hémorrhagie utérine, mais un examen un peu attentif permet de reconnaître cette erreur.

On a également signalé des ruptures de varices de l'utérus et de l'urèthre chez des femmes enceintes, mais ce sont des cas tellement rares qu'ils n'offrent qu'un intérêt de curiosité. Nous ne dirons rien des hémorrhoïdes et des hémorrhagies qu'elles occasionnent, puisqu'un article spécial leur a été consacré. Quant aux varices viscérales, nous nous bornerons à rappeler que tous les cas que nous avons cités en commençant se sont terminés par la rupture et par la mort.

Nous n'avons parlé jusqu'ici que des cas où, la paroi de la veine et la peau se rompant en même temps, le sang s'écoule à l'extérieur; mais il peut arriver que la peau résiste et que l'épanchement se fasse dans le tissu cellulaire, sous forme de thrombose. Dans ce cas, le malade est averti par une douleur vive qu'il ressent subitement et qu'il compare à un déchirement, puis il voit un gonflement considérable se produire. La peau est tendue à la surface, mais on n'en perçoit pas moins la fluctuation, et la soudaineté de l'accident, l'absence de signes inflammatoires, rendent le diagnostic facile. Comme tous les épanchements provenant de la lésion d'une veine, ceux-ci se limitent parce que le sang se fait obstacle à lui-même, et ce liquide se résorbe peu à peu sous l'influence du repos et des résolutifs. C'est du moins ce qui est arrivé dans les observations rapportées par les docteurs Bryant et Cazin.

La rupture des varices profondes est plus difficile à reconnaître. On s'est même demandé si les gros troncs veineux du membre, soutenu de toutes parts

par les muscles et les aponévroses, pouvaient se rompre comme les veines superficielles qui n'ont pas de point d'appui. M. Verneuil ne le met pas en doute. Il
pense même qu'on ne peut expliquer certaines formes graves de *coup de fouet*
que par la rupture de varices profondes. L'épanchement sanguin peut donner
lieu à des phénomènes inflammatoires, à des phlébites, des embolies, et causer
ainsi la mort, tandis qu'on ne s'expliquerait pas la possibilité de cette terminaison funeste, dans l'hypothèse d'une rupture tendineuse ou aponévrotique.
Dans le mémoire qu'il a publié sur ce sujet, en 1877, dans les *Archives géné-*
rales de médecine, le savant professeur rapporte une série d'observations qui
paraissent concluantes, et M. Terrillon en a publié quelques autres en 1882.
Dans tous les cas, c'est à la suite d'un effort que l'accident s'est produit. La
douleur très-vive s'est presque immédiatement accompagnée d'un gonflement
considérable, d'une impuissance absolue du membre, suivie de l'apparition d'une
ecchymose couvrant toute la partie inférieure de la jambe et de phénomènes
inflammatoires sérieux. Quelques-uns des malades ont guéri, après plusieurs
mois de traitement et de position horizontale, les autres ont succombé avec les
signes de l'infection purulente, ou avec ceux d'une embolie.

Ce qui porte à croire que, dans ces circonstances, c'est bien à la rupture d'une
varice profonde qu'on a affaire, c'est que l'effort qui a donné lieu à l'accident
a toujours été assez peu considérable : or on sait qu'il n'en est pas ainsi lorsque
le *coup de fouet* est causé par la rupture d'un tendon ou la déchirure d'une
aponévrose. Il faut une violence extrême pour produire un pareil résultat, tandis
que la fragilité des veines variqueuses est telle qu'elles peuvent céder à une
faible traction. En résumé, et quoique jusqu'ici l'autopsie n'ait pas permis de
s'en assurer, il y a lieu de penser que certaines formes graves de *coup de fouet*
reconnaissent pour cause la rupture de varices profondes, avec toutes les conséquences qui peuvent en résulter, parmi lesquelles figurent la thrombose et
la phlébite.

Ces graves complications peuvent aussi se montrer sans rupture. Nous avons
déjà parlé des cas dans lesquels l'oblitération des communications vasculaires
amène la stagnation du sang dans une tumeur variqueuse, sa coagulation, l'absorption du caillot ou sa transformation en phlébolithe; le même phénomène
peut se produire dans une veine encore perméable au sang. Dans ce cas, il
commence par se former un caillot fibrineux, allongé, suivant toutes les sinuo-
sités du vaisseau, se renflant comme lui au niveau des dilatations ampullaires et
se rétrécissant au-dessous. Le sang coule encore entre la paroi et cette sorte de
cordon, mais, à la longue, il peut arriver que le vaisseau cesse d'être perméable
et se transforme en un cordon fibreux, dur, noueux, sans qu'il existe ni douleur
ni inflammation dans le voisinage; toutefois ce cas est rare et le plus souvent
la phlébite intervient et domine la thrombose.

Les varices, comme les tumeurs variqueuses dont nous avons parlé plus
haut, sont très-sujettes à s'enflammer, surtout chez les gens qui ne peuvent pas
prendre de leur santé les soins nécessaires. Une marche forcée, une contusion,
l'application de corps ou de topiques irritants, la malpropreté même, suffisent
pour causer la phlébite des vaisseaux variqueux. On pourrait même dire que ces
causes n'ont d'autre effet que d'amener à l'état aigu la phlébite chronique,
latente, qui constitue le fond pathologique de toute varice ayant dépassé le premier degré. Quoi qu'il en soit, les ulcères en sont le plus souvent le point de
départ, parce que c'est une porte ouverte à l'inflammation d'une part et de

l'autre parce qu'ils coïncident toujours avec une altération profonde des tissus. Il est juste aussi de faire intervenir certaines influences prédisposantes, telles que l'état puerpéral, par exemple. Du reste la fièvre, quelle qu'en soit la cause, prédispose à la phlébite variqueuse. Celle-ci reste rarement bornée à la veine qui en a été le point de départ. Elle s'étend d'habitude aux vaisseaux avoisinants et s'attaque de préférence aux tumeurs variqueuses. Nous avons décrit la marche qu'elle suit dans celles-ci. La phlébite des veines elles-mêmes est toujours une affection sérieuse. Elle peut se terminer par résolution, avec oblitération du vaisseau. C'est alors le retour à la thrombose, et il suppose la localisation de la phlébite dans le point envahi; mais celle-ci peut gagner de proche en proche le tronc principal du membre, s'étendre même au delà et donner lieu à tous les accidents de l'infection purulente. Enfin la phlébite oblitérante peut être cause d'embolie. Dans ce cas, un caillot se détache de la veine enflammée; il parcourt les voies de la circulation à sang noir et va se loger dans le cœur droit ou dans l'artère pulmonaire. M. Chabenat a fait de cette terminaison de la phlébite le sujet de sa thèse soutenue en 1874. Il rapporte cinq cas de mort par des embolies parties de varices de la jambe atteintes d'inflammation. Dans trois cas, les caillots étaient allés se loger dans les branches de l'artère pulmonaire; M. Budin cite également, d'après M. Seurre, l'observation d'une femme de trente-quatre ans atteinte de varices et morte subitement dans le cours d'une cinquième grossesse. A l'autopsie, on trouva des caillots depuis les saphènes du côté droit jusque dans la veine cave inférieure. A 4 centimètres au-dessus de la réunion des deux iliaques primitives, on apercevait un caillot fibrineux déchiqueté et, dans le cœur droit, on en trouvait un second pelotonné et bouchant l'artère pulmonaire dont la branche gauche était également oblitérée de la même façon. Ces accidents sont du reste fort rares, ainsi que le prouve le petit nombre de cas que les auteurs sont parvenus à réunir.

La dernière complication dont il nous reste à parler concerne les ulcères variqueux. Elle est beaucoup plus commune que les précédentes, car on l'observe chez le quart à peu près des personnes atteintes de varices; mais nous n'en dirons rien parce que nous avons longuement traité ce sujet à l'article ULCÈRES, auquel nous renverrons le lecteur.

De tout ce qui précède il résulte que les varices des membres inférieurs, les seules qui offrent de l'intérêt, ne constituent pas une maladie grave et ne sont guère qu'une infirmité pour la plupart des sujets qui en sont porteurs. Les cas de mort par hémorrhagie, par phlébite ou par embolie, sont tellement rares, que les auteurs qui ont porté spécialement leur attention sur ces complications ont eu toutes les peines du monde à réunir quelques observations de chacune d'elles; et pourtant les varices sont une infirmité tellement commune qu'il n'y a guère que les hernies qui puissent leur être comparées sous ce rapport; mais, si les varices des jambes compromettent rarement la vie, elles la rendent souvent difficile à supporter. Il faut qu'il en soit ainsi pour que les malades de tous les temps se soient soumis aux opérations dangereuses dont il sera question tout à l'heure et pour que les chirurgiens de notre époque, malgré les progrès de la thérapeutique contemporaine, soient encore conduits à y recourir de temps en temps.

TRAITEMENT. Le traitement des varices peut être palliatif ou curatif: le premier consiste dans l'emploi des moyens hygiéniques et des bandages; le second, dans la pratique d'opérations chirurgicales plus ou moins graves.

Le premier suffit presque toujours, lorsqu'il est employé à temps et suivi avec persévérance, le second ne peut être considéré que comme une dernière ressource et comme un moyen d'exception.

Nous avons dit que, dans la majorité des cas, les varices commençaient par la dilatation simple de la veine. A cet état, elles ne constituent qu'une incommodité, et ne demandent que des précautions. Éviter les longues marches, les exercices fatigants et surtout la station verticale prolongée ; s'abstenir de tout lien circulaire et renoncer immédiatement à l'usage des jarretières ; éviter tout ce qui peut irriter la peau des jambes ; les entretenir dans un état de rigoureuse propreté, sont les premiers soins à prendre, lorsque les varices commencent à se développer. Les gens qui en sont atteints font bien de prendre la position horizontale aussi souvent qu'ils le peuvent, enfin il serait encore bien plus important pour eux de renoncer aux professions qui prédisposent aux varices ; malheureusement ces métiers-là sont exercés par des personnes qui ne peuvent presque jamais les abandonner, et c'est pour ceux-là surtout que les moyens orthopédiques sont nécessaires. Ces derniers consistent dans l'application de bandages compressifs ou de bas spéciaux qui remplissent la même indication.

La compression est en effet, après la position horizontale, le moyen palliatif le plus efficace. Elle a sur celle-ci l'avantage d'être compatible avec les exigences de la vie et elle ne leur est pas inférieure sous le point de vue du résultat définitif, attendu que, quelque prolongé que soit le repos, il n'empêche pas les varices de reparaître aussitôt qu'on revient à la station verticale. C'est une constatation qui se fait tous les jours, lorsqu'un variqueux est forcé de garder le lit pendant un temps un peu long et pour une cause quelconque. La position horizontale a toutefois ses indications particulières, comme nous le verrons plus loin, et devient absolument indispensable aussitôt qu'il survient une complication.

Les bandages compressifs sont les moyens les plus simples parce qu'on les a toujours sous la main, qu'ils permettent de graduer la pression, et qu'on n'a pas le temps d'attendre lorsqu'il s'agit de remédier à un accident subit, tel qu'une hémorrhagie suite de rupture, par exemple ; mais ils ont l'inconvénient d'exercer une constriction inégale, d'exiger pour leur application une main exercée et de se relâcher très-promptement. On peut se servir de bandes de toile usée, de coton ou de flanelle. Cette dernière étoffe est plus souple, plus élastique, et s'applique plus exactement, mais elle échauffe le membre. Quant aux bandelettes de diachylum imbriquées, elles constituent un des bons moyens de traitement des ulcères variqueux ; mais dans les cas où il s'agit d'exercer une simple compression douce et méthodique elles sont de beaucoup inférieures aux bandes de toile parce qu'elles sont dures, inextensibles, qu'elles gênent les mouvements du membre, et surtout parce qu'elles irritent la peau et que celle-ci demande les plus grands ménagements chez ces malades. La facilité avec laquelle la substance emplastique dont les bandelettes sont enduites fait venir de l'eczéma sur les membres variqueux est un des obstacles qui s'opposent souvent à leur emploi dans le traitement des ulcères. En résumé, lorsqu'il y a des raisons pour recourir au bandage roulé, il faut se servir de bandes de toile ou de coton usé et les appliquer soi-même tous les jours, jusqu'à ce que le malade ait acquis une habilité suffisante pour qu'on puisse le charger de ce soin.

Dans la pratique usuelle, il est préférable de se servir de bas à varices. Il y en a de deux sortes, les bas lacés et les bas élastiques. Les premiers sont encore usités chez les ouvriers, les paysans, parce qu'ils résistent beaucoup mieux à la fatigue ; les bas élastiques sont exclusivement employés aujourdhui par les gens du monde.

Le bas lacé se fait sur mesure, avec du coutil, ou en peau de chien. Celle-ci a l'avantage d'être résistante et de jouir pourtant d'une certaine élasticité. Le bas doit embrasser tout le membre, sauf les orteils et le talon, et s'étendre depuis la région métatarsienne jusqu'au-dessus du genou. Il est lacé sur le côté externe et ne s'applique pas à nu. On doit interposer un morceau de linge entre la peau et lui. Il est même préférable d'y substituer une couche d'ouate pour combler les vices, empêcher les plis et les cordons de s'imprimer dans les téguments et rendre la compression plus douce et plus uniforme. Cette couche intermédiaire, pouvant se renouveler à volonté, dispense de laver le bas lacé aussi souvent que cela serait nécessaire, s'il était mis à nu. L'application du bas lacé demande quelques précautions. Il faut qu'il soit serré d'une manière bien égale et surtout que la constriction ne soit pas plus forte en haut qu'en bas ; sans cela, il cause de la gêne, rend la marche pénible et fait gonfler les orteils. Les bas élastiques n'ont pas ces inconvénients ; lorsqu'ils ont été faits sur mesure, ils pressent doucement et d'une manière très-uniforme le membre tout entier, ils cèdent un peu sous l'influence de la chaleur et se relâchent avec le temps, mais ils n'en continuent pas moins leur office. Ces bas sont moitié fil et moitié caoutchouc. La chaîne est en fil de chanvre et donne au tissu sa résistance ; la trame est en fil de caoutchouc et lui communique son élasticité. Ils sont d'un emploi très-commode ; tous les malades s'en trouvent bien. Leur seul inconvénient est leur prix un peu élevé, mais, comme ils sont résistants, que l'usure en est lente et qu'on peut les laver avec certaines précautions que tous les bandagistes font connaître aux patients en leur prenant mesure, la dépense est à la portée de tout le monde. On en fabrique également dont la trame est en fil de soie, ils coûtent le double et ne valent pas mieux.

On conseille de faire coucher le malade pendant quelques heures avant de lui appliquer le bas élastique ; mais il est plus simple de lui conseiller de le mettre en se levant le matin après l'avoir essayé d'abord sur le membre sain, pour vaincre la rigidité primitive du tissu. Contrairement à ce que conseillent quelques praticiens, il vaut mieux l'appliquer à nu que de mettre en dessous un bas de coton ou même de soie. Les gens soumis à cette nécessité, doivent prendre des soins minutieux, laver tous les jours à l'eau froide ou même avec de l'eau additionnée de quelque liquide astringent le membre atteint de varices et avoir deux bas élastiques pour pouvoir en changer fréquemment. Quant aux gens de la classe ouvrière, qui ne prennent pas autant soin de leur personne et chez lesquels les bas s'imprègnent promptement de la sueur et des autres sécrétions cutanées, pour éviter que celles-ci irritent la peau et donnent lieu à des excoriations, on ne peut que recommander aux malades de prendre plus de précautions. La propreté n'est jamais dispendieuse, et le bas lacé, d'une application plus difficile, aurait pour eux les mêmes inconvénients. Il n'a véritablement quelque avantage que pour les ouvriers occupés à de très-rudes travaux et chez lesquels les bas en caoutchouc n'auraient pas assez de durée.

On peut enfin, à l'exemple du docteur Ed. Schwartz, combiner les deux modes de compression et faire porter comme lui aux malades intelligents et soigneux des bas élastiques lacés. En résumé, il faut reconnaître que l'application du caoutchouc à la confection des bas à varices a constitué un progrès des plus notables dans le traitement de cette infirmité et rendu plus de services aux malades que les opérations chirurgicales les mieux conçues et les mieux exécutées. Ils dispensent de recourir à ces dernières, dans l'imense majorité des cas, de même que la perfection apportée dans la confection des brayers a fait renoncer à peu près complétement à la cure radicale des hernies.

Les malades ne supportent pas tous la compression. On parle de femmes asthmatiques et variqueuses tout à la fois qui sont prises d'étouffements et de suffocation lorsqu'elles appliquent sur leur jambes un moyen contentif quelconque; on cite des femmes enceintes chez lesquelles il suffit d'un bandage un peu serré pour produire l'avortement, des jeunes filles qui, pendant la période menstruelle, sont obligées, sous peine de suffocation, de retirer leur appareil et de laisser à leurs varices toute leur liberté; cela se comprend et n'a rien de contraire aux lois de la physiologie. Il est certain que, lorsqu'on fait rentrer brusquement dans les voies de la circulation générale la quantité considérable de sang veineux que les membres inférieurs peuvent contenir lorsqu'ils sont atteints de varices volumineuses, on provoque une sorte de pléthore artificielle qui peut avoir les conséquences que nous venons d'indiquer; mais dans ces circonstances encore, en procédant d'une manière progressive, en graduant la compression avec soin, on arriverait assurément à la faire tolérer. Ce sont là d'ailleurs des cas rares dont il n'y a pas à se préoccuper, et le seul enseignement qu'il faille en tirer pour la pratique, c'est que la compression doit être surveillée avec soin chez les femmes enceintes et plus particulièrement chez celles qui ont eu des avortements à l'époque correspondante à celle où ces accidents se sont produits.

La compression doit céder le pas à la position horizontale toutes les fois qu'il survient une complication qui la rend douloureuse et qui s'aggraverait, si on ne s'empressait pas d'y renoncer. Ainsi l'inflammation des veines et des tumeurs variqueuses exige le séjour au lit, jusqu'à ce que le traitement en ait triomphé. Il faut même donner au membre une position telle que le pied soit relevé et que le sang puisse être entraîné, par son poids, vers la racine du membre. C'est la première indication à remplir et elle suffit souvent. Les cataplasmes émollients, un régime adoucissant et parfois un laxatif, constituent les moyens adjuvants auxquels il faut avoir recours; enfin, lorsque la suppuration a envahi une tumeur variqueuse, il faut la traiter comme un phlegmon ordinaire, donner issue au pus par une incision et recourir ensuite au pansement antiseptique, pour éviter les accidents qu'on a toujours à redouter, lorsque les veines sont enflammées.

Les ruptures de varices exigent également le repos dans la position horizontale; mais, lorsque l'hémorrhagie ne s'arrête pas d'elle-même, il faut y joindre la compression. Dans ce cas, c'est au bandage roulé qu'on doit recourir. Il permet d'établir la compression sur le point précis d'où s'échappe le sang et de la graduer suivant le besoin. On peut appliquer ce bandage sur des plaques d'agaric superposées, mais il faut s'abstenir d'employer le perchlorure de fer et les eaux hémostatiques, à cause de leurs propriétés irritantes.

Dans les cas où on soupçonne la rupture d'une varice profonde, où la douleur, le gonflement et l'ecchymose, éloignent la pensée d'un coup de fouet ordinaire, c'est encore au repos absolu, au décubitus dorsal prolongé, à la compression lente et graduée, qu'il faut recourir, pour obtenir la résorption du sang épanché et prévenir l'inflammation de la veine déchirée.

Les ulcères variqueux exigent également au début, et lorsqu'ils sont enflammés, la position horizontale et les applications d'eau froide; mais, lorsqu'ils sont revenus à l'état normal, qu'ils ont pris un aspect vermeil, ils peuvent guérir sous le bas élastique. Il suffit alors de les toucher de temps en temps avec le crayon de nitrate d'argent, de les recouvrir d'un morceau de linge fin enduit de vaseline et soutenu par une plaque d'ouate. On applique par-dessus ce petit appareil le bas élastique qui le soutient, comprime les varices voisines et permet au travail de cicatrisation de s'opérer.

Le traitement curatif consiste dans la pratique d'opérations chirurgicales dont les unes ont pour but d'enlever les varices ou de les détruire, les autres d'en amener l'oblitération.

Les premières sont les plus anciennes en date et on a dû tout naturellement commencer par l'extirpation. Elle remonte à plus de deux mille ans. puisqu'elle a été pratiquée sur Marius et racontée par Plutarque. Décrite et conseillée par Celse, pratiquée par J.-L. Petit, adoptée par Richerand et par Boyer, elle était tombée complétement en désuétude au commencement du siècle, en raison des souffrances qu'elle cause et des dangers qu'elle fait courir; mais elle a bénéficié des deux grandes conquêtes de la chirurgie contemporaine. Le chloroforme a supprimé la douleur et la méthode antiseptique le péril : aussi quelque chirurgiens étrangers sont ils revenus à la méthode de l'extirpation et récemment Madelung (de Rostock) en a fait l'éloge au Congrès des chirurgiens allemands. Il l'applique exclusivement aux varices cirsoïdes de la jambe ; il les enlève dans une très-grande étendue et applique des ligatures au-dessus et au-dessous, sur des points où les veines sont encore saines. On peut revenir plusieurs fois à l'opération sur le même membre. Les onze sujets qui ont subi cette opération ont guéri. Langenbeck a souvent eu recours à cette méthode et Starke de Berlin l'a mise à exécution une trentaine de fois. Ce sont, comme on le voit, les chirurgiens allemands qui la préconisent, mais ils conviennent qu'elle ne préserve pas plus de la récidive que les autres. Langenbeck insiste même sur sa fréquence et sur la promptitude avec laquelle il se forme de nouvelles varices au niveau même des points excisés.

La récidive est en effet la pierre d'achoppement de toutes les opérations qui se pratiquent sur les varices. Il est extrêmement rare qu'elles procurent la cure radicale. A côté des varices supprimées, il s'en forme immédiatement de nouvelles qui suivent la même évolution que celles auxquelles elles se sont substituées. Cela se comprend, puisqu'on ne détruit pas la cause qui les a fait naître et qu'elle continue à agir sur les veines qui restent. On ne peut ni enlever ni oblitérer tout le réseau vasculaire à sang noir qui rampe sous la peau d'un membre et, pour un gros tronc qu'on supprime, il se développe une foule de veinules qui deviennent variqueuses à leur tour. D'ailleurs, nous avons vu précédemment que les veines profondes jouent le principal rôle dans la somme d'incommodités que cette infirmité impose à ceux qui en sont atteints, et celles-là échappent, par leur situation, à toute intervention chirurgicale.

Nous ne ferons que mentionner, pour mémoire, le procédé de destruction imaginé et mis en usage par Rigaud, parce qu'il n'a pas trouvé d'imitateurs. Ce procédé, qu'on trouve décrit dans le *Bulletin de la Société de chirurgie* du mois de mai 1875, consiste à dénuder la veine, à l'isoler de toutes parts et à passer entre elle et les tissus sous-jacents une bandelette de caoutchouc, ou un ruban de fil, sur lequel le vaisseau se flétrit et se dessèche. La suppuration s'établit vers le troisième jour. L'auteur de ce procédé l'a mis en usage 150 fois; il a perdu trois de ses opérés d'infection purulente. Peut-être, comme le fait observer M. Schwartz, auraient-ils échappé à cette fâcheuse complication, s'ils avaient été pansés par la méthode antiseptique.

La cautérisation a rencontré plus de partisans. Elle était connue des Anciens. A. Paré la mentionne sans dire qu'il l'ait exécutée, tandis qu'il dit avoir souvent pratiqué l'incision pure et simple des tumeurs variqueuses, pour évacuer leur contenu, et cela *avec bonne et heureuse issue*. Pour la cautérisation, il s'exprime ainsi : « Autre manière de couper la varice : c'est d'appliquer un cautère potentiel qui ronge et coupe la veine, puis se retire en haut et en bas ; et par ce moyen il y demeure un espace vuide où après s'engendre de la chair, et puis la cicatrice, qui sera dure et espesse, empeschera la fluxion en bouchant le passage de la dite veine. » Quoi qu'il en soit la cautérisation était tombée en désuétude au commencement du siècle; c'est à Bonnet (de Lyon) que revient le mérite de l'avoir érigée à l'état de méthode et ce sont ses élèves qui l'ont vulgarisée. Bonnet employait d'abord le caustique de Vienne, mais il y renonça pour employer la pâte de Canquoin. Le chlorure de zinc est en effet plus énergique et de plus il a l'avantage de coaguler le sang; seulement il n'attaque pas la peau, recouverte d'un épiderme intact : aussi commence-t-on par appliquer, pour l'entamer, une légère couche de caustique de Vienne qu'on ne laisse en place que pendant quelques minutes. La pâte de Canquoin qu'on met ensuite est maintenue pendant un temps dont la durée est en rapport avec l'épaisseur de l'eschare qu'on veut produire. Il faut que celle-ci comprenne toute l'épaisseur de la veine, pour qu'à la chute on n'ait pas à redouter une hémorrhagie ou une phlébite.

Entre les mains des chirurgiens de Lyon la cautérisation a donné de bons résultats, dans ce sens qu'elle a été très-rarement suivie de morts, mais elle a des inconvénients dont ses partisans ont été les premiers à convenir. Ainsi Valette, l'un des élèves de Bonnet, avoue qu'elle occasionne des douleurs extrêmement vives et qui persistent parfois après la guérison; qu'elle exige un séjour très prolongé au lit, puisqu'il faut au moins deux mois pour que la cicatrisation soit complète; qu'elle n'est pas applicable au niveau du genou ni des malléoles et qu'elle laisse après elle des cicatrices très désagréables. Enfin il est certain, ainsi que nous l'avons dit, qu'elle ne met pas plus que les autres à l'abri de la récidive.

Les moyens par lesquels on s'efforce d'obtenir l'oblitération et par suite la guérison des varices sont les mêmes que ceux auxquels on a recours dans le traitement des anévrysmes. Les uns ont pour but d'intercepter le cours du sang dans les veines malades, afin d'en amener la coagulation et de produire ainsi une thrombose artificielle : ce sont les différentes espèces de ligatures; les autres se proposent d'opérer directement cette coagulation par la galvanopuncture ou par les injections intra ou extra-veineuses. On a commencé par traiter les varices, comme les anévrysmes, par la méthode de Hunter, en liant la veine au-dessus des paquets variqueux. Ce moyen allait, comme on le comprend, directement à l'encontre du but qu'on se proposait : aussi a-t-il été abandonné après avoir causé quelques accidents.

Velpeau faisait la ligature à l'aide d'une épingle passée sous le vaisseau qu'il étreignait ensuite avec un fil circulaire embrassant à la fois l'épingle, la veine et la peau. Dix à quinze jours suffisaient pour amener la mortification et la section de ces deux dernières et la plaie qui en résultait se cicatrisait comme une brûlure. Il fallait appliquer dix ou douze de ces ligatures sur une même veine, et on comprend la somme de douleur qui en était la conséquence. Sur 150 opérations de ce genre, Velpeau n'a compté qu'un décès.

M. Davat a communiqué à la Société de chirurgie un procédé qui a quelque analogie avec celui de Velpeau. Il se sert de deux épingles, l'une qui passe sous le vaisseau et le croise perpendiculairement, l'autre qui le traverse de part en part et lui est parallèle. Un fil en 8 de chiffre est jeté sur la croix formée par les deux épingles qui sont enlevées du quatrième au septième jour. A ce moment les adhérences sont établies et la veine se transforme en un cordon dur jusqu'à la collatorale la plus voisine. A l'époque où il fit cette communication, M. Davat avait employé son procédé 68 fois et n'avait eu qu'un revers.

La ligature s'est relevée dans ces derniers temps du discrédit dans lequel elle était tombée. Quelques chirurgiens étrangers l'ont reprise et ont obtenu des succès, grâce à la méthode de Lister. Les ligatures se font au catgut ; on réunit la plaie cutanée et on applique un pansement antiseptique.

La galvano-puncture a été proposée par Clavel et Pétrequin ; elle a été mise en pratique par Bertoni, mais on y a renoncé presque immédiatement.

Les injections intra-veineuses ont surtout été employées par les chirurgiens lyonnais. Ils se sont évidement inspirés de la méthode de Ciniselli pour le traitement des anévrysmes. Ils se sont d'abord servis du perchlorure de fer en solution à 30 degrés, injecté à la dose de 2 ou 3 gouttes dans la veine variqueuse, après avoir pris le soin préalable de la faire comprimer au-dessus et au-dessous par un aide qui doit continuer la compression pendant un quart d'heure après l'injection. A ce moment le caillot est formé, il envahit peu à peu la veine, y détermine une inflammation qui dure quelques jours, puis la veine se rétracte et se réduit à un mince cordon fibreux ; mais il arrive parfois que ces injections occasionnent des phlébites et des grangrènes locales.

Ce procédé a été repris tout récemment en Allemagne par Weinlechner, avec quelques modifications sans importance. Il l'a mis en pratique sur 32 sujets dont 30 ont guéri. Il n'y a pas eu de morts, mais il a observé 18 fois une gangrène partielle et il a provoqué une fois un phlegmon du mollet. Chez les malades qui ont guéri, les veines se sont transformées en cordons indurés, les varices en bosselures imperceptibles, et 5 fois il a constaté la disparition de tout état variqueux.

Les douleurs très-vives qu'occasionne le perchlorure de fer, la gangrène qu'il produit souvent, ont conduit les chirurgiens lyonnais à chercher une autre liquide. Ils se sont arrêtés à la solution iodo-tannique, dont Valette a donné la formule et qu'il a employée sur plus de 200 sujets, sans avoir vu survenir aucune complication. Cette liqueur, dont il a indiqué avec soin la préparation dans sa clinique chirurgicale, est injectée à la dose de 10 à 25 gouttes dans les varices préalablement gonflées par la marche et maintenues en cet état par un lien circulaire appliqué au-dessus du genou. La canule est laissée en place pendant deux minutes. Lorsqu'on la retire, on applique un petit flocon d'ouate sur la piqûre et on le maintient par un tour de bande. La douleur n'est pas très-vive au moment de la petite opération, mais elle augmente pendant quelques heures et s'étend à toute la jambe. La veine se gonfle, durcit et se transforme en un cordon indolent, qui diminue peu à peu de volume. Valette dit avoir obtenu des guérisons radicales. M. Legendre, dans sa thèse inaugurale, vante ce procédé, d'après les conseils de M. Delore, son maître, qui l'a adopté, avec quelques modifications dans la préparation de la liqueur iodo-tannique. C'est une des opérations les moins dangereuses auxquelles il soit permis de recourir, dans les cas très-rares où l'intervention chirurgicale est indiquée. On a également essayé les injections de chloral et celles de persulfate de fer, mais l'expérience fait défaut à leur égard.

Par les injections extra-veineuses ou périveineuses on se propose de provoquer la coagulation du sang dans la veine, en allumant dans les tissus voisins une inflammation qui se propage jusqu'à elle ou qui l'oblitère par la rétraction dont toute phlogose est inévitablement suivie. Cette méthode remonte à Broca, au dire de ses élèves. C'est lui qui eut le premier l'idée d'injecter autour des veines variqueuses une solution de perchlorure de fer; mais ce sel produisit des eschares et Broca y renonça pour adopter l'alcool étendu de son volume d'eau. Ces injections périveineuses ont été adoptées par Englisch et par Marc Sée. Ce dernier a doublé la dose primitive d'alcool et paraît s'en être bien trouvé.

On a également employé l'ergotine, que ses propriétés hémostatiques et coagulantes recommandaient tout naturellement à l'attention des chirurgiens. Ce moyen a été mis cinq ou six fois en usage, mais il paraît très-douloureux et n'a pas fait de prosélytes.

Nous venons de passer en revue les principales opérations auxquelles on a eu recours pour tâcher d'obtenir la cure radicale des varices; nous avons dû les mentionner pour ne pas être incomplet; mais, s'il est bon de les connaître, il est encore meilleur de s'en tenir là. La cure radicale des varices est, comme celle des hernies, un problème dont la médecine opératoire ferait bien de renoncer à poursuivre la solution. Lorsqu'il s'agit d'une infirmité aussi facile à pallier, il n'est pas rationnel de faire courir à un malade des dangers certains en vue d'un résultat problématique. Ces tentatives ont fait assez de victimes pour décourager ceux qui voudraient les renouveler. D'une part, ainsi que nous l'avons dit, la récidive est presque infaillible dans les veines voisines, et de l'autre les opérations ne s'adressent qu'aux varices qui gênent le moins. Ce sont ces grosses veines serpentines qui rampent sur le mollet, ce sont ces gros pelotons variqueux qui y forment un relief notable, qu'on attaque par les opérations, et c'est l'espèce la moins gênante. Celles qui font enfler le bas des jambes, qui sont le point de départ des hémorrhagies et des ulcères, ce sont ces petites varices multipliées qui couvrent de leurs réseaux les malléoles et la région qui les surmonte. Ce ne sont pas celles-là qu'on opère.

Mieux vaut donc s'en tenir, comme règle générale, au traitement palliatif que nous avons exposé plus haut; cependant il ne faut pas être trop absolu. On comprend, à la rigueur, qu'il puisse se présenter dans la pratique des cas où le chirurgien le plus prudent pourra être conduit à se départir de sa réserve et alors, s'il est forcé d'intervenir, il me semble que les deux procédés entre lesquels il devra choisir sont en premier lieu l'extirpation avec toutes les précautions de la méthode antiseptique, et en second lieu les injections intraveineuses avec la liqueur iodo-tannique, suivant la méthode des chirurgiens de Lyon.

Eug. ROCHARD.

BIBLIOGRAPHIE. — PARÉ (A.). *Des varices et le moyen de les couper,* chap. xx, *OEuvres d'A. Paré,* 12ᵉ édit., Lyon, 1614. — PETIT (J.-L.). *OEuvres posthumes de chirurgie.* Paris, 1774. — BRODIE (B.-C.). *Observations on the Treatment of Varicose Veins of the Legs.* In *Med.-Chir. Transact. of London,* t. VII, p. 195, 1816. — BRIQUET (P.). *Dissertation sur la phlébectasie ou dilatation variqueuse des veines, notamment sur celles des membres abdominaux.* Thèse de Paris, 1824, in-4°; réimpr. dans *Archives générales de médecine,* 1ʳᵉ s., t. VII, p. 200 et 396. — DAVAT. *De l'oblitération des veines comme moyen curatif des varices.* Thèse de Paris, 1833. — DU MÊME. *Du traitement curatif des varices par l'oblitération des veines, à l'aide d'un point de suture temporaire.* Paris, 1836, in-8°. — BONNET (A.). *Mém. sur le traitement des varices des membres inférieurs.* In *Archives gén. de méd.,* 1839, 3ᵉ série, t. V, p. 30, 172. — BÉRARD (Aug.). *Mémoire sur le traitement des varices par le caustique de Vienne.* In *Gaz. méd. de Paris,* 1842, p. 52. — LAUGIER (N.). *Des varices et de leur traitement.* Thèse de concours de clinique chirurgicale de Paris, 1842, in-4°. — VERNEUIL (A.). *Le système veineux, anatomie et physiologie.* Thèse de Paris, 1853. — VOGT. *Injections sous-cutanées d'ergotine comme traitement des varices.* In *Berliner klin. Wochenchrift,* n° 10, 1872. — CHABENAT. *Mort subite par embolie pulmonaire dans les veines enflammées.* Th. de Paris, 1814. — VALETTE (de Lyon). *Des varices, traitement par la cautérisation et les injections intra-veineuses.* In *Clinique chirurgicale,* 1875. — RIGAUD. *Traitement curatif des dilatations variqueuses des veines superficielles des membres, ainsi que de la cirsocèle, par la méthode du simple isolement d'un ou de plusieurs points du trajet des vaisseaux.* In *Bulletin de la Société de chirurgie,* 28 mai 1875. — POLAILLON. *Hémorrhagie mortelle par rupture d'une veine de la jambe, chez une femme enceinte.* In *Annales de gynécologie,* novembre 1876. — MICHAUD. *Étude sur le traitement curatif des veines.* Thèse de Paris, 1876. — SÉJOURNET. *Modification de la sensibilité thermique dans les ulcères variqueux.* Thèse de Paris, 1877. — WEINLECHNER. *Chirurgische Mittheilungen.* In *Allgem. Wiener med. Wochenschr.,* n° 23, 1877. — WOOD. *Traitement des varices par les injections de persulfate de fer.* In *Denort Med. Journ.,* décembre 1877. — VERNEUIL (A.). *De certaines formes graves du coup de fouet.* In *Archives générales de médecine,* janvier, février 1877. — BUDIN. *Des varices chez la femme enceinte.* Thèse d'agrégation, Paris, 1880. — LUCAS-CHAMPIONNIÈRE. *Chirurgie antiseptique. Cure radicale des veines,* p. 223. Paris, 1880. — CAZIN (de Boulogne). *Des veines pendant la grossesse et l'accouchement.* In *Arch. de tocologie,* t. VIII, p. 513, 1880. — QUÉNU. *Étude sur la pathogénie des ulcères variqueux.* In *Revue de chirurgie,* p. 877, 1882. — TERRILLON. *Veines profondes et coup de fouet.* In *Bulletin de thérapeutique,* t. CII, p. 425, 1882. — MADELUNG. *Ueber die Ausschälung cirsoider Varicen in den unteren Extremitäten.* 13ᵉ congrès de chirurgie allemande de Berlin, *Centralblatt f. Chirurgie,* p. 33, 1884. — SCHWARTZ (E.). Article VARICES du *Dictionn. de méd. et de chir. prat.,* t. XXXVIII, p. 717, 1883.

E. R.

VARICOCÈLE. On nomme *Varicocèle* une tumeur constituée par la dilatation variqueuse des veines spermatiques. Les anciens auteurs, toutefois, appelaient *Cirsocèle* les masses formées par l'ectasie des veines du cordon, et réservaient aux varices scrotales le nom de *Varicocèle.* Mais les modernes n'ont point conservé cette distinction que ne légitiment ni la clinique ni l'étymologie.

HISTORIQUE. En 1852, Landouzy écrivait : « On trouverait difficilement dans le cadre nosologique une maladie qui ait été moins étudiée que le varicocèle. » Ces temps ne sont plus, et ce serait maintenant une longue et stérile besogne que d'établir le catalogue des mémoires et des thèses qui traitent des causes, des symptômes et surtout des méthodes opératoires imaginées pour guérir cette affection.

Ainsi que le dit Max Reichert (*Archiv für klin. Chirurgie,* XXI, p. 372, 1877), « l'historique du varicocèle nous montre un retour d'opinions deux fois modifiées au sujet de la légitimité de l'action opératoire contre les varices spermatiques. » Dans l'antiquité, en effet, Celse et Paul d'Égine prescrivent une chirurgie radicale : leurs aperçus symptomatiques sont très-écourtés ; l'étiologie ne les préoccupe point, mais leurs règles d'intervention sont hardiment précisées. Celse brûle avec des cautères grêles et pointus les varices scrotales, et sectionne, entre deux ligatures, les phlebectasies du cordon ; Paul d'Égine, au premier siècle (*Medicinæ totius encheiridion*, lib. VI, p. 645), donne une technique détaillée de son mode opératoire : isolément, au palper, des vaisseaux ectasiés ; incision cutanée et mise à nu du faisceau variqueux lié par une double ligature et sectionné en son milieu ; évacuation du sang coagulé, et application du pansement suppuratif. Guy de Chauliac, vers 1365, conseille au médecin « fort importuné de prières » d'inciser le scrotum, de lier en haut et en bas la hernie variqueuse, et « de couper net ce qui sera en son milieu » (*La grande chirurgie*, de M. Guy de Chauliac, édit. de Lyon, 1642, p. 171). Arculanus, au quinzième siècle, liait la veine en haut et en bas, l'excisait entre deux ligatures, et réunissait par suture (Malgaigne, *Introd.* à Ambroise Paré, p. 91). Franco serre la varice en deux lieux, mais, « premièrement que d'estreindre le fil, coupe la veine entre les deux fils et laisse évacuer le sang contenu en icelles ». A. Paré reproduit les conseils de Franco pour la cure de la hargne variqueuse (*Œuvres complètes*, t. I, p. 417) ; Jean Vigier (de Castres) décrit l'intervention en des termes analogues.

Jusqu'à ce moment la thérapeutique a seule préoccupé les chirurgiens, et nous ne trouvons aucun essai symptomatique, aucune recherche étiologique de quelque précision. Il faut arriver à Callisen, Morgagni, J.-L. Petit, pour voir la question clinique posée et débattue : alors se produisent des théories ingénieuses, et l'on cherche à expliquer par les dispositions anatomiques le développement du varicocèle ; à ce débat déjà fort ancien les recherches modernes ont peu ajouté, et le chapitre de la pathogénie se rédige encore avec ces vieilles hypothèses.

« Avec le haut essor de la chirurgie au milieu du dix-huitième siècle, dit Max Reichert (*loc. cit.*), la question du varicocèle fut souvent débattue par les écrivains de cette période : J.-L. Petit, Heuermann, Heister, Platner, G. Richter ; mais on ne se guide plus suivant les anciennes méthodes, et l'on base l'intervention d'après les indications particulières ». Dans les cas graves, Heister, J.-L. Petit, Paul Cumano, pratiquent tantôt l'ablation des veines spermatiques, tantôt la castration.

Cependant, dès cette époque, se produit une réaction : on a vu des accidents graves suivre ces interventions radicales, des abcès multiples, des gangrènes, des cas mortels, et l'on en vient à contester la légitimité de ces entreprises opératoires. Comme le fait remarquer M. Nicaise (*Revue de chir.*, 1884, p. 567), le pansement au cérat devient sous l'influence de l'Académie royale de chirurgie, le pansement obligé, et se substitue aux topiques aromatisés, aux vulnéraires alcooliques, aux baumes qui réalisaient, inconsciemment, une antisepsie efficace. Aussi l'infection septique apparaît ; on commence alors à étudier les complications des plaies veineuses ; la phlébite et la résorption purulente deviennent deux mots synonymes ; et l'étude de cette complication entraîne une grande réserve opératoire en matière de chirurgie veineuse. L'incision nette au bistouri est accusée de tous les méfaits septiques ; on lui substitue les sections oblitérantes, les écrasements, la ligature, l'attrition avec ses procédés divers, la cautérisation, les opérations sous-cutanées. On se met, pour la cure du varicocèle, en frais d'invention, et la chirurgie se perd dans la découverte d'instruments et la recherche de procédés : pinces de Breschet, modifiées par Landouzy ; compresseur de Sanson ; instruments porte-caustique de Bonnet, de Nélaton, de Valette ; ligature sous-cutanée de Ricord, modifiée par chaque chirurgien inventif ; acupressure de Velpeau ; enroulement de Vidal de Cassis. On comprime, on écrase, on cautérise, les paquets variqueux ; on en appelle de la proscription opératoire prononcée, au commencement de notre siècle, par Boyer, Richerand et Astley Cooper ; et l'application de ces méthodes est si fréquente que Vidal pouvait, en une statistique, compter 250 cas opérés par son procédé d'enroulement. Mais par contraste nous constatons de 1850 à 1858 une véritable abstention chirurgicale (Max Reichert) : devant la médiocrité des résultats, l'impuissance ou le danger de ces méthodes opératoires, on néglige de nouveau les paquets variqueux du cordon, et on relègue tout cet ingénieux outillage dans l'arsenal des antiques.

En 1858, avec Middeldorpf, la galvanocaustique entre dans la pratique courante, et la cautérisation galvanique devient un procédé thérapeutique que l'on utilise avantageusement dans la chirurgie du varicocèle. Mais c'est à l'avènement de l'antisepsie qu'est due la reprise des interventions radicales. Sous son couvert, on réédite et on réhabilite les vieilles méthodes, rajeunies par une technique plus précise. Voici que maintenant on se remet à inciser largement les bourses, à lier et exciser les paquets veineux, à réséquer l'enveloppe scrotale, et, sous l'abri antiseptique du pansement de Lister, on se trouve ramené à la pratique de Celse, après avoir passé par la période d'abstention opératoire du commencement du siècle, et par les abus et les insuccès des méthodes oblitérantes : voilà, tracée à grands traits, l'historique thérapeutique du varicocèle.

Nous avons vu que Callisen, Morgagni et J.-L. Petit, avaient établi les premières bases de l'étude symptomatique et de l'étiologie du varicocèle. Depuis, des monographies importantes ont complété ces données. En 1838 (*Journ. des conn. méd.-chirurg.*), Landouzy décrivait cette affection dans une monographie intéressante, souvent reproduite et toujours utilement consultée ; il synthétisait les faits épars, précisait l'étiologie, apportait un contingent d'observations nouvelles et proposait une modification instrumentale originale. Vidal (*Annal. de la chir. franç. et étrang.*, 1844, t. XII) et Hélot (*Arch. génér. de médecine*) complètent l'étude thérapeutique des varices du cordon. A l'école de Strasbourg, Prunaire (thèse 1851) cherche dans les dispositions du plexus veineux une solution aux obscurités étiologiques du varicocèle. Ch. Périer continue en 1864 ces études anatomiques, donne une exacte description des deux faisceaux, spermatique et funiculaire, précise les conditions circulatoires dans ce petit système veineux, et discute les hypothèses étiologiques émises jusqu'alors. Sistach (*Gaz. méd.* Paris, 1863) relève des statistiques intéressantes, et émet une opinion pathogénique inexacte.

La bibliographie s'accroît, et l'étude se complète avec les travaux de Rigaud et la thèse de Carré (1866); le remarquable article critique de M. le médecin inspecteur Gaujot (*Gaz. hebd.*, 1878), qui précise, avec une grande rigueur de logique et sous une forme excellente, l'étiologie du varicocèle, et détermine le rôle de l'effort dans la production des varices spermatiques chez les recrues; la thèse de Doumenge (Paris, 1875) décrit une tumeur variqueuse tantôt isolée, tantôt coïncidant avec un varicocèle ordinaire et développée aux dépens des veines épididymaires.

Puis, à côté de thèses négligeables, copies infidèles des monographies classiques, les publications se succèdent, pour défendre l'efficacité de méthodes opératoires dites ou crues nouvelles : en Angleterre se publient des listes d'observations sans grands commentaires (Bryant, Barwell, Bradley, Barker,

Annandale, Mayo Robson et Mac Cormack); en Amérique, Bœnning excise avec·succès les plexus veineux, après résection du scrotum, Henry de New-York tire de l'oubli le procédé de Cooper qui rétrécit l'enveloppe scrotale; Levis préconise l'ablation du pli cutané exubérant; Barton, Goelet, Lydston, Maclean, pratiquent avec succès l'opération de Henry. En France on reprend le bistouri délaissé depuis J.-L. Petit, et des travaux importants donnent à cette question un regain d'actualité. M. le professeur Guyon combine la ligature veineuse et la résection scrotale, procédé que Hache décrit dans les *Annales des maladies des organes génito-urinaires* (mai 1884). Nicaise traite le varicocèle par la ligature et la section antiseptiques des veines (*Revue de chirurgie*, 1884), et Vincent expose cette méthode en sa thèse inaugurale (thèse de Paris, 1884). Horteloup lit à l'Académie de médecine, en mars 1885, un mémoire sur la résection bilatérale du scrotum, avec excision d'une partie des veines funiculaires; et Wickham, en une thèse fournie de documents bien classés, en décrit la technique et en établit les résultats.

D'autres publications appuyent ce mouvement en faveur de la cure radicale du varicocèle; Picqué (*Revue de chirurgie*, 1886) rappelle les heureux résultats de M. le professeur Richet par l'écrasement du paquet variqueux entre les mors rougis d'une pince-cautère. Terrier, Ferron (*Arch. de méd. mil.*, 1885) et Richelot (*Union médicale*, 1885), adoptent la ligature des troncs veineux ectasiés. Enfin dans un article remarquable (*Dictionnaire de Jaccoud*) Segond fait une synthèse méthodique des travaux antérieurs : sa monographie, complète dans tous ses chapitres, claire et élégamment rédigée, trace du varicocèle un tableau sobre et précis.

Pendant qu'en France, en Angleterre, en Amérique, le procès de la cure radicale du varicocèle s'instruit à nouveau, la littérature allemande est en cette question peu féconde : Ravoth (*Berl. klin. Woch.*, 1874, n° 19, 1875, n° 25) s'obstine à défendre la compression par le brayer; Max Reichert consacre un mémoire à l'apologie de la méthode galvanocaustique. La dissertation inaugurale de Karl Nebler (*Ueber Varicocele und deren chirurgische Behandlung.* Breslau, 1881) est une réédition sans grande originalité clinique du chapitre que l'on trouve dans tous les classiques : son plus grand intérêt est l'exposé des essais de cure radicale à la clinique de Breslau. Fischer apporte cinq observations de ligature et de résection des paquets variqueux spermatiques (Schmits Jahrbuch, 1881), et Zésas communique un cas opéré suivant cette méthode (*Wien. med. Woch.* 1884).

ÉTIOLOGIE. La fréquence absolue du varicocèle ne se peut apprécier d'après le nombre de ceux qu'on traite à l'hôpital ou dans la clientèle; le médecin n'est consulté et le malade ne s'inquiète que pour les gros paquets varicocéleux douloureux et intolérables. Les vrais documents sont les statistiques militaires, maintenant surtout qu'elles représentent, en France, la révision annuelle de toute la portion adulte de la nation. Curling nous avait déjà communiqué les rapports des conseils de recrutement en Angleterre et en Irlande : pendant une période de dix années, 166 317 hommes ont été examinés dont 3911 étaient atteints de varicocèle, soit une proportion de 23,4 pour 1000 par rapport au chiffre d'hommes examinés.

Nous avons soigneusement collationné, sur les comptes rendus de recrutement, les cas d'exemption pour varicocèle de 1875 à 1884, continuant ainsi l'œuvre statistique établie par Sistach de 1850 à 1859 :

ÉTAT NUMÉRIQUE DES HOMMES AYANT ÉTÉ RÉFORMÉS AVANT L'INCORPORATION POUR VARICOCÈLE

Années.	Contingent.	Nombre d'hommes réformés avant l'incorporation.	Pour 1000.
1875.	149,208	595	2,6
1876.	143,649	471	3,2
1877.	143,839	417	2,6
1878.	159,182	476	3,5
1879.	151,620	297	1,9
1880.	164,128	470	2,8
1881.	159,606	425	2,6
1882.	146,768	555	3,7
1883.	153,888	493	3,2
1884.	154,845	554	3,5

Nota. — Le 19ᵉ corps d'armée (Algérie) n'est pas compris dans ces chiffres.

Ces résultats statistiques sont bien inférieurs aux moyennes établies par Sistach, qui sur 100 000 examinés a trouvé une proportion variant de 317 à 2882 varicocéleux exemptés.

Il paraît difficile d'après ces statistiques d'incriminer avec justice une race ou une région plutôt qu'une autre. Sur les données de Sistach on a construit une carte à teintes blanches pour les départements qui offrent de 317 à 715 exemptions, à teinte grise pour ceux qui en donnent de 715 à 2882 ; de ce graphique, on a conclu (Morache, *Hygiène militaire*, p. 209) que « le varicocèle est fréquent dans les départements du Nord-Est occupés par la population kymrique ou belge, et qu'en revanche les départements celtiques, ceux de Bretagne, du plateau central et des Alpes, sont beaucoup moins atteints. Si l'on rapproche la province de Bretagne de celle de Normandie, on voit que les cinq départements bretons donnent une moyenne de 453, tandis que les départements normands, d'origine kymro-germanique, offrent une proportion de 1873 ». Mais, en opposition avec ces données statistiques, nous avons dressé une carte, lavée à cinq teintes, établie pour la moyenne décennale de 1875 à 1885, et de couleurs saturées à 5 degrés suivant les proportions suivantes : de 0 à 1 exemption pour 1000 examinés ; de 1 à 3 ; de 3 à 5, de 5 à 7, de 7 à 8 pour 1000 ; les résultats sont établis par corps d'armée, qui en général répondent à des circonscriptions régionales naturelles. Un seul corps d'armée est teinté à la saturation minima : c'est le 1ᵉʳ corps d'armée (département du Nord). Deux corps se détachent sur la carte en plaques foncées : ce sont le onzième (départements bretons ; moyenne de 5,9 pour 1000 examinés) et le cinquième (Orléans, 7,4 pour 1000). La statistique ne nous permet donc point encore de formuler la distribution ethnographique et topographique du varicocèle en France.

Toutefois, on peut conclure que le chiffre des réformes pour *varicocèle* est inférieur aux nombres fournis par les rapports anglais. Mais ces résultats ne représentent que les tumeurs variqueuses incompatibles avec tout service actif ; et ces formes sont l'exception (1 sur 4 à 500 cas de varicocèles compatibles avec le service militaire, d'après les données de M. l'inspecteur Gaujot). L'observation démontre, et les examens de recrutement nous en donnent la preuve, que le nombre est grand des varices spermatiques méconnues : aux visites de recrutement, aux examens d'incorporation, et dans une proportion très-forte pour certains contingents régionaux, nous avons constaté qu'il y a plus de varices que ne l'indiquent les chiffres classiques dans les bourses des recrues de France. Landouzy a voulu établir une proportion de 60 pour 100 ; Carré (thèse 66) renchérit encore sur ce chiffre. En statistique très-sommaire, ce nombre est peut-

être exact, si l'on grossit la proportion de tous les cordons un peu variqueux ;
mais, si l'on s'en tient aux varicocèles bien développés, on doit fortement le
réduire.

Age. Delpech avait écrit : « Cette maladie est ordinairement le partage des
adultes ou des vieillards ; on l'observe rarement chez les jeunes gens, mais elle
n'y est pas sans exemples » (*Précis des mal. chir.*, t. III, p. 217). On a révisé
cette inexactitude et inversé cette proposition. Chez le vieillard le varicocèle est
une rareté ; on n'observe chez lui que quelques varicosités scrotales ; la vieillesse,
si féconde en infirmités, amoindrit cette infirmité, le varicocèle. C'est là du moins
la doctrine classique, que les recherches d'Horteloup tendent à amender en sa
règle absolue. A la Salpêtrière, sur une population de 1600 individus, 42 ont
été trouvés atteints de varicocèles, dont 16 avaient débuté avant 25 ans. Sur
ces 42 varicocèles, 14 avaient augmenté avec les années, 19 étaient restés stationnaires, 8 avaient diminué, 1 seul avait disparu vers 45 ans. On peut accepter
néanmoins que cette affection, exceptionnelle chez l'enfant, peu fréquente et
surtout peu gênante chez le vieillard, apparaît avec le commencement de la vie
génitale, et suit parallèlement, en ses périodes d'état et de déclin, l'activité
génésique. Sur 27 cas observés par Landouzy, le varicocèle apparaît 7 fois de
9 à 15 ans, 17 fois de 15 à 25, 3 fois de 25 à 55. Curling donne un tableau
de 50 cas : la fréquence maxima s'étend de 15 à 25 ans : 26 observations. Il
convient, d'ailleurs, de s'entendre sur la valeur de ces chiffres qui indiquent
moins l'époque d'apparition du varicocèle que sa période d'incommodité et de
gêne ; lors des premiers excès génésiques, des fatigues de la vie régimentaire,
pour les recrues, il se fait, vers le plexus spermatique, une poussée sanguine
qui injecte et développe des paquets variqueux jusqu'alors bien tolérés. Gould,
dans les *Clinic. Soc. Transactions* (septembre 1881), à propos de deux cas de
varicocèle, accompagnés d'atrophie testiculaire, et survenus à l'éveil de la
puberté, suppose qu'il y a une déviation, un transfert de l'activité formative qui,
au lieu de produire l'accroissement testiculaire régulier de la puberté, se trans-
pose et aboutit au développement anormal du système veineux spermatique.

A côté des hyperémies génitales de la puberté on range une série de congestions dont les auteurs anciens ont dressé la liste, mais dont l'action est contestable. On a accusé la masturbation (Callisen), les excès vénériens (Platner) ;
mais, pour quelques malades, masturbateurs avérés ou habitués aux prouesses
érotiques, que de varicocèles chez des gens modérés et même vierges de tout
coït (observation V du mémoire de M. Landouzy) ! On a incriminé encore l'équitation, la danse, les marches forcées, causes de stase veineuse spermatique ;
on a signalé la compression dangereuse de vêtements serrés ; un malade observé
par Landouzy attribuait l'accroissement de son infirmité à l'usage, pendant tout
un été, de pantalons trop serrés : les souffrances avaient été moins vives et la
dilatation des veines moins grande aussitôt qu'il avait renoncé aux exigences
de la mode. Toutes ces causes sont banales et leur influence est négligeable ;
elles ont, tout au plus, une action auxiliaire. Il est une condition indispensable,
la prédisposition constitutionnelle, sur laquelle nous reviendrons tout à l'heure :
mais cette influence *efficiente* est mise en œuvre par des causes *déterminantes*,
comme, par exemple, chez le jeune soldat, les premières fatigues professionnelles,
les pressions gênantes par les objets d'équipement, les entraves respiratoires par
les courroies du sac, le ceinturon, la surcharge du soldat ; les stations dans
l'immobilité règlementaire, plus favorables aux varices que la marche qui con-

tracte les muscles et aide la circulation veineuse; enfin les efforts ou des attitudes fixes, que comportent les manœuvres militaires. « L'ensemble de ces conditions, conclut Gaujot, agissant d'une manière continue, a pour effet de produire une gêne de l'hématose et de la circulation, qui se traduit par la stase sanguine et la dilatation des veines. »

Les contusions testiculaires violentes, des orchites antécédentes, créent aussi, pour le régime circulatoire des bourses, des conditions de moindre résistance; leur appel fluxionnaire prédispose le plexus spermatique à l'ectasie. A. Cooper a rapporté l'histoire d'un individu qui se heurte les bourses en montant à cheval : au bout de quinze jours, le trajet du cordon devenait douloureux et le testicule s'amollissait; les progrès de la maladie furent tellement rapides que trois ans après on dut pratiquer la castration pour une grosse tumeur variqueuse. Chez le malade qui fait le sujet de la neuvième observation de Landouzy, les premiers symptômes parurent à la suite d'une contusion violente au testicule gauche, et furent d'une intensité telle qu'en quelques mois la tumeur avait pris tout son développement. L'épididymite blennorrhagique est aussi fréquemment accusée, mais cette cause est discutable et l'on sait la tendance des malades à rendre les affections vénériennes responsables de tous les accidents génitaux ultérieurs; Hélot nous parle d'un varicocèle découvert à l'occasion d'une épididymite et attribué à cette épididymite.

Il est des faits exceptionnels, mais qui montrent l'influence des tumeurs comprimant et congestionnant les plexus spermatiques. Brifoux (thèse de Paris, 1837) rapporte l'observation d'un varicocéleux, à la nécropsie duquel on trouva un encéphaloïde volumineux pesant sur le plexus pampiniforme gauche. Le professeur Guyon a donné l'étude d'une variété clinique intéressante : le varicocèle symptomatique d'une tumeur rénale (Guyon, *Leçons cliniques*, p. 317). Il est intéressant de rappeler que J.-L. Petit avait déjà écrit : « Ceux qui ont des tumeurs squirrheuses dans le ventre le long du cordon des vaisseaux spermatiques, et ceux qui ont des glandes lombaires gonflées, enfin *ceux qui ont les reins affectés*, ou qui y ont quelques pierres retenues, sont également sujets au varicocèle. »

Une hernie peut exercer la même action compressive : Carré a observé une hernie du côté gauche qui apparut en 1829, et fut suivie d'un varicocèle constaté en 1830; un suspensoir mal appliqué, une ceinture, un bandage, peuvent avoir la même influence. Mais ce qui démontre l'insuffisance et l'inconstance de cette cause, c'est qu'elle est pour quelques auteurs un moyen thérapeutique contre les phlébectasies du cordon. Ravoth a récemment réhabilité le procédé de la compression par un brayer, et Reichert lui accorde dans son article une mention très-honorable.

Ce ne sont là, en tous cas, que des conditions occasionnelles : il faut rechercher dans des influences générales encore indéterminées ou dans des dispositions anatomiques individuelles les causes efficientes du varicocèle. En effet, ne voit-on pas dans l'histoire de quelques malades l'hérédité signalée : Blandin a connu trois frères, tous les trois exemptés du service militaire pour varicocèle; le père était lui-même affecté de cette maladie (*Dict. de méd. en 15 vol.*). On objectera que cette hérédité manque le plus souvent au dossier des varicocéleux, mais cela tient à l'insuffisance de l'enquête clinique; on fera remarquer, avec Landouzy, qu'il est exceptionnel de rencontrer la coïncidence de la phlébectasie des membres inférieurs et du varicocèle (1 fois sur 15, Landouzy);

mais c'est que les varices spermatiques sont la première manifestation de cette
« diathèse variqueuse ». Il est donc rationnel d'admettre, avec Gaujot, « qu'il
s'agit là d'une disposition, le plus souvent héréditaire, en vertu de laquelle le
système veineux a une tendance à subir l'altération variqueuse. Cette sorte de
diathèse, signalée par Landouzy et par Billroth (*Éléments de pathologie chir.
génér.*, 1868, p. 642), est la cause primordiale de la plupart des varices. Si elle
a été méconnue en ce qui concerne l'origine du varicocèle, cela tient d'abord
à ce que les malades ne sont pas renseignés sur l'état de leurs ascendants, puis
à ce que le varicocèle marque le début de la disposition variqueuse générale,
dont il est la *première* et *souvent la seule manifestation* pendant plusieurs
années. En effet, l'altération variqueuse ne se montre pas en même temps et
au même degré sur tous les points du système veineux. Elle envahit, au contraire, successivement les organes en échelonnant ses manifestations par périodes qui correspondent aux différents âges. »

Avec cette notion, les obscurités de la pathogénie s'éclaircissent. Un jeune
homme est prédisposé aux ectasies variqueuses : il ne faut plus maintenant
qu'une provocation qui fixe la diathèse au plexus spermatique. Dès lors interviennent, comme facteurs occasionnels, le raptus congestif de la puberté, peut-
être les contusions locales, très-hypothétiquement les phlegmasies testiculaires.
Cette hyperémie continue provoque des troubles nutritifs, une phlébite insidieuse qui a pour résultat la série des altérations des parois veineuses aboutissant
à la formation des paquets varicocéleux. La prédominance fonctionnelle, à la
période de puberté, des organes génitaux, appelle sur le plexus spermatique la
première manifestation de cette prédisposition générale ; les localisations ultérieures s'échelonnent sur les veines des membres, sur les plexus hémorrhoïdaires
ou viscéraux.

Si la plus grande responsabilité revient à cette cause générale, à ce défaut de
qualité de « l'étoffe veineuse » (Périer), il ne faut point négliger les difficultés
circulatoires et les défectuosités anatomiques, particulières au système veineux
des plexus spermatiques, que Ch. Périer divise en trois faisceaux : le faisceau
antérieur formé des veines anastomosées, entourant de leurs flexuosités l'artère
spermatique ; le faisceau moyen représenté par le canal déférent, et l'artère
déférentielle : le faisceau postérieur constitué par deux ou trois veines funiculaires, partant de la queue épididymaire, largement anastomosées entre elles et
avec le faisceau antérieur, et s'abouchant dans les veines épigastriques. En ce
petit système anatomique le régime circulatoire est aisément troublé, en raison
de la déclivité des faisceaux veineux, de leur longueur, de leur insuffisance
valvulaire, car, si les valvules spermatiques, niées par Velpeau, Bérard, Landouzy,
ont été vues par Prunaire et par Périer, ces auteurs ont constaté aussi, avec
Henle, combien elles sont variables, parfois réduites à des replis effacés, et avec
quelle facilité elles sont forcées par les masses à injection.

On sait l'importance accordée par J.-L. Petit à la coudure des veines spermatiques sur la branche pubienne, son ingénieuse comparaison entre cette
disposition et la réflexion de la corde d'un puits sur la poulie de renvoi, l'action oblitérante qu'il lui avait attribuée. On sait aussi le rôle étiologique considérable que l'on a fait jouer aux deux faisceaux crémastériens comme appareil
de soutien testiculaire, et à la tunique dartoïque, véritable suspensoir contractile
des bourses dont le relâchement permet la déclivité extrême des testicules, désormais sans maintien, l'allongement de la colonne sanguine veineuse, et l'augmen-

tation de la gêne circulatoire. De ces raisons anatomiques, les unes ne sont que d'ingénieuses hypothèses; d'autres paraissent des explications acceptables. La déclivité, l'insuffisance des soupapes valvulaires, sont des conditions de gêne circulatoire indiscutables ; d'un autre côté, le relâchement des soutiens musculaires du testicule met sa circulation veineuse en souffrance : les bons effets d'un suspensoir correct le prouvent. Würtzer nous parle d'un médecin, atteint d'un varicocèle indolent et bien toléré; après des accès intermittents qui laissèrent le malade très-affaibli et son dartos sans tonicité, la tumeur prit un tel volume et devint si douloureuse que le patient réclamait à grand cris une opération (Carl Nebler).

Mais toutes ces raisons ne sont valables que sous la réserve d'une cause constitutionnelle préexistante : sinon, on ne voit pas pourquoi cette disposition commune ne produirait point un varicocèle obligatoire. Elles expliquent la vulnérabilité spéciale du système veineux spermatique, et ne peuvent fournir la raison d'un état morbide particulier à quelques-uns.

Les mêmes difficultés se retrouvent pour expliquer la plus grande fréquence du varicocèle à gauche, fait dont toutes les statistiques donnent la démonstration. Voici un tableau emprunté à Carl Nebler :

Observateurs.	Nombre total des varicocèles.	A droite.	A gauche.	Des deux côtés.
Curling.	5911	282	5360	260
Allaire..	2140	13	2105	21
Lachèze.	1210	7	1185	18
Sistach	38	5	35	»
Rennes	300	»	300	»
Total.	7599	305	6985	308

Soit, en établissant le pourcentage, 91,97 pour 100 pour les varicocèles gauches, 4,01 pour les varicocèles droits, et 4,02 pour les varicocèles bilatéraux.

Les anciens auteurs se sont ingéniés à trouver la raison anatomique de cette prédilection. On a incriminé toutes les dissemblances de distribution, de rapports et de terminaison des deux faisceaux pampiniformes, tous les détails de leur asymétrie anatomique. Morgagni et Astley Cooper ont accusé l'abouchement, à angle droit, de la veine spermatique gauche dans la veine rénale, où les deux courants confluent en un sens opposé, tandis qu'à droite le plexus se jette dans la veine cave, en parallélisme à l'axe de ce vaisseau. Mais pourquoi, la veine rénale qui va se jeter à angle droit dans la veine cave ne se dilaterait-elle pas la première? Pourquoi cette disposition constante n'agit-elle qu'à une période de la vie? D'ailleurs, si l'on veut faire de la mécanique exacte, ne voit-on pas dans nos pulvérisateurs à vapeur, dans nos trompes de laboratoire, cet embranchement perpendiculaire de deux tubes utilisé pour entraîner des liquides?

Callisen et J.-L. Petit invoquent la compression exercée sur les vaisseaux spermatiques gauches par les accumulations stercorales dans la portion iliaque du côlon? Mais le cæcum se trouve à droite dans des conditions analogues; d'ailleurs, si la pression fécale était efficace, la gêne circulatoire devrait être plus grande et le varicocèle plus développé dans le décubitus horizontal; enfin les relevés de Landouzy n'établissent point que les varicocéleux soient des constipés (1 sur 17 malades); la constipation, au contraire, est une des fréquentes incommodités des vieillards, si rarement atteints de varicocèle.

La plus grande longueur et les flexuosités du plexus spermatique gauche, le volume plus considérable du testicule de ce côté, et l'habitude du port des bourses à gauche, sont aussi des causes insuffisantes, puisqu'elles sont communes à tous les hommes.

A ces hypothèses peu satisfaisantes M. l'inspecteur Gaujot substitue un mécanisme pathogénique, plus acceptable, du siège du varicocèle à gauche. Lenoir avait déjà émis l'idée que, dans l'effort, les parois abdominales contractées comprimaient les vaisseaux spermatiques et en gênaient la libre circulation. Sistach aussi avait fait remarquer que, le bras droit étant plus actif, la contraction des muscles abdominaux inclinait le tronc à gauche et rétrécissait ainsi le canal inguinal; « cette explication, nous dit Gaujot, n'est point valable, par la raison que l'orifice du canal inguinal n'est pas notablement rétréci pendant la contraction des muscles de l'abdomen. D'ailleurs, si les veines spermatiques étaient soumises à une compression directe dans le canal inguinal, leur dilatation variqueuse devrait toujours commencer et présenter son plus haut degré immédiatement au-dessous du point comprimé. Or l'observation montre que l'altération des parois veineuses débute au niveau de la partie moyenne du cordon, au-dessus du plexus testiculaire, pour remonter ensuite progressivement vers l'anneau. » Au lieu donc d'admettre un véritable étranglement spasmodique des veines du cordon, on peut, avec Gaujot, accepter que l'effort augmente la stase sanguine du côté gauche : « En effet, dit M. Gaujot, dans la plupart des exercices militaires qui exigent l'effort, le côté gauche est immobilisé dans l'état de contraction pour servir de point d'appui et laisser le côté droit libre d'agir. C'est l'attitude obligée pour l'escrime, la manœuvre des armes, et la plupart des travaux ordinaires. Dans cette attitude, les muscles du côté gauche, et notamment ceux de l'abdomen, sont en état de contraction permanente. La répétition de cette série de contractions détermine dans les veines, et en particulier dans celles du cordon gauche, une stase qui finit par amener leur dilatation. » Si, dans quelques cas, l'effort paraît agir avec brusquerie (Curling cite un malade qui attribuait son varicocèle à une valse prolongée, et deux autres qui s'en étaient plaints, l'un après des fatigues au jeu de paume, le second à la suite d'une quinte de coqueluche), il y a lieu de croire qu'il existait antérieurement, en ces cas, des varices spermatiques méconnues, que l'effort a pu rendre manifestes, mais non créer d'emblée.

ANATOMIE PATHOLOGIQUE. On admet classiquement que, dans le varicocèle, le groupe veineux antérieur est le premier atteint et que, si les deux plexus, spermatique et funiculaire, sont ectasiés, la dilatation est plus forte dans le groupe antérieur que dans le postérieur. Les recherches d'Horteloup ont infirmé cette assertion, il inverse la proposition : pour lui le plus souvent, dans le varicocèle, 1° le plexus des veines funiculaires devient variqueux le premier; 2° si les deux plexus sont variqueux, le postérieur l'est plus que l'antérieur. Onze fois sur dix-huit il a trouvé que la phlébectasie la plus accentuée siégeait dans le plexus funiculaire. Curling donne d'un varicocèle qu'il eut l'occasion de disséquer une description qui contrôle l'opinion d'Horteloup. « J'ai trouvé, dit-il, les veines divisées en trois groupes : le premier, formé par les veines les plus dilatées, naissait de la partie inférieure du testicule; le second, moindre, s'élevait de l'extrémité supérieure de l'organe, et le troisième, qui était le plus petit, accompagnait en l'enveloppant le canal déférent. » C'est là un point important à préciser, car il a, comme corollaire, un détail opératoire utile. Mais il convient d'observer que Horteloup semble avoir un peu exagéré la fréquence de la phlébectasie funiculaire.

Il serait sans profit d'étudier ici les altérations pariétales des veines variqueuses (*voy.* VARICES). Notons, toutefois, la distinction établie par Périer (thèse, p. 20) : « De tout ce que j'ai vu et lu, dit-il, il me semble résulter qu'il existe cependant une différence pour le varicocèle. Dans le varicocèle, les veines restent minces, quoique dilatées, pendant un temps beaucoup plus long que les veines des membres. Elles semblent perdre moins vite leur ressort, et d'autre part les veines spermatiques atteintes de varices n'arrivent pas non plus au même degré ultime d'altération. Généralement, la dilatation y reste cylindrique et généralisée, sans présenter de tumeurs plus ou moins circonscrites comparables à des anévrysmes. »

En certains cas exceptionnels, cependant, les veines épaissies, plongées en une gangue de tissu conjonctif infiltré d'éléments embryonnaires, s'enchevêtrent en des tumeurs aréolaires, d'aspect érectile, qui à la coupe paraissent caverneuses. Des pièces autopsiques et des observations démontrent la possibilité de ces raretés anatomo-pathologiques. Nous ne citons pas l'observation très-discutable de J.-L. Petit, mais Escallier (*Mém. de la Soc. de chir. de Paris*, t. II, p. 66) a vu les plexus pampiniformes dilatés jusqu'à leur terminaison, et les veines testiculaires développées en une tumeur variqueuse, intra-scrotale, et avec ses deux cas il a essayé d'édifier l'histoire de ces tumeurs, dont la coupe offre des loges béantes, vides ou emplies de caillots, tapissées d'une membrane épaisse semblable à la couche interne des parois veineuses, séparées par du tissu cellulaire presque lardacé : « Des canaux veineux dilatés au point d'avoir acquis le volume d'un gros tuyau de plume courent dans la tumeur en formant des circonvolutions et des anses, communiquent entre eux par de petits orifices et se continuent en haut et en bas avec une des veines qui entrent dans la composition du cordon supérieur et inférieur. » Il s'agissait, en ces cas, d'un varicocèle atteint de phlébite suppurée latente, qui avait préparé la formation de ces tumeurs pseudo-érectiles, très-justement rapprochées des tumeurs hémorrhoïdales produites par l'inflammation répétée des varices anales.

C'est aussi une variété fort intéressante que ces tumeurs, étudiées par Doumenge (thèse, 1875), formées par la dilatation de l'origine du faisceau funiculaire. Leur volume varie depuis celui d'un grain de chènevis jusqu'à celui d'une grosse noix. La tête épididymaire est libre dans la vaginale, pendant que le corps adhère plus ou moins avec la tumeur caudale. « La couleur de cette masse est variable; d'un aspect gris terne lorsque les vaisseaux sont entourés d'une grande quantité de tissu cellulaire, elle devient bleuâtre lorsqu'ils sont simplement accolés les uns aux autres. Si l'on fait une coupe du testicule et qu'on essaie d'enlever l'albuginée, on remarque que cette enveloppe adhère à la pulpe par l'intermédiaire d'un riche chevelu de veinules tortueuses qui plongent dans la substance glandulaire; certaines de ces veinules rampent à la surface interne de l'albuginée qu'elles finissent par amincir en raréfiant son tissu : de là des godets, de véritables lacunes, des espèces de gouttières analogues à celles qu'on trouve sur le tibia des sujets fortement variqueux. »

A mesure qu'augmente l'ectasie des troncs veineux principaux, les veinules secondaires se développent, s'élargissent, refoulent et compriment la substance testiculaire, étouffent les canalicules séminifères bientôt altérés, d'où diminution de volume et atrophie de l'organe. Nous développerons plus loin les détails symptomatiques de cette atrophie testiculaire; nous n'en indiquons ici que le procédé anatomo-pathologique. Nous avons déjà signalé l'hypothèse originale de Gould qui admet qu'il se fait, au moment de la puberté, un transfert de l'activité formative, anormalement déviée du testicule vers le système veineux spermatique. Ogilvie Will, qui a résumé l'opinion des classiques anglais sur cette dystrophie testiculaire (*Clinical Lecture on the Influence of Varicocele on the Nutrition on the Testicle*. In *Lancet*, 1880, p. 754), rappelle que, pour Jonathan Hutchinson, il y a là une influence nerveuse centrale qui trouble la nutrition du testicule, dont elle amincit les artères et dilate les veines. Ainsi formulée, cette hypothèse paraît improbable; mais, maintenant que Terrier et Quénu nous ont montré, pour les varices, la névrite interstitielle consécutive aux dilatations variqueuses des *vasa nervorum*, maintenant que nous rapportons les troubles trophiques des membres variqueux à ces lésions nerveuses, ne peut-on point réclamer pour l'atrophie testiculaire une pathogénie identique? Il y aurait ainsi successivement varicocèle, varices des veines des nerfs testiculaires, périphlébite de ces *vasa nervorum*, névrite interstitielle, d'où troubles trophiques et douloureux. C'est ce qu'avait indiqué Gaujot dans son remarquable article. Cette influence dystrophique de la névrite des nerfs testiculaires doit en tous cas être réservée jusqu'à plus ample informé pathogénique. D'après une constatation autopsique faite par l'un de nous (Reclus, thèse de doctorat, p. 25) on retrouve là les lésions de l'orchite chronique d'emblée : « Nous l'avions vainement cherchée, et dans tous nos cas de varicocèle la glande était grosse et molle, son tissu était comme lavé, les tubes semblaient séparés par de la sérosité, et les vaisseaux hyperémiés se dessinaient bien mieux dans les travées fibreuses, lorsque récemment il nous a été donné d'en étudier deux exemples. Dans le deuxième cas seulement l'observation a été contrôlée par l'autopsie : des varices siégeaient surtout dans les veines de la queue de l'épididyme : or le segment inférieur de la glande était seul sclérosé; les canalicules spermatiques étaient remplacés par un tissu conjonctif opalin que parcouraient des vaisseaux en réseaux déliés. Ne nous faut-il pas rapprocher ces cas des cirrhoses du foie consécutives aux affections valvulaires du cœur? La congestion passive irrite le tissu cellulaire qui prolifère, puis la rétraction commence, et l'atrophie survient. »

Symptomatologie. Le varicocèle, avons-nous vu, se développe le plus souvent, aux premiers débuts de l'activité génésique, lors d'efforts musculaires continus, d'exercices violents, de marches forcées, toutes causes hyperémiant les plexus spermatiques. Dans bien des cas on révèle au malade cette infirmité, dont ne l'avaient averti ni une sensation locale de gêne ou de douleur, ni la perception d'une tumeur anormale. Souvent aussi une violence extérieure détermine l'accroissement d'un varicocèle jusqu'alors inobservé; nous avons déjà cité les faits de Cooper et de Landouzy; il y faut joindre ceux de Donald Maclean (*The phys. and Surg. Magazine*, août 1884), qui en deux observations note un traumatisme testiculaire antérieur, et le malade de Nicaise chez lequel le varicocèle semble avoir débuté à l'âge de treize ans après le froissement du testicule gauche contre une selle. Dans quelques cas (obs. II et III de Hélot, *loc. cit.*, p. 15), c'est à l'occasion d'une épididymite blennorrhagique que le médecin explore les bourses et reconnaît le varicocèle enflammé et endolori.

On peut avec Segond rapporter à trois types les principales variétés cliniques du varicocèle. Dans le premier le varicocèle se développe d'une manière rapide et continue : varicocèle aigu, qui apparaît chez les jeunes soldats : « Il n'est pas rare, dit Gaujot, de voir des hommes arrivés au corps sans la moindre trace de varicocèle, ou avec un varicocèle très-léger, présenter au bout de six mois, un an ou deux au plus, une dilatation variqueuse qui devient en peu de temps considérable. » Ce type offre une variété contestable, ces varicocèles soudains, qui se développeraient instantanément; nous avons déjà signalé les cas relatés par Curling ; Pott en a rapporté trois observations, partout reproduites, mais que la critique doit éliminer : il s'agit d'orchites chez des varicocéleux; la phlegmasie testiculaire propagée aux plexus spermatiques variqueux avait déterminé une phlébite de ces troncs, antérieurement ectasiés.

Dans le second type, le varicocèle reste de longues années stationnaire, puis surviennent des circonstances auxiliaires qui le développent. Un malade de Landouzy, atteint d'un varicocèle depuis quelques années, quitte la pharmacie pour se faire voyageur de commerce, il fournit de longues courses à cheval, et la tumeur s'accroît. Chez un autre, c'est un abus vénérien, un effort, une contusion, qui donnent une poussée active aux varices spermatiques, jusqu'à ce moment à peine progressives.

La plupart du temps, l'affection évolue par progrès continus et réguliers. Un chapelet de nœuds variqueux se développe à la partie moyenne du cordon et à cette période de début la phlébectasie n'est, en général, ni gênante, ni douloureuse; le malade la méconnaît, et le médecin la néglige. Mais bientôt le scrotum devient pendant, pesant et gênant, à la suite d'une marche, d'une fatigue, d'une station prolongée : alors les malades portent souvent la main aux bourses pour relever les testicules, déclives et douloureux. Ils accusent de la pesanteur, un endolorissement de l'aine et des lombes, une lourdeur gênante et un tiraillement incommode sur le trajet du cordon. Si le malade est un sédentaire, s'il peut écarter les causes professionnelles qui hyperémient les plexus spermatiques, l'affection demeure à cet état d'incommodité plus gênante que douloureuse et qu'un suspensoir atténue suffisamment. Mais d'ordinaire les malades négligent toute précaution ; les nécessités de carrière, les fatigues de métier, ou simplement la prédisposition individuelle, la mauvaise qualité de l'étoffe veineuse, augmentent la phlébectasie qui progresse sans arrêt; l'incommodité devient une infirmité.

A ce moment, une marche, une station verticale trop prolongée, provoquent une fatigue intolérable, des accès douloureux. Dans les formes extrêmes et chez les irritables les symptômes sont portés à un degré inquiétant : « On voit arriver, écrit Landouzy, les malades haletants après la moindre course, les traits altérés, la figure baignée de sueur, inquiète et anxieuse. Un malade que M. Breschet a opéré nous donnait une idée de ses souffrances en disant dans son langage vulgaire, mais expressif, qu'après une course de 200 pas il était comme le poisson sur le sable. »

Quand le temps est chaud et très-hygrométrique les bourses sont relâchées et flasques; les crises douloureuses s'exagèrent. Un malade de Landouzy souffrait davantage sous un ciel couvert et au Havre plus qu'à Paris. Au contraire, le froid, la position assise ou couchée, amènent un retrait de la poche scrotale qui relève les testicules et vide les varices engorgées : l'orgasme vénérien, en contractant les deux faisceaux crémastérins, produit ce même effet favorable de suspension testiculaire. « Les seuls soulagements qu'un des malades de Landouzy pût se procurer étaient les plaisirs vénériens; toutes les fois qu'après les fatigues nécessitées par son état il éprouvait de trop vives douleurs, il avait recours à son spécifique ordinaire. Il paraît même qu'il en fut de ce remède comme il en est des autres, et que le malade alla en augmentant les quantités, car, si nous devons le croire, six à sept doses par jour étaient à peine suffisantes à la fin pour servir de palliatif au varicocèle. »

Cette action thérapeutique du coït, malheureusement transitoire, est signalée dans maintes observations. Kocher (*Handbuch* de Pitha et Billroth) nous parle d'un varicocéleux dont les plexus devenaient douloureux, à l'occasion des excitations sexuelles ; quand ces dernières n'étaient point satisfaites les douleurs duraient de quatre à cinq heures ; le malade fut une fois forcé, devant le refus conjugal, de prendre un bain chaud ; une autre fois, en wagon, il souffrait tellement qu'il ne pouvait descendre ; ordinairement, le coït suffisait à calmer ces crises douloureuses.

Quand le varicocèle est à ce point développé, ou quand le malade est à ce degré excitable, la seule station devient un supplice. « L'un de nos plus célèbres auteurs dramatiques, écrit Landouzy, qui ne composait qu'en marchant à grands pas dans son cabinet, ne pouvait plus même se tenir debout sans éprouver la gêne la plus incommode. La source des inspirations était tarie, et le poète était en proie à la plus profonde mélancolie lorsqu'il se soumit au procédé de Breschet. Le succès répondit à ses espérances, et bien des productions nouvelles ont témoigné depuis que l'auteur péripatéticien avait pu sans gêne et sans douleur recommencer ses marches poétiques autour de sa chambre. »

. Le plus souvent, ces accès douloureux ont un siége inguino-scrotal. En quelques cas, ils s'irradient aux lombes se propagent vers les reins ou vers le périnée et s'étendent vers la verge ; ils s'exaspèrent pendant l'érection et l'émission urinaire ; ils présentent parfois un rayonnement extrême (jusqu'au bout des doigts, dans une observation de Landouzy). Le dépouillement des observations de varicocèles intolérables et opérés nous montre qu'ils affectent le plus souvent des malades instruits, des étudiants, des avocats, des ingénieurs, des officiers, tous gens à système nerveux excité et actif. Ne peut-on pas se demander, comme pour les tubercules sous-cutanés, si le malade n'est pas plus irritable que le varicocèle n'est douloureux ?

Les symptômes douloureux ne sont point en proportion directe avec le développement du varicocèle ; il y a de petites tumeurs intolérables, ou bien des malades intolérants, qui exigent une intervention radicale. Au' contraire, des masses volumineuses peuvent ne causer que de la gêne et de la pesanteur scrotales. Un architecte observé par Landouzy n'éprouvait que des douleurs peu intenses, après de longues marches, et cependant « la tumeur descendait jusqu'au tiers inférieur de la cuisse ; elle avait au moins 40 centimètres de longueur, et le jeune homme honteux de son énorme saillie sous le pantalon n'osait se présenter nulle part ». Bien souvent nous voyons, aux visites d'incorporation ou de recrutement, de gros varicocèles méconnus. Lorsque les douleurs sont vives, Landouzy croyait à la compression des filets nerveux ; nous admettrons plutôt une névrite interstitielle, consécutive à la phlébectasie des *vasa nervorum*.

Ces phénomènes douloureux, la continuelle préoccupation d'une infirmité et d'une difformité, la fatigue précoce, la dépréciation physique et l'atteinte portée à la « capacité congressive », attristent certains malades qui tournent à la mélancolie. Les observations en sont nombreuses. Un jeune architecte, opéré par Breschet, avouait à Landouzy que presque tous les soirs il pleurait comme un enfant, et sans s'expliquer la cause de ses larmes. Vidal a très-assombri le tableau du varicocèle. « Ce ne sont pas seulement les forces physiques qui semblent déprimées; l'esprit lui-même en reçoit des atteintes réelles. Comme le corps, il devient paresseux et lent et il n'y a rien de viril dans ses conceptions et dans ses œuvres. Un médecin en chef d'un hôpital d'une ville importante de France s'était rendu à Paris pour consulter sur un varicocèle, bien décidé, disait-il, à se brûler la cervelle, si on ne lui promettait pas la guérison ».

Ces désespérés sont à coup sûr l'exception, mais il est moins rare d'observer des cas où la déchéance génésique provoque de la dépression morale. Sans cesse préoccupés de leur difformité physique qu'ils s'exagèrent, de leurs aptitudes congressives dont ils se croient déchus, certains sont atteints d'une hypochondrie sexuelle intolérable. C'est une vieille remarque brillamment développée par Diday (Association pour l'avancement des sciences. Lyon), que l'homme est très-impressionné par toutes les affections qui entraînent une menace contre sa virilité; et c'est là, en certains cas, la seule excuse et la seule raison d'une intervention opératoire.

La frigidité n'est point une règle absolue : Certains, nous l'avons vu, usent à forte dose du coït, qui donne un regain temporaire de contractilité à leur crémaster et calme leur gêne douloureuse. La baisse de la virilité est explicable par l'atrophie de la glande. On s'étonne de lire dans Cooper (*loc. cit.*, p. 493) que « le varicocèle mérite à peine le nom de maladie, car dans la plupart des cas il ne produit ni douleur, ni gêne, ni diminution des facultés génératrices ». Celse avait déjà mentionné cette atrophie que Callisen connaissait bien. Pott nous a rapporté trois observations de varicocèle avec atrophie; en moins d'un mois la glande spermatique fut réduite à une nodosité indistincte. Mais, dans un cas, l'ectasie se complique d'orchite traumatique et, dans les deux autres, il s'agit de phlébite de plexus variqueux. Sur les 15 observations, Landouzy a trouvé 9 fois le testicule gauche plus ou moins atrophié; Hélot, Curling, Humphry, ont aussi rencontré cette déchéance de la glande séminale; Gosselin parle d'un malade dont le cordon gauche était variqueux et dont le testicule correspondant était un tiers plus petit que celui du côté opposé : une épididymite survint à droite, et l'examen du sperme ne révéla plus la présence d'aucun spermatozoïde. Barwell (*One Hundred Cases of Varicocèle...* In *the Lancet*, 30 mai 1885) a dressé, au point de vue de l'activité génésique, la table de 100 varicocéleux qu'il catégorise en cinq groupes : *Groupe A :* 1 cas; testicule réduit à l'état d'une petite masse molle; — *Groupe B :* 13 cas; testicule petit encore et très-mou; — *Groupe C :* 47 cas; testicule moins atrophié, mais encore au-dessous de la normale comme volume et comme consistance; — *Groupe D :* 37 cas; testicule un peu plus petit et moins ferme que son congénère; — *Groupe E :* 7 cas; testicule sain. L'atrophie du testicule droit est rare; toutefois, quand un varicocèle développé siége de ce côté, la glande n'échappe pas au travail de sclérose, comme en témoignent trois faits de Landouzy.

Si, au début de l'affection et dans les formes légères, mais douloureuses, il peut y avoir quelques hésitations, la maladie confirmée est aisément reconnue. Elle s'offre alors sous l'apparence d'une tumeur molle et noueuse, qui développe les bourses pendantes, flasques, plus bas descendues à gauche qu'à droite; la marche, les fatigues, augmentent cet allongement et la déclivité du testicule. A la vue, on constate encore un symptôme que Landouzy a mentionné le premier : l'augmentation de la sécrétion cutanée scrotale, du côté variqueux, qui encrasse

les suspensoirs, et aboutit parfois à un érythème intertrigo démangeant et cuisant.
Hélot nous en fournit un beau cas.

La tumeur prise entre les doigts donne la sensation d'une masse pâteuse,
mollasse, fuyante, décomposable en rameaux pelotonnés, en torsades noueuses,
qu'on a comparées à des amas lombricoïdes, à des entrelacements de sangsues
ou de vers de terre, des pelotons de cordes enroulées, des intestins de poulets.
Dans les degrés initiaux, la tumeur se réduit à quelques bosselures saillantes sur
la portion moyenne du cordon : à mesure que s'accroît la phlébectasie, le cordon
se renfle de pelotons, de paquets tortueux, qui descendent jusqu'au-dessous du
testicule et emplissent le fond de la poche scrotale. En ces formes extrêmes, le
scrotum peut atteindre un développement considérable ; il dépasse en volume
la tête d'un enfant à terme dans une observation de Landouzy ; les veines de la
cloison deviennent variqueuses ; les rameaux sous-cutanés se dessinent en un
réseau saillant « de vaisseaux qui rampent sous la peau en forme de ceps de vigne »
(Dionis, *Op. de chirurgie*, 4ᵉ division). Cruveilhier en rapporte un bel exemple,
où le testicule semble perdu au milieu des flexuosités veineuses (*Traité d'anatomie pathologique*, t. II, p. 809). On sent, à la palpation, cet entrelacement
veineux pénétrer en plein trajet inguinal ; au milieu de ce lacis, on à peine à
saisir le canal déférent. D'ailleurs parmi ces vaisseaux les uns sont régulièrement
calibrés et donnent la sensation de tubes membraneux à parois molles et fluctuantes ; les autres sont épaissis, calcaires, et résistent au doigt ; d'autres enfin
sont amincis, distendus, bosselés et, par points, incrustés en segments durs et
rigides.

DIAGNOSTIC DIFFÉRENTIEL. Dans la majorité des cas, palper un varicocèle,
c'est le reconnaître. Le chapitre du diagnostic différentiel doit donc, en l'espèce,
être très-abrégé. Toutefois il est quelques difficultés diagnostiques dues à des
irrégularités ou à des complications qui altèrent la physionomie symptomatique
du varicocèle.

Un spécialiste herniaire a parfois infligé à un varicocéleux le port intempestif
d'un brayer : Pott, Boyer, Landouzy, citent de semblables méprises ; mais ces
fautes fréquentes chez ces irréguliers de la médecine sont évitées avec un peu
d'attention. Et cependant A. Cooper a consacré toute une page à la discussion
sérieuse de ce point de diagnostic différentiel. Que pour une épiplocèle, de
consistance mollasse, de forme mal définie, de réduction silencieuse, on ait quelque embarras, cela est possible, mais alors l'épreuve conseillée par Curling est
décisive : on fait coucher le malade et on relève le paquet scrotal jusqu'à
réduction du varicocèle ; tandis que le doigt du chirurgien presse modérément
contre l'anneau, assez pour maintenir la réduction, et non point assez pour
empêcher la circulation dans l'artère spermatique, on fait lever le malade : s'il
s'agit d'une hernie, la tumeur ne se reproduit pas ; s'il s'agit d'un varicocèle,
les plexus variqueux s'emplissent et la tumeur se reconstitue. Un autre expé-
dient consiste à observer les conditions de reproduction libre de la tumeur
après réduction : la hernie se développe de haut en bas, le varicocèle se remplit
en sens inverse.

Il est une variété clinique que Lannelongue et Doumenge nous ont appris à
reconnaître : le varicocèle de la queue épididymaire a une histoire assurément
incomplète encore ; on ne peut, avec cinq observations, tracer un tableau définitif.
Il est à signaler que c'est le plus souvent à l'occasion d'une hydrocèle ou d'un
varicocèle concomitant du cordon que l'affection est observée par le malade et

reconnue par le médecin. Dans le cas d'hydro-varicocèle, la tumeur est ovoïde, à grand axe vertical, et formée de deux parties, l'une molle, fluctuante, translucide, constituée par une collection intra-vaginale, l'autre englobant la queue ou la moitié du corps épididymaire, grosse comme une noisette ou une noix, marronnée, irrégulière, très-dure, opaque, et insensible à la pression. Quand le varicocèle ne provoque aucun épanchement séreux, on trouve la queue épididymaire occupée par une induration bosselée et plus ou moins allongée; la tête demeure intacte et libre. En raison de sa situation extra-vaginale, la masse variqueuse se trouve placée sous la peau qui glisse sur elle et permet d'en apprécier la surface chagrinée : cette nodosité scléreuse, inégale, n'offre nulle part la mollesse caractéristique et la dépressibilité du varicocèle du cordon, qui d'ailleurs peut coïncider avec la phlébectasie caudale. La fixité de la tumeur, qui demeure stationnaire, et sa rencontre exclusive chez les vieillards, sont des caractères suffisants pour reconnaître le varicocèle de la queue épididymaire. Aussi n'imiterons-nous pas l'exemple de Doumenge, et nous laisserons de côté tout diagnostic différentiel. On ne pourrait hésiter, en effet, qu'en face des noyaux indurés de l'épididymite chronique d'origine uréthrale; mais ces nodosités, vieux reliquats inflammatoires, s'allongent le plus souvent le long de l'épididyme en un cylindre scléreux, laissant libre et nettement appréciable le contour de l'anse du canal déférent, englobée au contraire dans le varicocèle caudal.

La phlébite peut s'emparer du varicocèle et en modifier l'allure; alors on méconnaît parfois la phlébectasie préexistante, et devant cet état inflammatoire on croit à un phlegmon scrotal, à une orchi-épididymite suraiguë, à un étranglement herniaire, comme dans les deux cas observés par Escallier. Une fois, il s'agissait d'un nègre de vingt ans, dont une tumeur intra-scrotale, vieille de deux ans devint douloureuse volumineuse, et difficilement réductible; il y avait des vomissements, de la constipation opiniâtre, le facies était grippé, la prostration profonde; on pensa à une hernie étranglée, le taxis demeura inefficace et le malade succomba le lendemain. La seconde observation nous montre un Brésilien qui, depuis vingt ans, portait dans le scrotum une tumeur partiellement réductible; le 29 avril 1847, il fut pris tout à coup de douleurs violentes dans le côté droit, avec suppression des selles et vomissements bilieux. Roux et Velpeau consultés crurent à une hernie épiploïque enflammée et à un étranglement intra-abdominal; le malade succomba le cinquième jour après des vomissements stercoraux. M. le professeur Vallin nous a fait connaître l'histoire d'un gendarme de la Guadeloupe, mort dans les mêmes conditions; les accidents inflammatoires s'étaient développés à la suite d'un bain froid, et avait offert la plus complète analogie avec l'étranglement herniaire. Or, l'autopsie démontra qu'il s'agissait, dans tous ces faits, de varicocèle pseudo-caverneux, envahi par une phlébite.

Malgré les ressemblances qui existent entre le varicocèle enflammé et l'étranglement d'une hernie inguinale, un examen comparatif permettra d'établir le diagnostic; la tumeur varicocéleuse offre des nodosités plus ou moins marquées au sein desquelles on trouve une sorte de corps solide, mais elle est dépourvue de tension et d'élasticité; l'anneau inguinal est libre, le ventre n'est pas tendu, la constipation a pu être vaincue dans un cas par une irrigation tiède intra-rectale, et les symptômes généraux simulant l'étranglement appartiennent, excepté les vomissements stercoraux, à cette symptomatologie banale de toutes les phlegmasies de l'abdomen. En outre, ces cas ont été observés chez des malades venus de climats tropicaux, et cette notion fournit un supplément utile de renseignements diagnostiques.

Nous avons trouvé dans un travail allemand, peu connu en France (docteur Joseph Miflet, *Sur les modifications pathologiques du testicule produites par les troubles de circulation locale.* In *Arch. f. klin. Chir.*, t. XXIV, p. 399, 1879), le cas suivant observé à la clinique de Volkmann. Un enfant de quinze ans est pris le 5 juillet de violentes douleurs abdomino-scrotales spontanément apparues; tuméfaction des bourses surtout marquée à gauche, fièvre, soif, céphalalgie. Le 8 juillet, le malade est prostré; il a le faciès péritonéal, l'élévation thermique est considérable, le pouls au-dessus de 100 pulsations. Le scrotum est rouge, tuméfié, œdémateux, douloureux à la pression. On diagnostique une vaginalite aiguë suppurée, que l'on incise : la vaginale transparaît, bleuâtre et contenant une cuillerée de sang trouble. Le testicule est augmenté de volume, de teinte rouge noirâtre; le plexus pampiniforme variqueux est, sur tout son trajet, oblitéré par la phlébite. Il s'agit là, en résumé, de troubles testiculaires, à développement très-aigu, produits par la phlébite du plexus variqueux et son obstruction par des caillots sanguins. On comprend alors les hésitations du diagnostic; ces faits d'ailleurs sont exceptionnels et il suffit de les mentionner.

Voici maintenant une complication d'un grand intérêt clinique : qu'une épididymite blennorrhagique survienne chez un varicocéleux, d'abord elle se localisera presque toujours au côté atteint d'ectasie veineuse, présentera une grande tendance aux répétitions inflammatoires (Ledouble); en second lieu, la phlegmasie s'attaquant à des troncs altérés en leur structure, oblitérés, épaissis, tout prêts à la phlébite, les transforme en cordons durs et noueux, pendant que le scrotum s'œdématie par gêne circulatoire, au milieu de symptômes généraux, exceptionnels dans l'orchi-épididymite banale. Si le varicocèle crée pour le testicule une prédisposition à la phlegmasie, d'un autre côté, par une très-fâcheuse mutualité, l'inflammation blennorrhagique aggrave le varicocèle et facilite l'atrophie du testicule.

En quelques cas les douleurs du varicocèle dépassent la zone inguino-lombaire et retentissent dans la sphère gastro-intestinale. Jaccoud en a observé un cas, et que partout on trouve recopié : un homme de trente ans souffrait de gastralgie, il avait noté qu'après de longues marches les accès étaient moins fréquents; dans son cabinet, debout, il était moins sujet à ses douleurs que lorsqu'il travaillait assis. Jaccoud découvrit un énorme varicocèle qui se prolongeait dans le canal inguinal; sa réduction fait éclater l'accès et la crise disparaît quand réapparaît le varicocèle. Ainsi que le dit Jaccoud, « la compression du varicocèle chasse dans le réseau abdominal du sang qui augmente subitement la pression dans les veines internes, et, comme la circulation est languissante dans ces vaisseaux, eux-mêmes variqueux, cette augmentation de pression y détermine une turgescence persistante qui comprime à la manière d'une tumeur les ganglions et les nerfs prévertébraux. »

Rappelons enfin que le varicocèle peut être parfois, comme l'avait indiqué J.-L. Petit et comme l'a démontré Guyon, l'indice d'un néoplasme rénal. « J'ai eu l'occasion d'observer six fois le varicocèle symptomatique d'une tumeur rénale. Chose assez bizarre, je l'ai rencontré trois fois à droite et trois fois à gauche. Il n'y a donc pas à tenir compte de la prédisposition bien connue du côté gauche pour le genre d'affection. Dans tous les cas, sauf un, la tumeur rénale était déjà volumineuse et pouvait être facilement sentie. Dans ce cas, la tumeur n'avait encore qu'un volume moyen. Il me serait donc difficile de dire que, grâce au varicocèle symptomatique, des tumeurs du rein encore latentes pourront être diagnostiquées ou tout au moins soupçonnées. Cependant, la constatation d'un varicocèle de date relativement peu ancienne doit toujours engager à explorer la région rénale correspondante. C'est ce que j'ai fait chez un jeune musicien. L'examen du flanc gauche me fit découvrir une tumeur rénale. L'immense majorité des porteurs de varicocèle est cependant exempte de tumeurs du rein, mais chez eux la constatation de l'état variqueux du plexus spermatique a été faite depuis si longtemps, que cela seule éloigne l'idée d'une compression symptomatique. Dans le varicocèle symptomatique, l'apparition du gonflement des bourses date d'une époque relativement récente. La marche a été progressive et assez rapide. »

Pronostic et traitement. — Le varicocèle n'est le plus souvent qu'une incommodité qu'atténuent un suspensoir et quelques précautions hygiéniques; parfois il devient une infirmité et une malformation; en certains cas enfin c'est une affection rapidement progressive, déprimante et dépréciante, qui légitime une intervention active.

Mais, quand il s'agit d'estimer la gravité respective des cas et leur opportunité opératoire, bien des considérations interviennent : la rapidité du varicocèle, la dépréciation physique qu'il crée pour des métiers ou des carrières, la dépression et les perversions mentales qu'il entraîne, l'intensité et les irradiations douloureuses, la dystrophie testiculaire et l'incapacité génésique qu'il provoque, la coexistence de lésions dont tantôt il est simplement le contemporain (hernies, tumeurs du cordon, blennorrhagie), et dont tantôt il est le symptôme (tumeurs intra-abdominales ou néoplasmes rénaux).

La rapidité et la continuité évolutives, le développement aigu et sans arrêt d'un varicocèle douloureux, impliquent évidemment un plus sévère pronostic que des formes à développement graduel, lentement accrues, obscurément incommodes, et d'autant plus bénignes que la vieillesse en atténue encore la gravité; pour ces dernières on peut temporiser, tandis que pour les variétés aiguës on peut avoir la main forcée.

La dépréciation physique est aussi une donnée clinique importante. Pour les sédentaires, le repos est un remède aisément conseillé et suivi. Mais, pour les individus obligés à des fatigues incessantes, les voyageurs, les officiers, les ouvriers, il faut songer à la suppression du varicocèle qui, selon l'expression anglaise, disqualifie le malade. Un opéré de Vidal de Cassis avait réclamé une intervention parce qu'il était boulanger; « avec ce mal, disait-il, il m'est impossible de travailler pour vivre. » Un de mes clients, dit Horteloup, avait été refusé comme engagé volontaire à cause d'un varicocèle ayant 14 centimètres 1/2 de longueur et s'accompagnant de douleurs vives; il était âgé de vingt ans. Opéré le 28 juillet 1882, il devançait l'appel au mois de novembre, sans qu'on soupçonnât l'opération. En février 1884, dix-huit mois après, il m'écrivait qu'il était caporal et qu'il venait de faire en deux jours consécutifs 42 kilomètres de marche militaire sans avoir éprouvé ni gêne ni douleur. » « Le fils d'un officier supérieur, écrit Vidal, languissait dans une carrière peu en harmonie avec les aspirations et les goûts qu'il avait puisés dans sa famille; il peut aujourd'hui suivre la carrière des armes. » Donc, quand le varicocèle devient un vice rédhibitoire, une tare dépréciante, qui contrarie une vocation ou empêche une carrière, l'opération, illégitime en d'autres cas, se justifie ou s'impose.

Des considérations d'ordre mental peuvent aussi nécessiter l'intervention.
Nous avons vu quelle dépression cérébrale, quelle hypochondrie sexuelle, présentent certains varicocéleux, en observation incessante de leur difformité scrotale, en continuelle préoccupation de l'atteinte à leurs aptitudes génésiques.
Or la cure radicale du varicocèle a comme résultats l'affaissement ou même
la disparition presque complète des troncs veineux ectasiés. D'un autre côté,
il est prouvé que l'incapacité génésique est remarquablement amendée par
l'intervention. Barwell (*Lancet*, 50 mai 1885) nous fournit des indications
très-précises : sur les 100 malades qu'il a opérés, et que, comme nous l'avons
dit plus haut, il a catégorisés en cinq classes, suivant l'intensité de l'atrophie
testiculaire, il a trouvé que chez le premier malade (Catégorie A : testicule réduit
à l'état d'une petite masse molle) le testicule devint un peu plus volumineux
et un peu plus ferme; que chez les malades des catégories suivantes (B, C, D :
testicule à divers degrés d'atrophie) la glande reprit son volume et son aspect
normaux, dans un délai postopératoire variable de trois mois à deux ans, suivant
la gravité des cas. Landouzy avait déjà observé que le testicule reprenait son
volume peu après l'opération; Horteloup a noté le réveil de l'activité génésique
et la réfection testiculaire. Un de ses malades réclame l'opération à cause de la
difformité scrotale et de l'affaiblissement de son pouvoir génital; deux mois
plus tard, il était marié et remerciait M. Horteloup des heureux effets de son
intervention. Un autre, âgé de vingt-neuf ans, a son testicule gauche atrophié,
plongé en un réseau variqueux inextricable, déclive jusqu'à 24 centimètres
au-dessous du pli périnéo-scotal; six mois plus tard, M. Horteloup a revu le
malade : le paquet variqueux a diminué de volume, le testicule gauche est de
la même dimension que celui du côté opposé. Restauration testiculaire semblable
chez un troisième opéré. Le premier opéré de Fischer (*Schmidt's Jahrbuch*, 1881)
s'est marié et est père. Il en est de même chez deux malades de Lee (*Lancet*, 1885);
dans un cas de Vidal de Cassis, la voix de castrat reprit un caractère mâle après
l'opération. On objecte, il est vrai, quelques faits de stérilité postopératoire et
l'on cite le cas, partout reproduit sans contrôle, de Delpech assassiné par un
malade qu'il avait fâcheusement stérilisé. Nous verrons, en discutant le choix
du procédé, si l'impuissance est une aussi fréquente suite opératoire, et si les
méthodes actuelles ne nous permettent point de l'éviter.

Dans certains cas de varicocèles énormes, et aussi chez certains malades
excitables, car douleurs et volume ne sont point ici des termes proportionnels,
les irradiations sont intolérables; elles rayonnent vers les lombes, l'abdomen,
dans tout le corps et jusqu'au bout des doigts, comme dans les faits de Landouzy
et de Maclean (*the Physician and Surgeon Magazine*, août 1884); elles
s'accompagnent d'irritation vésicale, de mictions fréquentes, de cuisson intra-
uréthrale.

*Or la suppression des crises douloureuses peut être mise à l'actif de tous les
procédés de cure radicale.* « J'ai opéré avec succès, dit Vidal de Cassis, un
malade qui avait déjà subi l'application des pinces de Breschet, et qui avait été
inutilement soumis à la ligature de Ricord. Il n'y a que de vives douleurs et de
cruelles angoisses qui puissent contraindre un homme à lutter ainsi contre les
récidives et à faire l'essai toujours triste de trois chirurgiens et de trois procédés. » La douleur en effet détermine souvent les varicocéleux à subir une
intervention. Sur quarante-trois observations rassemblées dans le travail de
Wickham, vingt et une fois elle est signalée comme cause de détermination

opératoire, et dans la presque totalité des cas il y a eu disparition complète de la souffrance.

· Dans l'estimation pronostique du varicocèle, il convient aussi de songer aux complications qui peuvent l'aggraver : les faits d'Escallier, de Vidal, de Vallin, de Volkmann, démontrent que la phlébite peut déterminer des accidents redoutables ; il est utile de les prévoir, de les prévenir ou de les traiter à propos, quand surtout on se trouve en présence d'un varicocèleux originaire des pays tropicaux, car nous avons vu la prédilection de ces complications phlébitiques pour ces malades. Enfin le pronostic s'assombrit des lésions concomitantes. Si le malade est un herniaire, comment prescrire un brayer qui développera la tumeur varicocéleuse? Si le sujet est atteint d'une blennorrhagie, comment ne pas redouter l'orchi-épididymite sur cette glande prédisposée et devenue un lieu de moindre résistance? Si le varicocèle est symptomatique d'un néoplasme rénal, la lésion primitive est prodominante et empêche toute illusion thérapeutique.

En résumé, le varicocèle, d'habitude sans gravité et qui nécessite à peine quelques légères précautions, peut, en certaines formes et chez certains malades, comporter un pronostic sévère et nécessiter une intervention active. Cependant la cure radicale ne s'impose jamais comme une opération d'urgence. C'est le plus souvent une opération dont l'opportunité et la légitimité ne se peuvent apprécier que par l'exacte balance des risques opératoires et de la gravité du cas; très-exceptionnellement elle sera une opération de complaisance, dictée par des considérations d'ordre moral ou des nécessités sociales dont il convient de faire toujours la très-sévère discussion.

On n'aura recours à la cure radicale qu'après avoir épuisé toutes les ressources hygiéniques qui, dans la très-grande généralité, suffisent aux cas cliniques simples. En dépit du réquisitoire de Vautier (thèse de Paris, 1879) contre le suspensoir qu'il accuse d'habituer à la paresse les deux suspenseurs naturels des bourses, le dartos et le crémaster, un suspensoir léger, exact, d'un tissu frais et élastique, demeure un excellent palliatif et un correctif suffisant de l'incommodité du varicocèle; il aide à la circulation, relève et maintient les varices, vide en les rapprochant de l'anneau les veines turgides, et diminue la hauteur de la colonne sanguine.

Ajoutons au suspensoir la série obligée des prescriptions hygiéniques, la défense des marches forcées, de la station prolongée, de la danse, de l'équitation, des bains chauds, des excès vénériens, qui cependant donnent parfois un regain temporaire de contractilité au dartos et au crémaster et procurent un soulagement transitoire ; on tonifiera les enveloppes scrotales par les lotions froides ou astringentes; on préviendra toute stase sanguine pelvienne, toute hyperémie hémorrhoïdaire; on maintiendra vide le rectum par des lavements réguliers; un peu d'iodure de potassium pour régulariser la circulation et peut-être quelques grammes d'extrait fluide de l'hamamelis de Virginie complètent la liste des moyens palliatifs qui sont dans la très-grande majorité des cas un traitement suffisant et efficace.

Quand l'impuissance du traitement palliatif est avérée, le chirurgien doit faire un choix entre les ressources opératoires dont le nombre s'accroît tous les jours; nous limiterons notre étude à ceux des procédés actuels qui nous paraissent les meilleurs; il convient d'alléger le chapitre thérapeutique du varicocèle. Pourquoi rappeler, avec de minutieux détails, les pinces de Breschet et de Landouzy pour étreindre les paquets variqueux et écraser les téguments jusqu'au sphacèle? les ingénieuses ligatures sous-cutanées et médiates de Raynaud, de Ricord, de Gagnebé; l'enroulement de Vidal, l'acupressure de Velpeau? De ces méthodes vieillies, qui voulaient toutes esquiver l'incision franche des téguments, deux seulement ont survécu : la méthode galvanocaustique et la cautérisation des varices entre les deux mors rougis d'une pince. Et encore, en dépit de l'apologie de Reichert (*Arch. f. klin. Chir.*, vol. XXI), la première méthode n'est point toujours efficace et inoffensive : en effet, sur 7 observations, on trouve 1 mort après gangrène scrotale et 2 suppurations de la vaginale, chez les opérés de von Bruns et de Lannelongue ; 1 récidive chez le malade de von Pitha : aussi pensons-nous que, même avec la très-ingénieuse modification de M. le professeur Dubreuil (la combinaison de l'enroulement de Vidal et de la cautérisation galvanique), il convient de préférer à ce procédé la ligature et l'incision antiseptique.

Le procédé de choix nous paraît être la méthode ancienne de Celse, rajeunie et restaurée sous le couvert de l'antisepsie : ainsi que le dit Richelot, « étant donné qu'avec des mains propres et des instruments bien lavés, dans une atmosphère aseptique, les opérations sur les veines n'ont plus rien d'effrayant, il faut faire table rase des procédés ingénieux et timides. » Mais cette antisepsie doit être rigoureuse. Rappelons-nous que sir James Paget (*Phil. Med. Times*, 1881) rapporte un cas de pyohémie; Gant, Gross et Howe, ont perdu chacun un opéré; Erichsen en a perdu deux; un censeur d'un des hôpitaux de Londres, auquel on avait pratiqué l'opération de Lee, mourut quelques jours après.

Entre les divers procédés qui attaquent au bistouri le varicocèle, quel choix convient-il de faire? Tous paraissent égaux devant les dangers d'infection; les mêmes difficultés locales d'antisepsie se retrouvent en tous : richesse de la région en tissu cellulaire, prédisposition à la phlébite de ces veines altérées, sphacèle fréquent des enveloppes scrotales, plaie insuffisamment drainée, stagnation des liquides putrides. L'élection du mode opératoire reste subordonnée à la distinction des cas, et au dernier congrès français de chirurgie, Le Dentu, dans son « examen des procédés d'opération du varicocèle, d'après des observations personnelles, » a très à propos indiqué qu'il était irrationnel d'appliquer à tous les cas le même procédé de cure radicale.

A l'abri du pansement antiseptique, le chirurgien intervient maintenant dans le varicocèle suivant divers modes opératoires : La *ligature simple des troncs veineux ectasiés* (Arthur Barker et Jalland, in *the Lancet*, 1881); — La *double ligature des faisceaux variqueux* (le médecin principal Ferron et M. Carlier, in *Arch. de Méd. mil.*, avril 1887); — La *section du paquet variqueux entre deux ligatures* (Nicaise); — La *double ligature avec excision du tronçon veineux intercalaire* (Annandale, in *Brit. Med. Journ.*, 1879); — Bœnning, *Ph. Med. Times*, vol. XIII; — Marshall, Richelot, Fischer, *Schmid's Jahrb.*; — La *résection totale simple* (Cooper, Velpeau, Voillemier, Henry, Barton, Goclet, Machan, Lydston); — La *résection bilatérale du scrotum associée à l'excision du faisceau funiculaire* (Horteloup), et enfin par des procédés *modifiés en leur technique*, comme celui de Lee, qui fait la section veineuse sans ligature préalable, mais au moyen du thermocautère après résection du scrotum, ou *combinés en leurs détails opératoires*, comme le procédé de M. Guyon, qui associe l'ablation d'un lambeau scrotal à la double ligature veineuse, et celui employé une fois par Bœnning, qui combina la résection scrotale avec l'excision des paquets variqueux entre deux ligatures.

Ces nombreux procédés sont égaux devant le danger septique, nous l'avons dit : le sont-ils aussi devant les complications fréquentes : l'hémorrhagie et l'atrophie testiculaire? Au point de vue de l'hémorrhagie, le manuel opératoire d'Horteloup n'est point irréprochable. Ce chirurgien pratique la résection bi-latérale de la poche scrotale au moyen d'un clamp, véritable compas à deux branches, arquées en leur partie médiane, rectilignes sur le reste de leur étendue; en leur point incurvé, exactement adapté à la courbe du raphé, chaque branche se compose de deux lames concentriques, dont une est en pièce mobile. Le pli scrotal est pris entre les deux branches du clamp ; la suture profonde, chargée du rôle hémostatique, est faite au moyen de couples de fils traversant et unissant étroitement deux tubes de plomb placés dans la concavité des portions arquées des branches ; la superficielle est pratiquée par des épingles transperçant le pli scrotal dans la fenêtre interlamellaire qui sépare la branche de son armature mobile; le scrotum est réséqué par le bistouri glissant sur la face convexe des branches; un fil ciré est entortillé autour de chaque épingle, quelques serres-fines peuvent être ajoutées pour la coaptation. Or, si l'on songe que d'après Horteloup l'excision des veines funiculaires doit être, du même coup que la résection scrotale, pratiquée dans tous les cas de varicocèle; que l'artère de la cloison peut se rétracter dans le fond de la plaie ; que l'artère funiculaire est sectionnée; que les veines variqueuses fuient avec facilité dans le tissu cellulaire lâche qui les entoure; que le bout testiculaire des veines funiculaires anastomosées avec les veines spermatiques peut donner lieu à un écoulement sanguin abondant, on comprendra la complication, signalée en plusieurs observations, d'une hémorrhagie intra-scrotale suivie de sphacèle dans un cas (Wickham). La suture profonde n'est donc point une suffisante garantie contre l'hémorrhagie : aussi, lorsqu'on devra réséquer le faisceau funiculaire, il faudra, comme le propose Wickham, réséquer les parties molles au thermocautère, ce qui d'après les recherches de Reclus n'empêche pas la réunion par première intention, ou bien disséquer la peau sur l'un des côtés et lier ensuite les deux extrémités de l'anse formée par le faisceau vasculaire postérieur. L'hémorrhagie est, au contraire, une complication exceptionnelle des autres procédés opératoires ; toutefois, dans un cas opéré par Richelot, par excision veineuse entre deux ligatures, il y eut un énorme épanchement sanguin intra-scrotal, avec désunion et sphacèle : mais il semble qu'en cette observation l'état général du malade doive être surtout incriminé.

On accuse souvent les procédés opératoires qui lient, incisent ou excisent le plexus veineux antérieur, de produire une atrophie testiculaire due à l'oblitération de l'artère spermatique. Gosselin repousse toute intervention dans le varicocèle par la crainte « des effets possibles et probables de l'opération sur la sécrétion spermatique. » Lewis (de Philadelphie), Goelet et Henry (de New-York), Lawrence Jenkes, croient aussi, comme Malgaigne, à la castration fonctionnelle, par lésion inévitable de l'artère spermatique. D'abord il n'est pas impossible de dégager cette artère du milieu des veines variqueuses : Nicaise l'a séparée du faisceau variqueux. Il est vrai que Richelot n'a pu ni par le toucher, ni par la vue, la découvrir : mais la clinique démontre que bien des testicules tiennent bon malgré la suppression de leur artère principale : Terrier, Ferron, Carlier, ont fait la ligature simultanée des veines et de l'artère sans que la nutrition de la glande ait souffert ; Annandale, Fischer et Richelot, les ont excisées sans observer d'atrophie. Il semble donc que la suppléance par la déférentielle et la funiculaire suffise, après suppression de la spermatique. Mais il convient de se souvenir des faits malheureux et des cas d'eunuchisme signalés en quelques observations. Les expériences de Joseph Miflet (*Arch. f. klin. Chir.*, t. XXIV) ont démontré que « chez le chien le testicule est très impressionnable aux perturbations circulatoires dans les vaisseaux du cordon, qu'il s'agisse d'une interruption simultanée de l'apport sanguin de la spermatique et du débit veineux ou simplement d'un arrêt dans la circulation veineuse du cordon. » Il existe d'ailleurs, en clinique, des exemples incontestables de testicules atrophiés après suppression de la spermatique ; Miflet cite deux observations remarquables de nécrose testiculaire après ligature et extirpation simultanées des paquets variqueux et de l'artère spermatique.

La résection scrotale est souvent fort recommandable : dans le cas où les bourses sont élongées et ballantes ; quand les varices sont régulières et réductibles, qu'on n'a point affaire à des phlébectasies énormes, épaissies d'incrustations calcaires, lorsque le port du suspensoir produit un soulagement remarquable, dans ce cas, l'excision scrotale sera avantageusement proposée. On la préférera au suspensoir, qui n'est point toujours exactement appliqué, et que les mouvements relâchent ou déplacent : aussi certains chirurgiens ont-ils cherché à relever autrement les testicules dans le varicocèle : ruban enroulé autour du pli scrotal de Hervez (de Chégoin), bande de diachylon de Larrey, bracelet élastique de Richard, anneau métallique de Wormald ou de Williams. Mais tous ces procédés ne réalisent point la suspension forcée, continue, régulière, qu'on obtient après résection scrotale. Les liens ou les anneaux glissent sur les parois des bourses, le scrotum s'œdématie ou se gangrène au-dessous, tandis que l'excision d'un pli scrotal réduit la cavité des bourses, remonte à l'anneau le testicule et la masse varicocéleuse, et assure une quasi-guérison ; d'ailleurs, ainsi que l'indique Wickham, « l'excision de la peau des bourses ne commence à être efficace que lorsque la suspension dépasse celle susceptible d'être obtenue par le suspensoir le mieux fait et le mieux appliqué ». Il faut donc rogner généreusement l'enveloppe scrotale : voilà l'indication ; quant à la technique opératoire, elle est déterminée par l'outillage dont on dispose. En pratique d'hôpital on pourra user de clamps sur les modèles de Henry (de New-York) pour l'excision scrotale simple, ou de Horteloup pour la résection bilatérale, surtout avantageuse dans le cas de varicocèle double, et pour assurer la symétrie de la poche scrotale. Dans la pratique courante, on est moins outillé ; à défaut de clamp, on pourra, à l'exemple de Cooper, Vulpian, Voillemier, opérer plus simplement : le scrotum est tendu et traversé de gauche à droite à de petites distances avec une aiguille armée d'un fil formant ainsi un grand nombre d'anses, qu'on divise en fils isolés : le scrotum est excisé en avant des fils et la suture complétée.

Quels sont les résultats de cette méthode. Bien que l'opération de Horteloup soit complexe, il convient de la faire entrer dans la statistique des opérations par résection scrotale, dont elle constitue le type perfectionné. Sur 56 cas réunis par Wickham, il n'y a jamais eu de mort ; la réunion par première intention a été obtenue 21 fois ; l'érysipèle s'est déclaré en un cas, mais il s'agissait d'un malade débilité ; l'hémorrhagie a été plusieurs fois signalée, mais n'a point eu de suites graves. A. Cooper, d'après Curling, avait eu quatre récidives chez ses opérés ; le procédé de Henry et de Horteloup a toujours amené une guérison complète des varices du cordon, avec cette réserve toutefois qu'un grand nombre de malades ont été perdus de vue depuis leur sortie de l'hôpital, puisque sur

47 opérés 17 seulement ont pu être examinés un certain temps après leur cicatrisation. On a dit que le suspensoir scrotal se relâchait ; l'examen des malades revus ne l'a point démontré, et il est à supposer que les malades de Henry, perdus de vue, étaient soulagés, puisqu'il leur avait demandé de l'informer de la moindre récidive. L'insuccès thérapeutique tient à l'insuffisance opératoire : l'opéré de Barton (*Ph. Med. Times*, 1881), dont les téguments avaient été trop parcimonieusement excisés, n'obtint qu'une amélioration. Quant au résultat cosmétique, il est excellent, surtout avec la méthode de Horteloup, et c'est un point de quelque importance, si l'on songe combien leur malformation génitale préoccupe les varicocéleux.

Les varicocèles noueux, incomplétement réductibles, à veines rigides, épaissies, incrustées de sels calcaires, ou amincies et distendues et dont le suspensoir ne calme pas les douleurs, nécessitent la ligature, l'incision ou l'excision des paquets variqueux, avec ou sans excision tégumentaire combinée. Les modes opératoires sont variés. Quelles raisons en détermineront le choix ?

A l'exemple de M. le principal Ferron et de M. Carlier, on pourra le plus souvent, et avec le plus de sécurité opératoire, employer la double ligature veineuse, sans incision ou résection du paquet : sur la région antéro-externe du scrotum et dans le sens du cordon on pratiquera une incision longitudinale de 5 à 6 centimètres, commençant à un travers de doigt de l'orifice externe du canal inguinal. Après mise à nu du cordon, on poursuivra l'isolement du faisceau variqueux d'avec le canal déférent, et, si possible, l'artère spermatique (sans insister sur cette dissection) ; le paquet variqueux sera lié ensuite à chaque extrémité de la plaie, au catgut n° 1 ou à la soie phéniquée. En ne sectionnant pas le paquet variqueux entre les deux ligatures on a le profit de prévenir les hémorrhagies et d'avoir ultérieurement au moyen des cordons veineux devenus vides et rétractés une sorte de ligament suspenseur du testicule. Nous n'acceptons l'excision du tronçon variqueux compris entre les deux ligatures que pour les paquets variqueux difformes, volumineux, enchevêtrés en tumeurs caverneuses, parce qu'alors, même après la ligature, la déformation scrotale persiste et inquiète le malade.

Les procédés combinés trouvent leur indication dans l'allongement et la flaccidité de la poche scrotale. Quand on a affaire à ces varicocèles, en paquets allongés, flasquements déclives, il est évident que l'intervention limitée aux vaisseaux du cordon sera insuffisante. Il faut, en même temps, retrancher une partie de l'étoffe scrotale, pour remonter les testicules. Le mode opératoire réglé par Guyon remplit heureusement ces indications. Déjà Lee, dans un mémoire à la Société clinique de Londres, 1881, associait la section veineuse au thermocautère et la résection d'un lambeau des bourses. L'année suivante, Bœnning pratiquait en un cas l'excision des paquets variqueux entre deux ligatures et la résection du scrotum. Voici le plan opératoire suivi par Guyon (note de Hache, *Annal. des mal. des org. gén.-ur.*, mai 1884) : incision elliptique à grand diamètre transversal, dont la partie moyenne doit se trouver à 1 centimètre environ au-dessus de l'extrémité supérieure du testicule, à la partie antérieure des bourses ; dissection et ablation du lambeau (de 7 centimètres de large sur 2^{cm},5 de haut dans le cas de Guyon) ; on a alors sous les yeux la tunique fibreuse commune, à travers laquelle on voit et on sent le cordon ; la ligature du plexus veineux antérieur est faite, *sans ouverture de la vaginale*, en passant au moyen d'une aiguille courbe, aux deux extrémités de la plaie, deux fils de catgut entre

le paquet variqueux et le canal déférent écarté; suture exacte; pansement antiseptique. Le procédé, on le voit, est d'exécution facile; les observations actuelles
démontrent qu'il est bénin; les statistiques ultérieures en prouveront l'efficacité.

Richet (Piqué, *Revue de chirurgie*, 1886) sépare le canal déférent reconnu
avec le doigt des autres éléments du cordon que l'on tient avec le pouce et l'index
dans un pli scrotal ; un fil de cuivre recuit pénètre de part en part la base de
ce pli en dedans du canal déférent; écarté par cette anse métallique du champ
opératoire; le pli est alors pris entre les deux mors d'une pince à friser, rougie
au feu, la même que le professeur utilise pour les hémorrhoïdes. La destruction
du pli scrotal est obtenue en quelques instants; il en résulte une plaie présentant la largeur de la pince; aucune hémorrhagie ne se produit, et la cicatrisation est obtenue dans l'espace de trois semaines.

En résumé, avant de prendre le bistouri contre le varicocèle, il *convient
d'épuiser les palliatifs.*

Quand l'opération est légitime, on peut adopter, dans les cas de forte élongation scrotale et de soulagement notable par le suspensoir, les procédés de
résection tégumentaire des bourses.

Si la suspension forcée des testicules est insuffisante, on se déterminera à
faire la double ligature des paquets variqueux, avec ou sans excision, suivant le
volume et l'altération des veines ectasiées, avec ou sans résection cutanée, suivant la flaccidité scrotale.   Paul Reclus et Emile Forgue.

VARIÉTÉ.   *Voy.* Espèce.

VARIGNANA (Les).

Varignana (Bartolomeo).   Né vers le milieu du treizième siècle, était professeur à Bologne et, suivant Renzi (II, 250), qui s'appuie sur des documents
contemporains, il aurait, entre 1290 et 1301, disséqué des cadavres humains.
Il a aussi écrit quelques ouvrages qui n'ont pas été imprimés : *De dosi medi-
cinarum; — Rationes super libro de Canonibus.* Sa mort peut être placée
vers 1318.

Varignana (Guglielmo).   Fils du précédent, jouit comme son père d'une
très-grande réputation ; il était, dit-on, disciple de Taddeo de Florence, et
professa à Bologne dans la première moitié du quatorzième siècle. Son ouvrage,
qui a paru sous divers titres, est, dit Sprengel, un compendium dans le goût
de celui de Gaddesden, et, s'il se peut, même encore plus empirique. Cet
ouvrage est extrait en grande partie du *Kyranides* et des *Arabes.* On n'y trouve
qu'une réunion de recettes absurdes et superstitieuses contre toutes les affections du corps...; il prétend savoir que le vinaigre jouit de la propriété de faire
maigrir (Sprengel, II, 452). Varignana mourut vers 1330. Son livre est dedié à
Meladino, Ban des Croates et des Bosniens. Voici les principales éditions de cet
ouvrage avec ses titres :

Praesidia ad omnium partium morbos remediorum et ratio utendi eis, etc. Basileae,
1531, in-8°. — *Secreta medicinae ad varios curandos morbos.* Papiae, 1519, in-8°; Venetiis,
1540, in-8°; Lugduni, 1556, in-4°, etc., etc. — *Opera medica de curandis morbis universa-
libus et particularibus.* Basileae, 1545, etc.   L. Hn.

Varignana (Matteo et Pietro).   Tous les deux fils du précédent, marchèrent dignement sur les traces de leur père et de leur grand-père, et comme eux professèrent avec éclat dans l'école de Bologne; il ne nous reste rien d'eux.   L. Hn.

VARIOLAIRE. § I. **Botanique.** Sous le nom générique de *Variolaria* beaucoup d'auteurs ont désigné cèrtains lichens chez lesquels les apothécies sont avortées et transfcrmées en sorédies. Parmi ces Lichens, dont la plupart se rapportent au genre *Pertusaria* DC., les plus importants sont le *Variolaria dealbata* Ach., qui passe pour fournir l'*Orseille* des Pyrénées, et le *V. amara* Per. ou *Pertusaria communis* DC., que l'on a préconisé comme succédané du quinquina. Ce dernier se présente sous la forme d'une croûte cartilagineuse blanchâtre, couverte çà et là de tubercules poudreux de même couleur. On le trouve communément sur les écorces des arbres, surtout celles des hêtres, des charmes et des châtaigniers. C'est le *Lichen fagineus* de Linné, le *Variolaria pertusaria* d'Acharius et le *Variola Dioscoridea* des anciens auteurs.

Ed. Lef.

§ II. **Emploi médical.** 1° Matière médicale. Sa couleur grisâtre, son adhérence avec l'écorce de l'arbre qui le supporte et son extrême amertume le caractérisent facilement.

Alms en a étudié la composition chimique et en a isolé le principe amère : la *picrolichénine* ou *variolarine*. D'après les travaux de Filhol et de Bouchardat, cette substance serait analogue, sinon identique, à la cétrarine, principe également amer contenu dans le lichen d'Islande. La picrolichénine est un corps non azoté, incolore, transparent, cristallisable en aiguilles à double pyramide et soluble dans l'eau. Il est peu altérable, résiste à l'action de l'air et paraît doué de propriétés physiologiques assez actives.

2° Action physiologique et thérapeutique. Cassebeer (en Allemagne) et de Barreau (en France) proposèrent de l'employer à la place du quinquina comme fébrifuge et comme amer. Plus tard, Dassier (de Toulouse) fit connaître les résultats heureux de ses essais cliniques, et Fonssagrives n'hésita pas à le considérer, parmi tous les succédanés indigènes de la quinine comme le plus actif et le plus remarquable. Enfin Cazin (de Boulogne) l'a employé avec succès dans deux cas de fièvre intermittente.

Dassier prescrivait la poudre de variolaire à la dose quotidienne de 50 centigrammes à 1 gramme aux adultes et de 20 à 40 centigrammes aux enfants. Les malades de Cazin en ingéraient 1 gramme 1/2 et même 2 grammes. Mais les doses élevées provoquaient des nausées et des vomissements. En outre, il était nécessaire d'assurer la guérison par l'administration continue du médicament durant plusieurs jours. même après la cessation de tout accès.

La variolaire agit donc comme fébrifuge et antipériodique. Elle mériterait d'être à nouveau mise à l'essai en étendant la vérification expérimentale aux propriétés physiologiques mal définies de la picrolichénine.   Ch. Éloy.

Bibliographie. — Alms. *Archives de botanique*, t. II, p. 380. — Cassebeer. *Magazin für Pharm.*, février 1828, et *Journal de chimie méd.*, 1830, t. VI, p. 633. — Dassier. *Journ. de méd. de Toulouse*, 1852. — Cazin. *Traité pratique des plantes médicinales indigènes*, p. 585, 1868. — Fonssagrives. *Traité de matière médicale*, 1883, p. 807.   Ch. É.

VARIOLARINE. Robiquet a donné ce nom à une substance cristallisée

non définie qu'il a extraite du *Variolaria dealbata*. Beaucoup d'auteurs l'iden-
tifient avec l'acide lécanorique (*voy.* VARIOLAIRE).   RICHE.

VARIOLE. DÉFINITION. SYNONYMIE. La variole est une maladie contagieuse, caractérisée par une éruption pustuleuse, éruption qui s'accompagne de
symptômes généraux particuliers et d'une fièvre qui suit une évolution caractéristique. — Rhazès l'appelait *euphlogia ;* Avicenne, Bothor, Boerhaave, Junker,
Sydenham, *variolæ ;* Sauvages, Linné, Sagar, Cullen et Swédiaur, *variola ;* Hoffmann et Vogel, *febris variolosa ;* Young, *synochus variola ;* Good, *empyesis*
variola, et Crichton, *synochus variolosus.* Les Suédois la désignent sous les
noms de *koppor, smakoppor ;* les Allemands, sous ceux de *Pocken, Blattern,*
Kinderblattern, Urschtechten. En Hollande, on l'appelle *pokken, pokjis, kinder-*
pokjis ; en Italie, *variuto* et *vajuolo ;* en Espagne, *varuelas ;* en Angleterre,
small-pox, et au Danemark, *kopper* et *bome-kopper ;* enfin, en France, *varus,*
varius, variole, petite vérole ou picote.

HISTORIQUE.   La variole ne paraît avoir été connue ni des Grecs ni des Romains,
mais elle existait certainement dans l'Europe occidentale depuis une époque
qu'il est impossible de préciser. En Asie, son origine remonterait à plus de trois
mille ans (Holwel, *Woodville-History.* London, 1796). En Chine, aux Indes, on
pratiquait des inoculations préventives, et les Brames, qui considéraient l'art de
guérir comme une des prérogatives les plus importantes de leur caste, s'étaient
réservé le droit de pratiquer cette petite opération. A certaines époques de
l'année ils parcouraient le pays : les sujets étaient préalablement soumis à un
régime sévère, et on leur introduisait à travers la peau des fils minces imprégnés
de virus. Suivant d'autres versions, les Brames frictionnaient la peau dépouillée
de son épiderme, avec de petits morceaux de coton trempés dans du pus
variolique. Sprengel (*Histoire de la médecine,* t. VI) nous apprend qu'en
Géorgie et en Circassie les habitants, persuadés que c'était là le plus sûr moyen
de conserver la beauté des femmes, les faisaient inoculer par des matrones.
L'opération s'effectuait en grande pompe, au milieu de cérémonies bizarres et
empreintes de la superstition la plus grossière.
Dans une intéressante étude sur l'historique des fièvres éruptives, Levillain
examine les différentes hypothèses qui ont cours sur l'origine de la variole et
après une discussion approfondie arrive aux conclusions suivantes : 1° Les
Grecs n'ont pas connu la variole ; 2° la variole existait en Europe avant le
sixième siècle. Aucun document sérieux ne permet, quoi qu'on en ait dit, d'attester son origine arabe, mais ce sont les médecins de ce pays qui ont les premiers décrit la maladie. D'après Guersant et Blache, il est probable, au contraire, que l'Arabie en est le lieu d'origine. En 569, elle se serait montrée au
siége de La Mecque, à peu près vers la naissance de Mahomet (manuscrit de la
bibliothèque de Leyde). Ayant envahi l'Égypte en 640, lors de la conquête par
le khalife Omar, elle se serait répandue partout où les Sarrazins portèrent leurs
armes : Espagne, Sicile, Naples, puis finalement en France.
D'après Rayer (*Maladies de la peau,* t. I), le premier auteur qui l'ait mentionnée positivement est Aaron ou Aharoun, qui la désigne sous le nom de *Djidri,*
varus en latin.
La variole apparaît en France vers 580. Un passage de la chronique de Marius,
évêque d'Avranches, ne laisse aucun doute sur la nature de la maladie : *Hoc*

*anno morbus validus cum profluvio ventris et variolis Italiam Galliamque
afflixit.* Le mot variole est employé pour la première fois par Marius pour
désigner l'affection connue par le peuple sous le nom de *corales; lues valetu-
dinaria* pour les chroniqueurs de l'époque. En 582, une terrible épidémie
accable les Gaules : Grégoire de Tours et son clerc Armentarius sont atteints
par le fléau; le premier décrit alors la maladie qu'il distingue de la peste. Le
traitement de la variole était bien primitif à cette époque, car Grégoire de
Tours nous apprend que lui et son clerc guérirent par la seule intervention de
saint Martin.

Il faut arriver au neuvième siècle pour trouver une première description de
la variole. Un médecin arabe, Rhazès, s'inspirant des travaux d'Aaron, en donne
un excellent exposé symptomatique. (Rhazès, dont le véritable nom est Abu-
Becker Mohammed, naquit à Rey, ville de l'Irak, en Perse. C'est du lieu de sa
naissance que lui est venu, par corruption, le nom de Rhazès). Il est curieux de
voir avec quelle netteté Rhazès avait décrit la maladie : « L'éruption de la
variole est précédée par une fièvre continue, de la douleur dorsale, des démangeaisons du nez, des frayeurs nocturnes : ce sont là les signes les plus caractéristiques de son apparition, surtout la douleur dorsale et la fièvre » (traduction
de Leclerc). Et ailleurs nous trouvons : « La douleur dorsale est plus spéciale à
la variole qu'à la rougeole. » Le médecin arabe avait donc déjà clairement précisé certains des caractères différentiels des deux maladies. Il parle peu de
l'éruption variolique, mais il avait vu qu'il existait des formes discrètes et des
formes confluentes. « Il est un genre qui indique la malignité de la maladie
et sa terminaison funeste, c'est celui où les pustules s'étendent jusqu'à ce que
plusieurs d'entre elles ne fassent qu'une et occupent un grand espace du corps,
ou prennent la forme de cercles d'une étendue considérable, et deviennent de
la couleur de graisse. Quant aux pustules blanches, petites, rapprochées, dures,
verruqueuses, ne contenant pas d'humeur, elles annoncent une variole maligne.
La malignité est en raison de la difficulté de leur maturation et, si le malade
n'est point soulagé pendant leur éruption, si, au contraire, son état s'aggrave
après l'achèvement de cette éruption, le pronostic est funeste; il est rassurant,
au contraire, lorsqu'elles diminuent après leur issue. »

Au dixième siècle, Avicenne reprend la question de la variole. Il attribue au
sang menstruel un rôle important dans la genèse de cette maladie. Ses écrits ont
peu de valeur. Il se contente de reproduire Rhazès, mais il a le mérite de poser
le principe de la contagion dont ce dernier n'avait pas parlé.

Au onzième siècle, Constantin l'Africain donne une description plus précise
des pustules varioliques. Arnaud de Villeneuve, Jean de Salicet, Gadesden et de
nombreux auteurs moins connus, publient des travaux sans importance. Puis on
assiste à une période scientifique des plus stériles.

En 1517, les Espagnols apportent la variole à Haïti; en 1518, au Mexique.
Ces épidémies respectent jusqu'à un certain point les Européens, mais font de
nombreuses victimes dans la population indigène. A cette époque, la variole
sévissait dans toute l'Europe. Il y eut à Paris, en 1573, une épidémie bien décrite par Baillou et qui frappa de préférence les enfants. On vit même chez
quelques-uns des symptômes assez singuliers avant l'éruption : Mademoiselle
de Montmorency eut une douleur vive dans le bras droit; la variole fut discrète
et, malgré tout, elle persista trois mois (Levillain, *Histoire des fièvres éruptives*).
En Allemagne, Schenck de Graffenberg, étudiant les cas qui se produisent dans

ce pays, remarque que la maladie n'atteint que très-rarement les vieillards.
Peter van Forest, en Hollande, décrit les épidémies de Delft et d'Alcmar.

Avec Sydenham (dix-septième siècle) commence une intéressante période.
Doué d'un talent remarquable d'observation, il observe scrupuleusement la constitution atmosphérique pendant les épidémies, décrit nettement les varioles
graves, confluentes et discrètes, et, battant en brèche toutes les théories bizarres
de ses devanciers sur la thérapeutique des fièvres éruptives, préconise le traitement antiphlogistique. Boerhaave (1668-1738), Van Swieten (1700-1772), Stoll
(1742-1788), Cullen (1712-1792), viennent contribuer puissamment à l'œuvre
de Sydenham. En 1797 paraît le mémoire classique de Désessarts sur les épidémies varioliques et les complications de la variole avec la scarlatine. D'après les
auteurs du Compendium, Morton doit occuper la même place que Sydenham;
peut-être doit-il lui être préféré : « Dans le livre de Morton, tous les symptômes
sont étudiés avec les plus grands détails, poursuivis dans toutes leurs phases;
toutes les formes graves, toutes les complications, sans en excepter une seule,
enfin tous les signes pronostiques sont examinés, tour à tour, avec de grands
développements; la thérapeutique ne laisse rien à désirer, et aujourd'hui encore
on ne trouverait pas une description de la variole préférable à la sienne. En
présence de cet immense travail auquel on peut reprocher quelquefois d'être
long et confus, nous nous sommes souvent demandé ce qui fait que l'on cite
avec tant d'éloges l'ouvrage de Sydenham et que celui de Morton n'a pas la même
renommée. »

La symptomatologie est donc bien nettement établie, mais il est à remarquer que jusqu'alors personne n'avait pensé à cette question qui nous préoccupe
tant de nos jours, l'hygiène et la prophylaxie. Cependant on avait déjà hasardé
quelques tentatives. En 1792, Bernard-Chrétien Faust cherche le premier à
attirer l'attention du public médical et du gouvernement sur la possibilité de
faire disparaître la variole en créant des établissements spéciaux. Guillaume
Junker, lors de l'épidémie de Prusse en 1751, conseille des mesures générales.
A cette époque la variole était connue de toutes parts et il suffit de jeter les yeux
sur un tableau emprunté à M. Proust, d'après Hirsch, pour se rendre compte de
son ordre chronologique d'apparition dans les différents pays :

France.	580
Angleterre.	XIIe siècle.
Islande	1241
Allemagne.	1493
Amérique.	1500
Danemark.	1527
Suède.	1578
Groënland.	1733
Kamtchatka.	1767

Elle faisait de grands ravages en Europe. Les mémoires de Saint-Simon, qui
fut lui-même atteint de variole, sont pleins de récits qui rendent compte de la
préoccupation des esprits à ce sujet. Toutes les tentatives thérapeutiques restaient
sans résultat, lorsqu'une femme, lady Montague, vint proposer à ses compatriotes
une innovation hardie : il s'agissait de l'inoculation variolique. En Chine, en
Perse, on inoculait la variole aux gens bien portants. On leur communiquait une
affection bénigne qui mettait à l'abri d'une maladie grave et empêchait la production de cicatrices difformes sur le visage. Cette méthode, déjà employée en
Suède par Samuel Skraggenstierna, médecin du roi, avait été introduite en

Turquie vers 1673 par Emmanuel Timoni de Constantinople, et par Jacques Pylarini, consul vénitien à Smyrne. Lady Montague donna l'exemple aux Anglais en se faisant inoculer au mois d'avril 1721. L'inoculation se répandit d'abord très-vite et l'on s'aperçut qu'elle était en usage depuis très-longtemps dans le comté de Pembroke. Kirkpatrick nous apprend que l'on piquait la peau pour y introduire une petite quantité de pus variolique. D'après Schwenk, on y avait déjà recours dans le comté de Meurs et le duché de Clèves en 1712, dans le Danemark en 1673 (Bartholen), et aussi dans quelques anciennes provinces de la France (Auvergne et Périgord). Maitland pratiqua l'opération sur les prisonniers de Newgate : tous supportèrent la petite vérole. L'inoculation eut ses partisans et ses détracteurs, et en 1730 Douglas prononça un discours célèbre pour combattre cette méthode. La Sorbonne consultée la condamna et, malgré l'approbation de médecins distingués, tels qu'Astruc et Helvétius, elle tomba dans l'oubli et fut abandonnée pendant une vingtaine d'années. En 1746, Maddox, évêque de Worcester, ranime l'enthousiasme des premiers moments : on construit dans le Middlesex un hôpital spécial pour les inoculés, et sur 1800 personnes soumises à l'inoculation il n'y eut que six cas mortels. La Condamine prononça un discours en sa faveur (1754) : cette apologie savante ne fut pas sans influence sur l'esprit de l'Académie. Tronchin fut appelé à Paris pour inoculer les enfants du duc d'Orléans, et, malgré les attaques de ses adversaires, l'inoculation se répandit de plus en plus en Angleterre, Allemagne, Hollande et Suisse. En Espagne, elle ne pénétra que plus tard, en 1771, à l'époque où Miguel Gorman revint de Londres apporter la méthode qu'il y avait apprise.

C'est vers la fin du siècle dernier, en 1798, que Jenner fit son immortelle découverte de la vaccine, date célèbre dans l'histoire de la variole. A peu près en même temps, un cultivateur du Gloucestershire avait inoculé le cow-pox sur sa famille. Pearson, Woodville, se firent les défenseurs de la méthode de Jenner, qui trouva autant d'ennemis que celle de l'inoculation (nous renvoyons à l'article VACCINE pour ce qui a trait à l'historique de cette question).

Au commencement du dix-neuvième siècle, en 1817, Jean-Baptiste Borsieri de Kanifeld reprend les descriptions des anciens auteurs : « Les discussions continuelles des médecins ont nui grandement à la médecine pratique. » Cette phrase prononcée par Borsieri dans un discours fait à l'Université de Pavie, lorsqu'il commença à professer publiquement, résume tout le programme qu'il s'était tracé dans ses études médicales. S'inspirant des travaux de Sydenham, il trace de main de maître une étude clinique de la variole qui reste encore actuellement une œuvre à laquelle on ne peut rien reprocher.

Avec Trousseau et ses élèves commence la période moderne. La question clinique est définitivement établie. La vaccine laissée dans l'ombre pendant quelques années reprend ses droits, et les découvertes récentes sur la contagion font entrer la question dans une ère nouvelle. On se préoccupe, à juste titre, de la prophylaxie et de l'hygiène. L'anatomie pathologique de la pustule variolique, les complications de la maladie, la thérapeutique, sont bien étudiées de nos jours. Il serait trop long de signaler tous les travaux qui ont été faits sur la variole. Nous aurons l'occasion, chemin faisant, à propos de chacun des chapitres de notre description, de citer un grand nombre d'auteurs dont l'énumération ici paraîtrait fastidieuse.

GÉOGRAPHIE MÉDICALE DE LA VARIOLE. Actuellement, la variole existe à l'état endémique dans un grand nombre de pays, mais, d'une façon générale, on peut dire que les épidémies, jadis si meurtrières, sont moins graves lorsqu'elles se produisent, bien qu'à l'heure actuelle la variole semble sévir avec une certaine intensité dans diverses contrées de l'Europe. Grâce aux bienfaits de la vaccine, la mortalité est en voie de décroissance. Nous en trouvons un exemple remarquable dans l'armée allemande, où les revaccinations sont pratiquées avec une grande régularité; le nombre des décès, qui y était autrefois considérable, est maintenant tombé au minimum. A Madagascar, la vaccine acceptée avec empressement a fait diminuer le nombre des cas de variole et la gravité de la maladie est bien moindre. Au cap de Bonne-Espérance les Hottentots, qui pratiquent l'inoculation, sont moins éprouvés que les Cafres, qui craignent de se faire vacciner. Il est vrai qu'il y a quelques exceptions à la règle générale : ainsi, à Venise, malgré tout ce qu'on a fait pour la vaccination, les résultats ont été souvent peu satisfaisants (*Rivista Veneta*, 1886, C. Calza). A Malte, malgré les mesures sévères prises par l'autorité anglaise, la variole fait de nombreuses victimes, tandis qu'elle est très-rare en Grèce (Lombard). Mais ces faits ne doivent pas faire nier l'efficacité de la vaccine, dont tous les médecins ont pu observer l'influence salutaire.

La variole est rare dans le nord de l'Europe, peu commune en Norvége, Suède, Danemark et Russie. En France nous avons eu de grandes épidémies. Il suffit de rappeler celles de 1868-1869, de 1870-1871; dans la dernière, la Suisse et l'Italie furent également très-éprouvées. Si la variole existe chez nous à l'état endémique dans la plupart de nos grandes villes, les statistiques ne donnent plus un chiffre aussi élevé de mortalité. La maladie est fréquente également en Autriche-Hongrie, en Pologne, en Roumanie, dans la Turquie d'Europe. En Albanie, elle cause de grands ravages, car les habitants sont absolument opposés à la vaccination. Les habitants de l'Épire qui prennent du vaccin sur la vache même sont moins éprouvés (Mahé).

En Afrique, la variole existe en Égypte, en Nubie, en Abyssinie, au cap de Bonne-Espérance, à Zanzibar. Le foyer principal de propagation serait le Soudan et la variole serait transportée au loin par les caravanes d'esclaves. En Kabylie, les enfants sont décimés par la maladie, car les indigènes refusent énergiquement de les laisser vacciner. A l'île Maurice, on n'a pas vu d'épidémie depuis 1865.

En Asie, la variole règne à l'état endémique dans l'Indo-Chine, la Chine, la Perse, la Mongolie, le Thibet. Depuis une époque très-reculée elle continue à faire de grands ravages en Arabie. Les habitants ont toujours recours à l'inoculation variolique, mais la vaccine apportée par les Syriens de Damas trouve un accueil peu favorable auprès de la population des Wahabites. En Chine, les fièvres éruptives sont peu fréquentes, mais la variole y reste à l'état endémique. Il est probable que ce pays constitue un centre qui propage la maladie dans la plupart des ports du sud : Saïgon, Bangkok, Singapour. De là la variole gagne l'intérieur des terres. Des complications de la plus haute gravité accompagnent les éruptions varioliques, et en Perse on observe des inflammations articulaires, de la cécité, de la gangrène des orteils, du noma, des manifestations scrofuleuses. La mortalité y est d'environ un tiers des cas (H. Rey).

En Amérique, on se souvient que la variole fut importée par les Espagnols. De nombreuses épidémies s'y sont succédé depuis le seizième siècle et, à l'heure actuelle, la race nègre, les Peaux-Rouges, payent un terrible tribut à cette maladie. Le Chili, le Pérou, les Antilles, la Guyane, fournissent à la mortalité un contingent considérable qui a été amoindri depuis quelques années par la vaccination.

Au Groënland la variole, apportée par les Danois en 1731, y fit de grands ravages. Plusieurs districts perdirent les 5/8es de leur population et depuis la maladie s'est maintenue, sans avoir toutefois la même intensité (Rey). A Taïti en 1842, des vaisseaux américains propagèrent la variole; plusieurs épidémies se déclarèrent successivement, qui firent de nombreuses victimes. Quelques mois après les indigènes se laissèrent vacciner. A Bornéo l'action bien-faisante de la vaccine se fit également sentir, et la variole s'éteignit au bout de très-peu de temps. En 1868, on observa une épidémie à Melbourne, mais elle fut très bénigne (Rochlitz). Certaines îles de l'Océanie ont été jusqu'à présent épargnées (Tasmanie, Nouvelle-Zélande, îles Tonga, Fidji, Samoa et Gambier).

Étiologie. La variole est une maladie virulente éminemment contagieuse. Cette contagion est nettement affirmée par les nombreuses observations d'inocu-lations varioliques et aussi par la réceptivité de l'organisme, réceptivité qui peut être modifiée favorablement soit par une atteinte antérieure, soit par la vaccine.

Le virus variolique est contenu dans les pustules de la peau, et c'est immé-diatement avant la suppuration qu'il possède son maximum d'activité. Ses pro-priétés infectieuses diminuent pendant la période de dessiccation, mais elles per-sistent cependant encore longtemps après. Quelle est la nature du principe actif capable de transmettre la variole? Il est probable qu'il s'agit d'un microbe pathogène, mais les recherches bactériologiques entreprises sur ce sujet ne nous ont encore donné aucun résultat positif. Quoi qu'il en soit, les pustules parais-sent seules contenir le poison sous sa forme active. Les liquides et humeurs de l'économie ont été inoculés sans succès : les insertions d'urine, de salive, de matières fécales, n'ont jamais rien produit, le sang cependant jouirait de cer-taines propriétés infectieuses (Osiander, Zuelzer, Fournier).

L'inoculation accidentelle ou intentionnelle constitue un mode de contagion très-rare. Si les sujets ont déjà eu la variole, il ne se produit rien en général. Desoteux et Valentin ont réinoculé nombre de personnes qui avaient eu la maladie naturellement ou artificiellement; ils se sont inoculés eux-mêmes, et jamais les piqûres n'ont amené autre chose qu'un peu de rougeur ou une pus-tule locales. Ce n'est pas là une règle absolue. Des femmes ayant eu la petite vérole ont eu des boutons au mamelon, sans réaction générale, après avoir donné le sein à des enfants variolés (Hufeland, Marson). Schüller, Pribram, ont observé des cas analogues. Quelquefois la variole s'inocule par erreur, et chez les enfants non vaccinés elle peut être le point de départ d'une épidémie envahissant tout un pays (Magne).

La pénétration du poison se fait le plus souvent par le contact des linges, draps ou pièces de pansement qui ont servi aux varioleux. Les vêtements, les objets de literie, les meubles, sont susceptibles de transmettre le germe, et cela à une époque très-reculée, s'ils n'ont pas été l'objet d'une désinfection rigou-reuse. C'est qu'en effet le virus variolique est doué d'une résistance et d'une ténacité extrêmes. Les particules épidermiques provenant des croûtes dessé-chées peuvent longtemps après transmettre la maladie. On sait que les Chinois conservaient dans des boîtes closes des poussières provenant des pustules au moment de la dessiccation, poussières qui servaient aux inoculations préventives. Kirkpatrick et Sunderland de Barmen ont constaté qu'elles étaient susceptibles de donner la variole deux ans après. Les voitures de transport, les chiffons, sont de puissants agents de transmission; les lettres également, et le docteur Karkeck rapporte à ce sujet un fait des plus curieux (*Revue d'hygiène*, 30 juillet 1885). Enfin, une tierce personne peut porter sur elle les germes de la maladie et, tout en étant saine en apparence, donner la variole à d'autres individus.

La contagion se produit à distance. L'atmosphère est le véhicule du microbe pathogène contenu dans les poussières chargées de débris épidermiques qui ont séjourné dans la chambre du malade. Ce fait a été bien établi par Brouardel, qui a démontré, en outre, que les jours de pluie l'intensité des épidémies diminuait. La possibilité de la contagion à distance a été vivement discutée. On conçoit en effet l'importance qui s'attache à cette question au point de vue de l'établissement des hôpitaux d'isolement, placés à proximité des habitations (Tripe, Brouardel). Malgré les assertions de Vallin, qui n'admet pas la contagion par l'air, elle semble exister, mais à une faible distance (Liebermeister). D'après les statistiques de Bertillon, les poussières, transportées par l'atmosphère, iraient assez loin pour que les hôpitaux d'isolement placés dans des quartiers populeux soient des foyers d'infection capables d'exagérer les épidémies de variole.

Comment l'agent infectieux pénètre-t-il dans l'organisme? La pratique des inoculations a démontré qu'il peut s'introduire par la peau dépouillée de son épiderme, mais on ignore s'il a quelque action sur la peau saine. L'introduction par les voies digestives paraît peu probable; Camper cependant dit avoir observé un cas de variole consécutif à l'ingestion par la bouche de pus variolique. Il semble plus rationnel d'admettre l'absorption par les voies respiratoires. Il n'est pas nécessaire qu'un long contact, soit médiat, soit immédiat, se produise entre une personne saine et le varioleux pour que celle-là prenne la maladie (Guttmann).

La variole est transmissible dès la période prodromique (Chauffard et Legroux). Pour Lancereaux elle peut se transmettre aussi le premier ou le deuxième jour de l'éruption (*Bulletins de l'Académie de médecine*, 1885). Heberden est d'un avis opposé et prétend qu'elle ne peut se communiquer qu'après le deuxième ou troisième jour. D'après M. Balzer, on peut citer quelques cas de contagion pendant l'incubation, mais les faits concluants seraient ceux dans lesquels il y a eu une véritable inoculation. « Il se peut que l'individu en incubation de variole l'ait donnée, non par ses propres émanations, mais par les germes qu'il porte sur lui et dont il était la première victime » (Balzer).

Pourquoi la variole frappe-t-elle certains individus, pourquoi respecte-t-elle les autres? Il y a là des conditions d'immunité morbide sur lesquelles nous devons bien avouer notre ignorance. Existe-t-il des sujets absolument réfractaires à la variole? Tandis que Woodville donne comme chiffres 1 pour 60 pour les enfants, 1 pour 20 pour les adultes, Desoteux et Valentin prétendent que sur 1000 sujets on n'en trouve qu'un absolument réfractaire à la variole. Quoi qu'il en soit, il n'en reste pas moins certain que des individus soi-disant réfractaires à l'inoculation peuvent prendre plus tard une variole naturelle. Réciproquement, d'autres traversent des épidémies de variole sans en être atteints et contractent la maladie inoculée. L'immunité apparente dont jouissent certaines gens peut, sous l'influence d'une cause inconnue, cesser à un moment donné. J. Frank, Marson, citent des cas d'octogénaires morts de variole après avoir soigné nombre de varioleux sans contracter la maladie. Quelquefois cette immunité paraît héréditaire : Desoteux et Valentin rapportent que Diemerbroeck, quoique médecin et par conséquent souvent exposé à la contagion, n'eut jamais la variole. Son père, son grand-oncle, sa grand'mère, ses deux cousins germains, tous très-âgés, n'en furent jamais atteints (Dubreuilh, *Des immunités morbides*, thèse d'agrégation, 1886).

La variole frappe à tout âge. Elle ne respecte ni les vieillards ni les nouveaunés, ni les adultes. D'après Lothar-Meyer, la réceptivité pour la variole se développe pendant la vie intra-utérine et ne devient complète que quelques jours après la naissance. La maladie est plus grave chez les enfants non vaccinés que chez les adultes, mais il importe de faire remarquer que, grâce à la vaccination, la variole perd son affinité spéciale pour les premières années de la vie. Le sexe ne présente au point de vue de la fréquence rien de spécial, si ce n'est que la grossesse et l'état puerpéral constituent des conditions prédisposantes d'une grande importance. Les maladies aiguës ou chroniques ont peu d'influence; le tempérament, les conditions morales non plus : « Ce ne sont pas, en général, les hommes malingres, débilités, soit par des affections antérieures, soit par la nostalgie et l'action des passions dépressives, qui sont atteints par la maladie : ce sont plutôt, ainsi que l'a fait remarquer Hérard, les natures vigoureuses, aussi énergiques au moral qu'au physique » (Colin, *Traité des maladies épidémiques*, p. 159).

On a prétendu que certaines races étaient réfractaires à la contagion. Bakewell considère les Hindous comme inaptes à contracter la variole, et d'après certains auteurs, les populations indigènes de l'Australie jouiraient d'une certaine immunité. Ces faits ne sont pas suffisamment démontrés; bien plus, les observations de Rochlitz de Melbourne tendraient à prouver le contraire. On sait en outre que les nègres sont très-accessibles, et plus que nous, à la variole, fait qui peut s'expliquer par l'absence de prophylaxie vaccinale.

L'agglomération des varioleux n'augmente pas l'intensité du principe virulent; en un mot, il n'y a pas d'*hypervariolisation*. Ainsi, pendant le siége de Paris (1870-1871), à Bicêtre, Colin a remarqué que l'accumulation en quelques mois de près de 8000 malades dans soixante salles contiguës, toujours pleines, n'a produit aucun danger nouveau, pas plus pour les malades que pour le personnel hospitalier ou les habitants de Bicêtre. Le pronostic n'a pas été plus grave que dans les autres régions où il y avait moins de varioleux entassés (Colin, *La variole au point de vue épidémiologique et prophylactique*, 1873).

C'est pendant l'hiver que la variole atteint son maximum. Les observations de Sydenham sont conformes aux conclusions des auteurs modernes et en particulier d'Ernest Besnier. Il faut bien dire cependant que son affinité pour telle ou telle saison varie suivant les lieux et les temps d'observation. J. Frank dit que la variole se montre surtout en été et disparaît vers l'hiver. Marc d'Espine a constaté également le maximum de fréquence de cette maladie au printemps et en été.

Ordinairement une première atteinte de variole, quelque bénigne qu'elle soit, confère l'immunité. Cette règle est cependant soumise à quelques exceptions. Louis XV, qui eut la variole à l'âge de seize ans, mourut à soixante-quatre ans de la même maladie; le minéralogiste Nauman en fut quatre fois atteint. Marotte et Friedberg ont cité également des cas curieux de récidive. La question de la récidive à brève échéance (Roger, Mesnet, Moutard-Martin) a été l'objet d'une vive discussion à la Société médicale des hôpitaux (1870). Dans les faits observés, la première atteinte était toujours une variole bénigne, la seconde une variole grave. D'après Millard, le diagnostic est souvent difficile à établir; il se peut que l'on ait affaire à des gens entrés avec une varicelle dans un service de varioleux où ils prennent la maladie qu'ils n'avaient pas.

Pour ce qui est des immunités congénitales contre la variole, il en est qui ne sont que des immunités acquises déguisées (Dubreuilh). En effet, il s'agit souvent d'individus qui ne sont préservés que parce qu'ils ont contracté la maladie pendant la vie intra-utérine. C'est là un mode de contagion qui n'est plus à discuter. Un enfant est pris de variole dans le sein de sa mère; il vient au monde avec une éruption bien caractérisée, ou bien l'exanthème se développe peu après, quelquefois au bout de deux ou trois jours. La réceptivité du fœtus ne se développe que graduellement et à un certain moment, ce qui explique pourquoi un enfant peut venir au monde avec une éruption variolique, alors que la mère entre déjà en convalescence ou est guérie de sa variole (Lothar-Meyer). Les exemples de contamination se rapportent presque tous au neuvième mois de la grossesse; avant cette époque ils sont extrêmement rares. Nivert et Lebert ont observé cependant la variole au quatrième mois, mais ce sont là des faits uniques dans la science. Dans les cas de grossesse gémellaire, un seul enfant peut être contaminé. Kaltenbach rapporte même l'histoire d'une femme qui, au cours d'une variole, accoucha de trois enfants vivants. Deux étaient couverts d'une éruption abondante, le troisième n'avait rien. Il se peut que le fœtus soit infecté sans que la mère ait contracté la maladie. Il est alors rationnel d'admettre que la mère, possédant l'immunité, porte en elle les germes qui ne peuvent se développer dans son organisme. Cette infection, incapable de se manifester par des symptômes extérieurs, a pu cependant être communiquée au fœtus (Dubreuilh).

La maladie donnée au fœtus est incontestablement la variole. Gervis, Turnull, Jenner, ont obtenu des varioles régulières inoculées en prenant du pus sur des enfants nouveau-nés (Huc, *Histoire de la variole congénitale*, thèse, 1862). La contagion se produirait par simple contact, d'après Curschmann. Balzer considère comme probable l'infection par le placenta, qui peut être traversé par les organismes inférieurs de petit volume. L'enfant atteint de variole pendant la vie intra-utérine jouit de la même immunité que l'individu qui a été exposé à une première atteinte. Cette vaccination ou variolisation, quoique se produisant *in utero*, n'en possède pas moins toute son efficacité au point de vue de la prophylaxie. Enfin une femme varioleuse peut accoucher d'enfants bien portants (Desnos, Robinson, J. Chambrelent [de Bordeaux]). Ces enfants ont l'immunité variolique, mais cette immunité n'est pas constante.

Pour ce qui est des rapports de la vaccine et de la variole, de l'immunité vaccinale, nous renvoyons au chapitre Vaccine, que l'on trouvera traité avec les plus grands détails dans un article spécial de ce Dictionnaire.

Anatomie pathologique. *Lésions de la peau.* Vers le quatrième jour de la maladie, c'est-à-dire au début de la période d'éruption, on peut voir, apparaissant à la face d'abord, sur le tronc et sur les membres ensuite, des taches qui ne tarderont pas à suivre une évolution complète et à se transformer en vésicules et pustules. C'est là la première période : papulation. Ces taches, macules ou papules, sont produites par une légère congestion du derme avec un peu d'infiltration œdémateuse, marquée surtout par la dilatation des capillaires lymphatiques. La papule est arrondie, ce qui tient à ce que la papulation est circonscrite, pour chaque papille, à une artériole commandant un des petits systèmes vasculaires (cônes vasculaires de Renaut) dont l'axe est perpendiculaire à la surface des téguments et dont la base, dirigée vers l'extérieur, donne une ligne circulaire. Que ces papules soient séparées les unes des autres par des intervalles de peau saine, comme dans la forme discrète, qu'elles se touchent par leur circonférence, comme dans la variole cohérente, ou qu'enfin elles empiètent les unes sur les autres (forme confluente), le processus anatomique reste toujours le même, les lésions de la peau sont identiques.

Avant la transformation des papules en vésicules et pustules se produisent des phénomènes importants analysés par M. Renaut, et qui caractérisent pour cet auteur la période qu'il désigne sous le nom de *prépustulation*. La tuméfaction trouble envahit les couches profondes du corps muqueux de Malpighi ; les cellules de cette région semblent frappées de nécrose. Leur zone périphérique, d'où émanent les prolongements décrits par Schultze, subit les mêmes altérations et se désagrège. Vient-on à traiter les coupes par le pinceau, les corps cellulaires disparaissent et l'on voit alors nettement le réseau de la substance unissante (Renaut). Les cellules ainsi altérées constituent, d'après Weigert, la *nécrose initiale* du corps muqueux. Mais les lésions ne se bornent pas là. Outre le foyer principal de nécrose qui siége au centre de la papule, on peut trouver de petits foyers secondaires à la périphérie du premier, limités au sommet des papilles (altération diphthéroïde de Weigert). Ce sont là les altérations primordiales de la peau dans la variole.

Pour Renaut, il se développe au stade de prépustulation un parasite qui joue un rôle important dans le mécanisme de la transformation cavitaire. Ce parasite est un organisme sphérulaire qui ne présente rien de commun avec celui de Weigert. Il se montre tout d'abord dans la région circumnucléaire ou endoplastique des cellules du corps muqueux, et constitue en grande partie ce que Leloir a décrit sous le nom de poussière protoplasmique. C'est lui qui agit mécaniquement dans la formation d'une cavité qui va bientôt se remplir de liquide (reticulum prépustulaire). Ce parasite joue-t-il quelque rôle dans l'infection variolique ? Renaut semble plus disposé à admettre que l'organisme sphérulaire qu'il a observé n'est tout simplement que le produit de la gemmation d'un des nombreux microbes qui se trouvent en si grande abondance dans l'épaisseur des couches de l'épiderme.

Le reticulum prépustulaire de Renaut se compose de deux parties principales : le réseau supérieur, le réseau inférieur. Le premier siége dans les parties superficielles du corps muqueux attenantes à la ligne granuleuse. Il se constitue par le mécanisme désigné par Leloir sous le nom de *transformation cavitaire*. Au-dessous, dans les parties profondes attenantes à la zone génératrice, se trouve le réseau inférieur. Ces deux réticula, réunis par des bandes de tissu malpighien granuleux et ramolli, circonscrivent un système formé de cavités communicantes. MM. Balzer et Dubreuilh décrivent dans le réticulum trois types différents de travées : 1° un réseau de premier ordre, formé par l'accolement des cuticules protoplasmiques de deux cellules voisines et ne constituant le plus souvent que des cloisons incomplètes ; 2° un réseau de deuxième ordre, dû à la présence de cellules épithéliales aplaties, lamelleuses, ayant perdu leurs noyaux (tractus diphthéroïdes de Weigert) ; 3° un réseau de troisième ordre, constitué par des amas de cellules épithéliales plus ou moins aplaties, mais qui n'ont pas subi l'altération cavitaire.

En résumé, il existe donc là un reticulum préformé circonscrivant une cavité qui ne contient aucun liquide. Mais bientôt de nouveaux phénomènes se produisent et la période de vésiculation est brusquement constituée. Le plasma sanguin, débarrassé de ses globules blancs et rouges, fait irruption subite dans cette cavité prépustulaire. Les parasites sphérulaires continuent à vivre : la période prépustulaire est terminée. C'est le deuxième stade; celui de *vésiculation*.

Mais les choses ne se bornent pas là. La vésicule nouvellement formée et qui contenait un liquide clair, transparent, ne tarde pas à subir certaines modifications. Des globules blancs pénètrent dans l'appareil réticulaire : son contenu liquide perd sa transparence. La vésicule s'est transformée en pustule (troisième stade). Sous l'influence de la diapédèse, on voit sortir des vaisseaux capillaires un grand nombre d'hématies. Ces globules rouges se mêlent aux leucocytes et remplissent les cavités du corps muqueux. Dans la variole hémorrhagique, le sang passe en si grande abondance que les pustules revêtent une coloration rouge très-intense. La diapédèse des globules rouges, ainsi que l'a démontré Cornil, se produit beaucoup plus facilement par le fait de l'altération du sang, et aussi parce que les parois des vaisseaux sont le siége de lésions profondes . tuméfaction et ramollissement des cellules endothéliales. Quelles sont donc les conséquences de toutes ces modifications des éléments anatomiques? On comprend facilement qu'elles ne se produisent pas sans amener des perturbations profondes au point de vue physiologique. « L'évolution épidermique ne se fait plus; le stratum granulosum est très-altéré ou détruit et l'éléidine a complétement disparu au niveau de la partie centrale de la pustule. Les papilles du derme qui correspondent à la pustule sont beaucoup plus volumineuses qu'à l'état normal. Leurs vaisseaux sont distendus et les mailles formées par les faisceaux du tissu conjonctif sont remplies de cellules embryonnaires » (Cornil et Ranvier).

La peau, au voisinage des pustules, subit le contre-coup de ces altérations. Le tissu cellulaire sous-cutané est congestionné; l'épiderme est le siége d'un œdème souvent très-accusé. Il existe à ce niveau une extravasation abondante de leucocytes.

Pendant tous ces phénomènes inflammatoires, les glandes sudoripares sont soumises à une activité considérable : elles sécrètent un liquide abondant, visqueux, qui s'écoule d'une façon continue et qui, soumis à l'action de l'acide osmique à 1 pour 100, se coagule sous forme de moules brillants dans les canaux excréteurs. Ces faits de suractivité fonctionnelle expliquent, d'après Renaut, la diaphorèse continue et son caractère visqueux au début de la maladie. Le tissu connectif périglandulaire est également infiltré : « Le tissu conjonctif lâche qui entoure les glandes sudoripares est tellement gorgé de liquide que la glande semble être plongée au sein d'un petit lac de lymphe » (Renaut).

Quand l'éruption variolique a passé par ces trois états : papule, vésicule, pustule, la cicatrisation se produit, mais la *restitutio ad integrum* ne s'effectue pas d'une façon absolue. L'épiderme qui avait été envahi par la suppuration est complétement détruit. Le derme dénudé bourgeonne et le travail réparateur aboutit à la formation d'un nouveau tissu. Si le corps papillaire existait à ce niveau, il ne se reproduit plus, car les couches nouvelles qui s'y déposent restent planiformes. La place de chaque pustule est alors occupée par une petite cicatrice déprimée qui persiste et laisse sur le visage des anciens varioleux les stigmates indébiles, plus ou moins apparents, de la maladie.

Au niveau des ongles se produisent des phénomènes particuliers qui ont été étudiés par Suchard (*Bull. de la Soc. anat.*). Suchard a démontré que, partout où le corps muqueux était enflammé, le stratum granulosum renfermait, non plus la substance onychogène découverte par Ranvier, mais bien de l'éléidine, substance qui, d'après le même auteur, coïncide toujours avec la kératinisation épidermique. L'épiderme, à ce niveau, devient dur et corné. L'ongle ne retrouve sa structure normale qu'un certain temps après la convalescence de la maladie.

L'ombilication de la pustule variolique a donné lieu à diverses interprétations qu'il nous faut rapidement passer en revue. Cette ombilication s'observe partout, excepté dans les régions où la peau est très-épaisse, par exemple, à la paume des mains, à la plante des pieds. Du reste, ce signe est sujet à de fréquentes variations. Tantôt il fait presque défaut et on ne l'observe que sur quelques points disséminés. D'autres fois l'ombilication existe sur toutes les vésicules.

Cotugno, Petzhold, Rindfleisch, croyaient à l'existence d'un follicule pileux qui, fixé dans les couches profondes du derme, venait, en émergeant à la superficie, constituer une sorte de bride qui retenait la partie centrale de la pustule. Pour Rayer et Young, l'ombilication serait due à la présence d'un disque pseudomembraneux concave sur lequel l'épiderme se moulerait en quelque sorte. Si la partie centrale de la pustule est déprimée, cela tient à ce que cette partie est remplie de liquide, tandis que la périphérie formée d'épiderme solide est plus saillante (Auspitz et Basch). Auspitz et Basch, à l'appui de leur théorie, conseillent la petite expérience suivante : on injecte lentement avec une seringue\ aiguille capillaire un peu de liquide dans une pustule ombiliquée, et l'on voit disparaître immédiatement la dépression centrale. Il suffit de faire l'expérience inverse, c'est-à-dire de soustraire cette même quantité de liquide, pour voir l'ombilication se reproduire. D'après Renaut, au pourtour de la pustule il se forme un bourrelet marginal qui, par sa tuméfaction, produit une excavation centrale. Weigert croit que, parmi les tractus diphthéroïdes qui réunissent la voûte au plancher, il s'en trouve un qui, constituant un faisceau plus épais que les autres, exerce sur le centre de la vésicule une traction plus considérable, d'où l'ombilication. Enfin Cornil et Ranvier, Förster, admettent que, par suite de la dessiccation qui commence par le centre, on peut voir se produire une ombilication secondaire. Balzer et Dubreuilh reconnaissent que ces diverses interprétations peuvent être vraies dans certains cas, mais ils croient que le mécanisme le plus fréquent est dû à la présence du reticulum épithélial qui empêche l'épiderme de se soulever. La dessiccation, commençant par le centre, serait aussi la cause de l'ombilication.

L'éruption variolique ne se limite pas à la peau. Elle envahit également les muqueuses. Elle se montre sur la muqueuse conjonctivale, autour de l'anus, autour de l'orifice du méat urinaire, sur la muqueuse des organes génitaux externes, dans les deux sexes. On l'observe sur les muqueuses bucco-pharyngienne, pituitaire, sur la conjonctive et même sur la cornée, où elle peut, dans certains cas, produire des ulcérations assez profondes pour aboutir à la perforation. Dans la bouche, les pustules se développent de préférence sur la langue, le voile du palais, la face interne des joues; elles se développent aussi sur le pharynx et la partie supérieure de l'œsophage. L'éruption se montrant au niveau du conduit auditif externe peut quelquefois amener une surdité temporaire.

Les pustules de variole peuvent-elles se développer sur le tube digestif dans les régions autres que sa portion initiale? D'une façon générale, non, et, ainsi que le fait remarquer Balzer avec la plupart des auteurs, l'éruption ne se montre guère que sur les muqueuses qui sont exposées au contact de l'air. Cependant, d'après lui, dans quelques cas particuliers, on a pu voir des pustules dans l'estomac et sur toute la longueur de l'œsophage. Les follicules de l'intestin sont souvent le siége d'une congestion assez intense, se traduisant par la turgescence et l'état violacé de ces glandes. Cotugno avait constaté jadis des pustules sur la muqueuse du rectum, et Jaccoud a présenté à la Société anatomique un gros intestin de varioleux sur lequel existaient des ulcérations exclusivement et régulièrement distribuées suivant le trajet des trois bandelettes musculaires longitudinales. Quoi qu'il en soit, l'éruption intestinale, si elle se montre quelquefois, est rare, et Rilliet et Barthez, dans leurs nombreuses autopsies, n'ont jamais constaté d'autres lésions que celles de la *psorentérie* (?).

La laryngite varioleuse s'observe très-fréquemment (Wagner, Colrat, Cornil et Ranvier). Elle constitue souvent une redoutable complication par suite de l'œdème glottique qui peut résulter de la confluence de l'éruption. Les lésions anatomiques en ont été décrites par Cornil et Ranvier, à qui nous empruntons les détails histologiques suivants : La muqueuse laryngée est quelquefois le siége d'un exsudat blanchâtre, adhérent ou non, qui peut envahir la trachée. Cet exsudat présente une grande analogie avec les fausses membranes de la diphthérie. Son épaisseur varie de 1/2 millimètre à 1 millimètre. La muqueuse est rouge, quelquefois recouverte de petites ecchymoses. Les coupes de la muqueuse, au niveau des points saillants et blanchâtres qui semblent correspondre à la saillie d'une pustule, permettent de distinguer les particularités suivantes :

1° Tout d'abord, à la superficie on remarque une fausse membrane fibrineuse, composée de filaments en réseau dans les mailles duquel se trouvent des cellules lymphatiques et des globules rouges. Dans les travées fibrineuses, ou directement appliqués sur elles, on voit un grand nombre de micrococcus; 2° plus profondément, un second plan constitué par une zone de cellules épithélioïdes indifférentes à gros noyaux. Ces cellules sont disposées en plusieurs couches; leur forme est irrégulièrement polyédrique par suite de leur pression réciproque. Au milieu d'elles existent aussi des cellules lymphatiques; 3° en dernier lieu, on tombe sur la membrane basale irrégulière et plissée. Au-dessus et au-dessous de cette membrane, on remarque un grand nombre de cellules migratrices. Les glandes sont enflammées; leur cavité est remplie de mucus, de cellules lymphatiques et de cellules granuleuses de diverses formes. Le tissu conjonctif glandulaire est également altéré. L'inflammation de la muqueuse rouge, dépouillée de son épithélium et couverte de pus, est quelquefois assez intense pour gagner les parties profondes. C'est alors que la limite des cartilages peut être envahie par la suppuration (périchondrite, abcès profonds du larynx).

La trachée, les grosses bronches moins fréquemment, sont envahies par la pustulation. Dans les bronches, l'éruption se présente sous forme d'ulcérations arrondies, blanchâtres, à bords surélevés. Ces lésions ne ressemblent pas à la pustule cutanée; celle-ci est surtout une lésion épithéliale qui ne saurait offrir les mêmes caractères sur les muqueuses et surtout sur celles qui ont un épithélium cylindrique (Balzer et Dubreuilh).

Les lésions pulmonaires dans la variole sont les unes constantes, les autres inconstantes. Les premières constituent un fait, pour ainsi dire normal, et qui ne fait presque jamais défaut dans les autopsies : nous voulons parler de la congestion pulmonaire, congestion, sinon généralisée, du moins très-étendue dans la plupart des cas. Les lésions inconstantes sont celles qui impriment à la maladie un cachet de gravité tel que le pronostic en devient souvent fatal. Sans parler des varioles internes, décrites par les anciens auteurs, niées par Haller, Cotugno, Frank, Guersant et Blache, on observe souvent, à titre de complications, des altérations diverses des bronches et du poumon : bronchite pustuleuse, broncho-pneumonie, pneumonie, apoplexie pulmonaire, sur lesquelles nous aurons l'occasion de revenir. Les altérations du myocarde (Desnos et Huchard), celles du système nerveux périphérique (Joffroy), seront également l'objet d'une étude spéciale au chapitre des Complications.

La dégénérescence gra sseuse du foie est fréquente dans la variole. Sur 23 autopsies, M. Barthélemy l'a rencontrée 19 fois. Constatable à l'œil nu, sans aucun doute possible, elle ne se révèle pendant la vie par aucun symptôme appréciable. MM. Siredey et Mayor (*Bull. de la Soc. anat.*, 1881) croient également à l'existence de la graisse dans le foie des varioleux, mais d'après eux les proportions diffèrent peu de l'état physiologique. Les espaces interlobulaires sont dilatés et l'on trouve à ce niveau, principalement autour des voies biliaires, une grande accumulation de leucocytes. Dans les espaces intercellulaires, les cellules interstitielles ou endothéliales sont tuméfiées. Ces espaces sont élargis et contiennent une grande quantité de leucocytes et de globules rouges. Si le malade a été emporté par la forme hémorrhagique, la congestion du foie est très-intense et la cellule hépatique disparaît presque complétement sous les hématies. Weigert a décrit dans le foie de petits nodules qu'il considère comme des foyers de nécrose. Il se produirait là un travail de mortification analogue à celui que l'on observe dans le corps muqueux de Malpighi au moment de la prépustulation. Mais Siredey et Mayor n'ont pu retrouver les nodules nécrosiques signalés par Weigert. — M. Bastard a présenté à la Société anatomique (1879) les pièces provenant de deux varioleux : dans le premier cas il existait des abcès du foie, des reins et du cerveau, dans le second des infarctus rénaux. Dans un récent travail (*Rev. de med.*, 1886), Siredey a repris la question des altérations du foie dans la variole. Les modifications du foie portent sur le tissu interstitiel aussi bien que sur les cellules hépatiques, et elles semblent débuter par les capillaires sanguins et leur gaîne. Les altérations prennent généralement la marche suivante : congestion intense des vaisseaux sanguins, migration de leucocytes, puis tuméfaction des cellules endothéliales des vaisseaux, et enfin dégénérescence des cellules hépatiques, variant depuis la simple tuméfaction trouble jusqu'à la stéatose partielle ou totale. La congestion du début et l'infiltration des cellules lymphatiques autour ces capillaires sanguins se rencontrent dans toutes les autopsies de variole. Elles ne sont pas modifiées sensiblement par la forme de la maladie, que celle-ci soit confluente ou hémorrhagique. C'est là l'hépatite diffuse ou foie infectieux proprement dit. Siredey admet en outre que l'on peut rencontrer dans la variole des foies gras dans lesquels il existe tout simplement de la stéatose généralisée des cellules hépatiques.

Les lésions des reins peuvent être divisées en trois catégories distinctes, d'après Cornil et Brault : 1° néphrite avec prédominance de phénomènes congestifs et inflammatoires ; 2° avec production de phénomènes diapédésiques ; 3° avec prédominance de lésions dégénératives. Ces lésions ne diffèrent guère de celles que l'on peut observer dans les néphrites des maladies générales fébriles et des maladies infectieuses. Il ne s'agit pas là de néphrites superficielles localisées dans les tubes excréteurs de la glande rénale, comme l'avait cru Virchow. On ne peut leur donner non plus le nom de néphrites épithéliales, puisque les troubles anatomiques siégent dans toutes les parties constituantes du rein, principalement au niveau des tubes contournés. Ce sont donc des *néphrites diffuses*, et, contrairement à l'opinion de Virchow, les voies d'excrétion sont moins altérées que les autres régions. On ne devra donc pas se ranger à l'avis de Kelsch, ni à celui des auteurs allemands Klebs et Traube, qui considèrent les néphrites des maladies générales, et en particulier la néphrite scarlatineuse, comme appartenant à la variété interstitielle aiguë.

Les ganglions lymphatiques sont augmentés de volume, congestionnés, quelquefois infiltrés de sérosité. Barthélemy a remarqué assez souvent que les ganglions prétrachéo-bronchiques étaient le siége d'une hypertrophie notable.

Le sang, dans la variole, subit de profondes modifications. Il est diffluent, se coagule très-difficilement. Dans les varioles graves, on trouve, dès le début de l'éruption, des microcytes et des globulins. Les microcytes apparaissent, en général, dès que les vésicules se transforment en pustules. Mais on sait actuellement que ces microcytes ne présentent rien de spécial dans la maladie que nous étudions. Ils semblent constituer tout simplement une des phases de l'évolution des globules rouges. Brouardel a signalé dans le sang des varioleux des granulations fines et brillantes, au nombre de 4 à 5, placées sur deux lignes parallèles. Ces granulations soumises à l'action de l'iode se colorent en brun. Sont-ce des bâtonnets ou des microcytes? Leur véritable nature n'est pas encore connue à l'heure actuelle. — Il résulte des intéressantes recherches de Quinquaud que, avant l'éruption, l'hémoglobine commence à se détruire, mais faiblement : elle arrive à 109^{gr},75. Le pouvoir d'absorption reste à 210 ou 208 centimètres cubes, les matériaux solides du sérum à 92 et 90 grammes. Pendant l'éruption, l'hémoglobine commence à se détruire et arrive à 100, 98 grammes. Le pouvoir oxydant est à 192, 189 centimètres cubes, et les substances du sérum descendent à 88 grammes et même au-dessous. Pendant la suppuration, l'hémoglobine est à 90^{gr},54, et à mesure que l'on avance vers la dessiccation la substance oxydante du sang diminue de plus en plus. Le pouvoir oxydant pendant ce temps reste à 174 centimètres cubes pour diminuer ensuite graduellement. Les matériaux solides du sérum sont d'abord à 87 grammes, pour décroître ensuite. — Pendant la dessiccation, l'hémoglobine n'est plus que de 70, 75, 74 grammes. C'est alors qu'existe le maximum d'altération du sang au point de vue de l'hémato-cristalline. Le pouvoir absorbant varie entre 144 et 140 centimètres cubes. Les matériaux solides sont descendus à 81 et quelquefois à 80 grammes. Plus tard, l'hémoglobine, le pouvoir absorbant, les matériaux solides, augmentent, puis la réparation se fait plus vite que dans la fièvre typhoïde. Il y a là un caractère différentiel important au point de vue des maladies virulentes et infectieuses (Quinquaud).

Pour Verstraeten et Brouardel, le nombre des globules blancs augmente au début de la maladie et diminue rapidement pendant la dessiccation. La quantité des gaz du sang est très-diminuée. Les globules rouges ont une capacité d'absorption pour l'oxygène qui peut être réduite de moitié dans les cas où la variole revêt la forme hémorrhagique (Brouardel). Les altérations de la rate sont différentes suivant qu'on a affaire à la forme confluente ou à la forme hémorrhagique de la variole. Dans la forme confluente, d'après Golgi, la rate est grosse, ramollie. Les trabécules ne sont plus visibles, mais on distingue nettement les follicules. La pulpe splénique est comblée par une grande quantité de globules blancs et de globules rouges à noyaux. Dans la variole hémorrhagique, la rate, au contraire, est petite et dure; sa capsule est froncée. Les trabécules sont bien visibles, les follicules le sont moins. Ponfick aurait obtenu des résultats analogues : la variole hémorrhagique ne présente pas la tuméfaction trouble des grosses glandes de l'abdomen. Celles-ci sont dures et froncées. Ces conclusions seraient trop absolues ; elles ne peuvent s'appliquer à tous les cas. En effet, d'après Balzer, on peut voir dans la variole hémorrhagique la rate grosse et ne présentant pas les caractères de dureté extrême signalés par Golgi et Ponfick. Dans un cas de variole hémorrhagique, Raymond a bien trouvé la rate petite, mais il n'y avait aucune altération anatomique appréciable (*Progrès médical*, 1882), et chez les Esquimaux morts de la variole hémorrhagique la rate avait son volume normal (Landrieux, *Union médicale*, 1881). Sans doute, la variole hémorrhagique présente des caractères cliniques et anatomopathologiques qui la différencient jusqu'à un certain point des autres formes de la variole, mais ces caractères ne sont pas suffisamment tranchés pour en faire une maladie distincte, hypothèse émise par Ponfick.

Les altérations de la moelle osseuse, étudiées par Golgi, seraient propres à la variole hémorrhagique. Les fonctions de la moelle des os (Bizzozero et Neuman) sont profondément modifiées. On trouve des hémorrhagies diffuses dans tous les espaces médullaires (côtes, corps vertébraux). La moelle est devenue rouge foncé et s'est transformée en un liquide qui renferme des particules solides de couleur blanchâtre. Ces parties blanches sont constituées par de la graisse et des éléments conjonctifs. Les cellules géantes à noyaux bourgeonnants sont rares, ce qui est le contraire dans la variole pustuleuse ou confluente. On trouve en outre une grande quantité de globules rouges possédant deux noyaux ou un seul en voie de scission. Les vaisseaux sanguins très-dilatés ont acquis un développement remarquable. Dans la variole pustuleuse, l'augmentation des cellules médullaires blanches, qui diminuent, au contraire, dans la variole hémorrhagique, est en rapport avec l'abondance de la suppuration, à laquelle la moelle osseuse fournit des leucocytes au même titre que les autres glandes vasculaires. La moelle est soumise à une suractivité très-vive; la preuve en est dans l'accroissement numérique des cellules géantes qui servent à former les globules blancs par gemmation, d'après la théorie de Bizzozero et Neuman (*Lésions de la moelle des os dans la variole. — Golgi, Rivista clinica*, 1875, anal. par Berger *in* Hayem, 1873, p. 600).

Dans les varioles hémorrhagiques à marche rapide, le foie est toujours très-altéré. Quand on observe ces altérations chez les alcooliques, il est parfois difficile de faire la part de l'alcoolisme et des lésions propres à la variole. Quinquaud croit cependant à un processus variolique actif dans certains cas. Chez les Esquimaux du Jardin d'Acclimatation, le foie était le siége d'une stéatose généralisée; il était jaunâtre, facilement dépressible, et pesait 2 à 3 kilogrammes. Cette dégénérescence graisseuse a produit la gravité de la maladie, mais on ne peut dire qu'elle a été occasionnée par le poison variolique. Il est plus probable qu'elle avait été préparée de longue date par le régime habituel des Esquimaux qui, comme on le sait, se nourrissent surtout de graisse, d'huile et de poisson. En général, d'après Zuelzer, dans la variole hémorrhagique les organes sont à peine un peu tuméfiés : les acini du foie sont nets, parfois la périphérie des lobules est un peu colorée par de la bile.

Ce qui caractérise surtout la variole hémorrhagique, ce sont, ainsi que son nom l'indique, les hémorrhagies, qui sont à peu près constantes dans la peau et dans le tissu cellulaire sous-cutané. Les pustules sont constituées par du sang pur et quelquefois comme grandeur elles ressemblent à de véritables bulles de pemphigus. La bouche, le pharynx, l'estomac, la dernière partie de l'intestin, sont le siége d'hémorrhagies qui peuvent s'observer également dans l'appareil respiratoire (fosses nasales, trachée, bronches, poumons), dans les plèvres, et à la surface du péricarde sous forme d'ecchymoses.

On voit souvent aussi des ecchymoses sur les enveloppes séreuses du foie et de la rate. Wagner a trouvé une seule fois quelques hémorrhagies au milieu du parenchyme hépatique, et deux fois des infarctus hémorrhagiques de la rate.

Du côté des organes génito-urinaires on observe rarement des hémorrhagies dans le rein. L'hématurie a sa source, non pas dans le rein, mais dans la muqueuse des calices et des bassinets (Bartels et Unrich, de Dresde), quelquefois aussi dans la partie supérieure des uretères (pyélite hémorrhagique). Les hémorrhagies sont moins fréquentes dans les autres parties de ces organes. Cependant on a pu voir la vessie et l'utérus occupés par des caillots noirâtres (Barthélemy).

Les muscles, cœur et muscles des membres, peuvent également être le siége d'épanchements sanguins. On les a signalés aussi dans la cavité péritonéale (Knecht), dans le tissu cellulaire lâche du médiastin, du petit bassin, dans l'atmosphère adipeuse qui enveloppe le rein (Balzer et Dubreuilh). Le long des gaînes nerveuses et dans le tissu cellulaire avoisinant se produisent quelquefois des infiltrations hémorrhagiques. Autour de la portion cervicale du pneumogastrique il y avait des hémorrhagies si nombreuses dans les cas que Zuelzer a observés, qu'il fallait se livrer à une dissection minutieuse pour retrouver le nerf. Ces hémorrhagies étaient sans doute la cause de la névralgie cardiaque observée chez ces malades (Zuelzer, *Encyclopédie d'Eulenbourg*). Bien que Neuman ait vu dans la variole hémorrhagique des extravasations sanguines dans le névrilemme des ganglions intervertébraux de la portion lombaire de l'axe spinal (Balzer), on peut dire que les hémorrhagies sont rares dans les ganglions. Elles sont également d'une rareté excessive dans le cerveau et la moelle ; ce sont là des organes ordinairement respectés (Wagner). Buckhardt n'y a jamais observé qu'un peu d'hyperémie.

Dans les cas de variole hémorrhagique, Weigert a trouvé de nombreuses bactéries dans les vaisseaux capillaires. Les embolies bactériennes et l'extrême fragilité des vaisseaux seraient les deux principales causes des hémorrhagies. Il y aurait peut-être lieu de faire intervenir en outre, dans la variole hémorrhagique, l'action nécrosante des microbes sur les tissus (Weigert).

Bactériologie. Trouve-t-on des micro-organismes dans la variole et existe-t-il un parasite qui jouerait dans la contagion un rôle analogue à celui du bacillus anthracosis dans le charbon, du bacille de Koch dans la phthisie ; en un mot, existe-t-il un microbe spécifique ?

Depuis longtemps déjà on avait fait de nombreuses recherches sur ce sujet et Lebert, examinant le sang des varioleux, avait conclu à l'absence de micro-organismes. Coze et Feltz trouvèrent des bactéries ; Weigert, Luginbühl, des micrococcus. Klebs, Eisenmann, Zuelzer, avaient également décrit des microbes dans la variole. Luginbühl, Weigert, Hallier et Cohn, constatèrent leur présence dans les boutons varioleux, dans le foie, la rate, les reins et les ganglions lymphatiques. Dans le liquide vaccinal ils trouvèrent une espèce analogue (micrococcus vaccinæ). Mais il ne s'agissait pas là d'un véritable agent spécifique, et Chauveau, étudiant les caractères du liquide de la pustule vaccinale, démontra que la maladie transmise par les inoculations n'était pas ou ne pouvait être la variole. Cependant Chauveau avait décrit dans ce liquide des particules grenues qu'il considérait comme étant cause de la virulence, mais la véritable nature de ces éléments lui était restée inconnue : Weigert fit voir que ces granulations étaient des micro-organismes. D'après Cornil et Babès, Cohn et Weigert, les microbes de la variole sont répandus en grande abondance dans les cavités du corps muqueux de Malpighi et le long des filaments qui constituent les cloisons du réticulum. Ils se présentent sous forme de grains arrondis ou légèrement ovoïdes, isolés ou associés; on les trouve également à la périphérie des pustules et à la surface des papilles. Cornil et Babès ont eu recours à l'hématoxyline pour colorer les microbes en question qui fixent facilement cette couleur, tandis que les granulations albumineuses restent incolores ou très pâles. Ce procédé serait préférable à celui de Weigert, qui se sert du violet de méthyle.

Koch et Hager, en 1884, n'ont pu réussir à obtenir des cultures pures. Quist, cultivant le liquide vaccinal, a vu se produire au bout de huit à dix jours des micrococcus très-fins. Quist prétend que l'inoculation reproduit la pustule vaccinale et que l'enfant ainsi vacciné reste insensible à une nouvelle inoculation faite avec du vaccin. Mais pour Cornil et Babès il est impossible de cultiver ces microbes à l'état de pureté par le procédé de Quist.

Les récents travaux des Allemands n'ont pu donner encore des résultats satisfaisants, et les micro-organismes trouvés par Vogt, Wolff et Guttmann, sont absolument négatifs.

Vogt, en 1886, fit des cultures non-seulement avec les microbes qu'il avait trouvés dans la lymphe humanisée, mais encore avec ceux des pustules de veaux, chez lesquels on avait inoculé du pus varioleux. Il obtint des cultures jaune-grisâtre, des cultures jaunes et des cultures blanches. Guttmann a vu se développer le cinquième jour le staphylococcus pyogenes aureus en faisant des cultures à l'aide du contenu des pustules. Les résultats de Wolff seraient à peu près analogues. Avec des pustules de vaccine, outre le staphylococcus, Wolff a constaté l'existence de deux autres microbes : l'un, blanc-grisâtre, l'autre, de couleur brune. Non-seulement les inoculations du microbe blanc-grisâtre n'ont pas produit de pustules, mais les résultats se sont atténués et ont même disparu complètement, en continuant les inoculations faites avec ces mêmes cultures. Guttmann reconnaît que le coccus blanc qu'il a obtenu ne possède aucune propriété pathogène. Les microbes qu'il a trouvés sont bien les agents de la suppuration, mais ils sont impuissants à eux seuls et ne jouent aucun rôle dans la transmission de la maladie. Guttmann suppose que le microbe de la variole est extrèmement volatil : il suffirait de quelques instants pour en être infecté. Les deux faits suivants que l'auteur a observés viendraient à l'appui de cette hypothèse : une personne séjourne quelques minutes dans la chambre d'un varioleux mort récemment et contracte la maladie ; une femme prend une variole hémorrhagique mortelle en restant un quart d'heure au chevet d'une amie atteinte de variole discrète. Wolff prétend que les observations invoquées par Guttmann ne sont pas démonstratives. Rien ne prouve que le contage de la variole soit volatil. Quoi qu'il en soit, ni Wolff, ni Guttmann, pas plus que

Vogt, n'ont pu réussir à isoler le microbe de la variole, qui est encore à trouver.

Tout récemment, Pfeiffer de Weimar vient de découvrir dans les pustules de variole humaine, dans les pustules de vaccine, et aussi dans celles d'animaux auxquels la variole avait été inoculée, un parasite qui appartient au groupe des Sporozoées. Ce parasite est assez gros et il serait possible de le voir au microscope, sans avoir recours à aucun procédé de coloration (*Semaine méd.*, 1887).

Il ne nous est donc pas possible à l'heure actuelle de dire que nous connaissons le microbe de la variole. Mais nous ne devons pas conclure d'une façon aussi absolue, sans parler de recherches nouvelles faites en Italie, recherches qui auraient abouti à des résultats paraissant avoir une certaine valeur. Les micrococcus que Klebs, Cohn et Bareggi, ont entrevus dans le pus varioleux, seraient les agents spécifiques de la maladie, mais ces auteurs n'ont pas réussi à isoler le microbe et ont méconnu toute l'importance qu'il mérite. Telle est l'opinion de Marotta, qui vient de faire connaître à la fin de l'année dernière ses recherches sur le micro-parasite de la petite-vérole. Ce microbe, que Cohn avait considéré comme une chose accidentelle, qui est tout simplement pour Bareggi un temps d'arrêt dans le processus de reproduction par scissiparité, serait pour Marotta le véritable agent spécifique de la variole. Voici quelles sont les conclusions du travail de Marotta :

Il existe toujours dans le liquide des vésicules varioliques une seule espèce de micro-organismes et un micrococcus spécial, le *micrococcus tétragone*. Quand les vésicules sont arrivées à maturité et se sont transformées en pustules, on peut observer dans le pus d'autres micrococcus et en particulier le micrococcus albus, mais ce dernier n'est pas l'agent infectieux. Bareggi a sans doute décrit comme micro-organisme la substance unissante colorée en brun foncé, et non le micrococcus tétragone qui se trouve au milieu. Le micrococcus tétragone de Marotta se cultive dans la gélatine et l'agar-agar ; les cultures sur pommes de terre sont absolument inefficaces. Il coagule assez lentement la gélatine et se développe entre 16 et 43 degrés centigrades ; la température la plus favorable serait de 39 degrés. Les inoculations pratiquées sur le veau, même avec la septième génération de culture, produisent chez cet animal des pustules semblables aux pustules de vaccin. Une seule inoculation sur sept aurait été négative.

SYMPTÔMES ET MARCHE DE LA VARIOLE. Suivant l'abondance de l'éruption, suivant que la variole est discrète, cohérente ou confluente, la maladie présente un aspect différent, et les symptômes généraux sont plus ou moins graves. Néanmoins les traits principaux du tableau morbide sont toujours les mêmes. Aussi ne croyons-nous pas devoir décrire séparément la variole discrète et la variole confluente; nous nous contenterons d'indiquer au fur et à mesure de la description les particularités propres à chacune de ces formes.

Il n'en est plus de même lorsque la variole prend la forme hémorrhagique. La physionomie de la variole hémorrhagique est tellement spéciale, qu'il nous paraît impossible de l'englober dans une description d'ensemble. Aussi lui consacrerons-nous un chapitre spécial.

Nous décrirons ensuite les varioles anormales et nous étudierons séparément la varioloïde et la variole inoculée, qui diffèrent des varioles régulières par certaines particularités bien tranchées.

Enfin nous consacrerons un chapitre à la variole chez la femme à l'état de vacuité, et surtout pendant la grossesse.

Variole régulière. Toute variole, lorsqu'elle n'est pas troublée dans son évolution par l'apparition des hémorrhagies ou par quelque autre complication, et lorsqu'elle n'a pas été atténuée par une atteinte de variole antérieure ou par la vaccine, présente cinq périodes distinctes.

Entre le moment où a eu lieu la contamination et l'apparition des premiers accidents il existe une période prodromique d'une durée variable : *période d'incubation.*

Puis surviennent des symptômes généraux plus ou moins graves qui durent deux, trois jours, parfois davantage, avant l'apparition de l'éruption : *période d'invasion.*

Le troisième ou quatrième jour, le plus souvent, apparaît l'éruption d'abord papuleuse, puis vésiculeuse, qui dure en général quatre jours pleins avant d'aboutir à la suppuration : *période d'éruption.*

Le septième ou le huitième jour, le liquide des vésicules devient purulent et l'apparition du pus est marquée par le retour ou l'exacerbation de la fièvre et des symptômes généraux qui avaient cédé en partie pendant la période précédente : c'est la *période de suppuration.*

Celle-ci fait place vers le onzième jour, s'il s'agit d'une variole discrète, un peu plus tard, s'il s'agit d'une confluente, à une cinquième période, *période de dessiccation,* pendant laquelle le pus se dessèche, se concrète et donne lieu à des croûtes qui finissent elles-mêmes par tomber, tantôt pour ne plus se reproduire, tantôt après s'être reformées deux ou trois fois.

Enfin le point qui a été occupé par la pustule varioleuse reste longtemps marqué par une tache pigmentaire qui elle-même fait place à une cicatrice indélébile.

A. *Période d'incubation.* Cette période a une durée variable : Stoll et Boerhaave lui assignent une durée de 5 à 7 jours, Rayer de 10 à 20. Trousseau, Béhier et Hardy, de 8 à 10 jours; MM. Balzer et Dubreuilh de 10 à 12 jours.

Cette période était plus courte dans les varioles inoculées (7 à 8 jours d'après Grisolle, 9 jours en moyenne d'après Guersant et Blache). Elle serait aussi plus courte dans les varioles hémorrhagiques (6 à 8 jours suivant Zuelzer). .

Cette période peut aussi se prolonger au delà des limites habituelles. Suivant Guersant et Blache, elle peut être de 15, 20, 25 jours. Tout récemment, au congrès des médecins Grecs tenu à Athènes les 3 et 4 avril 1887, M. Alexandrojanos dit avoir observé trois cas où les infectés furent éloignés du 1er au 5e jour des autres varioleux, et où la maladie apparut de 16 à 19 jours après la séparation, c'est-à-dire 22 jours environ après le début de la maladie chez les premiers malades.

Du reste, le moment précis où un individu a été en contact avec un varioleux est-il toujours celui de l'imprégnation ? Rien ne le prouve. Il est possible que le germe morbide soit alors simplement déposé à la surface des vêtements de l'individu qui va être contaminé, à la surface de ses téguments, de ses muqueuses, et que la pénétration dans l'organisme n'ait lieu qu'ultérieurement. S'il en était ainsi, la durée de la période d'incubation serait peut-être beaucoup plus uniforme qu'on ne le pense généralement.

On a signalé dans certains cas de l'anorexie, des vertiges, de la fatigue pendant cette période d'incubation. Suivant Curschmann, ces divers malaises se rencontreraient même 11 fois sur 1000. Mais cet auteur paraît en avoir exagéré la fréquence. Le plus souvent il n'existe aucun trouble appréciable de la santé; en tout cas, ces troubles ne sont pas assez accusés pour forcer l'individu à suspendre ses occupations.

B. *Période d'invasion.* Le plus souvent, c'est au milieu d'une santé parfaite que l'individu est pris brusquement de frissons, de fièvre, de céphalalgie ou de rachialgie. Il accuse une sensation de brisement dans les membres, de courbature, de malaise extrême. Il est inquiet, agité et en proie à une angoisse toute particulière. Souvent il existe une sensation de constriction épigastrique et des vomissements alimentaires ou bilieux. La peau est tantôt sèche, tantôt couverte de sueurs, la face congestionnée, les yeux brillants, injectés. La langue est sèche, rouge à la pointe et aux bords, et se couvre rapidement d'un enduit blanc, saburral. L'inappétence est complète. Il y a en général de la constipation, plus rarement de la diarrhée, s'il s'agit d'une variole confluente ou encore chez les enfants. Chez l'enfant, il y a parfois des convulsions. Les urines sont foncées en couleur, parfois chargées de sédiments.

Tel est, dans ses traits principaux, le tableau de la variole au début. Mais ces divers symptômes présentent dans leur intensité, dans leur mode de groupement, des différences marquées suivant les individus, et aussi suivant la forme de la maladie.

Le *frisson* peut être unique, violent, comme celui de la pneumonie : la maladie prend d'emblée possession de l'individu, qui peut indiquer d'une façon précise le jour et l'heure où il est tombé malade. D'autres fois il existe plutôt des frissons répétés moins intenses. Suivant M. Jaccoud, le frisson ne serait même pas le phénomène initial et serait précédé pendant 24, 36, 48 heures, d'une élévation de température de 1 degré à 1°,1/2. Quoiqu'il en soit, c'est le frisson qui attire le premier l'attention du malade et c'est du moment de son apparition qu'il fait dater le début de la maladie.

La *température* s'élève dès le premier jour à 39°,5 ou 40 degrés, puis survient une rémission matinale à peine accusée, puis une nouvelle élévation thermique. Dès le deuxième jour la température atteint souvent 41 degrés et même parfois 42 degrés, et se maintient à ce chiffre jusqu'au début de la période d'éruption. Ces températures élevées du début peuvent se montrer aussi bien dans les varioloïdes que dans les varioles graves. Elles y sont même plus fréquentes peut-être que dans la forme la plus grave de la variole, la variole hémorrhagique. Nous verrons que dans cette dernière il n'est pas rare d'observer des températures ne dépassant pas 38°,5 à 39 degrés, bien que le malade doive succomber quelques heures après à la maladie infectieuse.

Le *pouls* est en général dur et régulier, plus rarement mou et dicrote. Il est à 100, 120.

La *respiration* est fréquente, anxieuse, souvent dyspnéique.

Parfois le début de la variole est marqué par une *lipothymie.*

La *céphalalgie* est un des symptômes les plus communs du début de la variole. Suivant Parrot, elle est parfois assez intense pour arracher des cris aux malades et simuler la méningite chez les enfants. Elle est plus constante que la rachialgie. Elle est pulsative et siège dans toute la tête et surtout au front.

La *rachialgie* est très-fréquente, mais manque cependant quelquefois. Elle siège dans la région dorsale et la région lombaire, d'autant plus intense qu'on se rapproche de la colonne vertébrale. Elle est spontanée, mais s'exagère par la pression sur les apophyses épineuses; sourde, continue, fixe, ou au contraire assez violente pour faire croire, en dehors des épidémies, à une myélite aiguë ou à une méningite rachidienne. Elle survient le 1er, le 2e ou le 3e jour de l'invasion, peut ne durer que 1 ou 2 jours, ou au contraire se prolonger jusqu'à la dessiccation. On peut l'observer très-intense dans les formes les plus bénignes, et même dans les varioloïdes. Elle n'est d'ailleurs pas en rapport avec l'intensité de la fièvre. Mais on la rencontre cependant plus souvent dans les varioles graves, et en particulier dans les varioles hémorrhagiques. C'est un symptôme de même ordre que le *coup de barre* de la fièvre jaune.

Nous étudierons aux complications un phénomène plus rare qui accompagne parfois la rachialgie, nous voulons parler de la *paraplégie*.

Le *délire* est fréquent au début de la variole. Il peut se présenter sous plusieurs formes et tenir à diverses causes. D'après Jaccoud, le délire léger n'a pas de gravité, mais il n'en est pas de même lorsqu'il est violent. Il peut être alors lié à l'hyperthermie, annonce le plus souvent une variole maligne et doit faire porter un pronostic très-grave. D'autres fois il est lié à l'alcoolisme, ou il est dû à une complication, ou bien encore il survient chez des individus qui ont une tare héréditaire ou acquise. Suivant M. Barthélemy, la variole serait même impuissante par elle-même à produire le délire. Celui-ci serait toujours le fait d'une complication, de l'alcoolisme, ou d'une prédisposition individuelle. Mais c'est là une opinion trop exclusive, et comme nombre d'auteurs ont observé le délire au début de la variole en dehors de ces conditions, il est probable que sa fréquence varie suivant les épidémies. M. Colin, M. Briquet, insistent sur sa fréquence et sa gravité pendant l'épidémie de 1870-1871 : M. Colin dit avoir observé de 400 à 500 cas de délire plus ou moins intense.

Le délire violent, lié à l'hyperthermie, s'accompagne parfois d'*idées de sui cide* (Brouardel cité par Balzer et Dubreuilh). D'autres fois le délire revêt les formes les plus bizarres. M. Colin rapporte l'histoire « d'un garde républicain qui atteint d'une simple varioloïde, était convaincu qu'il n'avait pas de langue et se renfermait dans un mutisme absolu. » D'autres fois, ce sont des hallucinations en rapport avec les préoccupations des malades. C'est ainsi que pendant le siége de Paris les malades observés par Legrand du Saulle à Bicêtre parlaient dans leur délire de l'ennemi, du bombardement, des tranchées. Le délire était beaucoup plus accusé chez ceux qu'on amenait après les grands combats, comme ceux de Villers et de Champigny ; pendant plus de trois semaines après Legrand du Saulle a observé de la dépression, du découragement.

Hâtons-nous d'ajouter que le délire est loin d'être la règle et qu'il manque le plus souvent précisement dans ces cas qui sont l'expression la plus prononcée de l'intoxication variolique, dans les varioles hémorrhagiques foudroyantes.

De tous les symptômes nerveux du début de la variole, le plus constant est peut-être cette sensation de courbature, de brisement, de malaise, qu'accusent les malades. Il n'y a pas de prostration, pas d'abattement comme dans les fièvres continues, mais au contraire de l'agitation et une angoisse toute particulière. La face est congestionnée, l'œil est vif, brillant, et l'aspect du malade en puissance de variole est bien différent de celui qui commence une fièvre typhoïde.

La peau est ordinairement sèche dans les confluentes ; tantôt sèche, tantôt couverte de sueurs dans les discrètes (Sydenham, Trousseau). Cette transpiration serait un phénomène favorable suivant Trousseau : « Elle semble constituer, dit-il, une crise favorable du côté de la peau, venant en aide, comme une sorte d'émonction, à la grande manifestation cutanée de l'éruption. » Ces sueurs manqueraient souvent suivant MM. Balzer et Dubreuilh.

Les vomissements sont presque constants au début de la variole : « Bilieux et alimentaires, dit Parrot, ils durent ordinairement vingt-quatre ou quarante-huit heures; dans certains cas, ils se prolongent pendant toute la durée de la période d'invasion et sont fréquemment accompagnés d'épigastralgie. » Ils sont parfois incoercibles. Leur fréquence est d'ailleurs variable suivant les épidémies. Tandis que quelques auteurs les considèrent comme constants, M. Barthélemy leur accorde une fréquence beaucoup moindre. Dans l'épidémie observée par lui, ils ont ordinairement fait absolument défaut. Ils s'accompagnent le plus souvent d'une sensation de constriction épigastrique très-pénible. Lorsqu'ils sont très-fréquents et très-douloureux, ils annoncent en général une variole grave (Béhier et Hardy).

La constipation est la règle au début de la variole discrète, mais, dans certaines épidémies, on a observé au contraire de la diarrhée. Dans la confluente, on observe plus souvent de la diarrhée; celle-ci se rencontre aussi chez les enfants.

La gorge est rouge, injectée, et il existe le plus souvent de la dysphagie qui s'accentuera encore davantage pendant les périodes suivantes.

Assez souvent aussi il existe de l'injection des yeux, de la photophobie, du larmoiement, qui peuvent faire croire au début d'une rougeole. Rosen a signalé le larmoiement de l'œil gauche comme un signe du début de la variole; mais ce signe n'a pas été remarqué par d'autres observateurs. En tout cas il ne paraît pas avoir une grande importance.

Il survient parfois des épistaxis. Celles-ci sont même fréquentes chez l'enfant. Elles n'ont pas de valeur pronostique et, lorsqu'elles sont isolées, elles n'indiquent pas une variole hémorrhagique.

Les urines présentent d'une façon générale les caractères des urines fébriles : elles sont chargées en couleur et laissent déposer le plus souvent des sédiments d'acide urique et d'urates. Elles sont très-acides. L'urée, les matières extractives, sont généralement augmentées de quantité. Toutefois, l'urée diminue dans les varioles graves. Les chlorures diminuent; les sulfates augmentent. On y trouve de l'indican, de l'acide valérianique (Frerichs), une ptomaïne liquide très-toxique extraite par Pouchet (Balzer et Dubreuilh).

On a signalé aussi la tuméfaction de la rate et du foie pendant la période d'invasion de la variole. Tout récemment, M. Montefusco de Naples a lu à l'Académie de médecine de Paris (séance du 25 janvier 1887, in *Sem. méd.*, 1887, p. 52) un travail d'où il résulterait qu'en même temps que l'augmentation de volume de la rate il existerait aussi d'une façon constante une augmentation de la température locale dans la région splénique. Cette augmentation serait de 1 degré dans la période d'invasion de la variole. On la constaterait encore, mais non constamment, dans la période de suppuration et même dans la période de dessiccation. Cette température locale suivrait les mêmes oscillations que la température générale, plus élevée le matin que le soir, mais il n'existerait aucun rapport constant entre la température locale de la région splénique et la température axillaire. De plus, la température locale de la région hépatique serait en général diminuée de plusieurs dixièmes de degré. Dans un cas toutefois M. Montefusco a constaté au contraire une température locale plus élevée dans la région hépatique que dans la région splénique.

Rash. Pendant les prodromes de la variole, quelle qu'en soit d'ailleurs la forme, qu'il s'agisse d'une variole discrète, d'une confluente, d'une variole hémorrhagique ou d'une simple varioloïde, peut-être même plus souvent lorsqu'il ne s'agit que d'une varioloïde, on voit survenir assez souvent une éruption plus ou moins confluente, n'ayant rien de commun avec l'*éruption* variolique proprement dite, mais qui n'en est pas moins une manifestation de la *variole*. Nous voulons parler des rash.

Nous n'avons point à refaire ici toute l'histoire des rash, la question ayant été traitée par M. Legroux à l'article Rash de ce Dictionnaire.

Nous renvoyons à cet article pour tout ce qui concerne l'historique de la question, la délimitation exacte du mot rash, auquel on a donné tour à tour des acceptions différentes, et que M. Legroux propose avec raison de restreindre aux éruptions prodromiques de la variole et de la vaccine.

Nous nous contenterons de rappeler brièvement les principaux caractères des rash, et de signaler en passant quelques particularités qui n'ont point trouvé place à l'article Rash.

On distingue les rash en érythémateux et hémorrhagiques, suivant que la rougeur disparaît ou non sous la pression du doigt.

Les rash érythémateux se distinguent eux-mêmes en scarlatiniforme, morbilliforme, ortié, érysipélateux, suivant la forme que revêt l'éruption.

Rash scarlatiniforme. Ce rash est rangé par M. Legroux dans la catégorie des rash érythémateux. De son côté, M. Barthélemy en fait un rash hémorrhagique. Mais la divergence dans la manière d'interpréter ce rash n'est qu'apparente et ne porte en réalité que sur les mots. Car, de fait, les deux auteurs sont parfaitement d'accord sur la distribution du rash, sur sa localisation habituelle, enfin, sur l'existence de petites hémorrhagies punctiformes dans les parties les plus congestionnées. Seulement, pour M. Barthélemy, le fait local, anatomique, d'une légère suffusion sanguine, suffit à faire rentrer ce rash dans la catégorie des rash hémorrhagiques, tandis que pour M. Legroux il faut réserver le nom de rash hémorrhagique au véritable purpura de la variole hémorrhagique. Nous préférons, pour notre compte, cette dernière interprétation, la dénomination de rash hémorrhagique appliquée au rash scarlatineux ayant l'inconvient d'établir une confusion avec le purpura variolique et de faire penser à tort à une variole hémorrhagique.

Ce rash se montre en général vers le 4e jour de la maladie, et dure plus longtemps que le rash morbilleux.

Il est rarement précédé de prodromes; parfois cependant un peu de prurit en annonce l'apparition. En général, le malade ne s'en aperçoit même pas, et c'est le médecin qui découvre le rash.

Il reste le plus souvent localisé aux aines, au bas de l'abdomen, où il forme une sorte de demi-ceinture, laissant toujours un intervalle de peau saine en arrière. Il remonte parfois le long des parois latérales du thorax, et redescend à la face interne du bras jusqu'au coude; parfois aussi il s'étend jusqu'au creux poplité.

Suivant Th. Simon, ce rash suit la distribution des branches antérieures des nerfs lombaires. Dans un cas rapporté par Page il y avait une sciatique, et le rash resta limité au côté de la névralgie (Balzer et Dubreuilh).

Sa coloration est rouge lie de vin. Il semble que la peau ait été barbouillée avec du jus de framboise. La coloration rouge s'efface incomplétement à la pression du doigt; le fond rouge est parsemé d'un pointillé hémorrhagique.

Ce rash persiste avec sa coloration un, deux, trois jours, pour passer ensuite du rouge au *rose*, au rose thé, au *jaune paille*, au *beurre frais*, puis devient *grisâtre*, puis *blanc sale* (Barthélemy).

Il dure en général un septenaire, mais se prolonge parfois davantage, au point de persister plus longtemps que la variole elle-même.

Les bords en sont nettement marqués, sans bourrelet; parfois quelques taches rouges existent à une certaine distance des bords, séparées par un petit intervalle de peau saine.

En général, les pustules varioliques ne se développent pas dans les régions qui ont été le siége du rash. L'inverse a aussi été observé, et on a vu des cas où l'éruption a été absolument confluente sur les points qui avaient été le siége du rash, mais c'est là l'exception.

Il est rare que le rash survienne avant la 58e heure de la maladie. Il se montre plus rarement le 5e jour. Cependant Guéneau de Mussy (*Gaz. des hôp.*, 1869) et M. le professeur Sée ont cité des cas de rash *postérieurs* à l'éruption variolique.

Rash morbilliforme. Ce rash est plus précoce que le rash scarlatiniforme. Il est aussi plus rapide dans son évolution, plus fugace. Il se montre en général vers la fin du 2e ou au commencement du 3e jour de la maladie.

Il consiste dans une éruption de taches rouges, affectant souvent la forme de croissants, de 2 à 3 millimètres de diamètre. Ces taches sont tantôt très-discrètes, tantôt confluentes. Elles ont parfois plus d'analogie avec les taches rosées lenticulaires de la fièvre typhoïde ou avec une éruption de roséole qu'avec l'éruption rubéolique. Ces taches durent rarement 56 heures, le plus souvent de 12 à 24 heures. Parfois l'éruption disparaît 24 heures avant l'éruption variolique; elle est remplacée par le rash scarlatiniforme qui, à son tour, cède la place à l'éruption varioleuse, si bien que, si l'on s'en tenait aux caractères extérieurs de l'éruption, on pourrait croire que le malade a été affecté successivement de rougeole, de scarlatine, et enfin de variole. Le rash morbilleux peut exceptionnellement se prolonger. M. Sée a observé un cas de rash morbilliforme qui dura 5 jours et s'arrêta à la ceinture.

Le rash morbilliforme siége surtout au thorax, à la moitié sus-ombilicale de l'abdomen, et aux membres du côté de l'extension. Il respecte en général la face, disparaît assez rapidement et n'est pas suivi de desquamation.

Il n'est ni accompagné ni précédé de démangeaisons.

On observe parfois simultanément un mélange de plusieurs rash. M. Sée rapporte un cas qui présentait réunis les caractères de toutes les variétés de rash.

Ce rash est relativement fréquent. Il peut en imposer pour la rougeole, d'autant plus que parfois la face est vultueuse et les yeux injectés.

Rash ortié. C'est une variété rare. Il consiste dans l'apparition de taches rouges, irrégulières, avec un point blanc au centre. Ces taches occupent les poignets, les avant-bras, les épaules et le tronc. Elles s'accompagnent de prurit, mais celui-ci est toujours moins intense que dans l'urticaire vraie. Le rash ortié dure à peine 1 ou 2 jours.

Rash érysipélateux. Ce rash a été décrit par Morton, Dimsdale, Sydenham.

Il est rare, et ne s'est montré qu'exceptionnellement dans les dernières épidémies. Ce rash consiste dans une rougeur sombre de la peau accompagnée de gonflement, mais sans bourrelet et sans adénite.

Le *rash hémorrhagique* ou *purpurique*, qu'il faut bien distinguer du rash scarlatiniforme avec hémorrhagies punctiformes, n'est autre qu'une éruption de purpura tantôt primitive, tantôt consécutive à un rash scarlatiniforme. Dans ce dernier cas, le malade commence par être couvert d'une éruption rouge généralisée. Il est *rouge comme une écrevisse* des pieds à la tête, puis sur ce fond rouge se développent des pétéchies, puis des ecchymoses, auxquelles s'ajoutent bientôt des hémorrhagies par les muqueuses et les autres signes des varioles hémorrhagiques. C'est dire que, dans cette dernière catégorie de cas, le rash hémorrhagique est toujours d'un pronostic fatal. Il n'en est pas toujours de même lorsqu'il ne s'agit que de taches de purpura isolées, localisées à une région telle que les aines, par exemple. Souvent le rash scarlatiniforme se complique d'hémorrhagies cutanées, sans que pour cela il s'agisse d'une variole hémorrhagique, ni même d'une variole grave.

Les *taches vineuses*, *rash*, ne seraient qu'une variété atténuée du rash hémorrhagique et ne comporteraient pas un pronostic aussi grave que celui-ci, puisque M. Quinquaud les a observées même dans des varioloïdes. Il s'agit de taches ardoisées, analogues aux taches bleues de la syncope.

Pathogénie des rash. M. Legroux, après avoir examiné une à une les diverses hypothèses qu'on a émises sur la nature du rash, et avoir rejeté successivement l'idée d'une éruption préparatoire de la variole et celle d'une pustulation avortée, s'arrête à l'hypothèse d'une paralysie vaso-motrice. Il fait observer, d'après Th. Simon (de Hambourg), que le siége de prédilection du rash coïncide avec le territoire des branches vaso-motrices cutanées de l'abdomino-génital, territoire figuré par Vogt (*voy.* article RASH de ce Dictionnaire, p. 363 et 364).

M. Barthélemy en fait également un phénomène vaso-moteur. Suivant lui, le rash est le fait de l'imprégnation de la moelle par le virus varioleux; le rash morbilleux est le 1er degré, puis viennent les rash généralisés, puis le rash scarlatineux. Il pense que « le rash scarlatineux est le symptôme d'une atteinte plus profonde du système nerveux que celle dont le rash morbilleux est l'expression. » Mais il ne faut pas en conclure que l'intensité du rash soit proportionnelle à celle de l'intoxication. Chaque système nerveux réagit à sa façon. Il s'agit dans le rash varioleux, comme dans toutes les efflorescences cutanées des maladies infectieuses et des intoxications, *d'un ébranlement subit et profond du système nerveux*. Il faut que « l'intoxication soit aiguë, soudaine, et vienne surprendre en quelque sorte le système nerveux »..... « C'est une sidération instantanée à laquelle correspond une expression symptomatologique fugitive. » L'auteur fait intervenir les susceptibilités individuelles pour expliquer la présence du rash dans un cas, son absence dans un autre. Il admet que le poison porte surtout son action sur la moelle et le nerf grand sympathique. Il explique l'absence des rash à la face par ce fait que la face tire ses vaso-moteurs d'une région supérieure. Par contre, la métrorrhagie au début de la variole s'expliquerait par des phénomènes vaso-moteurs et ne serait qu'un *rash utérin*.

Pourquoi le rash scarlatineux est-il dans certains cas suivi d'éruption qui *respecte* son territoire ; dans d'autres, d'éruption *plus confluente* au niveau du rash? M. Barthélemy pense, avec Colin et Legroux, que c'est la petite hémorrhagie interstitielle qui empêche la migration des leucocytes dans les vacuoles de la couche de Malpighi. Au contraire, quand il y a rash *pétéchial*, il y a *destruction du derme* dans une certaine étendue, et on se trouve alors ramené aux conditions d'une plaie, d'un vésicatoire, qui, comme on sait, sont autant de *régions prédisposées* à l'éruption.

Nous renvoyons à l'article Rash pour tout ce qui a trait à la fréquence relative du rash dans les diverses épidémies, et suivant la forme que revêt la variole.

Nous verrons plus loin, aux chapitres consacrés au diagnostic et au pronostic de la variole, quelle est leur valeur séméiologique.

Durée de la période d'invasion. La durée de cette période est en moyenne de 2 à 4 jours. Elle varie suivant la gravité de la maladie. Sydenham et Trousseau avaient posé comme règle qu'une période d'invasion de 2 jours annonce une variole confluente, une période d'invasion de 3 jours une variole discrète. Mais, si la règle posée par ces éminents cliniciens subsiste pour le plus grand nombre des cas, elle est loin d'être absolue, et on a vu des varioles bénignes n'avoir que 2 jours d'invasion. L'éruption peut être retardée jusqu'au 15e ou 20e jour; d'autres fois elle survient le 1er jour.

La variole *retardée* serait caractérisée par un *état typhoïde*. Gubler dit avoir vu un malade dont la période d'invasion dura 8 jours et qui présenta des épistaxis, de la céphalalgie, des bourdonnements d'oreilles, une douleur dans la région cervicale postérieure, des étourdissements, la langue saburrale, de la diarrhée, mais ni rachialgie ni vomissements (*Soc. méd. hôp.*, 1869, p. 156).

Les irrégularités dans la durée de la période d'invasion seraient plus fréquentes chez les non-vaccinés. Suivant Archambault, la période d'invasion varierait chez eux de 36 heures à 5 jours.

Quoi qu'il en soit, à part des cas exceptionnels, la proposition de Sydenham et de Trousseau, à savoir qu'une durée de 2 jours à 2 1/2 doit toujours faire craindre une variole maligne, reste vraie pour l'immense majorité des cas. Quand, au contraire, l'éruption est lente à se produire, il n'y a en général pas lieu de s'inquiéter, à moins qu'il y ait des hémorrhagies. Une période prodromique se prolongeant plus de 5 jours indique presque toujours une variole discrète ou une varioloïde.

C. *Période d'éruption.* Considérée dans ses traits essentiels, abstraction faite de son degré de confluence, l'éruption variolique est caractérisée par des taches arrondies (*macules*) devenant bientôt saillantes (*papules*). Ces papules s'entourent d'un cercle rouge et se remplissent d'un liquide clair, transparent; à ce moment la papule est transformée en *vésicule*. Le liquide de la vésicule se trouble ensuite, devient séro-purulent, puis purulent, en même temps que s'établit la fièvre de suppuration.

Telle est, considérée d'une façon générale, l'évolution de la pustule varioleuse. Ces caractères sont d'autant plus tranchés que ces pustules sont séparées par un plus grand intervalle de peau saine. L'éruption, dans son ensemble, présente d'ailleurs un aspect bien différent suivant que les pustules sont plus ou moins nombreuses.

Tantôt elles sont séparées par de larges intervalles de peau saine : on dit alors que la variole est *discrète*.

D'autres fois elles se réunissent par groupes de 5 ou 6, se touchant par leurs bords, et se confondant par le développement des éléments qui constituent chaque groupe, mais les groupes eux-mêmes restent séparés par des intervalles de peau saine : *variole en corymbes.*

Dans d'autres cas, sans être groupées comme dans la variole en corymbes, les pustules ne sont séparées que par de petits intervalles de peau saine : *variole cohérente.*

Enfin, lorsqu'elles se touchent de façon à former de larges phlyctènes, la variole est dite *confluente.*

Si les symptômes de la période d'invasion présentent peu de différences suivant la forme que va revêtir la variole, il n'en est plus de même pour la période d'éruption et les périodes suivantes. Nous étudierons successivement la période d'éruption dans la variole discrète, dans la cohérente et dans la confluente.

a. *Période d'éruption dans la variole discrète.* C'est en général le 4ᵉ jour de la maladie que se montre l'éruption, si la variole doit être discrète. Elle apparaît tout d'abord à la face et particulièrement au menton, au front, autour des lèvres. On aperçoit tout d'abord dans ces régions de petites taches rouges de la grosseur d'un grain de millet. D'abord sans saillie, ces taches deviennent ensuite nettement papuleuses, puis légèrement transparentes à leur sommet.

En même temps l'éruption s'étend au cou, à la partie supérieure du thorax, aux membres supérieurs, à l'abdomen, enfin, en dernier lieu, aux membres inférieurs, respectant souvent la moitié sous-ombilicale de l'abdomen. L'éruption peut d'ailleurs être plus précoce dans les points qui ont été le siége d'un vésicatoire ou qui ont été irrités d'une façon quelconque. Chaque pustule évoluant pour son propre compte, on comprend qu'on trouve sur les différents points du corps des pustules à des degrés différents de leur évolution. Comme c'est à la face qu'apparaît en général tout d'abord l'éruption, c'est aussi là qu'on la trouve en général le plus avancée.

Une fois remplies de sérosité, les papules, devenues vésicules, s'étendent par la périphérie, s'aplatissent et se dépriment au centre. Cet aplatissement, connu sous le nom d'ombilication, est surtout marqué au tronc. Il n'existe guère à la face.

Le 7ᵉ jour, les vésicules de la face s'entourent d'une auréole rouge; le lendemain, le liquide devient purulent, la peau se tuméfie tout autour et devient douloureuse. La vésicule est transformée en pustule, et le stade d'éruption fait place au stade de suppuration (Trousseau).

La suppuration est bien plus tardive sur les autres parties du corps. Elle ne commence que le 11ᵉ jour au tronc, et n'apparaît souvent que le 14ᵉ jour à la paume des mains et à la plante des pieds.

Sur les muqueuses l'éruption apparaît en même temps qu'à la face (Jaccoud). Elle donne lieu à la formation de vésicules; celles-ci crèvent au bout de quelque temps et laissent à leur place une petite ulcération. Il ne se forme donc pas de pustules sur les muqueuses. Le fait s'explique facilement par le défaut de résistance de l'épithélium qui ne se laisse pas distendre au delà d'un certain degré.

Sur la conjonctive bulbaire la variole peut donner lieu à des ulcérations graves en raison de leur siége et des opacités cornéennes qui en résultent.

Sur la muqueuse pituitaire l'éruption occasionne du coryza; elle y est d'ailleurs rare.

Sur le pharynx elle est, au contraire, fréquente, et donne lieu à une dysphagie pénible.

Sur la muqueuse des voies aériennes l'éruption détermine une laryngo-bronchite qui se révèle par une toux quinteuse et pénible et de l'oppression. Nous verrons au chapitre des *Complications* quels graves accidents peuvent résulter de la propagation de ces bronchites au parenchyme pulmonaire et de l'intensité insolite des localisations laryngées.

Lorsque la variole est très-discrète, l'apparition de l'éruption est marquée par une rémission très-nette de tous les symptômes pénibles de la période d'invasion. La fièvre tombe; la température descend de 39°,5 ou 40 degrés à 37 degrés et ne se relève le soir que de quelques dixièmes. Le pouls revient également à la normale. La respiration redevient calme, lente, régulière. L'appétit renaît le plus souvent. L'agitation, l'anxiété, si pénibles du début, font place au calme, à la tranquillité. Le sommeil revient. En un mot, sans l'éruption, le malade pourrait être considéré comme guéri.

Mais il ne faudrait pas prendre ces faits pour la règle. Pour peu que les pustules soient un peu abondantes, il existe bien encore une rémission plus ou moins nette au moment où apparaît l'éruption, mais la fièvre ne tombe pas entièrement. La température se maintient à 38, 38°,5, le pouls à 90 ou 80. L'appétit reste nul. Enfin, les symptômes occasionnés par l'éruption des muqueuses : la toux quinteuse, fréquente, la dysphagie, la photophobie, sont autant de symptômes pénibles avec lesquels le malade a encore à compter.

Plus l'éruption est abondante, moins la rémission des symptômes généraux est accusée, et l'on peut dire que, quand les symptômes graves du début, le délire, les accidents ataxo-dynamiques, persistent, on doit porter un pronostic grave.

Cette période dure en général 4 jours pleins dans la variole discrète, et fait place le 8e jour à la période de suppuration.

b. *Période d'éruption dans la variole cohérente.* Les papules, très-nombreuses dans certaines régions, surtout à la face, mais encore séparées par des intervalles de peau saine, ne se réunissent par leurs bords qu'à la période de maturation. La confluence n'existe pas aux membres. Enfin les yeux restent libres. Les symptômes généraux sont en rapport avec l'intensité de l'éruption. La rémission est peu marquée au moment de l'apparition de l'éruption et la fièvre persiste.

En un mot, la variole cohérente forme la transition entre la forme bénigne que nous venons d'étudier et la forme toujours grave, et même fatalement mortelle pour certains auteurs, qui va nous occuper maintenant.

c. *Période d'éruption dans la variole confluente.* L'éruption est ordinairement précoce et apparaît dès le troisième jour. Le plus souvent, les symptômes généraux de la période d'invasion ont été plus marqués, plus intenses que quand il s'agissait d'une variole discrète.

Les papules, au lieu d'être séparées par des intervalles de peau saine, se touchent par leurs bords et donnent au doigt la sensation d'une peau de chagrin.

Le premier et le deuxième jour de l'éruption, la face est uniformément rouge, et, à ne considérer que l'éruption, on la confondrait facilement avec celle de la rougeole ou de l'érysipèle. Vers le troisième jour de l'éruption, cinquième de la maladie, surviennent des saillies appréciables ; les vésicules se forment. Le jour suivant, ces vésicules, confondues par les bords, forment de larges ampoules aplaties et blanchâtres. Parfois l'épiderme tout entier de la face est ainsi soulevé et forme une sorte de masque de papier gris. ou de parchemin. Ce signe est, suivant Trousseau, pathognomonique de la confluence. Le septième jour de la maladie, le contenu des ampoules devient lactescent, la peau du visage se tuméfie, et la période de suppuration commence.

Aux pieds et aux mains, les pustules sont plus lentes dans leur évolution et s'accompagnent également de gonflement. Mais le gonflement ne survient que le dixième ou onzième jour, alors que la fièvre de suppuration est déjà établie.

La confluence n'est d'ailleurs complète qu'à la face et aux mains. Elle est déjà moindre aux membres inférieurs, et sur le tronc l'éruption n'est confluente que par places; ailleurs, elle reste discrète.

Du côté des muqueuses, l'éruption donne lieu à la formation de pseudo-membranes grisâtres, épaisses. La bouche, le pharynx, en sont tapissés. Il en résulte une dysphagie des plus pénibles. De plus, l'abondance de l'éruption est la cause principale de la salivation, symptôme important de la variole confluente. Suivant Trousseau, la salivation serait due aussi en grande partie à la dysphagie et à l'absence de déglutition de la salive. La salivation survient en général deux jours après le début de l'éruption et atteint son maximum pendant la période de suppuration.

Du côté des voies aériennes, l'éruption, plus ou moins confluente, occasionne divers troubles qui peuvent par eux-mêmes amener la mort et sont, en tout cas, des symptômes très-pénibles pour les malades. La voix est rauque, puis aphone. Il existe une toux quinteuse, très-fatigante. Parfois surviennent des accès de suffocation rapidement mortels, qui doivent être attribués à l'inflammation violente des replis aryténo-épiglottiques. Nous étudierons plus tard cette complication.

Les symptômes généraux de la période d'éruption diffèrent de ceux qu'on observe dans la variole discrète. La fièvre ne tombe pas au moment de l'éruption ou, du moins, si la température revient à la normale dans un petit nombre de cas, ce n'est jamais que pour quelques heures à peine. La température tombe en général graduellement à 39 degrés, 38°,5, 38 degrés, et le pouls à 100, 110, 90 ou 80 (Balzer et Dubreuilh). La défervescence partielle ne s'accompagne d'ailleurs pas d'un soulagement manifeste; la toux, la dysphagie, la salivation surtout, sont autant de causes de tourment pour les malades. Aussi l'agitation, l'insomnie, persistent le plus souvent.

D. *Période de suppuration.*   Lorsqu'il s'agit d'une variole modifiée par une atteinte antérieure ou la vaccination, l'évolution de la maladie est terminée avec la période d'éruption, les pustules ne suppurent pas, et l'on n'a plus à compter qu'avec les croûtes dont la chute plus ou moins tardive peut obliger à séquestrer quelque temps encore le malade.

Mais dans les varioles discrètes, dans les cohérentes et les confluentes, les pustules suppurent, et l'apparition du pus est marquée par une recrudescence de la fièvre.

C'est vers le sixième, septième ou huitième jour, un peu plus tôt dans la forme confluente que dans la forme discrète, qu'apparaît la fièvre de suppuration. Avec la fièvre reparaissent tous les symptômes pénibles de la période d'invasion qui avaient à peu près disparu dans la forme discrète et qui s'étaient plus ou moins amendés dans les formes cohérentes ou confluentes. Le malaise, l'agitation, l'insomnie, se montrent de nouveau ou s'aggravent.

a. *Période de suppuration de la variole discrète.*   Nous avons vu que c'était vers le huitième jour que le liquide des vésicules devenait purulent. Si on examine à ce moment une pustule de la face, ou la voit entourée à sa base d'une auréole rouge; le huitième jour cette coloration rouge augmente, la pustule devient douloureuse, et la tuméfaction commence. Le neuvième jour la tuméfaction est à son apogée. Elle décroît le dixième jour et disparaît le onzième. Dans les parties où le tissu cellulaire est très-lâche, l'œdème est très-prononcé. C'est ce qui arrive aux paupières, qui sont parfois très-gonflées, au point de déterminer l'occlusion des yeux pendant plusieurs jours. A partir du troisième jour, les pustules de la face, jusque-là veloutées au toucher, deviennent rudes, commencent à se dessécher et à former des croûtes mélicériques (semblables à du miel concret). La dessiccation est complète à la face vers le onzième jour.

Au tronc, les pustules s'ombiliquent plus souvent qu'à la face, et en général vers le huitième jour; elles se remplissent d'un liquide purulent vers le onzième. C'est à ce moment que quelques-unes d'entre elles commencent a se dessécher; cette dessiccation n'est complète que du quatorzième au dix-septième jour. Il en est de même aux bras, aux avant-bras, aux cuisses et aux jambes.

Aux mains et aux pieds, aux avant-bras et vers le bas des jambes, les pustules évoluent comme au tronc jusqu'au neuvième jour. A ce moment, les mains deviennent douloureuses. Le dixième jour, survient un gonflement œdémateux des mains, s'étendant parfois aux avant-bras. Le gonflement et la douleur durent jusqu'au quatorzième jour. Les pustules ne se dessèchent pas dans ces régions comme au tronc et à la partie supérieure des membres, mais continuent à s'accroître et ressemblent vers le quatorzième jour « à de belles gouttes de cire vierge, parfaitement arrondies, sans ombilication, » suivant l'expression de Trousseau à qui nous empruntons toute cette description.

Au tronc, en général, les pustules se rompent. Il n'en est pas de même aux mains et aux pieds où elles persistent jusqu'au dix-huitième, dix-neuvième, vingtième, vingt-deuxième jour. A la face dorsale des doigts et des orteils, au contraire, les pustules se cornent et dessèchent sur place comme dans la varioloïde (Trousseau).

Chez les femmes, il existe le plus souvent un gonflement considérable aux grandes lèvres.

Avec la suppuration reparaît la fièvre. La température remonte à 39°, 39°,5, 40 degrés. Le pouls est à 110 ou 120 fort, dur et plein. Les oscillations sont plus grandes que dans la période d'invasion et les rémissions matinales plus marquées. La fièvre de suppuration dure de deux à quatre jours. Elle s'accompagne souvent de *délire*.

Si le malade n'est plus tourmenté par la céphalalgie et la rachialgie comme dans la période d'invasion, en revanche le gonflement et l'inflammation de la peau qui avoisine les pustules sont de nouvelles causes de souffrance. A cette période peuvent se montrer diverses complications laryngées, pulmonaires, des complications nerveuses que nous étudierons au chapitre des complications. Nous les retrouverons plus fréquentes dans la variole confluente, mais la variole discrète n'en est pas exempte.

b. *Période de suppuration dans la variole confluente.* Une fois la face couverte de vastes ampoules purulentes ou recouverte dans son entier d'un masque parcheminé, le gonflement ne fait que s'accroître. Il atteint son summum vers le neuvième jour. Les oreilles, l'angle des mâchoires, sont considérablement tuméfiés. Les paupières, distendues par la sérosité, restent closes pendant quatre, cinq ou six jours. Parfois il survient du côté des yeux des complications très-graves sur lesquelles nous aurons à revenir.

Vers le onzième jour, les phlyctènes de la face deviennent jaunes et rugueuses à la surface et commencent à répandre une odeur extrêmement fétide.

La situation du varioleux est alors des plus pénibles : les narines sont obstruées par des croûtes jaunâtres, les lèvres sèches, fongueuses, saignantes, la langue sèche. Les traits sont méconnaissables, et l'odeur infecte que répand le malade achève d'en faire un objet de répulsion pour son entourage. C'est d'ailleurs à ce moment que la dyspnée, la toux, la dysphagie, la salivation, sont à leur apogée. Souvent aussi il y a du délire ou d'autres complications. Le gonflement de la face commence à décroître du onzième au treizième jour.

Pendant que le gonflement diminue à la face, il apparaît aux extrémités où l'éruption est plus tardive. Il s'annonce vers le neuvième ou dixième jour par une douleur assez vive qui s'accroît en même temps que survient le gonflement, le onzième ou douzième jour. Ce gonflement cesse vers le treizième ou quatorzième jour. Sydenham, Morton, Van Swieten, Borsieri, et après eux Trousseau, ont particulièrement insisté sur la gravité du pronostic quand la tuméfaction des mains fait défaut. « Accident nécessaire dans la variole confluente, dit Trousseau, il succède à la salivation et plus encore à la tuméfaction de la face ; manque-t-il, le malade meurt, sinon toujours, du moins presque toujours. Depuis que je fais de la médecine, je n'ai vu que trois malades guérir, bien qu'il n'y ait pas eu chez eux le gonflement des pieds et des mains après que la salivation et la tuméfaction du visage avaient cessé. » Cette absence de gonflement est moins grave quand il survient une grande crise par les urines, ou une diarrhée abondante.

Sur le tronc, les pustules arrivent plus vite à maturation qu'aux extrémités. L'ombilication fait le plus souvent défaut, parce que les pustules sont trop serrées les unes contre les autres pour arriver à un développement complet (Béhier et Hardy).

Dès la période d'éruption de la variole confluente, nous avons vu apparaître la *salivation* et nous avons vu qu'elle était liée à l'abondance de l'éruption et peut-être aussi en partie à l'absence de déglutition de la salive. Cette salivation augmente beaucoup pendant la période de suppuration. Elle peut aller jusqu'à 1 à 2 litres (Trousseau). La salive s'écoule alors incessamment des commissures labiales, imprègne l'oreiller du malade et devient une cause d'insomnie. Elle s'accompagne d'une soif vive. Portée à ce degré, la salivation est d'ailleurs par elle-même une cause d'épuisement. Arrivée à son apogée le huitième ou neuvième jour, elle cesse le onzième ou douzième jour.

En même temps la muqueuse buccale et la muqueuse pharyngienne sont le siège d'un gonflement considérable qui persiste aussi longtemps que la salivation.

L'éruption qui se fait du côté des voies aériennes occasionne de la *toux*, de la *raucité de la voix ;* mais malheureusement les choses ne se bornent pas là le plus souvent : nous verrons au chapitre des *Complications* que l'œdème de la glotte peut survenir du fait de l'abondance de l'éruption sur les replis arythéno-épiglottiques. La bronchite, qui existe toujours à un certain degré, peut devenir le point de départ d'une bronchopneumonie. Ce sont même les complications pulmonaires qui enlèvent le plus grand nombre de malades.

Avec la maturation des pustules la fièvre, qui n'avait que diminué pendant la période d'éruption, redouble de plus belle. Elle atteint 39, 40, parfois 41 degrés. Le pouls monte à 110, à 120. Les rémissions sont moins marquées que dans la forme discrète et ne sont que de 4 à 5 dixièmes seulement.

Avec la fièvre reviennent le plus souvent les divers troubles nerveux de la période d'invasion. Le délire, sur lequel nous reviendrons plus loin, est très-fréquent à ce moment et peut tenir à l'hyperthermie, aux complications pulmonaires, à l'alcoolisme.

La dyspnée qui est très-fréquente peut aussi être considérée dans un certain nombre de cas comme liée à l'adultération du système nerveux. Car souvent il n'existe pas de lésions pulmonaires suffisantes pour en rendre compte.

C'est pendant cette période que meurent la plupart des malades atteints de variole confluente. C'est le plus souvent du onzième au quinzième jour qu'ils succombent, ordinairement à l'asphyxie liée aux complications pulmonaires ; parfois, aux complications cardiaques ; d'autres fois encore, à la suppression de l'hématose cutanée (comme les grands brûlés) ; d'autres fois, ils succombent à l'hyperthermie, au délire, à l'adynamie ; d'autres fois encore, à l'infection purulente.

E. *Période de dessiccation.* C'est la période de réparation, de cicatrisation, des pustules varioliques. D'autant plus longue que la variole a été plus confluente, elle doit être étudiée séparément dans la forme discrète et dans la forme confluente.

a. *Période de dessiccation de la variole discrète.* Nous avons vu que la dessiccation était complète à la face vers le onzième jour. Les croûtes ainsi formées restent en place jusqu'au quinzième, dix-huitième, vingtième jour, puis tombent et laissent à leur place une saillie rouge violacée, qui se recouvre bientôt d'une pellicule épidermique ; cette pellicule tombe et est remplacée par une autre, qui tombe à son tour et fait place à une troisième. Il se forme ainsi de nouvelles lamelles épidermiques pendant une à quatre semaines. La peau reste longtemps pigmentée. Au bout de quatre à six semaines il se forme une cicatrice blanchâtre, légèrement gaufrée (Trousseau).

C'est pendant la convalescence que surviennent des abcès, des furoncles, et d'autres complications cutanées qui seront étudiées plus loin. L'apparition de ces diverses complications est en général annoncée par le retour momentané de la fièvre.

b. *Période de dessiccation dans la variole confluente.* Le gonflement de la peau a disparu à la face vers le onzième jour, et cesse aux extrémités vers le treizième ou quatorzième jour. La dessiccation commence au moment où disparaît le gonflement. La face est alors couverte de croûtes épaisses, confluentes qui se fendillent pour laisser échapper un pus fétide. Les narines sont obstruées par des croûtes ; les lèvres sont sèches. « Si l'on soulève les draps, dit Trousseau, on est péniblement affecté par l'odeur repoussante qui s'en échappe, odeur provenant de la putréfaction du pus qui s'est échappé des pustules. »

Les pustules ulcérées sont recouvertes de croûtes semblables à celles de l'ecthyma. Lorsqu'elles tombent, ce n'est pas, comme dans la variole discrète, pour ne plus se reproduire, mais pour se reformer presque aussitôt, un peu moins épaisses, il est vrai. Elles se reproduisent ainsi un certain nombre de fois pendant deux, trois, quatre semaines. Les ulcérations finissent par se cicatriser en laissant des marques indélébiles plus ou moins difformes.

La fièvre ne tombe pas dès le début de la période de dessiccation, mais persiste jusqu'au commencement du quatrième septenaire, en s'abaissant graduellement. Cette persistance de la fièvre tient uniquement à ce que, si la dessiccation est complète à la face, la suppuration persiste sur d'autres parties du corps (Béhier et Hardy).

La fièvre peut d'ailleurs reparaître à cette période alors qu'elle était déjà tombée. Cette fièvre indique alors la formation d'abcès, de phlegmons. Car, plus encore que dans la variole discrète, des complications graves peuvent survenir du côté de la peau à cette période.

D'autres fois les complications viscérales survenues pendant la période précédente continuent leur évolution pendant la dessiccation, et le malade· succombe. La fièvre alors ne tombe pas, et reste proportionnelle à l'étendue et à la gravité des lésions viscérales.

Ainsi, persistance fréquente des graves complications de la période de suppuration, menace de phlegmons, de nécrose des cartilages du larynx. C'est assez dire que dans la variole confluente, lorsque le malade a été assez heureux pour atteindre la période de dessiccation, il est loin d'être hors de danger et qu'il lui reste encore de nombreuses chances de succomber à cette période.

Variole hémorrhagique. Il existe une forme de variole, caractérisée par l'apparition plus ou moins précoce d'hémorrhagies, s'accompagnant de phénomènes cérébraux de la plus haute gravité, et dont le pronostic est souvent fatal. C'est la variole hémorrhagique, variole noire, variola nigra, fièvre maligne, etc. Les anciens auteurs avaient bien observé cette variété grave de la maladie, ainsi que l'on peut s'en convaincre en lisant leurs ouvrages : « La petite vérole, dit Huxham, est quelquefois accompagnée d'une fièvre maligne ou pétéchiale, dans laquelle le tissu du sang est entièrement détruit. Il s'élève des taches noires ou livides sur la peau ; il survient des hémorrhagies multiples. Les boutons deviennent noirs, gangréneux et souvent sanguinolents après l'éruption, lors même que la petite vérole est discrète ou peu abondante » (Huxham, *Essai sur les fièvres*, 1752, p. 155).

La variole hémorrhagique ne constitue pas une affection distincte ; c'est une forme anormale et rien de plus. On ne saurait donc admettre l'hypothèse de Ponfick qui demande s'il ne s'agit pas d'une nouvelle affection, ni celle d'Erisman qui a voulu également en faire une maladie distincte. Quoi qu'il en soit, il n'en reste pas moins vrai que la forme hémorrhagique mérite une description à part dans l'histoire nosologique de la variole.

Envisagée au point de vue clinique, la variole hémorrhagique se présente sous divers aspects. Mais que les hémorrhagies se montrent au début ou pendant la période d'éruption, qu'elles surviennent plus tard, lorsque les vésicules se transforment en pustules, il n'en résulte pas moins un ensemble symptomatique qui se produit d'une façon plus ou moins complète, suivant la marche et la forme de la maladie. Prenons donc comme type de description les cas où l'éruption varliqucio a le temps de se faire, et où les symptômes, soit locaux, soit généraux, sont au grand complet ; ce sont du reste les plus fréquents.

Le début de la variole hémorrhagique est celui de toutes les pyrexies graves ; les prodromes présentent du reste une grande analogie avec ceux de la variole ordinaire. Le malade est en proie à un abattement profond ; courbature, sensation de brisement général, quelquefois série de petits frissons au début. A ces symptômes primordiaux s'ajoutent une céphalalgie plus ou moins intense, une soif vive, de l'anorexie, des nausées et des vomissements. La langue est large, étalée, recouverte d'un épais enduit de couleur blanchâtre ; dans certains cas elle présente une teinte rouge scarlatiniforme, et cette coloration, qui dure deux à trois jours, peut induire en erreur et faire penser au début d'une scarlatine. L'erreur est d'autant plus facile à commettre, qu'il existe en même temps de l'angine et de la dysphagie. Il est cependant aisé de juger de la nature de la maladie par la durée de la période d'invasion, par la température moins élevée que dans la scarlatine. En effet, la fièvre est en général modérée, et est bien rare qu'elle dépasse 40 degrés, chiffre thermique, qu'elle n'atteint que rarement.

La rachialgie de la variole hémorrhagique serait, au dire de Sydenham, beaucoup plus douloureuse que dans la variole pustuleuse. D'après Balzer et Dubreuilh, elle augmente progressivement et a rarement au commencement toute la violence qu'elle aura plus tard. Outre la rachialgie, on observe une sensation de constriction épigastrique très-douloureuse et une dyspnée extrême, qui s'accompagnent de toux sèche et quinteuse. La dyspnée et la toux sont des phénomènes d'ordre purement nerveux, car l'auscultation ne donne aucun signe appréciable. Ces phénomènes sont suivis d'une agitation extrême, d'insomnie, de délire et de convulsions, surtout chez les enfants.

Vers le troisième ou quatrième jour apparaissent les rash. Ils précèdent ordinairement l'éruption, et ce n'est que dans des cas exceptionnels que quelques auteurs ont vu l'exanthème variolique apparaître le premier (Germain Sée, Guéneau de Mussy). Ces rash, localisés ou généralisés, revêtent des caractères différents : scarlatiniformes, morbilliformes, astacoïdes, etc. Nous renvoyons pour leur étude à l'article RASH du Dictionnaire et au chapitre de séméiologie des rash, traité dans ce travail. Si la maladie suit son cours, on assiste à la production d'hémorrhagies. Ces hémorrhagies se font par diverses voies et apparaissent à peu près toutes en même temps. Les hémorrhagies cutanées se montrent vers le quatrième ou cinquième jour sous forme de *taches ecchymotiques*, discrètes ou confluentes. Si elles sont en petit nombre, elles siégent sur les cuisses, sur l'abdomen, sur les membres supérieurs. Elles sont représentées par des taches bleu noir, de la largeur d'une tête d'épingle à une lentille, reposant sur un fond rouge pourpre. La pression du doigt ne peut les faire disparaître. Elles ne tardent pas à s'étendre rapidement dans l'espace de quelques heures, et à former de grandes plaques d'un bleu noirâtre ressemblant assez aux lividités cadavériques. « Elles s'étalent, pour ainsi dire, comme une goutte de graisse sur du papier à filtrer » (Kaposi). Quelquefois elles se transforment en véritables phlyctènes sanguinolentes. Ces ecchymoses peuvent se généraliser à tout le système cutané ; l'aspect du malade est alors des plus étranges et justifie bien cette image de Trousseau, disant que les malades semblent avoir été trempés dans un cuve de raisin.

Les hémorrhagies se montrent vers la même époque sur les muqueuses. La plus précoce et une des plus fréquentes est l'hémorrhagie sous-conjonctivale. Elle est due à la présence d'une ecchymose triangulaire qui occupe l'un des angles de l'œil et produit souvent un chémosis considérable. MM. Balzer et Dubreuilh lui attribuent une grande importance pronostique, car elle constitue souvent la première manifestation hémorrhagique de la maladie. Les ecchymoses du voile du palais, du pharynx, la gingivite fongueuse, sont la source d'écoulement sanguin sous forme de stomatorrhagie. L'infiltration sanguine du larynx peut être assez intense pour amener l'œdème de la glotte (Bogros). Du côté de

la muqueuse nasale on observe des épistaxis. D'après Montefusco, ce sont les
hémorrhagies les plus fréquentes de toutes. L'écoulement de sang, souvent très-
abondant, est précédé d'une sensation douloureuse de sècheresse et de prurit
dans les narines. La muqueuse des organes génitaux externes, chez la femme,
peut être le siége d'infiltrations hémorrhagiques. Chez l'homme, les ecchymoses
du prépuce sont quelquefois cause de phimosis.

Les hématuries sont très-fréquentes. Souvent la vessie est fortement distendue par l'urine, et la palpation et la percussion la font découvrir au-dessus du
pubis. Vient-on à pratiquer le cathétérisme, on donne issue à une grande quantité d'urine dont la couleur est plus ou moins foncée. Tantôt elle est légèrement
teintée en rouge, tantôt elle est constituée par du sang presque pur. L'examen
pratiqué avec les réactifs ordinaires y dénote la présence d'une certaine quantité
d'albumine, quantité qui est toujours modérée (Montefusco). Les urines sont
toujours albumineuses d'après Curschmann, même quand il n'y a pas d'hématurie. Elles contiennent en outre une grande proportion d'urates et de sulfates.
Les métrorrhagies, l'avancement des règles, sont des phénomènes que l'on
observe d'une façon à peu près constante. Ces métrorrhagies sont du reste
indépendantes de la forme hémorrhagique ou des formes graves ; elles n'impliquent pas un pronostic fâcheux comme l'hématurie, comme les hémorrhagies
intestinales. Bouchard les attribue à des troubles vaso-moteurs d'origine fébrile.
Les hémorrhagies intestinales se montrent souvent sous forme de crises diar-
rhéiques succédant à une constipation opiniâtre. Elles s'accompagnent d'une
sensation douloureuse de brûlure à l'anus. Les hématémèses sont moins fréquentes que les autres manifestations hémorrhagiques que nous venons de
signaler.

Les hémoptysies ont été signalées par Sydenham et Haller. Elles sont en
général très-rebelles. L'apoplexie pulmonaire serait une cause fréquente d'hémorrhagie (Montefusco). Quelquefois le malade succomberait au milieu de symptômes d'asphyxie, avant que l'hémoptysie ait eu le temps de se faire jour, et dans
ces cas la mort serait produite par suffocation et occlusion des voies aériennes.
Signalons enfin d'autres manifestations rares : hémorrhagies par le conduit auditif
externe (Wendt, Boixo) ; du côté des séreuses, l'hémopéricarde, la péritonite
hémorrhagique.

La température est moins élevée que dans la variole normale. Elle dépasse
rarement 39 degrés. Cependant il y a des exceptions à cette règle et il est possible qu'elle atteigne un chiffre thermique excessif. Pendant que les hémorrhagies se produisent, elle s'abaisse quelquefois en lysis, souvent même il se produit une défervescence brusque (Zuelzer), mais d'une façon générale il n'y a
pas de rémissions franches. Montefusco cependant aurait observé des rémissions
matinales ou vespérales. L'état général, les phénomènes douloureux, ne s'amé-
liorent pas. La rachialgie persiste, souvent beaucoup plus douloureuse qu'au
début : le malade est en proie à une anxiété profonde ; la gêne respiratoire s'accentue et on peut observer le type de Cheyne-Stokes. Cette gêne respiratoire est
accrue par la fréquence d'une toux quinteuse, qui s'accompagne quelquefois d'expectoration sanguinolente. En même temps il existe une angoisse
extrême et des douleurs précordiales avec irradiations dans le bras gauche
(Zuelzer). La percussion indique l'augmentation de volume du cœur. Le choc
précordial est très-fort, les bruits du cœur distincts et bien frappés. Le pouls
est fréquent, plein et dur : 100, 120, 150 pulsations par minute (Huchard).

L'auscultation permet d'entendre un bruit de souffle fébrile au premier temps et à la pointe (Balzer et Dubreuilh). Pour Montefusco, les souffles que l'on entend dans la variole hémorrhagique n'ont aucune localisation précise comme siége. Le foie serait augmenté de volume d'après Galvagni. La rate est volumineuse, et la pression à ce niveau détermine de la douleur (Montefusco). Outre les douleurs à l'épigastre et dans la région du cœur, on observe souvent des phénomènes douloureux dans les muscles de l'abdomen et des crampes violentes dans les mollets (Huchard). Les troubles moteurs et sensitifs qui peuvent se produire sont très-variés. Tantôt les membres sont le siége d'une hyperesthésie telle que le poids des couvertures devient insupportable, tantôt, au contraire, l'anesthésie est si marquée, que les piqûres d'épingles ne sont plus senties par les malades. Ces phénomènes sensitifs s'accompagnent ou non de parésies ou de paralysies qui, occupant un ou plusieurs membres, ne sont du reste soumises à aucune règle. Il n'est pas rare d'observer de la dureté de l'ouïe et une amaurose plus ou moins complète d'un ou des deux yeux.

Comment se comporte l'éruption variolique au milieu de tous ces symptômes variés? Si le malade ne meurt pas avant la période d'éruption, l'exanthème se produit, mais d'une façon discrète, et se réduit souvent à quelques papules qu'il faut chercher avec soin pour les découvrir. Cette éruption, qui se montre tardivement (vers le quatrième ou cinquième jour), est toujours avortée. Les papules s'arrêtent dans leur évolution; elles se dessèchent, sans passer par la vésiculation, en une matière noirâtre qui s'exfolie.

L'exanthème variolique a donc ici peu de valeur ; ce qui domine la scène ce sont surtout les phénomènes cérébraux et les hémorrhagies. L'aspect des malades présente une grande analogie avec celui des typhiques ataxo-adynamiques. Ces malheureux restent souvent plongés dans un coma alternant avec du délire et des convulsions; les narines sont le siége de dépôts pulvérulents, les gencives facilement saignantes, et les dents sont recouvertes d'un enduit noirâtre. La langue devient sèche et dure comme du bois; la déglutition est difficile, la soif vive, et on observe souvent de fréquents vomissements. L'haleine exhale une odeur épouvantable, et cette fétidité est due en partie au processus diphthéritique et à la gangrène, qui peut gagner les différentes parties de la cavité buccale. Dans un cas observé par Comby et Dupré, le sphacèle envahit la muqueuse de la bouche, au niveau de la voûte palatine, près de l'insertion du voile du palais, et s'étendit à la luette. La voix devient enrouée ou éteinte, le pouls petit, filiforme; les extrémités se refroidissent. Il existe de la rétention de l'urine complète ou incomplète ; quelquefois, au contraire, émission involontaire d'urine et de matières fécales. Le malade finit dans le coma et la température, inférieure à 57 degrés, peut remonter jusqu'à 40, 41 degrés, quelque temps avant la mort. C'est ordinairement du troisième au neuvième jour que l'on observe la terminaison funeste. Quelques malades conservent leur connaissance jusqu'à la fin de la maladie. Colin, Legrand du Saulle, ont insisté tout particulièrement sur l'intégrité de l'intelligence dans les cas de variole hémorrhagique d'emblée. « J'ai remarqué, dit Legrand du Saulle, que les malades atteints de cette forme si grave de la variole conservaient presque tous, jusqu'à la fin, une lucidité complète de l'intelligence, tandis que dans la variole confluente le délire était la règle la plus générale. Les malades atteints de variole hémorrhagique ne déliraient pas une minute. Ils causaient avec nous, nous demandaient des secours avec une liberté d'esprit entière ». « C'est sans doute à l'absence de fièvre, dit Colin, qu'il faut attribuer l'intégrité de l'intelligence chez les malades atteints de variole hémorrhagique d'emblée » (Colin, *De la variole au point de vue épidémiologique et prophylactique*, 1875).

Formes cliniques. Variole hémorrhagique d'emblée (*Forme foudroyante de Zuelzer. Variole avant l'éruption*). La période d'incubation, d'après Zuelzer, serait plus courte que dans les formes ordinaires. Pour 14 malades, elle a été de six à huit jours. Les prodromes ne présentent rien de particulier. La fièvre est en général modérée. Les symptômes dominants sont des phénomènes d'asphyxie. La dyspnée est extrême, l'angoisse présternale, la douleur épigastrique, la rachialgie, existent à un degré très-accusé. Parfois le malade est emporté avant que toute éruption ait eu le temps de se produire. Dans un cas, observé par M. Balzer dans le service de M. Lépine, la mort survint au bout de vingt-quatre heures. La nature hémorrhagique de la maladie ne fut jugée que par des hémorrhagies des bassinets, qui contenaient quelques caillots et dont les parois présentaient de profondes ecchymoses. Grimshaw cité par MM. Balzer et Dubreuilh, a rapporté une observation analogue. D'autre fois on assiste bien au développement des hémorrhagies, mais l'exanthème variolique fait défaut. C'est la première forme de Kaposi, le *purpura variolique*. La mort survient en général deux où trois jours après l'apparition du purpura (*variola sine variolis*).

Variole secondaire. Variole hémorrhagique au moment de l'éruption (*variole hémorrhagique pustuleuse de Curschmann*). Les signes précurseurs sont toujours très-graves, pénibles et lents à se produire. La fièvre est intense, le pouls petit et faible, la rachialgie très-accusée. La main, placée sur l'abdomen, donne une sensation de chaleur sèche et mordicante. Les téguments sont souvent le siége d'une infiltration ligneuse : c'est à peine si l'on peut les déprimer, et la pression en est très-douloureuse. Vient-on à promener le doigt sur la peau, on sent de petites inégalités boutonneuses (Kaposi). Ces petites saillies ne sont autre chose que les papules varioliques. Elles existent en grand nombre, serrées les unes contre les autres, et se développent vers le quatrième ou cinquième jour. Il se peut que l'éruption soit confluente, mais souvent aussi elle a peine à se faire. Les vésico-pustules sont petites, irrégulières, peu saillantes, et restent plus longtemps à l'état de papules que dans la variole franche. Elles présentent une teinte bleuâtre bien prononcée. On voit souvent en différents endroits, sur le sommet des pustules, des petites taches noires de la grandeur d'une tête d'épingle avec un enfoncement au milieu (Sydenham). Dans l'intervalle se produisent des taches ecchymotiques, des pétéchies. La température ne s'abaisse pas, l'état général ne devient pas meilleur avec l'éruption. Les phénomènes cérébraux, le coma, le délire, se montrent, et la mort survient du deuxième au quatrième jour après l'éruption.

Dans un dernier cas, les hémorrhagies se produisent après la suppuration, ou au moment où elle s'établit. La variole avait évolué normalement jusque-là, puis, au moment où rien ne le faisait prévoir, surviennent la fièvre, la céphalalgie, la dyspnée, la rachialgie, etc. L'éruption prend le caractère hémorrhagique ; les hémorrhagies de la peau, des muqueuses, les hématuries, etc., apparaissent, et le malade est emporté vers le huitième ou neuvième jour après l'éruption. Mais la mort n'est pas fatale ; cette forme est celle qui, de toutes les variétés de variole hémorrhagique, comporte le pronostic le moins grave.

Les hémorrhagies varioliques doivent être soigneusement distinguées des varioles hémorrhagiques. En effet, on voit souvent chez les malades se produire des hémorrhagies au niveau des vésicatoires, varices, ventouses scarifiées. Cette distinction a été de la part du professeur Renaut l'objet d'une étude approfondie (nous renvoyons à l'article HÉMORRHAGIE pour ce qui a trait à ce chapitre).

Étiologie de la variole hémorrhagique. Si on se reporte aux principes de pathologie générale des grandes pyrexies et des maladies infectieuses, il semble que la variole hémorrhagique ne doive s'observer que chez des gens en proie à une profonde déchéance vitale, soit par les conditions hygiéniques, soit par l'âge, soit par les diathèses ou les maladies antérieures. Ce n'est pas une règle absolue ; la plupart des cas observés par Zuelzer se rapportent à des individus robustes, bien nourris, se trouvant appartenir à la classe des ouvriers aisés. Ce sont en général des jeunes gens (Gachon, Curschmann, Colin, Kaposi). Montefusco n'a observé qu'un seul cas de variole hémorrhagique au-dessous de dix ans, parmi les nombreux malades qu'il a soignés à l'hôpital Domenico Cotugno, pendant l'épidémie de 1885-1886. Le sexe n'a pas d'influence ; cependant dans l'épidémie italienne la maladie atteignit surtout les femmes. Les maladies chroniques et en particulier les affections du foie seraient des circonstances adjuvantes (L.-H. Petit). La variole hémorrhagique se déclare de préférence chez les alcooliques. J. Petit (épidémie de Vitré) a invoqué l'encombrement des malades dans une salle unique. On ne peut arguer de cette cause, d'après Colin, puisque dans les ambulances, où toutes les mauvaises conditions hygiéniques se trouvaient réalisées par suite de l'accumulation des malades, la variole hémorrhagique ne figurait qu'à titre exceptionnel. Du reste, en 1871, la variole hémorrhagique sévissait dans beaucoup de villages français, très-aérés, où il n'y avait que quelques varioleux très-éloignés les uns des autres. Dans l'épidémie de Bicêtre, au début du siége, alors qu'il n'existait encore aucune cause capable de la provoquer, on observa la forme hémorrhagique, tandis qu'à la fin de l'épidémie on vit surtout se développer les complications pulmonaires.

On a incriminé le froid, les températures élevées. La vaccine semble avoir peu d'action sur la variole hémorrhagique. Cependant, dans l'épidémie de 1859 à Genève, Marc d'Espine remarqua que la maladie sévissait avec une intensité double chez les non-vaccinés. C'est principalement entre vingt et quarante ans que la forme hémorrhagique s'est montrée chez les individus qui avaient été vaccinés. Ces remarques seraient conformes aux observations réunies par Gachon.

La grossesse est une cause fréquente de variole hémorrhagique ; celle-ci se produirait d'autant plus facilement que la grossesse serait plus avancée (Lothar-Meyer). MM. Balzer et Dubreuilh font observer que les maladies hémorrhagipares, purpura, scorbut, ne prédisposent pas à la forme hémorrhagique de la variole. Ils citent à ce propos un cas intéressant de Rathery. Il s'agit d'un homme atteint de purpura et qui contracta seulement une varioloïde simple. Enfin, si quelquefois la variole hémorrhagique se produit sous l'influence d'une autre variole hémorrhagique (Sydenham, Morton, Borsieri), d'autres fois on peut observer des varioles hémorrhagiques pendant des épidémies de variole confluente et même de varioloïde.

VARIOLES ANORMALES. On rangeait autrefois la variole confluente parmi les varioles anormales. Mais, comme elle ne diffère de la variole discrète que par l'intensité plus grande de tous les symptômes et sa haute gravité, nous l'avons rangée, à l'exemple de la plupart des auteurs contemporains, parmi les varioles régulières.

La variole hémorrhagique, qui est une variole anormale maligne au plus haut chef, a été décrite dans un chapitre spécial.

La varioloïde et la variole inoculée ne sont pas des varioles anormales; ce sont des varioles modifiées, atténuées, mais on y retrouve les traits principaux de la variole.

Il nous reste à décrire certaines formes, les unes caractérisées par l'atténuation de presque tous les symptômes, au point que la maladie est presque méconnaissable, les autres au contraire d'une gravité exceptionnelle.

1° *Varioles anormales bénignes*. a. *Variolæ sine variolis*. On a décrit sous le nom de *variola sine variolis*, de *febris variolosa* (Sydenham), certains cas caractérisés par de la fièvre, de la courbature, de la céphalalgie, de la rachialgie, parfois du rash, mais sans trace d'éruption varioleuse, survenus dans le cours d'une épidémie de variole. Dans la *Revue des maladies de l'enfance* de 1886, nous trouvons la relation d'un cas de ce genre emprunté au *Saint-Petersburg. med. Wochenschrift* (1886, n° 20). Un malade observé par Treymann à l'hôpital de Riga « présenta tous les symptômes généraux du début d'une variole; le quatrième jour de la maladie, la fièvre devint moins vive, mais il se développa à ce moment sur les deux mains un érythème maculeux suivi bientôt de l'exanthème pétéchial particulier à la période initiale de la variole. » Or, cet exanthème pétéchial serait presque pathognomonique, suivant Curschmann.

Lorsque les choses ont été aussi prononcées que dans le cas précédent, il est bien probable qu'on a eu affaire à une variole. Mais rien ne prouve que les cas simplement caractérisés par les symptômes généraux habituels de la variole n'étaient pas des embarras gastriques, fébriles, ou quelque autre affection mal déterminée.

b. *Varioles retardées*. Parfois la période d'invasion se prolonge pendant quatre, cinq et six jours. Lorsque l'éruption sort bien, ce retard de l'éruption ne serait pas à craindre, suivant Jaccoud.

c. Dans les *varioles verruqueuses* ou *cornées* « l'éruption, disent Béhier et Hardy, ne passe pas la période papuleuse, elle languit, elle n'a pas la force, si l'on peut dire ainsi, de devenir vésiculeuse. »

2° *Variole discrète anormale maligne*. Dans cette forme, décrite par Sydenham, puis par Van Swieten, Borsieri, les symptômes généraux de la période d'invasion revêtent d'emblée une intensité insolite. L'agitation est extrême, la céphalalgie et la rachialgie très-violentes, la respiration inégale, accélérée. Il y a des soubresauts de tendons, parfois du délire. La fièvre peut être vive, d'autres fois au contraire peu élevée. Parfois il y a une tendance à la syncope, de la stupeur, du coma.

L'éruption, au lieu de se faire d'une venue, met plusieurs jours à sortir. L'éruption sort mal, on trouve des pustules avortées, mal développées, à côté d'autres qui ont leur développement complet; la transpiration cesse. Parfois il survient de la diarrhée. D'autres fois encore les urines se suppriment, signe du plus fâcheux augure, suivant Sydenham. La fièvre ne tombe pas avec l'éruption comme c'est la règle dans la variole discrète, mais persiste avec la même intensité. La mort survient en général du huitième au neuvième jour.

« Ainsi, dit Trousseau, lorsque au début ces phénomènes se sont manifestés, lorsque l'éruption ne s'est pas bien faite vers les cinquième, sixième ou septième jours, lorsque les pustules se sont inégalement développées ou qu'elles s'affaissent, lorsque la transpiration, soit qu'elle ait été plus abondante, soit qu'elle ai eu

lieu sans peine, se supprime sans que rien puisse la rappeler ; lorsque enfin le
délire ou le coma profond, les soubresauts des tendons, continuent ou surviennent,
s'ils n'avaient point apparu au début, il faut porter le pronostic le plus terrible ;
la terminaison fatale est imminente et prochaine. »

Telle est la marche de ces varioles anormales malignes, rares aujourd'hui,
mais dont les anciens auteurs ont observé de véritables épidémies.

5° *Varioles adynamiques* ou *typhoïdes*. *Varioles ataxiques*. On a décrit
encore des varioles *adynamiques* caractérisées par un abattement considérable,
de la stupeur, du coma, et des varioles *ataxiques* caractérisées par la prédominance du délire, de l'agitation. Ce sont là plutôt des *formes* de la variole
régulière que des varioles anormales ; dans la plupart des maladies infectieuses
on observe des formes adynamiques et ataxiques, sans que pour cela on songe
à en faire des formes anormales de la maladie.

Varioloïde. La varioloïde (variole modifiée de Trousseau) est une éruption cutanée pustuleuse qui est semblable à celle de la variole. Elle s'en distingue cependant par sa marche rapide, l'absence de fièvre secondaire et aussi
par la bénignité du pronostic. La varioloïde est connue depuis longtemps, mais
on l'avait confondue avec la varicelle, et elle était désignée jadis sous le nom
de varicelle pustuleuse. Ce fut Thomson qui lui donna le nom de varioloïde.

Les symptômes du début sont les mêmes que ceux que l'on observe dans la
variole ordinaire. Quelquefois même ils sont assez violents pour faire penser à
la forme grave de la maladie. Mais, dans d'autres cas, ils sont à peine marqués.
La période d'invasion est en général de plus longue durée. On observe souvent
pendant cette période des rash scarlatiniformes et quelquefois des rash hémorrhagiques (Trousseau).

L'éruption se fait le troisième ou quatrième jour, sous forme de taches rouges
au centre desquelles existe une papule dure et saillante. De même que dans la
variole ordinaire, l'exanthème commence par le visage, gagne le tronc, les
membres, et finit par les mains. Quelquefois il se produit du ptyalisme et il
n'est pas rare de constater une éruption sur la muqueuse bucco-pharyngienne.
Tantôt l'éruption envahit presque simultanément toute la surface du corps, et
en trente-six ou quarante huit heures elle a terminé son évolution. Tantôt elle
gagne les téguments par poussées successives et l'on voit alors des pustules à
différentes périodes d'évolution. Les boutons peuvent se réduire à une dizaine
ou bien ils sont en nombre tel qu'il devient impossible de les compter. Donc, de
même que dans la variole, l'éruption peut être discrète ou confluente. Le
deuxième jour de leur apparition, les taches se transforment en vésicules. Ces
vésicules ont un contour irrégulier, légèrement sinueux, quelquefois elliptique
à grand axe dirigé dans le sens des plis de la peau (Curschmann). Le troisième
jour elles s'aplatissent, s'ombiliquent, et le sixième elles se transforment en
pustules. Tandis que dans la variole ordinaire ces pustules tendent à augmenter
de volume, ici le liquide se concrète, le bouton s'arrête dans son évolution et se
dessèche. Il se forme de petites croûtes, jaunes, dures, mélicériques. Du
huitième au dixième jour, la dessiccation est complète. A la chute des croûtes
on trouve rarement les cicatrices ordinaires de la variole, mais de petites taches
violacées ou bien de légères saillies, dures, cornées, qui tombent du treizième
au quinzième jour. La fièvre dans la varioloïde est en général peu élevée. Le
thermomètre marque 39 degrés ordinairement pendant quatre à six jours ; le
pouls est de 120 à 130 par minute et tombe à 80, 70, en même temps que

s'abaisse la température. Ce qui caractérise essentiellement la varioloïde, c'est qu'ici la fièvre de suppuration fait complétement défaut. Au septième ou huitième jour de l'éruption, les pustules avortent, le malade entre en convalescence au moment même où il serait le plus souffrant et le plus exposé aux complications, s'il avait une petite vérole ordinaire.

La durée est d'environ huit à quinze jours. Le pronostic est bénin, mais on peut observer des complications. Les accidents oculaires, ceux du côté du système nerveux, ne sont pas rares. La varioloïde peut se montrer sous la *forme hémorrhagique* avec guérison (Mesnet, Soc. méd. des hôp., 1870).

La nature de la varicloïde n'est plus à discuter. Et cependant Rilliet et Barthez en France, Vogel en Allemagne, Hébra à Vienne, confondent la varicelle avec les autres éruptions varioliques. Hébra dit que grâce à la vaccine la variole peut être remplacée par la varioloïde ou par la varicelle. Il ajoute que des individus non vaccinés, mis en contact avec des malades atteints de varicelle, peuvent contracter la variole la plus grave. Il est incontestable qu'elle ne présente aucun rapport avec la varicelle. La varioloïde n'est qu'une variole modifiée ; la variole et la varioloïde peuvent exister dans la même épidémie ; l'une peut donner l'autre et réciproquement. La varioloïde peut atteindre plusieurs fois le même individu. Enfin elle a la même action préservatrice contre la variole que la variole elle-même.

Variole inoculée. *Variolisation.* Donner à un individu bien portant une affection bénigne, le mettre par là dans des conditions d'immunité telles qu'il ne soit plus apte à contracter par la suite une variole grave, tel est le but de l'inoculation variolique.

La pratique des inoculations est très-ancienne. Nous avons vu, en traitant la question historique, que son origine semblait remonter aux époques les plus reculées, et que ce n'est que plus tard que cette méthode parvint en Angleterre, puis dans les autres pays de l'Europe. L'incision, les vésicatoires, la piqûre, tels étaient les principaux procédés opératoires employés. Sutton, en 1767, préconisa la piqûre à la lancette, méthode qui se répandit rapidement, grâce à la facilité du manuel opératoire.

On inoculait en général, à n'importe quelle saison, mais on évitait les épidémies de rougeole, coqueluche et scarlatine. Les enfants trop jeunes, les vieillards trop âgés, les femmes en état de gestation, n'étaient pas considérés comme propres à subir l'insertion du virus. Les sujets étaient préalablement préparés par la diète, les purgatifs, et en Angleterre on administrait des préparations d'antimoine et de mercure. Les médecins prenaient le virus dans la période fébrile d'une maladie discrète, espérant par là donner une forme plus bénigne. Quelques-uns même avaient essayé de diminuer la virulence du principe contagieux en mélangeant avec du pus certaines substances mercurielles et autres (van Wœnsel, de Saint-Pétersbourg), mais les inoculations faites par ce procédé donnaient toujours des résultats négatifs (Desoteux et Valentin).

Les phénomènes qui se produisent à la suite de l'inoculation variolique ont été bien analysés par Trousseau. Vers le deuxième jour de l'inoculation, on voit se développer au niveau de la piqûre un petit bouton rouge semblable à celui d'une vaccine. Ce bouton se transforme en vésicule le cinquième jour et quelquefois même s'ombilique. Le septième jour, la vésicule est devenue pustule ; elle s'entoure d'un cercle inflammatoire rouge qui augmente encore les huitième, ne.ivième et dixième jours. La pustule s'élargit, ses bords sont inégaux. Sur le cercle inflammatoire se développe un nombre variable de petites pustules ; 10, 15, *satellites de la vésicule mère*, qui contiennent de la sérosité et se transforment à leur tour en pustules. Les ganglions lymphatiques se prennent et cet engorgement ganglionnaire disparaît du quatorzième au quinzième jour. L'eschare ou la croûte qui se produit au moment de la dessiccation tombe au bout de vingt à trente jours en faisant place à une cicatrice peu apparente dans la plupart des cas. Outre ces phénomènes purement locaux, il se peut que l'éruption s'accompagne d'une réaction générale quelquefois assez intense avec céphalalgie, rachialgie, vomissements. C'est vers le neuvième ou dixième jour que se montrent ces phénomènes généraux.

1° L'éruption secondaire peut manquer. La variole inoculée est réduite à la pustule d'inoculation, au *maître bouton*, mais l'opération n'en conserve pas moins toute son efficacité ; 2° inversement la pustule d'inoculation fait défaut, tandis que l'éruption secondaire existe ; 3° cette éruption secondaire peut se faire en plusieurs fois ; 4° on peut observer de la fièvre sans éruption, du rash ; 5° la durée de la maladie peut être plus ou moins longue. Ce sont là autant de variétés qui ont été signalées par les auteurs.

Actuellement l'inoculation est encore en faveur dans certains pays : en Chine, en Égypte, en Algérie. Les Chinois, très-superstitieux, ont conservé précieusement cette ancienne méthode, et l'opération se pratique à l'aide d'un long chalumeau d'argent à travers lequel on souffle des poussières de croûtes varioleuses dans les narines (Verrier, *La médecine chez les Chinois*. In *Journ. de méd. de Paris*, 1887). Les indigènes d'Algérie ont recours à un autre procédé. Ils pratiquent entre le pouce et l'index une incision linéaire par laquelle ils introduisent le virus. Il se forme une plaie sanieuse couverte de croûtes avec ulcérations souvent rebelles. Il faut en moyenne quarante jours pour la cicatrisation (Prengrueber, *La variolisation chez les indigènes d'Algérie*, 1883). La cicatrice, quelquefois très-vaste, est cachée à l'aide d'un tatouage représentant une étoile ou une croix latine.

L'inoculation est-elle exempte de tout danger? Non. Il est impossible de savoir d'avance si le malade ne contractera pas une variole grave. D'après Hensler, il y aurait 25 morts sur 10 720 inoculés, 1 à 300 d'après Addington, et 1 inoculé sur 30 ou 40 contracterait une variole grave. Pour Prengrueber, l'inoculation variolique même mitigée, c'est-à-dire prise sur une variole discrète, est susceptible d'entraîner des accidents locaux et généraux : locaux, ce sont des lymphangites avec adénites suppurées ; généraux, ce sont des varioles confluentes avec leur grave symptomatologie. De nombreux faits sont là pour le prouver. La mortalité est extrême chez les petits indigènes, et en 1878, dans la tribu des Beni-Kalfoun, les enfants moururent dans la proportion de 7 pour 10. Prengrueber nous apprend un fait curieux, digne de remarque et qui n'a jamais été signalé : c'est que l'inoculation constitue une des méthodes abortives employées par les Arabes(?). La maladie qu'on détermine est toujours la variole, et c'est à cette pratique qu'on peut imputer la cause des épidémies que l'on observe chaque année sur tous les points du territoire de notre colonie. Il est incontestable que les inoculations chinoises ont propagé la variole en Tartarie où primitivement elle était inconnue (Verrier).

L'inoculation, d'après Addington, a fait plus de mal que de bien et aurait augmenté la mortalité générale par la variole. Grisolle cependant croit qu'il faudrait recourir à l'inoculation, si, pour un motif quelconque, il était impossible d'employer la vaccine.

La variole est inoculable à certains animaux, mais elle s'éteint rapidement quand on la transporte d'un animal à l'autre (Commission lyonnaise de 1865). Il résulte des expériences de Warlomont et de Berthet que l'injection de virus variolique dans les veines du cheval donne naissance à une éruption discrète généralisée de petites papules. Chez les bovidés, l'inoculation intra-veineuse ne produit rien, pas même l'immunité (Chauveau). On a inoculé la variole humaine à un grand nombre d'animaux : au mouton (Marson et Simonds, Gohier et Lullin, Küchenmeister), au porc (Viborg), au singe (Zuelzer), au chien (Greve). Ces expériences, dit Dubreuilh, ont besoin d'être confirmées par de nouvelles recherches.

VARIOLE CHEZ LA FEMME. 1° *Variole chez la femme en dehors de la puerpéralité.* Avant la puberté, la variole ne paraît avoir aucun retentissement sur l'utérus, et rien ne vient trahir une congestion quelconque de la muqueuse utérine.

Il n'en est plus de même après la puberté. Les métrorrhagies sont alors fréquentes dans le cours de la variole. C'est en général au moment de l'éruption qu'elles surviennent. Elles peuvent être très-abondantes. M. Barthélemy rapporte dans sa thèse un cas mortel, en dehors de toute tendance à la variole hémorrhagique.

Ces métrorrhagies se montrent en effet dans toute espèce de variole et n'impliquent nullement le caractère hémorrhagique de la maladie.

Gubler les considérait comme des épistaxis utérines. D'autres les considèrent comme des règles avancées. M. Barthélemy fait remarquer que les autopsies n'ont pas montré en pareil cas l'existence habituelle de l'ovulation. Il considère la métrorrhagie comme due à l'action de la variole sur la moelle et le grand sympathique; ce serait un phénomène de même ordre que les rash, une sorte de rash utérin.

Après la ménopause, les métrorrhagies font défaut dans le cours de la variole.

2° *Variole chez les femmes enceintes.* La variole revêt *en général* un caractère particulièrement grave chez les femmes enceintes. Tous les auteurs sont d'accord sur ce point.

Mais les formes de variole ne sont pas toutes également graves pour les femmes dans l'état de grossesse, comme aussi l'état de grossesse par lui-même n'implique pas *forcément* un pronostic grave chez une varioleuse. Le degré d'intensité de la variole d'une part, l'âge de la grossesse d'autre part, voilà les deux éléments qui doivent être pris en considération lorsqu'il s'agit de poser un pronostic sur une variole éclatant dans le cours d'une grossesse.

Une femme atteinte d'une varioloïde ou même d'une variole discrète peut guérir et la grossesse continuer son cours même quand elle est avancée.

D'un autre côté, une variole plus sévère, moins discrète, peut encore guérir, et la femme ne pas avorter, si la grossesse est peu avancée.

Ces restrictions faites, la variole n'en est pas moins, dans l'immense majorité des cas, infiniment plus sérieuse chez la femme enceinte qu'à l'état de vacuité. Ce n'est pas que la grossesse prédispose d'emblée aux formes graves de la maladie. La preuve en est que, quand la grossesse continue son cours et qu'il n'y a pas avortement, la variole n'est guère plus grave chez la femme enceinte qu'à l'état de vacuité. Mais c'est une cause d'avortement ou d'accouchement prématuré, et l'avortement, déjà grave par lui-même, imprime de plus un cachet de gravité tout spécial à la maladie. Une variole jusque-là d'intensité moyenne et qui aurait certainement guéri sans cela devient tout à coup, par le fait même de l'avortement, une variole grave, souvent une variole hémorrhagique.

Nous étudierons successivement la marche de la varioloïde, de la variole discrète, des varioles cohérentes et confluentes, enfin de la variole hémorrhagique chez les femmes enceintes.

a. *Varioloïde*. Lorsqu'une femme enceinte est atteinte d'une simple varioloïde, en général la grossesse continue son cours, et la maladie reste bénigne. C'est ainsi que M. Charpentier rapporte le cas d'une varioloïde confluente, survenant chez une femme au 6ᵉ mois de sa grossesse. La mère guérit et accoucha à terme d'un enfant vivant, ne présentant pas de cicatrices de variole. Cependant l'avortement, sans être la règle, se produit encore assez souvent. Loth. Mayer note 4 avortements sur 37 cas de varioloïde et Welch 13 sur 26 (Tarnier et Budin).

b. *Variole discrète*. Ici l'expulsion prématurée du fœtus est fréquente : Jobard note 4 avortements sur 8 cas (Charpentier). Mais la guérison maternelle reste la règle.

c. *Varioles cohérentes et confluentes*. Dans la variole confluente, l'avortement est la règle : Serres note 25 avortements sur 27 varioles confluentes ; Welch, 14 sur 20. Suivant Corradi, il y aurait une différence suivant les épidémies. C'est ainsi qu'Estule n'aurait vu que 1 femme sur 15 avorter et mourir, tandis que dans l'épidémie de Milan, en 1870-1871-1872, presque toutes les femmes avortèrent et on n'en put sauver que 5 sur 17 (Tarnier et Budin).

Lorsque l'avortement se produit dans le cours d'une variole cohérente, la mort de la mère survient souvent dans les quatre premiers jours après l'avortement par simple sidération nerveuse. « Dans de nombreux cas, dit M. Barthélemy, la mère meurt parce que, étant grosse, elle a, dans le même temps, une variole d'intensité moyenne. Elle meurt, disons-nous, alors qu'en dehors de la puerpéralité elle ne fût pas morte de sa variole ; alors qu'en dehors de la variolisation elle n'aurait pas succombé aux suites de ses couches. »

D'autres fois la variole devient tout à coup hémorrhagique vers le 2ᵉ jour après l'accouchement.

Lorsqu'il s'agit d'une confluente vraie, la mort survient par le fait de l'intensité même de la variole ; on ne peut dire si l'avortement a encore aggravé la maladie, la variole confluente vraie étant déjà bien assez grave par elle-même pour rendre compte des nombreux décès qu'on observe en pareil cas.

d. *Variole hémorrhagique*. Ici la femme succombe presque fatalement. Loth. Meyer a noté 13 morts sur 13 cas.

La mort peut aussi survenir par fièvre puerpérale. Suivant M. Charpentier, la variole ne prédispose pas à la fièvre puerpérale, mais aggrave singulièrement celle-ci, quand elle survient.

L'avortement a lieu presque toujours soit à la période d'invasion, soit à la période de suppuration. Cependant Welch l'a vu 18 fois sur 27 cas à la période d'éruption. Quand l'avortement n'a lieu qu'à la période de dessiccation ou après guérison, ce qui est rare, MM. Tarnier et Budin pensent que le fœtus était mort déjà depuis quelque temps, au moment où la variole était en pleine activité, et que l'expulsion a été plus tardive.

Moins la grossesse est avancée, moins il y a de chances d'avortement. C'est surtout après le 3e mois qu'on l'observe. Si la grossesse est de date plus récente, elle a des chances de continuer son cours malgré la variole. L'expulsion du fœtus a lieu d'autant plus tôt que la grossesse est plus avancée.

Causes de l'avortement. Diverses causes ont été invoquées :

On n'a jamais trouvé de lésions anatomiques du placenta capables d'expliquer l'avortement.

M. Barthélemy ne croit pas non plus qu'on doive invoquer, avec Gariel, la rachialgie, ni les altérations médullaires de la variole, pour expliquer l'avortement. Il rappelle les expériences de Wernich et de Schlesinger, d'où il résulte que le centre réflexe des contractions utérines n'est pas dans la partie inférieure de la moelle (qui paraît surtout touchée dans la variole), mais dans les centres encéphaliques ou la partie tout à fait supérieure de la moelle.

L'hémorrhagie utérine qui décolle les membranes et provoque l'expulsion du fœtus a été considérée comme cause d'avortement par Serres, Chaignan, Hervieux, Spiegelberg. M. Barthélemy ne pense pas que l'hémorrhagie utérine soit autre chose que l'*effet* de l'avortement. En effet, quand elle se produit avant le 4e mois, la grossesse peut continuer son cours.

M. Brouardel pense que c'est le sang chargé d'acide carbonique qui détermine des contractions utérines prématurées.

Mais la cause la plus certaine de l'avortement, et qui est d'ailleurs admise par tous les auteurs, est la mort du fœtus soit par le fait de l'hyperthermie, soit par la dyscrasie infectieuse de la mère, soit encore par la variole fœtale.

Causes de la gravité de la variole chez les femmes enceintes. Stoltz pense que la grossesse aggrave l'état général, mais non la variole, qui, chez la femme enceinte, n'est pas plus souvent confluente ou hémorrhagique que chez la femme qui n'est pas en état puerpéral.

Hervieux fait jouer le principal rôle à la gravité des symptômes généraux et à l'état typhoïde.

Pour Moriceau, c'est l'avortement qui fait tout.

Pour M. Barthélemy, si dans les formes graves la femme avorte presque toujours, ce n'est pas *parce que l'avortement se produit*, mais *par le fait de la maladie elle-même qui est assez grave pour produire l'avortement.* « L'avortement, dit-il, n'est donc pas la cause exclusive de la gravité de la variole puerpérale, *mais il peut en être un excellent thermomètre.* »

Ce que nous venons de dire de la gravité de la variole chez les femmes enceintes suffit à prouver combien il est urgent de les vacciner ou de les revacciner, surtout en temps d'épidémie, et de les éloigner au plus vite du foyer épidémique, quand la variole éclate dans une maison (Tarnier et Budin).

Variole congénitale. La plupart des questions se rattachant à la variole congénitale ont été traitées déjà à l'*Étiologie.*

Il nous reste à dire quelques mots des caractères de l'éruption. Elle est en général discrète, bien rarement confluente. Les pustules baignées par le liquide amniotique ne se développent pas comme si elles avaient été exposées à l'air. Elles ne se dessèchent pas et ne forment pas de croûtes. Elles ressemblent, en un mot, aux pustules des muqueuses. M. Charcot a donné une description anatomique complète d'un cas qu'il a eu occasion d'observer : les pustules étaient presque toutes ombiliquées avant l'ablation de l'épiderme. En détachant l'épiderme, on détachait avec lui le disque pseudo-membraneux, et on trouvait au-dessous une ulcération taillée à pic. Quelques-unes de ces ulcérations atteiguaient la profondeur du derme et on apercevait au-dessous le tissu cellulaire sous-cutané et les muscles.

L'apparition de la variole chez le fœtus est parfois marquée par une grande agitation de celui-ci (Charpentier). Charcot, Depaul et Budin, ont aussi observé des cas où le début de la variole chez le fœtus fut marqué par divers symptômes généraux chez la mère, cependant guérie de la variole.

La variole congénitale est le plus souvent mortelle. Quand il n'y a que quelques pustules, l'enfant peut survivre et est alors réfractaire à la variole.

Variole chez les enfants. D'une façon générale, la variole ne présente guère de différences suivant qu'on l'observe chez un adulte ou un enfant. L'éruption évolue exactement de la même façon.

Toutefois le mode de réaction de l'enfant est un peu différent. Suivant Ch. West, les enfants se plaignent rarement de douleurs lombaires. Le délire fait le plus souvent défaut, il existe plutôt de la *stupeur*. Parfois aussi le début de la variole chez l'enfant est marqué par des *convulsions* qui peuvent continuer pendant vingt-quatre à trente-six heures en alternant avec le coma. Le *ptyalisme* survient dans beaucoup de cas et tient à l'éruption. La *diarrhée* est un symptôme assez fréquent au début de la variole chez l'enfant et n'a pas la même gravité que chez l'adulte.

Quand l'enfant est très-jeune, la variole, même discrète, est une maladie grave pour lui. Il n'en est plus de même chez les enfants plus âgés, chez lesquels la variole n'est pas plus grave que chez l'adulte.

Variole chez le vieillard. Chez le vieillard, la variole revêt en général un caractère grave. M. Barthélemy dit avoir vu succomber une femme de cinquante-huit ans à la période de dessiccation d'une variole à peine cohérente.

Du reste, la variole est relativement rare dans la vieillesse. Celle-ci ne confère pas cependant l'immunité pour la variole. On a vu à Mayence une épidémie sévir sur des vieillards âgés de soixante dix-huit à soixante dix-neuf ans.

COMPLICATIONS DE LA VARIOLE. Les complications de la variole sont très-nombreuses. Les unes dépendent d'une façon plus ou moins directe de la localisation du processus morbide sur la peau et les muqueuses ; les autres peuvent être rapportées à un trouble profond dans la nutrition des tissus. Ces complications, fréquentes dans la forme confluente, se rencontrent aussi dans la forme discrète. La période de suppuration est celle qui expose le plus aux accidents, mais, quand le malade entre en convalescence, il n'est pas à l'abri de tout danger. Nous verrons plus loin qu'à ce moment surviennent souvent des complications qui impliquent un pronostic très-grave.

Appareil respiratoire. Nous n'insisterons pas sur la laryngite varioleuse qui ne s'accompagne que de quelques troubles fonctionnels : douleur, raucité de la voix, toux plus ou moins fréquente. En effet, l'inflammation du larynx que l'on observe au début de la maladie, pendant la période d'invasion, ne présente en général aucune gravité : ce n'est pas là, à proprement parler, une complication. Il n'en est pas de même quand, par suite de la confluence de l'éruption, le tissu cellulaire lâche des replis aryténo-épiglottiques s'infiltre et que l'œdème de la glotte se produit. Ce terrible accident se montre ordinairement du neuvième au douzième jour. Bien souvent les malades sont emportés avant qu'on ait eu le temps de pratiquer la trachéotomie. Les complications laryngées qui se montrent plus tard, pendant la convalescence, surviennent sous l'influence d'autres causes :

ce sont ou les abcès ou la nécrose qui amènent l'œdème glottique. Trousseau rapporte le cas d'un jeune homme qui eut, pendant la convalescence d'une variole confluente, de nombreux furoncles et des abcès sous-cutanés qui s'ouvrirent spontanément ou réclamèrent l'intervention chirurgicale. Ce malade fut pris presque subitement d'œdème de la glotte et mourut rapidement. A l'autopsie on constata un œdème inflammatoire des replis aryténo-épiglottiques et un abcès gros comme un œuf de pigeon placé entre l'œsophage et la partie postérieure du larynx; cet abcès, limité en avant par le cartilage cricoïde dénudé, fusait sous le tissu cellulaire qui tapissait l'intérieur du larynx, de manière à faire une saillie considérable en dedans, au-dessus des cordes vocales. Cellard a observé un cas d'abcès périlaryngien venant faire saillie dans le larynx et ayant nécessité la trachéotomie. L'œdème de la glotte peut être le résultat de nécrose du larynx (chondrite, périchondrite, abcès sous-muqueux). C'est surtout à la fin de la variole et pendant la convalescence qu'on observe cette complication heureusement peu fréquente. Le pronostic en est excessivement grave; cependant Weinlechner cité par Balzer rapporte un fait dans lequel la guérison aurait été obtenue au prix d'un rétrécissement cicatriciel du larynx.

Les complications broncho-pulmonaires sont fréquentes dans la variole (Grisolle, Bouchut, Parrot, Joffroy, Breynaert. Th. doct., 1880). Dans la bronchite simplement congestive ou pustuleuse, les signes stéthoscopiques sont ordinairement peu marqués. La dyspnée et la toux sont occasionnées non pas seulement par l'inflammation des bronches, mais aussi par l'accumulation des produits de sécrétion qui obstruent le pharynx et l'orifice supérieur des voies respiratoires. Ces accidents sont de peu de gravité. Il n'en est pas de même quand la variole se complique de broncho-pneumonie. Sur 70 autopsies d'adultes, Joffroy et Breynaert ont rencontré la broncho-pneumonie dans la moitié des cas. Les lésions, plus ou moins étendues, siégent de préférence dans le poumon droit et, quand la broncho-pneumonie est double, le poumon gauche est souvent moins atteint que celui du côté opposé. C'est la partie moyenne du poumon qui est la première et le plus fréquemment affectée. Viennent ensuite la moitié supérieure du lobe inférieur et les parties inférieures du lobe supérieur (Breynaert). La splénisation peut se montrer en foyers plus ou moins étendus, mais la forme la plus habituelle est la spléno-pneumonie. D'après Joffroy, quand les lésions sont étendues, le lobe altéré semble augmenté de volume; sa consistance est plus ferme et la palpation du poumon fait percevoir dans son intérieur des parties indurées. Sa coloration est rouge-foncée, bleu-noirâtre : en certains points existent quelques adhérences pleurales. Vient-on à pratiquer des coupes sur ce poumon malade, on voit nettement se dessiner les îlots de broncho-pneumonie au milieu des parties splénisées. Le microscope montre qu'au niveau du noyau de broncho-pneumonie les lobules sont séparés les uns des autres par des travées conjonctives épaissies. Au centre du lobule, la paroi des alvéoles est tuméfiée, ses fibrilles dissociées, les capillaires aplatis et exsangues. L'épithélium alvéolaire est gonflé, granuleux. La cavité des alvéoles est remplie de cellules épithéliales déformées et d'hématies. L'épithélium de la bronchiole lobulaire présente des altérations analogues; ses parois sont également épaissies et infiltrées (Joffroy, *Arch. phys.*, 1880). La broncho-pneumonie à noyaux confluents occupe ordinairement les deux poumons, mais l'hépatisation est presque toujours plus étendue d'un côté que de l'autre : les lésions siégent dans les lobes inférieurs. La broncho-pneumonie à noyaux disséminés est rare : Breynaert n'a pu en observer que deux cas. Quant à la bronchite capillaire, d'une façon générale elle s'observe peu fréquemment dans la variole.

L'époque à laquelle se montrent les accidents broncho-pulmonaires varie beaucoup et, si l'on consulte les différents auteurs, on trouve de grandes divergences d'opinions à ce sujet. Pour Andral, la broncho-pneumonie peut se développer pendant la période d'éruption ; pour Grisolle et Jaccoud, pendant la suppuration. Il résulte des observations consignées dans la thèse de Breynaert qu'on ne l'observe jamais avant le cinquième, ordinairement du sixième au neuvième jour. Le début de la broncho-pneumonie variolique ne s'effectue pas d'une façon dramatique par un violent point de côté comme dans la pneumonie franche. Ce point de côté, le frisson unique, font défaut, mais il existe un certain nombre de symptômes qui permettent au clinicien de reconnaître l'apparition des accidents. La gêne respiratoire devient plus accusée et la respiration plus fréquente, la température remonte et le thermomètre accuse le chiffre de 40 degrés, quelquefois 41 degrés. La toux est en général peu fréquente, l'expectoration peu abondante ; quelquefois les crachats sont striés de sang (Breynaert). Si l'on ausculte le malade, on constate l'affaiblissement du murmure vésiculaire dans une région déterminée du poumon, des râles sibilants et ronflants, quelquefois des râles sous-crépitants. Un peu plus tard, la respiration devient soufflante, et à ce niveau la percussion peut donner sinon un son mat, du moins une diminution notable de la sonorité. Quand la broncho-pneumonie revêt la forme pseudo-lobaire ou à noyaux confluents, le souffle est rude et s'entend dans toute l'étendue des deux lobes inférieurs. Dans les cas où la bronchite capillaire domine la scène, on observe surtout des signes d'asphyxie. La maladie revêt la forme du catarrhe suffocant de Laennec. Envisagé d'une façon générale, le pronostic de la broncho-pneumonie variolique est extrêmement grave : l'éruption cutanée est arrêtée dans son évolution ; les signes généraux augmentent et le malade meurt au bout de deux ou trois jours. La broncho-pneumonie peut passer à l'état subaigü. Dans un cas observé par Breynaert le malade succomba cinquante-deux jours après le début de l'affection.

La pneumonie lobaire, suivant certains auteurs, se développerait de préférence dans la convalescence de la variole (Rilliet et Barthez). D'Espine et Picot pensent qu'elle est plus fréquente dans la variole que dans les autres fièvres éruptives. Pour Andral, elle peut s'observer au cours de la maladie. D'après Parrot, la pneumonie doit être regardée comme une affection intercurrente et non comme une complication découlant de la maladie elle-même. Signalons enfin l'opinion la plus récente, celle de Joffroy ; la pneumonie lobaire ne se rencontre jamais dans la variole ; les prétendues pneumonies décrites par les auteurs ne sont autre chose que des broncho-pneumonies à noyaux confluents.

Pendant la période de dessiccation on peut voir survenir la pleurésie (Quinquaud). L'épanchement séreux se résorbe en général et la guérison s'effectue, mais d'autres fois on assiste à la transformation purulente. Dans un cas de Landrieux, un malade, au cours d'une variole, fut pris de gangrène superficielle du poumon. Il s'ensuivit une pleuro-pneumonie, un pneumothorax et finalement une pleurésie purulente qui se termina par la mort. Quelquefois l'épanchement est purulent d'emblée, le pronostic est alors assez souvent fatal (Balzer). Les embolies pulmonaires (Quinquaud), la gangrène pulmonaire (Costallat, Landrieux), les abcès du poumon (Frédéric Cuvier fils, Vialis), sont des complications d'une extrême rareté, complications sur lesquelles nous n'insisterons pas.

Système circulatoire. Les complications cardio-vasculaires avaient été déjà bien étudiées par Bouillaud, qui sépara les endocardites rhumatismales de celles qui accompagnent les fièvres et décrivit l'*angiocardite variolique.* Andral et Gintrac rapportent des observations de péricardite dans le cours de la variole confluente. Martineau (thèse d'agrég., 1866), Duroziez, Desnos et Huchard, Quinquaud, Vialis, Curschmann, étudient cette importante question. Ce dernier auteur signale un cas d'endocardite ulcéreuse. Enfin, en 1874, paraît dans les *Archives de médecine* le mémoire de Brouardel *Sur les lésions du cœur et de l'aorte dans la variole.*

L'*endartérite* siége en général dans |la portion ascendante de l'aorte. Elle se présente sous forme de plaques gélatineuses, saillantes, ayant de quelques millimètres à 1 ou 2 centimètres de diamètre. Ces plaques existent sur l'aorte en plus ou moins grand nombre. Dans l'*endocardite,* les lésions ne sont pas limitées au bord libre des valvules. Elles occupent la face auriculaire de la valvule mitrale, la surface ventriculaire des valvules aortiques ou l'endocarde du ventricule gauche. Brouardel n'a jamais observé d'altérations dans le cœur droit. Dans un cas observé par Potain, il se produisit une endocardite végétante avec embolie et hémiplégie consécutive. La *péricardite* peut s'accompagner d'épanchement séreux ou sanguinolent, quelquefois séro-purulent, mais la quantité du liquide n'est jamais considérable. On trouve souvent à la base du cœur, au niveau de l'embouchure de l'aorte et de l'artère pulmonaire, des fausses membranes, mais ces produits pseudo-membraneux sont toujours limités. Ces lésions cardio-vasculaires ne se manifestent cliniquement que par peu de signes, et quand elles existent, elles sont souvent difficiles à interpréter. Quelquefois on entend un bruit de souffle au premier temps et à la base. Ce bruit est en général doux et ne devient rude qu'après deux ou trois jours. S'agit-il d'un souffle fébrile, ou est-ce la manifestation stéthoscopique d'une affection organique de l'aorte? Parrot le considère comme symptomatique d'une insuffisance tricuspidienne qui se développerait sous l'influence de la dilatation du cœur droit. Brouardel a pu cependant reconnaître une insuffisance aortique, diagnostic qui a été confirmé par l'examen anatomique. Mais, si dans certains cas le sphygmographe a permis de diagnostiquer une insuffisance aortique, on n'a pu d'autres fois retrouver aucune lésion à l'autopsie, alors que pendant la vie on avait un tracé donnant le crochet caractéristique de cette maladie. Ce fait s'explique facilement, car on sait maintenant que ce caractère n'est pas absolument pathognomonique de l'insuffisance aortique. En effet, il peut s'observer dans un certain nombre d'affections fébriles et toutes les fois que l'impulsion cardiaque est forte et le levier de l'instrument très-sensible.

Les troubles cardio-vasculaires que nous étudions débutent en général pendant la période d'éruption, augmentent quand les vésicules se transforment en pustules, persistent pendant la dessiccation et diminuent ou disparaissent avec la convalescence (Trousseau, Martineau, Desnos et Huchard). L'affection cardiaque survient-elle à la fin de la variole, ce qui est possible, l'état général reparaît avec la fièvre. Mais alors il s'agit d'un processus pathologique complexe auquel le cœur et ses enveloppes prennent part en même temps que le poumon, la plèvre, le péritoine, le tissu cellulaire des diverses parties du corps, processus pathologique qui aboutit à la formation de pus. Ces *endopéricardites secondaires* n'interviennent ici dans l'aggravation de la fièvre et de l'état général que comme un élément accessoire (Brouardel). Le pronostic des endocardites et péricardites doit être très-réservé. En effet, Brouardel a été frappé de la fréquence des maladies du cœur et de la dégénérescence prématurée des artères chez les malades qui avaient été affectés antérieurement de varioles graves.

La *myocardite* est la cause la plus fréquente de la mort avant le onzième jour (Desnos et Huchard). Elle se montre principalement dans le cours de la variole confluente, tandis que l'endopéricardite s'observerait de préférence dans la forme discrète. Anatomiquement, la myocardite se caractérise, dans un état avancé, par la mollesse du cœur qui s'étale sur la table d'amphithéâtre et donne la sensation caractéristique d'un gant mouillé : ses parois sont amincies, ses cavités dilatées. Le tissu musculaire présente une couleur jaune feuille morte ou jaune-ocreux. Au microscope, on constate que la striation musculaire a disparu, il y a production de tissu conjonctif interstitiel, sclérose et dégénérescence graisseuse. On trouve en outre de petits extravasats sanguins ou infarctus hémorrhagiques. Pour Hayem, c'est l'endartérite des vaisseaux coronaires qui est le point de départ des lésions du myocarde. Pour d'autres auteurs, et Virchow en particulier, les foyers hémorrhagiques seraient dus à la rupture des fibres musculaires dégénérées. Cliniquement, la myocardite se manifeste, de prime abord, par une augmentation dans la force et la fréquence des battements cardiaques. On entend un souffle souvent difficile à localiser et qui serait dû à la dilatation du cœur dépendant de la myocardite (Huchard). Ce souffle, d'abord passager, peut devenir persistant. Quelquefois il existe un dédoublement du second temps. Les bruits cardiaques vont en s'affaiblissant de plus en plus. Le pouls devient petit, inégal, irrégulier, intermittent. L'arythmie du cœur, la faiblesse de ses contractions, ne tardent pas à produire des troubles respiratoires, de l'anémie cérébrale, du délire. Le malade meurt subitement par syncope ou bien il est emporté plus ou moins rapidement par les progrès de l'asystolie.

Parmi les complications vasculaires nous devons encore signaler la *phlegmatia alba dolens* (Long, Balzer). Dans le cas observé par Balzer elle survint pendant la période de dessiccation, envahit les membres supérieurs et inférieurs et guérit au bout de deux mois.

Tube digestif. La stomatite pustuleuse qui résulte de la confluence de l'éruption variolique est quelquefois assez intense pour produire le gonflement de la langue et la glossite. Des abcès de l'amygdale ont été observés pendant la période d'éruption. En dehors de ces accidents qui sont dus à la pustulation, on peut voir survenir du coté des voies supérieures du tube digestif des phénomènes graves résultant d'un processus à tendance diphthéritique ou gangréneuse. Il n'est pas rare, dit Huxham, de trouver la langue et le fond de la gorge couverts d'une pellicule très-épaisse, adhérente, blanchâtre ou brune. Ces fausses membranes peuvent envahir les gencives, le voile du palais et les différentes parties de la cavité buccale. Dans le cas de Comby, la gangrène envahit le voile du palais et la luette. Förster, cité par Balzer, rapporte l'observation d'une petite fille qui guérit après une gangrène de la moitié de la face, gangrène qui s'était accompagnée de nécrose limitée des deux maxillaires.

Parmi les rares complications que l'on observe du côté de l'appareil digestif, il convient de signaler la *diarrhée*. Trousseau, Sydenham, Morton, Borsieri, ont insisté sur la gravité de son pronostic quand elle persiste au delà du huitième jour. Cette diarrhée, qu'Hoffmann considérait à tort comme un flux salutaire, est sans doute liée à des ulcérations intestinales à caractère torpide et qui persistent pendant la convalescence. Il convient d'ajouter cependant que la diarrhée ne constitue un fâcheux présage que chez l'adulte. Chez l'enfant en effet ce n'est pas une complication, mais un symptôme habituel de la variole.

Les complications péritonéales sont rares dans la variole. La pelvi-péritonite a été signalée par Bernutz, la péritonite varioleuse par Petzholt dans l'épidémie de Leipzig en 1832.

La *parotidite varioleuse* peut revêtir deux formes bien distinctes. Ou bien il s'agit tout simplement de phénomènes fluxionnaires se terminant par résolution (Barthélemy). C'est la parotidite qui survient à la période d'éruption, ou bien ce sont les parotidites de la convalescence qui s'accompagnent de suppuration. Ces dernières se montrent principalement à la suite de variole confluente.

Signalons aussi les abcès péri-anaux, qui sont quelquefois le point de départ de décollements du rectum pouvant nécessiter dans certains cas l'opération de la fistule à l'anus.

Organes génito-urinaires. L'albuminurie variolique peut être passagère ou persistante. Dans le premier cas, elle ne mérite pas le nom de complication. Elle est indépendante d'une lésion organique et sa pathogénie est sans doute fort complexe; troubles de l'innervation cutanée, résorption de produits septiques, fièvre, troubles de l'hématose (Labadie-Lagrave). Scheby-Buch l'a trouvée 123 fois sur 710 cas. D'après cet auteur, elle apparaît pendant la période d'invasion ou d'éruption et disparaît pendant la période d'acuïté de la maladie.

L'albuminurie persistante qui se montre plus tard est la manifestation d'une néphrite qui doit être rangée dans le cadre des altérations rénales d'origine infectieuse (Weigert). Weigert pense que le micrococcus varioleux aurait la propriété de déterminer sur les cellules épithéliales du rein, par le même mécanisme que dans la peau, la *nécrose de coagulation*. La néphrite varioleuse se montre avec une fréquence variable. Martin Solon, Rayer, Becquerel, Barthélemy, la considèrent comme très-rare. Cartaz l'a observée 20 fois sur 105 cas de variole, Couillaut 42 fois sur 114 et Samson Gemmel 20 fois chez 1058 varioleux traités à l'hôpital de Glasgow. C'est ordinairement pendant la période de dessiccation que se montre la néphrite varioleuse, quelquefois plus tard, du dix-huitième au trente et unième jour (Cartaz). Elle s'observe tout aussi bien dans les varioles bénignes que dans les varioles confluentes; Bourgin la signale même dans la varioloïde. Son début, en général subit, s'annonce par de la céphalalgie, de la fièvre, une douleur lombaire plus ou moins vive, de l'anasarque qui se développe très-rapidement. Les urines sont peu abondantes, contiennent une notable proportion d'albumine et des cylindres épithéliaux, granuleux et hyalins. Quelquefois ces urines sont sanguinolentes. La terminaison est variable. Les malades peuvent être emportés au milieu de phénomènes d'urémie au bout de dix-sept à vingt jours, ou bien l'affection passe à l'état chronique. Gemmel et Couillaut pensent que la guérison est possible.

L'œdème se montre quelquefois chez les varioleux devenus cachectiques; mais cet œdème diffère de l'anasarque variolique d'origine rénale, par ce fait qu'il survient d'une manière progressive, tandis que le dernier se montre subitement. Leudet a signalé des anasarques sans albuminurie ayant amené une terminaison fatale.

Velpeau en 1838, Gosselin en 1837 et Béraud en 1859, étudièrent les *complications testiculaires* de la variole et décrivirent deux formes : *l'orchite périphérique* ou *vaginalite*, *l'orchite parenchymateuse*. La vaginalite, qui est la plus fréquente, est caractérisée par deux ordres de lésions bien distinctes : 1° inflammation de la séreuse testiculaire, 2° inflammation avec production plastique au niveau de la queue de l'épididyme. Le plus souvent ce n'est que dans une région limitée de la tunique vaginale que se localise cette inflammation. Il est beaucoup plus rare de voir la séreuse envahie en totalité. Le feuillet viscéral est presque exclusivement affecté. L'épanchement, séreux, présente une coloration jaunâtre, citrine. Quelquefois il renferme une petite quantité de sang. Les fausses membranes qui nagent dans ce liquide ont une couleur également jaunâtre. Béraud les considère comme ayant une grande analogie avec le contenu des pustules varioliques. Le dépôt plastique que l'on trouve sur la queue de l'épididyme aurait les mêmes caractères : son volume est variable, sa consistance ferme. Il se compose de plusieurs couches stratifiées comme celles qui constituent les parois d'un sac anévrysmal. Dans cette forme, le parenchyme testiculaire est intact ou ne présente que quelques traces d'une congestion légère. D'autres fois sa pâleur notable rappelle les caractères de l'*anémie testiculaire* de Gosselin (Béraud, Curling, Gendrin). Les autres portions de l'épididyme, le canal déférent, les vésicules séminales, la prostate, l'urèthre, sont indemnes de toute altération.

L'*orchite varioleuse* est plus rare ; néanmoins on ne saurait douter de son existence. Dans une autopsie de variole confluente, Béraud a constaté anatomiquement l'existence d'une orchite varioleuse double avec épanchement dans la tunique vaginale. Le testicule présentait à la coupe une coloration rouge ponceau très-accusée au lieu de la couleur grise normale que l'on observe habituellement. Son tissu était farci de petites masses jaunâtres dont le volume variait depuis celui d'une tête d'épingle à celui d'un pois. Les canaux séminifères, très-altérés, étaient plongés au milieu de ces petits nodules. Quinquaud a retrouvé depuis l'orchite parenchymateuse dans le cours de variole.

L'orchite périphérique ou vaginalite est presque toujours bilatérale, mais elle débute ordinairement du côté gauche. Elle se montre pendant la période d'éruption. La tuméfaction, la rougeur, la chaleur, la douleur, une sensation de frottement, la fluctuation et la transparence, tels sont les symptômes qui permettent de la reconnaître. La tumeur formée par le dépôt fibrineux de la queue de l'épididyme est ordinairement peu volumineuse et donne au doigt la sensation d'une noisette ou d'une petite noix. Sa surface est lisse, dure, quelquefois un peu molle, mais jamais fluctuante. Elle siége vers la partie la plus déclive du scrotum. Béraud décrit trois formes d'orchite périphérique ; la première est la vaginalite, la seconde est constituée tout simplement par le dépôt plastique de l'épididyme, la troisième variété, produite à la fois par la vaginalite et par l'épididymite, réunit les deux premières variétés en une seule. La vaginalite et la tuméfaction épididymaire ont souvent un début rapide et peuvent se former du jour au lendemain (Ollivier). L'orchite varioleuse périphérique implique, d'une façon générale, un pronostic bénin. Sa terminaison est toujours favorable. Parfois il persiste sur la queue de l'épididyme un petit noyau induré qui met un certain temps à disparaître. Le pronostic n'est point grave : en effet le testicule, le canal déférent, les vésicules séminales, ne sont pas enflammés, et par suite les fonctions de reproduction nullement compromises.

L'*ovarite varioleuse*, d'après Béraud, peut également affecter deux formes distinctes, l'une périphérique, l'autre parenchymateuse (observation de Ball). Cette ovarite s'accompagnerait de douleurs vives dans la fosse iliaque. Béraud se demande si plusieurs péritonites survenues chez la femme, dans le cours de la variole, n'auraient pas eu comme point de départ une ovarite préexistante. Le cas de Desnos (*Bull. de la Soc. des hôp.*, 1870), ceux de Hervieux (*Gaz. des hôp.*, 1864), seraient peut-être passibles de la même interprétation. Gallard semble mettre en doute l'existence de l'ovarite varioleuse, ou tout au moins il la considère comme extrêmement rare. Le plus souvent les règles sont avancées dans la variole, et quelquefois des métrorrhagies assez abondantes se produisent, et cela même en dehors de la variole hémorrhagique (Gubler, Scanzoni). Chez une malade observée par Rigal et Barthélemy, une métrorrhagie se montra au cours d'une variole d'intensité moyenne et amena une terminaison fatale par suite de sa persistance.

On peut encore ranger parmi les complications des organes génitaux la gangrène vulvaire (Hérard), la balanite, la gangrène de la verge et celle du scrotum (R. Saint-Philippe, Barthélemy).

Système nerveux. Au début de la maladie, pendant la période d'invasion, on voit souvent survenir du *délire* accompagné d'une fièvre violente, d'une température très-élevée. Ce délire ne constitue une véritable complication que s'il persiste ou se montre pendant l'éruption. Freind dit n'avoir jamais vu guérir un malade qui aurait commencé à délirer vers le quatrième jour. Cette assertion est trop absolue. En effet, le délire est passible d'interprétations diverses et le pronostic diffère suivant les cas. Jaccoud a bien insisté sur ce fait : les convulsions partielles ou générales, le délire de la période d'invasion, n'ont aucune signification particulière chez les enfants, les sujets impressionnables, les hystériques, et disparaissent d'ordinaire avec le début de l'éruption. Le pronostic est grave au contraire, quand les convulsions éclatent en dehors des conditions précitées et qu'elles survivent à l'éruption. Le délire du nervosisme cesse avec l'exanthème, celui des alcooliques se montre surtout dans le deuxième stade. « On reconnaît cette forme, dit Jaccoud, à son caractère bruyant et professionnel, à la trémulation de la langue et des membres. Mais le pronostic est subordonné à l'ancienneté de l'imprégnation alcoolique, à l'existence ou à l'absence de lésions viscérales et avant tout à la thérapeutique. » La troisième forme du délire relève de l'élévation considérable de la température. L'agitation du malade est extrême, les yeux sont injectés. Le pronostic est grave, surtout quand ce délire est lié à une éruption confluente. Quelquefois il se montre sous forme de manie furieuse avec tendance au suicide, ou bien ce sont des accidents comateux qui terminent la scène (forme comateuse de la variole). Pendant la convalescence on peut observer un délire maniaque ou de persécution, associé ou non à d'autres troubles d'origine nerveuse.

La connaissance des *paralysies* d'origine varioleuse ne remonte pas à Avicenne, comme l'avait cru Gubler. Il faut arriver aux dix-septième et dix-huitième siècles pour en trouver mention dans les œuvres d'Horstius, Freind, Sydenham, Mead, Lieutaud, Van Swieten et Morton. Plus récemment, Trousseau insiste sur les rapports intimes qui existent entre la rachialgie et la paraplégie dans la variole. « La douleur lombaire est accompagnée de paraplégie; les malades se plaignent d'engourdissement dans les membres inférieurs, qu'ils ne peuvent remuer, et, lorsque vous cherchez si les membres inférieurs sont affectés, vous constatez que leur motilité n'est nullement troublée. Cette paraplégie frappe quelquefois la vessie, comme le prouve la rétention d'urine ou du moins la dysurie très-notable qui survient alors » (Trousseau, *Clinique médicale*). Il ne s'agit donc pas là d'une paralysie complète, puisque les malades peuvent remuer les jambes. Les membres sont le siége de douleurs assez vives qui sont localisées surtout à la région plantaire. Les réflexes paraissent normaux et la sensibilité intacte (Landouzy). La paraplégie variolique est ordinairement proportionnée à la rachialgie et cesse le plus souvent dès que se manifeste l'exanthème. Elle peut survenir en pleine période d'état, et cela aussi bien dans le cours d'une varioloïde que dans celui d'une variole grave. Quelquefois à ce moment se montrent des phénomènes transitoires d'aphasie et d'hémiplégie (Landouzy). Gubler nous apprend que ces paralysies sont d'autant plus graves qu'elles surviennent à une époque plus avancée de la maladie. Elles sont alors très-lentes à disparaître. La paraplégie consécutive à la variole a été signalée par Westphal qui, à l'autopsie, trouva les altérations de la *myélite diffuse*.

Pour Joffroy, on peut observer dans le cours de la variole la *névrite parenchymateuse spontanée*. Ce même auteur a rapporté l'observation d'une atrophie musculaire du membre supérieur survenue pendant la convalescence d'une variole. Dans ce cas il y eut des troubles notables de la sensibilité : douleurs intenses, engourdissement et crampes, puis atrophie musculaire. Le malade mourut de tuberculose pulmonaire, et à l'autopsie Joffroy constata des lésions de névrite parenchymateuse dans les nerfs des muscles atrophiés. L'examen microscopique de la moelle ne put donner aucun renseignement. D'après Joffroy, il s'agit d'une névrite spontanée qui s'est développée sous l'influence du poison qui donne naissance aux maladies infectieuses.

Les paralysies varioliques sont souvent très-limitées. Nous trouvons signalées dans Balzer la paralysie du voile du palais, celle du grand dentelé, des paralysies oculaires, la paralysie labio-glosso-laryngée (R. Saint-Philippe). Ces paralysies, qui surviennent à la fin de la maladie, s'accompagnent d'atrophie et guérissent très-lentement. Par contre, il se peut faire qu'une paralysie antérieure soit modifiée par l'apparition de la variole. Dreyfus-Brissac a constaté la guérison d'une hémiplégie motrice avec hémianesthésie d'origine hystérique : les troubles moteurs et sensitifs ont disparu dans le cours d'une varioloïde. Dans certains cas, ainsi que le fait remarquer Landouzy, des malades qui ont eu pendant une fièvre éruptive quelconque des accidents d'origine nerveuse semblent prédisposés à de nouvelles complications de même nature dans le cours d'une autre maladie exanthématique fébrile. L'observation suivante de James Lucas semblerait venir à l'appui de cette hypothèse : une jeune femme de vingt-trois ans, prise de rougeole, est atteinte de paraplégie. Neuf ans auparavant elle avait été prise, à la suite d'une variole, d'accidents semblables qui disparurent spontanément.

D'une manière générale, l'on peut dire que les complications nerveuses de la variole sont très-variées et se prêtent difficilement à une classification d'ensemble. Quelquefois les accidents revêtent les symptômes et la marche d'une paralysie ascendante aiguë (Fiedler, Bernhardt, Gros, *Alger méd.*, 1883), ou bien ceux de la paralysie infantile (Roger et Damaschino).

La *contracture des extrémités* a été observée par Brouardel.

Nous devons maintenant parler d'une complication des plus intéressantes de la variole, le *pseudo-tabes* ou *ataxie variolique*. Dans ces dernières années, cette question a été bien étudiée par un certain nombre d'auteurs parmi lesquels il convient de citer Gubler, Otto, Laborde, Béhier, Foville, Westphal, en 1873, Kahler et Pick (1879), Henderson. P. Marie, en 1884, a montré que certains syndromes cliniques consécutifs aux maladies infectieuses se rapprochent de la sclérose en plaques (Leval Picquehef, th. de doct.). Wipham et Myers (1886) ont aussi décrit une forme analogue à la sclérose en plaques, sans tremblement ni nystagmus, mais se rapprochant du tabes par des symptômes d'incoordination motrice. La guérison en serait très-lente.

Le pseudo-tabes se rencontre aussi bien dans les varioles discrètes que dans les varioles graves. Cette complication, qui survient dès le début ou au cours de la maladie, s'annonce par des phénomènes cérébraux intenses : perte de connaissance et coma ou délire violent. Ces accidents s'amendent, puis disparaissent dès que la convalescence s'effectue, mais l'intelligence ne se rétablit pas complétement, et l'ataxie variolique se constitue par l'adjonction de deux autres symptômes principaux : l'incoordination motrice et les troubles de la parole. Les malades bredouillent, leur parole est lente et saccadée. Quelquefois il y a paralysie du voile du palais, d'où nasonnement (Béhier). Les troubles de la parole se distinguent de ceux de la paralysie générale en ce sens qu'on n'observe pas d'omission de syllabes ou de mots entiers (Quinquaud). L'incoordination motrice n'est pas augmentée par l'occlusion des yeux. Le réflexe rotulien est aboli (Henderson), les réflexes cutanés conservés (Balzer) ; la force musculaire est intacte. Quelquefois, dit Westphal, il existe du tremblement de la tête et des membres. Les douleurs fulgurantes font défaut, mais les malades accusent souvent de l'engourdissement et des fourmillements dans les membres (Béhier, Henderson). L'affection a une durée assez longue qui peut varier de six mois à deux ans ; elle se termine par la guérison. Les troubles intellectuels disparaissent tout d'abord, les troubles moteurs ensuite. Ceux du langage persistent bien longtemps après la disparition des premiers.

Appareil locomoteur. Les complications articulaires de la variole se rencontrent également aussi bien dans les formes bénignes que dans les formes graves. Rilliet et Barthez, les premiers, en ont donné une bonne description. « Plusieurs fois, disent ces auteurs, nous avons vu la phlegmasie se circonscrire autour des articulations, qui étaient rouges, gonflées et douloureuses. Semblables alors au rhumatisme articulaire qu'elle simulait à s'y méprendre, l'inflammation envahissait une jointure et passait rapidement à une autre, ou elle en occupait plusieurs à la fois et disparaissait dans un intervalle de trois à dix jours, sans laisser de trace de son passage. » Les arthropathies rhumatismales se montrent à la période de desquamation. On peut observer deux cas : ou bien il s'agit d'arthrites simples, ou bien d'arthrites suppurées. Elles occupent les grandes et petites articulations, quelquefois le périoste des os longs, d'après Brouardel. Ces manifestations rhumatismales s'accompagnent de fièvre, dans certains cas d'endocardites. Bouchard a même signalé l'*iritis rhumatismale;* ces arthropathies légères disparaissent le plus souvent au bout de huit à dix jours.

Ou bien ce sont des arthrites suppurées, causées par les manifestations cutanées de la maladie et dues à la propagation de l'inflammation aux tissus et aux organes sous-jacents. Leur pronostic est très grave. Elles peuvent guérir cependant à la suite d'élimination de séquestres osseux (Vallin, Bidder). Stoccada a observé à la suite de variole confluente des arthrites multiples suppurées dont la guérison aurait été obtenue par l'application rigoureuse d'un traitement chirurgical antiseptique. Ces arthropathies affectent quelquefois des localisations rares. Valette a signalé la coxalgie variolique.

Quelle est la nature de ces manifestations articulaires? D'après E. Mathieu et H. Strauss, les arthrites s'expliquent par la tendance qu'ont les fièvres graves à engendrer l'hyperémie. Martin et Collineau pensent que l'hyperinose du sang doit jouer un rôle qui explique l'imminence de l'arthrite phlegmasique. Pour

Bidder, il s'agit de la propagation de la suppuration des parties superficielles aux articulations sous-jacentes. Cette théorie, vraie pour certains faits, ne peut s'appliquer à la majorité des cas, et il nous semble plus rationnel d'admettre, soit comme le veulent Rilliet et Barthez, une cause générale, ou la théorie de Bourcy, pour qui l'intoxication variolique serait la cause déterminante de ces pseudo-rhumatismes.

Les *hémorrhagies musculaires* se rencontrent dans la variole, même en dehors de la forme hémorrhagique. Ces hémorrhagies se produisent par petits foyers qui suppurent, se sphacèlent, ou bien s'enkystent et se résorbent. Au point de vue anatomique et clinique, elles présentent une grande analogie avec celles que l'on observe dans la fièvre typhoïde (Hayem, Zenker). Hayem pense que c'est l'endartérite qui est la lésion primitive et que les altérations musculaires ne se produisent qu'en second lieu. Pour Zenker, au contraire, les hémorrhagies seraient dues à la rupture de fibres musculaires. Ces hémorrhagies musculaires, de même que celles de la dothiénentérie, affectent certains siéges de prédilection : les muscles de la cuisse, les grands droits de l'abdomen. En dehors des hémorrhagies, on peut observer des douleurs musculaires correspondant à des parties atteintes par la myosite. « Très-souvent, dit Hayem, j'ai produit de vives douleurs en comprimant même légèrement les muscles des cuisses, des mollets, et, lorsque ces malades venaient à succomber, les muscles les plus altérés étaient précisément ceux qui pendant la vie avaient paru le plus douloureux à la pression. »

Complications cutanées. Pendant la période de desquamation et aussi pendant la convalescence d'une variole discrète ou confluente, il n'est pas rare de voir se produire des abcès de la peau. Ces abcès se développent souvent d'une façon insidieuse, sans avoir été précédés d'aucun symptôme local bien appréciable. L'attention des malades est attirée par une légère douleur localisée qui leur fait découvrir l'existence d'une petite tumeur dans un point quelconque de la surface de la peau. Déjà à ce moment la fluctuation est évidente. Ces abcès sont superficiels ou profonds. Souvent ce sont de simples furoncles qui disparaissent après l'expulsion d'un bourbillon. Tantôt, au contraire, ils sont volumineux, profonds, décollent la peau et les muscles et produisent des délabrements considérables. D'après Brouardel, la fièvre tertiaire qui survient au moment de la période de dessiccation serait due à la formation du pus. Le nombre des abcès est variable ; quelquefois ils se produisent en grande quantité et par poussées successives. Ce sont surtout les furoncles qui affectent une allure désespérante à cause de leur persistance (diathèse furonculeuse). Le phlegmon circonscrit ou diffus, les lymphangites, adénites, adéno-phlegmons, sont autant de formes que l'on rencontre parfois dans la convalescence de la variole. Courtade (*Union médicale*, mai 1887) aurait observé le vingt-cinquième jour d'une variole grave une forme de lymphangite non suppurée qui n'est pas non plus de l'œdème simple, mais qui tiendrait le milieu entre les deux. D'après l'auteur, il s'agirait d'une *lymphangite parenchymateuse* ou engorgement lymphatique aigu. Dans certains cas, les malades sont pris d'accidents analogues à ceux de l'infection purulente. Les symptômes généraux consistent en frissons, fièvre, délire, agitation. La soif est vive, la langue est sèche ; les vomissements, la diarrhée, se montrent, puis surviennent un ou plusieurs abcès qui se développent sur les membres, le tronc, la face, quelquefois dans le poumon (Andral) et autres viscères. La mort survient au bout de quinze jours à trois semaines. Ces accidents seraient dus à une résorption purulente (Nélaton, Rilliet et Barthez). Balzer pense qu'il ne s'agit pas là d'une infection purulente analogue à celle des plaies.

A la fin de la variole, on peut observer la *gangrène* sur certaines parties du corps, aux doigts de la main, aux orteils; Leudet a signalé celle du gros orteil. L'extrémité du nez, le pourtour des oreilles, les organes génitaux, peuvent être également atteints. Il en est de même pour la bouche, le pharynx et le larynx. Sagar, cité par Borsieri et par les auteurs du *Compendium de médecine*, a vu la mortification du nez s'accompagner de celle de la mâchoire et des parties situées dans l'arrière-bouche.

L'*ecthyma* (variole repullulante de Féréol, variole vésiculeuse de Desnos) a été bien étudié par Ducastel (*Bull. de la Soc. méd. des hôp.* Paris, 1881, p. 225, 322). L'ecthyma occupe de préférence la face antérieure de la poitrine, les membres supérieurs et inférieurs, mais il n'est pas rare sur la face. Son développement est très-rapide. Il paraît évident que dans nombre de cas son point de départ a été une ancienne pustule de variole. Quelquefois il prend naissance au niveau d'un poil. Son évolution totale est d'environ dix jours. Rarement la maladie prend la forme ulcéreuse. Les dimensions des pustules d'ecthyma sont variables. Sur la poitrine, elles ont environ 1 centimètre de diamètre; sur les membres inférieurs, 2 à 3 centimètres. Aux membres supérieurs et aux mains principalement, l'éruption se montre sous forme de phlyctènes atteignant quelquefois des proportions considérables.

Le développement de l'ecthyma et du pemphigus est d'autant plus facile que la suppuration a été plus abondante. Il se peut faire que cette complication cutanée se manifeste avec une température de 40 à 41 degrés. Des phénomènes ataxiques surviennent et la mort se produit à brève échéance. Ducastel pense qu'il ne s'agit pas d'un simple complexus cachectique, mais qu'il y a lieu de faire intervenir un principe contagieux. Les observations qu'il a réunies dans son service de Saint-Antoine plaideraient en faveur de cette opinion. Rendu a observé également un certain nombre de faits d'ecthyma et de pemphigus. La description qu'il en fait est analogue à celle de Ducastel, mais il nie l'élément contagieux. Pour lui, ce sont de simples accidents inhérents à la variole et rien de plus. D'après Vidal, pour trancher la question il aurait fallu pratiquer des auto-inoculations avec le liquide des pustules d'ecthyma, pris du troisième au sixième jour, époque à laquelle le virus est plus actif.

L'*acné* constitue une complication très-opiniâtre pendant la convalescence et même après. Cette acné, déterminée par la séborrhée et l'oblitération des glandes sébacées, s'observe surtout au cuir chevelu et à la face. Balzer signale en outre des taches pigmentées, jaunes ou brunes, qui persistent plus ou moins long-temps.

Organes des sens. Complications oculaires. Aujourd'hui, grâce aux bienfaits de la vaccine, les complications oculaires, la cécité surtout, sont moins fréquentes. Celle-ci est devenue très-rare. Autrefois sa proportion était de 35 pour 100; d'après Caron de Villars, à l'heure actuelle elle n'est plus que de 7 pour 100 et même 2 pour 100 en Prusse. Les accidents que l'on observe du côté de l'œil et de ses annexes ont fait le sujet d'un mémoire important publié par H. Adler (de Vienne), à qui nous empruntons une partie des détails qui suivent. D'après Adler, la proportion des affections oculaires serait de 5,9 pour 100; 5,8 pour les hommes, 6 pour les femmes. Elles sont plus fréquentes dans les épidémies que dans les cas sporadiques et les enfants sont plus souvent atteints que les adultes. Aucune forme d'ophthalmie n'est caractéristique de la variole. Une maladie antérieure de l'œil ne constitue pas une cause prédisposante.

Lorsque l'éruption variolique atteint son maximum, on observe de l'hyperémie conjonctivale et l'exanthème envahit les paupières. L'éruption sur les diverses parties de l'appareil lacrymal peut produire une dacryocystite avec suppuration : d'où fistules, oblitération des points lacrymaux, etc. Ultérieurement, on peut voir des conjonctivites chroniques, l'adhérence des paupières (ectropion ou entropion), l'eczéma conjonctivo-palpébral et des désordres nerveux du côté de l'œil, torpeur de la rétine et amblyopie. L'eczéma surtout constitue une complication fâcheuse en raison de sa persistance.

Les complications cornéennes surviennent en général vers le dixième jour. Ce sont : la kératite parenchymateuse diffuse, les abcès, les ulcères. Les ulcères de la cornée peuvent s'accompagner ou non de perforation avec hernie de l'iris, phlegmon, phthisie de l'œil. Cette grave complication s'observe surtout dans les varioles confluentes et ne se montre qu'à une période avancée de la maladie.

L'iritis est en général associée à la choroïdite. Elle peut guérir ou s'accompagner ultérieurement de synéchies, de cataractes polaires. Cette complication survient vers le douzième jour, d'après Adler ; elle se déclare d'une façon insidieuse et s'accompagne de douleurs très-intenses. Quelquefois l'iritis constitue un accident de nature rhumatismale (Bouchard) et se développe en même temps que les manifestations articulaires. L'irido-choroïdite s'observe plus souvent chez les adultes que chez les enfants, ceux-ci étant au contraire plus sujets aux complications cornéennes. Cependant J. Maudet a rapporté un cas de cécité chez un enfant de quinze jours, cécité due à une irido-choroïdite variolique.

On a signalé d'autres complications oculaires : le glaucome aigu, la rétinite albuminurique, ont été observés par Adler. Panas a constaté l'atrophie congénitale du globe oculaire à la suite d'une variole intra-utérine, et Riedl (*Wien. med. Presse*, 1885) a noté la cécité subite produite par névrite rétro-bulbaire aiguë.

Du côté de l'*appareil auditif* on peut voir se produire des otites de la caisse et quelquefois de la méningite basilaire. Les otites purulentes de la caisse pourraient jouer un certain rôle dans la pathogénie de la surdité (*Rapport sur les causes de la surdité* par Trœltsch).

Variole compliquée d'une autre maladie. Parfois la variole se complique d'une autre maladie fébrile. La loi de Hunter qui prétend que deux pyrexies ne peuvent coexister n'est donc pas absolue. L'érysipèle se montre quelquefois pendant la période de dessiccation ou de desquamation. D'après Balzer, l'érysipèle de la face qui se déclare dans le cours de la variole présente les mêmes symptômes, seulement plus atténués que lorsque l'érysipèle se montre seul. Dans certains cas, l'érysipèle revêt un pronostic grave. Un enfant de cinq ans et demi entre à l'hôpital pour une carie du maxillaire supérieur, avec plaie fistuleuse au-dessous de la paupière inférieure gauche. Il contracte les deux maladies dans la salle où il existait des cas de variole et d'érysipèle et meurt avec des phénomènes cérébraux (Jablonski). Cavarré, dans sa thèse, rapporte des faits d'érysipèles mortels du tronc et des membres, survenus à la suite d'ouvertures d'abcès.

La coexistence de la variole et de la rougeole, quoique peu fréquente, est une chose possible. Les faits paraissent moins nombreux aujourd'hui, mais cela tient à ce que les anciens auteurs semblent avoir confondu les éruptions avec les rash. D'après Hardy et Béhier, dans les observations de Murchison et de Gintrac, il s'agissait probablement de véritables rash. La même remarque est applicable à la coexistence de la variole et de la scarlatine. C'est surtout à la période de dessiccation que se montrent ces fièvres éruptives. Ce sont bien en réalité des maladies nouvelles surajoutées à la variole et évoluant avec leurs caractères particuliers. Peut-on rencontrer la variole avec rougeole et scarlatine? Les observations que nous avons retrouvées paraissent peu concluantes. Prior a bien signalé la coexistence de trois fièvres éruptives, mais chez son malade il ne s'agissait pas de variole, mais de varicelle avec rougeole et scarlatine.

La diphthérie se rencontre parfois au cours de la variole (Boudet), dans la varioloïde (Rilliet et Barthez). Son pronostic serait très-grave d'après Balzer. Les oreillons surviennent quelquefois pendant la convalescence de la varioloïde (Leudet). Pour Brouardel, certaines complications peuvent se montrer à la suite de l'encombrement ; ce sont : la dysenterie, l'embarras gastrique, la fièvre typhoïde.

En général, la variole aggrave le pronostic des maladies coexistantes. Les enfants atteints de pneumonie ou d'affections intestinales ne guérissent jamais quand ils contractent la variole (Rilliet et Barthez). L'action de la variole sur la tuberculose a été diversement interprétée. Les anciens auteurs semblent lui accorder une influence salutaire. Mead prétend qu'elle exerce une action dépurative sur la scrofule, et en 1792 Brachet conseille l'inoculation de la variole chez les tuberculeux. Rilliet et Barthez sont moins affirmatifs et pensent que, lorsque les tubercules sont peu nombreux, la variole tend à les faire passer à l'état crétacé et à les guérir. On ne saurait admettre ces opinions qui paraissent en contradiction avec les faits observés. La variole, dit Perroud, imprime aux manifestations tuberculeuses une évolution souvent très-rapide. Cette évolution rapide serait la conséquence de l'état fébrile qui précipiterait la marche de la tuberculose pulmonaire. Pour M. Joffroy, les tuberculeux ont des varioles extrêmement graves. L'affection revêt un caractère adynamique très-prononcé; les pustules restent stationnaires et s'affaissent, la mort survient par collapsus vers le seizième jour (Breynaert); d'après M. Landouzy, il est très-fréquent d'observer des cicatrices de variole chez les tuberculeux, et pour lui la variole serait une condition favorable pour l'évolution ultérieure de la tuberculose pulmonaire.

La variole semble dans certains cas exercer une influence salutaire sur les maladies intercurrentes. Rosen, Mead, Robert Williams, rapportent des exemples de fièvres intermittentes guéries par l'apparition d'une variole. Chez un malade d'Andral les symptômes d'une pneumonie fort grave se dissipèrent comme par enchantement. Cette action thérapeutique s'est surtout montrée chez des malades affectés antérieurement de névroses. C'est ainsi que Guersant et Blache ont observé la disparition du hoquet hystérique, et Dreyfus-Brissac a observé également (*voy.* plus haut) la guérison d'une hémiplégie avec hémianesthésie d'origine névropathique. La variole aurait favorablement modifié des engorgements ganglionnaires et des éruptions chroniques de la peau : eczéma, impétigo, lichen, prurigo (Legendre cité par Grisolle). Balzer cite des guérisons de teigne, de gale, d'hydrocèle, d'anasarque, etc., mais, d'après Barthélemy, l'exanthème n'aurait aucune influence salutaire dans les cas d'éruption syphilitique.

DIAGNOSTIC DE LA VARIOLE. 1° *A la période d'invasion.* Lorsqu'on est en présence d'un individu qui a eu un frisson, de la fièvre, des vomissements, qui se plaint de courbature générale, de maux de tête ou de rachialgie, on pense tout d'abord à une variole, si l'on est en temps d'épidémie ou si le malade a été en contact avec un varioleux; et de fait on se trompe rarement quand l'ensemble des signes est au complet.

Mais il n'en est plus de même lorsqu'il n'y a pas d'épidémie de variole et qu'on n'a pas de raison de soupçonner la contagion. Alors le diagnostic s'égare souvent et on peut songer à un début d'embarras gastrique fébrile, de fièvre continue, de néphrite aiguë, à une pneumonie latente, à une autre fièvre éruptive. De fait, aucun des symptômes de début de la variole, pris isolément, n'est caractéristique par lui-même, et, pour peu qu'ils soient plus ou moins atténués ou que l'un ou l'autre manque, on a de fortes chances de se tromper.

Le *frisson* unique, violent peut se montrer au début d'une pneumonie, au début d'un érysipèle, au début d'une variole. Si toutes les pneumonies se révélaient par des signes physiques bien accusés, la confusion avec un début de variole serait impossible. Mais il est des pneumonies qui ne se manifestent, au début du moins, par aucun signe physique, où le point de côté, où l'expectoration, la toux même, manquent, et où il n'y a guère que de la fièvre précédée d'un frisson et de la dyspnée. Or, dans la variole, ces deux symptômes peuvent se trouver réunis. Nous avons vu que la dyspnée se montrait souvent, à cette période, liée à la fièvre et au trouble apporté aux fonctions du centre nerveux respiratoire. La confusion est donc possible au début, mais, en tout cas, le doute ne sera pas de longue durée. — L'apparition de l'éruption dans un cas, les signes physiques dans l'autre, permettront bientôt de se prononcer.

Il paraît de prime abord impossible de confondre un début de variole avec un début d'érysipèle. Il existe cependant des cas où cette confusion est possible : ce sont ceux où il existe un rash érysipélateux avec les prodromes habituels de la variole; quand alors la rachialgie manque ou est peu accusée, on peut hésiter entre un début de variole et un érysipèle. Cependant, en général, le rash érysipélateux ne présente pas de bourrelet comme l'érysipèle; il n'y a ni adénite, ni phlyctènes. Son apparition est moins rapide; il n'y a habituellement pas de délire; la douleur et la sensation de chaleur sont moindres. Enfin il ne tarde pas en général à être suivi d'hémorrhagies, soit sur la peau, soit par diverses autres voies, car il annonce presque toujours une variole hémorrhagique. — Nous verrons qu'au début de la période d'éruption des varioles confluentes la confusion avec un érysipèle est encore possible.

La *fièvre*, lorsque le début a été moins brusque, qu'il y a eu plutôt des frissons répétés qu'un grand frisson unique, initial, que le malade ne sait pas préciser exactement le jour du début, pourrait en imposer à la rigueur pour une fièvre continue. Mais l'erreur ne saurait être de longue durée, si l'on a soin d'observer attentivement la marche de la température. En effet, dans la variole, peu ou point de rémissions; dans la fièvre typhoïde, rémissions matinales bien accusées. D'ailleurs l'aspect du malade est bien différent. Rappelons que le varioleux est en général anxieux, agité, que les yeux sont brillants, tandis que le typhique est abattu, prostré, dans le décubitus dorsal. La langue est aussi en général plus blanche, plus étalée, dans la variole.

On confondrait plus facilement un début de variole avec un embarras gastrique fébrile. Dans cette dernière maladie, il existe de la céphalalgie, des vomissements, un état *saburral*, une fièvre parfois intense, à début brusque, comme dans la variole. Il y a souvent aussi de la courbature. Parfois il faudra attendre le troisième ou le quatrième jour, époque de l'apparition de l'éruption, pour se prononcer.

La *rachialgie*, surtout lorsqu'elle s'accompagne de paraplégie, phénomène d'ailleurs assez rare dans la variole, pourrait en imposer pour une affection médullaire, pour une myélite aiguë, surtout lorsque la fièvre n'est pas très-intense, mais, comme une rachialgie intense avec une fièvre modérée se rencontre surtout au début des varioles hémorrhagiques, l'apparition des hémorrhagies ne tardera pas à dissiper tous les doutes.

La rachialgie peut encore en imposer pour une néphrite aiguë au début, ou encore pour un de ces cas que M. Albert Robin a décrits dernièrement sous le nom de congestion rénale aiguë fébrile. Là aussi il y a de la fièvre, précédée souvent de frissons, de rachialgie, de vomissements. La confusion est d'autant plus facile à faire que l'albuminurie peut exister au début de la variole. Toutefois elle est alors rarement très-intense. Du reste, la marche de la maladie jugera la question.

Les rash sont souvent aussi confondus avec d'autres fièvres éruptives. Ils n'étaient même pas considérés autrefois comme faisant partie intégrante de la variole : lorsqu'une variole était précédée de rash, on croyait à la contemporanéité de plusieurs fièvres éruptives. Cependant un examen attentif permet le plus souvent d'éviter l'erreur : les rash ne se présentent pas exactement sous le même aspect que les fièvres éruptives qu'ils simulent.

Nous avons déjà dit en quoi le *rash érysipélateux* différait de l'érysipèle ; nous n'y reviendrons pas.

Le *rash scarlatiniforme* ressemble beaucoup, en tant qu'éruption, à la scarlatine. Toutefois il en diffère par le moment de son apparition, par son siége habituel et par les symptômes concomitants. Le rash scarlatineux apparaît le troisième ou quatrième jour de la maladie seulement, tandis que l'éruption scarlatineuse vraie n'a que vingt-quatre à trente-six heures au plus d'invasion. Au moment où le rash apparaît la température commence à baisser ; elle est à son summum au moment de l'apparition de l'exanthème scarlatineux vrai. Le rash scarlatiniforme débute aux aines pour former ensuite une sorte de ceinture incomplète autour du tronc, tandis que la scarlatine débute au cou, envahit ensuite le tronc, puis les membres du côté de la flexion. La scarlatine envahit souvent la face ; le rash l'évite. L'aspect même de l'éruption est un peu différent ; le pointillé hémorrhagique est plus accusé dans le rash que dans la scarlatine vraie. Enfin il n'y a ni angine pultacée, ni adénite, ni desquamation de la langue, quand il s'agit d'un rash scarlatiniforme.

Le rash *morbilliforme* peut être confondu avec la rougeole, mais les prodromes sont plus longs dans celle-ci ; la fièvre y est moins intense en général. L'éruption de la rougeole débute à la face et au cou, points qui sont presque toujours respectés par le rash morbilliforme. Mais c'est surtout l'absence des phénomènes de catarrhe qui permet de faire la distinction entre le rash et l'exanthème vrai.

Dans le *rash ortié* le prurit est moins intense que dans l'urticaire vraie. C'est là le seul signe diagnostique qui ait une valeur absolue, car, s'il est exceptionnel de rencontrer des fièvres urticaires avec un cortége de symptômes généraux graves, il existe cependant des cas de ce genre. L'un de nous a observé, dans le service de M. Bouchard, un cas d'urticaire hémorrhagique avec fièvre intense (40 degrés) précédée d'un violent frisson, accompagnée de céphalalgie et de rachialgie. Si la malade n'avait accusé dès le début de violentes démangeaisons, le diagnostic avec un rash ortié eût été des plus difficiles.

Dans la *suette miliaire* il n'y a pas de douleurs lombaires, mais des douleurs présternales ; pas de constipation, mais de la diarrhée, enfin des sueurs profuses à odeur très-forte (Barthélemy).

L'absence de symptômes généraux ne permet pas de confondre avec les rash les éruptions médicamenteuses ou toxiques.

Le rhumatisme, le choléra, la fièvre puerpérale, la diphthérie, présentent au nombre de leurs symptômes des éruptions analogues aux rash et auxquels on a également donné le nom de rash. C'est par les symptômes généraux que se fera le diagnostic.

Le *pityriasis rosé* de Gibert diffère du rash par les squames, les poussées successives, l'évolution lente et progressive, la teinte jaunâtre des taches vieilles, la légèreté des symptômes généraux, enfin la durée, qui est de six semaines. La *roséole syphilitique* accompagnée de phénomènes fébriles ne peut guère être confondue avec les rash érythémateux que quand il y a coïncidence des deux maladies, et alors la durée plus grande de la roséole juge la question. L'*eczéma rubrum*, les *érypthèmes*, la *roséole saisonnière*, sont précédés de fièvre, mais la fièvre tombe avec l'apparition de l'éruption. De plus, il y a du prurit et de la desquamation. Enfin, à propos d'une variole, un *eczéma disparu* peut reparaître, mais la démangeaison, le suintement, sont autant de signes qui n'appartiennent pas aux rash (Barthélemy).

2° *Diagnostic à la période d'éruption.* L'éruption une fois parue, le diagnostic de la variole s'impose le plus souvent.

C'est tout au plus si à la période papuleuse, avant que les vésicules soient formées, on peut confondre une rougeole boutonneuse avec une variole. Si l'aspect de l'éruption est le même, les symptômes généraux sont le plus souvent tout différents. Il faut donc une réunion de signes trompeurs pour méconnaître une variole dans ces conditions ; il faut une période prodromique mal caractérisée, compliquée de quelque bronchite intercurrente. Du reste, une fois les vésicules formées, le doute n'est plus possible.

Au début d'une variole confluente on a pu songer, en raison de l'abondance de l'éruption, du gonflement uniforme, à un érysipèle, d'autant plus que l'intensité de la fièvre, le frisson, les vomissements, appartiennent aux deux maladies. Mais l'absence de bourrelet, d'adénite, l'extension de l'éruption à d'autres parties que la face, sont autant de signes qui feront abandonner l'idée d'un érysipèle.

Lorsqu'il s'agit d'un enfant, on peut confondre une variole discrète ou une varioloïde avec une varicelle. Les deux éruptions se ressemblent à un examen superficiel : toutes deux sont vésiculeuses ; toutefois, dans la varicelle, il s'agit plutôt de petites bulles que de véritables vésicules. Ces bulles sont un peu allongées, ont 4 à 5 millimètres de long sur 2 ou 3 de large, sont remplies d'un liquide citrin ; leurs contours sont nets ou un peu sinueux (Cadet de Gassicourt). L'éruption peut n'être pas précédée de prodromes, ou, quand ces prodromes existent, ils ne durent guère plus de vingt-quatre heures. Citons toutefois, à titre d'exception rare, un cas rapporté par Badan (*Revue médicale de la Suisse romande*, de 1884, t. III, p. 545), dans lequel un rash scarlatiniforme précéda une varicelle. Le diagnostic « varicelle » s'imposait d'ailleurs, et on ne pouvait songer à la coïncidence d'une autre fièvre éruptive qui aurait été prise pour un rash, car l'éruption de varicelle survint six mois après une scarlatine normale, et quelques mois après l'enfant, âgé de quatre ans, eut une rougeole bénigne. L'éruption de varicelle se fait en général par poussée successives, et l'on trouve alors sur le corps des vésicules à divers âges, de sorte que, même en l'absence de tout renseignement sur la marche de la maladie, on peut le plus souvent reconnaître qu'on a affaire à une varicelle et non à une varioloïde.

En temps d'épidémie, dans les cas rares où la vaccine est suivie d'une éruption généralisée, le diagnostic pourrait rester un moment hésitant entre une variole et une vaccine à éruption généralisée. On tiendra grand compte de l'époque d'apparition de l'éruption; s'il s'agit d'une vaccine généralisée, l'éruption survient quatre ou cinq jours après l'inoculation; de plus, la rachialgie, les douleurs de tête, les vomissements, font défaut. « Jamais la fièvre vaccinale, dégagée de toute complication (érysipèle, par exemple), n'atteint le degré de la fièvre variolique » (Dauchez, *Des éruptions vaccinales généralisées*, etc., thèse de Paris, 1883). Du reste, l'évolution ultérieure est aussi toute différente : s'il s'agit d'une vaccine généralisée, la pustulation est complète le neuvième jour, décroît jusqu'au dixième jour, les croûtes tombent le dix-septième jour au plus tard. Enfin les cicatrices laissées par les boutons surnuméraires de la vaccine sont toujours moins profondes, moins apparentes que celles de la variole.

Certaines éruptions syphilitiques peuvent au premier abord être confondues avec la variole : M. Barthélemy rapporte les deux cas suivants : Une syphilide papuleuse généralisée et fébrile observée chez M. Fournier avait été prise par deux médecins pour une variole; elle fut rapidement enrayée par les frictions mercurielles; une malade entre dans le service de M. Millard avec de la prostration, de l'abattement, de l'inappétence, de la céphalalgie, des nausées. La température est de 39 à 40 degrés. M. Millard diagnostique une fièvre typhoïde; quelques jours après, apparition soudaine d'une éruption papuleuse abondante généralisée; diagnostic : variole. La fièvre ne tombe pas; les papules ne se transforment pas en vésicules : M. Millard reconnaît alors une syphilis avec poussée aiguë, fébrile, de syphilides papuleuses.

Suivant le même auteur, les éruptions ecthymateuses de la syphilis ressemblent beaucoup à la variole. Mais la fièvre est rarement aussi élevée que dans la variole, et il existe en général des plaques opalines ou érosives qui permettent d'affirmer la syphilis.

Inversement, chez un individu en puissance de syphilis et pris de variole, la *roséole spécifique* peut être méconnue et prise pour un rash hyperémique. C'est ce qui arriva dans un cas rapporté par M. Barthélemy; mais, la variole guérie, le rash persista et l'on reconnut qu'on avait affaire à une syphilis.

Dans l'*herpès généralisé* les vésicules sont groupées par îlots; leur confluence forme des plaques à contours policycliques. Les vésicules sont plus pleines, plus tendues, limitées par une aréole rouge (Barthélemy).

3° *Diagnostic à la période de suppuration*. Seules les *syphilides pustuleuses*, *l'acné pustuleuse*, pourraient être confondues avec une variole discrète, mais il faudrait supposer qu'on manque entièrement de renseignements sur la marche antérieure de la maladie pour commettre une semblable confusion. Ce sont là des affections chroniques, et les prodromes habituels de la variole y font absolument défaut.

4° *Diagnostic à la période de dessiccation*. Il est des cas où les symptômes généraux ont été à peine accusés, et où le malade, ne croyant pas avoir eu la variole, « vient consulter pour sa maladie de peau. La persistance des rash, les pustules du pharynx et du voile du palais, sont bien précieux alors pour établir la nature des vésicules desséchées ou légèrement croûteuses que l'on trouve disséminées sur le corps » (Barthélemy). Le même auteur rapporte encore un cas de syphilis ancienne où toute la face était couverte d'une vaste syphilide croûteuse donnant au malade « la physionomie d'un varioleux arrivé à la période de dessiccation de la forme croûteuse. » Le diagnostic était facile par les commémoratifs et par la localisation exclusive de l'éruption à la face, mais, s'il avait fallu se prononcer d'après l'aspect seul de l'éruption, il eût été à peu près impossible.

5° *Diagnostic rétrospectif de la variole.* Les cicatrices de la variole peuvent être confondues avec les cicatrices d'acné, qui ont à peu près le même aspect. Toutes deux sont blanches. Cependant les cicatrices que laisse la variole sont généralement plus irrégulières et plus profondes. Le diagnostic rétrospectif a parfois son importance, soit lorsqu'il s'agit de déterminer la nature d'une affection cutanée, soit lorsqu'on est en présence d'un homme présentant de la fièvre, de la céphalalgie, de la rachialgie et les autres signes de la période d'invasion d'une variole, mais qui dit avoir eu la variole étant jeune. Si l'on constate alors des cicatrices bien nettes de variole antérieure, on sera porté à écarter le diagnostic de variole, et, si elle éclate contre toute prévision, car les cas de récidive existent, on portera en général un pronostic favorable.

PRONOSTIC. 1° *Pronostic général de la variole au début d'une épidémie.* Lorsqu'une épidémie de variole éclate dans un pays ou dans une localité isolée, le degré de gravité de cette épidémie dépendra avant tout du plus ou moins grand nombre d'individus non vaccinés ou ayant perdu l'immunité provenant d'une première vaccination. Les recrudescences de la variole dans les pays où elle est endémique surviennent à intervalles en général réguliers, quand l'épuisement de l'immunité vaccinale chez les habitants et l'immigration d'individus non vaccinés ont créé un nombre suffisant de gens en état de réceptivité (Balzer et Dubreuilh). Ces intervalles sont d'autant plus longs que la pratique de la vaccination et de la revaccination est appliquée plus rigoureusement. On peut dire aussi qu'une épidémie sera d'autant plus grave dans un pays que les vaccinations auront été plus négligées. C'est ainsi qu'à Zurich, depuis que la vaccination a cessé d'être obligatoire, le nombre des décès par variole a considérablement augmenté. Le retrait de la loi sur la vaccination obligatoire a été voté en mai 1883. Or la mortalité par variole à Zürich a été de 7 décès en tout en 1881, 0 en 1882, 8 en 1883, 11,15 en 1884, 52 en 1885, et pendant le premier trimestre seul de 1886 déjà de 85 (*Revue d'hygiène*, août 1886).

En général, les épidémies sont plus bénignes à leur début et à leur déclin (Borsieri).

Suivant M. Besnier (*Union médicale*, 1874), la mortalité par variole à Paris, abaissée pendant les mois de juin, juillet, août, se relève en septembre et en hiver et décline au printemps.

Lorsqu'il règne une épidémie de variole, la mortalité est plus forte que lorsqu'il n'y a que des cas sporadiques. Suivant Grisolle, elle serait de 1/4 ou même 1/3 des individus atteints en temps d'épidémie, et de 1/6 ou 1/8 en dehors des épidémies.

Lorsque la variole éclate dans un pays jusque-là indemne, elle y fait les plus grands ravages. Importée en Amérique par les conquérants espagnols, elle détruisit une grande partie de la population. Récemment encore on eut à Paris un exemple de la gravité de la variole lorsqu'elle éclate sur des individus venant d'un pays où elle était inconnue. L'épidémie de variole qui sévit sur les Esquimaux du Jardin d'Acclimatation fut particulièrement meurtrière, et la plupart de ces malheureux succombèrent à des varioles hémorrhagiques foudroyantes. Il semble que, dans les pays où la variole est endémique, il existe une sorte d'immunité créée en partie par les cas antérieurs, mais en partie aussi par les atteintes de variole chez les ascendants.

2° *Pronostic individuel de la variole*. a. *Pronostic de la variole à la période d'invasion*. Lorsqu'on se trouve en présence d'un malade qui a de la rachialgie ou de la céphalalgie, de la fièvre, de l'anxiété, de l'agitation, des nausées et des vomissements, et qui s'est trouvé exposé au contage varioleux, ou encore en temps d'épidémie, et que le diagnostic *variole* s'impose par l'ensemble des symptômes généraux, est-il possible de prévoir quelle sera la forme de la maladie, si on aura affaire à une variole discrète, à une confluente ou à une varioloïde? Peut-on prévoir si la maladie va revêtir la forme hémorrhagique?

Disons tout de suite que, dans un grand nombre de cas, il est impossible de déduire de l'ensemble des signes observés des données certaines sur la marche ultérieure de la maladie. Bien qu'en général la fièvre soit peu intense au début d'une varioloïde, une fièvre intense, avec une température atteignant les chiffres les plus élevés, peut se montrer exceptionnellement dans la période d'invasion d'une varioloïde aussi bien que d'une variole confluente des plus graves, et nous avons vu qu'il n'est pas rare de voir des varioles hémorrhagiques foudroyantes évoluer avec une température ne dépassant pas 38 à 38°,5. Le délire peut se montrer aussi bien dans les formes graves que dans les formes bénignes. Il en est de même des vomissements, de la rachialgie, de la céphalalgie.

Toutefois, il est *plus fréquent* de rencontrer des symptômes généraux très-intenses dans la période d'invasion des varioles cohérentes et confluentes, et une rachialgie très-intense annonce *plus souvent* une variole grave, une variole hémorrhagique, qu'une variole bénigne.

Dans un certain nombre de cas il survient, dès la période d'invasion, des signes qui permettent de présager jusqu'à un certain point la gravité ultérieure de la maladie. C'est ainsi que le rash purpurique, caractérisé par une coloration rouge lie de vin de la peau et par l'apparition de taches de purpura et d'ecchymoses sous-cutanées, permet presque à coup sûr de prédire une variole hémorrhagique d'emblée, c'est-à-dire la forme de la maladie qui ne pardonne presque jamais. Il en est de même de l'ecchymose orbitaire et des hémorrhagies muqueuses et viscérales, telles que les hématuries, les hémorrhagies intestinales. L'un de nous a vu toutefois un cas de variole chez un garçon de quatorze ans, portant des cicatrices de vaccine légitime, chez lequel on observa à la période d'invasion tous les signes habituels des varioles hémorrhagiques d'emblée, depuis le rash franchement purpurique jusqu'à l'ecchymose orbitaire et à l'hématurie. Néanmoins contre toute attente, le malade guérit, après avoir eu successivement une pneumonie, puis une nécrose des cartilages du larynx qui nécessita la trachéotomie. Les pustules ne suppurèrent qu'en partie. Nul doute que ce malade ait bénéficié de l'immunité créée par la vaccination. Le vaccin n'a pu le préserver de la variole, mais l'a empêché de succomber à une variole hémorrhagique d'emblée réputée presque fatalement mortelle. Ce sont là des faits tout à fait exceptionnels. Certaines hémorrhagies sont moins à craindre : telles sont l'épistaxis qui, quand elle est isolée, n'indique pas par elle-même une variole hémorrhagique, et la métrorrhagie, qui est un phénomène presque constant au début de la variole chez la femme.

Les auteurs ne sont pas d'accord sur la valeur pronostique des rash : Morton et Sydenham les considéraient comme un signe de variole grave et anormale. Dans la discussion de la Société médicale des hôpitaux en 1869 et 1870, Marotte adopte l'opinion ancienne; Chauffard les considère comme très-graves et les englobe dans les varioles hémorrhagiques; Bourdon ne considère comme grave que le rash généralisé; Raynaud pense que le rash tardif est seul fâcheux, le rash précoce étant bénin. Par contre Gubler, Trousseau, leur accordent une grande bénignité; Hérard rapporte un cas de rash morbilliforme des plus bénins.

M. Legroux et M. Barthélemy n'accordent aucune valeur pronostique aux rash. Ceux-ci n'ont aucune gravité par eux-mêmes. Ils accompagnent aussi bien les varioles bénignes que les varioles graves. Nous avons vu quelle importance il faut attacher au rash purpurique, qui annonce une variole hémorrhagique. Toutefois des hémorrhagies limitées à certaines régions accompagnent souvent le rash scarlatiniforme; il ne s'agit pas là de rash hémorrhagiques proprement dits, et ce genre de rash se montre aussi bien dans les varioloïdes que les varioles bénignes. Le rash hémorrhagique ne doit faire craindre une variole hémorrhagique que quand les hémorrhagies se présentent dans toutes les régions du corps et qu'il existe des ecchymoses ou des pétéchies d'une certaine étendue.

L'apparition successive de deux rash différents, considérée comme particulièrement grave par Raynaud, a été vue plusieurs fois par M. Barthélemy dans des varioles bénignes et discrètes. Aussi ne saurait-on considérer comme ayant une valeur pronostique quelconque cette association de différentes espèces de rash.

Les rash ortiés annoncent une variole bénigne (Gubler). Le rash *érysipélateux*, d'ailleurs rare, était déjà considéré par Sydenham comme annonçant une variole mortelle.

Les rash étaient fréquents dans les varioles inoculées; ils paraissent plus fréquents dans les varioloïdes que dans les varioles vraies.

A défaut de signes pouvant faire prévoir la gravité ultérieure de la maladie, il est cependant des circonstances dont il faut tenir compte dès le début d'une variole et qui doivent assombrir ou atténuer le pronostic.

C'est ainsi qu'on prendra en considération les conditions particulières dans lesquelles se trouve le malade au point de vue de sa résistance individuelle, de l'immunité plus ou moins complète qu'il peut avoir acquise.

L'individu est-il vacciné? et à quelle date remonte sa vaccination ou sa revaccination? Est-ce un individu robuste, vigoureux, ou un homme débilité par l'âge, par la fatigue, par les excès alcooliques, par une maladie antérieure? Voilà autant de questions qui ont leur importance pour le pronostic. En général, une variole a d'autant plus de chance d'être bénigne qu'on est plus près de la dernière vaccination ou revaccination.

Il faut aussi tenir compte du nombre et de la profondeur des cicatrices vaccinales. Suivant M. Landrieux, il est rare qu'un individu portant cinq ou six cicatrices de vaccine bien nettes succombe à une variole. Les statistiques de Jeble et de Galvagni semblent prouver qu'il y a 8 à 10 pour 100 de mort chez les vaccinés et 43 à 44 pour 100 chez les non-vaccinés (Balzer et Dubreuilh).

Disons toutefois que la vaccination paraît avoir plus d'action sur le degré de confluence de l'éruption que sur la présence ou l'absence des hémorrhagies. La variole hémorrhagique est plus fréquente que la variole confluente chez les sujets vaccinés.

La constitution du sujet, son état de santé ou de débilitation, ont plus d'influence sur le *mode de réaction* de l'organisme et sur les complications ultérieures que sur la nature de la maladie elle-même. Les varioles hémorrhagiques se montrent souvent chez des individus vigoureux, de complexion athlétique, et, pendant le siége de Paris, c'est durant la première période du siége qu'elles se montrèrent surtout, tandis qu'à la fin, au moment où les fatigues et les privations avaient profondément débilité les troupes, les varioles hémorrhagiques furent rares, et ce furent au contraire les complications pulmonaires qui dominèrent.

S'agit-il d'un enfant, s'il n'est pas vacciné, surtout s'il s'agit d'un nouveau-né, le pronostic est des plus graves. Il l'est encore plus que chez l'adulte, chez les enfants au-dessous de dix ans non vaccinés (58 pour 100 en 1870 suivant Curschmann). Au contraire, chez les enfants vaccinés, il y a fort peu de mortalité. Chez les individus qui ont plus de cinquante ans, le pronostic est aussi très-grave.

S'il s'agit d'une femme en état de grossesse, le pronostic sera forcément assombri en raison de la fréquence de l'avortement et de la transformation si fréquente d'une variole, en apparence bénigne, en variole hémorrhagique, par le fait de l'avortement; nous renvoyons au paragraphe consacré à la variole chez les femmes en couches, où est traitée cette question.

Quant au pronostic immédiat, à part les varioles hémorrhagiques foudroyantes qui tuent avant même l'apparition de l'éruption, il est rare qu'un varioleux meure dès la période d'invasion. Cependant l'hyperthermie et l'intensité insolite des symptômes nerveux, du délire en particulier, peuvent mettre dès cette période les jours du malade en danger. Chez l'enfant, la mort peut être amenée par une attaque de convulsion ou par une diarrhée profuse.

b. *Pronostic de la variole à la période d'éruption.* Quand apparaît l'éruption, il est plus facile de se prononcer sur le degré de gravité d'une variole. Le degré de confluence a en effet la plus grande importance pour le pronostic. Certains auteurs croient même qu'une variole confluente vraie est fatalement mortelle : telle est en particulier l'opinion de M. Barthélemy, opinion partagée par son maître M. Rigal. D'autres pensent qu'une confluente vraie peut guérir, exceptionnellement, il est vrai. Tout le monde admet d'ailleurs que les varioles très-cohérentes sont susceptibles de guérison. Il n'y a là probablement qu'une confusion de mots, et il s'agit seulement de s'entendre sur la valeur du mot *confluente*. Pour M. Barthélemy, une variole est *confluente* quand les papules se touchent par leurs bords dès le début sans aucun intervalle de peau saine, tandis que dans les *cohérentes-confluentes* la confluence ne se fait que secondairement par suite du développement des pustules. Est-il toujours possible dans la pratique de faire cette distinction? Il est permis d'en douter, et sans doute un certain nombre de cas donnés par les auteurs comme des confluentes guéries n'étaient que des varioles très-cohérentes.

Quoiqu'il en soit, la confluence doit toujours faire porter un pronostic des plus graves, sinon fatalement mortel. Les malades succomberont le plus souvent à la période de suppuration du onzième au quatorzième jour. Il en est de même des varioles très-cohérentes. Moins l'éruption est abondante, moins le pronostic est grave, et les varioles discrètes exemptes de complications guérissent presque toutes.

Lorsque les pustules se remplissent de sang, qu'il existe de plus des hémorrhagies par d'autres voies, on devra aussi craindre une terminaison fatale, la variole hémorrhagique pardonnant rarement quand les hémorrhagies surviennent dès la période d'éruption.

Certains signes ont une gravité particulière : tels sont l'absence de gonflement des mains et des pieds à la fin de la période d'éruption. Pour Trousseau, c'est un signe toujours grave et qui indique une variole anormale.

Une éruption abondante des muqueuses, les complications pulmonaires, l'absence de rémission de la fièvre, sont autant de signes qui assombrissent le pronostic.

Il faut dire cependant que la mort survient rarement avant la période suivante.

c. *Pronostic de la variole à la période de suppuration.* Lorsque la fièvre de suppuration ne s'établit pas, et que les pustules avortent, se dessèchent sur place, quelle qu'ait été d'ailleurs l'intensité des symptômes généraux de la période d'invasion, on peut être rassuré : la variole a terminé son évolution, et le malade entre en convalescence : il s'agissait d'une varioloïde.

Dans tous les autres cas, la suppuration des pustules ramène le retour de la fièvre et de tous les symptômes généraux graves. C'est cette période qui expose le malade au plus grand nombre de dangers. C'est aussi celle qui compte le plus de décès.

Dans les varioles confluentes, la mort survient, soit par une sorte de sidération nerveuse, par suite de la suppression de l'hématose cutanée : les malades meurent alors comme les grands brûlés; soit par le fait de l'éruption des muqueuses, et en particulier de la muqueuse des voies respiratoires : les pneumonies, les broncho-pneumonies, si fréquentes dans les varioles confluentes, sont les principales causes de mort à cette période. D'autres fois ce sera l'œdème de la glotte qui mettra rapidement les jours du malade en danger et le tuera, si l'on ne peut intervenir à temps par la trachéotomie. Chez d'autres, ce seront les complications nerveuses, liées à l'hyperthermie : le délire, et, chez les enfants, les convulsions.

D'autres complications, sans menacer directement la vie, n'en ont pas moins une très-grande gravité : ce sont les ulcères de la cornée qui menacent de laisser le malade aveugle, les otites suppurées.

Toutes ces complications, très-fréquentes dans les formes confluentes, se rencontrent aussi, mais moins souvent, dans les formes cohérentes. Elles sont plus rares dans les discrètes.

C'est du onzième au quinzième jour que l'on compte le plus grand nombre de décès. C'est dire que la période de suppuration est la période la plus à craindre dans la variole.

d. *Pronostic de la variole à la période de dessiccation.* Lorsque le malade a échappé à tous les dangers des périodes d'invasion et d'éruption et à ceux bien plus nombreux de la période de suppuration, et que la fièvre est tombée, toute crainte n'est pas encore écartée, pour peu que l'éruption ait été abondante. C'est pendant la convalescence que surviennent ces abcès sous-cutanés en général bénins, mais pouvant aussi parfois devenir le point de départ d'une infection secondaire, d'une véritable infection purulente; d'autres fois ce sont des phlegmons circonscrits ou diffus; on a encore à compter avec la nécrose des cartilages du larynx, nouvelle cause d'œdème de la glotte, avec les cicatrices vicieuses des paupières pouvant amener de l'ectropion, avec les paralysies, avec les pseudo-ataxies, avec les scléroses en plaques, avec les atrophies musculaires, ces dernières complications ayant le plus souvent débuté pendant les périodes précédentes, mais pour ne devenir apparentes qu'après la disparition de la fièvre et des symptômes généraux, au moment où le malade se lève.

En résumé, la variole, d'autant plus grave qu'elle est plus confluente, tue surtout à la période de suppuration, moins souvent à la période d'invasion, plus rarement à la période de dessiccation, plus rarement encore à la période d'éruption.

La variole hémorrhagique d'emblée ne pardonne que rarement; la variole hémorrhagique secondaire tue encore le plus souvent; la variole confluente vraie est aussi presque toujours mortelle, mais il existe cependant quelques cas de guérison. Les varioles sont d'autant moins graves qu'elles sont plus discrètes.

Dans toute variole on devra porter un pronostic grave quand il y aura de l'hyperthermie et une intensité insolite des symptômes généraux. Il en sera de même quand il surviendra de l'œdème de la glotte et surtout des complications pulmonaires.

Enfin l'alcoolisme, la débilitation par les fatigues ou les excès, l'état de grossesse et surtout l'absence de vaccination antérieure et de revaccination quand l'individu est déjà loin de sa première vaccination, sont autant de conditions qui assombrissent le pronostic.

TRAITEMENT. L'hygiène du malade constitue un point de la plus haute importance dans la question du traitement des varioleux. La chambre du malade doit être vaste et spacieuse. Il faut y entretenir une température de 15 à 17 degrés; les fenêtres seront ouvertes de temps en temps afin de renouveler l'air de la pièce. Sydenham insistait beaucoup sur ce fait que la trop grande chaleur peut être préjudiciable, et il rapporte une observation très-intéressante à ce sujet : « Un jeune homme atteint de variole, chez lequel on avait cherché à provoquer la chaleur par tous les moyens possibles, tomba dans un état d'anéantissement qu'on prit pour la mort : dans cette persuasion, les personnes qui le veillaient l'enveloppèrent d'un linceul et le placèrent tout nu sur une table. Ce malheureux ne tarda pas à éprouver l'heureuse influence du refroidissement » (Guersant et Blache). La propreté du lit a une importance considérable, et il est du devoir du médecin de veiller à ce que les draps et les linges soient souvent changés. Ces précautions sont d'autant plus nécessaires chez les varioleux qui, comme on le sait, ont des sueurs abondantes, sueurs qui d'après Home et Borsieri seraient un obstacle à la sortie et au développement des pustules. Sydenham voulait que les malades restassent levés pendant les cinq ou six premiers jours de l'éruption : il agissait ainsi chez les enfants et pendant l'été. Il avait cru reconnaître qu'il prévenait par cette précaution la tendance aux hémorrhagies passives.

Pendant la période d'invasion de la variole, il convient de favoriser le mouvement fluxionnaire vers la peau; les tisanes sudorifiques coupées ou non avec du lait, les potions à l'acétate d'ammoniaque (Delioux de Savignac), rempliront cette première indication. Les malades seront, bien entendu, soumis à une diète

sévère ; les aliments autres que le lait et les bouillons seront absolument pro-
scrits. On devra surveiller attentivement l'état des fonctions digestives et, s'il
existe de la constipation, administrer de légers purgatifs.

La rachialgie de la période d'invasion dans la variole s'accompagne souvent
de douleurs très-vives. On pourra, pour calmer ces phénomènes douloureux,
recourir aux frictions avec des liniments composés : huile de camomille camphrée, baume de Fioraventi, baume opodeldoch ; les ventouses sèches ou scarifiées seront souvent très-utiles. Nous ferons remarquer cependant que dans les
cas de variole hémorrhagique il est prudent de proscrire les ventouses scarifiées,
à cause de l'écoulement de sang souvent très-abondant qui peut se produire
au niveau des scarifications. Les préparations opiacées seront employées pour
combattre l'agitation et l'insomnie. Sydenham administrait seize gouttes de son
laudanum dans une potion. Cullen, Morton, Werlhoff, Friend, Boerhaave, Van
Swieten, de Haen, ont reconnu l'utilité de cette médication et ont prescrit l'opium
suivant la méthode de Sydenham. Chez les enfants, il ne faut agir qu'avec une
extrême prudence. En règle générale, on doit éviter d'administrer les préparations opiacées. Ce n'est que dans certains cas d'absolue nécessité et en se guidant sur l'âge qu'on peut y recourir, par exemple, quand la maladie s'accompagne de signes généraux avec vive agitation, délire, convulsions. Chez les
alcooliques, la potion de Tood, le chloral en lavements seront très-efficaces.

Est-il possible de combattre l'éruption ou de neutraliser le poison varioleux ?
D'après Liebermeister on pourrait peut-être essayer l'acide phénique à l'intérieur
ou le xylol recommandé par Zuelzer. Eichhorn a conseillé jadis de faire sur la
peau un certain nombre d'incisions et d'introduire aussi abondamment que
possible du vaccin, dès qu'on reconnaît les prodromes de la variole. Ce traitement est aujourd'hui complétement délaissé, et nous n'insisterons pas davantage
sur cette méthode.

On conçoit facilement qu'en présence de cette éruption s'accompagnant de
phénomènes graves pendant la maladie, et laissant après la guérison de profondes cicatrices sur la peau, tous les efforts des médecins aient tendu, depuis
l'antiquité, à essayer de l'enrayer ou tout au moins d'en atténuer les résultats
fâcheux. Déjà les Arabes, pour prévenir la résorption du pus et l'érosion de
la peau, avaient imaginé de percer le sommet des pustules avec une lancette
ou des ciseaux, et d'évacuer la partie liquide par les orifices ainsi pratiqués.
Dans la suite, on essaya de traiter l'éruption variolique soit par des *masques
abortifs*, soit par cette méthode connue des Arabes et remise en honneur par
Serres et Velpeau sous le nom de *méthode ectrotique*.

Les *masques abortifs* ont été employés par Zimmermann, Serres, Briquet,
Valleix, Delioux de Savignac, Aran, Revilliod et Dujardin-Beaumetz. Ce fut
Zimmermann qui signala le premier l'emploi de l'emplâtre de Vigo *cum mercurio*. Serres, en 1835, reprit ces essais thérapeutiques. Briquet couvrait de
topiques mercuriels tout le corps de ses varioleux, tandis que Guersant et
Blache se contentaient de recouvrir la face d'un masque percé de trous au niveau
des ouvertures naturelles. Ces deux auteurs font remarquer que l'éruption ne
fait pas toute la gravité de la maladie et que d'ailleurs il n'est peut-être pas
sans inconvénients de supprimer brusquement l'éruption. D'après eux, le mercure seul a une réelle utilité ; les autres topiques n'ont aucune action thérapeutique. Mais la méthode de Briquet est-elle inoffensive et ne doit-on pas craindre
avec une semblable médication le développement d'accidents hydrargyriques ?

Graves se servait d'une solution de gutta-percha. Karrick a remplacé la gutta-percha par la gomme élastique et le chloroforme. Trois à cinq fois par jour, à l'aide d'un pinceau, il fait des applications de cette solution sur le visage des varioleux. La première couche est gris-clair ; les autres sont de plus en plus foncées. Cette enveloppe de gomme chloroformée protège la peau contre l'air extérieur et la lumière, et agit de plus, suivant Karrick, en exerçant une compression douce et uniforme. Dujardin-Beaumetz, reprenant la méthode préconisée par Zimmermann, en aurait obtenu d'excellents résultats. « J'applique, dit-il, sur le visage de l'emplâtre de Vigo *cum mercurio* en masse épispastique, et j'en recouvre avec soin toutes les parties de la face, puis je saupoudre le tout avec de la poudre d'amidon, et j'ai soin d'oblitérer par de nouvelles couches de pommade et d'amidon les fissures et les craquelures qui se produisent dans ce masque. Vous arrivez ainsi, lorsque, bien entendu, vous avez appliqué ce masque protecteur aux premières périodes de l'éruption, à faire avorter les pustules de la face, sauf cependant au pourtour des lèvres et de la bouche où les mouvements incessants de ces ouvertures musculaires empêchent ce masque d'adhérer. » On a proposé d'autres topiques ; Schwimmer de Buda-Pesth recouvrait la figure des varioleux d'une pâte composée d'huile d'olives, acide phénique et craie pulvérisée. Colleville (*Union médicale du Nord-Est*) se sert d'un mélange d'iodoforme et de vaseline.

Si certains de ces topiques ont une influence salutaire sur la marche de l'éruption, quelques-uns peuvent produire des accidents de la plus haute gravité : aussi le procédé de Delioux de Savignac, qui conseillait le collodion au sublimé, doit-il être absolument proscrit. M. Comby a rapporté à la Société médicale des hôpitaux de Paris (séance du 28 mai 1886) un cas de mort causée par l'emploi du collodion. Il s'agissait d'une femme de trente-deux ans, atteinte de variole à forme discrète. Un médecin appelé fait appliquer sur la figure de la malade un masque de collodion. Il se développe bientôt au niveau de l'emplâtre une confluence extrême de l'éruption, brûlures avec phlyctènes et mort.

La *méthode ectrotique* de Serres et Velpeau consiste à ouvrir chaque vésicule et à les cautériser avec le nitrate d'argent. Déjà un grand nombre de médecins avaient employé ce procédé : Sénac, de Haen, Van Swieten, Tissot, Rosen, Stoll, Borsieri, les deux Frank et Bretonneau. Voici comment opéraient Serres et Velpeau. Dans les cas de pustules isolées, on les touche avec un crayon de nitrate d'argent, mais sans les ouvrir. Pour la cautérisation en masse, on emploie une solution de nitrate d'argent à trois degrés différents de concentration : la première à 75 centigrammes pour 30 grammes d'eau distillée ; la deuxième à 1^{gr},50 centigrammes pour 30 ; la troisième à 2 grammes pour 30. On en imbibe un pinceau de charpie qu'on promène sur les pustules à cautériser. Quand la cuisson se fait sentir, il faut arroser d'eau froide les téguments et les recouvrir de compresses émollientes. Un peu plus tard, on pratique des embrocations d'huile d'olive et dix à douze heures après on applique des sangsues au cou. Velpeau a rendu compte des résultats obtenus par ce traitement (*Note sur l'emploi des caustiques comme moyen d'arrêter l'éruption variolique. In Archives générales de méd.*, t. VIII, p. 427, 1825). Il assure que : 1° jusqu'au troisième jour de l'éruption, les boutons de la variole peuvent être détruits par le caustique ; 2° plus tard, leur marche n'est pas toujours suspendue, elle est seulement entravée ou abrégée ; 3° les boutons ainsi cautérisés ne laissent aucune trace après la maladie ; 4° ces essais ont paru influencer d'une façon heureuse la marche de la variole. Pour Guersant et Blache, la cautérisation n'empêche pas les malades de mourir quand ils sont atteints de variole confluente grave. La méthode ectrotique ne prévient pas l'encéphalite, pas plus que les accidents graves du côté des yeux. « Elle doit être réservée à peu près exclusivement contre les pustules du bord libre des paupières et celles des parties du visage qui, en raison de leur position, échappent à l'action des topiques mercuriels » (Guersant et Blache).

La méthode ectrotique de Serres et Velpeau est, à l'heure actuelle, peu employée. Liebermeister, cependant, est d'avis qu'il est possible, dans une certaine mesure, d'empêcher le développement des pustules en les incisant et en les cautérisant avec la pierre infernale. Quoi qu'il en soit, il est certain que les onctions avec de l'huile d'olive ou l'application de compresses trempées dans la glycérine soulagent beaucoup les malades : on ne devra donc pas négliger d'y avoir recours pendant la période d'éruption. Balzer et Dubreuilh se prononcent en faveur des topiques qu'ils conseillent surtout pour la bouche, la langue, le pharynx. Les gargarismes ou les pulvérisations sont très-utiles dans l'angine varioleuse compliquée d'infiltration des replis aryténo-épiglottiques.

Pendant la période de suppuration, les toniques, l'alcool, l'extrait de quinquina, les opiacés, rendront encore d'excellents services. C'est à ce moment et aussi pendant la période de dessiccation que l'on peut faire des lotions et prescrire les bains médicamenteux conseillés par Eisenmann de Wurtzbourg et Delioux de Savignac. L'hypochlorite de soude, l'hydrate de chloral à la dose de 100 grammes, le goudron, 10 litres pour un bain, sont d'excellents désinfectants. La fièvre de suppuration pourra être combattue par le sulfate de quinine. Liebermeister l'administre à hautes doses, quand la température est très-élevée et la rémission matinale peu accusée. L'antipyrine, l'antifébrine et les nouveaux médicaments antipyrétiques, n'ont pas encore été expérimentés. Il y a sans doute là quelques essais à faire au point de vue de l'action de ces médicaments sur la température dans la variole.

Il nous faut maintenant passer en revue un certain nombre de médicaments qui ont été employés dans la variole.

Le *xylol*, recommandé par Zuelzer, a été tout récemment l'objet de nouvelles études de la part de José Otvos (*Soc. méd. de Budapest*. In *Semaine méd.*, 16 février 1887). Les conclusions d'Otvos sont basées sur 315 cas graves de variole. Les malades ont bien supporté le xylol, qui amenderait les troubles de la respiration et de la déglutition. L'air expiré par les malades exhalait une forte odeur de xylol. La marche de la température n'a pas été modifiée. Le médicament a été donné sous forme de gouttes dans du vin, aux doses de 2 à 3 grammes chez les adultes.

Le *Sarracenia purpurea*, que les Américains prescrivaient dans la dyspepsie et la migraine, fut préconisé surtout comme antivariolique par Chalmers, Miles et Morris, en 1861. Les effets merveilleux qu'on lui a attribués sont absolument controuvés (Constantin Paul, Soc. de thérap., 23 mars 1881).

La *kairine* a été employée par Faehnrich. C'est un excellent antipyrétique et son administration est suivie d'une euphorie notable qui permet d'alimenter les malades. Mais ce médicament occasionne des troubles gastro-intestinaux, vomissements et diarrhée, qui doivent le faire proscrire. Doses de 25 centigrammes à 1 gramme.

L'*acide phénique* (Chauffard, 1870) a été également administré par Audhoui,

Martineau, Martinelli, Douillard. On peut faire des lotions phéniquées ou le donner à l'intérieur.

Le *perchlorure de fer*, d'après Guipon, aurait une certaine action dans le cas où la variole revêt la forme hémorrhagique.

Le *salicylate de soude* à la dose de 1 à 2 grammes amènerait une chute rapide de la température. La suppuration serait moindre et les cicatrices peu marquées (Prideaux). Saint-Philippe (de Bordeaux [*Gaz. méd. de Bordeaux*, n° 2, 9 août 1885]) a repris la médication conseillée par Prideaux. Il a constaté que la suppuration était moins prononcée. D'après lui, les expériences de Bucholtz, qui prétend que le salicylate n'est ni antiputride, ni antiseptique, ne sont pas absolument démonstratives. Comment agit le salicylate de soude? A-t-il une action *dynamique* ou *microbicide?* L'auteur se borne à enregistrer les faits qu'il a observés, sans donner de théories sur l'action du médicament.

Nous devons insister maintenant sur un mode de traitement préconisé par M. Ducastel : la médication éthéro-opiacée. M. Ducastel, qui avait d'abord employé isolément l'opium et l'éther, reconnut que leur action était beaucoup plus efficace quand on associait ces deux médicaments. Deux fois par jour, matin et soir, on injecte une pleine seringue de Pravaz dans le tissu cellulaire sous-cutané et en même temps le malade prend de 20 à 30 centigrammes d'extrait thébaïque. La dose d'opium est un peu moins forte, s'il s'agit d'une femme, et dans ce cas 15 à 20 centigrammes suffisent. M. Ducastel donne de plus 40 à 80 grammes d'alcool et 20 gouttes de perchlorure de fer dans une potion. Dans un grand nombre de cas, il se produit un arrêt de développement dans l'éruption et la suppuration diminue. On a accusé les injections de produire des paralysies musculaires. M. Ducastel répond que l'avant-bras constitue une région mal choisie pour les injections profondes à cause des nerfs. Ces injections doivent être faites à la partie antéro-externe de la cuisse, à la fesse ou dans la région lombaire. Les conclusions de M. Ducastel sont les suivantes : La médication éthéro-opiacée ne présente aucun inconvénient. Elle exerce une action manifeste sur la suppuration; les pustules cutanées ont une évolution rapide et incomplète. L'œdème de la face et des membres diminue rapidement, et la maladie est abrégée de dix jours. La médication éthéro-opiacée prévient ou diminue les accidents produits par les pustules cornéennes. Elle doit être réservée aux malades vaccinés ou non, atteints de formes graves avec phénomènes généraux intenses et éruption abondante. On peut l'employer dans les formes discrètes, mais elle est inutile dans les varioles hémorrhagiques. Le traitement n'est efficace que s'il est institué pendant les premiers jours de l'éruption. Il donne des résultats d'autant plus faibles qu'il est commencé plus tardivement.

MM. Dreyfus-Brissac, Rathery, Tenneson, Gombault, ont employé la méthode de Ducastel, qui leur a donné de bons résultats. Les observations de Gingeot et de Pécholier semblent en démontrer l'efficacité pendant la période d'invasion. Balzer et Dubreuilh se déclarent partisans de la médication éthéro-opiacée. Cependant les auteurs du Dictionnaire pratique prétendent que les injections d'éther provoquent, outre la douleur, de l'inflammation locale. Dans des cas de variole hémorrhagique, ils ont observé au niveau des piqûres faites avec la seringue de Pravaz des ecchymoses et de petites hémorrhagies : aussi font-ils prendre à leurs malades 6 à 10 cuillerées de sirop d'éther par jour. De même que Dreyfus-Brissac, ils ont constaté que la médication éthéro-opiacée avait peu de prise sur les varioles graves, confluentes et hémorrhagiques, mais qu'elle calmait le délire et l'agitation. L'albuminurie passagère du début n'est pas une contre-indication. « La médication éthéro-opiacée, loin d'empêcher en rien l'application des autres moyens de soulagement, la facilite au contraire par le calme qu'elle procure aux malades » (Balzer et Dubreuilh).

Nous avons omis à dessein dans cet exposé du traitement de la variole de parler de la médication par l'hydrothérapie, nous réservant d'y revenir ici avec quelques détails. Déjà Rhazès avait eu l'idée de traiter ses malades par l'eau froide, et, si l'on parcourt les anciens auteurs, on peut voir que cette question a été de tout temps l'objet de vives discussions. En Allemagne, Fischer et Hahn, au dix-huitième siècle, Cullen en Écosse, se montrent les défenseurs résolus de a méthode par l'hydrothérapie. Currie, également en Écosse, l'applique au traitement de la variole d'une façon systématique et raisonnée, et obtient de nombreux succès non-seulement dans la variole, mais dans toutes les affections qui s'accompagnent d'élévation de la température. Son exemple est suivi par ses compatriotes, Wright, Watson, Gregory, Baudreth, Duncans, Gérard et Mac-Lean.

Au commencement de ce siècle, Récamier en France, Giannini à Milan, un grand nombre de médecins allemands avec Froelich, puis enfin Liebermeister et Jürgensen (1860-1866), étudient les effets de la réfrigération dans les maladies. Dieulafoy nous apprend que dans le service de Trousseau on employait des lotions d'eau tiède, ou bien les malades étaient placés dans une baignoire. On les arrosait avec trois ou quatre seaux d'eau à 25 degrés centigrades et ils étaient ensuite recouchés tout mouillés, enveloppés dans une couverture de laine. Kœnig, Curschmann, Winternitz, Max Schüller, suivent les traditions de leurs prédécesseurs. On trouvera dans une récente thèse de Lyon (*Du traitement hydrothérapique de la variole*, par J. Riche, 1886), à laquelle nous empruntons un grand nombre de ces détails, un excellent historique de la question.

Doit-on donner des bains pendant la première période de la variole ou seulement lorsque l'éruption est arrivée à la phase de suppuration? D'après Clément (de Lyon), il faut les administrer pendant la suppuration, et c'est la température qui doit indiquer la marche à suivre. Ces bains ne doivent pas dépasser 25 à 30 degrés centigrades. Kœnig, Winternitz, Max Schüller, Curschmann, sont également partisans de la méthode réfrigérante, mais au début de la maladie. C'est aussi l'opinion de Desnos et Huchard. Vinay (de Lyon) les donne de préférence avant la période d'éruption. Pour Balzer et Dubreuilh, leur utilité est fort contestable pendant la suppuration et il est possible que les bains favorisent les mouvements congestifs du côté des viscères. Ils préfèrent de beaucoup les bains tièdes, tout en réservant la réfrigération pour les cas où la température est très-élevée et pour ceux où il existe des phénomènes de dépression très-marqués. Jaccoud emploie également l'eau froide pour combattre les phénomènes cérébraux, et il prescrit en même temps l'alcool et les toniques. D'après Vinay (de Lyon), le bain à 20 degrés centigrades administré toutes les trois heures, chaque fois que la température rectale dépasse 39 degrés, provoque une excitation violente des téguments. Il se produit une dilatation des vaisseaux cutanés, phénomène qui a été nettement constaté par Zadek et Rabinowitz. La conséquence de cette dilatation est une éruption abondante sur le tégument externe. M. Vinay n'aurait jamais observé ces répercussions si redoutées par les auteurs; la poussée éruptive se serait produite plus ou moins abondante, suivant l'énergie de la variole. Le bain froid ferait apparaître l'éruption plus nette et plus abondante. Mais, s'il abaisse momentanément la température, il est douloureusement supporté et assez mal toléré par les malades. Le bain froid peut cependant être utile dans certaines formes discrètes, malignes, à éruptions successives. On n'atténue en rien la gravité de la fièvre secondaire par ce traitement, mais on ne trouble pas la marche de la variole en plongeant les malades dans un bain froid au début de l'affection (Vinay, *Lyon médical*, 1886). Trois observations de Riche semblent prouver que l'eau froide n'a aucune influence dans les cas de variole hémorrhagique d'emblée. Les résultats seraient un peu plus favorables dans la variole confluente.

Comment agissent les bains froids? Ils abaissent presque toujours la température, ralentissent les mouvements cardiaques et respiratoires. Ce sont de puissants sédatifs du système nerveux pendant les périodes d'invasion et d'éruption. A la période de maturation, ils débarrassent la peau des produits de suppuration nuisibles (Labadie-Lagrave). Les bains froids activent la combustion des déchets engendrés par la fièvre et produisent une diurèse qui peut aller jusqu'à 7 litres 1/2 d'urine par vingt-quatre heures. Les phénomènes nerveux et les douleurs prodromiques de la variole pourraient même disparaître complétement avec l'apparition de l'éruption (Vinay). L'albuminurie, l'érysipèle, les abcès et phlegmons, ne constituent pas des contre-indications de la méthode des bains froids.

Les principaux moyens employés pour obtenir la réfrigération sont les bains, les affusions, les lotions, l'enveloppement dans un drap mouillé, les compresses glacées et les lavements froids. Les bains froids se donnent aussitôt que la température du malade remonte, et à Lyon les varioleux ont pris jusqu'à huit bains en vingt-quatre heures. En général, un bain toutes les huit heures est suffisant. Pour obtenir une défervescence de 1 degré, il suffit de donner un bain à 20 ou 25 degrés pendant quinze à vingt-cinq minutes. On doit sécher le malade légèrement et lui administrer quelques toniques, soit dans le bain, soit immédiatement après, lorsqu'il vient d'être replacé dans son lit.

Les lavements froids ont été employés à Lyon, à l'hôpital de la Croix-Rousse, mais ce procédé est bien infidèle pour abaisser la température (Riche). Les lotions froides préconisées par Winternitz et Kœnig ne constituent pas non plus un procédé bien efficace pour soustraire une quantité suffisante de calorique. La méthode balnéaire est la seule qui puisse donner des résultats satisfaisants.

Pendant la convalescence, le traitement de la variole ne diffère guère de celui des autres maladies fébriles. Les malades seront soumis à un régime léger et reconstituant : léger, afin d'éviter les troubles digestifs qui pourraient se produire ; reconstituant et tonique, pour réparer les déperditions de l'organisme. Les préparations de quinquina, les vins généreux, répondront à cette dernière indication. Il ne faudra pas laisser sortir les convalescents avant la chute complète des croûtes. Il convient d'activer la desquamation à l'aide de bains tièdes savonneux. Nous ne saurions trop insister sur l'importance de ces bains qui favorisent et activent la respiration cutanée, en la débarrassant de produits qui sont non-seulement nuisibles pour le malade, mais encore qui constituent une cause de contamination pour l'entourage des varioleux. Balzer et Dubreuilh pensent que 10 à 15 bains suffisent dans les varioles discrètes. Il faudra donc les répéter davantage dans les varioles confluentes ; les éruptions secondaires, qui constituent souvent des complications de cette dernière période de la maladie, telles qu'ecthyma, furoncles, acné, etc., seront l'objet de soins spéciaux. Signalons pour mémoire le traitement des cicatrices vicieuses, le raclage par la méthode de Volkmann proposé par Hébra.

Il n'existe pas de traitement spécial pour les complications de la variole. On aura quelquefois recours à la trachéotomie dans les cas d'œdème glottique. La myocardite sera combattue par la digitale (Desnos et Huchard), les vésicatoires (Barthélemy). Les collections purulentes nécessiteront une active intervention chirurgicale pratiquée avec l'antisepsie la plus rigoureuse. Si le médecin se trouve souvent impuissant en présence de certaines complications viscérales, il n'en est pas de même pour celles qui peuvent survenir du côté des yeux, et dans lesquelles une active intervention donne souvent d'excellents résultats thérapeutiques. Les décoctions émollientes, les lavages fréquents et la cautérisation légère avec le nitrate d'argent des pustules cornéennes et conjonctivales, sont des moyens qu'on ne doit pas négliger. On pourra conseiller au début des complications oculaires les sangsues à la nuque, afin de produire une action dérivative. Les lésions de la cornée, d'après A. Trousseau (Balzer et Dubreuilh), doivent être traitées de préférence par les myotiques; le salicylate d'ésérine, 5 centigrammes pour 10 grammes d'eau distillée, serait très-efficace.

Le traitement de la variole chez la femme en état de gestation constitue une thérapeutique toute spéciale. Dans les cas de mort du fœtus dans le ventre de la mère, nous rappellerons l'opération césarienne conseillée par Runge. Pour ce qui a trait à ces questions, nous renvoyons aux ouvrages spéciaux de gynécologie opératoire et d'obstétrique.

PROPHYLAXIE DE LA VARIOLE. Depuis que la découverte de Jenner nous a dotés d'un moyen sûr de nous préserver, pour un temps donné du moins, de la variole, il semblerait que le problème de la prophylaxie de cette maladie dût être résolu depuis longtemps et que la variole ne dût plus compter au nombre des maladies des pays civilisés. Et cependant elle fait encore chaque année de nombreuses victimes. Cela ne tient pas, hâtons-nous de le dire, à l'insuffisance de la préservation vaccinale, mais bien à la négligence que l'on apporte encore à se faire vacciner et surtout revacciner. Car il n'y a plus à discuter sur la valeur de la vaccine et sur l'immunité qu'elle procure : partout où les vaccinations et les revaccinations sont pratiquées d'une façon rigoureuse la variole est devenue extrêmement rare.

Dans la plupart des armées européennes la vaccine est devenue obligatoire : aussi l'armée reste-t-elle presque partout indemne au milieu des épidémies de variole. En Allemagne, la variole est presque inconnue dans l'armée : de 1873 à 1883, dans toute l'armée prussienne 9 hommes seulement furent atteints de variole vraie, dont 1 non vacciné; 115 furent atteints de variole modifiée; 1 homme seulement est mort de variole (Jahn, *Wie weit ist die Absonderung infectiöser Kranken in den Heilanstalten erforderlich. In D. Vierteljahrsschrift. f. öffentliche Gesundheitspflege*, XVIII, p. 574, 1886).

Dans l'armée anglaise, depuis que la revaccination y est régulièrement pratiquée, voici quelle est la mortalité par variole : En 1883; 11 décès, dont 9 dans l'Inde, où les épidémies sont communes parmi les indigènes; en 1885, 10 décès, dont 7 en Égypte. Or l'armée anglaise compte en moyenne 170 000 hommes, et il y a chaque année 35 000 à 40 000 recrues (*Revue d'hygiène*, août 1886).

Dans l'armée française, depuis que la revaccination se fait régulièrement, la mortalité par variole diminue considérablement. Nous trouvons dans un rapport présenté à la Faculté de Lille par M. le professeur Arnould, et que l'auteur a bien voulu nous communiquer, les chiffres suivants : Jusqu'en 1879, la mortalité était encore de 200 décès par an dans l'armée. En 1880, il n'y avait déjà plus que 75 décès, ou 14 pour 100 000, et, en 1881, 41, soit 7 sur 100 000 ; M. Arnould estime que ce chiffre s'abaissera à 0 quand les médecins militaires auront moins de difficultés à se procurer du vaccin.

Nous relevons dans un travail statistique de M. Bertillon (*État sanitaire comparé des principales villes d'Europe* en 1885, par J. Bertillon; in *Revue d'hygiène*, 20 oct. 1886, p. 829), les chiffres suivants :

En *Allemagne* (vaccine obligatoire et obligée) : à Berlin, en tout 5 décès par variole sur près de 1 million 1/2 d'habitants; à Brême et à Königsberg, 2 décès; à Munich, 14.

En *Autriche* (la vaccine n'est pas obligatoire) : à Vienne, 875 décès (114 pour 100 000); à Budapest, 177 (41 pour 100 000); à Prague, 76 (28 pour 100 000).

En *Angleterre* (vaccine obligatoire), la variole est moins exceptionnelle qu'en Allemagne, mais plus rare qu'en France : Londres, 22 décès sur 100 000; Liverpool, 8 ; Manchester, 10.

En *France :* Paris, 194 décès, soit 9 pour 100 000; à Alger, 29 décès pour 100 000; à Toulouse, 18 pour 100 000; à Saint-Étienne, 16 pour 100 000; à Reims, 12 pour 100 000; à Marseille, 91 pour 100 000.

Du reste, à Stockholm (vaccination obligatoire), on ne relève en dix ans, de 1876 à 1885, qu'une moyenne annuelle de 1 décès sur 100 000 habitants, et à Christiania (vaccine très-répandue, mais non absolument obligatoire), 2 décès sur 100 000, en 1885.

A Bruxelles, de 1878 à 1882, on note une moyenne annuelle de 13 décès sur 100 000; en 1885, 4 décès sur 100 000 seulement. Or, nous verrons qu'un institut vaccinal fonctionne régulièrement à Bruxelles, et que la vaccine y est très-répandue.

Il est donc prouvé que la vaccination et la revaccination obligatoires et obligées sont le meilleur moyen de préserver les populations de la variole.

Nous n'avons pas à nous étendre davantage sur la question de la vaccine, un article spécial de ce Dictionnaire étant consacré à ce sujet. On y trouvera traitées très-complètement toutes les questions relatives à la vaccination, à la conservation du vaccin, aux instituts vaccinaux.

Mais, à supposer même qu'une loi, telle que celle que Liouville soumettait à la Chambre il y a quelques années, rende la vaccination et la revaccination obligatoires en France comme elle l'est déjà dans plusieurs pays, il restera toujours des individus qui auront pu se soustraire d'une façon quelconque à l'obligation de se faire vacciner. De plus, l'immunité vaccinale s'éteint au bout de quelques années. Enfin, il y aura toujours des pays où la variole persistera à l'état endémique, faute de lois sévères pour la réduire à néant, et l'immigration pourra toujours amener dans notre pays des individus venant des pays infectés et en puissance de variole.

Pour toutes ces raisons, on ne saurait se borner aux vaccinations et revaccinations, il faut encore par des règlements de police sévères, strictement et scrupuleusement observés, mettre le varioleux hors d'état d'être nuisible et d'infecter ses voisins.

Dans la plupart des pays d'Europe, il existe des lois et des règlements destinés à empêcher la propagation des maladies contagieuses, et en particulier de la variole. Il nous a paru intéressant de résumer l'organisation sanitaire des différents pays relativement à la variole, et de la mettre en regard de ce qui se fait en France. Nous empruntons la plupart des détails qui suivent à la thèse de A. J. Martin (*De l'administration sanitaire civile à l'étranger*. Paris, 1883), au mémoire de J. Rendu (*De l'isolement des varioleux à l'étranger et en France*. Paris, 1878) et au livre de MM. J. Lutaud et D. Hoof (*Des hôpitaux d'isolement en Angleterre*. Paris, 1886).

En Angleterre, la vaccination est obligatoire (loi du 12 août 1867), et tout enfant doit être vacciné dans les trois mois qui suivent sa naissance. Les parents qui ne se soumettent pas à la loi sont passibles d'une amende ou même de la prison, et l'enfant peut être vacciné d'office. Mais la loi est à peine appliquée, et beaucoup de gens ne s'y soumettent pas. En Irlande et en Écosse, la vaccination est également obligatoire, mais dans les six premiers mois seulement. La *déclaration des maladies contagieuses* n'est pas imposée par la loi, mais les municipalités restent libres de l'imposer, si elles le jugent à propos. Elle est en vigueur dans plus de cinquante grands centres. Les autorités ont le droit de faire évacuer sur un hôpital spécial les *indigents inscrits au bureau de secours*, mais ceux-là seulement. L'autorité locale peut ordonner la *désinfection* des locaux occupés par les contagieux, la désinfection et la destruction des objets qui leur ont servi. Elle peut faire transporter gratuitement les malades atteints de maladies contagieuses. — Il est défendu sous peine d'une forte amende de s'exposer à transmettre une maladie contagieuse dans une rue, une place publique, ou en entrant dans une voiture publique. — Défense sous peine d'amende, aux cochers qui viennent de transporter un contagieux, de charger un autre voyageur sans avoir désinfecté leur voiture. — Défense sous peine d'amende à un hôtelier ou à toute autre personne de relouer une partie de leur maison qui vient d'être occupée par un contagieux, avant d'avoir fait tout d'abord désinfecter. — De plus, l'autorité locale a le pouvoir d'établir des hôpitaux d'isolement. Il existe depuis longtemps en Angleterre des hôpitaux pour les maladies contagieuses, dont quelques-uns sont exclusivement réservés à la variole. Le premier en date à Londres est le Highgate Small-Pox Hospital créé en 1746. D'autres furent créés successivement; actuellement il existe à Londres, outre l'Highgate Small-Pox Hospital, qui est un établissement indépendant, cinq hôpitaux destinés aux maladies contagieuses, et contenant en moyenne 50 lits pour les varioleux (Homerton, Deptford, Stockwell, Fulham, Hampstead); deux hôpitaux flottants sur la Tamise, en dehors de la ville, exclusivement réservés aux varioleux (l'*Atlas* et le *Castalia* avec un troisième bâtiment flottant, l'*Endymion*, destiné aux services administratifs) : ces deux hôpitaux flottants comptent ensemble environ 550 lits; enfin, un camp de convalescents à Darenth, pouvant contenir, couchés sous des tentes, ou dans des baraques, mille convalescents. On ne traite dans les hôpitaux du centre que les cas non transportables. Les autres sont soignés dans les hôpitaux flottants et les malades achèvent leur convalescence au camp de Darenth. Il existe trois dépôts de voitures, contenant environ 60 voitures d'ambulances. Ces voitures transportent les malades de leur domicile soit à un hôpital du centre, si le cas est grave, soit à un quai d'embarquement, si le cas est bénin. Au quai d'embarquement les malades sont installés dans des couchettes à bord du steamer *Red-Crosse*, qui peut transporter 30 malades. Le voyage se fait en une heure et demie. Les hôpitaux flottants sont d'anciens bâtiments déclassés où l'on a installé des salles dans l'entrepont et sur le pont. Sur la rive, il existe un bâtiment destiné à la désinfection du personnel, qui doit changer de vêtements et prendre un bain avant de se rendre en ville. Quand le malade entre en convalescence, on l'envoie par terre au camp de convalescence de Darenth, où il reste jusqu'à cessation complète de tout danger de contagion. Les convalescents prennent au moins trois bains avant de quitter le camp, sont entièrement habillés à neuf, et rentrent chez eux à bord de l'*Albert-Victor*, qui n'est jamais monté par des malades. Dans les hôpitaux de varioleux de Londres, des précautions minutieuses sont prises pour éviter la contagion par l'intermédiaire du personnel, des fournisseurs, des parents qui viennent visiter les malades. Les *lettres* adressées à ces derniers sont désinfectées dans un appareil spécial avant d'être envoyées. Les visiteurs ne sont admis que dans les cas graves, après avis des médecins; ils doivent se revêtir d'un long sarrau, fourni par l'hôpital, pendant leur séjour dans la salle, et il leur est expressément défendu de se servir des voitures publiques pour s'en retourner chez eux. Dans d'autres villes anglaises, on est encore plus sévère : c'est ainsi qu'à Huddersfield on oblige les visiteurs à prendre un bain et à faire désinfecter leurs vêtements à l'étuve avant de quitter la salle; à Manchester, les amis et parents du malade sont seulement admis à le voir à travers les fenêtres de la salle et ne communiquent avec lui que par téléphone. La plupart des villes anglaises possèdent un hôpital d'isolement, soit spécialement destiné aux varioleux, soit contenant plusieurs pavillons séparés pour les diverses maladies contagieuses (Lutaud et D. Hoog, *Des hôpitaux d'isolement en Angleterre*).

A *New-York*, la déclaration des maladies contagieuses est obligatoire nonseulement pour le médecin, mais encore pour le propriétaire de la maison ou du navire, etc. « Les varioleux ont le choix entre l'hôpital et leur propre maison, mais à la condition de s'engager à n'avoir avec le dehors aucune espèce de communication. Mais il reste au Conseil de santé le droit de décider dans chaque cas si le rang et la fortune du patient permettent à celui-ci de remplir de telles conditions » (*De l'isolement des varioleux à l'étranger et en France*, par J. Rendu, 1878, p. 53). Le malade qui doit être soigné à l'hôpital est transporté par une voiture spéciale à un pavillon situé au bord de la rivière de l'Est. De là un steamer spécial le conduit à l'île de Blackwell's, où se trouve l'hôpital des varioleux, séparé de la Charité par une vaste plaine.

A *Philadelphie*, la vaccination est obligatoire : tout enfant doit être vacciné dans les trois premiers mois après la naissance; toute personne doit être revaccinée à douze ans et, quand la variole éclate dans une famille, chaque membre de la famille doit être revacciné. Il est défendu absolument à tout varioleux de sortir avant la chute complète des croûtes. Enfin on impose des mesures sévères de désinfection des appartements, du linge, des effets des varioleux, et l'État prend à sa charge les frais quand il s'agit d'un indigent.

A *Milwankee*, la déclaration des cas de variole est obligatoire. On applique sur les maisons où elle se déclare une *pancarte* indiquant la nature de la maladie. De plus, on oblige les propriétaires à désinfecter leurs maisons. Défense est faite aux trains, voitures, etc., d'introduire dans la ville un malade atteint d'affection contagieuse.

A *Chicago*, il y a un hôpital spécial pour varioleux. Quand le varioleux est soigné à domicile, on applique à sa porte une *pancarte* indiquant la nature de la maladie.

Dans l'*Illinois*, dès qu'un cas de variole éclate dans une localité, on fait des vaccinations et revaccinations méthodiques. Une affiche portant le mot *variole* est appliquée sur la maison. Le varioleux est isolé dans son appartement et des mesures de désinfection rigoureuse sont prises immédiatement; on enlève les tapisseries, rideaux, etc., la chambre est ventilée jour et nuit. On place devant la porte des pièces de coton imprégnées d'une solution de chlorure de zinc ou de thymol. Les crachats sont reçus dans des chiffons qu'on brûle; l'urine et les matières fécales sont enfouies en terre, à 100 pieds de tout puits ou de toute source. Les garde-malades sont forcées de changer de vêtements avant de sortir, et les médecins, prêtres, etc., doivent mettre en entrant chez le malade un vêtement de dessus boutonné qui sera exposé à l'air jusqu'à leur prochaine visite.

Dans l'*Empire d'Allemagne*, la déclaration des cas de variole est partout obligatoire. En *Prusse*, tout cas de variole doit être déclaré à la police, sous peine d'une amende de 6 à 15 marks ou d'un emprisonnement de trois à huit jours. Même disposition dans tous les autres pays de l'Empire allemand. Tantôt c'est le médecin seul qui est tenu de faire la déclaration, tantôt les propriétaires, chefs de famille, etc., sont tenus aux mêmes obligations. La vaccination est obligatoire dans tout l'Empire allemand (loi impériale du 8 avril 1874). En Allemagne, tout enfant de moins de deux ans, à moins qu'un certificat médical n'atteste qu'il a eu la variole, est soumis à la vaccine; tout élève d'une école publique ou privée est soumis à la revaccination, à moins qu'il n'ait eu la variole dans les cinq dernières années ou n'ait été vacciné avec succès dans le même laps de temps. Lorsqu'un enfant justiciable de la vaccination ne peut l'être sans danger pour sa vie, il doit être vacciné au plus tard un an après que tout danger aura cessé. Toute vaccination infructueuse doit être renouvelée l'année suivante et, en cas de nouvel insuccès, une troisième fois l'année d'après. Tout enfant vacciné doit se présenter au vaccinateur au plus tôt le sixième et au plus tard le huitième jour après la vaccination. La loi prescrit de plus la création de districts à la tête de chacun desquels est un médecin qui est chargé de pratiquer la vaccination pour les habitants de son district. Les parents qui négligent de faire vacciner leur enfant ou de le présenter au médecin vaccinateur dans le délai voulu sont passibles d'une amende et même de la prison. Il en est de même des directeurs des écoles qui négligent de faire vacciner les enfants à l'époque réglementaire. Seuls, les médecins ont le droit de pratiquer la vaccination en Allemagne.

En *Autriche*, la vaccination n'est pas obligatoire, mais elle est généralement acceptée par la population. Un certificat de vaccine est exigé à l'entrée de l'école et pour les fonctions publiques. La revaccination ne se pratique qu'en temps d'épidémie et sur les personnes de la classe aisée qui viennent elles-mêmes en faire la demande. Il existe deux instituts de vaccine à Vienne. Cette ville possède depuis 1874 un hôpital spécial, confortable, permanent, destiné aux varioleux, et situé à 1/2 mille de la ville. Aucun varioleux n'est admis dans les hôpitaux du centre. Le médecin est tenu, sous peine d'amende, de déclarer au bureau sanitaire les cas de variole. Le bureau sanitaire peut faire évacuer les logements d'ouvriers ou les habitations malsaines. Le soin d'isoler le malade à domicile est confié au médecin qui est juge et maître absolu.

En *Hongrie*, la vaccination et la revaccination sont obligatoires; la vaccination est obligatoire dans le cours de la première année. La déclaration des cas de variole l'est également.

En *Roumanie*, la vaccination est obligatoire.

En *Serbie* (loi de 1879), tout enfant nouveau-né doit être vacciné entre le troisième et le douzième mois ; tout enfant ayant terminé son cours d'école primaire doit être revacciné ; tout conscrit doit être revacciné. Les personnes trois fois vaccinées sans résultat ou variolées sont seules définitivement libérées de l'obligation de se soumettre à cette formalité. En cas d'épidémie de variole dans une commune, on revaccine d'office tous les habitants. La déclaration des cas de variole est obligatoire. La maison des varioleux est mise en interdit ; on y applique une marque spéciale. Le malade est isolé jusqu'à guérison complète ; ses vêtements et son linge trempés dans l'eau bouillante ; les voitures ayant servi au transport d'un varioleux sont désinfectées.

En *Suède*, la vaccination est obligatoire depuis 1815. L'accès de l'école ou de tout établissement public est interdit aux non vaccinés. Le médecin est tenu de déclarer par écrit toute maladie contagieuse. Dès que deux ou plusieurs cas de maladie contagieuse règnent dans une ville, il est pris des mesures pour organiser un hôpital spécial pour chaque genre de maladie.

En *Norvége*, la vaccination est ordonnée depuis 1810. Il n'existe pas de sanction pénale, « mais on ne peut être ni confirmé ni se marier sans avoir été vacciné ». Il existe à Christiania un hôpital spécial pour varioleux, et le médecin traitant peut forcer le malade à s'y faire transporter. Quand un cas de variole éclate dans une famille, tous les enfants de la maison sont vaccinés et exclus de l'école.

En *Danemark*, la loi du 4 février 1871 rend la vaccination obligatoire et la déclaration des maladies contagieuses l'est également.

En *Russie*, la vaccination est obligatoire dans l'armée, dans les établissements scolaires. Elle est obligatoire en Finlande.

En *Belgique*, déclaration obligatoire des cas de variole. Quand un cas de variole est signalé, les habitants sont soumis à la vaccination ou à la revaccination. Les récalcitrants sont privés de tout secours (tels que bureau de bienfaisance, etc.), jusqu'à ce qu'ils se soient soumis. A Bruxelles, on vaccine et revaccine tous les jours à l'Institut vaccinal. Les varioleux sont entièrement isolés dans le grand hôpital Saint-Jean, et le transport se fait dans des voitures spéciales.

En *Hollande*, la vaccination n'est pas obligatoire, mais un enfant ne peut être admis dans une école, s'il n'est pourvu d'un certificat de vaccine. La déclaration des cas de variole est obligatoire. L'autorité a le droit de faire désinfecter d'office les maisons qui ont logé un varioleux et de détruire, après expropriation, les objets contaminés. On applique d'ailleurs sur les maisons, navires, cabanes, où s'est déclaré un cas de variole, une pancarte portant le nom de la maladie. Cette pancarte ne peut être enlevée que quand, de l'avis du médecin, tout danger de contagion a cessé. Quand le malade habite un garni, l'autorité a le droit de le faire transporter d'office à l'hôpital. Les autorités locales sont tenues de créer des établissements où les malades puissent être isolés. Il est interdit de transporter d'une localité à une autre un varioleux, vivant ou mort, sans une autorisation spéciale, et, dans ce cas, la voiture ou le bateau qui ont servi au transport sont soigneusement désinfectés.

En *Italie*, la vaccination n'est pas, à proprement parler, obligatoire. Nous devons à l'obligeance du docteur Ricchetti (de Venise) les renseignements suivants sur l'organisation sanitaire en Italie. « D'une façon générale, nous écrit-il, le gouvernement italien est vaccinateur et revaccinateur : écoliers, collégiens, militaires, employés des administrations, sont obligés de se soumettre à la vaccination et à la revaccination. Tous les cas de variole, sous peine d'amende et de punition, doivent être dénoncés à l'autorité. Le malade est alors transporté à l'hôpital spécial des varioleux, ou, s'il reste chez lui, un gardien est mis à sa porte. Les morts sont enterrés sans cérémonie dans des bières goudronnées et ensevelis à part. Les chambres des varioleux morts ou guéris sont désinfectées par la vapeur de soufre ; les murailles raclées, les tapisseries changées, le sol lessivé ; les fenêtres restent ouvertes pendant quelque temps ». Le docteur Melotti (de Bologne) a bien voulu nous transmettre de son côté les renseignements suivants : « Il y a à Bologne un lazaretto spécial aux varioleux, situé dans un endroit isolé de la ville. Dès qu'un médecin constate un cas de variole, il en fait part aussitôt au bureau municipal d'hygiène qui prescrit immédiatement des mesures. Si le malade est pauvre, on lui conseille d'aller au lazaretto ; des brancards spéciaux sont affectés à cet usage. Dans les hôpitaux, il existe des chambres d'isolement pour les cas douteux ».

En *Suisse*, la nouvelle loi contre les épidémies (voy. *Revue d'hygiène*, août 1886) impose au médecin et au chef de famille l'obligation de déclarer sans retard les cas de maladie contagieuse (parmi lesquelles la variole) qui viennent à se déclarer. L'article 4 stipule que les personnes malades et leur entourage seront isolés dans leur demeure autant que possible. Les autres personnes de la maison peuvent être soumises à la surveillance médicale. Quand le malade ne pourra être soigné à domicile sans danger pour la sécurité publique, « les autorités locales compétentes feront transporter le malade dans un asile convenable et interneront dans un local approprié les personnes saines qui ont été en contact avec lui ».

En *Grèce*, la vaccination et la revaccination de tous les habitants de la localité sont obligatoires en cas de variole. Les malades sont rigoureusement isolés. Un sergent de ville est placé nuit et jour à leur porte, ou bien l'on applique à leur domicile une pancarte indiquant la nature de la maladie (th. de Martin).

En somme, les mesures prises dans les différents pays contre la variole se résument en :

1° *Déclaration obligatoire des cas de variole :* Allemagne, Angleterre, Suède, Danemark, Belgique, Hollande, Autriche, Hongrie, Serbie, Suisse, Italie, États-Unis.

2° *Isolement des varioleux. a. Dans des hôpitaux spéciaux :* Angleterre (Londres et la plupart des grandes villes anglaises), Vienne, États-Unis (New-York, Chicago), Stockholm, Christiania, Italie (Venise, Bologne).

b. *Dans des pavillons spéciaux des hôpitaux généraux :* Bruxelles.

c. *Dans des hôpitaux à pavillons séparés destinés à plusieurs maladies contagieuses :* Londres (pour les malades non transportables), quelques grandes villes anglaises.

3° *Transport des varioleux dans des voitures spéciales :* Angleterre (Londres), New-York, Bruxelles.

4° *Isolement obligatoire du varioleux dans sa maison ; amende en cas de transmission de la maladie :* Angleterre.

5° *Pancarte portant le mot variole* appliquée à la maison du varioleux : États-Unis (Milwankee, Chicago, Illinois) ; Serbie ; Hollande.

6° *Désinfection obligatoire* des effets, de la literie, de l'appartement du vario-leux : Angleterre, États-Unis, Serbie, Italie, Hollande.

7° *Vaccination et revaccination obligatoires* : Allemagne, Angleterre, plu-sieurs villes des États-Unis (Philadelphie), Suède, Danemark, Hongrie, Rou-manie, Serbie.

8° *Vaccination et revaccination non obligatoires*, mais imposées pour les écoles, les administrations, l'armée : Italie, Russie, Belgique, Norvége.

En France, il n'existe pas de *loi* qui vise la prophylaxie de la variole. La déclaration des maladies contagieuses n'est pas obligatoire. Les conseils d'hygiène, s'ils peuvent *conseiller* la désinfection des objets ayant servi à un varioleux et de son appartement, ne sont armés d'aucun pouvoir pour *imposer* ces diverses mesures. Enfin la vaccination, si elle est entrée dans les mœurs, n'est pas obligatoire. Or, tant qu'il n'y aura pas de *sanction pénale*, tous les règlements possibles resteront lettre morte.

Un projet demandant la vaccination et la revaccination obligatoires a été déposé à la Chambre par Liouville, mais n'a pas été voté. Il serait à désirer qu'il fût enfin sérieusement discuté. M. Rochard (*Revue d'hygiène*, septembre 1885) calcule que la variole cause en Europe 1 décès sur 60 000 habitants, et en France 1 décès sur 70 000. M. Rochard propose, dans le cas où le projet de M. Liouville serait adopté, d'établir un service de vaccination publique confié à des médecins vaccinateurs (1 par arrondissement), et contrôlé par des méde-cins inspecteurs. Il calcule que la dépense serait de 772 000 francs. Or, suivant lui, la variole représenterait une perte annuelle de 9 à 10 millions, et la revaccination diminuerait bien cette perte de moitié. Dans les villes, des instituts vaccinaux, semblables à celui de Bruxelles, commencent à s'installer. A Bor-deaux, à Lyon, à Saint-Étienne, ces services existent déjà. A Lille, la création d'un institut vaccinal est à l'étude. A Paris, il existe des vaccinations régulières gratuites dans les mairies et à l'Académie de médecine. De plus, plusieurs particuliers ont établi des instituts privés de vaccination animale. Mais il n'existe pas à proprement parler d'institut vaccinal, où riches et pauvres puissent se présenter n'importe quel jour pour se faire vacciner, et les médecins eux-mêmes ont souvent de la peine à se procurer du vaccin frais et sûr.

Quant à l'isolement des varioleux, il est fort imparfait, en province surtout, où la plupart du temps on se contente d'affecter des salles spéciales au service des varioleux. A Paris, on commence à entrer dans la voie du progrès. Depuis quelques années, il existe des pavillons d'isolement pour les varioleux dans divers hôpitaux (Saint-Antoine et Saint-Louis actuellement), et depuis quelques années aussi il existe un service public pour le transport des maladies conta-gieuses. Mais nous n'avons point encore d'étuve publique de désinfection comme dans la plupart des villes d'Europe. — L'isolement dans les pavillons spéciaux est d'ailleurs imparfait, et le nombre de lits dont on y dispose est insuffisant (66 lits à Saint-Louis et 72 à Saint-Antoine). Or, pendant l'épidémie de 1880, on comptait 400 varioleux à la fois dans les hôpitaux de Paris. — Quant au service de transport, quelques voitures seulement sont mises à la disposition du public et remisées à l'Hôtel-Dieu. Il n'y a d'ailleurs qu'un seul cocher qui doit désinfecter sa voiture entre deux transports. Aussi en janvier 1886 il n'y eut que 42 transports dont 15 demandés directement par les hôpitaux. « Quand un contagieux désire être transporté, on prévient le commissaire de police du quartier, qui télégraphie au préfet de police; ce dernier télégraphie à l'Hôtel-Dieu et l'unique cocher se met en route, s'il n'est déjà en route » (Vallin, *Revue d'hygiène*, mai 1887). De là des lenteurs, des difficultés, qui rebutent les gens les mieux intentionnés : aussi la plupart des contagieux arrivent-ils à l'hôpital en voiture de place, ou sur un brancard, comme par le passé. Par contre, à Londres, il y a 3 dépôts, 60 voitures d'ambulances, 4 embarcadères et 3 bateaux à vapeur.

L'immense majorité des varioleux n'est d'ailleurs soumise à aucune mesure d'hygiène, et ceux-là mêmes qui sont transportés dans les services spéciaux de varioleux ont le temps de communiquer leur maladie à bien des personnes avant de trouver asile dans les services d'isolement. Qu'arrive-t-il quand un homme prend la variole à Paris? S'il est riche et s'il habite un appartement spacieux, son entourage cherche en général à l'isoler du mieux qu'il peut dans une des chambres de son appartement, à moins toutefois qu'il ne soit atteint d'une varioloïde légère et que, ne se trouvant que peu ou point malade, il n'aille promener un peu partout ses croûtes varioleuses si éminemment contagieuses. S'il appartient à la classe moyenne, il ne voudra pas en général avoir recours à l'hôpital, et se fera soigner chez lui, le plus souvent dans un logement étroit, où l'isolement, avec la meilleure volonté du monde de la part du malade et de son entourage, ne sera forcément qu'incomplet. Il est rare alors que d'autres membres de la famille ne soient pas à leur tour atteints, et souvent la contagion s'étendra à des personnes habitant la même maison. Les matelas, les linges souillés et couverts de croûtes, sont suspendus au bord des fenêtres sur une cour étroite, et les poussières viennent contaminer les appartements voisins. Et, en fait, quel reproche en saurait-on faire aux familles des malades, alors qu'on ne met pas entre leurs mains un moyen pratique de désinfecter la literie, les vêtements de leurs malades? S'agit-il d'un indigent qui désire être soigné à l'hôpital, il fera demander chez lui le médecin du bureau de bienfaisance qui lui délivrera un bon de transport à l'hôpital, dans une voiture spéciale. Rien de mieux, si les voitures étaient en nombre suffisant, à portée des intéressés, et fonctionnaient à toute heure du jour ou de la nuit. Or nous avons vu combien ce service est insuffisant. Du reste, dans le pavillon d'isolement lui-même, le malade n'est encore qu'imparfaitement isolé : les visites des parents, interdites dans les hôpitaux d'adultes, ne le sont pas dans les hôpitaux d'enfants. Les infirmières, les religieuses et surveillantes, les médecins et les aumôniers, peuvent transmettre par leurs vêtements la maladie aux malades des autres parties de l'hôpital.

Aussi la nécessité de mesures plus sévères, d'un isolement plus rigoureux, d'une désinfection plus complète, s'impose et fait depuis longtemps l'objet des préoccupations des hygiénistes. On est sur le point de réaliser dans ce sens un progrès important :

M. Chautemps vient de présenter au Conseil municipal, au nom de la commission sanitaire qui a été étudier à Londres les hôpitaux de varioleux, un rapport détaillé dont les conclusions ont été adoptées par le Conseil dans sa séance du 17 juin 1887. Il propose de créer hors Paris deux hôpitaux de varioleux pouvant recevoir 150 varioleux, l'un au nord de Paris, à la halte de Bobigny, sur la route départementale n° 24, à 3800 mètres des fortifications; l'autre au sud, entre le fort de Montrouge et les fortifications, à Gentilly ou à Montrouge. Chacun de ces hôpitaux comprendrait un pavillon permanent de 70 lits et tout autour des surfaces dallées ou bitumées, avec canalisation souterraine toute prête pour recevoir les eaux et immondices et sur lesquelles on élèverait rapidement en cas de besoin les baraquements nécessaires pour les 150 lits. Si cela ne suffisait pas, on évacuerait les convalescents sur un camp analogue au camp de Darenth à Londres, et qui serait situé à Créteil sur un terrain que possède l'Assistance publique. Cela doublerait le nombre des lits disponibles en cas d'épidémies.

Pour le transport des contagieux, M. Chautemps propose l'établissement de deux dépôts : l'un rue Crozatier, près de l'hôpital Saint-Antoine; l'autre au voisinage des Enfants-Malades, près de la rue Lecourbe et de la rue Vaugirard. Chaque dépôt aura 12 voitures, 2 pour chacune des maladies contagieuses, et 6 remises distinctes; 2 chevaux et 2 cochers par station suffiront. En cas de besoin, on requerra un cheval et son cocher, dont la course sera payée le double du tarif. Des infirmières seront de garde à chaque dépôt et accompagneront à l'hôpital les enfants malades. On ne risquera plus ainsi de transporter un varioleux dans une voiture qui vient de transporter un diphthéritique ou inversement.

Enfin M. Chautemps demande encore la création de 2 stations de désinfection par des étuves à vapeur sous pression, l'une rue des Récollets, l'autre rue de Vanves, près des fortifications.

Lorsque ces diverses modifications seront introduites, on aura diminué beaucoup les chances de contagion à Paris, mais on sera loin de les avoir supprimées. Il est d'abord nécessaire de compléter l'isolement par la création de chambres d'observation à un seul lit, aussi bien dans les hôpitaux généraux que dans les hôpitaux d'isolement. Car un malade dont le diagnostic n'est pas établi ne doit pas être placé dans une salle de varioleux où il est exposé à prendre la variole, s'il ne l'a pas. Or le cas peut se présenter aussi bien dans un hôpital général où l'on peut recevoir comme fiévreux un varioleux au début que dans l'hôpital d'isolement qui peut recevoir comme variole au début une varicelle ou même une rougeole boutonneuse.

Dans les grandes villes, il est nécessaire qu'un système analogue à celui qui vient d'être adopté pour Paris soit installé. Dans les petites villes et dans les campagnes, où les municipalités ne peuvent faire les frais de grands hôpitaux spécialement destinés aux varioleux, il serait à désirer qu'on adoptât le système qui a rendu déjà de si grands services en Angleterre et qui consiste dans la création de petits pavillons en bois ou en briques peu coûteux, ne contenant que le nombre de lits strictement nécessaire. Pour les campagnes, il suffirait d'un pavillon d'isolement pour plusieurs communes. C'est là que les baraquements démontables, pouvant être facilement transportés d'un point à un autre du territoire suivant les besoins, sont appelés à rendre les plus grands services. Lorsqu'une épidémie éclaterait dans une localité dépourvue d'hôpital d'isolement, il suffirait d'y envoyer une de ces baraques démontables qui pourrait suffire à un nombre restreint de malades et servirait tout au moins à l'isolement jusqu'à ce qu'on ait eu le temps de construire des baraquements plus confortables.

Mais ce n'est pas à l'hôpital qu'est la plus grande difficulté. C'est *à domicile*, chez les particuliers, que la contagion a le plus de chances de se produire. Beaucoup de malades ne veulent pas se faire soigner à l'hôpital et on est bien forcé de les isoler du mieux qu'on peut dans leur appartement. On en diminuerait déjà considérablement le nombre, en établissant dans les hôpitaux de varioleux des chambres payantes confortablement installées, ainsi que cela existe dans beaucoup de villes anglaises.

M. J. Rendu étudie les conditions que doit remplir un appartement pour qu'on puisse y isoler un varioleux : « Les *conditions mauvaises*, dit-il, sont celles d'un appartement petit, d'une chambre unique, comme cela arrive souvent dans la classe pauvre, s'ouvrant sur un corridor commun à une série d'autres chambres, et dans laquelle tous les membres d'une famille sont forcément en contact. En pareil cas, il n'y a pas à hésiter, et le transport du malade à l'hôpital doit être immédiatement ordonné et effectué. Un appartement même petit perché sur les toits, habité seulement par deux ou trois personnes, peut permettre l'isolement et la préservation mieux qu'un appartement vaste, mais habité par une famille nombreuse ou entouré d'une population dense. Les *conditions passables* se rencontrent avec une famille peu nombreuse et un appartement composé de plusieurs pièces, dont une plus retirée et éloignée des lieux de passage peut être consacrée au séjour du varioleux. Lorsque de pareilles conditions se rencontrent, on pourra hésiter entre le transport à l'hôpital et le séjour à domicile. » M. J. Rendu conseille dans ce dernier cas d'éloigner autant que possible, après les avoir revaccinées, toutes les personnes inutiles au traitement des malades. Enfin les *conditions bonnes* sont celles d'une « maison isolée habitée par une seule famille, à deux ou trois étages, dont le plus élevé peut être réservé au varioleux et aux personnes qui le soignent ; ou bien un vaste appartement dont une partie peut être complétement séparée, en laissant deux ou trois pièces vides entre la chambre du malade et le reste du domicile. »

Lorsque plusieurs personnes occupent un appartement très-restreint, il serait parfois possible d'isoler le malade suffisamment du reste de la maison, mais à condition d'éloigner les personnes de la famille inutiles au traitement. Pour obvier à cet inconvénient, le docteur de Ranse, cité par M. Lamouroux (rapport présenté au Conseil municipal en 1880) propose de créer des asiles analogues aux asiles de nuit pour les adultes ou au dépôt des enfants assistés pour les enfants, où les personnes saines de la famille pourraient se réfugier, laissant l'appartement libre pour le traitement du varioleux. Ces asiles auraient encore une autre utilité : ils permettraient aux habitants d'un appartement contaminé de l'abandonner pendant le temps nécessaire à sa désinfection.

M. J. Rendu conseille, lorsqu'un varioleux est soigné à domicile, d'appliquer à la porte de l'allée une pancarte portant le mot *variole*, ainsi que cela se pratique dans divers pays. Il conseille ensuite de revacciner tout l'entourage du malade et ses voisins ; de placer dans la chambre du malade un baquet destiné à recevoir le linge de corps, les draps, etc., de laver ce linge à part, de désinfecter les garde-robes avec une solution de sulfate de fer, de débarrasser la chambre de toute tenture et de tout meuble inutile, de forcer l'entourage à changer de vêtements avant de sortir, de séquestrer complétement le malade jusqu'à guérison complète ; enfin, en cas de décès, de hâter la mise dans le cercueil et l'inhumation, et, le jour des funérailles, de ne pas admettre le public dans l'appartement. Ce sont là des mesures excellentes et faciles à appliquer. Ajoutons que, l'eau bouillante étant-peut être le meilleur antiseptique, il serait bon de tremper le linge du malade dans un baquet rempli d'eau bouillante avant de le donner au blanchissage et, si possible, de le faire blanchir à part. Les garde-robes, les crachats, peuvent être désinfectés dans une solution de chlorure de zinc ou de sulfate de fer. Les vêtements, les tentures, la literie, seront portés à l'étuve publique de désinfection et désinfectés dans une étuve à vapeur d'eau surchauffée. Dans les localités où il n'existe pas d'étuve, il faudra se contenter de faire refaire la literie et de soumettre ces divers objets à la vapeur de soufre.

Un point qui nous paraît mériter une certaine attention, c'est la question des baignoires. Rien n'est plus utile à un varioleux que les bains. Or il est de toute nécessité que la baignoire qui lui aura servi ne serve pas aussitôt après, et sans avoir été désinfectée à fond, à une autre personne. Il serait donc désirable qu'aux étuves de désinfection fût annexé un système de bains donnés à domicile et exclusivement réservés aux varioleux, ou au moins qu'on pût louer dans ces établissements, pour un temps donné, des baignoires destinées à ces malades.

Une des parties les plus difficiles à réaliser de la prophylaxie à domicile est certainement la désinfection de l'appartement. Les papiers colorés ne se prêtent pas aux fumigations sulfureuses qui détruisent la couleur. Les fentes des planchers servent de réceptacle aux squames desséchées, et rien n'est plus difficile que de les désinfecter à fond. Il faudrait, lorsqu'un varioleux a occupé un appartement, arracher les papiers, gratter les plafonds, et remettre l'appartement à neuf. Mais on ne peut obtenir la chose que des familles aisées. Il serait à désirer que la police prît à sa charge les frais de désinfection des appartements, quand les habitants ne sont pas suffisamment aisés pour le faire. En tout cas, il est de toute nécessité que l'appartement qui a été habité par un varioleux reste inoccupé pendant quelque temps, afin qu'on puisse le désinfecter le mieux possible.

Cependant, malgré les inconvénients des vapeurs sulfureuses, nous pensons avec la plupart des auteurs que l'acide sulfureux constitue un des modes de désinfection les plus pratiques pour détruire la virulence des poussières provenant des croûtes varioleuses accumulées dans la chambre du malade. M. Vallin cite les chiffres suivants empruntés à Sternberg : « Du vaccin liquide a été rendu inerte par un séjour dans une atmosphère contenant 5 grammes de soufre pour 1 mètre cube d'air, tandis que 16 grammes de soufre ou 1 volume d'acide sulfureux pour 100 volumes d'air ont suffi pour neutraliser du vaccin desséché. » On peut supposer, par analogie, qu'il en serait de même avec le virus varioleux. Pettenkofer indique la proportion de 15 grammes de soufre par mètre cube.

Le procédé de désinfection par l'acide sulfureux est fort simple. Après avoir soigneusement garni toutes les fissures des fenêtres à l'aide de bourrelets, et la pièce étant vide de tout meuble, on place au milieu un récipient en fer qui doit contenir une quantité de soufre proportionnelle aux dimensions de la chambre (15 à 20 grammes par mètre cube). Comme il faut un certain temps pour enflammer le soufre, il est bon de placer en même temps dans le vase une petite quantité d'alcool, afin de faciliter la combustion. Dès que l'alcool brûle et que l'on juge que bientôt le soufre va s'enflammer également, on s'enfuit en fermant la porte derrière soi, et le plus vite possible, afin d'éviter l'action irritante des vapeurs d'acide sulfureux. La chambre sera hermétiquement close pendant vingt-quatre heures. Au bout de ce temps, on pourra considérer la désinfection comme terminée.

Karth et Vilcoq.

Bibliographie. — Consultez les traités généraux de pathologie interne, les traités des maladies de l'enfance, les dictionnaires de médecine et en particulier l'article Variole de Balzer et Dubreuilh dans le *Dictionnaire de médecine et de chirurgie pratiques*, t. XXXVIII. — Brouardel. *Contagion de la variole par l'air.* In *Soc. méd. des hôp.*, p. 316, 1870. — Cot. *Des varioles malignes.* Thèse de Paris, 1870. — Quinquaud. *Sur une épidémie de variole observée à la Pitié.* In *Arch. gén. de méd.*, 1870. — Bouchard. *Iritis dans la variole.* In *Gaz. des hôp.*, 1871. — Cartaz. *Albuminurie dans la variole.* In *Lyon méd.*, 1871. —

Panas. *Atrophie de l'œil, suite de v. congénitale.* In *Soc. chir.*, 1871. — Golgi. *Rivista clinica*, 1873. — Westphal. *Paraplégie consécutive à la variole.* In *Arch. f. Psych.*, Bd. IV, 1873. — Rendu (J.). *De l'isolement des varioleux à l'étranger et en France*, 1878. — Brouardel. *Sang des varioleux.* In *Soc. méd. des hôp.*, 1879. — Barthélemy. Thèse de Paris, 1880. — Breynert. *Complications broncho-pulmonaires de la variole.* Thèse de Paris, 1880. — Leloir. *Formation des pustules variotiques.* In *Arch. de physiol.*, 1880. — Parrot. *Leçons sur la variole comparée de l'enfant et de l'adulte.* In *Gaz. des hôp.*, 1880. — Petit (L.-H.). *Sur l'étiologie et la pathogénie de la variole hémorrhagique.* In *Progrès médical*, 1882. — Bourcy. *Pseudo-rhumatismes infectieux.* Th. de Paris, 1883. — Martin. *De l'administration sanitaire civile à l'étranger.* Thèse de Paris, 1883. — Prengrueber. *Variolisation chez les indigènes de l'Algérie.* In *Alger médical*, 1883. — Levillain. *Histoire des fièvres éruptives avant le XVIIᵉ siècle.* Thèse de Paris, J.-B. Baillière. — Paget (C.-E.). *Notes on the Death-rate from Small-pox in City of Chester in 1774.* In *Tr. Epidemiol. Soc.* Londres, 1883-1884. — Quinquaud. *Phénomènes nerveux consécutifs à la variole.* In *l'Encéphale*, 1884. — Sommer (B.). *Einige Notizen über die Blattern in Buenos-Ayres und die Blattern der Indianer.* In *Monat. f. prakt. Dermat.*, Hambourg, 1884. — Banning (R.). *Accouchement dans le cours d'une variole sans infection de l'enfant.* In *British Med. Journ.*, février 1885. — Boixo. *Contribution à l'étude de la variole hémorrhagique.* Thèse de Montpellier, 1885. — Bourgin. *Contribution à l'étude de l'albuminurie dans la v.* Thèse de Lyon, 1885. — Bredin. *Small-pox and Vaccination.* In *N.-York M. J.*, 1885. — Bryce (P.-H.). *Small-pox in Canada, and the Methods of Dealing with it in the Different Provinces.* In *Ann. Pub. Health. Ass. Rep.*, 1885. — Carvallo (D.). *La viruela in Valparaiso. Epidemia di 1883.* In *Bol. d. med.* Santiago, 1884-1885. — Collie (A.). *Observations on Diagnosis of Small-pox.* In *Med. Times and Gaz.* London, 1885. — Coxi. *La viruela en la ciudad de Buenos-Ayres.* In *Rev. med. quir.* Buenos-Ayres, 1884-1885. — Courie (W.-H.). *Notes of Eight Cases of Small-pox treated at the Sanatorium near Melbourne.* In *Austr. Med. Gaz.* Sydney, 1884-1885. — *Discussion on Small-pox Hospitals.* In *Tr. M. Off. Health.* London, 1884-1885. — *Documentos de la epidemia di viruela di anno 1884-1885. Reformes de los medicos municipales.* In *Crón. med.* Lima, 1885. — Edwards (E.-J.). *Small-pox in Germany. From : the Times*, nov. 1885; *J. Statist. Soc.* Londres, 1885. — Fazio. *Variole et vaccination.* In *Rif. med.*, mars 1885. — Gasparini (L.). *Del vajuolo.* In *Gaz. med. ital. lomb.* Milan, 1885. — Grindon (J.). *Somes Notes of Small-pox.* In *St-Louis Cour. med.*, 1885. — Gwynn. *On Small-pox Hospitals.* In *Tr. Soc. Med. Off. Health.* Londres, 1884-1885, et *The Lancet.* London, 1885. — Haas (H.). *Das Krankenmaterial des Spitals der barmherzigen Brüder zu Präg vom Jahre 1670, bis auf unsere Zeit, mit besonderer Berücksichtigung der Variola.* Domincus, in-8°. Prague, 1885. — Haig (A.). *Variola as Seen in the Casualty Department.* In *S. Barth. Hosp. Rep.* London, 1885. — Huber (G.). *Rapport sur la marche de la variole et sur les opérations de vaccination dans le département de la Somme en 1884.* In *Gazette méd. Picard.* Amiens, 1885. — Impacciasti (G.). *Di un caso di porpora variolosa.* In *Gaz. med. di Roma*, 1885. — Isce. (J.). *Darenth Small-pox Camps.* In *Lancet.* London, 1885. — Jablonswski. *Coexistence de l'érysipèle et de la variole sur un même sujet.* In *Gazette des hôpitaux*, 1885. — Lancereaux. *Transmission de la variole au début de la période d'éruption de cette maladie.* In *Bull. de l'Acad. de méd.* Paris, 1885. — Layet. *La récente épidémie de v. à Bordeaux.* In *Rev. san.* Bordeaux, 1885. — Lemaistre (P.). *Variole et vaccine; leur action, leur force.* In *J. de la Soc. méd. et pharm. de la Haute-Vienne.* Limoges, 1885. — Lendon (A.-A.). *Small-pox at Border-Town. S. A. A Contribution to the History of the Epidemie of Small-pox in Australasia during 1884.* In *Australas. M. Gaz.* Sydney, 1885. — Leval-Picquechef. *Des pseudo-tabes.* Thèse de Paris, 1885. — Maj (J.). *Sull trattamento del vajuolo.* In *Gaz. med. Ital. Lomb.* Milan, 1885. — Muskett. *Somes Points in Connection with the Small-pox Cases lately located at the quarantine Station, Port-Jackson.* In *Australas. Med. Gaz.* Sydney, 1885. — Parent (F.). *De la mort dans la variole.* Thèse de Paris, 1885. — Penna (J.). *De la variole hémorrhagique; son traitement par l'essence de térébenthine.* In *Rev. argent. d. cien. med.* Buenos-Ayres, 1884-1885. — *Pennsylvania State Board of Health. Circular n° 8. Precautions against Small-pox*, 1885. — Petrov. *Inoculation of Small-pox.* S.-Pétersbourg, 1885. — Power (W.-H.). *Report on Later Observation (1881 to 1884) of the Influence of Fulham Small-pox Hospital on the Neighborhood Surrounding it.* In *Rep. Med. Off. local. Gov. Bd.* 1884. Londres, 1885. — Pringle (R.). *Small-pox Risks and Revaccination.* In *Lancet.* London, 1885. — Du même. *Ancient and modern Methods of Treating Small-pox Epidemies in India.* In *J. S. Art.* London, et *Abstr.; Lancet,* London; et *Abstr.; Med. Times and Gaz.* London, 1885. — Reimer, *Zur Therapie der Variola mit Natrum Salicylicum.* In *S.-Petersb. med. Wochenschr.*, 1885. — *Reprint from Medical Officer's Report for 1881, being Comments on a Paper by Dr Stevens on Small-pox Mortality in London in that Year.* In *Rep. Med. Off. Local., Gov. Bd.* 1884. London, 1885. — Riedl. *Ein Fall von plötzlicher beiderseitiger Erblindung durch Variola.* In *Wiener med. Presse*,

1885. — Rowling (C.-E.). *Vaccina and Variola in the same Patient and at the same Time.* In *Austral. Med. Gaz.* Sydney, 1884-1885. — Saint-Philippe (R.). *Du salicylate de soude dans la variole confluente.* In *J. de m.* Bordeaux, 1885. — Schepotew. *Deaths from Small-pox among the Christian Population of Astrachan.* In *Dnevnik, vrach, g.* Kasan, 1885. - Semchenko. *Pustular Small-pox.* In *Vrach, St-Petersb.*, 1885. — Service (J.). *Some Note on the Recent Small-pox Cases from Sydney.* In *Australas. M. Gaz.* Sydney, 1884-1885. — *Sur l'hygiène nosocomiale à propos des varioleux.* In *Mém. et Bull. Soc. med. et chir.* Bordeaux, 1885. — *Congrès d'hygiène de Leicester.* In *Semaine médicale*, 1885. — *Ueber die auf Rügen in Folge der Pockenimpfung in diesem Sommer aufgetretene Krankheit.* In *Berl. klin. Wochenschr.*, 1885. — Stoccada (F.). *Vajuolo confluente gravissimo seguito da piema con poliartrite suppurativa. Cura chirurgica antisettica; guarigione.* In *Riv. venet. di sc. med.* Venise, 1885. — Tripe (J.-W.). *On Small-pox Hospitals.* In *Tr. Soc. M. Off. Health.* London, 1884-1885. — Webb (H.-V.). *Report on Small-pox in Alabama in 1883.* In *Rep. Bd. Health Alabama* 1883-1884. Montgomery, 1885. — Wernher (H.). *Die Pockensterblichkeit im Deutschen Reiche seit Einführung des Reich-Impfgesetzes 1875.* In *Mitth. d. Ver. der Ærzte in Nieder-OEst.*, 1885. — Willoughby (E.-F.). *Variola and Varioloid Diseases of Animals.* In *Med. Times and Gaz.* London, 1885; *Tr. Epidemiol. Soc.* London, 1884-1885. — Wilson (E.-T.). *Small-pox Hospitals, their Influence on Surrounding Populations.* In *Lancet.* London, 1885. — Du même. *Are Small-pox Necessarily (per se) a Source of Danger to the Surrounding Population?* In *Tr. Soc. M. Off. Health.* London, 1884-1885. — Arnaud (Od.). *Néphrite varioleuse.* In *Marseille médical*, 1886. — Aubert. *Désinfection des habits par l'acide sulfureux.* In *Bull. de thérap.*, 15 juillet 1886. — Baumgarten. *Lehrbuch der pathol. Mykologie.* — Bayles (G.). *The Clinical Management of Small-pox in Epidemic Visitations.* In *Virginia M. Month.* Richmond, 1885-1886. — Blot. *Rapport général présenté à Monsieur le Ministre du Commerce par l'Académie de médecine dans le service des vaccinations de 1884*, in-8°, 97 pages. — Bompaire. *Sur la vaccination animale*, in-8°, 38 pages. — Calza (C.). *Il vajuolo nell' ospedale civile di Venezia.* In *Riv. venet. di sc. med.* Venise, 1886. — Chiari. *Orchite varioleuse.* In *Wien. med. Wochenschr.*, 1886. — Codes (A.). *Mesures à prendre pour prévenir les maladies infectieuses.* Londres, 2e édition. — Comby (J.). *Variole cohérente traitée par l'application d'un masque de collodion sur la face; mort due à l'emploi de ce topique.* In *Bull. et mém. de la Soc. méd. des hôp.* Paris, 1886. — Comby et Dupré. *Deux cas de variole hémorrhagique.* In *France méd.* Paris, 1886. — Delabost (M.). *Note sur les épidémies de v. et les revaccinations dans les prisons de Rouen depuis 1864.* In *Normandie médicale.* Rouen, 1885-1886. — Dubreuilh (W.). *Des immunités morbides.* Thèse de concours, Paris, 1886. — Ducastel. *Médication éthéréoopiacée.* In *Thérap. contemp.* Paris, 1886. — Du même. In *Bull. et mém. de la Soc. méd. des hôp.* Paris, 1886. — Eichhorst (H.). *Beobachtungen über die Incubationsdauer bei Pocken.* In *Deutsche med. Wochenschrift.* Berlin, 1886. — Feldbausch. *Sur la nécessité et la possibilité d'une thérapeutique préventive des maladies infectieuses*, in-8°, 126 pages. Strasbourg. — Flügge. *Les microorganismes, avec remarques sur l'étiologie des maladies infectieuses*, 2e édit., in-8°. Leipzig. — Freund (M.-B.). *Progrès de la technique de la vaccination animale et antisepsie de la vaccination*, in-8°, 128 p. Breslau. — Fuerbringer, Guttmann et Wolff. *Les microbes de la variole. Soc. méd.* In *Semaine méd.* Berlin, 1886. — Gallard (T.). *Leçons cliniques sur les maladies des ovaires*, 1886. — Gaucher. *Pathogénie des néphrites.* Thèse de concours, Paris, 1886. — Guttmann. *Jahrbuch der prakt. medicin*, 1re part., in-8°. Stuttgart. — Du même. *Le parasite de la variole*, Soc. méd. de Berlin. In *Semaine médicale*, 1886 — Hardaway (W.-A.). *Compilations of Fact. Relating to Vaccine Inoculation, and its Influence in the Prevention of Small-pox*, in-16, 146 pag. Saint-Louis. — Harvey (R.). *Small-pox and Vaccination.* In *J. Pub. Health Soc.* Calcutta, 1886. — Héricourt. *Les maladies épidémiques atténuées et les constitutions médicales préépidémiques.* In *Rev. méd.*, 10 février. — Hirsch. *Handbuch der historisch-geog. Path.* Stuttgart. — Hope (E.-W.). *Note on Recent Outbreaks of Small-pox in Liverpool.* In *Liverp. M. Chir. J.*, 1886. — Huertas (F.). *Les épidémies de variole en 1885 à Madrid.* In *Rev. esp. d. oftalm. sif.*, etc. Madrid, 1886. — Jorgensen. *Traité de pathologie et thérapeutique*, in-8°. Leipzig. — Kawarada. *The Management of Small-pox.* Tokio, 1886. — Larroque. *Relation de deux petites épidémies de v. chez les aliénés.* In *Union méd.*, 1886. — Layet. *Le service municipal de la préservation de la variole à Bordeaux.* In *Rev. d'hyg.*, Paris, et *Rev. sanit.* Bordeaux, 1886. — Line (W.-H.). *On the Early Diagnosis of Small-pox.* In *Birmingham Med. Revue*, 1886. — Lotz (T.). *Die Blatternepidemie des Jahres 1885 in Basel.* In *Cor.-Bl. f. schweiz. Ærzte.* Bâle, 1886. — Lutaud et Douglas Hoog. *Étude sur les hôpitaux d'isolement en Angleterre*, in-8°, 243 pages. — Marotta. *Recherches sur les microbes de la variole.* In *Riv. clin. et terap.* Naples, nov. et déc. 1886. — Maudet (J.). *Ophthalmie variolique chez un enfant de quinze jours; irido-choroïdite et cécité consécutives.* In *Journ. de la Soc. méd* Lille, 20 septembre 1886. — Mittenzweig (B.). *Die Bakterien. Ætiologie der Infections-*

Krankheiten, in-8°. Berlin. — Morrow (P.-A.). *Diagnostic de la variole.* In *Journ. Cut. and Vener. Dis. New-York*, 1886. — Oberlin (L.). *Variole et vaccine coïncidentes.* In *Rev. méd. de l'Est.* Nancy, 1886. — Ollivier (A.). *Études d'hygiène publique*, in-8°, 191 pages. — Pearse. *Durée de la contagiosité des maladies éruptives.* In *Brit. Med. J.*, nov. 1886. — Pécholier (G.). *Varicelle et-variole; le traitement de Ducastel fournit une preuve nouvelle de la différence radicale de leur genre.* In *Montpellier méd.*, 1886. — *Précautions contre la variole.* In *Rep. Bd. Health*, 1885. Wash., 1886. — Quirke (J.). *Accouchement pendant la variole; enfant non infecté.* In *Brit. Med. J.*, Londres, 1886. — *Report to the President of the Board of Health, countaining Photographs of a Person Suffering from Variola discreta, and on Account of the Case, to which is added a Clinical Report and Diagnosis of the Five Cases with the Outbreak of Small-pox of 1884-1885 began. By J. Ashburton Thompson.* Sydney, 1886. T. Richards, 5 p., 11 pl., 1 diagn., fol. — Riche (J.). *Traitement hydrothérapique de la variole.* Thèse de Lyon, 1886. — Saint-Philippe (R.). *Salicylate de soude dans la variole confluente.* In *Mém. et bull. de la Soc. méd. et chir.* Bordeaux, 1885-1886. — Schærtler (C.-F.). *Abortir Therapie der Menschenblattern.* In *Med.-chir. Centralbl.* Wien, 1886. — *Small-pox in Montreal.* In *Rep. Bd. Health. Maine*, 1885, août 1886. — Stout (S.-H.). *Prophylaxie de la variole.* In *Tr. Texas Med. Ass.* Austin, 1886. — Stricker. *Allgem. Path. der Infections-Krankheiten*, in-8°. Vienne. — Taylor (J.-H.). *Report on Cases of Small-pox at Spring Mill, Montgomery Country, with Measures taken to Prevent an Epidemie.* In *Rep. Bd. Health*, etc., Penn, 1885. Harrisbourg, 1886. — Tomkins (H.). *Small-pox Epidemies in London.* In *Lancet.* London, 1886. — *Transmission de la variole par une lettre.* In *Revue d'hygiène*, 20 juillet. — Treymann (M.). *Febris variolosa.* In *St.-Petersb. med. Wochenschrift*, 1886. — Vacher (F.). *Notes on the Small-pox Epidemie at Birkenhead in 1884.* In *Health J.* Manchester, 1885-1886. — Vaillard. *Manuel de vaccination animale technique : procédés de conservation du vaccin.* — Vinay (C.). *Révulsion et bains froids au début de la variole.* In *Lyon médical*, 1886. — *De la valeur pratique des étuves à désinfection.* In *Lyon méd.*, 1886. — Widham et Myers. *Troubles de la parole consécutifs à la variole.* In *Lancet.* London, 1886, et *Brit. Med. Journ.*, 1986. — Wolf (Max). *Les parasites de l'organisme.* In *Virchow's Archiv.* — Wolffberg (S.). *Zur Registrirung der neueren Pockenfälle.* In *Centr. f. allg. M.* Bonn, 1886. — *La variole à Zürich depuis la suppression de la vaccine obligatoire.* In *Rev. méd. de la Suisse rom.*, 1886. — Alexandrojanos. *De l'incubation de la variole. Congrès d'Athènes.* In *Sem. médicale*, p. 217, 1887. — Carsten (B.). *Hopitaux flottants sur la Tamise pour l'isolement des varioleux.* In *Nederl. Tijds. v. Geneesk.*, 5 févr. 1887. — Courtade. *Lymphangite parenchymateuse ou engorgement lymphatique aigu dans la variole.* In *Union médicale*, n° 65, 1887. — Danet. *De la variole et du vaccin.* In *Journ. de médecine de Paris*, 50 avril 1887. — Dornet. *Note sur un cas de variole modifiée par la syphilis.* In *J. de méd. de Paris*, 50 janvier 1887. — Garré. *Ueber Vaccina und Variola. Bacteriologische Untersuch.* In *Deut. med. Woch.*, 24 et 31 mars 1887. — Ganner. *Instruction pour le fonctionnement de l'établissement de désinfection à Dusseldorf.* In *Centr. f. allg. Gesundheitspfl.*, I. — Gatzen (W.). *De l'érysipèle et des éruptions érysipéloïdes dans le cours de la variole et de la vaccine.* In *Deut. med. Zeit.*, 9, 10, 11 et 12. — Hampe. *Des procédés modernes de désinfection et en particulier des établissements publics de désinfection.* In *Monatsbl. f. öffentl. Gesund.*, I. — Heusel (J.). *Diphthérie, choléra et variole; étiologie, prophylaxie et traitement*, 2° édit., in-8°, 112 p. Stuttgart. — Hugues. *Recherches expérimentales sur la vaccine et la maladie du jeune âge chez le chien.* Académie de méd. de Belgique, 26 mars 1887. — Magnani Luigi. *Considerazioni pratiche sul vajuolo.* In *Gaz. med. Ital. Lomb.*, 30 avril 1887. — Montefusco. *Thermométrie locale dans la variole.* In *Bull. de l'Acad. de méd. de Paris*, séance du 26 janvier 1887. — Otvös (J.). *Traitement de la variole par le xylol.* In *Bull. de la Soc. roy. de méd. de Buda-Pest.* In *Sem. médicale*, p. 65, 1887. — Pfeiffer. *Le parasite de la variole. Soc. méd. de Berlin.* In *Semaine méd.*, p. 107, 1887. — Rieck. *D'un nouveau parasite de la variole.* In *Rundschau a. d. Gebiete d. Thiermed. u. vergleichend. Pathol.*, 10 avril 1887. — Sommer. *De l'invasion des fièvres éruptives.* In *Allgem. med. Centr.-Zeit.*, 20 avril 1887. — Thomson (H.). *On Inoculation for Small-pox.* In *Glasgow. Med. J.*, mars 1887. — Vallin. *Les hôpitaux de contagieux à Paris et le rapport de M. Chautemps au Conseil municipal de Paris.* In *Revue d'hygiène*, mai, 1887.   K. et V.

VARNIER. Médecin français, né à Vitry-sur-Marne, le 14 août 1709, reçu maître ès arts, à Avignon, en 1734, docteur à Montpellier en 1735, publia la même année : *Mémoire sur le sel essentiel du sang humain* (*Mém. de la Soc. roy. de Montp.*), puis, après un séjour à Paris, se fixa dans sa ville natale. Il s'occupa spécialement de l'histoire naturelle et des eaux minérales de la Champagne, d'essais de distillation de l'eau de mer, rassembla une collection archéologique et numismatique précieuse, enfin publia une série d'articles dans le *Journal de Verdun* et le *Journal de médecine*. Il mourut vers la fin du dernier siècle. L. Hn.

VAROLIO (Costanzo). Célèbre anatomiste, né à Bologne en 1543, était professeur d'anatomie et de chirurgie dans cette ville lorsque, en 1573, le pape Grégoire XIII l'appela à Rome pour être son premier médecin, en même temps que professeur à la Sapience. Il mourut peu après, en 1575. Il a bien décrit le cerveau et son nom a été donné à la partie appelée *pont de Varole*.

I. *De nervis opticis nonnullisque aliis*, etc. Patavii, 1572, in-8°, et avec l'ouvrage suivant. — II. *De resolutione corporis humani libri IV*. Francofurti, 1591, in-8°. L. Hn.

VARRENTRAPP (Les deux).

Varrentrapp (Johann-Konrad). Né à Francfort-sur-le-Main, le 7 août 1779, reçu docteur à Iéna en 1803, médecin de l'institut Senckenberg (1807 à 1808), puis médecin des lazarets militaires (1812), fut en outre professeur de médecine légale, président du Senckenbergianum de 1814 à 1852, médecin de l'asile d'aliénés de 1814 à 1851, etc. Il mourut le 11 mars 1860. L. Hn.

Varrentrapp (Johann-Georg). Fils du précédent, né à Francfort le 20 mars 1809, reçu docteur à Wurtzbourg (*Observ. anatomicæ de parte cephalica nervi sympathici*, 1831), puis fit un grand voyage scientifique dont il publia la relation (Francfort, 1839), contribua, en 1834, à fonder la clinique des indigents et, à partir de 1840, fixa son attention surtout sur l'organisation des pénitenciers et sur toutes les questions d'hygiène publique et sociale de quelque importance. En 1844, il publia un Mémoire couronné à Bordeaux : *Sur l'emprisonnement individuel sous le rapport sanitaire*, puis fonda en 1868 le *Deutsche Vierteljahrsschrift f. öffentl. Gesundheitspflege*, excellent recueil d'hygiène publique, enfin fut l'auteur de plusieurs fondations utiles et humanitaires. Il mourut à Francfort le 15 mars 1866. L. Hn.

VARRONIA (*Varronia* L.). Les Borraginacées-Cordiées qui composent ce genre habitent les régions chaudes de l'Amérique. Ce sont des arbrisseaux ou des arbustes à feuilles alternes, à fleurs disposées en têtes ou en épis. Chaque fleur présente : un calice persistant quinquédenté ; une corolle tubuleuse, plus rarement hypocratériforme, à limbe peu étalé ; cinq étamines incluses ; un ovaire supère, surmonté d'un style à cinq branches stigmatifères sétacées. Le fruit est une drupe, de la grosseur d'un pois ou d'une petite prune, dont le noyau est partagé en quatre loges, contenant chacune une graine dépourvue d'albumen.

Le *V. martinicensis* Jacq., espèce de la Guyane, où les créoles l'appellent *Monjoli*, est employé, dit-on, à Cayenne, pour dissiper l'enflure et fortifier les nerfs.

Ses fruits et ceux de plusieurs autres espèces (*V. corymbosa* Dew., *V. alba* Jacq., etc.) sont comestibles malgré leur acidité. La pulpe mucilagineuse qu'ils renferment sert à faire de la glu. Ed. Lef.

VARUS. L'acné, dans la nomenclature d'Alibert (*voy.* Acné). — Variété de Pied-bot (*voy.* Pied). L. Hn.

VASCONS (Les).   *Voy.* Basques et France, p. 592.

VASCULOSE.   M. Frémy donne ce nom à la variété de cellulose qui forme les vaisseaux des végétaux. Elle aurait pour caractères spéciaux de se dissoudre dans les alcalis et d'être insoluble dans les acides et dans le réactif de Schweizer.

MM. Frémy et Terreil, ayant remarqué que ce réactif l'attaque lorsqu'elle a été soumise à l'action du chlore, ont réuni la *vasculose* et la *fibrose* sous le nom de *matière cellulosique*, et ils considèrent comme caractères particuliers de cette matière une forte résistance au chlore et à l'acide azotique et une attaque facile par l'acide sulfurique concentré qui produit une solution non précipitable par l'eau.   Riche.

VASE.   *Voy.* Ustensiles.

VASELINE (Chimie).   La vaseline a fait son apparition officielle à l'Exposition de Philadelphie en 1876 ; elle a figuré en France à l'exposition de 1878 ; elle a été adoptée par le *Codex* de 1884 pour la confection de certaines pommades ophthalmiques.

Pour la préparer, au lieu de distiller le pétrole brut jusqu'à siccité, comme on le fait dans l'extraction des huiles d'éclairage, on arrête l'opération lorsqu'il reste dans la cornue environ 15 pour 100 d'huile propre à l'éclairage. Le résidu semi-liquide est évaporé lentement dans des chaudières, à air libre, tant qu'il se dégage des vapeurs âcres. Le nouveau résidu est chauffé avec du noir et filtré sur ce dernier, dans des vases métalliques, maintenus à une température de 50 degrés environ.

Les premiers produits sont tout à fait blancs. Les suivants, plus ou moins colorés, sont de nouveau traités par le noir.

En combinant l'action du noir avec un dissolvant convenablement choisi, comme le sulfure de carbone ou l'alcool concentré bouillant, on arrive à une préparation plus économique que par l'action du noir et de la chaleur seule.

Ainsi préparée, elle porte différents noms, suivant son degré de pureté et son point de fusion : pétroléine, cosmoléine, pétréoléine, piméléine, graisse minérale, déodoroline, etc.

La vaseline est un mélange de divers carbures d'hydrogène, ayant la composition des paraffines :

	Vaseline.	Paraffine.
Carbone	85,2 à 85,8	85,4 à 84,6
Hydrogène	14,8 à 14,2	14,6 à 15,4

Elle est insoluble dans l'eau et dans la glycérine, se dissout mal dans l'alcool ordinaire, même à chaud ; elle est entièrement soluble dans l'éther, le sulfure de carbone, le chloroforme, les essences et les corps gras.

Sa solution éthérée, refroidie au-dessous de zéro, laisse déposer un corps solide, tandis que l'éther, à l'évaporation, abandonne un résidu huileux, de la nature des carbures supérieurs du pétrole. Son point de fusion est variable, depuis 28 jusqu'à 60 degrés et au-dessus.

D'après Fresenius, la vaseline américaine fond vers 33 degrés, et la vaseline allemande à 40·41 degrés. Ces deux produits sont peu solubles dans l'alcool à 90 degrés, mais, tandis que la solution américaine est incolore et opalescente, la vaseline allemande donne un liquide légèrement jaune, avec une fluorescence blanche. 100 parties de la première laissent 0,092 de résidu, et 100 parties de la seconde 0,362.

1 gramme de vaseline américaine exige pour se dissoudre 63^{cc},5 d'alcool absolu bouillant, alors que la même quantité de vaseline allemande se dissout dans 46^{cc},6 seulement.

La densité varie de 0,84 à 0,90.

La vaseline pure est neutre, incolore, très-onctueuse, sans odeur, d'une saveur à peine perceptible ; elle ne forme pas de grumeaux et est inaltérable à l'air, c'est-à-dire ne rancit pas, à la manière des graisses animales ou végétales.

L'humidité, les alcalis, les acides étendus, n'ont pas d'action sur elle, mais elle se colore sous l'influence des acides minéraux concentrés, surtout à chaud. Chauffée dans une capsule de porcelaine, elle doit se volatiliser, sans répandre de vapeurs âcres et sans laisser de résidu.

PHARMACOLOGIE. Aux États-Unis, la vaseline est fréquemment employée pour le pansement des plaies ; elle sert de base à un grand nombre de pommades et d'onguents magistraux. On l'a préconisée pour dissoudre l'iode, le phosphore, les alcaloïdes, ces préparations présentant le précieux avantage d'être d'une conservation parfaite. Elle s'allie fort bien au phénol, à l'acide salicylique, ce qui permet d'employer ces médicaments pour l'usage externe. Elle est aussi employée par les Américains pour confectionner des produits de parfumerie.

La vaseline étant dépourvue de propriétés irritantes et ne rancissant pas, on en a recommandé l'emploi pour enlever les croûtes et les squames de certaines dermatoses. A cet effet, on prépare un onguent ainsi qu'il suit : on mélange à chaud parties égales d'emplâtre simple et de vaseline, puis on ajoute un peu d'essence de bergamote pour parfumer la préparation. Cet emplâtre est particulièrement précieux dans l'eczéma et peut remplacer avantageusement le diachylon gommé (Kaposi, Hébra).

Le Codex de 1884 prépare avec la vaseline les deux pommades ophthalmiques suivantes :

POMMADE A L'OXYDE ROUGE DE MERCURE

(Pommade de Lyon.)

Oxyde rouge de mercure pulvérisé..........	1 gramme.
Vaseline	15

on broie le mélange sur un porphyre.

On prépare de la même manière la pommade avec l'*oxyde jaune de mercure.*

POMMADE DE RÉGENT

Oxyde rouge de mercure..............	1 gramme.
Acétate de plomb cristallisé	1 —
Camphre pulvérisé	50 centigrammes.
Vaseline..................	18 grammes.

Porphyrisez le sel de plomb avec l'oxyde mercurique ; ajoutez le camphre, puis la vaseline, et broyez le tout sur le porphyre pour obtenir une pommade homogène. EDME BOURGOIN.

VASNA-PILLA. Nom donné dans les Indes à l'*Andropogon citratus* DC., qui fournit l'*Essence de Verveine* ou de *Mélisse indienne* (*Lemon Oil* et *Grass Oil*). PL.

VASO-MOTEUR (Appareil nerveux). CHAPITRE PREMIER. Introduction. Nous sommes loin de l'époque où les physiologistes considéraient l'arbre circulatoire comme un ensemble de tubes ramifiés, élastiques, qui, en raison de cette dernière propriété, se laisseraient distendre passivement par l'ondée sanguine lancée par le moteur cardiaque, et puis reviendraient sur eux-mêmes, toujours en vertu de cette élasticité. La paroi vasculaire n'est pas une simple membrane au sens des physiciens ; parmi les nombreuses propriétés physiologiques dont elle est douée, une des plus importantes est la contractilité, qui ne fait défaut ni aux artères, ni aux veines, ni même, semble-t-il, aux capillaires (*voy.* les articles Veines, Artères, Vaisseaux capillaires).

La contractilité dans les capillaires est l'apanage des cellules endothéliales ; elle ne semble pas jouer un rôle important, car les variations de calibre que nous voyons survenir dans les capillaires paraissent être le plus souvent des conséquences mécaniques de variations survenues soit dans les artères afférentes, soit dans les veines efférentes de l'organe considéré. Pour autant que les faits ont parlé jusqu'à ce jour, cette contractilité ne semble pas être sous l'influence du système nerveux. Notons cependant que plusieurs auteurs ont poursuivi des fibres nerveuses le long des parois capillaires, et même jusque dans les éléments de cette paroi (Krimke, 1884). Mais, à n'envisager que les faits expérimentaux, nous devons, dans la question présente, regarder les tubes capillaires comme des tuyaux à parois élastiques dans le sens du physicien ; nous ne parlerons plus guère de leur contractilité.

Dans les parois des veines et des artères la contractilité est due à la présence de fibres musculaires lisses (*voy.* les articles Veines et Artères), plus abondantes dans les artères, surtout dans celles de petit calibre. La plupart des éléments contractiles y ont une direction circulaire, quelques rares seulement sont obliques, se rapprochant plus ou moins de la direction longitudinale. Grâce à la présence d'éléments musculaires, la contractilité ne fait défaut à aucun tube artériel ou veineux, pas même, paraît-il, au tronc de l'aorte, où l'élément contractile se réduit à un minimum. On trouvera ailleurs énumérés les faits nombreux démontrant que les irritations portant sur les tubes vasculaires les plus divers y provoquent des contractions. Les observations de ce genre datent en partie du siècle dernier, et même déjà alors certains auteurs (Senac, Abr. Ens) avaient entrevu ou même démontré (Pourfour du Petit, Cruikshanks, Arnemann) que la contractilité en question est sous la dépendance du système nerveux. Notre sujet d'études est donc un des premiers auxquels se soit attaquée la physiologie expérimentale.

Des influences agissant directement sur les parois vasculaires peuvent y provoquer ou faire cesser des contractions ; mais, comme nous le verrons amplement plus loin, dans la majorité des cas, surtout dans le jeu régulier des fonctions, les modifications survenant dans l'état d'activité des muscles vasculaires sont sous la dépendance du système nerveux, de nerfs vasculaires, ou nerfs *vaso-moteurs* (Stilling), en tant qu'ils sont centrifuges. — On lira dans l'article Sympathique (Grand) la disposition anatomique des nerfs vasculaires.

Par analogie avec ce que nous savons des muscles de la vie de relation, nous concluons à l'existence d'un rapport de continuité entre les nerfs moteurs des vaisseaux et leurs éléments contractiles, à une terminaison de ces nerfs dans les fibres contractiles. La terminaison de fibres nerveuses pâles dans la substance des fibres musculaires lisses, notamment dans celles des vaisseaux, a été décrite

par Frankenhäuser, par Arnold et à leur suite par Hénocque (1870), auquel
nous renvoyons pour de plus amples détails sur cette question, comme aussi
pour ce qui regarde la disposition des plexus nerveux à fibres pâles situés dans
les membranes à fibres contractiles lisses. Nous savons aussi que des anatomistes
de grande autorité n'ont pas su se convaincre de la réalité de cette terminaison
nerveuse dans les éléments contractiles lisses.

Signalons encore, d'après certains auteurs, dans les plexus nerveux situés
dans les membranes contractiles (plexus fondamental, intermédiaire et intra-
musculaire), l'existence de noyaux et même de cellules, surtout aux points
d'anastomose entre fibres-cellules auxquelles certains auteurs font jouer un
rôle important dans l'innervation des muscles vasculaires.

Abordons maintenant plus directement l'objet de notre étude, la *physiologie
des muscles vasculaires* ou la *physiologie des nerfs vaso-moteurs*, car l'activité
des muscles vasculaires est, de même que celle des muscles striés ordinaires,
presque toujours le résultat d'une incitation nerveuse.

PROPRIÉTÉS PHYSIOLOGIQUES DES MUSCLES VASCULAIRES. Quelques mots sur les
propriétés fondamentales des muscles vasculaires, une question qui fait l'objet
d'un article spécial (MUSCLES LISSES). On n'a guère pu expérimenter sur des
muscles vasculaires isolés. Mais des expériences faites sur les organes à fibres
musculaires lisses les plus divers (intestin, utérus, uretère, etc.) ont révélé
des propriétés physiologiques remarquables qui semblent être communes à
toutes les fibres musculaires lisses, et à ce titre nous intéressent donc à un
haut degré.

1° On a trouvé notamment que la secousse ou la contraction la plus simple,
provoquée dans un muscle lisse, dure toujours un temps considérable, plusieurs
secondes et même une à deux minutes. Or ce sont toujours des contractions
d'une certaine durée qu'on observe dans les muscles vasculaires. Cette proposition semble devoir être admise sans contestation.

2° Les muscles lisses ne peuvent pas être mis en tétanos, c'est-à-dire que les
secousses successives ne se suivent pas d'assez près pour qu'à la vue et au point
de vue mécanique l'organe reste figé dans une forme contractée; toujours
(par exemple, dans l'intestin, la vessie, l'uretère, etc.), à moins d'excitations
extrêmement violentes, dépassant de loin les conditions physiologiques, on voit
des relâchements plus ou moins prononcés alterner avec des contractions, et ces
contractions semblent avoir la valeur de simples secousses, naturellement très-
prolongées. Des recherches ultérieures devront montrer jusqu'à quel point cette
proposition est d'une application générale, surtout pour ce qui regarde les muscles
vasculaires.

3° Les fibres musculaires lisses semblent pouvoir jouer le rôle des conducteurs
nerveux, c'est-à-dire que l'état d'activité, provoqué n'importe comment dans
un élément contractile, se propage aux voisins sans l'intervention d'éléments
nerveux. Il en résulte qu'une contraction provoquée en un endroit de la membrane ou du tube à fibres musculaires lisses doit se propager dans toutes les
directions, c'est-à-dire sous forme d'onde de contraction dans les tubes vasculaires. Cette proposition, vraie pour l'uretère du rat (Engelmann), est difficile
à démontrer pour les autres organes à fibres musculaires lisses, attendu que
partout on rencontre des éléments nerveux mélangés aux éléments contractiles.
Elle semble cependant devoir être admise aussi pour les vaisseaux, car les
mouvements qu'on y observe se propagent toujours de proche en proche; et

puis tel est certainement le cas d'un endroit de l'arbre vasculaire, c'est-à-dire du cœur (Engelmann).

Nous invoquerons plus loin ces propriétés fondamentales des muscles vasculaires, surtout lorsqu'il s'agira d'expliquer le mode d'action des nerfs vaso-moteurs. Qu'il nous suffise de les avoir énoncées brièvement ici ; leur élucidation complète revient du reste à d'autres articles du Dictionnaire.

MODES D'ACTION ET EFFETS DE L'ACTIVITÉ ET DU RELACHEMENT DES MUSCLES VASCULAIRES. Les contractions sont les plus intenses dans les petites artérioles, surtout dans celles qui précèdent les réseaux capillaires, et qui se distinguent par leur richesse en éléments contractiles. Ces derniers, à direction circulaire autour du tube, constituent même une couche continue de la paroi. La contraction y va aisément jusqu'à l'effacement complet de la lumière.

Les artères de plus gros calibre et les veines sont beaucoup moins riches en fibres contractiles ; on peut cependant toujours mettre en évidence leur contractilité, par exemple, en les excitant par de fréquentes interruptions d'un courant électrique. Mais les variations de calibre qui en résultent sont faibles, surtout dans les gros troncs, à tel point qu'au point de vue de la fonction fondamentale de ces muscles, consistant à resserrer les vaisseaux, elles n'entrent guère en ligne de compte. A ce point de vue donc nous considérons les grosses artères et surtout les grosses veines comme étant des tubes élastiques, dénués de contractilité, et ne subissant de variations de calibre que passivement, par la pression variable exercée à leur surface interne par la colonne sanguine.

Les petites veinules qui font suite aux réseaux capillaires peuvent certainement se contracter à un degré très-appréciable, à en juger d'après leur richesse en éléments musculaires, surtout dans certains organes ; et leur influence sur la circulation est probablement très-grande. Toutefois nous ne possédons aucune donnée à cet égard.

La contractilité est donc surtout développée dans les petites artères, et les effets considérables de la mise en activité des nerfs vaso-moteurs sont à peu près exclusivement dus aux contractions de ces artères. Aussi, dans ce qui va suivre, considérerons-nous surtout ces tubes contractiles par excellence, en négligeant plus ou moins les phénomènes analogues, mais infiniment moins intenses, qui se passent dans les veines et dans les grosses artères.

Nous avons dit que la contraction la plus simple qu'on puisse observer dans les muscles lisses, leur secousse, dure toujours un temps considérable. Ces mouvements sont lents à se produire, il y a un temps latent considérable (d'une à plusieurs secondes), ils sont lents à se développer, augmentent graduellement et diminuent de même, au point que l'évolution d'un tel phénomène demande une à plusieurs minutes.

Pour ce qui est du degré de cette contraction, elle va aisément dans les petites artères jusqu'à effacement complet de la lumière.

Nous allons voir qu'à l'état physiologique tout l'arbre vasculaire, ou au moins de larges territoires, semblent se trouver dans un degré moyen de contraction permanente ; on dirait une espèce de tétanos continu, dont l'effet serait de rétrécir en une certaine mesure la lumière totale de l'arbre vasculaire. Le fait bien établi d'un certain degré de rétrécissement de la lumière vasculaire totale ne saurait démontrer l'existence d'un véritable tétanos, c'est-à-dire d'une contraction permanente des muscles vasculaires. D'abord un tel tétanos est impossible, par la raison que la fatigue viendrait bientôt relâcher les muscles, auxquels il faut de toute nécessité des relâchements alternant avec des contractions. À cela il faut ajouter que, d'après ce que nous venons de dire, les muscles vasculaires ne peuvent pas même être mis en un tétanos complet. Il est beaucoup plus probable que ce rétrécissement moyen de la capacité vasculaire est dû à une espèce de tétanos incomplet des muscles vasculaires, des relâchements alternant avec les contractions, mais de manière qu'à un moment donné les divers endroits de l'arbre vasculaire se trouvent compris dans une phase différente du phénomène. La force élastique des parois empêcherait souvent les dilatations locales de se prononcer dans une forte mesure, avant qu'une seconde contraction fasse sentir ses effets. Nous savons du reste que beaucoup d'artères se resserrent et se relâchent alternativement d'une manière très-sensible, et cela suivant un rhythme (5 à 10 fois à la minute) qui s'accorde parfaitement avec la durée de la simple secousse des muscles vasculaires.

Avant d'expérimenter sur l'appareil vaso-moteur, voyons d'abord quels sont les effets mécaniques exercés sur la colonne sanguine par les contractions et les relâchements des muscles vasculaires. Ces considérations nous renseigneront sur les *moyens que nous possédons pour juger de l'état de contraction ou de dilatation des vaisseaux*. Il est en effet dans la nature des choses que nous ne pouvons que bien rarement porter directement un tel jugement, qu'ordinairement il nous faut, à cet effet, employer des moyens indirects, détournés.

Nous venons de dire que les vaisseaux se trouvent normalement dans un état moyen de contraction : il existe ce qu'on appelle un *tonus vasculaire*. L'état de moyenne contraction pouvant, selon les circonstances, augmenter ou diminuer, il y a lieu de considérer les effets produits sur la circulation par un relâchement ou par une contraction des muscles vasculaires. Or ces effets varient notablement selon que l'activité vasculaire vient à se modifier sur des territoires plus ou moins étendus.

a. Le *resserrement des petites artérioles d'un petit organe* doit diminuer l'apport sanguin en aval, dans le réseau capillaire, anémier l'organe ; le débit par les veines correspondantes sera diminué, et le sang stagnera dans les artères afférentes. L'organe en expérience pâlit donc, il peut devenir à peu près exsangue, au moins la circulation peut-elle y être arrêtée tout à fait. En même temps le volume total de l'organe diminue en raison de la diminution de la masse totale de son sang.

Dans les veines qui sortent de l'organe, le sang diminuera de quantité, de vitesse et de pression ; il peut même ne plus s'écouler du tout. Le sang qui s'écoule des veines devient en même temps plus foncé, car la circulation étant ralentie dans l'organe, il reste plus longtemps dans les capillaires en rapport intime avec les éléments actifs environnants : il a donc le temps de se charger d'une plus grande quantité d'anhydride carbonique et de céder une plus grande quantité d'oxygène : il devient plus veineux.

Dans les artères afférentes, le sang stagne, la vitesse y est diminuée ainsi que le débit ; par contre, en vertu d'un principe physique, la pression doit y augmenter vers le cœur jusque contre la première grosse collatérale ; elle devient égale à celle du tronc commun.

b. Au contraire, le *relâchement d'un petit territoire artériel*, des artères afférentes d'un petit organe, augmentera l'apport sanguin vers le réseau capillaire, l'organe se congestionne, et le débit par les veines afférentes sera augmenté. Le sang, rencontrant moins de résistance de frottement dans les artérioles dilatées, arrive dans le réseau capillaire sous une plus forte pression et distend ces canaux : le volume total de l'organe augmente. La quantité de sang qui dans l'unité de temps traverse l'organe étant considérablement augmentée, en raison de la dilatation des capillaires, et peut-être même en raison d'une accélération de la vitesse du sang dans les capillaires, il n'a plus le temps de devenir aussi veineux : voilà deux motifs qui font rougir l'organe. — Dans les veines, le débit sera augmenté, ainsi que la pression et la vitesse. Le sang sort plus ou moins rutilant de la veine incisée, quelquefois en jet synchrone avec la systole des ventricules cardiaques, l'accélération systolique du sang artériel se transmettant à travers les capillaires dilatés jusque dans les veines. — Entre temps, dans les artères afférentes, le débit est augmenté également, la pression diminue en raison de la diminution des résistances dans les artérioles et dans les capillaires dilatés, et la vitesse augmente certainement.

c et *d*. Si *une vaso-constriction* ou *une vaso-dilatation s'étendent à de larges territoires*, les phénomènes signalés continuent à se produire localement. De plus, la variation du calibre total des vaisseaux étant très sensible, la pression sanguine artérielle générale varie ; elle augmente dans le cas d'une constriction et diminue dans les cas d'une dilatation. On suppose qu'entre temps l'activité du cœur n'ait pas varié. La pression peut dans ces circonstances augmenter au double de la normale et plus ; elle peut aussi diminuer au point de tomber à zéro, c'est-à-dire devenir égale à celle du milieu ambiant. Il faut savoir en effet que la masse totale de sang n'est pas de loin assez grande pour remplir la lumière de l'arbre circulatoire relâché et distendu au degré voulu par sa propre élasticité. On estime que chez les herbivores notamment le seul système porte est assez spacieux pour qu'à l'état de relâchement il puisse renfermer toute la masse sanguine du corps.

Il en résulte que la quantité totale de sang est insuffisante pour qu'à un moment donné tous les organes du corps soient congestionnés, ce qui nous mène à signaler dès maintenant le rôle principal, prédominant, exercé par les actions vaso-motrices dans le corps animal. L'activité physiologique d'un organe demande un apport plus rapide de matériaux nutritifs, et l'élimination d'une plus grande quantité de matériaux usés, de déchets organiques : l'organe actif demande une circulation plus active ; il se congestionne. Et la quantité de sang étant insuffisante pour congestionner simultanément tous les organes, il faut que cela se fasse alternativement. Lorsqu'un organe se met à fonctionner normalement, ses vaisseaux se dilatent ; il se congestionne et admet un surcroît de sang dont la masse est en raison du volume de l'organe : ce surcroît peut donc quelquefois aller très loin, ainsi qu'on s'en convaincra, par exemple, en ouvrant le ventre d'un animal en digestion : tout le tractus intestinal est gorgé de sang. Dans l'exemple choisi, la pression sanguine devrait certainement baisser dans les artères de tout le corps, si en même temps il n'était survenu une constriction dans les vaisseaux d'autres organes. Or la pression sanguine générale ne varie guère entre temps, elle ne peut même varier beaucoup sans compromettre la régularité des échanges entre les capillaires et les tissus de nos organes, c'est-à-dire sans troubler les conditions de la nutrition intime des organes et des tissus. Nous reviendrons amplement sur ce fait en apparence paradoxal.

L'appareil vaso-moteur est donc le distributeur du sang aux différents organes du corps ; il règle la quantité de sang arrivant à un organe selon ses besoins

momentanés. Il résulte de tous les travaux récents que c'est bien là la fonction
maîtresse de l'appareil vaso-moteur.

D'après ce qui précède nous pouvons nous rendre compte aisément de la
*valeur des différents moyens employés pour juger de l'état de contraction
ou de relâchement des petites artères.* Ces moyens sont les suivants.

a. *L'inspection des organes.* C'est un des meilleurs moyens, et le seul
direct. Malheureusement il ne peut donner des renseignements que pour bien
peu d'organes. Il faut, ou bien que l'organe soit transparent, ou bien qu'il possède un réseau vasculaire très-riche, avec un revêtement épidermique ou épithélial assez translucide. Dans un organe transparent comme l'oreille du lapin ou
l'aile de la chauve-souris, tenus devant une lumière, on *voit* les resserrements
ou les dilatations des vaisseaux d'un certain calibre; on voit l'organe rougir par
injection capillaire, et pâlir par le rétrécissement. Dans le mésentère et dans
l'intestin mis à nu, on *voit* les artères et les veines se dilater et se rétrécir;
on *voit* la muqueuse oculaire, les lèvres, les joues, les pulpes des doigts du
chat, etc., rougir ou pâlir. — Somme toute, l'œil ne suffit que dans des cas
exceptionnels pour juger si le calibre des vaisseaux se modifie ou non, et surtout
pour apprécier le degré de cette modification.

b. *L'écoulement du sang d'un organe incisé, ou des veines efférentes.*
L'hémorrhagie des petites artères et des capillaires d'un organe incisé, par
exemple, de l'oreille d'un lapin, diminue, si entre temps les artères viennent à se
rétrécir; l'écoulement augmente et le sang rougit si les artères se dilatent. —
Ce moyen d'investigation a une application encore plus restreinte que le précédent; principalement pour les deux motifs suivants: 1° l'écoulement du sang
diminue la masse totale du sang, circonstance que, pour divers motifs, il faut
éviter dans les expériences; 2° le sang se coagule dans les plaies et dans les
extrémités béantes des vaisseaux, d'où diminution de l'écoulement, même si
entre temps les artères afférentes de l'organe n'ont pas été modifiées.

On s'est cependant servi de ce moyen, et avec grand avantage, pour certains
organes tels que l'oreille de lapin et le pénis du chien (incision de tout l'organe),
la glande sous-maxillaire et les extrémités (incision des veines efférentes).

c. *L'observation de la marche de la pression sanguine générale et locale.*
C'est le moyen le plus fréquemment mis en usage, celui qui donne les meilleurs
résultats pour résoudre une foule de questions. Seulement il demande au moins
autant que les autres à être employé avec discernement; comme il est indirect,
on est sujet à des erreurs d'observation que l'expérience des auteurs a successivement permis d'éliminer. — S'agit-il d'une vaso-constriction ou d'une vaso-
dilatation étendues sur de vastes territoires, alors la pression artérielle générale
monte dans le cas de la constriction et diminue dans celui de la dilatation, si
entre temps l'activité du cœur n'a pas varié. Or ce dernier point est rarement
réalisé; ordinairement le phénomène observé est complexe, et c'est à la sagacité
de l'expérimentateur à l'analyser, à en fixer les divers éléments. — D'un autre
côté, une augmentation ou une diminution de la pression artérielle étant observée
dans le domaine d'un organe plus petit, par exemple, dans l'artère faciale, la
modification n'est pas fatalement liée à une variation du calibre de l'artère en
cause; elle pourrait être due à une variation de la pression sanguine générale,
soit par suite d'une modification de l'activité cardiaque, soit par le fait d'une
action vaso-motrice générale. Il s'agit donc ordinairement, sinon toujours, d'enregistrer simultanément, et la pression dans la petite artère considérée, et la

pression artérielle générale, ainsi que l'activité cardiaque. Et encore y a-t-il des
circonstances dans lesquelles il ne suffit pas de tenir compte de tous ces facteurs.
Une augmentation locale de la pression artérielle pourrait tenir à un obstacle
survenant dans la circulation veineuse de l'organe, sans qu'il y ait variation du
calibre artériel ou variation de la pression sanguine générale. L'obstacle peut
être purement mécanique; il faut aussi songer à la possibilité d'une forte constriction des veines de l'organe en expérience, bien que l'existence de ce facteur
ne soit pas démontrée. Dastre et Morat (1884) ont récemment très-bien élucidé
les diverses circonstances dont il faut tenir compte dans ces sortes d'expériences; ils ont montré que pour être à l'abri de toutes les causes d'erreur il
importe d'enregistrer la marche de la pression dans les veines efférentes correspondant aux artères en expérience; ils relèvent surtout ce fait qu'une diminution dans la pression locale, lorsqu'elle est due à un relâchement des artères
afférentes, doit fatalement s'accompagner d'une élévation de la pression veineuse
locale, et qu'une augmentation de la pression artérielle, lorsqu'elle est due à
une vaso-constriction locale, doit s'accompagner d'une diminution de la pression
dans les veines correspondantes. Au contraire, si ces variations de la pression
artérielle s'accompagnent d'une variation parallèle dans les veines correspondantes, alors elle peut relever, soit d'une variation parallèle dans la circulation
générale, soit même, dans certains cas, d'une perturbation locale dans les veines
en expérience.

d. Les *modifications de la vitesse du courant sanguin*. C'est un moyen peu
pratique, qui n'a guère été mis en usage. On s'en est servi notamment pour
observer sous le microscope la circulation dans la langue de la grenouille : une
vaso-constriction doit ralentir le courant capillaire, une dilatation doit l'accélérer. On conçoit aussi qu'un premier effet d'une variation du calibre des vaisseaux puisse être de renverser le courant primitivement et momentanément,
surtout dans les capillaires.

e. La *température de l'organe en expérience*. La quantité de chaleur
apportée à un organe doit augmenter et diminuer avec la masse sanguine qui
le traverse dans l'unité de temps. Ce procédé est mis souvent en usage; il expose
cependant à des erreurs d'observations qu'il n'est pas toujours facile d'éviter.
D'abord, un organe fonctionnant dégage une plus grande quantité de chaleur,
sa température ou celle du sang émergeant peut donc augmenter sans que le
calibre des vaisseaux ait varié, par exemple, dans les muscles, les glandes. Cette
cause d'erreur est peu importante, comparativement à la suivante. L'échauffement et le refroidissement d'un organe ne s'opèrent pas instantanément et, si
une variation dans le calibre des vaisseaux est fugitive, elle peut très bien passer
inaperçue. Dans tous les cas, ce moyen est loin de donner des renseignements
rapides et fidèles sur les modifications survenues dans le calibre des vaisseaux.
On sera cependant forcé de s'en servir pour élucider des questions tout à fait
spéciales.

f. Les *changements de volume des organes*. Une dilatation des artères afférentes augmente le volume d'un organe, un rétrécissement le diminue. La
constatation se fait ordinairement à l'aide d'un plessimètre. Les causes d'erreur
sont les mêmes que dans le procédé à l'aide de la pression sanguine.

Pour bien comprendre le rôle des nerfs vaso-moteurs, il importe d'être bien
fixé sur le rôle des actions vaso-motrices dans la circulation du sang. La source
de l'énergie qui propulse le sang et qui le maintient sous une certaine pression

réside dans les contractions du cœur. Cependant les contractions des muscles vasculaires interviennent puissamment pour *maintenir la pression sanguine* et pour *diriger le courant sanguin dans telle ou dans telle direction*. Supposons les muscles vasculaires tout à fait relâchés : immédiatement la pression sanguine s'évanouira, parce que la quantité de sang est trop petite pour remplir tout l'arbre circulatoire relâché. La pression du sang est due aux résistances opposées au parcours du sang, et ces résistances consistent surtout dans l'étroitesse des tubes vasculaires, étroitesse produite par les contractions des muscles vasculaires. — Pour ce qui est de la direction que les contractions vasculaires impriment au sang, on comprend que le resserrement des artères d'un organe doit diminuer l'ondée sanguine dans cette direction, et que le relâchement de ces artères doit augmenter l'apport sanguin dans cette direction. En fait, la richesse sanguine des différents organes varie incessamment, selon les besoins momentanés. Un organe qui fonctionne voit ses besoins nutritifs croître : aussi la circulation y augmente-t-elle, ce qui se fait par le relâchement des artères afférentes. Mais ce relâchement augmente le calibre total de l'arbre circulatoire ; les résistances au passage du sang étant diminuées, la pression baisse localement, ou plutôt elle baisserait, si entre temps d'autres territoires artériels ne s'étaient pas resserrés. Ce resserrement se produit réellement, car à l'état physiologique la pression moyenne artérielle générale se maintient constamment au même niveau.

L'appareil vaso-moteur est donc le distributeur du sang dans l'économie et le régulateur, le conservateur de la pression sanguine. Il remplit le double office d'écluse et de digue. L'énergie qui propulse le sang réside dans les contractions cardiaques ; cette énergie est transformée partiellement en pression par les résistances au passage, et c'est en réglant ces résistances que les vaso-moteurs influent sur la pression et sur la distribution du sang.

Ces propositions n'ont pas toujours été admises, et l'opinion relativement ancienne d'après laquelle les contractions des artères et des veines contribueraient à propulser le sang s'est même fait récemment jour dans les écrits de Legros et d'Onimus. Cette opinion se base surtout sur l'observation de mouvements spontanés, plus ou moins rhythmiques, qui surviennent dans certaines veines et dans certaines artères, mouvements pour l'histoire détaillée desquels nous renvoyons aux articles ARTÈRES et VEINES. Depuis longtemps l'attention des physiologistes a été appelée sur ces mouvements, qui semblent survenir spontanément, de préférence dans des artères et des veines déterminées, surtout de calibre moyen. De tout temps aussi on les a comparés, et certainement avec raison, à ceux du cœur. Leur rhythme est seulement plus lent et plus irrégulier que celui du muscle cardiaque. Comme ceux de ce dernier, ils peuvent se produire encore dans l'organe complétement séparé du reste du corps, ainsi que Luchsinger (1882) l'a démontré pour l'aile de la chauve-souris ; Schiff (1854) a montré aussi que ces mouvements sont accélérés par certaines influences venant du système nerveux central. Bref, il y a analogie complète entre ces mouvements et ceux du cœur.

Nul doute qu'on ne doive considérer les mouvements cardiaques comme une exagération locale des ces mouvements, le cœur n'étant rien autre chose qu'un endroit épaissi de l'arbre circulatoire. On a même parlé de cœurs accessoires à propos de telles contractions, soit dans les artères, soit dans les veines.

Il ne semble pas cependant que ces systoles vasculaires aient une grande influence sur la progression du sang. Elles semblent être réellement péristaltiques, surtout dans les artères (Schiff, 1854; Lovén, 1866) ; mais la plupart des physiologistes rejettent l'opinion d'Onimus et Legros d'après laquelle elles joueraient un rôle important comme force motrice du sang. Elles sont trop irrégulières et trop peu importantes pour jouer un tel rôle, et semblent n'exister à un degré marqué que dans quelques artères d'un certain calibre (Vulpian). Peut-être cependant serait-ce aller trop loin en leur refusant toute influence favorable sur la progression du sang. Vulpian rappelle qu'on les observe dans les organes où la circulation est très-peu active, et il en infère qu'elles semblent ralentir la circulation. Nous sommes d'avis que l'argument parle plutôt en faveur de la thèse oposée; il y aurait là une faible force propultrice accessoire du sang dans des organes où la circulation est ralentie, où elle rencontre beaucoup d'obstacles. Le bien fondé de notre opinion semble du reste ressortir de la description du phénomène, par exemple, dans l'oreille du lapin. La contraction, nettement péristaltique va jusqu'à effacer tout à fait la lumière de l'artère médiane de l'oreille, puis après quatre ou cinq secondes apparaît dans le vaisseau un petit filet rouge qui monte de la base de l'oreille, augmente rapidement, et s'étend à toutes les ramifications de l'artère ; après quelques secondes la contraction recommence, toujours à partir de la base de l'oreille. On peut réellement parler d'une diastole et d'une systole péristaltiques de l'arbre artériel de l'oreille (Schiff), qui semblent devoir agir dans le sens de la progression normale du sang. — Un autre organe muni d'un tel cœur accessoire très-développé est l'aile de la chauve-souris.

En admettant donc que dans certains organes à circulation très-lente, difficile, les contractions rhythmiques des vaisseaux puissent constituer une force propultrice accessoire, mais très-faible, du sang, nous croyons en relever suffisamment l'importance à ce point de vue. Il n'en reste pas moins vrai que les contractions du cœur sont la force exclusive de la propulsion du sang; au moins les contractions rhythmiques des artères ne constituent-elles à ce point de vue qu'un facteur infiniment petit, si nous le comparons à l'influence du cœur.

A diverses reprises, on a parlé d'une influence exercée sur ces mouvements rhythmiques par le système nerveux central. Nous avons déjà dit qu'ils se produisent encore lorsque tout lien nerveux est coupé entre l'organe et le système nerveux.

Il nous semble que l'espèce de rhythme qu'on relève dans ces contractions doit être attribué, non à une innervation rhythmique, mais à la propriété fondamentale des fibres musculaires lisses de ne pouvoir être mises en tétanos. Nous verrons plus loin que le tonus vasculaire réside dans une espèce de contraction permanente des muscles vasculaires, provoqué par des incitations venant du système nerveux central, et peut-être du système nerveux vaso-moteur périphérique. Or, à raison de la propriété en question des muscles vasculaires, ces contractions doivent être intermittentes, plus ou moins rythmiques, de même que n'importe quelle contraction provoquée dans le muscle cardiaque. La durée des systoles vasculaires observées (6 à 10 fois à la minute) s'accorde parfaitement avec la longue durée de la secousse des muscles vasculaires (page 30).

INNERVATION DES MUSCLES VASCULAIRES. NERFS VASO-MOTEURS. Un certain degré de tonus, de contraction plus ou moins permanente, peut s'observer dans les vaisseaux d'organes tout à fait séparés du système nerveux central. A l'état normal cependant l'état d'activité de ces muscles est réglé à peu près exclusivement par des influences procédant du système nerveux central, et arrivant aux muscles vasculaires par l'intermédiaire des *nerfs vaso-moteurs* (STILLING), c'est-à-dire de *nerfs centrifuges* cérébro-spinaux réglant le degré de contraction des vaisseaux. Il y en a de deux espèces : d'une part les *nerfs vaso-constricteurs*, dont l'état d'activité provoque la contraction des muscles vasculaires, au même titre que les nerfs moteurs ordinaires provoquent l'activité des muscles de la vie de relation, et d'autre part les *nerfs vaso-dilatateurs*, dont l'état d'activité suspend l'activité des muscles vasculaires, et produit ainsi une dilatation des vaisseaux, ceux-ci étant distendus par l'ondée sanguine. Nous ne connaissons rien d'analogue aux nerfs vaso-dilatateurs dans le domaine des muscles de la vie de relation; par contre, les influences nerveuses d'arrêt, d'inhibition, sont connues depuis longtemps pour le cœur, et elles semblent être un fait général dans tous les organes viscéraux à fibres musculaires, de même que dans le système nerveux central.

Nous aurons donc à parler d'abord des nerfs vaso-constricteurs et des nerfs vaso-dilatateurs, à voir notamment dans quelle mesure il y en a pour les différents territoires circulatoires. — Ces nerfs vaso-moteurs n'agissent jamais par eux-mêmes, pas plus que les autres nerfs de l'économie animale; leur activité est toujours produite par celle d'éléments cellulaires, autrement dit, par l'activité d'un ou de plusieurs *centres nerveux*, dont la recherche nous occupera ensuite — Enfin, ces centres eux-mêmes sont sollicités par l'activité d'autres parties du système nerveux, notamment de fibres nerveuses centripètes : il y aura à considérer ce qu'on appelle les *réflexes vaso-moteurs*.

Le plan des pages suivantes consistera donc surtout à parler des nerfs vaso-constricteurs et vaso-dilatateurs, des centres nerveux vaso-moteurs, et enfin de l'activité réflexe ou automatique de ces centres.

CHAPITRE II. NERFS VASO-CONSTRICTEURS. Chaque territoire vasculaire, peut-être même chaque fragment de vaisseau, reçoit de la part de la moelle épinière des fibres nerveuses centrifuges qui sollicitent l'activité des muscles vasculaires. A l'état de repos complet de tout le corps, ces nerfs moteurs entretiennent un certain degré de contraction de tous les muscles vasculaires, car leur section dilate toujours les vaisseaux, surtout les petites artères, de l'organe où ils se rendent. Après section, l'excitation de leur bout périphérique provoque une contraction des mêmes vaisseaux.

Les nerfs vaso-constricteurs sont donc des nerfs spinaux, au même titre que les nerfs moteurs des extrémités; de même que ces derniers, ils sortent de la moelle épinière par les racines antérieures, mais pas d'une manière uniforme dans toute la longueur de la moelle épinière. De loin la plupart, probablement même toutes les fibres vaso-constrictrices, émergent dans la région dorsale, ou plutôt à partir de la deuxième paire dorsale jusqu'à la deuxième lombaire, sous forme de fibres médullaires du plus fin calibre; elles se rendent ensuite à travers les rameaux communicants dans les ganglions de la chaîne principale du grand sympathique, où elles semblent toutes perdre leur moelle, pour gagner ensuite, en qualité de fibres sans moelle, les divers territoires vasculaires, par des voies multiples, dont la caractéristique est de rayonner dans toutes les directions à partir du grand sympathique dorsal. Ces voies nous sont données d'une part dans les rameaux vasculaires nombreux provenant du grand sympathique (*voy.* NERF SYMPATHIQUE [*Anatomie*]), et dans des filets sympathiques rejoignant les nerfs cérébro-spinaux qui les portent dans les divers organes. Celles destinées à la tête et au membre supérieur remontent donc, et celles destinées au membre nférieur descendent vers leur destination périphérique.

Mais abandonnons, dans notre exposé, la méthode anatomique. Les fibres nerveuses vaso-contrictrices ne sauraient être poursuivies par le scalpel ; elles n'ont rien de caractéristique en elles-mêmes et sont, à ce qu'il paraît, partout mêlées à des fibres d'une autre dignité physiologique. Ce sont les méthodes physiologiques, expérimentales, qui ont fait connaître les filets nerveux dans lesquels elles sont renfermées. On a reconnu notamment qu'elles ne sont pas toutes renfermées dans les filets nerveux sympathiques qui accompagnent les vaisseaux, mais qu'en grand nombre elles sont portées dans la profondeur des tissus par les nerfs cérébro-spinaux les plus divers.

Voyons ce que l'expérimentation nous a révélé relativement à l'existence de fibres vaso-constrictrices ou de nerfs vaso-constricteurs dans les organes les plus divers, à commencer par la tête.

Nous trouvons ici en premier lieu les expériences mémorables que Cl. Bernard a instituées (1851 et 1853) sur le grand sympathique du cou, contrôlées suffisamment depuis lors par les auteurs les plus divers. L'existence même des nerfs vaso-constricteurs n'a été bien établie que par les expériences en question.

VASO-CONSTRICTEURS DE LA TÊTE ET DU COU. Lorsque chez un animal on sectionne le nerf grand sympathique au cou, les vaisseaux de la moitié correspondante de la tête, de la face, de la bouche, du nez, de l'oreille, de l'œil, du cerveau, etc., se dilatent ; ces parties deviennent plus rouges et plus chaudes. Opère-t-on sur un lapin, on voit par transparence survenir une dilatation (ordinairement précédée d'une courte constriction, due à l'irritation traumatique) dans l'artère médiane de l'oreille et dans toutes ses subdivisions ; des rameaux vasculaires invisibles jusque-là apparaissent ; les veines s'élargissent aussi et le sang y prend une coloration moins foncée, grâce à l'accélération de la circulation. L'oreille du lapin, de même que toute la moitié de la tête et de la face, s'échauffe de 5, de 10 et même de 15 degrés centigrades, non pas que les combustions interstitielles soient augmentées (ainsi que Cl. Bernard l'avait admis un instant), mais parce que, grâce à l'accélération de la circulation, une plus grande masse de sang chaud vient de la profondeur du corps céder du calorique à ces parties. Que la circulation est accélérée, cela résulte déjà de ce fait qu'après la section nerveuse le sang s'écoule plus abondamment de l'oreille incisée (Waller). La pression du sang, enregistrée simultanément dans l'artère et dans la veine faciale, par exemple, est la suivante (Dastre et Morat) : après un temps latent de quelques secondes, elle monte pour quelques moments dans l'un et l'autre vaisseau, probablement par l'effet de l'excitation produite par la section nerveuse. On conçoit que les petites artérioles se contractant brusquement chassent leur contenu ; le sang s'écoule en plus grande abondance vers la périphérie et stagne vers le cœur, d'où les modifications indiquées de la pression. Cet effet très-passager ayant disparu, on voit survenir immédiatement comme effets durables et se développant graduellement une diminution de la pression artérielle, ainsi qu'une augmentation de la pression veineuse. L'opinion d'après laquelle il y aurait dans ces circonstances une augmentation de la pression artérielle, ou bien repose sur une erreur d'appréciation, ou bien sur une conception erronée des lois de l'hémodynamique. Par exemple, si on se bornait simplement à lier le manomètre dans l'extrémité coupée d'une petite artère, interrompant ainsi la circulation, on pourrait observer une augmentation de la pression après section du grand sympathique cervical.

Les observations précédentes démontrent donc qu'à l'état normal le grand sympathique cervical entretient toujours un certain degré de constriction des muscles vasculaires, un tonus des vaisseaux de la tête et de la face. Mais il n'en ressort pas de quelle nature est cette action. Celle-ci est-elle de nature centrifuge ou de nature centripète, c'est-à-dire réflexe? Pour élucider la question il faut de plus exciter les deux bouts du nerf coupé. L'influence est-elle centrifuge, alors l'excitation du bout périphérique devra provoquer les effets inverses de la section. Est-elle au contraire centripète, ces effets ne seront pas produits par l'excitation de l'extrémité nerveuse périphérique, mais peut-être bien, si nous excitons le bout central.

Nous venons d'énoncer une règle contre laquelle les expérimentateurs ont péché bien souvent : la simple section d'un nerf, pas plus que l'excitation du nerf intact, ne nous dit rien sur le sens dans lequel agit l'influence nerveuse que nous supprimons ou que nous provoquons dans ces circonstances.

L'expérience a prouvé en faveur de la première hypothèse, c'est-à-dire que le grand sympathique au cou est réellement le nerf moteur des vaisseaux de la moitié correspondante de la tête, de la face et du cou. En effet, si on en tétanise le bout périphérique par des courants interrompus assez forts, on voit les parties congestionnées et échauffées pâlir et se refroidir ; on voit dans l'oreille du lapin l'injection diminuer, les petits vaisseaux disparaître et même le tronc de l'artère médiane se vider complétement. Incisée, l'oreille laisse à peine écouler quelques gouttelettes d'un sang plus noir. Si on enregistre la pression sanguine simultanément dans une artère et dans la veine correspondante de la région, on voit la pression dans la veine baisser graduellement et considérablement, après une légère augmentation initiale et passagère, suite de l'expulsion des artérioles d'une certaine quantité de sang. Dans l'artère, au contraire, elle augmente d'emblée et dans une mesure prononcée.

La conclusion à peu près unanime des auteurs est donc que le nerf grand sympathique cervical renferme les nerfs vaso-constricteurs pour la moitié correspondante de la tête et de la face, ainsi que pour les organes profonds de ces régions, notamment pour la langue, l'œil et le cerveau, ainsi qu'on le constate à l'inspection directe. On conclut de plus que ces nerfs moteurs des muscles vasculaires des régions indiquées entretiennent continuellement un tonus vasculaire, puisque la section du grand sympathique a toujours pour effet de dilater les vaisseaux.

Nous nous bornons à énumérer simplement les effets concomitants non vaso-moteurs de la section et de l'irritation du bout supérieur du grand sympathique cervical, effets dus à ce que le filet nerveux en expérience ne renferme pas que des fibres vaso-motrices, mais encore des fibres d'une autre dignité physiologique (*voy.* Grand sympathique [*Physiologie*]). Il y a notamment des filets pupillo-dilatateurs (étroitesse de la pupille après la section, élargissement par l'excitation), des fibres motrices pour les éléments musculaires lisses dans l'orbite et dans la paupière (lors de l'excitation, exophthalmie et lagophthalmie), des fibres sécrétoires pour les glandes salivaires et lacrymales (*voy.* l'article Grand sympathique), voire même des fibres vaso-dilatatrices pour la bouche, ainsi que nous le verrons plus loin. L'existence de fibres vaso-dilatatrices dans le grand sympathique cervical semble rendre compte de deux observations qu'on a l'occasion de faire lors des excitations du sympathique. En premier lieu, après cessation de l'excitation, non-seulement les effets de constriction disparaissent, mais encore les vaisseaux se dilatent souvent plus fortement qu'après la simple section, et la pression dans la veine remonte au-dessus du niveau observé après la simple section nerveuse. En second lieu, si on continue à tétaniser le sympathique, les effets constricteurs disparaissent; il survient même une surdilatation, c'est-à-dire une dilatation vasculaire plus forte qu'avant l'excitation. — Dans ces deux circonstances, la dilatation des artères est évidemment plus prononcée que celle résultant de la simple paralysie des vaso-constricteurs. Nous verrons que ces faits surprenants s'expliquent par la présence, dans le grand sympathique cervical, de fibres vaso-dilatatrices destinées aux diverses parties de la tête.

Les réflexes vaso-moteurs (que nous étudierons plus loin) sont abolis dans la tête après la section du grand sympathique, au moins pour les premiers temps. Le frottement ne congestionne plus l'oreille. Une élévation de la température ambiante ne l'échauffe plus ; elle échauffe même l'oreille du côté opposé plus que celle du côté opéré. Après des jours toutefois l'oreille commence à se décongestionner, elle se refroidit; même plus que celle du côté opposé, et un peu plus tard des traces des réflexes vaso-moteurs de dilatation et de constriction y reparaissent. Cette espèce de restitution se prononce de plus en plus pendant des semaines et des mois, sans que cependant les effets vaso-moteurs de la section disparaissent complétement. Ainsi l'oreille de lapin en repos et non incisée reste pour toujours plus froide que celle du côté opposé.

Il est à remarquer que la congestion résultant de la paralysie des vaso-constricteurs ne va jamais jusqu'à l'inflammation. Seulement, l'organe privé de ses réflexes vaso-moteurs est plus exposé à souffrir de toutes sortes d'influences nuisibles qui peuvent agir sur lui : il est plus susceptible de s'enflammer. La nutrition interstitielle y est cependant altérée dans une certaine mesure, et c'est probablement à cette circonstance qu'il faut attribuer une espèce d'hyperesthésie que Cl. Bernard avait relevée avec insistance dans ses premières publications. La section des vaso-moteurs d'un organe y favorise notamment la formation de l'œdème interstitiel.

D'où proviennent les fibres vaso-constrictives contenues dans le grand sympathique au cou ? Naissent-elles dans les ganglions du grand sympathique, conformément aux idées qui avaient cours anciennement sur l'indépendance du grand sympathique, et que Cl. Bernard partageait encore au début de ses recherches? Bientôt après la publication des recherches de Cl. Bernard, Budge et Waller (1853) montrèrent qu'on obtient les mêmes effets vaso-moteurs en sectionnant et en excitant les rameaux nerveux communicants ou les racines spinales antérieures, à l'union entre les régions dorsale et cervicale de la moelle épinière; ils montrèrent de plus qu'une section d'une moitié de la moelle à ce niveau donne lieu aux mêmes phénomènes de paralysie vasculaire. Les résultats de ces expériences ont été confirmés et complétés par les recherches de Brown-Séquard, de Schiff, de Cl. Bernard, de Pflüger, de Ludwig, de Thiry, de Cyon, etc., dont les conclusions concordantes sont que de loin la plupart des voies d'innervation vaso-constrictives pour la tête et la face, probablement même toutes, sortent de la moelle par les deuxième, troisième et quatrième racine dorsales, puis se rendent à travers les rameaux communicants au premier ganglion sympathique dorsal, dont elles émergent pour se rendre dans le grand sympathique au cou,

et de là aux divers organes de la tête et de la face, par des voies qui ne nous
sont connues qu'imparfaitement. Un certain nombre de ces fibres vaso-constrictives
suivent les rameaux vasculaires que le plexus carotidien distribue le long des
subdivisions des artères carotides (externe et interne) et vertébrale, au fur et à
mesure qu'elles se détachent du tronc commun. Mais la plupart de ces fibres
arrivent à leur destination périphérique le long des nerfs cérébro-spinaux, par
l'intermédiaire des nombreuses anastomoses qu'affecte le grand sympathique
avec ces nerfs, notamment avec les deux premières paires cervicales et avec à
peu près tous les nerfs crâniens, l'hypoglosse, le pneumogastrique, le glosso-
pharyngien, le facial, le trijumeau et même les nerfs moteurs de l'œil. D'une
manière générale, elles rejoignent ces nerfs dans toute leur étendue, mais particulièrement dans le voisinage immédiat du système nerveux central. Nous verrons
plus loin que, pour ce qui regarde les nerfs spinaux, des fibres vaso-constrictives
s'y rendent en grand nombre par les rameaux communicants, et cela dans toute
l'étendue du rachis, que ces rameaux communicants portent ou non des vaso-
constricteurs hors de la moelle. Il en résulte qu'au dos, par exemple, le même
rameau communicant renferme des filets vaso-constricteurs qui suivent les deux
directions opposées.

Arrivées dans le tronc commun, mixte, du nerf rachidien, les unes de ces
fibres vaso-constrictives marchent en quelque sorte à rebours, se dirigent vers
la périphérie, les autres se dirigent vers les centres ; ces dernières sont destinées
surtout aux vaisseaux des méninges et des vertèbres ; qu'elles semblent gagner
surtout par les racines postérieures (Gaskell, 1886). Spécialement pour ce qui
regarde les vaso-constricteurs de la tête, nous avons d'abord l'anastomose entre
le ganglion cervical supérieur et les deux premières paires cervicales : c'est la
voie que suivent des fibres vaso-constrictives pour gagner la tête et l'oreille, à
travers les filets cervicaux remontant à la tête. Nous voyons de même le ganglion
cervical supérieur s'anastomoser directement, ou indirectement, à travers les
plexus carotidiens, qui en sont des branches émergentes, avec l'hypoglosse, le
pneumogastrique, le glossopharyngien, les nerfs moteurs de l'œil et le trijumeau, et cela en quelque sorte dès leur sortie de la substance cérébrale.
L'expérimentation a pu fournir la preuve que plusieurs de ces filets au moins
renferment des vaso-constricteurs. Tel semble être le cas des anastomoses que
le sympathique affecte dans le sinus caverneux avec les nerfs moteurs de l'œil
et avec les subdivisions du nerf trijumeau. Frank décrit même un tel filet vaso-
moteur se rendant dans le ganglion de Gasser. Ces faits nous expliquent pourquoi les nerfs cérébro-spinaux renferment des fibres vaso-constrictives en quelque
sorte dès leur sortie de la substance cérébrale, sans que pour cela ces fibres
sortent avec ces nerfs de la substance cérébrale. Les mêmes nerfs reçoivent
encore de nouvelles fibres vaso-constrictrices, mais, à ce qu'il paraît, en beaucoup moindre quantité, à mesure qu'ils avancent vers la périphérie.

Le grand sympathique cervical prévertébral renferme-t-il toutes les fibres vaso-
constrictives destinées à la tête, et ces fibres sortent-elles toutes de la moelle
dorsale ?

Pour ce qui est des points d'émergence du système nerveux central, les expériences de Cl. Bernard, de Cyon et d'autres auteurs, nous semblent démontrer
clairement que chez la plupart des animaux mis en expérience toutes ces fibres
sortent de la moelle par les deuxième, troisième, quatrième et peut-être la cinquième racine dorsale antérieure ; que par les rameaux communicants corres-

pondants elles gagnent le premier ganglion thoracique ou le ganglion étoilé, puis
les deux branches de l'anneau de Vieussens et le ganglion cervical inférieur.
Dastre et Morat ont fait remarquer que les rameaux communicants des premières paires dorsales ont une direction oblique en haut, vers le premier
ganglion dorsal; cette direction montre en quelque sorte macroscopiquement
que ces filets conduisent des fibres vers le ganglion étoilé. A partir d'ici se
présentent en apparence deux voies pour remonter le cou : le cordon sympathique du cou, ou cordon sympathique cervical prévertébral, et le nerf ou plexus
vertébral. L'expérience de Cl. Bernard démontre que le premier des deux, le
cordon prévertébral, renferme au moins la très-grande majorité de ces fibres.
Mais rien ne prouve que le nerf vertébral en soit dépourvu. Il est même à
supposer qu'il en renferme dès son origine inférieure qui sont destinées aux
subdivisions de l'artère vertébrale, notamment dans le crâne. Il pourrait même
lui en parvenir en haut, par l'intermédiaire de l'anastomose qu'affecte le ganglion
cervical supérieur avec les deux premières paires cervicales, paires qui s'anastomosent également avec le plexus vertébral. Par analogie avec ce qui se passe en
bas dans la région lombaire, il est infiniment probable que des fibres vaso-
constrictrices, sorties de la moelle dorsale, remontent dans le plexus vertébral,
puis se rendent en partie au moins aux diverses paires nerveuses cervicales, par
les anastomoses que ces dernières affectent avec le nerf vertébral; que de là ces
fibres gagnent en partie la périphérie, et en partie remontent à rebours les
racines, pour fournir aux méninges à ce niveau; qu'enfin en partie au moins
les fibres vaso-constrictrices destinées aux subdivisions de l'artère vertébrale,
c'est-à-dire aux artères du bulbe et de la partie postérieure du cerveau, remontent
dans le crâne par la voie du nerf vertébral. Ainsi s'expliquerait la constriction
des artères de la pie-mère cervicale produite par l'excitation du nerf crural
après l'arrachement du ganglion cervical supérieur (Notbnagel).

Le parcours des fibres vaso-constrictrices de la tête mérite d'être envisagé
simultanément avec une opinion qui s'accrédite de plus en plus et d'après
laquelle le nerf vertébral serait en réalité la continuation supérieure du tronc
sympathique, au-dessus du ganglion inférieur ; le sympathique prévertébral du
cou ne serait qu'une simple branche périphérique, analogue, par exemple, au
nerf splanchnique. Franck a dernièrement relevé la plupart des arguments, tirés
notamment de l'anatomie comparée, qui parlent dans ce sens. Les rameaux
communicants des paires cervicales seraient précisément les anastomoses de
ces paires avec le nerf vertébral ; les ganglions correspondants seraient ou bien
représentés par les petits amas ganglionnaires qui sont intercalés sur le plexus
vertébral, ou bien seraient devenus confluents dans le ganglion cervical inférieur
et dans le premier dorsal. Les expériences physiologiques semblent parler dans
ce dernier sens. — A l'article GRAND SYMPATHIQUE, on verra que les nerfs pupillo-
dilatateurs et accélérateurs du cœur eux aussi sortent de la moelle par les dernières racines cervicales antérieures, et gagnent toutes la région de l'anneau de
Vieussens et les deux ganglions voisins en y convergeant ostensiblement, de
même que les premières dorsales, porteurs des nerfs vaso-constricteurs de la
tête, convergent vers le premier ganglion thoracique.

Cette conception du plexus vertébral comme étant la continuation supérieure
du tronc du grand sympathique n'empêcherait naturellement pas des fibres vaso-
constrictrices de suivre cette voie de bas en haut, et de gagner les divers nerfs
mixtes cervicaux par les rameaux communicants correspondants, c'est-à-dire

par les diverses anastomoses décrites entre les nerfs cervicaux et le nerf vertébral ;
nous verrions reproduit quelque chose d'analogue à ce que nous constaterons dans
les régions lombaire et sacrée.

D'après plusieurs auteurs, des fibres vaso-constrictrices sortiraient de la
moelle avec toutes les paires rachidiennes, et même avec certains nerfs crâniens,
notamment avec le nerf trijumeau. Cette question sera examinée plus loin, à
propos des nerfs vaso-moteurs des extrémités ; nous y verrons qu'aucun fait
décisif ne peut être allégué pour admettre que des fibres vaso-constrictrices
sortent de la moelle en d'autres endroits que la moelle dorsale et au commencement de la moelle lombaire. Spécialement pour ce qui regarde les nerfs
vaso-moteurs de la tête, rien ne prouve que ces fibres sortent de la moelle
par les paires cervicales pour remonter vers la tête par les branches anastomotiques du nerf vertébral, et plus loin par ce nerf lui-même. Dans des
expériences qu'on tenterait sur ces rameaux, il faudrait avoir présentes à l'esprit
deux causes d'erreur : 1° la présence probable, dans le nerf vertébral et dans
ses branches anastomotiques avec les paires cervicales, de fibres vaso-motrices
remontant de la région dorsale, et 2° l'existence probable, dans les mêmes
filets, de fibres centripètes, dont l'excitation pourrait provoquer des réflexes
vaso-moteurs.

On admet encore souvent que le nerf trijumeau contient dès son origine des
fibres vaso-constrictrices, pour l'œil notamment ; on se base surtout sur la
congestion de l'œil consécutive à la section du nerf dans le crâne. Cette dernière
observation est exacte, mais la conclusion qu'on en tire nous semble forcée. En
effet, cette dilatation pourrait tenir à ce qu'on a coupé des filets vaso-moteurs
venus du grand sympathique cervical ; nous connaissons l'anastomose entre ce
dernier nerf et le ganglion de Gasser. En second lieu, la section du trijumeau
nous semble devoir dilater les vaisseaux oculaires en supprimant des voies centripètes des réflexes vaso-constricteurs normaux.

Les vaso-constricteurs contenus dans les rameaux auriculaires cervicaux
devaient aussi, au dire de certains auteurs, être contenus dans ces filets, au
moins en partie, dès leur sortie de la moelle épinière (Schiff). Nous connaissons
deux voies par lesquelles de telles fibres provenant du sympathique dorsal peuvent
aborder ces nerfs auriculaires : le nerf vertébral et les anastomoses que le
ganglion cervical supérieur affecte avec ces rameaux auriculaires. Nous ne connaissons du reste aucune expérience démontrant que réellement les premières
racines cervicales renferment des fibres vaso-constrictrices dès leur sortie de la
moelle.

Nous renvoyons également à plus loin la question de savoir quel rôle jouent
les ganglions macroscopiques et microscopiques intercalés sur le trajet des nerfs
vaso-constricteurs.

Vaso-constricteurs du membre antérieur. Il résulte des recherches de Cyon
surtout que les vaso-constricteurs du membre thoracique sortent de la moelle
avec les racines antérieures des 3e, 4e, 5e, 6e et 7e nerfs dorsaux. Ils se rendent
à travers les rameaux communicants correspondants dans le grand sympathique,
et finalement dans le premier ganglion thoracique et dans le ganglion cervical
inférieur (Cl. Bernard), puis se réunissent en majeure partie au plexus brachial par des filets anatomiques particuliers, peut-être même à travers les
rameaux communicants des dernières paires cervicales, d'après une loi générale
que nous établirons plus loin. Le grand sympathique émet aussi des filets vaso-

constricteurs directs qui suivent l'artère sous-clavière. L'analogie avec le parcours des vaso-constricteurs de la tête est donc complète.

Ainsi les vaso-constricteurs du membre antérieur sortent de la moelle plus ou moins mélangés avec ceux de la tête, puis remontent dans les rameaux communicants des premières paires dorsales. La direction de ces rameaux communicants semble indiquer que les fibres centrifuges y contenues doivent se diriger en avant, vers le premier ganglion thoracique.

Dans tous les cas, beaucoup de ces vaso-constricteurs sortis de la moelle dorsale se sont joints aux filets d'origine du plexus brachial dès leur origine en quelque sorte, et il nous semble que de nouvelles recherches devraient être faites avant d'admettre (avec Schiff, Vulpian, etc.) que des fibres vaso-constrictives sortent de la moelle avec les racines du plexus brachial, et y restent pour être conduites directement à la périphérie, sans passer par le grand sympathique. La dernière hypothèse surtout nous paraît peu probable, si nous considérons ce qui se passe au même point de vue pour le membre postérieur.

Dans des expériences de ce genre, il faudrait avoir égard à deux observations faites déjà à propos du nerf trijumeau, c'est-à-dire qu'une vaso-dilatation consécutive à la section des dernières racines cervicales antérieures ne démontrera pas encore qu'on vient de couper des vaso-constricteurs. Certes, nous ne voudrions pas nier absolument l'existence de vaso-constricteurs sortant de la moelle avec les racines, ou au moins avec certaines racines du plexus brachial, surtout si nous considérons que la première et quelquefois la deuxième paire thoracique fournissent au plexus brachial, et que la paire suivante renferme certainement de telles fibres constrictives. Mais à l'heure actuelle aucune expérience décisive ne parle en leur faveur.

Les expériences sur lesquelles sont basées les assertions précédentes sont calquées en somme sur celles que nous avons signalées à propos des vaso-constricteurs de la tête.

Nerfs vaso-constricteurs du membre abdominal. Les nerfs vaso-constricteurs du membre abdominal sortent tous de la moelle épinière par les dernières racines (antérieures) dorsales et les deux premières lombaires (Brown-Séquard 1854, Heidenhain et Ostroumoff, Dastre et Morat, 1884), c'est-à-dire bien au-dessus des racines du nerf sciatique. Ils sont contenus dans les rameaux communicants qui (contrairement à ce qui existe plus haut) se dirigent vers le bas et entrent dans le grand sympathique dorso-lombaire, puis descendent dans le grand sympathique abdominal, pour gagner ensuite la périphérie par deux voies. Les moins nombreux suivent les rameaux vasculaires le long des artères hypogastrique et fémorale; les autres, les plus nombreux, se joignent aux branches d'origine du nerf sciatique surtout, et du nerf crural dans une moindre mesure. La voie de jonction semble manifestement être donnée ici dans les rameaux communicants, puisque c'est la seule que nous connaissions.

L'existence de fibres vaso-constrictives destinées au membre inférieur et sortant de la moelle avec les racines spinales destinées à ce membre a été soutenue à diverses reprises (Schiff, Pflüger, Vulpian). Il y a lieu de renouveler les remarques faites déjà à propos des vaso-constricteurs du membre antérieur.

En général, nous croyons qu'il y a lieu de faire une révision de beaucoup d'expériences qu'on cite comme preuves de l'existence de fibres vaso-motrices dans tel ou dans tel nerf. Dans le temps, il suffisait de voir survenir une modification vasculaire dans un organe à la suite de la section d'un nerf qui s'y

rend, pour qu'on se crût autorisé à admettre qu'on a coupé des vaso-moteurs.
Or la section d'un nerf mixte peut retentir sur le calibre des vaisseaux de diverses
manières. Ce nerf peut renfermer des vaso-moteurs, soit constricteurs, soit
dilatateurs. Dans ce cas l'excitation du bout périphérique fera disparaître l'effet
de la section nerveuse. Or beaucoup d'auteurs ont cru pouvoir se dispenser de
cette expérience de contrôle. Et même, lorsqu'on excite le bout périphérique
d'un nerf mixte, il est souvent très-difficile de mettre hors de cause les effets
de la sensibilité récurrente, développée aussi bien dans les nerfs sympathiques
que dans les cérébro-spinaux. Cette sensibilité récurrente modifie le calibre des
vaisseaux en agissant sur les centres vaso-moteurs et sur les centres cardiaques
cérébro-spinaux. Bien plus, la simple section d'un nerf centripète peut modifier
passagèrement la pression sanguine, et partant le calibre de certains vaisseaux,
en provoquant des réflexes soit cardiaques, soit vaso-moteurs généraux ou partiels. Rien que la simple section d'un nerf centripète ne renfermant pas de
fibres vaso-motrices peut provoquer dans l'organe correspondant des effets vaso-
moteurs réflexes, soit par l'excitation, soit par la paralysie de ce nerf. La même
excitation traumatique peut produire des réflexes cardiaques. La piqûre des cordons postérieurs de la moelle provoque des vaso-dilatations dans certains organes,
notamment dans le foie, probablement pour le même motif qui fait que la
blessure ou l'irritation d'un nerf purement centripète provoque de telles vaso-
dilatations.

NERFS VASO-CONSTRICTEURS DES ORGANES VISCÉRAUX. On découvre peu à peu
des filets nerveux vaso-constricteurs pour les organes viscéraux les plus divers.
Tous ces vaso-constricteurs sortent de la moelle épinière par les racines antérieures, entre les mêmes limites que les vaso-moteurs destinés aux membres et
à la tête, c'est-à-dire dans la région dorsale et au commencement de la région
lombaire. Des racines antérieures ils passent à travers les rameaux communicants dans le tronc commun du grand sympathique, pour de là être distribués
aux organes viscéraux, soit le long des vaisseaux, soit dans des rameaux viscéraux
plus ou moins directs, souvent après avoir traversé encore une ou plusieurs
stations ganglionnaires.

Deux voies nerveuses principales conduisent des fibres nerveuses aux organes
viscéraux, le nerf grand sympathique et le nerf vague ou pneumogastrique ou
encore trisplanchnique. Dans le bassin, il y a aussi des filets spinaux qui se
rendent dans le plexus hypogastrique, et par son intermédiaire dans les organes
pelviens, génito-urinaires, et dans l'extrémité inférieure du rectum.

Bien que la question des vaso-constricteurs viscéraux présente encore beaucoup d'obscurités, les expériences ont cependant suffisamment parlé pour que
nous puissions affirmer que le grand sympathique seul conduit de tels nerfs
vers les organes viscéraux. On a cru pendant quelque temps que le poumon
recevait de telles fibres de la part du vague; on se basait sur la pneumonie consécutive à la section des deux nerfs vagues, pneumonie qu'on explique aujour-
d'hui d'une tout autre façon. Le vague, nerf moteur de l'estomac, devait aussi
conduire des fibres vaso-constrictives vers cet organe (Oehl). Mais les expériences
de Schiff et de Vulpian mettent à néant cette assertion : si l'excitation du bout
périphérique du nerf vague fait pâlir la muqueuse stomacale, c'est par arrêt du
cœur.

Personne n'explique plus de nos jours l'action d'arrêt qu'exerce le nerf vague
sur le cœur par l'hypothèse d'une vaso-constriction dans les artères coronaires.

Enfin l'excitation du bout périphérique du nerf vague provoque des contractions dans la rate (Roy). Ces contractions semblent dues à la présence de fibres musculaires lisses situées dans les septa de la rate, et non pas à une contraction primitive des vaisseaux spléniques.

Pour ce qui est des nerfs spinaux qui gagnent les organes pelviens, ils renferment des fibres motrices et d'arrêt pour la vessie, le rectum, etc., des fibres vaso-dilatatrices pour le pénis, mais pas de fibres vaso-constrictives.

Les fibres *vaso-constrictives du poumon* sont contenues dans le grand sympathique dorsal (Bernard, Bokai). Les nerfs grands splanchniques sont les voies principales par lesquelles les vaso-constricteurs gagnent les divers organes abdominaux, soit directement, soit après avoir passé par le plexus solaire et le ganglion semi-lunaire. La section de ces nerfs congestionne l'*intestin* et l'*estomac*, ce dernier à un moindre degré; l'excitation du bout périphérique les fait pâlir (Schiff, Vulpian). L'extirpation des ganglions du plexus cœliaque, du plexus solaire, semble intéresser les mêmes vaso-moteurs, car elle produit dans l'intestin une dilatation vasculaire qui peut aller jusqu'à la stase, à l'œdème et à l'exsudation séreuse dans l'intestin (Budge, A. Moreau, Cl. Bernard, Brown-Séquard, Schiff, Vulpian). D'après Waters (1885), chaque segment du tube digestif serait innervé par une racine spinale déterminée, et cela de manière qu'une partie plus déclive recevrait les vaso-constricteurs d'une racine spinale plus déclive. L'excitation des nerfs mésentériques resserre les chylifères (Bert et Laffont).

Rien de bien sûr n'est connu relativement à la voie suivie par les nerfs vaso-constricteurs du *foie*, du *pancréas* et de la *rate*. Il sont probablement contenus dans les filets sympathiques qui se rendent à ces organes. Ceux destinés au rein paraissent gagner leur destination par une double voie (Cl. Bernard), par le grand splanchnique qui les mène au plexus solaire, et par le petit splanchnique qui les envoie directement au hile du rein par la voie de nerfs vasculaires. Dans tous les cas ils sont contenus dans les nerfs rénaux, dont la section congestionne le rein, et dont l'excitation le fait pâlir (Brown-Séquard, Cl. Bernard, Vulpian, Knoll, etc.). La section de ces vaso-moteurs augmente la sécrétion de l'urine, leur excitation la tarit.

Le *pénis* reçoit des nerfs vaso-constricteurs par le nerf honteux, branche du plexus sciatique, auquel ils arrivent probablement de la part du grand sympathique par les rameaux communicants des racines du plexus sciatique.

Si dans l'énumération qui précède manquent encore plusieurs organes et régions du corps, il ne faudrait pas en conclure que les vaso-constricteurs y font défaut. La simple analogie avec les autres organes rend déjà très-peu probable une telle opinion. Du reste, on peut affirmer hardiment que tous les organes sont le siège de manifestations vasculaires de l'ordre des actions réflexes, qui supposent l'intervention de fibres vaso-constrictives. Aussi est-ce aujourd'hui une des opinions les plus accréditées en physiologie que *tous les territoires vasculaires*, et même tous les fragments vasculaires, *reçoivent des fibres nerveuses vaso-constrictives*, des nerfs moteurs destinés aux muscles vasculaires. La vérité de cette proposition, déduite primitivement des résultats expérimentaux, est aujourd'hui si bien établie, qu'il suffit de constater quelque part l'existence de fibres musculaires circulaires dans les vaisseaux pour qu'on puisse y admettre *à priori* l'existence de fibres nerveuses vaso-constrictives.

Les développements qui précèdent ont été déduits d'expériences faites sur des animaux très-divers, surtout sur le chien, le chat, le lapin et la grenouille. Il n'y a pas de doute que sous le rapport des nerfs vaso-constricteurs l'homme ne se distingue guère des animaux. Dans l'espèce humaine, les divers organes sont le siége des mêmes manifestations vaso-motrices réflexes que dans les autres espèces animales. Des observations cliniques ont du reste démontré, par exemple, que les lésions du grand sympathique cervical donnent lieu, chez l'homme, aux mêmes troubles vasculaires que chez le chien, par exemple. On lira avec avantage chez Vulpian la relation des cas de ce genre, publiés notamment par Ogle (1858), Poiteau (1869), Gairdner (1855), Verneuil (1864), Trélat (1868), Weir Mitchell (1864), Nicati (1873), etc. Des observations de blessure de la moelle épinière démontrent que, chez l'homme aussi, les vaso-constricteurs quittent la moelle à la région dorsale, que ceux destinés au membre supérieur et à la tête naissent plus bas que les nerfs cérébro-spinaux destinés aux mêmes organes, et que ceux destinés au membre inférieur naissent plus haut que les nerfs spinaux qui se rendent à ce membre. La région du premier ganglion thoracique est le carrefour de tous les vaso-moteurs du membre antérieur, du cou et de la tête.

Ces détails sont importants à connaître en clinique pour pouvoir localiser des processus morbides à l'intérieur et autour de la colonne vertébrale. Une lésion siégeant à la région dorsale (2e, 3e et 4e vertèbres dorsales) de la moelle, par exemple, ou au niveau du premier ganglion thoracique, peut produire des effets vasculaires dans la tête et dans le membre supérieur. Un processus morbide médullaire siégeant vers le bas de la région lombaire n'intéressera pas les vaso-constricteurs de la jambe, mais bien s'il siége à la partie supérieure de la moelle lombaire, et surtout à la partie inférieure de la région dorsale.

CHAPITRE III. Centres vaso-constricteurs cérébro-spinaux. Les filets vaso-constricteurs sortent donc de la moelle épinière par les racines antérieures des paires dorsales et des premières paires lombaires, puis, par des trajets plus ou moins compliqués, ils arrivent à leur destination périphérique. Mais pas plus que les nerfs moteurs des muscles striés ces nerfs moteurs des muscles vasculaires n'agissent jamais par eux-mêmes. Nous reviendrons plus loin sur les rôles supposés des ganglions intercalés dans le trajet des nerfs vaso-constricteurs. Disons dès à présent que, contrairement à une opinion qui rencontre encore des adhérents, ces ganglions ne semblent pas être le point de départ d'incitations nerveuses vaso-motrices. Leurs incitations leur viennent toujours de l'axe cérébro-spinal. Il importe donc de déterminer le ou les points des centres cérébro-spinaux dont partent les innervations en question, points que d'après un usage admis en physiologie nous désignerons du nom de centres vaso constricteurs. Nous devrons aussi poursuivre les nerfs vaso-constricteurs jusque dans ces centres.

Voyons d'abord les faits expérimentaux.

Une hémi-section de la moelle épinière à un niveau quelconque produit les mêmes effets vaso-moteurs que la section des nerfs vaso-constricteurs qui émergent de la moelle en arrière du niveau de la section ; rougeur, échauffement, etc. (Budge, Waller et Brown-Séquard, 1853, Schiff, 1855, etc.). La section transversale de la moelle cervicale aux niveaux les plus divers paralyse, congestionne les vaisseaux de tout le corps et annule presque la pression sanguine ; l'excitation du bout périphérique de la moelle produit l'effet inverse, relève la pres sion sanguine et rétrécit les vaisseaux de tout le corps (Ludwig et Thiry). Tous les réflexes vaso-constricteurs sont abolis.

Des expériences précédentes on peut conclure que les vaso-constricteurs de tout le corps reçoivent leurs incitations d'un centre situé plus haut que la moelle cervicale; que les vaso-constricteurs de tout le corps descendent dans la moelle épinière au sortir d'un centre situé au-dessus de la région cervicale.

L'opinion de Schiff, d'après laquelle il y aurait un entre-croisement partiel des fibres vaso-constrictives dans la moelle, est controuvée, notamment par les expériences de von Bezold (1858) et de Vulpian; ces fibres remontent le long de la moelle sans s'entre-croiser jusque dans le mésocéphale.

Voilà pour les voies par lesquelles les fibres vaso-constrictrices remontent dans la moelle. Pour ce qui est de leur aboutissant central, c'est-à-dire du centre vaso-constricteur, les expériences de Schiff notamment avaient fait voir qu'on obtient des troubles vaso-moteurs en posant des lésions du mésocéphale, des pédoncules cérébraux et même des couches optiques. Owsjanikow (1871) et Dittmar (1873), deux élèves de Ludwig, ont ensuite essayé de délimiter plus exactement l'endroit de l'encéphale dont procèdent les incitations vaso-constrictives; autrement dit, ils ont essayé de délimiter le centre vaso-constricteur situé au-dessus de la moelle allongée. Les résultats obtenus ont été confirmés amplement, et leurs conclusions adoptées par les physiologistes. Ils se servaient d'une méthode d'expérimentation qui ne se borne pas à l'observation des simples effets d'une section des organes nerveux. Ils ont recherché l'endroit dans lequel des innervations centripètes se réfléchissent sur les nerfs vaso-constricteurs pour produire des réflexes vaso-constricteurs, dont ils constataient la présence à l'aide d'un hémodynamomètre enregistrant la pression artérielle générale. — Voici les résultats. On peut enlever des parties de plus en plus déclives de l'encéphale, en commençant par son extrémité antérieure, enlever, par exemple, les hémisphères cérébraux, sans produire de chute de la pression sanguine et sans empêcher les réflexes vaso-constricteurs (augmentation de la pression [*voy.* plus loin : *Réflexes vaso-moteurs*]) par excitation du nerf crural, par exemple. Ces lésions ne commencent à abaisser la pression artérielle que si on les pratique à l'extrémité postérieure des tubercules quadrijumaux; encore l'abaissement est-il peu marqué et les réflexes vaso-constricteurs ne sont-ils guère diminués. Les deux effets se prononcent de plus en plus, à mesure que les sections atteignent des parties plus déclives du mésocéphale. Les réflexes sont abolis, et la pression tombe à un niveau trè-sbas, si on sectionne le mésocéphale vers la pointe du calamus scriptorius.

Conclusion de ce qui précède : Entre les limites indiquées, c'est-à-dire entre la pointe du calamus scriptorius et l'extrémité postérieure des tubercules quadrijumeaux se trouve, dans le mésocéphale, un centre pour les nerfs vaso-constricteurs de tout le corps.

Anatomiquement, ce centre n'est nullement déterminé, pas plus que les nombreux autres centres réflexes qui se trouvent à ce même niveau : on ne connaît pas le substratum anatomique du centre vaso-constricteur situé dans le mésocéphale. Ce centre est tonique, c'est-à-dire qu'il innerve à peu près toujours les muscles vasculaires de tout le corps et y entretient ce qu'on appelle le tonus vasculaire. Il est en même temps réflexe, mais nous réservons pour un peu plus loin les conditions de son activité réflexe. Il nous suffit pour le moment d'avoir constaté l'existence de ce *centre vaso-constricteur méso-céphalique* et de l'avoir circonscrit entre certaines limites.

Est-ce là le seul, l'unique centre vaso-constricteur, c'est-à-dire le seul endroit dont procèdent des incitations nerveuses vaso-motrices centrifuges? Selon toutes les apparences, il y a aussi des centres *vaso-constricteurs spinaux*, échelonnés le long de la moelle épinière (Goltz, 1864; Nussbaum, 1875; Schlesinger, 1874, Stricker, 1877, etc.). — En effet, après section de la moelle cervicale, le broiement de la moelle épinière abaisse encore un peu la pression artérielle, et l'asphyxie, qui excite tous les centres nerveux, fait encore monter la pression sanguine. De plus, huit à quinze jours après la section de la moelle au milieu du dos, chez le chien, on obtient encore des réflexes vaso-constricteurs très-manifestes dans le membre postérieur, dont le centre se trouve donc certainement dans la moelle épinière. Ces réflexes étaient abolis immédiatement après la section de la moelle dorsale; on les abolit aussi, après leur réapparition, en détruisant toute la moelle.

Il semble donc qu'il existe pour chaque région du corps un centre vaso-constricteur dans la moelle. Mais ces centres spinaux sont d'un ordre inférieur; ils sont subordonnés à l'hégémonie du centre principal, situé dans le méso-céphale. En temps ordinaire, ce dernier semble agir presque seul; l'activité des centres spinaux se développerait, ou au moins deviendrait très-manifeste, lorsque après section de la moelle au-dessus de leur niveau ils sont abandonnés à eux-mêmes, soustraits à l'action du centre d'ordre supérieur. On se figure que les nerfs vaso-constricteurs sont constitués à peu près comme les nerfs moteurs des extrémités. Comme pour ces derniers, il y aurait à considérer un centre réflexe élémentaire, d'ordre inférieur, donné probablement dans les cellules médulaires d'origine des nerfs vaso-constricteurs, situées aux niveaux auxquels les fibres sortent de la moelle épinière. L'un de ces centres ne peut produire d'action vaso-constrictive que dans un territoire restreint. Le centre d'ordre supérieur, lui, aurait sous sa dépendance tous ces centres élémentaires; il pourrait soit les faire agir tous en même temps, soit seulement un certain nombre d'entre eux.

Les faits expérimentaux invoqués pour démontrer l'existence de centres vaso-constricteurs spinaux sont cependant susceptibles de recevoir d'autres inter-prétations. Il se pourrait notamment qu'ils exerçassent toujours sur les membres, et surtout sur la peau, une action notable. Il paraît, d'après certains observateurs, que l'abaissement si considérable de la pression artérielle après section de la moelle cervicale serait surtout l'effet de la paralysie des nerfs vaso-constricteurs des organes abdominaux, car la section des seuls nerfs splanch-niques abaisse la pression à peu près au même degré que la section de la moelle cervicale. Les actions vaso-constrictives pour les membres et pour la peau seraient plus développées dans les centres spinaux; on les supprimerait à leur tour en broyant la moelle épinière.

Des chocs d'induction portés sur la moelle allongée, la moelle épinière, les nerfs splanchniques, et en général sur tous les nerfs vaso-moteurs, ne produisent un effet vaso-moteur que s'ils se répètent deux à trois fois à la seconde. Un seul choc, quelque violent qu'il soit, ne produit pas d'effet; il en faut, à cet effet, plusieurs suffisamment rapprochés. C'est là un fait de sommation des excitations (Kronecker et Nicolaïdes).

Nous aborderons la question des centres vaso-constricteurs périphériques, et les conditions d'activité des centres vaso-moteurs, après avoir établi l'existence

d'une seconde catégorie des nerfs vaso-moteurs, celle des nerfs vaso-dilatateurs.

Remarque générale touchant les expériences sur les nerfs vaso-moteurs. On
essaye de provoquer l'activité de ces nerfs soit directement, en excitant leur bout
périphérique, soit indirectement, en agissant sur les centres vaso-moteurs, ou
en provoquent des réflexes vaso-moteurs. Dans presque toutes ces circonstances,
on provoque en même temps des mouvements partiels et généraux de l'animal,
qui rendent impossible l'observation des actions vaso-motrices pures. Il ne
suffit donc pas d'immobiliser l'animal en l'assujettissant à l'aide de liens ; il
faut ou bien le narcotiser, ou bien le curariser. Les narcotiques et le chloroforme
agissent trop sur les centres nerveux : leur emploi est donc à restreindre dans
l'étude des réflexes vaso-moteurs. Par contre, le curare produit une immobilité
qui n'est en rien préjudiciable aux actions vaso-motrices. A doses modérées, ce
poison n'entame pas le fonctionnement des nerfs vaso-moteurs, tout en paralysant les extrémités périphériques des nerfs des muscles striés ordinaires. On
sait d'autre part que dans ces circonstances les centres nerveux fonctionnent
parfaitement. Le curare est donc ordinairement employé dans l'étude des actions
vaso-motrices. — Le curare paralyse les vaso-dilatateurs avant les constricteurs
(Gaskell) : son emploi peut donc présenter quelques inconvénients dans la
recherche des dilatateurs.

CHAPITRE IV.   Nerfs vaso-dilatateurs.   Ce sont des fibres nerveuses centrifuges, dont l'état d'activité dilate les vaisseaux, en relàchant les muscles circulaires. Pour qu'on puisse ranger un nerf sous cette rubrique, il ne suffit pas
que son excitation produise une dilatation vasculaire, car l'effet pourrait être
réflexe, mais il faut qu'après section l'excitation de son bout périphérique
dilate d'emblée les vaisseaux auxquels il se distribue. — La simple section des
nerfs vaso-constricteurs dilate les vaisseaux en abolissant le tonus. La simple
section des vaso-dilatateurs ne rétrécit pas les vaisseaux ; on en conclut que, contrairement à ce qui existe pour les constricteurs, les dilatateurs n'exercent pas
toujours une influence sur les muscles vasculaires ; leur activité semble être
intermittente, ne se réveiller que dans des circonstances bien déterminées.

Voyons les expériences :

1° La corde du tympan renferme des nerfs vaso-dilatateurs pour les glandes
sous-maxillaire et sublinguale (Cl. Bernard, 1858), ainsi que pour la muqueuse
avoisinante de la langue (Vulpian). On sait que la corde du tympan sort du
mésocéphale avec le nerf facial ; qu'elle s'en détache dans le canal de Fallope,
traverse la caisse du tympan, s'accole au nerf lingual (subdivision du maxillaire
inférieur) et se rend avec lui à la glande sous-maxillaire, à la glande sublinguale et à la muqueuse de la langue. Un petit ganglion, beaucoup discuté par
les physiologistes, est placé sur le trajet des filets qui se rendent à la glande
sous-maxillaire ; les filets sympathiques (vaso-constricteurs) qui se rendent à la
glande entrent aussi en communication avec cet petit amas ganglionnaire.

La tétanisation des bouts périphériques, soit du nerf facial dans le crâne,
soit de la corde du tympan dans l'oreille moyenne, soit du nerf lingual, produit
d'emblée, et comme premier effet, une vaso-dilatation dans les organes signalés. Dans l'expérience classique de Cl. Bernard, on fait en somme (sur le chien)
la même préparation que lorsqu'on veut démontrer l'influence sécrétoire
exercée par le même nerf sur la glande sous-maxillaire. On découvre la glande,

on isole le nerf lingual ou son filet glandulaire renfermant la corde du tympan, et après l'avoir coupé on en excite le bout périphérique. Immédiatement la glande rougit fortement; si on a incisé les veines émergentes, l'écoulement sanguin s'accélère; le sang sort plus ou moins rouge de la glande; il passe en telle quantité qu'il n'a pas le temps de réduire toute son oxyhémoglobine. Les veines non incisées sont même animées de battements rhythmiques isochrones à ceux de l'artère. On peut aussi isoler la veine jugulaire externe, la lier au-dessus de l'immergence des veinules glandulaires, et y adapter en dessous de la glande une canule par laquelle s'écoulera le sang; les observations sont ainsi plus nettes. On peut dans ce cas démontrer que la pression dans la veine augmente par l'excitation de la corde du tympan.

La base de la langue reçoit de la part du glossopharyngien des fibres vaso-dilatatrices (Lépine, 1870), et d'après Vulpian (1885) le nerf trijumeau en renfermerait pour les lèvres et la bouche dès sa sortie de la substance cérébrale.

2° La tétanisation des bouts périphériques de certains filets sortis du plexus sacré (du chien) provoque une vaso-dilatation dans le pénis (Eckhard, 1863). Ces fibres, qui constituent _le nerf érecteur_ — quelquefois il y en a deux de chaque côté —, sortent de la moelle par les deuxièmes et troisièmes racines antérieures sacrées, passent directement (renfermées dans deux filets nerveux) dans le plexus hypogastrique sans communiquer avec le tronc principal du grand sympathique, et de là gagnent leur destination périphérique, les corps caverneux du pénis, par un trajet imparfaitement connu encore.

La section des nerfs érecteurs n'exerce aucune action appréciable sur le pénis. Si après section on en excite (par tétanisation) le bout périphérique (après avoir mis à nu la verge), la portion bulbeuse de l'urèthre se gonfle et devient plus rénitente; les veines du pénis se gonflent, elles renferment un sang moins noir; le gland également se gonfle. Si on a incisé les corps caverneux, l'excitation en question augmente l'écoulement sanguin. — Lorsqu'on cesse l'excitation, les parties s'affaisent.

Eckhard a démontré que le simple arrêt de la circulation veineuse ne produit pas l'érection. Il faut donc bien admettre que nous tenons là des nerfs vaso-dilatateurs du pénis, qui en sont en même temps les nerfs érecteurs, précisement par le mécanisme de la vaso-dilatation. — Néanmoins l'érection ne devient complète par l'excitation en question que si on lie les veines efférentes; c'est un effet que produisent normalement les muscles de la portion membraneuse du canal de l'urèthre.

On a signalé aussi des ganglions microscopiques sur le trajet des nerfs des corps caverneux (Lovén).

3° Le nerf maxillaire supérieur contient des fibres vaso-dilatatrices pour la muqueuse nasale (Joly et Lafont, 1878). On isole ce nerf dans la fosse ptérygo-maxillaire, on le coupe et on en excite le bout périphérique : on voit survenir le gonflement et la rougeur de la muqueuse en question. Les filets dilatateurs paraissent venir du nerf vidien, au delà du ganglion de Meckel; leur provenance exacte est toutefois inconnue. — D'après les mêmes auteurs, le nerf buccal, autre branche du trijumeau, contient les vaso-dilatateurs pour la lèvre inférieure.

4° Le grand sympathique renferme au cou, outre les fibres vaso-constrictives pour l'oreille, le cerveau, etc., des fibres vaso-dilatatrices pour la région bucco-faciale (surtout du chien), les lèvres, les joues (peau et muqueuses), les gencives,

la voûte palatine. L'excitation du sympathique cervical congestionne les parties
en question, en même temps qu'elle fait pâlir les vaisseaux du reste de la tête.
Ces fibres vaso-dilatatrices sortent de la moelle par les 2e, 3e, 4e et 5e racines
dorsales antérieures ; elles gagnent par les rameaux communicants correspondants le grand sympathique et le 1er ganglion dorsal, qu'elles dépassent pour se
rendre au dernier ganglion cervical par l'anneau de Vieussens. On les trouve
plus haut dans le grand sympathique cervical, qui les distribue à la périphérie
par des voies imparfaitement connues, mais probablement par les subdivisions
du trijumeau (Dastre et Morat, 1878).

Le grand sympathique renferme donc au cou des fibres vaso-dilatatrices à
côté de fibres vaso-constrictives. Son excitation artificielle provoque dans la tête
un effet vaso-moteur complexe, ici une constriction, là une dilatation. Si on
considère la pression sanguine des troncs vasculaires de la tête, l'excitation en
question provoque une diminution de la pression veineuse et une augmentation
de la pression artérielle : l'effet total de la vaso-constriction prédomine donc.
Dans le jeu normal des organes, les deux espèces de fibres ne doivent pas fatalement être excitées à la fois ; il est même sûr que souvent l'une ou l'autre se met
seule à fonctionner, excitée par les centres nerveux. — Le grand sympathique
au cou n'est donc pas simplement un nerf vaso-constricteur ; outre les fibres
pupillo-dilatatrices, secrétoires, etc., il renferme des fibres vaso-dilatatrices.
Anatomiquement, ces diverses espèces de fibres ne peuvent pas être distinguées.
Physiologiquement elles le peuvent ; elles pourraient tout aussi bien être renfermées chacune dans un filet nerveux à part.

5° Des fibres vaso-dilatatrices pour les pulpes digitales du membre inférieur
sont contenues dans le nerf sciatique du chien, à côté de fibres constrictives
pour le reste du membre. L'excitation du bout périphérique du nerf dilate les
vaisseaux des pulpes digitales, en même temps qu'elle fait contracter les vaisseaux d'autres parties du membre inférieur. Les fibres dilatatrices en question
sortent de la moelle par les dernières racines antérieures thoraciques, et
descendent dans le grand sympathique lombaire par les rameaux communicants
correspondants (Dastre et Morat). — On voit que le nerf sciatique ressemble au
grand sympathique au cou pour ce qui regarde sa contenance en fait de fibres
vaso-motrices.

6° Gaskell a vu sous le microscope une vaso-dilatation dans le muscle
mylohyoïdien de la grenouille comme effet initial de l'excitation du nerf mylohyoïdien.

Nous venons d'énumérer des filets nerveux qui, d'après les expériences de
divers auteurs, renferment des fibres vaso-dilatatrices faciles à mettre en évidence
par l'expérience physiologique. Il reste maintenant un grand nombre d'expériences et d'observations démontrant, à notre avis, que dans tels ou tels nerfs
il y a des fibres vaso-dilatatrices pour tels ou tels vaisseaux. Mais ces expériences, ou bien ne sont pas assez rigoureuses dans leurs résultats pour que la
conclusion s'impose fatalement, ou bien elles ont conduit à des conclusions
opposées chez des auteurs également dignes de foi. Bien qu'il reste encore
beaucoup à élucider à ce point de vue, la généralité des physiologistes s'est
cependant ralliée à une opinion exprimée déjà par Schiff, avant que Cl. Bernard
eût publié ses expériences classiques sur la corde du tympan, et formulée à
nouveau depuis lors, notamment par Goltz, Masius et Vanlair, etc., savoir que
tous les territoires vasculaires, peut-être *chaque fragment de vaisseau, reçoivent*

*de la part du système nerveux cérébro-spinal des fibres nerveuses vaso-dila-
tatrices*, de même qu'ils reçoivent aussi des fibres vaso-constrictrices. Beaucoup
de ces fibres sortent de la moelle épinière par les racines antérieures, surtout
à la région dorsale ; elles passent dans le grand sympathique qui les distribue
vers la périphérie par des voies imparfaitement connues. Quelques-unes sortent
par les deuxième et troisième racines sacrées antérieures (nerfs érecteurs)
et gagnent la périphérie sans passer par le grand sympathique. Enfin, à en
juger d'après certaines expériences, il en sortirait du mésocéphale avec le nerf
facial (corde du tympan) qui gagneraient également la périphérie sans passer
par le grand sympathique.

Il y a tels organes qui dans la plupart des circonstances où l'on y observe des
effets vaso-moteurs exhibent à peu près toujours des actions vaso-dilatatrices :
la région bucco-faciale du chien, les pulpes digitales du même animal et du
chat, la glande sous-maxillaire sont notamment dans ce cas. Il ne faudrait pas
en conclure que ces organes ne reçoivent en fait de nerfs vaso-moteurs que des
dilatateurs, pas plus qu'il ne faudrait conclure qu'un autre organe, dans lequel
les actions vaso-constrictives prédominent, ne reçoit que des vaso-constricteurs.
La glande sous-maxillaire spécialement reçoit un filet sympathique exclusivement vaso-constricteur, et le nerf lingual lui-même paraît conduire des fibres
vaso-constrictives.

Tout ce qu'on pourrait conclure des expériences, c'est que dans quelques
organes les vaso-dilatateurs paraissent l'emporter sur les constricteurs. Et
encore, n'est-ce là qu'une pure hypothèse.

Parmi les expériences tentées dans le but de constater l'existence de fibres
vaso-dilatatrices dans ces nerfs très-divers il y a en premier lieu celles qu'on
a pratiquées en si grand nombre sur le *nerf sciatique*. Tandis que certains
auteurs (Vulpian, Putzeys et Tarchanoff) ont conclu de leurs expériences que le
nerf sciatique est un nerf vaso-constricteur pour l'extrémité postérieure, d'autres
(Goltz, Masius et Vanlair) ont conclu que c'est un nerf vaso-dilatateur. Pendant
qu'on discutait sur ces deux opinions extrêmes, il s'en est produit une intermédiaire, d'après laquelle ce serait un nerf vaso-moteur mixte, constricteur et
dilatateur (Lépine, Ostroumoff, Kendall et Luchsinger, Bernstein et Marchand,
Grützner et Heidenhain, Dastre et Morat). Cette dernière opinion, qui prédomine
parmi les auteurs récents, est notamment défendue dans un travail de la dernière
heure (Ellis, 1885).

Certes, toutes ces observations sont exactes, seulement la discordance des
résultats obtenus est due à ce que les auteurs ne se sont pas mis absolument
dans les mêmes circonstances : la manière d'exciter a varié ; on a employé des
procédés différents pour constater l'état des vaisseaux ; on a enfin agi sur des
nerfs qui n'étaient pas comparables pour ce qui regarde les conditions d'excitabilité, etc.

Si on enregistre la pression dans l'artère et dans la veine crurales, voici ce
qu'on observe en expérimentant sur le nerf sciatique. Au moment de la section,
la pression baisse dans l'artère et monte dans la veine, tout comme pour le
grand sympathique cervical. Si maintenant on tétanise le bout périphérique, la
pression monte dans l'artère et baisse dans la veine, encore une fois comme
pour le grand sympathique. D'après cette expérience, le sciatique serait donc un
constricteur. Et cependant nous avons vu (p. 594) qu'entre-temps la pulpe
digitale a rougi. L'effet initial de l'excitation du sciatique sur les vaisseaux du

membre postérieur est donc complexe; des territoires vasculaires se sont dilatés, d'autres se sont resserrés, et la constriction l'a emporté dans l'effet total sur la pression sanguine. — Mais poursuivons l'expérience. Beaucoup plus tôt que pour le sympathique cervical l'action vaso-constrictive fait place à une vaso-dilatation générale, qui va plus loin que la dilatation due à la simple section du nerf, c'est-à-dire à sa paralysie : la pression artérielle descend plus et la pression veineuse monte davantage. Il y a donc lieu de supposer ici l'intervention de nerfs vaso-dilatateurs pour tout le membre.

Effectivement, il est des circonstances où l'excitation du nerf sciatique produit comme effet initial une vaso-dilatation dans la plupart, sinon dans tous les vaisseaux du membre. Si, à l'exemple de Lépine (1870), on refroidit préalablement le membre, c'est-à-dire si on provoque une forte excitation réflexe des vaso-constricteurs, et qu'on les mette ainsi dans l'impossibilité d'agir davantage, alors l'excitation du nerf sciatique dilate tous les vaisseaux du membre. En temps normal, au contraire, la patte est toujours échauffée, et dans ces circonstances l'effet initial de l'excitation nerveuse est toujours une constriction. Ainsi, selon les circonstances, l'excitation du nerf sciatique produit d'emblée dans le membre inférieur soit une vaso-constriction, soit une vaso-dilatation. Dans les pulpes digitales, l'effet est toujours une vaso-dilatation. Le nerf sciatique semble donc renfermer des fibres constrictrices et d'autres dilatatrices pour les mêmes vaisseaux. Lorsqu'on excite les deux par le même courant électrique, l'action des constricteurs l'emporte, ainsi que du reste von Frey (1876) l'a démontré en excitant simultanement la corde du tympan et les filets sympathiques qui se rendent à la glande sous-maxillaire, le premier étant le vaso-dilatateur, le second le constricteur de la glande : l'effet est une constriction des vaisseaux de la glande.

Pour ce qui est de la vaso-dilatation générale du membre qu'on voit survenir à la suite d'une excitation prolongée, et qui est plus forte que celle due à une paralysie des constricteurs, il faut croire que pour l'une ou l'autre raison l'excitation des fibres dilatatrices finit par percer à son tour.

Ainsi le même nerf pourrait renfermer, non-seulement des constricteurs pour un organe et des dilatateurs pour un autre, il pourrait contenir les deux espèces de fibres destinées aux mêmes vaisseaux.

Ce qui précède se concilie du reste assez bien avec les opinions de la plupart des auteurs qui ont expérimenté sur cette question. — C'est ainsi que Masius et Vanlair ont constaté l'état de la circulation dans le membre à l'aide de thermomètres placés entre les doigts. Or la pulpe des doigts se congestionne toujours lorsqu'on excite le nerf sciatique. Il n'est donc pas étonnant que les deux auteurs aient conclu que le nerf sciatique est un nerf vaso-dilatateur.

Ostroumoff (1876), Goltz (1870 et 1875), Kendall et Luchsinger (1876), sectionnent le nerf sciatique, puis après quelques jours, le mieux trois à quatre jours au minimum, l'excitation du bout périphérique provoque d'emblée une vaso-dilatation dans tout le membre. La dilatation devient très-forte (augmentation de la température jusqu'à 18 degrés) par des sections successives pratiquées de dix en dix secondes sur des segments de plus en plus périphériques.

— Faut-il admettre que seuls les vaso-constricteurs sont dégénérés au troisième jour? Ou bien faut-il admettre, avec Bernstein, que le membre paralysé depuis des jours s'est refroidi, et que par conséquent on est dans le cas de l'expérience de Lépine? La dernière hypothèse nous paraît préférable.

Tout récemment, Ellis (1885) a prétendu qu'une faible excitation du ner
sciatique de la grenouille provoque une vaso-dilatation, tandis qu'une forte
excitation produit une constriction.

La conclusion que nous croyons pouvoir tirer de tout ce qui précède, c'est que
le nerf sciatique renferme des fibres vaso-constrictives et vaso-dilatatrices pour
les diverses parties de l'extrémité postérieure. La tétanisation du nerf provoque
un effet vaso-moteur complexe. Règle générale, l'effet des constricteurs l'emporte; il y a cependant des exceptions, car pour les pulpes digitales du chien
l'effet des dilatateurs prédomine. Ici les dilatateurs semblent donc prédominer
sur les constricteurs. — Dans le jeu normal des fonctions, ces fibres ne seront
jamais excitées simultanément; le système nerveux central excite tantôt une
espèce, tantôt l'autre, pour la totalité du membre ou pour une partie seulement; ici il pourra y avoir constriction, tandis qu'ailleurs il y aura dilatation.
Ce jeu des vaso-moteurs sera envisagé plus loin.

Quant à l'origine centrale des vaso-dilatateurs destinés au membre postérieur,
nous savons déjà que ceux des pulpes digitales sortent de la moelle dorsale et
qu'elles gagnent le nerf sciatique par des voies incomplétement connues, mais
à coup sûr après avoir passé par le grand sympathique abdominal. Probablement
que l'origine des autres dilatateurs est plus ou moins analogue. Dans tous les
cas, Stricker (1876) se trompe en admettant que les dilatateurs du membre
postérieur viendraient directement de la moelle par les racines postérieures des
quatrième et cinquième paires lombaires; cet auteur a été réfuté suffisamment
par Vulpian, Cossy, Dastre et Morat. — L'opinion de Schiff, d'après laquelle
les racines antérieures du plexus sciatique renfermeraient des dilatateurs, n'a
pas été confirmée, surtout par Dastre et Morat.

Il est impossible de ne pas être frappé de la profonde analogie qui existe
entre le nerf sciatique et le sympathique cervical, pour ce qui regarde son
pouvoir vaso-moteur. D'abord, l'excitation de l'un et de l'autre nerf produit de
la vaso-constriction en un endroit, de la dilatation en un autre. Mais il y a plus.
Nous avons vu que lors d'une tétanisation prolongée de l'un et de l'autre la
vaso-constriction initiale finit par faire place à une dilatation, plus forte même
que celle résultant de la simple section nerveuse. Il est donc probable que le
grand sympathique cervical renferme des vaso-dilatateurs, non-seulement pour
la région bucco-faciale, mais de plus pour les parties auxquelles il envoie des
constricteurs. Si on excite tout le tronc nerveux, la constriction prédomine au
début, pour les mêmes raisons que nous avons alléguées à propos du sciatique.

Enfin l'explication d'une foule de réflexes vaso-moteurs demande impérieu-
sement l'hypothèse de nerfs vaso-dilatateurs pour tous les territoires vasculaires;
ces observations avaient même porté Schiff à admettre de tels nerfs pour tous les
organes avant que la question de principe des vaso-dilatateurs eût été définitivement
résolue par Cl. Bernard. Signalons anticipativement quelques-uns de ces réflexes
vaso-dilatateurs. a) Il y a en premier lieu le réflexe vaso-dilatateur de l'oreille (Snellen, Schiff). L'excitation du bout central du nerf auriculo-cervical chez le lapin
produit ordinairement une constriction initiale, mais de courte durée, des vaisseaux
de l'oreille, suivie bientôt d'une dilatation. En renforçant le courant électrique
excitateur, on supprime la constriction initiale, et on provoque d'emblée une dilatation. Entre temps, les vaisseaux du reste du corps se contractent plus ou moins.
On pourrait invoquer ici une influence d'arrêt exercée par les fibres centripètes
sur les centres cérébro-spinaux des nerfs vaso-constricteurs : l'action inhibitoire

aurait lieu dans l'axe spinal. Cependant il est difficile d'échapper à l'hypothèse de fibres vaso-dilatatrices dans l'un ou l'autre nerf auriculaire (autre que l'auriculo-cervical), car Dastre et Morat ont observé une vaso-dilatation de la tête et des oreilles en excitant le tronçon inférieur de la moelle cervicale coupée. — *b*) Il y a lieu de rappeler la forte congestion de tous les organes lors de leur fonctionnement, congestion souvent beaucoup plus forte que celle résultant de la section de tous les nerfs vaso-moteurs de l'organe. Signalons surtout la forte congestion du tube digestif et de ses annexes lors de la digestion, et celle des muscles actifs. Pour ce qui est des muscles, nous avons vu que Gaskell a démontré l'existence de fibres dilatatrices destinées au muscle mylohyoïdien de la grenouille. Le sang s'écoule en plus grande abondance de tout muscle fonctionnant. De plus, l'excitation de n'importe quel nerf musculaire semble provoquer d'emblée une vaso-dilatation, si on a pris la précaution de refroidir préalablement le muscle. Les nerfs musculaires se comportent donc absolument comme le nerf sciatique ; du reste, c'est en grande partie en sa qualité de nerf musculaire que le nerf sciatique renferme des fibres vaso-dilatatrices.

CENTRES VASO-DILATATEURS. Les nerfs vaso-dilatateurs les mieux étudiés ne fonctionnent jamais que s'ils sont sollicités par l'axe cérébro-spinal : tous procèdent donc du système nerveux cérébro-spinal. Ceux dont on connaît l'origine plus exacte (région bucco-faciale, pulpes digitales, pénis) sortent de la moelle épinière par les racines antérieures. Mais les endroits des centres cérébrospinaux dont procèdent les incitations vaso-dilatatrices nous sont beaucoup moins connus que les centres vaso-constricteurs. — Il existe probablement dans la moelle allongée un centre vaso-dilatateur général, dans le voisinage du centre vaso-constricteur. — Toutefois, les réflexes vaso-dilatateurs ne disparaissent pas tout à fait dans le membre postérieur à la suite de la section de la moelle au haut du dos. Il semble donc qu'on doive admettre des centres vaso-dilatateurs dans toute la moelle spinale, probablement au niveau de l'origine de chaque racine spinale centrifuge. Le centre de l'érection, situé dans la moelle lombaire, et qui produit l'érection par acte réflexe, même après section de la moelle dorsale, est certainement un exemple d'un tel centre vaso-dilatateur spinal.

CHAPITRE V. DISTRIBUTION DES FIBRES NERVEUSES VASO-MOTRICES. Récapitulons les données relatives au parcours des fibres vaso-motrices, tant dilatatrices que constrictives, destinées aux différents organes.

Pour la *tête*, la *face*, le *cerveau* et le *cou*, les *vaso-constricteurs* sortent de la moelle dorsale, depuis la deuxième jusqu'à la cinquième paire. Ils sont contenus dans les racines antérieures, plus loin dans les rameaux communicants, qui les mènent au premier ganglion thoracique et au dernier cervical. A partir de ce point, ils suivent pour la plupart le tronc du grand sympathique cervical, en partie le nerf vertébral, et se distribuent ensuite aux différents organes par des voies diverses, souvent très-accidentées, soit par les nerfs vasculaires sortant du grand sympathique, soit en se joignant aux divers nerfs cérébro-spinaux, notamment par l'intermédiaire des rameaux communicants.

Les nerfs *vaso-dilatateurs* pour la *tête* et la *face* sortent de la moelle pour une large part également par les quelques premières paires dorsales, et c'est aussi le sympathique qui les distribue aux différents organes, par des voies encore moins bien définies que pour les vaso-constricteurs. Il semble cependant prouvé que le

nerf facial, c'est-à-dire un nerf crânien, renferme dès son origine des dilatateurs, pour les glandes salivaires notamment. Tout doute n'a pas cependant
disparu à cet égard. Vulpian (1885) prétend aussi que le trijumeau en renferme
dès son origine pour la bouche.

Voici quelques indications plus spéciales sur le parcours périphérique de ces
vaso-moteurs.

L'*oreille* externe reçoit (chez le lapin) des nerfs vaso-constricteurs par tous
ses rameaux : par les filets provenant du grand sympathique cervical, par les
nerfs auriculaires provenant des nerf cervicaux, du facial et du trijumeau. Les
dilatateurs ne sont certainement pas tous contenus dans le nerf auriculaire
cervical : témoin le réflexe auriculaire de Schiff et Snellen.

La glande *sous-maxillaire* du chien reçoit les constricteurs par des filets
sympathiques directs, accompagnant l'artère. Les dilatateurs, amenés par le
lingual, proviennent de la corde du tympan, et, à ce qu'il paraît, du facial à son
origine.

Les deux autres glandes salivaires ont une innervation vaso-motrice calquée
sur celle de la sous-maxillaire. La corde du tympan renferme les dilatateurs
pour la *glande sublinguale*, dont les constricteurs proviennent directement du
sympathique. Les dilatateurs arrivent à la *glande parotide* par le nerf auriculaire provenant du nerf maxillaire supérieur ; ce nerf les reçoit de la part du
ganglion otique, qui les emprunte lui-même au petit pétreux superficiel. Ce
dernier les reçoit-il du facial à son origine?

La *langue* reçoit ses constricteurs par le grand hypoglosse, et peut-être aussi
par le lingual (dont la section congestionne la langue ; mais cette congestion
ne suffit pas pour qu'on puisse admettre des fibres vaso-constrictives dans
l'hypoglosse). Ses dilatateurs lui sont amenés par le lingual dans sa moitié
antérieure (Vulpian), par le glossopharyngien dans sa base (Lépine). Le glosso-
pharyngien amène également des vaso-dilatateurs à la luette, au voile du palais
membraneux (Vulpian).

Les subdivisions du nerf trijumeau semblent amener aux diverses parties de
la face des fibres vaso-dilatatrices pour les organes les plus divers. Ainsi, le
sous-orbitaire les renferme pour la *muqueuse nasale* et pour la lèvre supérieure. Les vaso-moteurs de l'*œil* y arrivent en partie par la racine sympathique
du ganglion ophtalmique, et en partie par les nerfs ciliaires du trijumeau, et
même, paraît-il, avec les nerfs moteurs de l'œil.

D'après Kirchner, la troisième branche du trijumeau renfermerait des fibres
vaso-dilatatrices pour la *caisse du tympan*.

Le *cerveau* est fourni par les nerfs vasculaires qui accompagnent l'artère
carotide interne et l'artère vertébrale.

Le *membre supérieur* reçoit ses vaso-constricteurs pour une partie avec les
nerfs vasculaires, et pour la plus large part avec les nerfs du plexus brachial.
Ces fibres constrictives sortent de la moelle par les premières paires dorsales,
puis rejoignent pour la plupart les nerfs du membre antérieur dès leur origine.
Rien de certain n'est connu relativement aux nerfs vaso-dilatateurs.

L'*extrémité postérieure* est fournie de fibres constrictives qui quittent la
moelle par les dernières paires dorsales, et surtout par les deux ou trois premières lombaires, pénètrent ensuite dans le grand sympathique abdominal,
d'où elles gagnent pour la plupart les racines du plexus sacré, probablement par
les rameaux communicants, puisque c'est la seule voie de communication connue

à l'origine de ces nerfs. De loin la plupart suivent la voie du nerf sciatique, quelques-unes seulement celle du nerf crural et celle des filets vasculaires proprement dits. Les dilatateurs quittent la moelle avec les dernières paires lombaires; plus loin elles sont contenues dans le grand sympathique abdominal, et plus loin encore dans le nerf sciatique.

Rien de bien précis n'est connu relativement aux vaso-moteurs du tronc. Les vaso-constricteurs paraissent sortir de la moelle dorsale, dans l'ordre de la disposition anatomique des diverses parties du tronc. Il est à supposer qu'ils font également le crochet obligé à travers les ganglions de la chaîne sympathique principale, puis rentrent (en qualité de fibres sans moelle, voir plus loin) dans les nerfs rachidiens, surtout par les rameaux communicants. Chez le chien, le nerf mammaire renferme des vaso-dilatateurs pour la *glande mammaire* (Bert et Laffont).

Les vaso-dilatateurs du *pénis* sortent de la moelle par les deuxième et troisième racines sacrées; ils sont renfermés dans le nerf érecteur, qui se rend dans le plexus hypogastrique et de là au pénis.

Le *tube digestif* reçoit des nerfs vaso-constricteurs par les nerfs splanchniques, notamment pour l'estomac et l'intestin, tant pour les chylifères (Bert et Laffont) que pour les vaisseaux sanguins. Il paraît que ceux destinés à une partie plus déclive naissent aussi d'un segment plus déclive de la moelle. Nous n'avons guère de connaissances touchant le parcours des nerfs vaso-dilatateurs du tube digestif; leur existence se révèle manifestement au moment de la digestion.

Le *foie* semble recevoir ses vaso-constricteurs par les splanchniques, et il en est de même des nerfs vaso-dilatateurs, qui sortent de la moelle par les premiers nerfs dorsaux (Lafont).

Les vaso-constricteurs de la *rate* sont contenus dans le grand splanchnique, et plus loin dans le plexus liénal.

Les *poumons* reçoivent des vaso-constricteurs renfermés dans le grand sympathique dorsal. La section de ce nerf fait rougir le poumon, son excitation le fait pâlir (Bókai). Ces fibres semblent passer par le premier ganglion thoracique. Les vaso-dilatateurs pulmonaires sont inconnus.

Les *reins* reçoivent des fibres vaso-constrictives par le grand splanchnique et le plexus solaire, et d'autres directement par le petit splanchnique. Cl. Bernard croyait, mais à tort, avoir découvert les vaso-dilatateurs du rein dans le nerf vague.

Les vaso-constricteurs des *organes pelviens*, génito-urinaires, sortent de la moelle dans la région dorso-lombaire; ils gagnent le grand sympathique, le plexus hypogastrique, puis leurs organes respectifs. Peut-être que les vaso-dilatateurs pour les mêmes organes sortent de la moelle à la région sacrée, et de même que les nerfs érecteurs gagnent le plexus hypogastrique.

CHAPITRE VI. Historique des nerfs vaso-moteurs. Nous n'entreprendrons pas de produire un historique complet de la question; il a été fait de main de maître par Vulpian. Mais il sera intéressant de rappeler quelques détails historiques, ne fût-ce que pour montrer que les physiologistes français ont pris une part prépondérente dans l'élucidation de cette partie importante de la physiologie.

Il ne faudrait pas croire que la découverte des propriétés vaso-constrictives du grand sympathique cervical par Cl. Bernard ait éclaté à l'improviste dans le monde physiologique. Au contraire, la découverte était préparée de longue main, et au moment même où elle se réalisait elle était pressentie; on peut dire qu'elle était en l'air.

Déjà immédiatement après la découverte de la circulation artérielle par Harvey, non-seulement plusieurs auteurs avaient cru devoir admettre une contractilité des vaisseaux et la supposer sous l'influence du système nerveux, rien qu'à interpréter certains faits de l'observation journalière, mais le côté expérimental de la question avait été abordé à plusieurs reprises avant Cl. Bernard. On s'adressait naturellement aux nerfs vasculaires et au grand sympathique, dont ils procèdent. Pourfour du Petit (1727), Cruikshanks (1795), Arnemann (1797) et Dupuy (1816), avaient fait des essais de ce genre et avaient noté bon nombre de conséquences de la section du grand sympathique au cou. Pourfour du Petit avait, par exemple, décrit les conséquences pupillaires de cette opération. Mais avant la découverte des fibres musculaires dans les vaisseaux les auteurs ne pouvaient pas acquérir une conscience nette et précise touchant le rôle du grand sympathique par rapport aux vaisseaux de la tête. Règle générale, on n'allait guère plus loin que d'attribuer à ce nerf une influence sur la nutrition des tissus. La plupart de ces auteurs parlent en effet d'une inflammation de l'œil comme conséquence de la section du nerf en question. Celui qui paraît avoir coudoyé le plus près la véritable explication des effets observés, c'est Brachet (1837).

Verschuer avait déjà en 1766 (cité d'après Vulpian) démontré que des influences mécaniques peuvent produire des contractions des vaisseaux, même des plus forts. Enfin la découverte des muscles vasculaires par Henle (1840) contribua à donner corps aux idées sur le fonctionnement des nerfs vasculaires. C'est Stilling qui a créé, déjà en 1840, le mot de *vaso-moteurs*.

La première démonstration rigoureuse de l'action vaso-constrictive du grand sympathique au cou a été faite en 1851 par Cl. Bernard. C'est de ce moment que date en réalité la physiologie expérimentale des nerfs vaso-moteurs. Schiff paraît avoir résolu plus ou moins ce problème vers la même époque, mais ses observations n'avaient vu le jour que dans des dissertations qui étaient restées ignorées. Brown-Séquard a, dès le début (1852), contribué à fixer la signification véritable de certaines conséquences de la section du grand sympathique cervical, notamment celle de l'échauffement des parties. Enfin Waller (1853) et Budge (1853) montrèrent que les actions vaso-motrices du grand sympathique cervical sont dues à des fibres sortant de la moelle épinière par certaines racines. Signalons encore les expériences de Ludwig et de ses élèves démontrant que les vaso-contricteurs de tout le corps semblent descendre du mésocéphale dans la moelle cervicale, puis la délimitation du centre vaso-constricteur mésocéphalique par Owsjannikow. Schiff a du reste le premier soutenu que tous les nerfs vaso-constricteurs devaient avoir leur centre dans l'axe cérébro-spinal, et non pas dans les ganglions du grand sympathique, ainsi que le voulaient les opinions alors régnantes de Bichat.

Entre temps, la découverte de l'action d'arrêt exercée par le nerf vague sur le cœur avait éveillé l'idée de nerfs inhibitoires pour les muscles vasculaires. C'est de nouveau Cl. Bernard (1858) qui ouvrit ici la voie expérimentale, avec ses travaux sur l'action vaso-dilatatrice de la corde du tympan. Schiff avait cependant déjà sainement expliqué une foule de réflexes vaso-dilatateurs, mais, on le comprend, ses considérations ne parvenaient pas à entraîner la conviction, avant qu'on eût clairement démontré en principe l'existence de fibres nerveuses vaso-dilatatrices dans le sens de notre définition. Il y a enfin lieu de signaler la découverte des vaso-dilatateurs de la langue par Lépine, confirmée par Vulpian, celle des nerfs érecteurs par Eckhard, et les travaux de Goltz, de Masius et Vanlair, de Dastre et Morat, etc., analysés plus haut.

CHAPITRE VII. ARRANGEMENT SYSTÉMATIQUE DES NERFS VASCULAIRES. PROPRIÉTÉS FONDAMENTALES DES SYSTÈMES VASO-MOTEURS. Dans ce qui précède, nous nous sommes borné à signaler les voies suivies par les fibres vaso-motrices des deux catégories, telles que l'expérimentation physiologique nous les a renseignées, et nous n'avons guère envisagé le côté anatomique de la question. L'anatomie n'est pas cependant sans avoir fourni sur ce sujet quelques renseignements que nous allons détailler.

D'abord, il semble bien avéré que toutes les fibres vaso-constrictives sortent de la moelle épinière par les racines antérieures, depuis la deuxième paire dorsale jusqu'à la deuxième ou troisième paire lombaire, et qu'elles gagnent le grand sympathique par les rameaux communicants correspondants. Or, ce qui au point de vue anatomique distingue les rameaux communicants de cette région, c'est qu'ils renferment un faisceau de fibres à moelle, de petit calibre, à côté d'un autre faisceau de fibres sans moelle (Onodi, 1884 ; Gaskell, 1886). Les autres rameaux communicants ne renferment pas de fibres à moelle, à l'exception des deuxième et troisième rameaux communicants sacrés. Tel est l'état des choses chez le chien, animal qui a servi en somme pour la plupart des recherches sur les vaso-moteurs. Il est donc à supposer que les fibres vaso-constrictives sortent de la moelle parmi ces fibres à moelle. Pour ce qui est des fibres sans moelle de tous les rameaux communicants, elles semblent (Gaskell) consister pour la plus large part en fibres récurrentes, qui sortent des ganglions du grand sympathique et gagnent les troncs nerveux pour se rendre la plupart avec eux à la périphérie, quelques-uns vers les centres (fibres vaso-motrices destinées aux méninges, etc.). Pour ce qui est des fibres blanches de la région thoracique, en partie elles se rendent dans les ganglions de la chaîne sympathique, et en partie elles passent outre et vont constituer les nerfs splanchniques. Il est probable que toutes les fibres vaso-constrictives se mettent dans les ganglions de la chaîne principale en rapport avec les cellules nerveuses, qu'elles s'y dépouillent de leur moelle et multiplient leur nombre, pour gagner ensuite les muscles vasculaires, soit directement, soit après s'être mises encore en rapport avec des ganglions ou des cellules nerveuses isolées (Gaskell). Ces propositions reposent sur les faits suivants : 1° les nerfs accélérateurs du cœur sont les prototypes de nerfs vaso-constricteurs ; ils sont composés exclusivement de fibres sans moelle, depuis leur origine du premier ganglion thoracique ; 2° des vaso-constricteurs de l'extrémité antérieure doivent être contenus dans les anastomoses établies entre le premier ganglion thoracique et le plexus brachial ; ces filets anastomotiques se composent exclusivement de fibres sans moelle (Gaskell) ; 3° les vaso-constricteurs de l'extrémité postérieure ne peuvent gagner le plexus sciatique que par les rameaux communicants correspondants, qui sont composés exclusivement de fibres sans moelle ; 4° les branches qui émergent du ganglion cervical supérieur, et qui renferment la plupart des vaso-moteurs pour la tête, sont sans moelle. Ce détail cependant n'est pas absolument démonstratif, attendu que d'après des indices sérieux le ganglion cervical supérieur n'appartiendrait pas à la chaîne principale du sympathique, mais serait un ganglion distal, analogue à ceux du plexus solaire : ces deux espèces de ganglions semblent donc être abordés par les vaso-constricteurs déjà dépouillés de leur moelle.

Il est à supposer que les fibres nerveuses d'un système si nettement caractérisé au point de vue physiologique que l'est le système des nerfs vaso-constricteurs, se distinguent par certains caractères anatomiques communs à tous. Nous admettons donc comme très-probable que chez le chien au moins toutes les fibres vaso-constrictives sortent de la moelle de la deuxième paire dorsale à la troisième lombaire, en qualité de fibres à moelle d'un calibre très-petit, très-inférieur à celui des fibres destinées aux muscles des extrémités, par exemple ; que toutes se rendent par les rameaux communicants dans les ganglions de la chaîne sympathique fondamentale où elles se mettent en rapport avec les cellules nerveuses ; elles en sortent en qualité de fibres sans moelle et multpliées dans leur nombre, car les fibres qui émergent d'un tel ganglion sont plus nombreuses que celles qui s'y rendent. Elles sont ensuite distribuées vers la périphérie, où elles semblent se mettre en rapport encore avec d'autres ganglions, qui les multiplient de nouveau.

Le fait si surprenant que les fibres vaso-constrictives sortent d'un endroit circonscrit de la moelle, et non pas avec les nerfs cérébro-spinaux destinés au même organes, admet peut-être une explication génétique satisfaisante; sur laquelle personne n'a encore appelé l'attention. Nous remarquons que les organes qui se développent aux dépens du même segment métamérique sont innervés par la racine correspondante. Si, dans la suite, l'un de ces organes a changé de place, il continue à traîner derrière lui des nerfs sortant de son métamère d'origine : témoin, par exemple, le testicule. Or il se confirme de plus en plus que chez les animaux vertébrés les vaisseaux se développent au niveau de la région thoracique, ou au moins aux dépens d'une masse cellulaire rattachée à la région thoracique du corps, aux dépens d'un blastème qui donne naissance au foie et à la partie supérieure du tube digestif. De cet endroit les vaisseaux avec leur contenu sanguin bourgeonnent et envahissent peu à peu les fentes et canaux situés entre les éléments cellulaires du corps ; et de même que le testicule, qui lui aussi a émigré au loin, ils traînent derrière eux les filets nerveux révélateurs de leur origine. On remarquera que la direction des vaso-constricteurs vers les deux extrémités du corps s'accorde parfaitement avec cette hypothèse.

Pour ce qui est de l'origine centrale des fibres vaso-constrictives, elle nous échappe à peu près complétement. Gaskell a repris récemment les idées de Jacubowitch, d'après lesquelles les fibres vaso-motrices naîtraient du groupe de cellules désignées sous le nom de colonne de Clarke, et qui est situé à la réunion entre les deux cornes de la moelle, à l'angle que forment entre elles ces cornes. Cette opinion de Jacubowitch n'a guère rencontré d'adhérents, à cause de son caractère par trop hypothétique. Gaskell fait observer que cette colonne de Clarke ne se rencontre qu'aux régions spinales qui donnent naissance à des fibres vaso-motrices. Il relève aussi que leur continuation dans la moelle allongée donne naissance aux fibres du nerf spinal et du nerf vague, qui elles aussi sont des fibres motrices pour des organes viscéraux (œsophage, estomac, tube digestif). Le nerf vague semble devoir être regardé en effet comme un second nerf sympathique, ou plutôt comme une portion des nerfs destinés aux organes viscéraux, et cela se reflèterait notamment dans le fait d'une origine centrale qui lui serait commune avec le grand sympathique. Nous nous bornerons à signaler ici cette question, réservée pour l'article PNEUMOGASTRIQUE.

Voyons la *disposition systématique des nerfs vaso-dilatateurs*. Y a-t-il moyen de constater quelques caractères anatomiques communs à toutes les fibres de ce système? 1° Le prototype des nerfs arrestateurs est le nerf vague, en tant qu'il modère et arrête les systoles cardiaques. Son homologie avec les vaso-dilatateurs ne saurait être méconnue. Or les filets cardiaques du nerf vague sont constitués par des fibres à moelle du plus fin calibre, telles qu'on en trouve dans les racines d'origine des nerfs vague et spinal, et ces fibres n'affectent aucun rapport avec le ganglion du tronc du nerf vague (Gaskell). Dans le cœur, elles se mettent probablement en rapport avec les cellules ganglionnaires, car elles semblent gagner les fibres musculaires en qualité de fibres nerveuses sans moelle; 2° les fibres à moelle de petit calibre prédominent dans la corde du tympan et dans les nerfs érecteurs. Les fibres vaso-dilatatrices de ces rameaux semblent se rendre dans les ganglions du plexus hypogastrique et dans le ganglion de la glande sous-maxillaire.

Si les quelques renseignements qui précèdent pouvaient nous autoriser à quelque conclusion, nous dirions que les fibres vaso-dilatatrices quittent la moelle épinière par des racines antérieures encore imparfaitement déterminées, et par quelques nerfs crâniens moteurs, en qualité de fibres nerveuses médullaires d'un calibre très-fin, qu'elles gagnent la périphérie, les unes directement avec les nerfs cérébro-spinaux, les autres en passant par le grand sympathique, mais sans passer par les ganglions de la chaîne principale. Ces fibres gardent leur moelle jusque près de la périphérie; elles semblent se mettre en rapport avec les ganglions distaux, tels que ceux des plexus hypogastrique et solaire. Le ganglion cervical supérieur semble être un ganglion distal : aussi les fibres vaso-dilatatrices de la région bucco-faciale se mettraient-elles en rapport avec ses cellules, d'après Dastre et Morat.

Les propositions précédentes, plus ou moins hypothétiques encore, acquièrent quelque vraisemblance, si on considère que les fibres d'arrêt pour le tube digestif, contenues notamment dans les nerfs splanchniques, se comportent de la même façon, c'est-à-dire qu'elles gagnent les splanchniques sans passer par les ganglions de la chaîne principale (Gaskell).

Pour ce qui est de l'origine centrale plus exacte des fibres vaso-dilatatrices, rien de certain n'est connu. Nous renvoyons à ce qui est dit plus haut (page 603) sur l'origine probable des fibres vaso-constrictives.

Relevons encore ici que, s'il est certain que les fibres vaso-dilatatrices sortent de l'axe cérébro-spinal en grand nombre dans la région dorsale avec les nerfs vaso-constricteurs, il n'en semble pas moins qu'un certain nombre d'elles quittent l'axe cérébro-spinal vers son extrémité inférieure et vers son extrémité supérieure. L'explication génétique que nous proposons pour le parcours si particulier des vaso-constricteurs ne paraît donc pas être applicable aux dilatateurs. Nous croyons cependant que le dernier mot est loin d'être dit dans cette question. On remarquera notamment que l'obstacle principal qui s'oppose actuellement à une systématisation des nerfs vaso-dilatateurs consiste dans l'action vaso-dilatatrice de la corde du tympan. Vulpian assure que le trijumeau et la corde du tympan renferment des fibres vaso-dilatatrices dès leur origine. Jolyet et Laffont soutiennent qu'elles ne sont pas contenues primitivement dans le facial ; ils font cependant erreur en admettant que le facial les emprunte au glosso-pharyngien.

Quelle voie les fibres vaso-motrices suivent-elles dans la moelle épinière pour descendre des centres mésocéphaliques vers le niveau où elles sortent de la moelle ? *A priori*, on peut s'attendre à rencontrer ces voies dans les cordons antérieurs ou dans les cordons latéraux, parce que toutes les innervations centrifuges suivent cette voie. Peut-être doit-on interpréter en ce sens l'observation de Schiff, d'après laquelle les blessures des cordons antérieurs de la moelle produisent la glycosurie, phénomène qu'on met sur le compte d'une vaso-dilatation du foie : on blesserait ainsi les vaso-dilatateurs du foie. L'interprétation toutefois ne s'impose pas. Ainsi le même effet peut s'obtenir en blessant les cordons postérieurs ; dans ce cas il s'agit probablement d'une excitation réflexe des vaso-dilatateurs.

Pour ce qui est des dilatateurs, Brown-Séquard (1863) a noté, dans une lésion du cordon antérieur droit au cou, une augmentation de la température de 5 à 10 degrés dans le côté droit, y compris la face. L'effet vaso-moteur était donc le même que si on avait coupé les vaso-moteurs. Rendu (1869) et Collin (1862) ont publié chacun des observations identiques. Les vaso-constricteurs semblent donc réellement descendre par le cordon antérieur de la moelle.

Nous avons déjà dit que, contrairement à l'opinion émise par Schiff, il n'y a pas d'entre-croisement des vaso-moteurs dans la moelle (von Bezold, Vulpian), mais, à en juger d'après certains indices, les centres d'un côté seraient reliés aux centres symétriques de l'autre côté (actions vaso-motrices bilatérales et symétriques).

CHAPITRE VIII. — THÉORIE DES NERFS VASO-CONSTRICTEURS ET VASO-DILATATEURS. Aussi longtemps qu'on ne connaissait, en fait de nerfs vasculaires, que les constricteurs, il suffisait, au point de vue théorique, de relever l'analogie frappante des vaso-constricteurs avec les nerfs musculaires ordinaires. Les vaso-constricteurs étaient simplement moteurs des muscles vasculaires circulaires. Une difficulté très-grande se présenta lorsqu'on voulut se rendre compte de la manière dont les nerfs vaso-dilatateurs dilatent les vaisseaux. Avouons tout de suite que ces difficultés ne paraissent pas encore levées à l'heure actuelle ; en d'autres mots, nous ne sommes pas en possession d'une théorie satisfaisante du mode d'action des nerfs vaso-dilatateurs. Signalons les idées émises sur ce sujet par les différents auteurs.

1° Schiff avait songé à une dilatation active des vaisseaux, au même titre qu'on admet une constriction active. Exner a récemment essayé d'expliquer comment la contraction de fibres musculaires longitudinales pourrait dilater les vaisseaux. Les nerfs vaso-dilatateurs seraient tout simplement les nerfs moteurs des fibres longitudinales. Cette hypothèse est écartée par la considération que les fibres musculaires longitudinales manquent à la plupart des vaisseaux, et notamment aux petites artères, qui sont le siége des actions vaso-motrices les plus puissantes.

2° Citons pour mémoire seulement une opinion qui n'est plus partagée par personne, et d'après laquelle les dilatateurs provoqueraient une constriction des veines amenant une stase dans les capillaires et dans les artères, puis celle d'Onimus et de Legros, pour qui la congestion des organes serait produite par une exagération des mouvements péristaltiques des artères.

5° Brown-Séquard prétend que, lorsqu'on excite les nerfs vaso-dilatateurs, on n'agit pas sur les vaisseaux, mais sur les tissus environnants, dont on provoquerait l'activité. Les tissus actifs exerceraient une attraction, une succion sur le sang, d'où une dilatation des vaisseaux. Cette théorie a été émise à propos des observations de Ludwig et de Cl. Bernard sur la glande sous-maxillaire. Cette dernière opinion, pas plus que les précédentes, ne mérite de nous arrêter davantage. Le fait que chez l'animal atropinisé l'excitation de la corde du tympan dilate les vaisseaux sans provoquer l'activité sécrétoire de la glande suffirait pour la réfuter.

4° Il y a ensuite la théorie d'après laquelle les nerfs vaso-dilatateurs n'agiraient pas sur les vaisseaux eux-mêmes, mais sur les extrémités des nerfs vaso-constricteurs, qu'ils paralyseraient. Cette théorie, émise par Cl. Bernard et développée par Vulpian, est assez généralement admise par les physiologistes. Comme on le voit, elle a été suggérée par les idées qui ont cours sur la manière dont on s'explique l'influence d'arrêt exercée par le nerf vague sur le cœur. Les nerfs vaso-constricteurs agissent d'une manière continue et entretiennent le tonus vasculaire dont nous nous occuperons plus loin ; les nerfs vaso-dilatateurs, lorsqu'ils fonctionneraient, exerceraient sur la périphérie de l'appareil vaso-moteur une influence d'arrêt ; il se produirait à la périphérie, d'après l'expression de Cl. Bernard, une espèce d'interférence des deux influences nerveuses. Les muscles vasculaires tout à fait relâchés permettraient au sang de distendre au maximum les tubes vasculaires.

Pour ce qui est du substratum anatomique de cette action d'arrêt exercée à la périphérie, on sait que pour le muscle cardiaque on invoque l'existence des ganglions microscopiques à la base du cœur. Ces ganglions suffiraient pour inciter automatiquement les contractions du muscle cardiaque ; les nerfs cardiaques accélérateurs, les homologues des nerfs vaso-constricteurs, activeraient les cellules en question ; les fibres d'arrêt, les homologues des nerfs vaso-dilatateurs, empêcheraient cette activité.

Effectivement, on s'aperçut bien vite que sur le trajet des nerfs vaso-dilatateurs les mieux connus sont intercalés de petits ganglions : sur la corde du tympan le ganglion sous-maxillaire, et sur les nerfs érecteurs de petits ganglions microscopiques (Lovén). De plus, on avait poursuivi dans le ganglion sous-maxillaire des filets sympathiques, probablement vaso-constricteurs. C'était donc là l'endroit où les fibres vaso-dilatatrices devaient se mettre en rapport avec les fibres constrictives.

Malheureusement, l'existence de ganglions, même microscopiques, est loin d'être constante le long de tous les vaisseaux. Et cependant nous admettons que tous sont le siége d'actions vaso-dilatatrices. Ces ganglions manquent dans l'oreille du lapin, qui reçoit certainement des filets vaso-dilatateurs. — Les partisans de la théorie exposée en dernier lieu se sont alors rejetés sur les plexus (fondamental, intermédiaire, etc.), que les nerfs vasculaires forment dans la paroi même des vaisseaux, tout près de leur terminaison. Aux points anastomotiques nombreux de ces plexus on rencontre des noyaux qui pourraient bien faire l'office de véritables cellules nerveuses.

Cette théorie reçoit certes un appui puissant, si on considère qu'au point de vue génétique le cœur n'est rien autre chose qu'un endroit hypertrophié de l'arbre vasculaire. Ce qui y est développé surtout, c'est la tunique musculaire et les nerfs. Il est donc tout rationnel de supposer que l'innervation des vaisseaux soit calquée sur celle du cœur. Dans les vaisseaux aussi nous aurions des contractions spontanées, provoquées par les cellules nerveuses périphériques, et dont l'effet serait d'entretenir un certain degré de tonus vasculaire. Ce tonus vasculaire serait augmenté par les fibres cérébro-spinales vaso-constrictives ; il serait enrayé tout à fait par l'action des fibres cérébro-spinales vaso-dilatatrices. On comprendrait même de cette manière pourquoi l'excitation des fibres vaso-dilatatrices dilate les vaisseaux plus que la simple section des vaso-constricteurs du même organe.

Il est certes légitime de supposer qu'entre les vaisseaux et le cœur il n'y a pas de différence essentielle au point de vue de l'innervation. On constate seulement dans le cœur, comparé aux vaisseaux, une certaine prédominance d'action des cellules nerveuses périphériques. De plus, les nerfs accélérateurs du cœur n'agissent que dans des circonstances spéciales, au lieu que les nerfs vaso-constricteurs sont toujours actifs. Inversement, le nerf vague exerce toujours un tonus sur le cœur, tandis que les vaso-dilatateurs n'agissent que dans des circonstances spéciales.

Cette théorie, assez généralement admise, est loin d'être appuyée par des faits bien démonstratifs. Il importe d'avoir conscience de son caractère essentiellement hypothétique.

Signalons à ce propos l'opinion de Dastre et Morat, d'après laquelle les nerfs vaso-dilatateurs pour la région bucco-faciale, et ceux pour les pulpes digitales du chien, n'iraient pas jusqu'à la périphérie, mais se mettraient en rapport avec les constricteurs pour la même région déjà dans les ganglions de la chaîne sympathique principale. Les faits sur lesquels cette opinion est basée nous paraissent admettre encore une autre explication.

Enfin, à propos du nerf pneumogastrique, on verra qu'il n'est pas du tout prouvé que ce nerf arrête le cœur en agissant sur les ganglions intra-cardiaques ; que des voix autorisées prétendent qu'il agit directement sur les fibres musculaires du cœur en les paralysant. Une telle action paralysante n'est guère plus difficile à concevoir, si elle s'exerce sur le muscle cardiaque lui-même, que si elle s'exerce sur les cellules nerveuses. En admettant cette idée, on serait naturellement amené à supposer que les nerfs dilatateurs eux aussi agissent directement sur les muscles vasculaires, en en paralysant les fibres.

CHAPITRE IX. Centres vaso-moteurs périphériques. Influence exercée sur les nerfs vaso-moteurs par les ganglions intercalés sur leur trajet. La théorie des actions vaso-dilatatrices que nous venons d'esquisser en dernier lieu mène tout droit à la notion de centres vaso-moteurs périphériques, au même titre qu'on parle d'un centre cardiaque périphérique situé dans la paroi du cœur. Les arguments mis en avant pour étayer l'hypothèse d'un tel centre sont les suivants.

1° L'existence même des fibres vaso-dilatatrices et de leur mode d'action. Nous venons de voir précisément que leur action s'expliquerait assez bien par l'hypothèse de cellules nerveuses situées dans le voisinage immédiat des muscles vasculaires et entretenant automatiquement un certain degré de tonus vasculaire par les filets qui les relient aux fibres musculaires. Ces cellules nerveuses, intercalées dans les plexus nerveux fondamental et intermédiaire, seraient les aboutissants et des fibres vaso-constrictives et des fibres vaso-dilatatrices, celles-là exagérant leur activité, celles-ci l'enrayant. La simple section de tous les

nerfs vaso-moteurs laisserait donc persister un certain degré de tonus vasculaire, que l'activité des vaso-dilatateurs annulerait tout à fait. De même que le
centre cardiaque périphérique, sur lequel il est du reste calqué, il fonctionnerait
d'une manière automatique, peut-être par le fait de sa nutrition intime.

2° D'autres preuves invoquées à l'appui de l'hypothèse sembleraient démontrer de plus que ces centres périphériques sont plus ou moins réflexes. Nous
avons vu qu'une congestion durable résulte de la section des nerfs vaso-constricteurs d'un organe, par exemple, après la section du sympathique cervical ou du
sciatique. Cette congestion commence à diminuer après quelques jours ; après
huit à quinze jours les vaisseaux de la jambe ont repris leur calibre primitif,
ceux de la tête également, mais un peu plus tard. Déjà quelques jours après la
section de tous les nerfs qui se rendent à un membre la vaso-dilatation
augmente dans ce dernier sous l'influence d'un frottement léger de sa peau :
elle diminue ou disparaît, si on excite fortement un seul point de la partie ; elle
augmente, si on plonge l'organe, même partiellement, dans l'eau chaude, et
diminue dans l'eau froide. Ces faits se conçoivent très-bien avec l'hypothèse d'un
centre vaso-moteur périphérique, automatique et réflexe, dont l'activité se développerait lorsqu'il serait soustrait à l'influence des centres vaso-moteurs périphériques, et qui alors produirait les effets vaso-moteurs, en partie réflexes, que
nous venons de signaler.

3° Les innervations rhythmiques des artères et des veines (voy. pp. 577 et 578),
ont également été citées comme preuves de centres vaso-moteurs périphériques.
Récemment Luchsinger (1881) a démontré que des traces de ces contractions
reparaissent dans l'aile de la chauve-souris, reliée au tronc seulement par des
tubes inertes placés dans les vaisseaux coupés, du moment que la pression sanguine y acquiert sa valeur normale. Et ici certainement il n'y a plus de lien
nerveux entre l'aile et le corps de l'animal.

Naturellement, les objections n'ont pas manqué à une théorie dont la base
est certainement encore fort hypothétique. Ainsi, dans bon nombre de cas où les
actions vaso-motrices se rétablissent dans un organe après section de ses vaso-
moteurs, on objecte que peut-être on n'a pas coupé tous les vaso-moteurs.
Vulpian a relevé le fait que l'empoisonnement par le chloral abolit l'action vaso-
dilatatrice que la corde du tympan exerce sur la glande sous-maxillaire et laisse
subsister celle des filets sympathiques vaso-constricteurs qui se rendent à la
même glande. Or, d'après tout ce que nous savons, les poisons n'abolissent les
fonctions nerveuses qu'en agissant sur les cellules nerveuses ou sur les terminaisons qui en tiennent lieu. Si donc le chloral paralysait les cellules nerveuses
périphériques où elles aboutissent, et qui constituent le centre hypothétique,
alors pourquoi les fibres vaso-constrictives, qui par hypothèse se rendent au
même centre, paralysé dans l'espèce, continuent-elles à produire leurs effets
moteurs ?

Enfin, une dernière objection consiste à soutenir que les effets vaso-moteurs
locaux que nous venons de signaler pourraient tout aussi bien résulter d'une
action directe sur les fibres musculaires des vaisseaux. Les fibres musculaires
lisses semblent en effet pouvoir jouer jusqu'à un certain point le rôle des éléments nerveux. A la page 571, nous avons relevé que, d'après les recherches
d'Engelmann, les fibres musculaires lisses aussi bien que celles du cœur peuvent
propager aux voisines l'état fonctionnel né dans l'une quelconque d'entre elles.
Dès lors, admettre que les nerfs vaso-dilatateurs paralysent les fibres muscu-

laires des vaisseaux, tandis que les vaso-constricteurs les excitent, cela n'est pas plus contraire à la logique que d'admettre que les deux espèces de nerfs exercent leurs influences sur des cellules ganglionnaires.

Insistons ici sur la *signification des ganglions intercalés sur le trajet des nerfs vaso-moteurs;* nous entendons parler, non pas des noyaux intercalés dans les réseaux terminaux des nerfs vasculaires, mais des ganglions macroscopiques pour la plupart, tels que ceux du tronc principal du sympathique :

1° Une première fonction de ces ganglions consiste à transformer en fibres nerveuses sans moelle les fibres à moelle qui y pénètrent et se mettent en rapport avec leurs cellules.

2° En même temps que les fibres perdent leur moelle, elles augmentent considérablement en nombre. Cela est très-manifeste, par exemple, pour le ganglion semi-lunaire et le cervical supérieur; les fibres émergentes, destinées d'une part aux organes splanchniques, et d'autre part aux subdivisions des artères carotides interne et externe, sont infiniment plus nombreuses que les fibres qui s'y rendent. La conséquence physiologique de cette multiplication est d'éparpiller sur des territoires vasculaires plus ou moins grands l'influx nerveux qui sort de l'axe spinal par une seule fibre nerveuse. La multiplication des fibres semble du reste se continuer dans les plexus terminaux de ces nerfs.

3° Une troisième fonction consiste dans le pouvoir nutritif exercé par les cellules ganglionnaires sur les fibres qui s'y rendent. Les ganglions de la chaîne sympathique constituent certainement le centre nutritif des fibres vaso-constrictives, ainsi qu'il résulte des expériences nombreuses faites à l'aide de la méthode de Waller (*voy.* GRAND SYMPATHIQUE, p. 130 et 133).

4° Une fonction plus hypothétique des ganglions serait de produire constamment de nouvelles fibres; ces dernières s'useraient dans la vie individuelle (S. Mayer).

5° Une fonction physiologique qu'on n'a cessé de rechercher dans les ganglions du grand sympathique en général, c'est le pouvoir réflexe. On est habitué à mettre sur le compte des cellules nerveuses de la moelle la propriété qu'elle a de réfléchir sur des nerfs centrifuges les excitations des nerfs centripètes. On s'attendait donc à retrouver ce pouvoir réflexe dans les ganglions du grand sympathique. Ces ganglions seraient des centres réflexes pour les diverses fonctions, motrices, sécrétoires, etc., dans les organes auxquels ils sont reliés par des fibres nerveuses : on suppose donc que les fibres en question sont les unes centrifuges, les autres centripètes, par rapport à ces centres sympathiques. Le système sympathique serait plus ou moins indépendant du système cérébrospinal; il présiderait, conformément aux idées de Bichat, aux fonctions de nutrition, alors que les nerfs du système cérébro-spinal présideraient aux fonctions de relation.

Les résultats expérimentaux n'ont pas du tout confirmé cette conception de l'autonomie du système sympathique. Spécialement pour ce qui regarde l'innervation des vaisseaux, nous avons vu, et nous le verrons encore plus amplement, que le fonctionnement des nerfs vaso-moteurs est toujours provoqué par le système nerveux central. Les fibres vaso-motrices procèdent du système nerveux central, au même titre que les nerfs qui innervent les muscles volontaires. Ce qui les en distingue, c'est leur grande tendance à former des plexus, dans lesquels sont intercalés de nombreux ganglions macroscopiques et microscopiques. Mais cette différence n'est pas essentielle.

Enfin, malgré toute la bonne volonté des expérimentateurs, on n'est pas parvenu à découvrir un seul acte vaso-moteur, de nature réflexe, dont le centre se trouverait dans tel ou dans tel ganglion déterminé. Nous ajouterons même qu'on n'a pas été plus heureux pour les autres fonctions du système sympathique : *nous ne connaissons aucun exemple authentique d'un ganglion jouant le rôle de centre réflexe.* Nous renvoyons, pour de plus amples détails sur cette question, à l'article GRAND SYMPATHIQUE (*Physiologie*), page 135.

5° Si les ganglions ne jouent pas le rôle de centres réflexes par rapport aux fibres vaso-motrices, ils semblent cependant remplir le rôle de centres toniques. D'abord, la théorie la plus en vogue sur le mode d'action des nerfs vaso-moteurs, exposée plus haut, repose sur l'hypothèse d'un tel tonus exercé par les cellules ganglionnaires, intercalées sur les fibres vaso-constrictives, soit dans les plexus terminaux, soit dans les ganglions macroscopiques. En second lieu, la section des nerfs vaso-moteurs semble produire sur les vaisseaux un effet paralytique plus prononcé, si on coupe le nerf au delà, que si on le sectionne en deçà d'un ganglion. Tel est le cas notamment du grand sympathique cervical vers le ganglion supérieur, d'après les recherches de Cl. Bernard notamment. Cette question du tonus vasculaire entretenu par les ganglions nous semble être loin d'être complètement élucidée. Elle est traitée avec détails à l'article GRAND SYMPATHIQUE, pages 125 et suivantes. On remarquera qu'elle repose en grande partie sur le fait d'observation que l'arrachement du ganglion cervical supérieur produit dans la tête une paralysie vaso-motrice plus prononcée et plus durable que la section du grand sympathique (qu'on pratique toujours au-dessous de ce ganglion). Mais il ne nous paraît pas prouvé que la différence signalée ne tient pas à ce que des fibres vaso-motrices sorties de la moelle dorsale gagnent le ganglion en question par le nerf vertébral. Ces fibres continueraient à faire sortir leurs effets après la simple section du grand sympathique cervical.

CHAPITRE X. CONDITIONS D'ACTIVITÉ DES NERFS VASO-MOTEURS. RÉFLEXES VASO-MOTEURS. TONUS VASCULAIRE. Nous avons donc établi l'existence de nerfs vaso-moteurs, dilatateurs et constricteurs, pour tous les territoires vasculaires. Nous avons de plus essayé de nous rendre compte du mécanisme par lequel ces deux espèces de fibres nerveuses exercent leur influence sur les muscles vasculaires ; en d'autres mots, nous avons essayé de produire une théorie des actions vaso-motrices. Il nous reste à chercher dans quelles circonstances et dans quelle mesure agissent les vaso-moteurs, lors du jeu régulier de nos fonctions.

L'activité des nerfs vaso-moteurs procède des centres vaso-moteurs, et dans l'immense majorité des cas des centres mésocéphaliques. Les centres rachidiens semblent fonctionner lorsqu'ils sont sollicités par les précédents; au moins ne connaissons-nous guère d'exemples authentiques d'actions vaso-motrices provoquées par le fonctionnement des seuls centres spinaux. Peut-être en est-il ainsi de l'érection dans certaines circonstances. Enfin, il y a quelques actions vaso-motrices dans lesquelles ni les centres mésocéphaliques ni les centres spinaux ne semblent intervenir; on les met sur le compte des centres périphériques; nous avons vu plus haut jusqu'à quel point cela nous paraît légitime.

L'appareil nerveux vaso-moteur périphérique, différent en cela du centre cardiaque périphérique, agit presque exclusivement sous l'influence du système nerveux central. Cependant, si nous admettons une théorie des nerfs vaso-dilatateurs très en vogue, il faudrait admettre que l'appareil vaso-moteur périphérique

exerce lui aussi une certaine action constrictive dont l'intensité est représentée
par la différence des deux vaso-dilatations, produites l'une par la section des
nerfs vaso-constricteurs, et l'autre par l'effet de l'excitation des nerfs vaso-
dilatateurs. Mais laissons de côté ce tonus hypothétique exercé par l'appareil
nerveux périphérique, et occupons-nous seulement du *tonus vasculaire* en tan
qu'il dépend d'innervations procédant des centres cérébro-spinaux.

Comment se fait-il que tous les nerfs vaso-constricteurs semblent agir toujours, provoquer toujours un certain degré de constriction des vaisseaux? Nous
avons déjà expliqué comme quoi la contraction en question ne saurait être
permanente, en tant qu'elle dépend d'une activité musculaire; la fatigue musculaire y mettrait bientôt fin. Les mouvements rhytmiques, observés dans les
veines et dans les artères les plus diverses, montrent bien qu'en réalité les
contractions vasculaires alternent avec des relâchements. Ce qui est permanent,
c'est la pression sanguine assez élevée, et ce qui maintient cette pression, ce
sont les contractions vasculaires, qui, elles, ne sont pas permanentes; leur effet
global est une constriction permanente de la lumière vasculaire totale.

Le *tonus vasculaire* est donc entretenu par une activité permanente du centre
vaso-constricteur commun. Mais son innervation est-elle *automatique* ou *réflexe?*
Le centre vaso-constricteur l'entretiendrait-il en l'absence de toute excitation
venant de la périphérie, par exemple, après section de tous les nerfs centripètes?
Selon toutes les apparences, elle est automatique et réflexe à la fois. Elle semble
être automatique, au même titre que l'innervation des mouvements respiratoires,
car la nutrition interstitielle est manifestement capable d'exciter les centres
vaso-constricteurs et vaso-dilatateurs : témoin les effets de l'asphyxie dont nous
allons parler. Le tonus est aussi réflexe, au moins en partie, car la section des
nerfs centripètes les plus divers dilate les vaisseaux de l'organe où ils se
rendent, probablement parce que leurs excitations incessantes provoquent continuellement, par acte réflexe, une constriction vasculaire dans l'organe correspondant. Dans ce qui suit, nous apprendrons à connaître une foule d'influences
centripètes qui semblent contribuer à entretenir ce tonus vasculaire.

C'est soit en exagérant ce tonus, soit en le diminuant, qu'agissent une série
de facteurs, tant internes qu'externes. Il y a telles circonstances dans lesquelles
nous observons une vaso-constriction plus ou moins étendue, et telles autres
qui produisent toujours une vaso-dilatation de territoires plus ou moins grands.
Nombreux sont cependant les facteurs provoquant, une fois une constriction, une
autre fois une dilatation, sans que nous sachions toujours à quelle cause attribuer la différence dans les résultats. Nous savons, par exemple, que dans un
organe refroidi, les facteurs de ce genre produisent quelquefois des vaso-dilatations, tandis que la constriction tend plutôt à se produire dans l'organe
préalablement échauffé. Mais cette règle n'est ni constante, ni applicable à
tous les cas. L'excitation du nerf sciatique ou du nerf crural produit
ordinairement une vaso-constriction étendue, donnant lieu à une augmentation
de la pression sanguine générale; d'autres fois, cette même excitation abaisse
la pression générale par suite d'une vaso-dilatation. Cela paraît tenir en partie
à la circonstance que les influences en question excitent souvent et les constricteurs et les dilatateurs de vastes territoires. Or, dans la plupart des organes,
les constricteurs semblent prédominer sur les dilatateurs. Il y a cependant
telles régions du corps où la dilatation vasculaire paraît toujours se produire
dans les circonstances que nous avons en vue : par exemple, dans la région

bucco-faciale du chien. Est-ce que pour ces régions l'effet des vaso-dilatateurs l'emporte sur celui des constricteurs? Car nous avons dit que selon toute vraisemblance chaque territoire est doté des deux espèces de fibres vaso-motrices.

Ce que nous venons de dire démontre aussi que l'effet global produit sur la pression sanguine par une influence donnée est ordinairement complexe; des dilatations dans un organe coïncident avec des constrictions dans un autre; ce n'est que lorsque l'une des deux influences l'emporte sur l'autre que la pression totale varie.

Cyon avait annoncé que l'ablation des hémisphères cérébraux suffisait pour transformer en actions vaso-dilatatrices toutes les actions vaso-constrictives automatiques et réflexes dont l'énumération va suivre. Les auteurs sont à peu près unanimes à déclarer qu'il y a eu erreur de la part de Cyon.

Dans la fièvre, les réflexes vaso-constricteurs sont diminués ou abolis par paralysie des centres. Ce qui le prouve, c'est que chez un animal fébricitant l'excitation des vaso-constricteurs produit encore ses effets.

Il y a lieu de faire une remarque importante relative aux influences vaso-motrices suivantes. Les circonstances qui provoquent l'activité des appareils vaso-moteurs agissent aussi, en règle générale, sur les contractions du cœur, soit en les précipitant par l'intermédiaire des nerfs accélérateurs, soit, ce qui est plus souvent le cas, en les ralentissant par l'intermédiaire du nerf vague. Si donc on juge de l'activité des nerfs vasculaires en déterminant la pression sanguine générale, il importe d'éliminer l'influence qu'un changement survenu dans le rhythme cardiaque peut exercer sur elle. Cela n'est pas toujours réalisable tout à fait, mais la section des nerfs vagues fait disparaître les plus nombreux de ces facteurs cardiaques modificateurs de la pression sanguine générale.

  A. *Automatisme des centres vaso-moteurs cérébro-spinaux.* Une foule de circonstances inhérentes aux centres nerveux produisent des actions vaso-motrices plus ou moins étendues. Plusieurs des faits rentrant ici impriment aux centres vaso-moteurs mésocéphaliques le cachet de l'*automatisme.*

a. La vénosité du sang, qu'elle soit générale comme dans l'asphyxie, ou locale, bornée au mésocéphale, par exemple, lors de la ligature simultanée des artères carotides internes et des vertébrales, resserre une foule de vaisseaux du corps. Il en résulte une augmentation considérable de la pression sanguine générale. L'effet sur la pression sanguine est manifestement complexe; dans un certain stade de l'asphyxie, il y a dilatation des vaisseaux de l'oreille chez le lapin, de la région bucco-faciale et des pulpes digitales chez le chien, et en général, semble-t-il, de toute la peau et dans les muscles des extrémités (Heidenhain et Gruetzner, Dastre et Morat). Si néanmoins la pression sanguine générale s'élève, c'est qu'entre temps les vaisseaux du tube digestif, et en général de tous les organes viscéraux, se sont resserrés. L'effet de cette constriction va donc au delà de celui de la dilatation dans la peau. Pour observer cette constriction, manifeste surtout chez un animal en digestion, il faut ou bien examiner les intestins mis à nu sous une solution de chlorure de sodium suffisamment chaude et à concentration voulue (1/2 pour 100, Zuntz), ou bien ouvrir l'abdomen seulement pour un instant (Dastre et Morat), car le contact de l'atmosphère et le refroidissement font contracter les vaisseaux. L'effet de la constriction asphyxique est d'autant plus remarquable qu'entre temps le cœur s'est arrêté en diastole par suite d'une excitation concomitante du noyau d'origine du nerf vague; la section des vagues fait reparaître les battements cardiaques.

On pourrait être tenté d'admettre que la dilatation des vaisseaux de la peau est due à un relâchement des vaso-constricteurs, comme conséquence d'une espèce d'inhibition exercée dans le centre vaso-moteur par l'asphyxie. Mais le fait est que l'asphyxie excite tous les centres du mésocéphale; les phénomènes de l'asphyxie, vasculaires et autres, sont donc bien des phénomènes d'excitation.

C'est Brown-Séquard qui a le premier démontré que l'asphyxie agit surtout sur les centres nerveux. Toutefois l'injection de sang veineux dans les vaisseaux d'un membre, amputé ou non, provoque des contractions dans tous les muscles ; de plus, l'irrigation par du sang veineux excite les contractions des fibres musculaires lisses, notamment dans l'intestin. Certains auteurs ont donc essayé d'expliquer l'augmentation asphyxique de la pression sanguine par l'hypothèse d'une excitation portée directement sur les vaisseaux par le sang asphyxique. On ne comprendrait pas dans cette hypothèse pourquoi une même influence resserre un territoire vasculaire et en dilate un autre. Du reste, après section de la moelle cervicale, l'augmentation asphyxique de la pression sanguine est peu prononcée.

Il paraît cependant que dans les stades ultimes de l'asphyxie les vaisseaux de la peau se resserrent aussi, et cela probablement par une action directe exercée sur les éléments musculaires. La pâleur du tégument dans l'agonie paraît être un phénomène de ce genre; dans ces circonstances, la pression générale augmente encore après section des nerfs splanchniques, c'est-à-dire après élimination des nerfs vaso-constricteurs les plus puissants.

Est-ce la présence de l'anhydride carbonique dans le sang ou l'absence d'oxygène qui excite les centres nerveux dans l'asphyxie? Il paraît que c'est surtout l'absence d'oxygène qui est le facteur actif.

Relevons dès maintenant une particularité qui se présentera encore dans la suite, savoir le fait que la même influence agissant sur les centres nerveux dilate les vaisseaux de la peau et resserre ceux de l'intestin. Cet *antagonisme entre le système vaso-moteur du tégument externe et celui des organes viscéraux* paraît tenir à la présence d'un mécanisme nerveux important et préexistant. Dans le fonctionnement régulier de nos organes, les vaisseaux des organes viscéraux, ou au moins ceux de certains d'entre eux, se resserrent toujours, et nécessairement lorsque ceux de la peau se dilatent, et *vice versâ*, et cela pour maintenir constante la pression sanguine générale. L'antagonisme entre ces deux territoires sanguins nous semble être aussi naturel que la circonstance que lors des actions réflexes dans les extrémités jamais les extenseurs et les fléchisseurs n'agissent simultanément, mais seulement alternativement. Les centres nerveux sont conformés de manière à ne permettre les innervations que suivant ce mode déterminé.

On ne pourrait pas du reste soutenir que les vaisseaux d'un de ces territoires se sont resserrés ou dilatés parce que ceux de l'autre se sont modifiés dans le sens opposé, aspirant ainsi le sang ou le chassant. La dilatation aussi bien que la constriction semblent toujours être dues au fonctionnement des deux espèces de nerfs vaso-moteurs, ainsi que cela résulte précisément du fait que la pression sanguine générale se maintient à un niveau constant. Si les vaisseaux de la peau se dilataient parce que ceux de l'intestin en se contractant refoulent le sang vers la périphérie, il faudrait évidemment que la pression générale fût augmentée.

b. Certains états des hémisphères cérébraux produisent des effets vaso-moteurs puissants. La plupart des émotions morales sont dans ce cas : témoin la pâleur de la colère, la lividité de la peur, la rougeur de la honte, etc. En second lieu, la volonté, lorsqu'elle innerve des muscles, y provoque aussi une vaso-dilatation. Probablement que dans ces diverses circonstances l'écorce cérébrale, c'est-à-dire l'organe de la conscience, agit sur les centres vaso-moteurs spinaux surtout, et même sur les centres mésocéphaliques.

L'expérimentation physiologique a du reste démontré l'existence d'un fait à première vue surprenant, savoir l'influence exercée par l'organe de la conscience sur des fonctions en apparence totalement soustraites à la volonté, et même à la conscience d'une manière générale. L'excitation de l'écorce dite « motrice » produit une diminution de la chaleur dans la moitié opposée du corps; l'extirpation corticale augmente au contraire la chaleur jusqu'à l'élever d'une dizaine de degrés, et cela pour des mois entiers (Eulenburg et Landois, Hitzig).

L'observation clinique a, elle aussi, suffisamment démontré l'influence exercée par les hémisphères cérébraux sur les vaso-moteurs. Les membres paralysés dans l'hémiplégie par cause cérébrale sont ordinairement plus chauds et plus rouges que ceux du côté opposé; immédiatement après l'accident, pendant des heures, et même quelquefois pendant des jours, la température y est plus basse (Vulpian et Charcot), probablement par le fait d'une excitation vaso-constrictive passagère précédant la véritable paralysie.

Des états pathologiques d'autres parties du cerveau, plus déclives que les hémisphères, mais situées au-dessus du centre-vaso-moteur tel que nous l'avons délimité, s'accompagnent très-souvent d'hémorrhagies dans des organes viscéraux, surtout dans le tube digestif (estomac et intestin) et dans les poumons. De ce nombre sont les couches optiques et les pédoncules cérébraux. Les lésions expérimentales de ces parties centrales produisent également des congestions et même des hémorrhagies dans les mêmes organes (Schiff, Brown-Séquard, Vulpian, Ollivier, etc.). Le mécanisme exact de ces hémorrhagies n'est pas encore connu. S'agit-il d'une excitation de nerfs vaso-dilatateurs, à peu près comme celle qui résulte de la piqûre diabétique? ou bien les hémorrhagies sont-elles consécutives à une vaso-constriction durable produisant des infarctus hémorrhagiques? Ni l'une ni l'autre de ces explications ne semble convaincante. Dans tous les cas, ces faits ne sauraient nous déterminer à reporter plus haut que nous l'avons fait la limite supérieure des centres vaso-moteurs. Nous les comprenons en ce sens que les parties les plus élevées des centres nerveux peuvent agir sur les centres vaso-moteurs, de même que l'excitation de n'importe quel nerf (*voy.* plus loin), et produire ainsi dans des territoires plus ou moins étendus, selon les circonstances, tantôt une constriction, tantôt une dilatation, ou bien même les deux à la fois, mais en des endroits différents.

Il est à supposer que lorsqu'une telle influence produit, par exemple, une vaso-dilatation, non-seulement elle excite les nerfs vaso-dilatateurs, mais encore elle paralyse les constricteurs du même organe. Les centres vaso-moteurs cérébro-spinaux subiraient ainsi une influence analogue à celle que les nerfs vaso-dilatateurs exercent sur la périphérie de l'appareil vaso-moteur. — Les actions d'arrêt agissant sur les centres vasculaires cérébro-spinaux étaient dans le temps invoquées pour expliquer toutes les vaso-dilatations, réflexes ou automatiques.

c. Les variations de la pression sanguine, connues sous le nom de périodes de Traube, résultent, d'après Hering et Fredericq (1881), d'une innervation vaso-constrictive rhythmique, synchrone avec l'innervation respiratoire.

d. Une augmentation de la pression sanguine, obtenue, par exemple, passagèrement par transfusion du sang, produit une vaso-dilatation très-étendue qui ramène la pression à son niveau habituel; une diminution de cette pression, par exemple, lors d'une hémorrhagie, produit l'effet inverse. Le but atteint dans l'un et l'autre·cas est la constance de la pression sanguine générale. Il se peut que nous soyons là en présence d'une action exercée directement sur les centres vaso-moteurs par les modifications de la pression générale. Il paraît cependant que le résultat est obtenu en partie au moins par acte réflexe, dont l'innervation centripète est provoquée dans des nerfs centripètes vasculaires et cardiaques, par exemple, dans le nerf dépresseur (*voy.* plus loin).

B. *Réflexes vaso-moteurs véritables.* On est arrivé à la conclusion que l'excitation de presque tous les nerfs centripètes, depuis le nerf trijumeau jusqu'aux dernières racines sacrées, peut provoquer des réflexes vaso-moteurs. Et parmi les nerfs centripètes il importe de comprendre, outre les nerfs dits sensibles, les nombreux nerfs centripètes des organes viscéraux, qui, comme les poumons, le cœur, l'estomac, l'intestin, etc., ne donnent guère lieu à des sensations, mais bien à des actes réflexes. Cette sorte de nerfs centripètes viscéraux produisent même une foule de réflexes des plus importants, lors du fonctionnement d'à peu près tous nos organes viscéraux, y compris le cœur, et peut-être même les vaisseaux. Quelques-unes de ces fibres centripètes gagnent les centres cérébro-spinaux directement à travers des nerfs rachidiens, notamment le long du nerf vague, mais la grande majorité sont des fibres du grand sympathique, gagnant les nerfs rachidiens par les rameaux communicants, et passant ensuite dans les racines rachidiennes postérieures (Waller, Franck).

Les actions vaso-motrices qu'on provoque ainsi par l'excitation de nerfs centripètes sont quelquefois très-locales, plus souvent étendues sur de larges territoires. Rarement on obtient d'emblée une dilatation; le plus souvent on voit d'abord survenir une constriction, qui finit par faire place à une dilatation. Le plus souvent l'effet est complexe, c'est-à-dire qu'une dilatation en un territoire est accompagnée d'une constriction en un autre.

Nous avons déjà dit que nous ne savons pas toujours prédire quel sera l'effet, vaso-dilatateur ou vaso-constricteur, d'une excitation d'un nerf centripète. Ces effets sont souvent tumultueux et dépassent de loin le fonctionnement normal des parties. Il ne faut pas oublier que, lorsque nous excitons artificiellement un nerf, l'excitation est tout autre que dans le fonctionnement normal : nous excitons ordinairement des troncs nerveux, et non pas des terminaisons périphériques, comme cela a lieu normalement; nous excitons dans les troncs plusieurs sortes de fibres centripètes, qui probablement ne sont jamais normalement excitées simultanément. Il en résulte que les effets réflexes provoqués par la stimulation artificielle de ces nerfs diffèrent de ceux qui se produisent habituellement dans l'organisme. Nous reviendrons encore sur ce côté de la question, notamment au paragraphe « Régulation de la circulation ».

Voici quelques *réflexes vaso-dilatateurs purs :*

a. Chez le chien, le frottement de la peau du pénis donne lieu à un réflexe local, à la dilatation des petites subdivisions de l'artère profonde du pénis, même après section de la moelle au dos. La voie centrifuge de ce réflexe est donnée dans le nerf érecteur; le nerf centripète est le nerf honteux. Ce qu'il y a de remarquable, c'est que la tétanisation du bout central du nerf honteux ne produit pas l'érection.

b. Les corps sapides, portés dans la bouche, provoquent comme réflexe local une vaso-dilatation. La voie centrifuge est la corde du tympan; la voie centripète, le glossopharyngien. L'excitation artificielle du trijumeau provoque le même réflexe.

c. Un nerf centripète remarquable est le *nerf dépresseur de Cyon.* Chez le lapin, un filet nerveux cardiaque centripète naît du laryngé supérieur, quelquefois en même temps du nerf vague après qu'il a émis le nerf laryngé supérieur. Dans le dernier cas, les deux racines se joignent bientôt. Après section de ce filet nerveux la tétanisation de son bout central abaisse la pression sanguine d'une façon très-prononcée. L'action du cœur est ralentie. Mais la dépression de la pression sanguine se produit encore, si préalablement on a coupé les deux nerfs vagues : le cœur alors ne se ralentit plus. L'excitation du nerf dépresseur dilate énormément le large territoire sanguin des organes abdominaux. Si, préalablement, on a coupé les nerfs splanchniques, la pression ne baisse pas de loin dans une aussi forte mesure. Du reste, à l'inspection directe on peut voir chez le lapin qu'entre temps les vaisseaux des oreilles et de la région bucco-faciale ne se dilatent pas; d'après Dastre et Morat, ils se resserrent plutôt, si l'excitation continue.

Nous voyons reparaître ici l'antagonisme, signalé déjà (p. 613), entre le système vaso-moteur de la peau et celui des organes abdominaux, antagonisme que nous considérons comme préformé dans le système nerveux, et aussi naturel que l'est le vol au jeune oiseau. On voit aussi que le réflexe vaso-dilatateur n'est pas absolument pur; il paraît se compliquer d'une vaso-constriction dans d'autres territoires.

Il est à supposer qu'un réflexe ne saurait être pur, soit uniquement dilatateur, soit uniquement constricteur, que s'il est borné à un petit organe. En effet, supposons-le étendu à de larges territoires : il tendra évidemment à modifier la pression sanguine générale, ce qui ferait immédiatement entrer en jeu une influence vaso-motrice en sens opposé qui en annulerait l'effet. Il faut donc qu'une action vaso-motrice étendue à de larges territoires s'accompagne toujours d'une autre en sens opposé, puisque la pression artérielle générale se maintient toujours au même niveau.

On a trouvé le nerf dépresseur de Cyon chez plusieurs Mammifères. Seulement, il n'a pas chez tous une existence aussi indépendante que chez le lapin.

Quant au fonctionnement normal du nerf dépresseur, il est à supposer qu'il sert de régulateur puissant de la pression sanguine. Le point de départ de ses excitations normales est évidemment dans le cœur; peut-être que ses extrémités cardiaques sont excitées par chaque augmentation de la pression sanguine.

d. D'après Dastre et Morat, l'excitation des fibres centripètes que le nerf vague conduit hors des voies aériennes, y compris le poumon, produirait une vaso-dilatation de la région bucco-faciale chez le chien. Ce serait-là peut-être la cause de la rougeur des pommettes dans la phthisie et dans la pneumonie. Chez le chien, la région bucco-faciale, avec ses nombreux plis muqueux, semble contribuer aux fonctions respiratoires, au moins pour ce qui regarde l'évaporation, et peut-être aussi, mais dans une faible mesure, pour l'hématose. Ce réflexe ne semble du reste pas être pur non plus, car, ainsi que nous allons le voir, l'excitation du bout central du nerf vague augmente la pression sanguine.

e. Un réflexe vaso-dilatateur célèbre est celui décrit par Schiff et Snellen dans l'oreille du lapin lors de l'excitation du bout central du nerf auriculo-cervical (chez l'animal curarisé), provenant du plexus cervical. Le premier effet de cette excitation est une constriction de courte durée de tous les vaisseaux de l'oreille, suivie bientôt d'une vaso-dilatation. Si l'excitation est plus forte, la constriction initiale peut faire tout à fait défaut; le réflexe est purement vaso-dilatateur. Entre temps, la pression sanguine générale ne baisse pas; au contraire, elle augmente même sensiblement : preuve que d'autres territoires, probablement dans les organes viscéraux, se sont contractés. Ainsi de nouveau le réflexe vaso-dilatateur n'est pas pur. Cela ne se peut du reste pas, si nous voulons que la pression générale ne baisse pas par le fait de la dilatation d'un territoire aussi large que celui de l'oreille du lapin.

Dans le temps, on aimait à expliquer les réflexes vaso-dilatateurs par l'hypothèse d'une action d'inhibition, d'arrêt, exercée par des fibres centripètes sur les centres vaso-moteurs cérébro-spinaux.

Pour ce qui regarde le cas présent, on peut se convaincre que la dilatation peut aller plus loin que celle résultant de la section des vaso-constricteurs. Du reste, l'existence de fibres vaso-dilatatrices pour l'oreille de lapin semble assez bien démontrée.

f. L'excitation du bout central du nerf dorsal du pied dilate les vaisseaux du pied (Lovén). Ce réflexe est analogue à celui de l'oreille.

g. L'excitation des nerfs sensibles à l'entrée de la vulve et du rectum abaisse la pression en agissant par les nerfs splanchniques (Bellfield). Analogie avec le nerf dépresseur.

Voici des réflexes vaso-moteurs, pour la plupart encore plus manifestement complexes que ceux que nous venons de citer en dernier lieu. Cependant la constriction semble y prédominer, au moins si on n'envisage que la marche de la pression sanguine. Il est toutefois à supposer que dans toutes ces réactions des dilatations coexistent avec des constrictions et que, si on pouvait paralyser par un poison tous les vaso-constricteurs, tous ces réflexes abaisseraient sensiblement la pression sanguine.

L'excitation de l'extrémité centrale de n'importe quel nerf dit sensible produit une augmentation graduelle et notable (jusqu'au double de sa valeur normale) de la pression sanguine générale, par constriction d'une foule de vaisseaux du corps, surtout des organes viscéraux. Si on continue à exciter, la pression baisse de nouveau, et tombe même en dessous de sa valeur normale. Les nerfs sur lesquels on a expérimenté le plus souvent sont le crural et le sciatique. Dans ce cas, si entre temps on observe chez le chien l'extrémité en souffrance, on voit ordinairement les pulpes des doigts rougir. Ceci met donc le réflexe en question sur une même ligne avec le réflexe auriculaire de Schiff. La règle est donc que l'excitation d'un nerf sensible produise une vaso-dilatation dans l'organe où se rend le nerf, et une vaso-constriction dans d'autres territoires. La même chose a lieu dans les circonstances les plus diverses : l'irritation prolongée d'un organe le fait rougir et, puisque la pression sanguine ne baisse pas, il faut que d'autres territoires se soient resserrés. Lorsque nous tétanisons fortement un tronc nerveux, nous sollicitons dans une mesure extrême une vaso-dilatation locale, qui en somme est limitée, et une vaso-constriction plus étendue, illimitée en quelque sorte lorsqu'elle a lieu dans le système splanchnique. Aussi dans ces circonstances extraordinaires, réalisées dans nos expériences, la constriction l'emporte sur la dilatation, en tant que les deux influences retentissent sur la pression sanguine générale.

Règle générale, on expérimente sur les nerfs crural ou le sciatique, comme étant les plus accessibles. L'excitation des nerfs des organes des sens, notamment du nerf optique, produit des effets irréguliers, tantôt un abaissement, tantôt une augmentation de la pression sanguine. Une augmentation de la pression sanguine générale résulte encore de l'excitation du nerf trijumeau, du bout central du nerf vague et du laryngé supérieur.

Le même effet est obtenu par une excitation des intestins, des poumons, etc. Une augmentation de la pression aérienne, comme celle obtenue dans l'expérience de Valsalva (expiration forcée avec la bouche et les narines fermés), augmente également la pression sanguine générale, peut-être en excitant des nerfs sensibles des bronches. L'effet vaso-constricteur est d'autant plus prononcé dans les circonstances énumérées que dans la plupart d'entre elles il y a ralentissement et même arrêt du cœur. La petitesse du pouls, la pâleur du tégument, la dyspnée et la tendance aux syncopes dans la péritonite, tous ces symptômes sont certainement produits par une aspiration du sang vers les organes abdominaux, dont les vaisseaux paralysés par l'inflammation sont capables d'admettre la plus grande partie du sang total. Nous croyons cependant que des réflexes cardiaques (d'arrêt) et vaso-moteurs (de constriction) entrent pour quelque chose dans la production du phénomène, attendu que la simple excitation des organes viscéraux produit les mêmes effets.

Une vaso-constriction réflexe de tout le système peaucier se produit sous l'*influence du froid*. Toute la peau se vidant de sang, ce dernier est refoulé vers les organes internes ; et comme cependant la pression sanguine générale ne varie pas, à moins d'une perturbation excessive, il faut que l'action du froid provoque (par action réflexe) en même temps une vaso-dilatation des organes internes.

La vaso-constriction due au froid est bien, en règle générale, un véritable réflexe. Cependant le froid appliqué sur un membre séparé du corps y fait contracter les vaisseaux. Cette action topique énergique du froid est cause de l'utilité du froid comme hémostatique. Mais il semble que l'action directe, locale, du froid, ne se produit que dans les refroidissements excessifs.

La vaso-constriction locale, produite par une application du froid, peut ne pas se borner au système peaucier, mais s'étendre aux organes viscéraux profonds. D'après des recherches récentes (non publiées encore) de Fredericq, l'application du froid sur la tête produit à l'instant une vaso-constriction énergique dans le contenu de la boîte crânienne. Ce fait a son importance au point de vue du traitement des congestions cérébrales par le froid. On comprend que, si dans ces circonstances les vaisseaux du cerveau ne se contractaient pas, ou bien ne se contractaient que par la pénétration du froid, le premier effet d'une application de froid sur la tête pourrait être, par suite du refoulement du sang de l'extérieur, une augmentation d'une congestion cérébrale. Il est même à supposer que le froid ne pénétrerait que très-tardivement dans la profondeur.

La *chaleur*, au contraire, appliquée à la peau, produit une vaso-dilatation locale de nature réflexe, accompagnée d'une vaso-constriction réflexe dans les organes splanchniques. L'effet vaso-moteur de la chaleur ne se borne cependant pas à produire des réflexes : elle va agir directement sur le centre vaso-moteur.

Une augmentation même très-légère de la température du sang baignant le méso-céphale dilate les vaisseaux cutanés et resserre les vaisseaux splanchniques. Le but atteint de cette manière est l'abaissement de la température générale (*voy.* l'article : CHALEUR ANIMALE).

Le resserrement de vaisseaux profonds provoqué en qualité d'acte réflexe par l'application de la chaleur nous rend compte de l'utilité de certains moyens thérapeutiques employés depuis longtemps. Nous voulons parler des cata-plasmes employés dans les congestions abdominales, des bains de pieds chauds dans les congestions cérébrales. Pour ce qui est des derniers, ils ne semblent pas décongestionner le cerveau à la manière d'une ventouse, mais provoquer réelle-ment une constriction réflexe des vaisseaux du cerveau et de ses enveloppes (Mosso).

L'antagonisme entre le système peaucier et le système viscéral se montre aussi lors du fonctionnement des organes abdominaux. Au fort de la digestion, nous sommes frileux ; les vaisseaux de la peau, et probablement ceux des muscles striés, se resserrent (Pawlow), pour empêcher que la pression sanguine générale vienne à baisser. On connaît encore d'autres exemples d'un antago-nisme entre organes différents, par exemple, entre la peau et les reins : la trans-piration et la diurèse simultanées sont impossibles. Un travail musculaire pro-longé est difficile pendant la digestion, de même que le travail intellectuel ; tout cela parce que la masse totale du sang est insuffisante pour congestionner simultanément tous les organes.

Ici se rattachent plus ou moins les modifications vasculaires locales qu'on observe dans le tégument lorsqu'on percute ou lorsqu'on frotte une région. Les effets vaso-moteurs d'une friction exercée sur la joue, l'abdomen, le dos de la main, etc., ont été étudiés par Marey, Vulpian et Petrowsky. Les phénomènes en question semblent être en partie réflexes, et en partie dus à une action directe portée sur les vaisseaux ou sur les extrémités périphériques des nerfs vaso-moteurs. Une friction de ce genre chasse mécaniquement le sang, produit une raie blanche qui disparaît immédiatement. Puis apparaît une ligne blanche, due à une vaso-constriction, suivie elle-même d'une raie rouge, effet d'une vaso-dilatation plus ou moins durable. Si l'excitation mécanique est plus forte, la raie rouge devient très-prononcée, elle peut durer une heure, et est bordée de chaque côté d'une raie blanche. Ces phénomènes sont plus prononcés dans les profondes dépressions des fonctions cérébrales, par exemple, dans la méningite (taches méningitiques) et dans le typhus.

Les actions vaso-motrices sont souvent bilatérales. Un certain nombre de faits démontrent que les actions vaso-motrices réflexes sont souvent bilatérales. La vaso-constriction et la vaso-dilatation des extrémités paraissent être ordinai-rement des fonctions bilatérales et symétriques : on plonge une main dans l'eau froide, et la seconde se refroidit ; on la plonge dans l'eau chaude, et la seconde s'échauffe (Brown-Séquard, Vulpian, Adamkiewics). Effectivement, Nicolaïdes (1882) prétend qu'en agissant sur une moitié de la moelle épinière on agit sur les vaso-moteurs des deux moitiés du corps.

Toutefois l'action vaso-motrice bilatérale est loin d'être toujours dans le même sens (Theissier et Kauffmann), ce qui prouve que les liens fonctionnels existant au point de vue vaso-moteur entre organes symétriques sont loin d'être élucidés. Ainsi des auteurs prétendent avoir observé l'échauffement d'une main lorsque les vaisseaux de l'autre se resserrent. Les reins paraissent fonctionner

alternativement : une vaso-dilatation dans l'un s'accompagne d'une vaso-constriction dans l'autre.

CHAPITRE XI. Régulation ou accommodation du système vasculaire. Antagonisme entre les innervations vasculaire et cardiaque. S'il est un fait bien
constaté dans l'histoire de la circulation, c'est que, à l'état physiologique, la
pression sanguine moyenne se maintient toujours, et avec une constance remarquable, à un même niveau. L'effet principal, le but de cette circonstance, est
de régulariser autant que possible les phénomènes de diffusion dans la profondeur des organes, entre les sucs interstitiels et le liquide sanguin, à travers les
parois des capillaires ; une élévation ou un abaissement durable de cette pression
aura pour effet inévitable d'altérer cette diffusion. Supposons la pression exagérée : il s'établira une filtration anormale, au moins comme quantité, de certains
principes vers les liquides parenchymateux. Si la pression est diminuée, la filtration sera encore altérée, renversée peut-être. Dans l'un et l'autre cas, le milieu
liquide qui baigne les éléments cellulaires est modifié chimiquement, leur nutrition sera anormale : nous verrons surgir des faits pathologiques.

Un fait non moins bien constaté, c'est que des influences en nombre considérable tendent incessamment à modifier cette pression dans l'un ou dans l'autre
sens : par exemple, l'influence du froid ou celle du chaud sur la peau, le fonctionnement d'organes ou de systèmes tels que les muscles, le tube digestif, le
cerveau, etc., sont de ce nombre ; le cœur peut accélérer ou retarder ses battements, etc. Bref, il ne se passe pas une minute en quelque sorte à l'état de
veille pendant laquelle il ne survienne une modification vasculaire dans l'un ou
dans l'autre organe, modification qui tend à changer le niveau de la pression
sanguine générale, tantôt en l'élevant, tantôt en l'abaissant. Et dans ce jeu incessant d'influences agissant tantôt dans un sens, tantôt dans l'autre, la pression
sanguine se maintient à son niveau habituel. Il est donc évident qu'une augmentation ou une diminution de la pression sanguine tendant à se produire,
immédiatement entre en jeu une influence agissant en sens inverse, qui maintient la pression habituelle. C'est aux centres vaso-moteurs cérébro-spinaux que
revient ce rôle de providence dans la régulation nerveuse des vaisseaux. Ces
centres sont conformés de façon à corriger immédiatement une perturbation de
la pression sanguine qui tend à se produire, et elles se produisent ordinairement
en qualité de réflexes, par l'intermédiaire de ces mêmes centres. Cela est tellement vrai qu'il nous a été à peu près impossible d'observer une action vaso-
motrice, automatique ou réflexe, pure, soit de dilatation, soit de constriction.
La raison en est identique à celle qui fait que les mouvements réflexes des
extrémités semblent calculés en vue d'un but à atteindre, que, par exemple, les
extenseurs ne se contractent jamais au même instant que les fléchisseurs. Cette
raison réside dans le mécanisme des centres nerveux ; la constitution de ces
centres ne leur permet pas de fonctionner autrement.

Le jeu de ces influences compensatrices constitue ce qu'on appelle la *régulation de la circulation* ou *de la pression sanguine.*

Les influences perturbatrices de la pression sanguine dans un sens mettent
immédiatement en jeu des mécanismes compensateurs : voilà la signification
des innombrables réflexes vaso-moteurs examinés plus haut. Les causes perturbatrices étant nombreuses, les facteurs compensateurs doivent l'être aussi. L'état
de santé ne se soutient que grâce à l'intégrité de ces mécanismes compensateurs.

Et c'est en grande partie à l'énergie de ces facteurs vasculaires qu'un individu est redevable de pouvoir résister mieux qu'un autre aux influences cosmiques extérieurs.

En résumé donc, l'appareil vaso-moteur est le distributeur du sang dans l'économie, selon les besoins momentanés des différents organes, et le régulateur de la pression sanguine.

L'importance de ces mécanismes accommodateurs va plus loin encore. La chaleur animale est aussi d'une constance presque absolue, malgré les innombrables influences tant internes (production de chaleur) qu'externes (déperdition de chaleur) qui incessamment tendent tantôt à l'augmenter, tantôt à la diminuer (*voy.* l'article : CHALEUR ANIMALE). Ici encore l'organisme dispose de mécanismes régulateurs puissants, dont le plus important est constitué par le système vaso-moteur. La régulation de la chaleur tend donc fatalement à entraîner une perturbation dans le système vasculaire, et *vice versâ;* l'une rend nécessaire l'entrée en action immédiate de l'autre. C'est assez dire qu'un tel jeu fonctionnel doit être d'une complication extrême, que nous commençons à entrevoir seulement, et que nous sommes loin de connaître dans tous ses détails.

Pour achever de caractériser la complication du mécanisme régulateur de la pression sanguine, signalons encore l'espèce d'antagonisme existant entre l'innervation du cœur et celle des vaisseaux.

Le cœur est un endroit hypertrophié de l'arbre circulatoire, et comme tel son innervation est calquée sur celle des vaisseaux. Or toutes les influences, réflexes ou autres, par exemple, l'asphyxie, qui produisent des innervations vaso-motrices, modifient également l'innervation cardiaque (ainsi que cela est exposé dans des articles spéciaux), et influent ainsi sur la pression sanguine. Il résulte même de ce chef une grande difficulté dans l'étude des actions vaso-motrices, car il n'est pas toujours facile ni même possible d'exclure une modification dans le rhythme cardiaque. Il est du reste facile à voir qu'en somme ces innervations cardiaques elles aussi tendent à maintenir constante la pression sanguine. C'est ainsi que dans l'asphyxie, pendant que la plupart des vaisseaux se resserrent, le cœur se ralentit et même s'arrête en diastole, par excitation du nerf vague. Une augmentation de la masse totale du sang relâche les vaisseaux et ralentit le cœur, au contraire, lors d'une hémorrhagie qui tend à abaisser la pression sanguine, les vaisseaux se resserrent, pendant que le cœur précipite ses systoles, probablement sous une incitation des nerfs accélérateurs. Lors de l'excitation réflexe de la plupart des vaso-constricteurs du corps, le cœur ralentit ordinairement son rhythme, et même s'arrête en diastole. Par contre, lorsqu'on excite le nerf dépresseur, le cœur se ralentit pendant que les vaisseaux splanchniques se dilatent.

On remarquera aussi qu'une modification survenue dans le rhythme cardiaque doit, par son influence sur la pression sanguine, provoquer des actions vaso-motrices compensatrices, et inversement une action vaso-motrice modifiera le rhythme cardiaque. NUEL.

BIBLIOGRAPHIE. — POURFOUR DU PETIT. *Lettres concernant des réflexions sur les découvertes faites sur les yeux.* Paris (cité dans Longet). Mémoire dans lequel il est démontré que les nerfs intercostaux fournissent des rameaux qui portent les esprits aux yeux. In *Mém. de l'Acad. des sciences,* p. 1. 1727. — ENS (Abr.). *De causa vices cordis alternas producente.* In *Disput. anat. Haller,* t. II, p. 411. 1745. — HALLER. *Dissert. sur les parties irrit. et* sensibles des animaux, trad. du latin par Tissot. Lausanne, 1755. — Verschuer. Diss. med. inaug. de arter. et venar. vi irritab., cité d'après Vulpian, 1766. — Cruikshanks. Philos. Transactions, p. 512, 1795. — Spallanzani. Expér. sur la circulation, etc., trad. franç. par J. Tourdes, p. 380, 1796. — Arnemann. Versuche über die Regeneration der Nerven. Göttingen, 1797. — Dupuy. Observations et expériences sur l'enlèvement des ganglions gutturaux, des nerfs trisplanchniques, sur les chevaux. In Journal de médecine de Leroux, p. 340, 1816. — Brachet. Rech. expér. sur les fonctions du syst. gangl., 2e édit., p. 431, 1837. — Reid (J.). The Edinburgh Medical and Surg. Journal, vol. XLIX, p. 132, 1838; ibidem, 1839, p. 36. — Henle. Wochenschrift für die ges. Heilkunde, n° 21, p. 329, 1840. — Stilling. Rech. pathol. et méd.-prat. sur l'irrit. spinale. Leipzig, 1840. — Longet. Traité de physiologie, 1849. — Bernard (Cl.). Influence du grand sympathique sur la sensibilité et la calorification. In Bull. de la Soc. de biol., p. 165, 1851. — Du même. De l'influence du système nerveux grand sympathique sur la chaleur animale. In Compt. rend., 29 mars, 1852. — Du même. Sur les effets de la section de la portion céphalique du grand sympathique. In Bull. de la Soc. de biologie, p. 168, 1852. — Brown-Séquard. Philadelphia Medical Examiner, août 1852. — Waller, Comptes rendus, t. XXXVI, p. 378, 1853. — Budge. De l'influence de la moelle épinière sur la chaleur de la tête. In ibid., 1853. — Schiff. Sur un cœur artériel accessoire dans les lapins. In ibid., t. XXXIX, p. 508, 1854. — Du même. Ueber die Bewegung der Pupille. Braunschweig, p. 118, 1854. — Brown-Séquard. Comptes rendus, 1854. — Schiff. Untersuchungen zur Physiologie des Nervensystems. Francfort, p. 195, 1855. — Gairdner. Anevrysme of the subclavian Artery. In Edinburgh Monthly Journal, p. 55, 1855. — Ogle (J.-W.). On the Influence of the cervical Portions of the Sympath., etc. In Med.-chir. Transact., 1858, t. XLI, p. 397; ibid., 1860, p. 150. — Bezold (von). Zeitschrift für wiss. Zoologie, t. IX, p. 307, 1858. — Vulpian, Des effets croisés des lésions de la moelle épin. In Gaz. hebdom., p. 822, 1858. — Marey. Mémoire sur la contractilité des vaisseaux. In Annales des sc. nat., p. 68, 1858. — Bernard (Cl.). Leçons sur les liquides de l'organisme, t. II, p. 169, 1859. — Schiff (J.-M.). Untersuchungen über die Zuckerbildung in der Leber, etc. Würzburg, p. 71 et suiv., 1859. — Wagner (R.). Note sur quelques expériences sur la partie cervicale du grand sympathique chez une femme décapitée. In Journal de physiologie de Brown-Séquard, t. III, p. 174, 1860. — Bernard (Cl.). Sur le rôle des nerfs des glandes. In Gaz. méd., p. 197, 1860. — Albanus. Experimentelle Untersuchungen über die Beziehung des Halsstranges des Sympathicus zur Temperatur des Kaninchenohres. Dorpat, 1860. — Colin. Sur les divers degrés de sensibilité des ganglions et des filets du grand sympathique. In Comptes rendus, p. 969, 1861. — Colin. Union méd., n° 37, 1862. — Reissner. Arch. de Reichert, p. 125, 1862. — Colin (G.). Sur la sensibilité des artères viscérales. In Comptes rendus, p. 403, 1862. — Bernard (Cl.). Recherches expérimentales sur les nerfs vascul. et la calorification du grand sympathique. In Comptes rendus, t. LV, p. 228 et p. 302, 1862; Journ. de physiol., t. V, p. 583, 1862. — Schiff (M.). Sur les n. vasculo-moteurs des extrémités. In Comptes rendus, t. LV, p. 400, 1862. — Du même. Des n. vaso-moteurs des membres antér. In ibidem, p. 425, 1862. — Du même. De l'influence des centres nerveux sur la température et des n. vascul. des extrémités. In ibidem, p. 462, 1862. — Du même. De l'influence de l'action réflexe sur les n. vaso-moteurs. In ibid., p. 540, 1862. — Goltz (F.). Beweiss, dass die Contraction der Venen von dem cerebrospinalen Nervensysteme aus beeinflusst wird. In Centralblatt für med. Wissenschaften, n° 38, 1863. — Bernard (Cl.). Recherches expérim. sur les nerfs vascul. et calorifiques du grand sympathique. In Journal de physiologie, t. VI, p. 583, 1863. — Brown-Séquard. Recherches sur la transmission des impressions, etc. In Journal de la physiol. de l'homme et des animaux, t. VI, p. 582, 1863. — Goltz (Fr.). Ueber den Einfluss des Centralnervensystems auf die Blutbewegung. In Arch. für path. Anatomie, t. XXVIII, p. 428, 1864. — Budge (J.). Ueber den Einfluss des Pedunculus cerebri auf die Gefässnerven. In ibidem, p. 545, 1864. — Weir Mitchell, Morehouse et Keen. Gunschot Wounds, etc. Philadelphia, p. 39, 1864. — Goltz. Archiv für path. Anatomie, t. XXIX, p. 431, 1864. — Verneuil. Bull. de la Soc. de chir., t. V, p. 167, 1864. — Brown-Séquard. Leçons sur le diagnostic et le traitement des principales formes de paralysie des membres inférieurs. Paris, 1864. — Goltz (Fr.). Ueber den Einfluss des Centralnervensystems auf die Blutbewegung. In Arch. für path. Anatomie, t. XXVIII, p. 428. — Du même. Reflexlähmung und Tonus der Gefässe. In Med. Centralblatt, p. 625 et 690, 1864. — Ludwig (C.) et Thiry (L.). Ueber den Einfluss des Halsmarkes auf des Blutstrom. In Wiener Sitzungsbericht, t. LI, p. 1, 1864. — Goltz. Neue Versuche über Erregung von Reflexerschlaffung, etc. In Centralblatt für med. Wissenschaften, p. 690, 1864. — Traube. Gesammelte Beiträge zur Pathologie und Physiologie, t. I, pass., 1865. — Traube (L.). Ueber periodische Thätigkeits-Aeusserungen des vasomot. Hemmungsnervencentrum. In Med. Centralbl., p. 881, 1865. — Bezold (A. von). Untersuchungen über die Innervat. des Herzens und der Gefässe. In Med. Centralblatt, n° 52, 53, 1866. — Lovén. Ueber die Erweiterung von Arterien, in

Folge einer Nervenerregung. In Sächs. Gesellschaft der Wissenschaften, mai 1866. — CYON (E.) et LUDWIG (C.). *Die Reflexe eines der sensiblen Nerven des Herzens auf die motorischen der Blutgefässe.* In *ibidem*, octobre 1866. — GOTTSTEIN. *Archiv f. ges. Physiol.*, t. XVII, p. 331, 1866. — COURVOISIER. *Beobachtungen über den sympath. Grenzstrang.* In *Archiv für mikroscop. Anatomie*, p. 13-43, 1866. — LOVÉN. *Arbeiten aus der physiologischen Anstalt zu Leipzig*, p. 1, 1866. — SCHIFF. *Ueber die neuen Versuche, die automatische Thätigkeit der Ganglien physiol. zu begründen.* In *Moleschott's Untersuchungen*, t. X, p. 423, 1867. — NOTHNAGEL. *Die Gefässnerven des Gehirns.* In *Virchow's Arch.*, 1867. — BURDON SANDERSON. *On the Influence exerced by the Movements of Respir. on the Blood.* In *Brit. Med. Journ.*, p. 411, 1867. — ECKHARD (C.). *Mittheilung einiger, die Herzbewegung betreffender Thatsache.* In *Beitr. zur Anat. und Physiol.*, t. IV, p. 33, 1867. — TRÉLAT. *Gazette des hôpitaux*, 2 juin 1868. — AUBERT (H.) et RŒVER (G.). *Ueber den Einfluss der Nervi vagus, Laryngeus superior und Sympathicus auf Blutdruck und Pulsfrequenz.* In *Centralblatt für d. med. Wissenschaften*, n° 37, 1868. — DES MÊMES. *Archiv für die ges. Physiologie*, p. 211, 1868. — LEGROS et ONIMUS. *Recherches expérim. sur la circulation*, etc. In *Journal de l'anat. et de la physiologie*, t. V, p. 361, 1868. — DES MÊMES. *Gazette médic.*, n° 20, 1868. — KOWALEWSKY et ADAMUK. *Ueber einige Erscheinungen im Gefässsystem bei Störungen der Respiration.* In *Centralblatt für die med. Wissenschaften*, n° 37, 1868. — BERNHARDT (E.). *Anatomisch-physiol. Untersuch. über den Nerv. depressor der Katze.* In *Diss. Dorpat*, 1868. — STILLING. *Exper. Unters. über den Einfluss des Nerv. depressor*, etc. In *Diss. Dorpat*, 1868. — KOWALEWSKY u. ADAMÜCK. *Einige Bemerkungen über den Nerv. depressor.* In *Med. Centralblatt*, n° 35, 1868. — CYON (E.). *Ueber die Wurzeln, durch welche das Rückenmark die Gefässnerven für die Vorderpfote ausendet.* In *Sächs. Gesellschaft der Wissensch.*, p. 74, 1868. — DU MÊME. *Sur les actions réflexes des nerfs sensibles sur les nerfs vaso-moteurs.* In *Comptes rendus*, n° 9, 1868. — RŒVER. *Kritische und exper. Untersuchungen über den Nerveneinfluss auf die Gefässe.* Rostock, 1869. — RUTHERFORD (W.). *Influence of the Vagus upon the vascular System.* In *Journal of Anatomy and Physiology*, May 1869, p. 402. — RENDU. *Des troubles fonctionnels du grand sympathique, observés dans les plaies de la moelle cervicale.* In *Arch. génér. de médecine*, p. 286, 1869. — POITEAU (Anat.). *Des lésions de la portion cervicale du grand sympathique.* Thèse de Paris, 1869. — HÉNOCQUE (Alb.). *Du mode de distribution et de la terminaison des nerfs dans les muscles.* Thèse de Paris, et in *Archives de physiologie norm. et pathol.*, p. 597, 1870. — LÉPINE. *Arbeiten aus der physiologischen Anstalt zu Leipzig*, p. 114, 1870. — PUTNAM (J.-J.). *A Report of Some Experiments on the Reflex contraction of Bloodvessels.* In *Boston Med. and Surg. Journ.*, 23 June 1870. — HAFIZ, MOHAMED EFFENDI. *Ueber die motor. Nerven der Arterien*, etc. In *Arbeiten aus der physiol. Anstalt zu Leipzig*, V, p. 95, 1871. — BURDON-SANDERSON. *Lecture on Vascular Nerves.* In *Med. Times and Gazette*, 17 June 1871. — DOGIEL. *Ueber den Einfluss d. Ischiad.*, etc., *auf die Circulation des Blutes*, etc. In *Pflüger's Archiv*, p. 130, 1871. — EBERTH. *Description des vaisseaux sanguins.* In *Handbuch der Lehre von den Geweben*, etc., de *Stricker*, p. 196-197, 1871. — RIEGEL et JOLLY. *Ueber die Veränderungen der Piagefässe, in Folge von Reizung sensibler Nerven.* In *Arch. für pathol. Anat.*, t. LII, 1871. — OWSJANNIKOW. *Die ton. u. reflector. Centren der Gefässnerven.* In *Arbeiten aus der physiol. Anstalt zu Leipzig*, p. 21, 1871. — SODOROW. *Beitr. zur Kenntniss der Gefässnervencentra.* In *Med. Jahrb. der wiener Ærzte*, p. 449, 1871. — CYON. *Hemmungen und Erregungen im Centralsystem der Gefässnerven.* In *Mélanges biologiques*, t. VII, 3 janv. 1871. — HEIDENHAIN (R.). *Ueber Cyon's neue Theorie der centralen Innervation der Gefässnerven. Archiv für die ges. Physiologie*, t. IV, p. 551, 1871. — OWSJANNIKOW. *Die ton. und reflect. Centren der Gefässnerven.* In *Sächs. Gesellschaft der Wissenschaften*, p. 135, 1871. — ROSSBACH. *Ueber Extirpation des Sympathicus.* In *Würzb. physiol. med. Gesellschaft*, t. VI, 1871. — RIEGEL. *Ueber den Einfluss des Nervensystems auf den Kreislauf*, etc. In *Arch. f. die ges. Physiologie*, IV, p. 350, 1871. — MOREAU. *Sur le rôle du filet sympathique cervical et du grand auriculaire dans la vascularisation de l'oreille du lapin.* In *Arch. de physiol. norm. et path.*, n° 6, 1872. — CYON et ALADOFF. *Die Rolle der Nerven bei Erzeugung von künstlichem Diabetes mellitus.* In *Centralblatt für die med. Wissenschaften*, p. 152, 1872. — MAYER (S.) et PRIBRAM (A.). *Studien zur Physiologie des Herzens und der Blutgefässe.* In *Wiener Sitzungsbericht*, t. II, Abth. III, p. 102, 1872. DOGIEL (J.). *Ueber den Einfluss des Nerv. ischiad. und Nerv. crural. auf die Circulation des Blutes in den unteren Extremitäten.* In *Archiv für die ges. Physiologie*, t. V, p. 130, 1872. — OWSJANNIKOW. *Die ton. und reflect. Centren der Gefässnerven.* In *Arbeiten aus der physiol. Anstalt zu Leipzig*, VI, p. 21, 1872. — BUDGE (J.). *Ueber das Centrum der Gefässnerven.* In *Arch. für die Physiol.*, t. VI, p. 303, 1872. — MAYER (S.). *Studien zur Physiol. des Herzens und der Blutgefässe.* In *Wiener Sitzber.*, Abth. II, 657, 1872. — NICATI (W.). *La paralysie du nerf sympathique cervical.* Lausanne-Paris, 1873. — LEGROS (Ch.). *Des nerfs vaso-moteurs.* Thèse de concours, 1873. — BLOCH. *Note sur la physiol. de la circul.*

capill. de la peau. In *Arch. de physiol. norm. et path.*, p. 681, 1873. — Petrowsky. *Verhalten der Haut gegen leichte mechanische Reizung.* In *Centralblatt f. med. Wiss.*, p. 401, 1873. — Goltz. *Ueber das Centrum der Erectionsnerven.* In *Archiv für die ges. Physiol.*, t. VII, p. 582, 1873. — Eckhard. *Ueber den Verlauf der Nerven erigentes innerhalb des Rückenmarks*, etc. In *Beitrag zur Anatomie und Physiologie*, t. VII, p. 67, 1873. — Vulpian. *Recherches relatives à l'action de la corde du tympan sur la circulation sanguine de la langue.* In *Comptes rendus*, LXXVI, n° 10, 1873. — Du même. *Études sur l'appareil vaso-moteur.* In *le Mouvem. méd.*, p. 466, 1873. — Legros. *Des nerfs vaso-moteurs.* Thèse de Paris, 1873. — Pick (E.). *Ueber reflector. Innervation der Gefässe.* In *Diss.* Berlin, 1875. — Cyon. *Zur Lehre von der reflectorischen Erregung der Gefässnerven.* In *Arch. für die ges. Physiologie*, t. VIII, p. 327, 1873. — Vulpian. *Expériences pour rechercher si tous les nerfs vasculaires ont leur foyer d'origine, leur centre vaso-moteur, dans le bulbe rachidien.* In *Comptes rendus*, LXXVIII, 1874. — Du même. *Expériences relatives à la physiologie des nerfs vaso-dilatateurs.* In *Arch. de physiologie norm. et path.*, p. 175, 1874. — Nussbaum. *Arch. für die ges. Physiologie*, t. X, p. 375, 1874. — Goltz. *Ueber gefässerweiternde Nerven.* In *Arch. f. d. ges. Physiologie*, 1874. — Putzeys u. Tarchanoff. *Arch. de du Bois-Reymond*, p. 371, 1874. — Cyon. *Zur Physiol. der Gefässnervencentren.* In *Arch. für die ges. Physiol.*, IX, p. 499, 1874. — Heidenhain. *Die Einwirkung sensibler Reize auf den Blutdruck.* In *Arch. für die ges. Physiologie*, t. IX, p. 250, 1874. — Onimus. *Des congestions actives et de la contraction autonome des vaisseaux.* In *Gaz. hebd.*, n° 52, 1874. — Goltz. *Ueber gefässerweiternde Nerven.* In *Arch. für die ges. Physiologie*, t. IX, p. 174, 1874. — Putzeys et Tarchanoff. *Ueber den Einfluss des Nervensystems auf den Zustand der Gefässe.* In *Arch. f. Anat. und Physiol.*, p. 271 (physiol. Abth.), 1874. — Des mêmes. *Centralblatt f. die med. Wissenschaften*, p. 641, 1874. — Vulpian (A.). *Leçons sur l'appareil vaso-moteur.* Paris, 1875. — Du même. *Note sur l'action vaso-dilatatrice exercée sur les vaisseaux de la base de la langue.* In *Gaz. méd. de Paris*, n° 1, p. 3, et *Comptes rendus*, 1875. — Franck (Fr.). *Sur le rôle du nerf facial dans l'innervat. vascul. des organes glandul.* In *Gaz. méd. et chir.*, n° 44, 1875. — Du même. *Recherches sur l'anatomie et la physiologie des nerfs vasculaires de la tête.* In *Trav. du laborat. de Marey*, pp. 165-214, 279-336, 1875. — Du même. *Changements de volume des organes sous l'influence de la circulation.* In *Gaz. hebd.*, n° 36, 1875. — Masius et Vaulair. *Congrès des sc. méd. Bruxelles*, 1875. — Des mêmes. *Des centres vaso-moteurs et de leur mode d'action.* In *Gaz. hebdom. de méd. et de chir.*, n° 41, 1875. — Huizinga. *Untersuchungen über die Innervation der Gefässe in der Schwimmhaut des Frosches.* In *Arch. f. d. ges. Physiol.*, XI, p. 207, 1875. — Legros (Ch.). *Des nerfs vaso-moteurs.* Thèse de Paris, 1875. — Putzeys et Tarchanoff. *De l'influence du système nerveux sur l'état des vaisseaux.* In *Journal de méd. de Bruxelles*, p. 403, 1875. — Goltz. *Ueber gefässerweiternde Nerven.* In *Arch. für Physiol.*, t. XI, p. 52, 1875. — Kendal et Luchsinger. *Zur Innervation der Gefässe.* In *Arch. f. die ges. Physiol.*, XIII, p. 212, 1876. — Luchsinger. *Weitere Versuche zur Lehre von der Innervation der Gefässe.* In *ibid.*, XIV, p. 191, 1876. — Lépine. *De l'infl. qu'exercent les excit. du bout périph. du nerf sciat. sur la température du membre correspondant.* *Bull. de la Soc. de biol.*, 4 mars, et *Gaz. méd.*, n° 13, 20, 21, 1876. — Bohtling. *Beiträge zur Kenntniss der Gefässnerven.* In *Œsterr. med. Jahrb.*, p. 89, 1876. — Stricker. *Untersuchungen über die Gefässwurzeln des Ischiadicus.* In *Wiener Sitzber.*, Abth. III, p. 1, 1876. — Gergens et Weber. *Ueber locale Gefässcentren.* In *Arch. f. d. ges. Physiol.*, XIII, p. 44, 1876. — Gaskell. *Beobachtungen über den Blutstrom im Muskel.* In *Centralblatt für die medic. Wiss.*, n° 32, 1876. — Du même. *Ueber die Aenderungen des Blutstroms in den Muskeln, durch die Reizung ihrer Nerven.* In *Arb. aus dem physiol. Institut zu Leipzig*, année 1874, 1876. — Mosso. *Von einigen neuen Eigenschaften der Gefässwand.* In *ibidem*, p. 156, 1876. — Lessen. *Ueber die Anpassung der Gefässe an grosse Blutmengen.* In *ibid.*, p. 59, 1876. — Latschenberger et Deahna. *Beitr. zur Lehre von der reflect. Erregung der Gefässe.* In *Arch. für die ges. Physiologie*, t. XII, p. 157, 1876. — Mayer (S.). *Studien zur Physiologie des Herzens und der Blutgefässe*, 5e communic. In *Wiener Sitzber.*, octobre 1876. — Fischer (G.). *Experimentelle Untersuchungen zur therapeutischen Galvanisation des Sympathicus. Deutsches Arch. f. klin. Med.*, XX, 175-199, 1876. — Nikolski (W.). *Einige Bemerkungen zur Physiologie des Nerven erig.* Analysé in *Hoffmann et Schwalbe, Jahresber. pour 1877*, p. 79, 1876. — Puelma (Fr.) et Luchsinger (B.). *Zum Verlauf der Gefässnerven im Ischiadicus der Katze.* In *Arch. f. d. ges. Physiologie*, XVIII, 489-493, 1876. — Dastre et Morat. *Action du sympathique cervical sur la pression et la vitesse du sang.* In *Comptes rendus*, LXXXVII, 797-800, 1876. — Des mêmes. *Ibidem*, 880-882, 1876. — Dastre (A.). *De l'innervation des vaisseaux.* In *Rev. des sc. méd.*, XII, 296-325, 1876. — Stricker (S.). *Untersuchungen über die Contractilität der Capillaren.* In *Wien. Sitzber.*, octobre 1876. — Lépine. *De l'influence qu'exercent les excit. du bout périph. du nerf sciat.*, etc. In *Bull. de la Soc. de biol.*, 4 mars, 1876. — Cossy. *Analyse et réflexions à* propos du travail de Stricker. In Arch. de physiologie, novembre 1876. — OSTROUMOFF. Versuche über die Hemmungsnerven der Hautgefässe. In Arch. für die ges. Physiologie, p. 219, 1876. — FREY (M. von). Ueber die Wirkungsweise der erschlaffenden Gefässnerven. In Arbeit der physiol. Anstalt zu Leipzig, 89-107, 1876. — MAYER (S.). Ueber die Veränderungen des arter. Blutdruckes nach Verschlus sämmtlicher Hirnarterien. In Wiener Sitzber., Abth. III, p. 85, 1876. — COUTY (L.). Étude relative à l'influence de l'encéphale sur les muscles de la vie organ.. etc. In Arch. de physiol. norm. et path., 665-756, 1876. — DU MÊME. De l'action de l'arrêt circul. encéphal. sur les fonctions circul. In Gaz. méd., p. 431, 1876. — FRANCK. Analyse de quelques phénomènes vascul. déterminés chez l'homme par l'excitation des nerfs vaso-moteurs. In Gaz. hebd., p. 323, 1876. — DU MÊME. Effets des excit. des nerfs sensibles sur le cœur, la respiration et la circulation art. In Trav. du lab. de Marey, p. 221, Comptes rend., p. 1109, et Gaz. hebd., p. 789, 1876. — MASIUS et VAULAIR. Des nerfs vaso-moteurs et de leur mode d'action. In Comptes rendus du Congrès de Bruxelles de 1875, 1876. — BOCHEFONTAINE. Étude expérim. de l'influence exercée par la faradisation de l'écorce grise du cerveau sur quelques fonctions de la vie organique. In Arch. de physiologie, 2e série, II, 1876. — EULENBURG et LANDOIS. Ueber thermische, von den Grosshirnhemisphären ausgehende Einflüsse. In Centralblatt f. die med. Wiss., XV, 260, et Arch. für path. Anat., t. LXVI, p. 489, et t. LXVIII, p. 245, 1876. — COUTY (L.) et CHARPENTIER (A.). Recherches sur les effets cardio-vasculaires des excitations des sens. In Arch. de physiologie normale et path., 525-583, 1877. — DUPUY (E.). On the Seat of Vaso-motor Centres. In Transact. of the Amer. Neurolog. Assoc., II, 1877. — BÄRWINKEL (F.). Ueber gefässerweiternde Nerven. In Deutsches Arch. f. klin. Med., XX, 143-157, 1877. — STUDIATI (C.). Sulla attività o non attività della dilatazione dei vasi, etc. In Comment. clin. di Pisa, I, nos 2 et suiv., 1877. — EXNER (S.). Ueber Lumen-erweiternde Muskeln. In Wien. Sitzber., LXXV, 9 janvier 1877. — STRICKER (S.). Untersuchungen über die Ausbreitung der lon. Gefässnerven-Centren im Rückenmark des Hundes. In Wiener Sitzber., 136-152, 1877. — SCHLESINGER. Wiener med. Jahrb., p. 1, 1877. — STRICKER. Ibidem, p. 21, 1877. — BERNSTEIN (J.). Versuche zur Innervation der Blutgefässe. In Arch. für die ges. Physiol., XV, 575-602, 1877. — HEIDENHAIN, GRÜTZNER, ALEXANDER et GOTTSTEIN. Innervation der Muskelgefässe und einige Versuche, die Kenntniss der reflectorischen Drucksteigerung betreffend. In Arch. f. die ges. Physiol., XVI, 1-59, 1877. — GASKELL (W.-H.). On the Vasomotor Nerves of the Striated Muscles. In Journ. of Anat. and Physiol., XI, 1877. — STRICKER (S.). Untersuchungen über die Gefässnerven-Wurzeln des Ischiadicus. In Wiener Sitzber., LXXIV, 5, 1877. — KABIERSKE (E.). Versuche über spinale Gefässreflexe. In Arch. für die ges. Physiologie, XIV, 518-528, 1877. — PAWLOW (J.). Experimenteller Beitrag zum Nachweis des Accommodations-Mechanismus der Blutgefässe. In Arch. für die ges. Physiol., XVI, 266-271, 1877. — FRANCK (Fr.). Sur le dédoublement du sympathique cervical, etc. Ibidem, 22 juillet 1878. — DU MÊME. Recherches sur les effets produits par l'excit. du bout central du pneumogastr. et de ses branches sur la respiration, le cœur et les vaisseaux. In Trav. du labor. de Marey, 281-386, 1878. — DU MÊME. Sur les effets cardiaques et respir. des irrit. de cert. nerfs sensibles du cœur, etc. In Comptes rendus, t. LXXXVII, no 23, 1878. — DU MÊME. Sur l'indépendance relative des circulations périph. In Gaz. méd., p. 593, 1878. — DASTRE et MORAT. Sur l'action vaso-dilatatrice. In Progrès méd., 30 nov. 1878, Bull. de la Soc. de biologie, 23 nov. 1878. — DES MÊMES. Gaz. méd., nos 10 et 17, 1878, et Comptes rendus, nos 21 et 23, 1878. — JOLYET et LAFFONT. Bull. de la Soc. de biol., 8 novembre 1878. — PUELMA et LUCHSINGER. Zum Verlauf der Gefässnerven im Ischiadicus der Katze. In Arch. f. ges. Physiol., t. XVIII, p. 489, 1878. — KÜSSNER. Ueber vasomotor. Centren in der Grosshirnrinde des Kaninchens. In Arch. für Psychiatrie, t. XIII, p. 432, 1878. — JOLYET. Note sur l'existence, dans le nerf maxill. supér., de filets vaso-dilat., etc. In Gaz. médicale, p. 565, 1878. — POWLOW. Experim. Beitrag zum Nachweis des Accommodations-Mechanismus der Blutgefässe. In Arch. f. die ges. Physiol., t. XVI, p. 266, 1878. — GASKELL (W.-H.). Preliminary Note of Further Investigation upon the Vasomotor Nerves of Striated Muscles. In Journal of Physiol., I, 108, 1878. — DU MÊME. Further Researches on the Vasomotor Nerves of Ordinary Muscles. In Ibidem, 262-302, 1878. — VULPIAN (A.). Sur quelques phénomènes d'action vaso-motrice observés dans le cours de recherches sur la physiologie des nerfs excito-sécréteurs. In Comptes rendus, 385-390, 1878. — DU MÊME. Faits expérimentaux montrant que les sécrétions sudorales abondantes ne sont pas en rapport nécessaire avec une suractivité de la circulation cutanée. In Ibidem, 471-473, 1878. — JOLYET et LAFONT. Nerfs vaso-dilatateurs de la joue, 28 juin, 25 octobre 1879. In Comptes rendus, 15 décembre 1879, et Gazette médicale, 6 déc. 1879. — DES MÊMES. Recherches sur les nerfs vaso-dilatateurs contenus dans quelques rameaux de la cinquième paire. In Comptes rendus, no 29, 1879. — DES MÊMES. Du nerf maxill. supér., considéré comme nerf vaso-dilatateur type. In Ibidem, no 31, 1879. — JOLYET. Contribution à l'étude des nerfs vaso-dilatateurs. In Gazette médicale, no 8, 1879. — LAFONT. Recherches sur la sécrétion *et l'innervation vaso-motrice de la mamelle.* In *Comptes rendus,* t. LXXXIX, p. 649, 1879, et *Gazette médicale,* n° 44, 1879. — NIKOLSKY (W.). *Ein Beitrag zur Physiologie der Nervi erigentes.* In *Arch. für Physiologie,* 209-221, 1879. — ROUGET (Ch.). *Sur la contractilité des capillaires sanguins.* In *Comptes rendus,* LXXXVIII, 916-918, 1879. — PICARD (P.). *Sur les changements de volume de la rate.* In *Ibidem,* 1033-1035, 1879. — GRÜNHAGEN. *Ueber die Vertheilung vaso-constr. Centren.* In *Berliner klin. Wochenschrift,* n° 43, 1879. — JOSEPH. *Ueber reflector. Innervation der Blutgefässe beim Frosche.* In *Arch. für Anatomie und Physiol.,* supplém., p. 34, 1879. — LEWASCHEW. *Ueber den Einfluss des Nerv cruralis auf das Lumen der Gefässe.* In *Sanct-Petersb. med. Wochenschrift,* n° 16, 1879. — DU MÊME. *Ueber Veränderungen der Gefässlumina.* In *Ibidem,* n° 5, 1879. — NIKOLSKY. *Ein Beitrag zur Physiologie des Nervi erigentes.* In *Arch. für Anat. und Physiologie,* p. 209, 1879. — VULPIAN. *Effets sécrét. et circulat. produits par la faradisation des nerfs qui traversent la caisse du tympan.* In *Comptes rendus,* n° 5, p. 893, 1879. — LANGENDORFF. *Ueber die Selbststeuerung der Athembewegungen.* In *Arch. für Anatomie und Physiologie,* supplém., p. 48, 1879. — DU MÊME. *Ueber das Athmungscentrum.* In *Med. Centralblatt,* n° 51, 1879. — DU MÊME. *Ueber den Nerf vagus neugeborener Thiere.* In *Breslauer ärztliche Zeitschrift,* n° 24, 1879. — PAWLOW (J.). *Zur Lehre über die Innervation der Blutbahn.* In *Arch. für d. ges. Physiologie,* XX, 210-215, 1879. — DU MÊME. *Ueber die normalen Blutdruckschwankungen beim Hunde.* In *Ibidem,* 215-225, 1879. — DASTRE et MORAT. *De l'innervation des vaisseaux cutanés.* In *Arch. de physiol. normale et pathol.,* 293-493, 1879. — JOSEPH, MAX. *Ueber die reflector. Innervation der Blutgefässe des Frosches.* In *Arch. für Physiol.,* suppl., 1879. — FRANCK (F.). *Effets réflexes produits par l'excitation des filets sensibles du pneumog. et du laryngé supér. sur le cœur et les vaisseaux.* In *Comptes rendus,* 893-894, 1879. — VULPIAN. *Des effets de l'arrachement de la partie extra-crânienne du nerf glosso-pharyngien.* In *Comptes rendus,* XCI, 1032-1034, 1880. — DASTRE et MORAT. *Le système grand sympathique.* In *Bull. scient. du département du Nord,* 1880. — DES MÊMES. *Sur l'expérience du grand sympathique cervical.* In *Comptes rendus,* XCI, 395-395, 1880. — DES MÊMES. *Sur les nerfs vaso-dilatateurs des parois de la bouche.* In *Ibidem,* XCI, 441-443, 1880. — DES MÊMES. *Le sympathique nerf vaso-dilatateur.* In *Gaz. des hôpit.,* n° 36, *Gaz. médic.,* n° 48, 1880. — JOLYET et LAFFONT. *Du nerf trijumeau,* etc. In *Gazette médic.,* n° 3, 1880. — LAFFONT. *Rech. sur l'origine des filets nerveux vaso-dilat. de la face.* In *Ibidem,* n° 29, 1880. — DU MÊME. *Vaso-dilatation de la langue chez les Batraciens.* In *Ibidem,* n° 37, 1880. — DU MÊME. *Effet de l'excitation du symphatique cervic. chez le chien.* In *Ibidem,* n°° 44 et 48, 1880. — DU MÊME. *Recherches sur l'innervation vaso-motrice de la circulation du foie et des viscères abdom.* In *Comptes rendus* XC, n° 12, 1880. — KRONECKER et NICOLAIDES. *Ueber die Erregung der Gefässnervencentren durch Summation electr. Reize.* In *Archiv für Anat. und Physiologie* (physiol. Abtheilung), n° 17, 1880. — BOCHFONTAINE. *Sur les phénomènes vaso-moteurs,* etc. In *Gaz. médicale,* n° 46, 1880. — ALBERTONI (P.). *Sull' eccitabilità dei nervi vaso-dilatatori dei neonati.* In *Sperimentale,* XLV, 591-593, 1880. — DZIEDZIUL. *Contribution à la question des nerfs vaso-dilatateurs* (en russe), analysé in *Hoffmann et Schwalbe Jahresber.,* pro 1880, p. 67. — FINKELSTEIN (A.). *Du nerf dépresseur chez l'homme et le chien* (en hongrois), analysé in *Hoffmann et Schwalbe Jahresber.,* pro 1880, p. 70. — BOKAI (A.). *Du parcours des nerfs vaso-moteurs du poumon* (en hongrois), analysé in *Hoffmann et Schwalbe Jahresber.,* pro 1880, p. 71. — LANGLEY. *Journal of Physiol.,* vol. VI, p. 87, 1881. — ROY (Ch.-S.). *The Physiology and Pathology of the Spleen.* In *Journal of Physiol.,* III, 203-228, 1881. — LEWASCHEW. *Ueber das Verhalten der periph. vasom. Centren zur Temperatur.* In *Archiv für die ges. Physiologie,* t. XXVI, 1881. — LECHSINGER. *Von den Venenherzen in der Flughaut der Fledermäuse.* In *Arch. für die ges. Physiol.,* t. XXVI, 1881. — SOMMERBRODT. *Die reflector. Beziehungen zwischen Lunge, Herz und Gefässen.* In *Zeitschrift für klin. Med.,* t. II, 1881. — FRÉDÉRICQ (L.). *Sur les oscillations respiratoires de la pression artérielle chez le chien.* In *Bull. de l'Acad. de Belgique,* II, n° 12, 1881. — DU MÊME avec HENRIJEAN. *De l'influence de la respir. sur la circulation.* *Ibidem,* III, n°° 1, 2, 1881. — GRÜNHAGEN (A.). *Ein neues manometrisches Verfahren zur Demonstration vaso-constrictorischer Centra im Rückenmark des Frosches.* In *Arch. f. d. ges. Physiologie,* XXV, 251-255, 1881. — TEISSIER (A.) et KAUFMANN. *Sur les actions vaso-motrices symétriques.* In *Comptes rendus,* XCII, 1301-1304, 1881. — SOMMERBRODT (J.). *Die reflector. Beziehungen zwischen Lunge, Herz und Gefässen.* In *Zeitschrift für klin. Med.,* II, 601-653, 1881. — GLEY (E.). *Essai sur les conditions physiol. de la pensée. État du pouls carotidien pendant le travail intellectuel.* In *Arch. de physiol. norm. et path.,* 742-759, 1881. — TEISSIER et KAUFMANN. *Sur les actions vaso-motrices symétriques.* In *Comptes rend.,* t. XCII, p. 22, 1881. — GRÜNHAGEN. *Ein neues manometrisches Verfahren zur Demonstration vasoconstr. Centren im Rückenmark des Frosches.* In *Arch. f. die ges. Physiologie,* t. XXV, 1881. — LAFFONT. *Effets des excitations électr. du bout céphal. du vaso-symp.* In *Gazette médicale,* n° 12, *Progrès médical,* n° 12, p. 210, 1881. — DU MÊME. *Effets de l'excitation électr. des diff. rameaux du nerf trijumeau.* In *Gaz. méd.,* n° 12, 1881. — Du même. *Infl. de l'asphyxie sur la dilatation des vaisseaux périph.* In *Ibidem.,* 1881. — Du même. *Méca- nisme de la dilatation vascul. conséc. à l'asphyxie.* In *Ibid.,* n° 21, 1881. — Frédericq (L.). *De l'influence de la respiration sur la circulation.* In *Arch. de biologie,* t. III, p. 55, 1882. — Moreau et Lecrénier. *Sur la variation respiratoire de la pression sanguine chez le lapin,* In *Ibidem,* p. 285, 1882. — Legros et Griffé. *Sur l'influence de la respiration sur la pres- sion sanguine.* In *Bull. de l'Académie roy. de Belgique,* t. VI, n° 8, 1882. — Brown-Séquard. *Recherches sur une influence spéciale du système nerveux,* etc. In *Comptes rendus,* t. XCIV, n° 8, 1882. — Bert et Laffont. *Action du système nerveux sur les vaisseaux lymphatiques.* In *Bull. de la Soc. de biologie,* p. 188, 1882. — Arloing. *Modifications des effets. vaso- constr. du sympathique cervical, produites par la section du pneumogastr.* In *Bull. de la Soc. des biol.,* p. 85, 1882. — Kirchner. *Ueber die Beziehungen des Nerv trigeminus zum Ohre.* In *Verhandlungen der Würzb. phys.-med. Gesellschaft,* p. 108, 1882. — Bellfield. *Depressorische Reflexe, erzeugt durch Schleimhautreizung.* In *Arch. f. Anatomie und Phy- siologie* (physiol. Abth.), p. 298, 1882. — Lewaschew. *Innervation der Hautgefässe.* In *Arch. f. die ges. Physiol.,* XXVII, p. 589, 1882. — Sander. *Ueber die Verbreitung der Gefäss- nervencentren.* In *Arch. f. Anat. u. Physiol.* (physiol. Abth.), p. 422, 1882. — Vulpian. *Sur les effets vaso-moteurs produits par l'excitation du bout périph. du nerf lingual.* In *Compt. rendus,* XCV, n° 2, 1882. — Nicolaides. *Ueber den Verlauf der Vasomotoren im Rücken- mark.* In *Arch. f. Anat. and Physiol.* (physiol. Abth.), p. 28, 1882. — Dastre et Morat. *Sur la fonction vaso-dilat. du nerf grand sympathique.* In *Arch. de physiol.,* n°s 2 et 3, 1882. — Des mêmes. *Des nerfs symp. dilatateurs des vaisseaux de la bouche et des lèvres.* In *Comptes rendus,* t. XCV, n° 4, 1882. — Des mêmes. *Sur l'influence exercée par le nerf dépresseur.* In *Gaz. des hôp.,* n° 71, et *Bull. de la Soc. de biol.,* p. 462, 1882. — Des mêmes. *Des nerfs vaso-dilatateurs de l'oreille externe.* In *Arch. de physiol.,* 1882. — Des mêmes. *Nerf dépresseur et circulation bucco-labiale.* In *Bull. de la Soc. de biol.,* n° 23, 1882. — Ray. *Journal of Physiol.* t. III, p. 203, 1882. — Sommerbrodt. *Ueber eine bisher nicht gekannte wichtige Einrichtung des menschlichen Organismus.* In *Med. Centralblatt,* n° 39, 1883. — Kronecker u. Nicolaides. *Ueber die Erregung der Gefässnervencentren,* etc. In *Arch. für Anat. und Physiologie,* p. 27. 1883. — Dastre et Morat. *Contribution à l'étude des gangl. symp.,* etc. In *Bull. de la Soc. de biol.,* p. 104, et *Comptes rendus,* t. XCVI, p. 446, 1883. — Des mêmes. *Sur les nerfs vaso-dilat. du membre infér.* In *Arch. de physiol.,* p. 549, *Comptes rendus,* t. XCVII, p. 331, et *Bull. de la Soc. de biol.,* p. 470, 1883. — Istamanow. *Ueber den Einfluss der Reizung sensibler Nerven auf den vasomotorischen Apparat beim Menschen.* In *Petersb. med. Wochenschrift,* p. 209, 1883. — Bowditch et Warren. *Plethys- mographische Untersuchungen über die Gefässnerven der Extremitäten.* In *Med. Central- blatt,* p. 513, 1883. — Cohnheim u. Roy. *Untersuchungen über die Circulation in den Nieren.* In *Arch. f. path. Anat.,* t. XCII, 424, 1883. — Zankowski. *Ueber die Bedeutung der Gefäss- nerven für die Entstehung des Oedems.* In *Arch. f. path. Anat. u. Physiol.,* p. 259, 1883. — Feinberg. *Ueber das Verhalten der vaso-motor. Centren,* etc. In *Zeitschrift für klin. Med.,* t. VII, p. 282, 1883. — Onodi. *Arch. für Anat. u. Physiol.* (anat. Abth.), p. 145, 1884. — Dastre et Morat. *Syst. nerv. vasom.* Paris, 1884. — Krimke. *Die Nerven der Capillairen und ihre letzten Endigungen.* In *Diss. inaug.* Munich, 1884. — Gartner. *Ueber die Contrac- tion der Blutgefässe,* etc. In *Wiener med. Jahrb.,* p. 43, 1884. — Ellis. *Plethysmographic Experiments.* In *Journal of Physiol.,* t. VI, p. 435, 1885. — Waters (H.). *Some vaso-motor Functions of the Spinal Nerves in the Frog.* In *Ibidem,* p. 460, 1885. — Langley. *Ibidem,* t. VI, p. 87, 1885. — Vulpian. *Recherches prouvant que le nerf trijumeau contient des fibres vaso-dilatatrices dès son origine.* In *Comptes rendus,* 16 novembre 1885. — Du même. *Nou- velles recherches sur l'origine des fibres nerv. glandul. et vaso-dilatatrices de la corde du tympan et du nerf glosso-ph.* In *Ibidem,* 2 novembre 1885. — Gaskell. *On the Structure, Distribution and Function of the Nerves which Innervate the Visceral and Vascular Systems.* In *Journ. of Physiol.,* vol. VII, p. 1, 1886.

N.

VASSÉ (Loys) ou **VASSAEUS.** On ne sait presque rien de la carrière de cet anatomiste. Il était de Châlons-sur-Marne et eut pour maître Jacques Sylvius. Il a publié un traité élémentaire d'anatomie, devenu très-rare, et qui n'est qu'une sorte de paraphrase de Galien : *Ludovici Vassæi Catalaunensis in ana- tomem corporis humani tabulæ IV.* Paris, 1541, petit in-folio, traduit en fran- çais par Jean Canappe, Lyon, 1542; autres éditions françaises : Lyon, 1560; Paris, 1553, 1555. Notre Vassé a été confondu par les historiens avec Jean Vassès, de Meaux (1486-1550), docteur-régent et doyen de la Faculté de

Paris; avec Nicolas Vassès, du diocèse de Meaux, étudiant en médecine en 1535;
avec Jean Le Vasseur, de Paris (1518-1570), docteur-régent; avec Claude
Le Vasseur, de Paris (1614-1683); même avec David Vasse, de Paris, docteur-
régent en 1723 (*voy.* Vassès). La question a été élucidée par Turner (*voy.*
Gazette hebdom. de méd. et de chir., 1882, p. 372, 405, 437, 457).   L. Hn.

VASSÈS (Jean), Joannes Vassaeus Meldensis. Était de Meaux, où il naquit
en 1486. Reçu docteur le 3 décembre 1520, il passa docteur régent en 1521.
Il fut doyen de l'ancienne Faculté de médecine de 1532 à 1534.

Vassès a été l'un des médecins les plus distingués et les plus érudits de son
temps. Il mourut en novembre 1550. On a de lui :

I. *Galeni in librum Hippocratis de victus ratione in morbis acutis commentarii IV.
J. Vasseo Meldensi interprete.* Parisiis, 1531, in-fol. — II. *De victus ratione in morbis
acutis. Hipp. Coi liber, una cum Galeni IV in eundem commentariis. J. Vassaeo Meldensi
interpr.* Parisiis, 1543, in-8°. — III. *Cl. Galeni Perg. De causis respirationis libellus.*
Parisiis, 1533, in-fol. — IV. *Cl. Galeni Perg. in Hippocratis Prorrhetica librum prim.
commentariorum libri III...* Parisiis, 1535, in-fol. — V. *Libri Epidemiarum Hipp. primus,
tertius et sextus, cum Galeni... J. Vassaeo, interpr.* Lugduni, 1550, in-12°. — VI. *De judi-
ciis urinarum tractatus ex probatis collectus authoribus.* Parisiis, 1537, in-16°, publié sous
le voile de l'anonyme; nov. edit., ibid., 1545, in-8°, et autres éditions.   L. Hn.

VATAIREA. Genre de plantes Dicotylédones appartenant à la famille des
Légumineuses, établi par Aublet pour une espèce qu'il a nommée *Vatairea
guyanensis.* D'après les botanistes modernes, c'est très-probablement un *Ptero-
carpus* (*voy.* ce mot).

Les fruits ailés de cet arbre portent des semences qu'on nomme dans le
pays *graines à dartres* parce que, pilées avec du saindoux, elles sont appliquées
sur la peau dans le cas de maladies dartreuses.   Pl.

BIBLIOGRAPHIE. — Aublet. *Plant. Guy.*, 755, tab. 302. — De Candolle. *Prodromus*, II, 521.
— Bentham et Hooker. *Genera Plant.*, I, 547. — Mérat et de Lens. *Dictioun. mat. méd.*,
VI, 848.   Pl.

VATER (Les deux).

Vater (Christian). Né à Jüterbog en 1651, reçu docteur à Wittemberg en
1681, fut nommé médecin pensionné de cette ville en 1686, professeur extraordinaire à la Faculté de médecine en 1690, professeur ordinaire en 1692, et
mourut le 6 octobre 1732. Outre une foule d'opuscules académiques, il a
publié : *Physiologia experimentalis*, Vitebergæ, 1701, in-4°; 2e édit., ibid.,
1712, in-4°. — *Semiotice medica*, Viteb., 1721, in-4°. — *Institutiones me-
dicæ*, Viteb., 1722, in-4°. — *Hygiene succinctis aphorismis comprehensa*,
Viteb., 1724, in-4°.   L. Hn.

Vater (Abraham). Fils du précédent, né à Wittemberg le 9 décembre 1684,
reçu docteur dans sa ville natale en 1710, y fut nommé en 1712 privat-
docent, puis en 1719 professeur extraordinaire d'anatomie et de botanique, en
1733 professeur ordinaire d'anatomie; il créa un musée anatomique; il obtint
en 1737 la chaire de pathologie, mais continua à enseigner l'anatomie, enfin en
1746 prit la chaire de thérapeutique qu'il occupa avec distinction jusqu'à sa
mort. Il fut doyen de la Faculté en 1746. Vater mourut le 18 novembre 1751,

laissant une série de travaux sur le mécanisme de l'occlusion du trou ovale (1714), sur l'ampoule placée à l'embouchure du canal cholédoque (1720), sur un conduit salivaire dans la langue (1720, 1725), sur un muscle annulaire du fond de l'utérus (1725), plus une foule de dissertations académiques sur les parties les plus variées de la médecine et des sciences accessoires, dont une partie réimprimée par Haller.

L. Hn.

VATERIA. § I. **Botanique.** Genre de plantes Dicotylédones appartenant à la famille des Diptérocarpées. Il est formé d'espèces arborescentes, à feuilles entières, coriaces, penninerviées, munies de stipules. Les fleurs, généralement blanches, ont un calice à tube court, à lanières presque égales, imbriquées; 5 pétales; étamines 15 et au delà; un ovaire triloculaire. Le fruit est une capsule ovoïde ou globuleuse, coriace ou charnue, portant les pièces du calice non accrues et réfléchies. Il contient une grosse graine, à cotylédons épais, inégaux.

L'espèce la plus intéressante de ce groupe est le *Vateria indica* L., le *Pacnoe* de Rheede, grand arbre des Indes Orientales, dont les étamines, en nombre indéfini, ont dans les rangées extérieures des anthères étroites, distinctes au sommet et subulées acuminées. Cette plante est la principale source d'un Dammar blanc, qu'on trouve dans les bazars de l'Inde méridionale. Les échantillons de cette matière résineuse varient de couleur, d'odeur et aussi de densité, les uns étant d'une teinte légèrement verdâtre, denses, homogènes et d'une cassure vitreuse; d'autres de couleur ambrée et comme remplis de bulles gazeuses. Ces différences paraissent tenir au mode de récolte et aussi à l'âge de l'arbre. Ils brûlent avec une lumière claire et donnent une odeur agréable.

On fait, en combinant cette substance, à l'aide de la chaleur, avec de la cire et de l'huile, une sorte d'onguent qu'on emploie en topique. Les amandes du fruit fournissent une matière grasse.

Le *Vateria lanceolata* Roxb. fournit aussi une sorte de baume qu'on brûle comme encens dans les fêtes religieuses.

Pl.

BIBLIOGRAPHIE. — Linné. *Genera*, 662. — De Candolle. *Prodromus*, I, 85. — Endlicher. *Genera*, nº 5395. — Bentham et Hooker. *Genera*, I, 193. — Dymock. *Mat. Med. of West-India*, 73.

Pl.

§ II. **Emploi.** On emploie la matière résineuse du *Vateria indica*, encore désignée sous le nom de *dammar blanc* ou celui de *copal* ou *résine animée des Indes Orientales*, ainsi que la matière grasse extraite des semences.

La substance résineuse se compose d'une huile essentielle et d'au moins deux résines, dont l'une soluble, l'autre insoluble dans l'alcool. Elle sert, à l'instar de l'ambre, avec lequel elle offre une grande ressemblance extérieure, à fabriquer des objets de toilette; elle entre encore dans la composition de vernis et d'onguents (*voy.* plus haut).

La matière grasse est solide, d'un jaune verdâtre, susceptible d'être blanchie; sa densité est de 0,910; elle fond à 30 degrés et offre une réaction acide. D'après Dal Sie elle renferme 70 pour 100 d'acide palmitique et 30 pour 100 d'acide oléique, et point de glycérine. On s'en sert pour fabriquer des cierges.

Les semences, qui fournissent ce corps gras, sont employées elles-mêmes par les indigènes comme stomachiques et toniques; ils en font usage dans les coliques, la diarrhée, le choléra, etc.

L. Hn.

VAUDIER (Eaux minérales de). *Voy.* Valdieri.

VAUGHAN (Les).

Vaughan (Thomas). Né en 1621 à Newton (Galles), mort le 27 février 1666, vécut à Londres et publia divers ouvrages sous les pseudonymes d'Irenaeus Philalethes, Philoponus, etc., tous relatifs à l'alchimie, à la cabale et à la médecine spagirique.

L. Hn.

Vaughan (James). Né en 1740 à Leominster, exerça longtemps à Leicester et y fut médecin de l'hôpital, enfin mourut le 19 août 1815. Son principal ouvrage est : *Cases and Observations on the Hydrophobia, with an Account of the Caesarian Section.* Leicester, 1778.

L. Hn.

Vaughan (John). Médecin américain, né en Pennsylvanie le 25 juin 1775, exerça à Christiana Bridge et à Wilmington (Delaware). Il fit des leçons sur la chimie et la physique et mourut le 25 mars 1807. Il publia, entre autres : *A Concise History of the Autumnal Fever,* etc. Wilmington, 1803, in-8°.

L. Hn.

VAUGNIÈRES (Eau minérale de). *Athermale, bicarbonatée calcique moyenne, ferrugineuse faible, carbonique forte.* Son eau est claire et limpide, sans odeur ; son goût est lixiviel et ferrugineux. Elle est traversée par un grand nombre de bulles d'un gaz qui éteint les corps en ignition. Sa température est de 12 degrés centigrade. Martin a trouvé dans 1000 grammes d'eau les principes suivants :

Bicarbonate de chaux		1,4150
—	magnésie	0,1250
—	protoxyde de fer	0,0263
—	soude	0,0127
Sulfate de potasse		0,0390
Chlorure de sodium et de potassium		0,0260
Silice, alumine, matière organique		
Acide crénique		0,0073
Iode		traces.
Total des matières fixes		1,6513
Gaz acide carbonique libre		1lit.177

L'eau de Vaugnières est exclusivement employée en boisson dans les affections de l'estomac, du foie et des reins, où convient l'ingestion d'une eau bicarbonatée calcique moyenne et carbonique forte. La quantité de bicarbonate de magnésie qu'elle dissout la rend laxative, et son protoxyde de fer lui communique une action reconstituante. Sa composition élémentaire la rapproche beaucoup de plusieurs sources bicarbonatées moyennes de l'Auvergne et de l'Ardèche.

On n'*exporte* pas l'eau de la Fons-Bourdonyre, et pourtant ses principes fixes et gazeux en faciliteraient le transport et la conservation.

A. R.

VAUME (Jean-Sébastien). Médecin belge, né à Arlon en 1746, servit dans l'armée française et fut entre autres chirurgien en chef de l'hôpital militaire d'Ajaccio, puis retourna, en 1776, à Louvain, et servit comme chirurgien major dans un régiment. Il exerça ensuite à Bruxelles, enfin lors de la révolution néerlandaise, en 1792, vint à Paris, où il fut médecin de l'hôpital du Roule, et mourut en 1840. Il combattit vivement la vaccination. On a de lui entre autres :

I. *Traité de la fièvre putride*, etc. Paris, 1796. — II. *Traité de médecine pratique*, etc. Paris, 1799. — III. *Réflexions sur la nouvelle méthode d'inoculer la petite-vérole avec le virus des vaches*. Paris, 1800. — IV. *Les dangers de la vaccine*, etc. Paris, 1801. — V. *Nouv. preuve des dangers de la vaccine*, etc. Paris, 1803. — VI. *Traité de l'inoculation de la variole*, etc. Paris, 1825.   L. Hn.

VAUQUELIN (Louis-Nicolas). Célèbre chimiste, né le 16 mai 1763 à Saint-André d'Hébertot, mort dans cette localité le 14 novembre 1829. Il fut pharmacien à Rouen, vint à Paris en 1780, dirigea la pharmacie de l'hôpital militaire de Melun, en 1793, devint quelques années après professeur de chimie au Collége de France, puis directeur de l'École de pharmacie; enfin, professeur de chimie au Jardin des Plantes et à la Faculté de médecine de Paris. Il a publié une foule d'articles dans les recueils périodiques de l'époque; nous citerons seulement : *Mém. I et II sur l'urine* (*Annal. de chim. et de phys.*, 1799) et *Sur l'analyse des calculs urinaires humains* (*ibid.*, 1799).   L. Hn.

VAUTOURS. Sous le nom de Vautours on confond fréquemment des Rapaces appartenant à des tribus ou même à des familles distinctes, savoir les Caracaras, les Cathartes, les Catharistes ou Urubus (*voy.* ce mot), les Sarcorhamphes ou Condors, les Vautours de l'Ancien Monde et même les Gypaètes. Il existe cependant entre quelques-uns de ces oiseaux des différences considérables dans la conformation du squelette, dans l'aspect extérieur et dans les mœurs, différences qui se trouvent déjà indiquées à l'article Oiseaux de proie (*voy.* ce mot) et sur lesquelles nous n'avons pas à revenir ici. Nous pouvons même laisser de côté les Gypaètes, les Urubus et les Caracaras, dont il est question dans une autre partie du Dictionnaire, pour parler exclusivement des Condors, des Cathartes et des Vautours européens.

Les Condors et les Cathartes, les Urubus et les Œnops, constituent, sous le nom de Sarcorhamphidés, une famille naturelle dont tous les représentants appartiennent à la faune du Nouveau Monde. Ils se distinguent les uns des autres par la taille, par les proportions des différentes parties du corps, par la présence ou l'absence de caroncules charnus sur la tête et sur le devant de la gorge et par la forme des ailes et de la queue. Entre tous les Condors se font remarquer par leurs fortes dimensions : ils dépassent de beaucoup nos Aigles européens et mesurent parfois plus de 1 mètre de long sur 2, 3 ou même 4 mètres d'envergure. C'est surtout dans les Andes du Chili et du Pérou que se rencontrent des Condors de dimensions extraordinaires, tandis que vers l'équateur se trouvent des individus un peu plus petits que certains ornithologistes ont voulu séparer des autres sous le nom de *Sarcorhamphus æquatorialis* Sh.

L'espèce vulgaire, le Condor du Chili (*Sarcorhamphus gryphus* L.), offre une physionomie des plus caractérisées. Le mâle adulte qui, contrairement à la règle ordinaire des Oiseaux de proie, est un peu plus gros que la femelle, porte sur la tête une crête charnue d'une teinte noirâtre et sur le cou des replis et un petit lobule d'un rouge vif. Ces caroncules se détachent sur la peau dénudée d'un gris noirâtre qui revêt la tête et le cou, dont la partie inférieure est entourée d'une fraise de plumes blanches. Le manteau est noir, à reflets bleus, avec quelques lisérés blancs sur les ailes, et le bec est d'un brun jaunâtre, tandis que les pattes sont d'un bleu rosé.

De tous les Rapaces, on pourrait même dire de tous les oiseaux, le Condor est assurément celui dont le vol est le plus élevé. Ainsi d'Orbigny nous apprend qu'il a vu quelques-uns de ces oiseaux planer au niveau du sommet de l'Illimani, c'est-à-dire à 7500 mètres au-dessus du niveau de la mer. De cette hauteur vertigineuse les Condors, grâce à la puissance de leur vue, aperçoivent les cadavres des Mammifères gisant au milieu des pâturages ou les animaux blessés dont ils font leur principale nourriture. En effet, quoiqu'on ait prétendu le contraire, les Condors ne s'attaquent point à des Vigognes ou à des Guanacos adultes et bien portants, ils se bornent à suivre les hordes d'animaux sauvages ou les troupeaux d'animaux domestiques pour surprendre les bêtes épuisées par la fatigue ou la maladie. Ils cherchent aussi à s'emparer des agneaux qui viennent de naître et ils se jettent sur les pièces de gibier qui ont été abandonnées par les chasseurs. Enfin, sur le bord de l'Océan ils se repaissent des animaux que le flot a rejetés sur le rivage. Leur voracité est telle qu'ils se gorgent littéralement de nourriture et qu'après chaque repas ils tombent dans une sorte d'engourdissement pendant lequel on peut les capturer à l'aide d'un lasso. Ils ne se perchent jamais sur les arbres et choisissent pour retraites des rochers inaccessibles dont les anfractuosités les garantissent contre les intempéries et dont les cimes leur servent de poste d'observation. C'est là aussi que les femelles déposent, sur le sol nu, leurs œufs d'un blanc jaunâtre, maculés de brun, et c'est là qu'elles s'occupent de l'éducation de leurs petits, qui naissent couverts d'un duvet grisâtre et qui ont besoin pendant longtemps de la protection de leurs parents.

La plupart des jardins zoologiques de l'Europe possèdent actuellement des Condors vivants dont les uns conservent le caractère farouche des individus sauvages, tandis que les autres s'apprivoisent au point de se laisser caresser par les personnes qui les soignent.

Le Condor des Andes jouait un grand rôle dans la religion des anciens Péruviens et son nom, qui dans le pays se prononçait *Cuntur*, s'associait à d'autres mots pour constituer des titres nobiliaires. De nos jours encore cet oiseau est de la part des Indiens l'objet de certaines croyances superstitieuses. Son cœur, desséché et réduit en poudre, est administré comme un remède souverain contre l'épilepsie, et la muqueuse de son estomac sert de topique contre les cancers du sein.

En Californie vit une espèce de plus petite taille et dépourvue de caroncules, le *Sarcorhamphus californianus*, que l'on a souvent rattaché à un autre genre, au genre *OEnops*.

Les Cathartes, plus petits que les Sarcorhamphes, ont le doigt externe plus allongé, les narines disposées d'une façon un peu différente, les côtés de la tête marqués de plis charnus et le manteau de couleurs claires.

Le Catharte pape (*Cathartes popa* L.), qu'on a rattaché parfois au genre Sarcorhamphe, était appelé par Brisson le *Roi des Vautours*, à cause de la richesse de son plumage. Quand il est adulte, c'est en effet un oiseau des plus remarquables. Son dos est couvert d'un manteau d'un roux isabelle assez vif, son ventre est d'un blanc pur, sa queue et ses ailes sont d'un noir bronzé avec des lisérés clairs au bord des rémiges ; son cou, entouré à la base d'une sorte de cravate d'un gris cendré, est dénudé dans sa partie supérieure, qui est d'un jaune pâle ; sa tête est d'un rose chair, couverte autour et en arrière de l'œil de petits poils noirs et hérissé de papilles et de replis cutanés d'un rouge foncé. Sur son front se dresse une caroncule frontale d'un jaune orangé, son bec est noir, rougeâtre et blanc, ses yeux sont blancs cerclés de rouge et ses pattes bleuâtres.

Cette espèce habite une partie de l'Amérique centrale et de l'Amérique du Sud, depuis le Mexique jusqu'au Brésil, et vit en troupes plus ou moins nombreuses à la lisière des forêts. De grand matin les Vautours papes se mettent à la recherche des animaux morts de maladie ou tués par les Jaguars, mais, quelle que soit leur diligence lorsqu'ils arrivent auprès des cadavres, ils trouvent souvent la proie déjà entourée par une bande d'autres oiseaux du même groupe à lisérés plus sombre que l'on désigne sous les noms de Vautour aura et de Vautour urubu (*voy.* ce mot). Le Vautour aura est beaucoup moins richement vêtu que le Catharte pape ; il est d'un noir verdâtre ou pourpré, avec une teinte lie de vin sous la peau dénudée de la tête et du cou. C'est pour faire allusion à ce mode de coloration qu'on désigne souvent cet oiseau sous le nom générique d'*Œnops* (de οἰνόν, vin, et ὤψ, face). Au contraire, chez l'Urubu la tête et le cou sont d'un noir terne. Les deux espèces ont du reste les mêmes mœurs et le même régime.

Les Vautours européens ou Vulturidés, qui appartiennent à une tout autre subdivision que les Vautours américains (*voy.* OISEAU DE PROIE), ont été partagés, pour la commodité de l'étude, en plusieurs groupes : *Vultur*, *Otogyps*, *Lophogyps*, *Gyps*, *Pseudogyps* et *Neophron*. Dans la plupart de ces groupes le bec est gros et renflé, les narines sont ovales et percées perpendiculairement à l'axe des mandibules, et la queue est légèrement étayée, tandis que dans le Genre *Vultur* proprement dit, qui a pour type le Vautour moine, le bec est au contraire un peu comprimé, les narines sont plutôt rondes qu'ovales et la queue est arrondie.

Le Vautour moine (*Vultur monachus* L.), que l'on appelle aussi *Vautour d'Arabie*, *Vautour chincou* ou *Vautour arrian*, a la tête grosse, couverte en dessus d'une sorte de perruque brunâtre et complétement dénudée sur les joues. Dans cette dernière région et sur le devant du cou la peau affecte une teinte livide et cadavérique. En arrière, du côté de la nuque et vers la base, le cou est au contraire abrité sous une espèce de camail de plumes allongées et contournées. Des plumes beaucoup plus fines et plus droites forment deux bouquets vers l'insertion des ailes et le reste du corps est couvert d'un manteau brun. Cette livrée toutefois est celle de l'adulte, car les jeunes ont la tête et le cou garni d'un duvet grisâtre et le corps fortement taché de roux.

Le Vautour moine se trouve dans toutes les contrées baignées par la Méditerranée et s'avance jusque dans l'Asie centrale et orientale, dans l'Inde et en Chine. Il se montre assez fréquemment à la fin de l'été dans les Pyrénées orientales. Comme tous ses congénères il se nourrit de proies mortes et principalement des cadavres de brebis abandonnés dans les pâturages. Il est très-défiant et ne s'approche qu'avec la plus grande circonspection des piéges amorcés avec un quartier de viande. Quand on l'a démonté d'un coup de fusil, il est prudent de l'achever avant de le saisir, car il se défend avec une grande énergie.

Le nom d'*Arrian* qui a été donné à cette espèce paraît dériver du mot basque *Arranoa*, qui signifie Aigle.

L'Oricou de Levaillant ou Vautour chauve de Scopoli (*Otogyps auricularis* Daud.) doit son nom spécifique à la présence, dans la région *auriculaire*, d'une tache bleuâtre, mal définie, qui se fond dans la teinte chair qui s'étend sur la peau dénudée de la tête et du cou. Il porte sur le jabot des touffes de duvet soyeux, de couleur brune, suivie d'une fraise de plumes larges et arrondies, et sur le dos un manteau d'un brun fuligineux. Sur les parties inférieures du corps les plumes sont plus clair-semées que sur les parties supérieures et se recourbent en dehors en laissant apparaître le duvet qui recouvre abondamment l'abdomen.

Cette espèce a pour patrie le nord-est de l'Afrique et ne se rencontre qu'accidentellement en Europe. Dans l'Afrique équatoriale et méridionale elle est remplacée par les Vautours à calotte (*Lophogyps occipitalis* Burch.), qui se distinguent par une calotte de duvet couvrant la région occipitale et qui portent un manteau noir varié de blanc.

Les *Gyps* se reconnaissent à leur tête effilée, à leur cou grêle, revêtu, de même que la tête, par un duvet court et laineux. Ces oiseaux, de forme moins massives que les Vautours proprement dits, se rencontrent dans toute l'Afrique, dans l'Europe méridionale et orientale, en Perse, dans l'Inde et dans l'Indo-Chine. Dans le midi de la France ils sont représentés par une espèce à livrée d'un brun jaunâtre pâle, que Brisson a nommée le Vautour fauve (*Gyps* ou *Vultur fulvus* Gm.) et dont l'aire d'habitat s'étend jusqu'en Afrique et dans l'Europe orientale.

Contrairement à ce qu'on a prétendu les Vautours fauves sont des oiseaux extrêmement lâches qui, même lorsqu'ils sont blessés et serrés de près, ne cherchent nullement à se défendre, mais se couchent sur le ventre en poussant des cris gutturaux. Ils vivent ordinairement en sociétés nombreuses qui s'abattent sur les cadavres des Chevaux, des Bœufs, des Moutons et des Chameaux, et en dévorent les entrailles. En captivité ces Rapaces exhalent une odeur repoussante, provenant d'une humeur fétide qui suinte de leurs narines.

Les Percnoptères (*Neophron*) s'éloignent des Vautours que nous venons d'énumérer, non par leurs mœurs, mais par leur aspect extérieur. Ils sont de taille assez faible, ont le cou emplumé, le bec grêle et comprimé, la cire nue, molle et occupant la moitié de la longueur du bec, les ailes longues, mais un peu obtuses, la queue cunéiforme, les tarses médiocres, nus et réticulés. Ils vivent en Europe, en Asie et en Afrique. L'espèce la plus connue de ce genre est le Néophron percnoptère (*Neophron percnopterus* L.) ou *Vautour d'Égypte* de Brisson qui, à l'âge adulte, est d'un blanc pur, avec un peu de noir et de gris sur les ailes. Cet oiseau est très-commun pendant la belle saison aux environs et dans la ville même de Constantinople et se rencontre aussi en Grèce, en Espagne et dans les montagnes du Dauphiné ou de la Provence, où il est connu sous le nom de *Capoun-fer*. C'est le *Péro blanc* des Toulousains, le *Pélacan* des habitants du Gard, l'*Alimosch* de quelques ornithologistes. Dans les pays de l'Orient il rend de grands services en débarrassant la voie publique des détritus et des cadavres d'animaux domestiques.   E. OUSTALET.

BIBLIOGRAPHIE. — BRISSON. *Ornithologie*, 1760, t. I, p. 453 et suiv. — DAUBENTON. *Planches enluminées de Buffon*, 1770, t. I, pl. 425 et suiv. — BUFFON. *Hist. nat. des Oiseaux*, 1770, t. I, pp. 158, 167, et pl. 5. — LEVAILLANT. *Oiseaux d'Afrique*, 1799, t. I, p. 36, et pl. 9. — TEMMINCK. *Man. d'Ornith.*, 1820, t. I, p. 7, et *Pl. Col.*, 1825-1826, t. I, pls. 13, 26, 133, 408, 494. — WERNER. *Atlas*, 1827, pl. 2. — AUDUBON. *B. Am.*, 1830, id. in-fol., pl. 651, et id. in-8°, t. I, p. 15, et pl. 2. — SHARPE (R.-B.). *Cat. B. Brit. Mus.*, 1874, t. I. *Accipitres*, p. 1 et suiv.
                                    E. O.

VAYMBADUM PUTTAY. Nom qu'on donne aux Indes à la poudre d'une écorce qui est quelquefois employée topiquement, mélangée avec de l'huile de Sésame, contre la gale et certaines éruptions cutanées. On l'emploie aussi et surtout pour la teinture en rouge.   PL.

VAYMBU. Nom donné au Malabar à l'*Acore vrai* (*Acôrus Caiamus* L.), de la famille des Aroïdées. PL.

VAZA-NABHI. Nom donné dans certaines parties de l'Inde à l'*Aconitum ferox* Wall. PL.

BIBLIOGRAPHIE. — FLÜCKIGER et HANBURY. *Pharmacographia.* PL.

VEDDAS ou **VEDDAHS** (LES). *Voy.* CEYLAN, p. 622.

VEGA (LES DEUX).

Vega (CHRISTOBAL DE). L'un des restaurateurs de la médecine grecque, professeur à l'Université d'Alcala de Henarez, médecin de don Carlos, mourut en 1573. Il connaissait à fond la médecine ancienne, comme le prouvent ses ouvrages :

I. *Commentaria in Hippocratis prognostica*, etc. Salamanque, 1552, in-foL, et nombr. éd. — II. *De curatione caruncularum.* Salamanque, 1552, in-fol.; Alcala, 1553, in-8°. — III. *De pulsibus et urinis.* Alcala, 1554, in-8°. — IV. *De methodo medendi libri III.* Lyon, 1565, in-fol.; Alcala, 1580, in-fol. — V. *Commentaria in libros Galeni de differentiis febrium.* Alcala, 1553, in-8°. L. HN.

Vega (THOMAS-RODRIGUEZ). Autre médecin du seizième siècle, né à Evora (Portugal), fut nommé en 1548 par le roi Jean III professeur de médecine à l'Université de Coimbre. On a de lui :

I. *Commentariorum in Galenum tomus I.* Anvers, 1564, in-fol. — II. *Comment. in libros duos Galeni de febrium differentiis.* Coimbre, 1577, in-4°. — III. *Practica medica*, etc. Lisbonne, 1678, in-8°. L. HN.

VÉGÉTALE (COLIQUE). *Voy.* COLIQUES SÈCHES.

VÉGÉTATIONS. *Vog.* PLAIES.

VEILLEUSE. VEILLOTTE. Noms donnés au *Colchique d'Automne* (*Colchicum autumnale* L.), de la famille des Colchicacées. PL.

VEINES. § I. **Anatomie** et **Physiologie** (Du latin *vena* pour *vesna*, du sanskrit *vasna*, fibre, tendon). Vaisseaux qui ramènent vers les deux oreillettes du cœur le sang que les artères avaient distribué dans les diverses parties du corps.

DISPOSITION GÉNÉRALE DU SYSTÈME VEINEUX. Les veines tirent leur origine du réseau des capillaires par des veinules fort petites, qui constituent immédiatement par leurs anastomoses de véritables plexus d'où partent des rameaux plus volumineux. Nulle part les radicules veineuses ne naissent du système lymphatique, comme l'ont soutenu Lauth et Fohmann : partout elles font suite aux capillaires sanguins (Harvey, Morgagni, Malpighi) [1]. Tandis que la transition des

---

[1] Cependant, dans les corps caverneux, les sinus utérins, le tissu de la rate, etc., les veines peuvent provenir d'espèces de lacs sanguins auxquels les artères aboutissent directement. Suquet, puis Hoyer, ont démontré l'existence de communications directes entre les artères et les veines, sans l'intermédiaire de capillaires, dans la matrice de l'ongle, dans le bout des doigts et des orteils de l'homme, etc

artères aux capillaires se fait insensiblement, celle des capillaires aux veines est souvent assez brusque, ces derniers vaisseaux débutant par des espèces de culs-de-sac ou de renflements dans lesquels viennent s'ouvrir les vaisseaux capillaires. Cette disposition est notamment très-marquée dans le grand épiploon du lapin (Ranvier).

Les veines nées des veinules se réunissent à d'autres et forment par leur abouchement successif, à mesure que l'on approche du cœur, des rameaux, puis des troncs de plus en plus gros et de moins en moins nombreux.

« Les veinules occupent l'épaisseur des organes : dans les muscles, elles cheminent entre les faisceaux secondaires ; dans les glandes, entre les lobules qui les composent ; dans l'intestin, entre ses diverses tuniques, etc.

Les rameaux, plus rapprochés de la périphérie des organes, serpentent dans les interstices des parties ou particules dont ils sont formés. Les branches rampent à leur surface ou dans leur intervalle. Les troncs suivent les grands espaces celluleux. Dans les membres ils marchent entre les principaux groupes de muscles, dans l'abdomen entre les viscères les plus importants, dans le crâne entre les hémisphères du cerveau, entre le cerveau et le cervelet, etc. » (Sappey).

A l'oreillette gauche aboutissent les quatre veines pulmonaires, qui ramènent au cœur le sang rouge artérialisé par son passage à travers le poumon (système de la petite circulation). A l'oreillette droite aboutissent les deux veines caves et les veines du cœur, qui ramènent au cœur le sang noir devenu veineux par son passage à travers les capillaires de la circulation générale (système de la grande circulation).

Outre les systèmes veineux pulmonaire et général, on peut établir un troisième groupe de veines, celui de la veine porte. Les veines de l'intestin, de l'estomac, de la rate, au lieu d'envoyer directement leur sang au cœur par la veine cave inférieure, se réunissent pour former un gros tronc, la veine porte, qui se subdivise de nouveau à la façon d'une artère, pénètre dans le foie et s'y résout en un second réseau de capillaires. Les capillaires du foie se continuent ensuite par un nouveau réseau de veines (sus-hépatiques) avec le système de la veine cave inférieure.

Ces trois sections du système veineux ne sont pas absolument indépendantes, comme on l'a cru longtemps. Le système veineux pulmonaire présente des communications avec le système de la circulation générale. Les veinules bronchiques, continuation des artères et des capillaires bronchiques (appartenant au système de l'aorte), se rendent en partie aux veines pulmonaires et peuvent verser leur sang dans l'oreillette gauche, au lieu de passer par le système des veines caves.

De même le système porte s'anastomose en plus d'un point avec celui de la circulation générale. Certaines branches accessoires de la veine porte, provenant des parois abdominales, présentent des anastomoses avec les veines de la circulation générale (Sappey). Chez le cheval (Cl. Bernard) une branche de la veine porte s'anastomose avec une branche sus-hépatique.

La disposition générale du système veineux n'est calquée que d'une façon très-approximative sur celle de l'arbre artériel. Tout semble calculé du côté des veines de manière à faciliter le plus possible le reflux du sang vers le cœur. Les voies de retour sont nombreuses ; les troncs principaux sont relativement courts, les rameaux sont longs et présentent généralement un trajet rectiligne.

Leur capacité est supérieure à celle des artères correspondantes. Le rapport serait :: 4:1, d'après Borelli. Le rapport 2:1, admis par Haller, ou celui de 9:4, indiqué par Sauvages, se rapprochent sans doute davantage de la réalité. On peut affirmer que les différentes surfaces de section de l'arbre veineux sont au moins doubles des aires correspondantes de l'arbre artériel. En effet, d'une part le diamètre de chaque veine est en général plus considérable que celui des artères correspondantes, et en outre les veines sont bien plus nombreuses que les artères. Cette prédominance du nombre des veines sur celui des artères se retrouve dans toutes les parties du corps et jusque dans les gros vaisseaux qui aboutissent au cœur. A l'aorte unique correspondent les deux veines caves ; aux deux branches de l'artère pulmonaire, les quatre veines pulmonaires, etc.

Dans quelques régions (dos du pied, de la main, cerveau, cavité crânienne), les veines n'accompagnent pas les artères, elles sont alors toujours plus nombreuses que ces dernières.

Mais, en général, les artères sont accompagnées de veines dites *satellites* qui parcourent à peu près le même trajet, mais sans suivre toutes les flexuosités des artères : aussi les veines sont généralement plus courtes que les troncs artériels qu'elles accompagnent. Le cône veineux, dont la base est à la périphérie et le sommet au cœur, présente donc une hauteur moindre que le cône artériel.

Serres, Malgaigne, Richet, ont proposé différentes formules destinées à exprimer les rapports des gros troncs artériels avec leurs veines satellites. D'une façon générale, on peut dire avec Sappey que les veines sont plus superficielles que les artères et les nerfs plus superficiels que les veines.

Dans les membres, chaque artère de moyenne grosseur est accompagnée de deux veines satellites qui s'anastomosent fréquemment, entourant ainsi le vaisseau artériel d'un véritable plexus. Au tronc et à la tête, les artères n'auraient qu'une veine satellite d'après la plupart des anatomistes. Bardeleben affirme, au contraire, que toutes les artères du corps, sauf celles des viscères, sont originairement accompagnées de deux veines : Bardeleben admet deux veines satellites pour la sous-clavière, la carotide interne et externe et leurs branches. Pour lui, la plupart des nerfs crâniens, cervicaux, intercostaux, et les nerfs des extrémités, sont également accompagnés d'une ou de deux veines satellites. Un bon nombre de conduits excréteurs de glandes seraient dans le même cas (conduit de Sténon, uretère, conduit hépatique, cholédoque, etc.).

A côté de ce réseau profond qui accompagne les artères et que l'on peut appeler *sous-aponévrotique* il en existe un autre également fort riche, contenu dans le tissu cellulaire lâche sous-cutané, et formé de veines volumineuses anastomosées entre elles ; ce réseau communique fréquemment avec le premier par des branches transversales qui pénètrent dans la profondeur. A l'origine des membres, le réseau superficiel se jette en entier dans les veines profondes.

Ces voies nombreuses que le sang peut suivre pour retourner au cœur sont en outre anastomosées fréquemment entre elles de manière à former dans beaucoup de régions des réseaux d'une grande richesse et d'une grande variété. On a classé ces anastomoses en *anastomoses en arcade* (veines de l'intestin) : a. *par convergence* (réseau sous-cutané, veines du rachis, du bassin, etc.) ; a. *par communication transversale ou oblique* (a des veines satellites doubles, a. entre le réseau profond et le réseau superficiel des membres, etc.) ; a. *par communication longitudinale* (veines saphènes) ; a. *mixtes ou composées* (plexus veineux), etc., termes qui se comprennent suffisamment et qui sont d'ailleurs expliqués avec détails et exemples à l'appui dans les différents traités d'anatomie.

D'une façon générale, le trajet des veines et surtout la disposition des anastomoses présentent de bien plus grandes variétés que dans le système artériel. Ils diffèrent non-seulement de sujet à sujet, mais même si l'on compare le côté droit au côté gauche du corps. Les gros troncs veineux et les anastomoses qui font communiquer le réseau superficiel avec le réseau profond des membres présentent seuls quelque fixité dans leur situation et dans leurs rapports.

Valvules des veines. La surface interne des veines présente de distance en distance des saillies ou replis membraneux faisant office de soupape et appelées *valvules.* La présence des valvules se trahit à l'extérieur par un petit renflement ou nodosité du vaisseau veineux. Les valvules rappellent plus ou moins celles qui se trouvent à l'origine du système artériel ; chacune d'elles présente un bord libre convexe, un bord adhérent et deux faces. La face concave, dirigée vers l'oreillette dans l'état d'expansion de la valvule, est appliquée plus ou moins contre la paroi du vaisseau pendant l'état de relèvement de la valvule. Les valvules sont généralement associées par deux (forme typique pour Bardeleben), rarement par trois. Dans les petites veines, elles peuvent être uniques.

D'après Bardeleben, les intervalles successifs qui séparent les valvules dans les veines des membres obéissent à une loi rigoureuse que l'on peut formuler ainsi : la distance qui sépare deux valvules est toujours un multiple simple d'un intervalle que Bardeleben appelle *distance fondamentale (Grunddistanz).* La distance fondamentale est une fraction déterminée (environ la 106ᵉ partie) de la longueur du membre (comptée sans la main ni le pied). Chez un adulte de taille moyenne, cette distance est de 5ᵐᵐ,5 pour le membre supérieur, de 7 millimètres pour le membre inférieur. Par conséquent les distances fondamentales des veines des membres supérieur et inférieur sont entre elles comme les longueurs respectives des membres. La même proportionnalité s'observe, si l'on compare entre elles des veines homologues appartenant à des individus de taille différente.

Les intervalles qui séparent deux valvules voisines sont donc égaux à la distance fondamentale ou à un multiple de cette distance. Les intervalles comprenant *n* fois cette distance proviennent de ce qu'un certain nombre de valvules s'atrophient de bonne heure (déjà pendant la vie embryonnaire). Le nombre total de valvules, de rudiments de valvules ou de valvules possibles sur le cours d'une veine qui aurait la longueur totale du membre, serait donc de 106.

Les veines sont originairement formées de segments courts, égaux, séparés par des valvules disposées par paire : chaque segment veineux reçoit une veine afférente débouchant dans le voisinage immédiat des valvules distales. C'est là la disposition primitive, typique, dont s'éloignent déjà les veines de l'enfant et surtout celles de l'adulte (par atrophie de valvules et de branches veineuses).

Les valvules ne se rencontrent pas dans toutes les veines ; elles manquent dans les veines caves, pulmonaires, porte, dans les branches anastomotiques entre le plan profond et le plan superficiel des membres. Elles sont particulièrement développées partout où le sang veineux circule contre les lois de la pesanteur (veines des membres) et partout où les veines sont exposées à être comprimées (veines musculaires ou situées dans le voisinage des muscles).

Les valvules s'opposent au reflux du sang veineux dans une direction centrifuge ; elles s'opposent également sur le cadavre à l'injection artificielle des veines du centre à la périphérie, à moins que l'on n'en distende fortement les parois : dans ce cas les valvules deviennent insuffisantes.

On a récemment proposé, pour pouvoir injecter les veines dans la direction centrifuge, d'abaisser au préalable les valvules par une injection de suif poussée par les artères à travers les capillaires jusque dans les veines. L'injection veineuse colorée est alors poussée dans les gros troncs veineux.

Structure des veines. Les parois veineuses sont en général plus minces et plus transparentes que celles des artères : d'où la couleur violet ou bleu foncé que semble prendre le sang dans leur intérieur. Les petites veines sous-cutanées des membres inférieurs sont par exception presque aussi épaisses que les artérioles correspondantes. La plupart des veines s'affaissent dès qu'elles ne sont plus distendues par le sang ; il n'y a d'exception que pour les veines qui sont plongées dans des tissus résistants qui soutiennent leurs parois : veines des os, des sinus crâniens, origine de la veine cave supérieure, veines aponévrotiques,. musculaires, etc.

Le plus grand nombre des histologistes admettent que les veines présentent trois tuniques rappelant les trois tuniques des artères, mais cependant moins nettement séparées les unes des autres et du tissu cellulaire ambiant que dans les artères. Ce sont :

1° La *tunique interne*, *intima* ou *tunique de Bichat*. Elle est formée intérieurement d'un endothélium continu, rappelant celui qui tapisse l'intérieur des artères, mais à cellules losangiques moins allongées. Cet endothélium se continue d'une part avec celui du cœur et de l'autre avec celui des artères, par l'intermédiaire des capillaires. L'endothélium repose sur une couche fort mince formée d'une ou de plusieurs lames élastiques plus ou moins fibreuses, parsemées de noyaux allongés. Les lames élastiques elles-mêmes peuvent reposer sur une couche de fibres élastiques longitudinales ; enfin certaines veines présentent en outre des fibres musculaires lisses dans leur tunique interne.

Les valvules peuvent être considérées comme des prolongements de cette tunique interne; elles sont constituées par une charpente de tissu élastique et conjonctif, recouverte sur chaque face par la couche endothéliale. Sur la face interne, celle qui correspond au cours du sang, le grand diamètre des cellules endothéliales est dans le sens de l'axe du vaisseau. Sur la face externe, le grand diamètre est au contraire transversal (Ranvier). Les valvules ne contiennent ni nerfs, ni vaisseaux. Il est douteux qu'on trouve des fibres musculaires dans leur partie basale.

2° La *tunique moyenne*. Outre les éléments musculaires et élastiques que l'on retrouve dans la tunique correspondante des artères, la tunique moyenne des veines présente un grand nombre de fibres conjonctives transversales, répandues dans toute son épaisseur.

Les fibres musculaires lisses sont moins abondantes que dans les artères ; dans les petits vaisseaux elles ne forment même pas une couche continue. Leur direction est généralement transversale ; on en trouve cependant de longitudinales dans beaucoup de veines. Les veines caves et pulmonaires présentent à leur origine un anneau de fibres musculaires striées en continuation directe avec la musculature des oreillettes.

Les éléments élastiques de la tunique moyenne peuvent former deux plans distincts, l'un profond, assez mince, à fibres longitudinales disposées en réseau, l'autre plus épais, à fibres circulaires. Cette disposition justifie jusqu'à un certain point la subdivision de la tunique moyenne en deux membranes telle que l'a proposée Robin.

3° La *tunique externe* ou *adventice* est formée de fibres conjonctives et élastiques, qui se continuent d'une part avec le tissu conjonctif environnant et d'autre part avec les fibres de la tunique moyenne. Aussi la limite entre ces deux tuniques est-elle pour ainsi dire théorique. Ranvier les réunit en une seule, n'admet par conséquent que deux tuniques veineuses.

Dans beaucoup de veines grosses et moyennes, la partie interne de la tunique externe présente en outre une couche de fibres musculaires lisses longitudinales. Cette couche occupe toute l'épaisseur de la tunique dans les veines porte et rénales.

Le schéma que nous venons de donner correspond à la coupe d'une veine de moyen calibre. Un grand nombre de veines s'éloignent plus ou moins de ce modèle idéal. Ainsi les veinules les plus petites ne présentent que deux tuniques : l'interne, mince, formée d'une couche de fibres élastiques, revêtue par l'endothélium; l'externe, formée d'une couche connective épaisse. On y trouve également quelques fibres musculaires.

C'est principalement au point de vue de la distribution et de la disposition de leurs fibres musculaires que les veines présentent la plus grande diversité. Eberth les divise sous ce rapport de la façon suivante :

1° Veines qui ne contiennent pas de muscles. Les veines cérébrales et celles de la pie-mère, les sinus de la dure-mère, les canaux veineux du diploé des os du crâne, les veines de la rate, les segments inférieurs des veines du tronc qui se jettent dans la veine cave supérieure, une partie des veines jugulaires externe et interne, la sous-clavière, les veines du placenta maternel.

2° Veines qui contiennent des muscles :

a. Fibres musculaires à direction longitudinale : veines de l'utérus gravide.

b. Une couche interne de fibres circulaires et une couche externe de fibres longitudinales : veine cave au niveau du foie et au-dessus, veines azygos, porte, hépatiques, spermatique interne, rénale, axillaire.

c. Une couche interne et une couche externe de fibres longitudinales, une couche moyenne de fibres transversales : veines iliaque, crurale, poplitée, ombilicale, mésentériques.

d. Fibres musculaires transversales : veines du membre supérieur, une partie de celles du membre inférieur, mammaire interne, veines de l'intérieur du poumon, petites veines du cou.

Les veines reçoivent, comme les artères, des nerfs et des vaisseaux. Les *vasa vasorum* sont particulièrement abondants; on les rencontre dans la tunique moyenne et dans la tunique adventice.

PROPRIÉTÉS GÉNÉRALES DES VEINES. *Extensibilité. Élasticité.* Les parois des veines sont minces, dépressibles, et jouissent d'une grande extensibilité. Ceci permet aux veines d'adapter à chaque instant leur calibre au volume variable de la masse sanguine du corps : c'est en effet dans le système veineux et spécialement dans les réservoirs veineux abdominaux, que vient se loger le supplément de liquide sanguin qui se forme après chaque digestion, après l'ingestion copieuse de boissons ou à la suite d'une transfusion de sang. D'après Sœmmering, la lumière des veines peut, dans certaines circonstances, varier du simple au centuple.

L'extensibilité des veines a été étudiée systématiquement par plusieurs anatomistes. Si l'on provoque l'extension d'une veine isolée, extraite du corps, en suspendant un poids à son extrémité inférieure, l'allongement ne sera pas proportionnel à la charge; l'allongement croît moins vite que la charge. Comme pour d'autres corps élastiques, la loi de l'extensibilité en fonction de la charge peut être représentée graphiquement par une parabole, à condition qu'il s'agisse de poids de valeur moyenne (Bardeleben). Wundt avait représenté cette loi par une droite (proportionnalité directe entre le degré d'allongement et le poids), Wertheim par une hyperbole, Volkmann par une ellipse, Preyer par une courbe logarithmique et Roy par une parabole hyberbolique.

Dans l'organisme vivant, les veines supportent parfaitement un degré de distension considérable, produit sous l'influence d'une augmentation de la pression interne du sang. Quand cet excès de pression vient à cesser, les vaisseaux veineux reprennent assez rapidement leur volume primitif, grâce à leur élasticité parfaite et grâce à la contraction des muscles qui entrent dans la constitution de leur paroi.

Cependant, si la distension dépasse une certaine limite et si elle se répète, la dilatation pourra devenir permanente et donner lieu à la formation de varices.

Quant à la résistance à l'arrachement, mesurée par le degré de traction qu'il est nécessaire d'exercer sur l'extrémité d'une veine isolée pour provoquer la rupture, elle est très-considérable, d'après Wintringham et Wertheim, et bien supérieure au degré de résistance des artères.

Contractilité. La contractilité des veines est peu marquée, en raison de la faible importance de leur tunique musculaire. Il est cependant facile de mettre cette contractilité en évidence, même chez l'homme. Il suffit, par exemple, de percuter brusquement une des veines du dos de la main pour voir à travers la peau la veine se contracter sous l'influence de cette excitation mécanique. Le vaisseau diminue de diamètre et peut même s'effacer presque complétement. Kölliker employa l'excitant électrique pour provoquer la contraction des parois des veines sur une jambe humaine fraîchement amputée. L'expérience fut couronnée d'un plein succès.

Cette contraction des parois veineuses présente naturellement toutes les particularités inhérentes au fonctionnement des fibres musculaires lisses. La période latente est toujours facilement appréciable, c'est-à-dire qu'il s'écoule un temps plus ou moins long entre le moment de l'application de l'excitant et celui du début de la contraction. Celle-ci s'établit graduellement et se maintient pendant quelque temps à son maximum, puis le vaisseau revient peu à peu à son calibre primitif.

Les gros troncs veineux présentent dans le voisinage immédiat du cœur des pulsations rhythmiques isochrones avec les battements du cœur. La contraction des veines caves et des veines pulmonaires précède immédiatement la systole des oreillettes et peut être rattachée à la première phase de la révolution cardiaque. Il y a plus de deux siècles que ces pulsations avaient été observées par Walaeus et par Sténon sur le chien, le lapin, le cheval, le corbeau. Les battements de la veine cave de la grenouille, entrevus par Haller, furent successivement étudiés par Spallanzani, Flourens, Nysten, Wedemeyer, Müller, etc.

Certaines veines périphériques montrent des contractions pulsatiles dont le rhythme est indépendant de celui du cœur. Schiff découvrit le premier, sur l'oreille du lapin, la dilatation et le resserrement alternatifs de tous les vaisseaux. Le même phénomène s'observe fort bien sur la membrane alaire de la chauve-souris. Schiff avait admis d'abord que ces contractions vasculaires se trouvent sous la dépendance du système nerveux central. Luchsinger démontra au contraire leur persistance après la destruction de toute connexion nerveuse avec le système nerveux central. Il les observa même sur une aile de chauve-souris entièrement séparée du corps. Cependant, il était nécessaire d'entretenir une circulation artificielle et de soumettre l'intérieur des veines à une certaine pression sanguine. Dans ce cas, la pression agit probablement comme excitant sur les fibres lisses et y provoque les pulsations. Le rhythme de ces pulsations n'implique pas nécessairement l'existence et l'intervention de ganglions nerveux périphériques situés dans la paroi des veines. La physiologie a déjà enregistré d'autres exemples d'organes musculeux, dépourvus d'éléments nerveux, qui réagissent à une excitation continue en développant des séries de contractions rhythmées, séparées par des pauses (pointe du cœur de la grenouille, uretère du lapin).

Chaque fois qu'une veine se contracte, le sang qu'elle expulse de son intérieur est poussé dans la direction du cœur, grâce à la disposition et à la direction des valvules. La veine contribue alors à entretenir le mouvement de la circulation à la manière d'un cœur véritable. Les zoologistes n'ont pas hésité à donner le nom de cœurs accessoires à certaines veines périphériques dont les pulsations sont particulièrement énergiques. C'est ainsi que le cœur caudal de l'anguille n'est autre chose qu'une portion de la veine caudale animée de battements.

Tonus veineux. On entend par tonus artériel ou tonus vasculaire l'état de contraction légère et permanente des muscles lisses des artères. Existe-t-il quelque chose d'analogue pour les veines? Le sujet a été fort peu étudié jusqu'à présent. Le seul fait expérimental que l'on puisse faire valoir à l'appui de l'existence d'un tonus veineux, entretenu par l'influence du système nerveux central, a été découvert et décrit par Goltz. Il avait arrêté toute circulation chez la grenouille par une ligature temporaire de l'aorte, puis avait soumis l'intestin à une irritation mécanique répétée, en frappant de petits coups secs à sa surface, au moyen d'une baguette de verre. Dans ces conditions, les veines de l'intestin et du mésentère présentent une dilatation et une hyperémie considérable. Si l'on rétablit la circulation en levant la ligature, l'engorgement des veines disparaît et celles-ci reprennent peu à peu leur calibre primitif, mais à la condition que le système nerveux central soit intact. Si l'on détruit la moelle et le cerveau, les veines restent indéfiniment dilatées.

Circulation veineuse. *Direction.* Les Anciens ne connaissaient pas le mouvement circulatoire du sang. Aussi les idées d'Hippocrate, d'Aristote et même celles de Galien, sur la signification physiologique des veines, sont remplies de confusion et d'erreurs. Pour Galien, toutes les veines ont leur centre dans le foie, de même que les artères ont leur centre dans le cœur. Le foie distribue le sang aux différentes parties du corps : le sang va donc du foie aux membres.

Pendant tout le moyen âge, on se contenta d'exposer et de commenter les erreurs des Anciens; on enseigna donc, sur la foi de Galien et d'Aristote, que le cours du sang veineux est dirigé du centre à la périphérie du corps. C'est aux grands anatomistes de la Renaissance que nous devons les premières notions expérimentales exactes sur le mouvement du sang : aussi l'histoire des fonctions des veines est intimement liée à celle de la découverte de la circulation.

Un des précurseurs immédiats de Harvey, André Césalpin, détermine le premier la véritable direction du sang dans les veines. Lorsqu'on lie le bras, dit-il, on voit les veines se remplir au-dessous et non au-dessus de la ligature.

« *Le mouvement du sang dans les veines est donc dirigé des membres vers le cœur. Le sang conduit au cœur y reçoit sa dernière perfection et, cette perfection acquise, il est porté par les artères dans tout le corps.* » Cette observation de Césalpin est le fondement de toute la théorie de la circulation. Une grande partie de l'immortel ouvrage de Harvey est consacrée à la démonstration de ce fait capital, que les veines ramènent le sang au cœur, contrairement à l'idée de Galien et des Anciens. Peu de temps après, Jérôme Fabrice d'Acquapendente étudie les valvules des veines, que Charles Estienne avait décrites dès 1545. Il montre que ces valvules sont toutes dirigées dans la direction du cœur, et que cette disposition facilite le cours du sang dans son mouvement de retour vers cet organe.

Les veines ont donc pour fonction physiologique de ramener le sang des capillaires au cœur.

Causes du courant veineux centripète. — Dans les artères, le mouvement de progression du sang est dû à une cause unique et puissante, la contraction ventriculaire : aussi présente-t-il une grande énergie et une régularité pour ainsi dire mathématique.

Dans les veines, au contraire, le sang n'est influencé que d'une façon indirecte par le moteur central de la circulation. Heureusement, une série de causes accessoires viennent suppléer plus ou moins à l'insuffisance d'action du cœur et contribuent à ramener le sang vers la poitrine. Nous aurons à passer successivement en revue :

1° L'action ventriculaire s'exerçant par *vis à tergo* sur le contenu des veines ;

2° L'*aspiration thoracique* due au vide pleural et aux mouvements respiratoires ;

3° L'*aspiration cardiaque* ;

4° L'*action adjuvante des contractions musculaires* ;

5° L'*action adjuvante des battements artériels*.

Cette multiplicité des causes de propulsion et leur peu d'énergie ont pour effet d'imprimer à la circulation du sang dans les veines un caractère d'irrégularité et de langueur qui contraste vivement avec les conditions de la circulation artérielle.

1° *Vis à tergo.* — La *vis à tergo* qui pousse le sang des capillaires dans les veines et des veines dans le cœur droit, a pour origine la différence de pression considérable qui existe entre le contenu sanguin des artères et celui des veines. La pression est forte dans les premières, faible dans les secondes ; il est tout naturel que le sang s'écoule des artères vers les veines à travers les capillaires. Le mouvement du sang des capillaires vers les veines et des veines vers le cœur a donc en somme son origine dans la force d'impulsion du ventricule gauche.

L'action du cœur dans la progression du sang veineux est si simple, tellement conforme aux principes les plus élémentaires de la physique, qu'il ne viendrait à l'idée d'aucun physiologiste actuel d'en contester la réalité. C'était d'ailleurs l'explication admise par Harvey et par ses successeurs immédiats. Cependant cette question a donné lieu à de longues controverses qui se sont prolongées jusqu'à une époque relativement rapprochée de nous. La plupart des physiologistes français admettaient encore avec Bichat, au commencement du siècle, que l'action du cœur s'épuise complétement au niveau des capillaires, et que le sang doit acquérir dans ces vaisseaux une force impulsive nouvelle qui assure sa progression vers les veines. Les capillaires représentaient pour Bichat une espèce de cœur périphérique.

Magendie rendit un véritable service à la physiologie en rectifiant au moyen d'expériences fort simples les erreurs qui avaient cours autour de lui. Voici l'une des plus probantes : Magendie met à nu l'artère crurale d'un chien et l'isole complétement des tissus environnants, puis il étreint dans une ligature tout le membre, sauf le vaisseau artériel. Le sang continuant à affluer dans la patte par l'artère et ne trouvant plus de voie de retour, s'accumule dans le système veineux de l'organe et le distend de plus en plus. La moindre piqûre de la veine crurale gonflée au maximum en fait jaillir le sang tant que l'artère reste perméable. Dès que l'on comprime ou qu'on lie celle-ci, on voit le jet du sang veineux faiblir graduellement et s'arrêter tout à fait, une fois que les veines distendues sont revenues sur elles-mêmes par leur élasticité.

Quelques années plus tard, Poisseuille démontrait d'une autre façon que le cours du sang dans les veines est sous la dépendance étroite de la circulation artérielle. Le débit du sang fourni par une veine ouverte diminue notablement quand on blesse l'artère afférente, de manière à y faire baisser la pression. Toutes choses égales d'ailleurs, et les résistances capillaires ne variant pas, la vitesse de la circulation veineuse doit être proportionnelle à la pression du sang dans les artères, ce que l'expérience confirmait. Poisseuille montrait aussi que la pression artérielle peut, dans certaines conditions, se transmettre en entier au contenu des veines. Si on lie le bout périphérique d'une veine sur un manomètre, on verra, à mesure que la veine se gonfle, la pression manométrique augmenter et finir par atteindre la même valeur que celle de l'artère correspondante. Dans cette expérience, la veine et les capillaires peuvent être considérés comme de simples tubes de prolongement de l'artère, à travers lesquels la pression artérielle se transmet intégralement au manomètre.

Bichat s'était fait une idée erronée et singulièrement exagérée des résistances que le sang éprouve à s'écouler des artères vers les veines. Il est facile de mesurer la valeur de ces résistances, en poussant une injection par les artères, de manière que le liquide passe par les capillaires et revienne par les veines. On constate que la pression nécessaire pour obtenir ce résultat est du même ordre que celle qui règne d'ordinaire dans les artères.

Il suffit d'ailleurs d'observer au microscope la circulation du sang dans un organe transparent, la membrane natatoire de la grenouille, par exemple, pour se rendre un compte exact des conditions de l'écoulement du sang des artères à travers les capillaires. La force d'impulsion considérable que le sang possédait au sortir du ventricule gauche et dans les grosses artères s'use en grande partie par suite des frottements dans les artérioles et les capillaires : aussi le liquide nourricier, au moment où il pénètre dans les veines, n'est plus animé que par un reste minime de cette action du cœur. Ce reste de force est une quantité variable, très-faible lorsque les capillaires sont resserrés, plus grande quand ils sont relâchés.

Dans les conditions ordinaires de la circulation veineuse, toute trace d'ondulations pulsatiles a disparu. Le mouvement saccadé et rapide que présente le sang dans les artères fait place à un mouvement lent et continu : aussi les hémorrhagies veineuses se font soit en nappe, soit en jet peu vigoureux, et ne présentent aucune trace de pulsations.

Mais il suffit de diminuer les résistances que le sang éprouve à traverser les artérioles et les capillaires, et le moyen vraiment efficace consiste à provoquer la dilatation de ces petits vaisseaux, pour que l'action intermittente du cœur fasse sentir ses effets jusque dans les veines. Si, à l'exemple de Claude Bernard, nous excitons par l'électricité le bout périphérique de la corde du tympan, nous verrons survenir une dilatation générale des petits vaisseaux de la glande sous-maxillaire. Dans ces conditions, les veines, gorgées d'un sang rutilant, peuvent présenter de véritables battements; si l'on incise l'une d'elles, on obtiendra un jet de sang vigoureux et saccadé. Les pulsations artérielles se sont donc propagées jusque dans les veines, à travers les artérioles et les capillaires dilatés. La section du grand sympathique cervical chez le lapin provoque pareillement une dilatation générale des vaisseaux de l'oreille et de la face. Le courant des veines jugulaires présente alors les mêmes particularités que dans l'expérience de la glande sous-maxillaire.

Un pouls veineux ayant la même signification que celui des expériences précédentes a fréquemment été observé chez l'homme sur les veines superficielles, à la main, par exemple. Les conditions dans lesquelles il se produit sont toujours celles du passage facile du sang à travers les capillaires. « Martin Solon, Velpeau, Dubois (d'Amiens) et Beau, en France, firent des observations sur ces pulsations des veines, très-visibles à l'œil, et quelquefois sensibles au toucher. En Angleterre, Graves et King publièrent des faits du même genre. Ce dernier observateur parvint même à rendre les pulsations visibles sur les veines de sujets en pleine santé. A cet effet, il se servit d'un long fil de cire à cacheter étiré; l'une des extrémités de ce fil est fixée à la peau à l'aide d'une gouttelette de suif, et le fil repose sur la veine à la manière d'un levier du troisième genre. Chaque battement du vaisseau se traduit par un soulèvement de ce fil rigide qui, grâce à sa longueur, reproduit le mouvement à son extrémité en l'amplifiant beaucoup. On voit dans ce procédé de l'auteur anglais une ingénieuse application du principe qui plus tard a été mis en usage pour la construction des sphygmographes » (Longet, *Traité de physiologie*, t. I. p. 873).

Il arrive que, dans une saignée, le jet de la veine présente des saccades en nombre égal aux battements du pouls, et que le sang qui s'échappe par l'ouverture veineuse offre la rutilance du sang artériel. Dans ces circonstances, l'opérateur croit quelquefois avoir piqué une artère. Cependant, il n'en est rien; les pulsations qu'on observe alors et qui se passent bien réellement dans les veines sont, de même que la rutilance du sang, une conséquence naturelle du passage trop facile à travers les capillaires.

2° *Aspiration thoracique et mouvements respiratoires.* Valsalva savait déjà que le sang veineux des jugulaires coule plus rapidement vers la poitrine à chaque mouvement d'inspiration. Haller avait signalé le même fait et en avait donné une explication certainement insuffisante. Ce n'était pas à la pression atmosphérique qu'il fallait, d'après lui, attribuer la brusque aspiration du sang veineux dans la poitrine, au moment où celle-ci se dilate, mais bien aux changements subis par la circulation pulmonaire. Haller admettait que l'inspiration facilite la circulation pulmonaire en dilatant les vaisseaux du poumon, et que l'accélération de la circulation se transmet de proche en proche par l'artère pulmonaire, le ventricule et l'oreillette droite, jusqu'aux veines jugulaires.

Barry le premier démontra expérimentalement l'aspiration produite sur le sang veineux par la dilatation de la poitrine et en donna la vraie signification.

Il adapta à la veine jugulaire du cheval un long tube de verre en forme de siphon, dont l'extrémité inférieure plongeait dans un vase plein d'eau colorée. A chaque inspiration, l'eau du vase était aspirée et montait plus ou moins haut dans le tube. Pendant l'expiration, le liquide ne refluait que d'une manière incomplète. Au moment de l'inspiration, il y a donc formation d'un vide dans la poitrine. En même temps que l'air se précipite du dehors dans les poumons pour remplir ce vide, le sang veineux est également aspiré avec force vers l'oreillette. Poiseuille fit de nombreuses expériences sur le même sujet. Il mesura, au moyen du manomètre à carbonate de soude, l'effet de l'inspiration sur la pression sanguine dans les jugulaires. A 1 centimètre de la poitrine, il constata pendant l'inspiration un abaissement de 90 millimètres de la colonne manométrique. Les oscillations de pression atteignirent 200 à 250 millimètres dans les inspirations profondes.

Carson, et plus tard Donders, montrèrent que l'aspiration du sang vers le thorax n'est pas seulement due au mouvement d'inspiration, mais s'opère d'une façon continue, même pendant l'expiration. En effet, tous les organes contenus dans la poitrine sont, par le fait de l'élasticité pulmonaire et de la résistance des parois thoraciques, soumis à une pression inférieure à celle de l'atmosphère.

En vertu de son élasticité, de sa rétractilité, le poumon tend constamment à prendre un volume beaucoup plus petit que celui qu'il occupe dans le thorax : aussi exerce-t-il derrière lui une véritable succion sur la cavité pleurale; il tend à séparer la plèvre pulmonaire de la plèvre pariétale, mais, comme la cavité pleurale est close de toutes parts et que l'air n'y a pas d'accès, le poumon ne peut se rétracter; il en résulte une tendance au vide, une pression négative qui atteint sa plus grande valeur à la fin de l'inspiration, lorsque le thorax est dilaté et que le tissu pulmonaire est violenté au maximum. Pendant l'expiration ordinaire, le chiffre du vide pleural diminue à mesure que le poumon revient sur lui-même, mais la pression conserve une certaine valeur négative alors même que l'expiration est complète; à ce moment le poumon se trouve donc encore violenté dans sa forme, distendu par succion.

Les oreillettes et les grosses veines qui y débouchent sont plongées dans le milieu raréfié de la poitrine. Comme leurs parois sont minces et dépressibles, leur contenu doit subir à un haut degré l'influence de la pression négative qui règne dans la poitrine. D'autre part, les veines situées en dehors du thorax sont soumises à la pression atmosphérique entière et même à une pression supérieure à celle de l'atmosphère. Le sang qu'elles contiennent est donc poussé constamment dans la direction du cœur, et cette aspiration atteint son maximum lors de l'inspiration. L'aspiration pleurale due à la force élastique du poumon correspond à une pression négative de 6 à 8 millimètres de mercure pendant l'expiration, et s'élève à 30 ou 40 millimètres quand le poumon est déployé par une inspiration profonde. La force aspiratrice qui s'exerce sur le sang veineux présente ainsi des variations périodiques correspondant aux phases alternatives de la respiration.

[1] L'aspiration thoracique n'existe pas chez le fœtus. D'après Bernstein, elle s'établit d'emblée au moment de la naissance par le fait des premiers mouvements respiratoires. Hermann admet au contraire que le vide pleural n'existe pas chez les nouveau-nés et qu'il se développe graduellement après la naissance. Pour ce dernier physiologiste, le vide thoracique résulterait de ce que la croissance du thorax est plus rapide que celle des poumons et des autres organes qui sont contenus dans la poitrine.

Dans les actes respiratoires modifiés, tels que la toux, l'effort, etc., la pression négative qui règne dans la poitrine peut faire place à une pression positive. Dans l'effort, nous fermons la glotte après avoir emprisonné dans les poumons par une inspiration profonde une grande quantité d'air. En même temps les parois de la poitrine se rapprochent comme dans une expiration active et compriment énergiquement les poumons et leur contenu gazeux. La pression qui se développe ainsi dans les poumons est suffisante, non-seulement pour faire équilibre à l'élasticité pulmonaire, mais encore pour comprimer les organes voisins, notamment les veines qui débouchent dans l'oreillette droite. Loin d'être aspiré vers la poitrine, le sang veineux ne peut plus y pénétrer, il s'accumule en amont et la stase veineuse se propage de proche en proche vers les capillaires. Au bout de peu d'instants, la presque totalité du sang passe ainsi dans le système veineux. Tout le monde sait que pendant l'effort la face et le cou se congestionnent et que les veines superficielles gonflent de plus en plus.

Dans l'expérience dite de Müller, les conditions de la circulation veineuse thoracique sont exactement inverses de ce qu'elles sont dans l'effort. Cette expérience consiste à fermer la glotte, après avoir expulsé de la poitrine par une expiration forcée la plus grande quantité d'air possible (air respiratoire -+- air complémentaire). On dilate ensuite la poitrine au maximum, comme dans une inspiration profonde, mais sans ouvrir la glotte, de manière à raréfier la masse d'air broncho-pulmonaire. Le vide thoracique atteint alors une valeur énorme et le sang veineux est aspiré avec force vers la poitrine.

A première vue, il semble que la pression négative qui règne à l'intérieur des veines intra-thoraciques ne puisse, en vertu de la souplesse de leurs parois, s'étendre dans ces vaisseaux au delà des limites de la poitrine. Il est en effet impossible d'aspirer un liquide au moyen d'un tube membraneux et dépressible. Dès qu'on essaie de produire un vide relatif à son intérieur, on le voit s'affaisser sous la pression de l'atmosphère, et ses parois, s'accolant l'une à l'autre, obstruent complétement la lumière du conduit. P. Bérard a, le premier, appelé l'attention sur une disposition anatomique qui empêche les veines avoisinant le thorax de s'affaisser sous l'influence de la pression atmosphérique. Les veines de la région inférieure du cou, jugulaires internes et externes, troncs innominés et veines sous-clavières, sont maintenues béantes par suite de leurs adhérences aux aponévroses qui cloisonnent la région. Elles sont ainsi soutenues par des lames de tissu conjonctif qui adhèrent solidement au sternum, aux clavicules et aux premières côtes. Les efforts des muscles du cou peuvent d'ailleurs contribuer à tendre les parois de ces veines (muscles tenseurs de A. Richet).

Aussi, lorsqu'une des veines voisines du thorax est blessée, non-seulement le sang peut ne pas s'épancher à l'extérieur, mais l'air est aspiré vers la poitrine, pénètre dans l'oreillette droite et s'y mélange avec le sang. La masse spumeuse d'air et de sang est lancée par le ventricule droit dans les poumons et y produit des embolies gazeuses qui ne tardent pas à arrêter plus ou moins la circulation, d'où syncope et mort foudroyante. Les chirurgiens n'ont eu que trop souvent l'occasion de constater les dangers de l'introduction de l'air à la suite de piqûres des veines de la région inférieure du cou.

La veine cave inférieure présente une disposition anatomique rappelant celle des branches d'origine de la veine cave supérieure. Immédiatement avant de déboucher dans la poitrine, elle traverse un anneau aponévrotique qui sert d'insertion aux fibres du diaphragme. La contraction de ce muscle doit contribuer à maintenir la veine béante. Les veines qui ramènent le sang du foie adhèrent pareillement au tissu de cet organe, et ne s'affaissent pas quand on les divise. Rosapelly a montré que leur contenu était directement soumis à l'influence du vide thoracique. Il a constaté que l'inspiration fait baisser la pression dans ces veines et dans la région de la veine cave où elles débouchent, tandis qu'elle élève la pression dans les autres veines abdominales.

Les conditions anatomiques dont nous venons de parler nous expliquent comment la pression négative ou aspiration thoracique peut s'étendre pour certaines veines à d'assez grandes distances de la poitrine, au moins pendant l'inspiration. Déjà, en 1707, Méry avait vu sur un chien se produire, pendant une inspiration, l'entrée de l'air dans la veine cave inférieure qu'il avait piquée. Plus récemment, on a signalé des cas d'introduction de l'air dans la veine axillaire et jusque dans la veine faciale, au point où elle contourne le bord de la mâchoire inférieure. Sous ce rapport, les veines vertébrales et le système azygo-rachidien présentent les conditions les plus favorables, et peuvent transmettre l'influence aspiratrice du thorax jusque dans les sinus veineux et dans les canaux des os du crâne. Les physiologistes (Cl. Bernard, François-Franck) et les chirurgiens ont plus d'une fois observé la pénétration par aspiration de l'air dans les veines du crâne. François-Franck, qui a fait une étude spéciale de cette question, a pu suivre les bulles gazeuses dans les vaisseaux veineux depuis les canaux des os du crâne jusqu'à l'oreillette droite.

Cependant, en dehors de ces conditions anatomiques spéciales, la pression négative qui règne dans les gros troncs veineux avoisinant le cœur ne se retrouve d'une façon constante dans les veines qu'à une petite distance de la poitrine, limite au delà de laquelle la pression est partout positive. Il n'y a donc qu'un petit nombre de veines directement soumises à l'action du vide thoracique. Il n'en est pas moins vrai que la circulation veineuse tout entière subit l'influence des mouvements respiratoires. Pendant l'inspiration, le cours du sang veineux s'accélère par suite de la facilité plus grande que le sang éprouve à s'écouler dans la direction de la poitrine. Aussi la pression sanguine, tout en restant positive, baisse pendant l'inspiration dans toutes les veines de la moitié supérieure du corps, tête, cou, extrémités supérieures. Pendant l'expiration, l'afflux de sang veineux vers la poitrine se ralentit, les veines reçoivent plus de sang qu'elles n'en cèdent, elles gonflent plus ou moins et la pression monte dans leur intérieur. L'inspiration exerce une action encore plus favorable sur le cours du sang dans les veines des organes abdominaux. A l'aspiration thoracique vient s'ajouter pour ces vaisseaux la compression active et l'augmentation de pression intra-abdominale, qui résulte de l'abaissement du diaphragme pendant l'inspiration. Le sang comprimé dans leur intérieur ne peut refluer du côté des capillaires à cause de la direction des valvules, il ne peut s'échapper que dans une direction, celle de l'oreillette droite.

Les veines du membre inférieur sont seules placées dans des conditions relativement défavorables pendant la phase d'inspiration. Le cours du sang s'y trouve momentanément ralenti ou arrêté par suite de l'augmentation de la pression intra-abdominale. Le sang des extrémités inférieures doit en effet traverser le milieu abdominal, où règne une pression augmentée, avant de pénétrer dans le milieu raréfié de la poitrine.

Les variations respiratoires de la circulation de retour se traduisent par des variations périodiques dans le diamètre des vaisseaux veineux. Les oscillations sont des plus manifestes sur les veines avoisinant le thorax, spécialement sur les jugulaires externes. Ces vaisseaux présentent un affaissement correspondant à l'inspiration (surtout marqué au début de l'inspiration) alternant avec un léger gonflement dû à l'expiration.

Nous venons de signaler la cause principale de ce phénomène. Mais il existe une autre circonstance fort importante, qui concourt à augmenter l'afflux du sang veineux vers la poitrine et l'affaissement des jugulaires pendant l'inspiration : je veux parler de l'accélération de la circulation sanguine, due à une dilatation des vaisseaux du poumon pendant cette phase de la respiration. Haller déjà admettait cette dilatation, mais sans en donner une démonstration rigoureuse. Dans ces dernières années, les recherches de d'Arsonval, Héger, de Jager, Héger et Spehl, ont mis hors de doute ce fait que l'état d'expansion inspiratoire du poumon y favorise le cours du sang par la dilatation locale des vaisseaux. Je ne puis faire ici l'historique des controverses auxquelles la question de la circulation pulmonaire a donné lieu, attendu qu'elle ne se rattache qu'indirectement au sujet de cet article. Je rappellerai seulement que Héger et Spehl ont donné récemment du fait principal qui était en litige une démonstration nouvelle et originale. L'expérience consiste à arrêter au même instant toute circulation dans les vaisseaux du poumon, de manière à fixer dans le réseau vasculaire de l'organe tout le sang qui le traversait soit au moment de l'inspiration, soit à celui de l'expiration. A cet effet, on pratique sur le lapin vivant une fistule sternale du péricarde : un fil est glissé par cette ouverture sous le paquet des gros vaisseaux qui sortent du cœur. La fistule péricardique est ensuite refermée exactement, et la pression négative rétablie à sa valeur primitive dans le péricarde au moyen d'un aspirateur. De cette façon, on replace les organes thoraciques dans des conditions entièrement normales. On choisit alors, pour serrer le fil qui doit étreindre brusquement les vaisseaux pulmonaires, soit la phase d'inspiration, soit celle d'expiration. La quantité de sang contenue dans l'organe est évaluée par le procédé colorimétrique ordinaire. Héger et Spehl ont constaté de cette façon que les poumons fixés en inspiration contiennent environ la treizième partie de la masse totale du sang, tandis qu'à l'expiration ils ne renferment plus que la dix-huitième partie de la même quantité. C'est donc avec raison qu'Héger a pu dire : le moment où le poumon contient le plus d'air est aussi celui où il contient le plus de sang.

Cette perméabilité plus grande des vaisseaux pulmonaires pendant l'inspiration doit contribuer indirectement à aspirer le sang des jugulaires et à en provoquer l'affaissement. « Par contre, toute modification qui sera de nature à diminuer d'une façon suffisante l'aspiration thoracique et à faire obstacle au courant sanguin à travers le poumon devra se traduire extérieurement par une atténuation du phénomène d'affaissement veineux inspiratoire, quelquefois même par une suppression de cet affaissement (perte de l'élasticité pulmonaire dans l'emphysème, l'œdème du poumon; suppression ou diminution de l'aspiration thoracique par les épanchements abondants de la plèvre, les tumeurs du médiastin, les anévrysmes aortiques, etc.). De même, toute lésion qui s'opposera à la transmission de l'aspiration thoracique jusqu'aux veines extra-thoraciques produira un effet extérieur identique : tumeurs comprimant la veine cave supérieure (gonflement permanent bilatéral) ou l'un des troncs veineux brachio-céphaliques (gonflement veineux unilatéral correspondant, etc.) » (François-Franck).

Quant au gonflement présenté par les jugulaires pendant la phase d'expira-

tion, il est évidemment dû au ralentissement du cours veineux et non au reflux
du sang. L'idée de reflux dont il est tant question dans les écrits de Haller et
dans ceux des modernes doit être absolument abandonnée. « Non-seulement les
expériences directes prouvent que ce reflux ne se produit pas, mais la simple
réflexion aurait dû suffire à en faire rejeter l'existence ; en effet, la diminution
de la force aspiratrice du thorax qui caractérise l'acte d'expiration simple n'est
en aucune façon capable de provoquer une rétrogradation du sang contre la
pesanteur et contre la poussée propre à laquelle obéit la colonne sanguine ; si
même la pression intra-thoracique arrivait à prendre une valeur positive importante, le reflux ne pourrait se produire à cause du redressement des valvules
des veines du cou » (François-Franck).

Les variations respiratoires du volume des veines se traduisent par des variations correspondantes dans le volume des organes. Elles sont faciles à constater
sur les membres supérieur et inférieur de l'homme et sur le cerveau.

Chelius (1850), Piégu, Fick (1869), Buisson, Mosso, François-Franck, v. Basch
(1876), etc., ont imaginé des appareils (pléthysmographe, hydrosphygmo-
graphe, etc.) servant à étudier les changements de volume du bras, de la main
ou du pied. L'organe est enfermé dans un appareil inextensible rempli d'eau ou
d'air. Les changements de volume de l'organe dus aux variations de la circulation veineuse et artérielle déplacent une quantité équivalente de liquide. Ces
déplacements du liquide se transmettent à un tambour à levier qui se charge
de les traduire en graphique.

La courbe pléthysmographique montre, à côté des petites pulsations d'origine
artérielle qui sont en nombre égal aux battements du cœur, des oscillations
plus larges correspondant aux mouvements respiratoires et embrassant chacune
plusieurs pulsations artérielles. Mosso, François-Franck, von Basch et d'autres
physiologistes, ont constaté que le volume de l'avant-bras et de la main diminue
pendant l'inspiration, augmente pendant l'expiration. Ces changements sont dus
principalement aux variations respiratoires dans l'écoulement du sang veineux
et accessoirement aux variations respiratoires de la pression artérielle. Ce qui
prouve la grande influence du facteur d'origine veineuse dans la production des
oscillations respiratoires de la courbe pléthysmographique, c'est que l'expérience
ne donne le résultat indiqué que si la circulation veineuse de retour s'effectue
librement. Dès que les veines superficielles sont tant soit peu comprimées,
l'accélération inspiratoire du courant veineux ne se fait plus sentir et le dégonflement de l'avant-bras et de la main qui lui correspond ne se marque plus sur
le tracé pléthysmographique.

Le tracé pléthysmographique du cerveau pris chez le chien et le lapin (Salathé,
Léon Fredericq) montre également un affaissement de la courbe pendant l'inspiration, un soulèvement pendant l'expiration. Les mouvements d'expansion et
de retrait alternatifs du cerveau, isochrones avec les mouvements de la respiration que l'on observe aux fontanelles des jeunes enfants, ou au niveau des pertes
accidentelles de substance des os du crâne chez l'adulte, ont la même signification. Ces mouvements ont été étudiés chez l'homme au moyen de la méthode
graphique par Leyden, Langlet (1872), Salathé, Brissaud, François-Franck,
Mosso, Flemming, Ragosin et Mendelssohn (1800), Burckhardt (1881), Karl
Mays (1882), Sciammanna (1882), Mondini (1882), Léon Fredericq (1885).

En appliquant le pléthysmographe au pied ou à la jambe, Mosso a démontré
qu'il existe ici une relation inverse entre les mouvements respiratoires et les

variations de volume dus à l'écoulement du sang veineux. Le membre inférieur diminue de volume pendant l'expiration, pour gonfler pendant l'inspiration.

En somme, la circulation veineuse de retour est beaucoup plus active pendant l'inspiration, surtout si l'on considère principalement le tronc, la tête et les membres supérieurs. Quant aux membres inférieurs, c'est pendant l'expiration au contraire que leurs vaisseaux amènent surtout leur tribut vers le cœur. Mosso admet que ces variations en sens inverse dans l'activité de la circulation veineuse aux deux phases de la respiration doivent se compenser plus ou moins; il résulterait de leur antagonisme que le cœur droit reçoit autant de sang à l'inspiration qu'à l'expiration. Cette opinion de Mosso ne me paraît pas exacte. Je crois, avec la grande majorité des physiologistes, que le cœur droit reçoit une quantité de sang beaucoup plus grande pendant la phase d'inspiration que pendant celle d'expiration.

3° *Aspiration cardiaque.* La systole du ventricule gauche lance 180 grammes de sang en dehors de la poitrine à chaque pulsation cardiaque : il doit nécessairement se produire à ce moment un renforcement du vide thoracique et un appel d'air et de sang vers la poitrine. Ces phénomènes, déjà entrevus par J. Hunter, furent nettement exposés par Chauveau, par Buisson, par Marey. Chauveau insista le premier sur l'exagération de l'aspiration thoracique produite par l'évacuation ventriculaire. Ch. Buisson montra que l'air est appelé dans le poumon par le fait de cette diminution de volume du cœur pendant la systole ventriculaire, et Marey signala la dépression des espaces intercostaux qui l'accompagne. De leur côté, Voit et Lossen, respirant par des valvules de Müller (flacons laveurs), constatèrent que l'eau de ces valvules est aspirée vers la poitrine à chaque pulsation du cœur. Voit rappela à ce propos une observation faite quelques années auparavant par Bamberger. Ce dernier avait constaté chez le lapin à travers la plèvre mise à nu que le ventricule à chaque systole attire à lui les poumons.

Cet appel d'air, ce pouls négatif de la masse d'air broncho-pulmonaire, comme l'appellent Marey et Mosso, se propage jusque dans la bouche et dans les cavités nasales, où il est facile d'en constater l'existence et de l'enregistrer. Klemensiewicz, François-Franck, Mosso et d'autres, en ont obtenu des graphiques en reliant simplement l'intérieur de la bouche ou la narine avec un tambour à levier écrivant sur le cylindre enfumé de l'appareil enregistreur. Ceradini et Landois ont même imaginé sous le nom d'*Hämathoracographe* et de *Cardiopneumographe* de petits instruments spécialement destinés à étudier ce mouvement que Landois appelle *cardiopneumatique.*

Landois et Mosso admettent qu'à la diminution de volume du cœur vient s'ajouter encore un autre facteur concourant à produire le pouls négatif au moment de la systole : le cœur, en se contractant, déprime légèrement le cinquième espace intercostal (choc du cœur) et augmente ainsi légèrement la capacité de la cavité thoracique.

Le vide produit dans le thorax par l'évacuation systolique du ventricule gauche appelle donc l'air de l'extérieur, mais ce vide est également comblé en partie par un afflux de sang veineux, qui se trouve aspiré en plus grande abondance à ce moment. Cette aspiration est manifeste dans les jugulaires et concourt à produire le phénomène du pouls veineux que nous étudierons plus loin. L'évacuation systolique du ventricule gauche favorise donc indirectement la circulation de retour en exagérant momentanément le vide thoracique.

La pulsation du ventricule droit exerce sur la circulation veineuse une action d'un mécanisme fort différent, mais identique quant au résultat : je veux parler du phénomène intra-cardiaque étudié par Chauveau et Marey sous le nom de *vide post-systolique* et repris ensuite par Luciani, par Goltz et Gaule et par de Jager. Voici en quoi il consiste : un manomètre introduit dans le ventricule indique une pression négative immédiatement après la systole. C'est ainsi que Goltz et Gaule, étudiant au moyen de manomètres à soupape les pressions maxima et minima qui se développent chez le chien dans la cavité du cœur, constatèrent à chaque révolution cardiaque l'existence d'une véritable aspiration. Dans une de leurs expériences ils trouvèrent, par exemple, un minimum de pression de —52 millimètres de mercure dans le ventricule droit et de —17,2 millimètres de mercure dans le ventricule gauche (thorax fermé et respiration normale).

Ces pressions négatives s'observent également après l'ouverture du thorax, comme le prouvent les expériences de de Jager. De Jager trouve, par exemple, chez des chiens à poitrine ouverte, une pression négative allant jusqu'à —58 millimètres de mercure dans le ventricule droit. Les parois des ventricules agissent donc comme pompe foulante pendant la systole, et comme pompe aspirante au début de la diastole. L'aspiration post-systolique du ventricule fait sentir ses effets sur le contenu de l'oreillette et provoque un afflux de sang veineux. Ainsi De Jager trouve régulièrement une pression négative, variant de —2 à —6 millimètres de mercure dans l'oreillette droite au début de la diastole ventriculaire, et cela sur des chiens où l'influence du vide thoracique a été supprimée par l'ouverture de la poitrine.

Cette pression négative qui se développe dans le ventricule immédiatement après la systole n'est certainement pas due à une dilatation ou diastole active du ventricule, comme l'avaient admis autrefois un grand nombre de physiologistes. L'aspiration intra-ventriculaire a vraisemblablement pour cause l'élasticité propre des parois ventriculaires. Ces parois, brusquement comprimées au moment de la systole, reviennent sur elles-mêmes et tendent à s'écarter lorsque survient la diastole. De même, les forces élastiques développées dans un ballon en caoutchouc pendant la compression tendent à lui faire reprendre son état d'expansion première dès que cesse la compression (Magendie). La pression négative qui règne dans le thorax vient soutenir cette expansion des parois ventriculaires et contribuer à en dilater la cavité.

Brücke admet en outre une espèce d'érection des parois du cœur, provenant de ce que pendant la diastole les artères coronaires et leurs branches présenteraient le maximum de tension et de contenu sanguin. Cette théorie de Brücke est basée principalement sur le fait, contesté d'ailleurs, de l'occlusion des orifices des artères coronaires par les valvules sigmoïdes de l'aorte, relevées au moment de la systole. Ce n'est qu'au moment où les valvules s'abaissent après la systole ventriculaire que le sang pénétrerait dans les artères coronaires et contribuerait ainsi à dilater activement la cavité des ventricules.

4° *Contractions musculaires.* Les veines qui cheminent entre plusieurs muscles, ou dont le trajet se trouve compris entre des muscles et des parties résistantes, sont exposées à être comprimées à chaque contraction musculaire. Le muscle en se contractant gonfle par le milieu et déprime les parties molles voisines. Le segment veineux comprimé ne peut laisser échapper le sang que dans la direction du cœur, car les valvules empêchent le liquide de refluer vers la périphérie, elles cèdent au contraire facilement dans la direction du cœur. Dès que la compression cesse le segment veineux peut de nouveau se remplir de sang, pour se vider ensuite à la contraction suivante. De même l'influence accélératrice que les contractions des muscles exercent sur la circulation veineuse est des plus manifestes pendant la saignée qui se pratique au pli du coude. Tant que l'avant-bras reste immobile, l'écoulement du sang par la piqûre de la veine est languissant. Dès que le sujet exécute des mouvements de l'avant-bras (ouvrir et fermer la main, serrer fortement un bâton), le jet de sang augmente considérablement en force et en volume. La contraction et le relâchement alternatifs des muscles, notamment pendant la marche, constitue un adjuvant puissant de la circulation de retour des membres inférieurs. Dans la station verticale, le sang, pour remonter vers le cœur, doit lutter contre son propre poids : aussi se produit-il facilement des troubles de la circulation veineuse, des engorgements et des varices, chez les personnes que leur profession condamne à l'immobilité dans la station verticale. Si les valvules n'existaient pas, les veines du pied, par exemple, auraient à supporter le poids d'une colonne de sang de plus de 1 mètre de hauteur, c'est-à-dire mesurant toute la distance verticale qui sépare le pied du cœur. Heureusement cette colonne se trouve divisée par les valvulves en un grand nombre de petits segments. Dans chacun de ces segments les valvules qui en constituent le fond ne supporte qu'une colonne de peu de centimètres de hauteur. Les valvules sont nombreuses au niveau des parties déclives (membre inférieur). Elles manquent au contraire dans les veines de la tête, du cou, du poumon, c'est-à-dire là où la pesanteur, loin de gêner la circulation de retour, lui vient plutôt en aide.

J'ai déjà signalé l'action adjuvante que la contraction du diaphragme exerce pendant l'inspiration sur la circulation veineuse de l'abdomen. Les veines sont comprimées et leur contenu est poussé du côté de la poitrine, où règne une pression négative.

Braune (1873) a montré qu'un certain nombre de veines sont disposées de manière à être tantôt dilatées, tantôt comprimées par la contraction des muscles voisins. Grâce à la présence de leurs valvules, ces veines fonctionnent alors alternativement comme pompe aspirante et comme pompe foulante. Ces appareils veineux d'aspiration se retrouvent en différents endroits du corps : jambe, cuisse, bras, avant-bras, mâchoire, clavicule, etc. Braune a décrit en détails la disposition de ce genre que présente la veine crurale. Dans l'extension et l'abduction de la cuisse, les parois veineuses se trouvent relâchées au niveau de la fosse ovale, la pression dans la veine crurale devient négative et le sang du segment veineux situé inférieurement y est aspiré contre son propre poids. Dans la flexion de la cuisse, au contraire, le contenu veineux est comprimé et chassé dans la direction du cœur.

5° *Action adjuvante des battements artériels.* Autenrieth, Sœmmerring, Cuvier, Patissier, Rudolphi, Hunter, Tigri, Ozanam, ont signalé l'action adjuvante que les battements artériels peuvent exercer sur la circulation du sang dans les veines avoisinantes. L'expansion brusque de l'artère a pour effet de comprimer le segment veineux situé dans son voisinage immédiat et peut contribuer à chasser le sang dans la direction indiquée par les valvules, c'est-à-dire vers le cœur. Ozanam a donné le nom de *circulation par influence* à cette action mécanique que les pulsations d'une artère exercent sur ses veines satellites. Les battements communiqués aux veines peuvent s'inscrire au moyen de l'appareil enregistreur (veine crurale, veine cave inférieure, veine sous-clavière, veine pédieuse). Le sphygmogramme veineux représente toujours un tracé exactement inverse de celui fourni par l'artère correspondante. Dans la plupart des organes, cette action adjuvante des battements artériels ne présente au point de vue de la circulation veineuse qu'une importance tout à fait accessoire.

Il n'en est plus de même quand il s'agit de tissus ou d'organes renfermés dans une coque solide, inextensible, comme c'est le cas pour les parties internes de l'œil emprisonnées dans la sclérotique et pour le cerveau renfermé dans la boîte crânienne. L'ondée sanguine artérielle ne peut pénétrer dans une cavité à parois rigides et remplie de liquides et de tissus incompressibles qu'en poussant en dehors de la cavité, par les veines, une ondée sanguine équivalente. Ici donc le mouvement du sang artériel se transmet pour ainsi dire intégralement aux veines sans passer par les capillaires [1].

La circulation veineuse dans la cavité crânienne a fait l'objet de quelques recherches intéressantes. Déjà en 1760 Larrey, dans son travail sur les mouvements du cerveau et de la dure-mère, avait émis l'idée que l'augmentation de volume du cerveau lors de la pulsation artérielle pouvait pousser le sang hors des veines voisines. H. Berthold (1869) et Jolly (1871) constatèrent directement les pulsations du sang veineux, le premier sur les veines du cou, le second sur une veine de la surface du cerveau.

Ce fut Cramer (1873) qui donna (sous la direction d'E. von Bergmann) la démonstration péremptoire que les pulsations des artères du cerveau se transmettent au sang veineux qui sort du crâne (expériences sur le chien et le veau). Il mesura la pression dans la veine jugulaire interne à sa sortie du trou déchiré, et constata des oscillations de plusieurs millimètres d'eau correspondant exactement aux pulsations artérielles. La pression fut trouvée de 87 à 240 millimètres d'eau chez les veaux, de 50 à 278 millimètres d'eau chez les chiens. E. von Bergmann reprit ultérieurement ces expériences et en publia les résultats dans son ouvrage sur les plaies de la tête (*Deutsche Chirurgie*, livraison 30, p. 266, 1880).

Les recherches de Mosso (1876 à 1880) ont confirmé l'existence d'un pouls veineux transmis des artères aux veines de la cavité crânienne, ainsi que l'existence d'une pression relativement élevée dans ces derniers vaisseaux.

Il est impossible de faire ici l'histoire des nombreux travaux publiés sur la circulation veineuse de l'œil et sur les pulsations que les veines de la papille du nerf optique montrent si souvent à l'ophthalmoscope chez l'individu sain (phénomène découvert par van Trigt et Coccius en 1852 et 1853). On trouvera un exposé méthodique des opinions des différents auteurs sur cette question controversée dans un travail de Fr. Helfreich, publié en 1882 dans l'*Archiv für Ophthalmologie*, Bd XXVIII, p. 1. Tous les auteurs n'admettent pas en effet qu'il s'agit de pulsations artérielles transmises des artères aux veines à travers les milieux de l'œil, grâce à l'existence de la coque rigide de la sclérotique. Pour Helfreich lui-même, le pouls des veines de la papille dépend, non du pouls

---

[1] La cavité crânienne ne peut rigoureusement être considérée comme close de toutes parts, puisqu'elle communique largement par le trou occipital avec la cavité rachidienne, qui elle-même ne peut être complètement assimilée à un tube à parois rigides. A chaque pulsation artérielle pénétrant dans la cavité crânienne une certaine quantité de sang veineux est chassée en dehors, mais une certaine quantité de liquide céphalo-rachidien est sans doute également refoulée du crâne vers la cavité rachidienne. Dans l'intervalle entre les pulsations le liquide céphalo-rachidien refluerait vers le crâne.

des artères intra-oculaires, mais du pouls des veines extra-oculaires, et plus spécialement du pouls des veines qui sortent du crâne. Les pulsations décrites par E. Bergmann, par Cramer, par Mosso, sur les veines qui émergent de la cavité crânienne, influenceraient la circulation veineuse oculaire au point d'y produire les pulsations observées à l'ophthalmoscope. On sait que les artères du fond de l'œil ne montrent pas normalement de pulsations à l'ophthalmoscope.

Pression intra-veineuse. Les différents physiologistes qui, depuis Stephan Hales, ont cherché à déterminer la valeur de la tension veineuse, ont tous confirmé le principe général qui sert de base à l'hémodynamique, à savoir que la pression est beaucoup plus faible dans les veines que dans les artères, et que dans les veines la pression va généralement en diminuant à mesure qu'on s'éloigne des capillaires pour se rapprocher de l'oreillette droite. Nous avons déjà vu que la pression est négative dans les veines voisines de l'oreillette. Malheureusement, les résultats numériques de ces recherches concordent fort peu entre eux. Ces discordances proviennent en partie de la diversité des méthodes employées (quelques-unes de ces méthodes étaient certainement fautives), mais elles sont dues également à la variété et à l'importance des causes extérieures qui influent sur la valeur de la pression veineuse. Cette pression est dès plus variables dans les veines, tandis que dans les artères elle présente un haut degré de stabilité et de permanence.

Hales constate dans les veines une pression de 6 pouces de sang, tandis que dans les artères cette pression atteint 7 pieds 1/2.

Poiseuille, Magendie, trouvent la pression relativement élevée dans les veines : cela tient en partie à leur manière d'opérer. Ils lient le manomètre dans le bout périphérique de la veine : celle-ci gonfle de plus en plus et finit par indiquer la pression qui règne dans l'artère correspondante. Nous l'avons déjà dit, la veine et les capillaires peuvent dans ce cas être considérés comme faisant suite au tube du manomètre et comme le prolongeant simplement jusqu'à l'artère.

Mogk et Ludwig eurent recours à une canule en T, intercalée sur le trajet du sang veineux. Le manomètre s'insérait sur la branche latérale de manière à ne pas gêner la circulation. Les pressions fortement négatives qu'ils rencontrèrent dans les veines éloignées de la poitrine s'expliquent difficilement, étant donné la valeur assez faible de l'aspiration thoracique et le peu de résistance que ces veines opposent à l'affaissement. Ils trouvèrent, par exemple, chez un chien une pression négative de 6,8 millimètres de mercure dans la veine crurale. Chez un autre chien — 1,9 millimètres dans la même veine et — 12,8 millimètres dans la veine jugulaire. Volkmann indique au contraire des pressions positives fort élevées :

Chez une chèvre. . . .	41	mm. de mercure dans la veine	faciale.
— . . .	18	—	—	jugulaire.
Chez un veau.	27	—	—	métatarsienne.
—	9	—	—	jugulaire.
Chez un cheval. . . .	44	—	—	petite veine cervicale.
—	21,5	—	—	jugulaire.

Weyrich, plongeant l'extrémité d'un manomètre à mercure dans la jugulaire, de manière à pénétrer jusque dans l'oreillette droite, trouva une pression négative et des oscillations cardiaques de 2 à 3 millimètres de mercure d'amplitude, en outre des oscillations respiratoires de 5 à 8 millimètres de mercure. Ces oscillations disparurent dès que la canule manométrique eut été retirée jusqu'au-dessus des valvules de la jugulaire.

Jacobson (et v. Recklinghausen) trouva chez le mouton les valeurs suivantes :

```
Veine innominée gauche. . . . . . .    — 0,1  mm. Hg. ⎞
   —   jugulaire droite. . . . . . .    + 0,2    —    ⎟       Près
   —   sous-clavière droite. . . . . .  — 0,1    —    ⎬   de l'origine
   —   jugulaire gauche. . . . . . .    — 0.1    —    ⎟      de la
   —   sous-clavière gauche.. . . . .   — 0,6    —    ⎠  veine innominée.
  · ·  brachiale gauche.. . . . . . .   — 1      —

       Veine faciale externe. . . . . . . . . . . . . .  +  3   mm. Hg.
            —          interne. . . , . . . . . . . . .  +  5,2   —
       Veine brachiale. . . . . . . . . . . . . . . . .  +  4,1   —
       Veine formant une branche de la faciale. . . . .  +  9     —
       Veine crurale. . . . . . . . . . . . . . . . . .  + 11,4   —
```

Jacobson constate que l'influence des mouvements respiratoires normaux ne s'étend guère aux veines éloignées de la poitrine, par exemple, à la veine crurale et brachiale. Les oscillations respiratoires de la pression veineuse ne sont pas constantes et dans tous les cas fort peu étendues (0,08 millimètres de mercure) dans les veines faciales. Il faut s'adresser aux veines jugulaires ou aux sous-clavières pour les observer nettement. Leur amplitude atteint ici 0,9 millimètres de mercure, la pression baissant de 0,3 millimètres Hg à l'inspiration et montant de 0,6 millimètres à l'expiration.

Pour les veines de l'abdomen, surtout celles appartenant au système porte, les rapports entre les variations de la pression sanguine et les phases de la respiration sont nécessairement inverses de ce qu'ils sont dans la poitrine et dans les vaisseaux de la moitié supérieure du corps. Pendant l'inspiration, le diaphragme s'abaisse, comprime le contenu de l'abdomen et y augmente la pression du milieu abdominal. Rosapelly a constaté, par exemple, chez le chien une pression de 7 millimètres de mercure dans la veine porte pendant l'expiration, alors que la pression atteignait 9 à 14 millimètres de mercure pendant l'inspiration.

Nous avons déjà signalé la pression assez élevée qui règne dans la jugulaire interne à son point d'origine et dans les veines intra-crâniennes. Cramer et Bergmann (1873) ont trouvé jusqu'à 278 millimètres d'eau comme mesure de la pression dans la jugulaire.

Mosso trouve dans le sinus longitudinal une pression de 70 à 80 millimètres d'eau, pendant l'anesthésie chloroformique, plus tard 100 à 110 millimètres d'eau.

Axel Key et Retzius[1] indiquent les chiffres de pression suivants pour le sang des sinus :

```
Inspiration. . . . . . . . . . . . . . . . . .   5 à 12 mm. Hg.
Expiration.. . . . . . . . . . . . . . . . . .   8 à 16   —
```

Tels sont les documents assez peu nombreux que nous possédons sur la valeur numérique de la pression sanguine à l'intérieur des veines. Les déterminations absolues de pression n'ont ici qu'un intérêt secondaire, étant donné la variabilité de cette pression et le grand nombre d'influences perturbatrices qui peuvent la modifier. Ainsi la moindre compression locale d'une veine doit y faire monter la pression sanguine. Si la compression est suffisante, le segment veineux se vide du côté du cœur et le bout central du segment veineux s'affaisse : la compression vient-elle à cesser, la veine tend à se relever et le

----

[1] A. Key et Retzius : *Studien in der Anat. des Nervensyst.* Stockholm, 1876.

manomètre y indique une diminution de pression. Dans cette expérience, la pression reste positive dans les veines des extrémités, mais acquiert une valeur négative dans celles du cou.

La pression veineuse générale monte chaque fois que la masse totale du sang augmente (pléthore, ingestion de boissons, transfusion, etc.) ; elle baisse dans les conditions inverses (anémie, hémorrhagies, sécrétions profuses, etc.).

Il y a jusqu'à un certain point antagonisme entre la valeur de la pression artérielle et la valeur de la pression veineuse. La plupart des influences qui font baisser la tension artérielle ont au contraire pour effet d'augmenter la pression du sang dans les veines. Toute dilatation des vaisseaux périphériques tend à égaliser les deux pressions, c'est-à-dire à l'abaisser dans les artères, à l'élever dans les veines. Le resserrement des vaisseaux périphériques produit des modifications en sens inverse : hausse de la pression artérielle aux dépens de la pression veineuse. Dastre et Morat ont publié dans leurs recherches sur l'innervation des vaisseaux de nombreux graphiques de pression artérielle et veineuse montrant nettement l'antagonisme des variations des deux pressions. Quand l'une monte, l'autre descend, et *vice versâ*.

Pouls veineux. Nous avons, dans l'exposé qui précède, eu l'occasion de signaler plusieurs cas de pouls veineux plus ou moins accidentel. Dans l'expérience de l'électrisation de la corde du tympan, les vaisseaux artériels et capillaires de la glande sous-maxillaire se dilatent suffisamment pour que les pulsations artérielles se propagent jusque dans les veines. Les jugulaires peuvent présenter des battements de même nature à la suite de la section du cordon cervical du grand sympathique. Ces battements veineux résultant de la propagation des pulsations artérielles jusque dans les veines ont été fréquemment signalés chez l'homme.

Une deuxième espèce de pouls veineux nous est offerte par les veines situées dans le voisinage immédiat d'artères volumineuses. L'ébranlement pulsatile de l'artère se transmet directement par contact à la paroi veineuse. Le pouls de la veine est négatif dans ce cas, c'est-à-dire inverse de celui de l'artère : la veine est déprimée au moment où l'artère présente le maximum de l'expansion.

Enfin une troisième variété de pouls veineux par communication des pulsations artérielles se rencontre dans les veines qui sortent de cavités closes présentant des parois résistantes et inextensibles, comme c'est le cas pour les veines du globe de l'œil et pour celles qui sortent de la cavité crânienne. L'ondée sanguine artérielle ne peut pénétrer dans une cavité à parois rigides et remplie de tissus et de liquides incompressibles qu'en poussant en dehors de la cavité par les veines émergentes une ondée veineuse équivalente.

Le phénomène auquel on réserve plus spécialement en physiologie le nom de pouls veineux, et dont nous allons aborder l'étude, est d'une autre nature. Il est sous la dépendance immédiate des pulsations du cœur droit, et a surtout été observé sur la jugulaire externe.

Wedemeyer (1828) signala le premier l'existence du pouls jugulaire normal chez l'animal sain. Il répéta sur le cheval l'expérience déjà exécutée par Barry, et qui consiste à mettre l'intérieur de la jugulaire en rapport avec un long tube de verre plongeant dans un vase rempli d'eau colorée. Il vit à chaque pulsation cardiaque le liquide monter par aspiration dans le tube à une hauteur d'un ou de plusieurs pouces.

Weyrich (1853) observa le pouls veineux de la veine cave, mais en contesta l'extension aux jugulaires.

Bamberger (1856) et Geigel n'admirent sous le nom de pouls veineux que le phénomène pathologique du soulèvement de la jugulaire coïncidant avec la systole ventriculaire (et non avec la systole auriculaire). On ne l'observerait que dans les cas d'insuffisance tricuspide et il serait provoqué par un véritable mouvement de reflux du sang veineux. Beaucoup de cliniciens partagent encore aujourd'hui cette manière de voir.

Au contraire, Friedreich (1865), Potain (1868), Mosso (1878), Riegel (1881), François-Franck (1882), démontrèrent chez l'homme l'existence constante ou tout au moins fréquente du pouls veineux jugulaire en dehors de toute lésion cardiaque ou vasculaire. Gottwalt étudia le pouls veineux chez le chien et le lapin. Le phénomène s'observe normalement chez ces animaux dans toutes les grosses veines qui avoisinent le cœur. Le pouls veineux se propage dans la veine cave inférieure jusque dans la région du rein, mais ne se montre pas au delà, tandis que les variations respiratoires de la pression veineuse peuvent se propager jusque dans la veine iliaque et même jusque dans la veine fémorale. Le pouls veineux est très-manifeste dans la jugulaire externe et s'y étend d'ordinaire jusqu'à la tête. Il est moins marqué dans la jugulaire interne et n'y dépasse pas le milieu du cou. Gottwalt fit une étude détaillée du pouls normal de la jugulaire du chien. Les tracés furent obtenus au moyen d'un explorateur formé d'une capsule à air reliée à un tambour à levier. Les autres expérimentateurs précédemment cités se servirent d'appareils analogues pour l'étude du pouls normal et pathologique de la jugulaire, tant chez l'homme que chez le chien.

Mosso avait admis que le pouls négatif de la jugulaire consiste dans un affaissement coïncidant avec la systole ventriculaire : il serait dû uniquement à l'augmentation du vide thoracique qui accompagne la déplétion du ventricule gauche. A ce moment, le sang veineux est aspiré avec plus de force vers la poitrine, d'où affaissement de la jugulaire. Mosso attribue donc le pouls négatif de la jugulaire à la même cause qui produit le mouvement dit *cardiopneumatique*. Les recherches récentes de Riegel, de Gottwalt et de François-Franck, ont démontré l'inexactitude de cette explication exclusive. En effet, le pouls veineux se montre encore après l'ouverture de la poitrine qui supprime le vide thoracique et toute variation de ce vide. En outre, le phénomène est plus complexe que ne le croyait Mosso. A chaque systole cardiaque on observe plusieurs soulèvements et affaissements successifs de la jugulaire. Les phases de soulèvement du pouls de la jugulaire ne correspondent pas à des mouvements de reflux du liquide sanguin comme on pourrait être tenté de l'admettre à première vue. Ils sont seulement l'indice d'un arrêt ou d'un ralentissement de l'écoulement du sang vers la poitrine. Les affaissements du pouls de la jugulaire indiquent une augmentation de l'afflux du sang vers la poitrine. Ces variations dans la vitesse d'écoulement du sang vers le cœur sont sous la dépendance directe des variations de pression qui se développent successivement dans l'intérieur de l'oreillette et du ventricule droits, à chaque révolution cardiaque.

Riegel, Gottwalt et François-Franck sont d'accord pour admettre que l'ondulation la plus marquée du pouls veineux est un mouvement de soulèvement brusque correspondant à la systole de l'oreillette droite, que cette ondulation

principale est suivie d'une longue phase d'affaissement interrompue par deux
ou trois soulèvements peu importants. Les trois auteurs que nous venons de
citer diffèrent sur plusieurs points en ce qui concerne la description détaillée
de cette période d'affaissement de la veine ; ils ne sont pas d'accord non plus
sur l'interprétation à donner aux petits soulèvements de la veine et sur la coïncidence que ces mouvements présentent avec les phases de la révolution cardiaque. Nous ne chercherons pas à concilier ces divergences d'interprétation.
Nous nous bornerons à donner avec quelques détails la description et l'interprétation du pouls veineux d'après François-Franck. Voici en quels termes ce
physiologiste indique la disposition du sphygmographe veineux dont il se sert
pour l'examen clinique :

On glisse en arrière du cou du sujet une sorte de coussin étroit et long qui
forme le pied de l'appareil. A l'une des extrémités de ce support est vissée une
tige verticale sur laquelle on fixe l'explorateur veineux. Celui-ci n'est autre
qu'un tambour à air dont le modèle est emprunté aux nouveaux instruments de
M. Marey et qui est très-réduit comme capacité intérieure. La membrane qui
ferme ce tambour à air est en caoutchouc soufflé tout à fait flasque et supporte

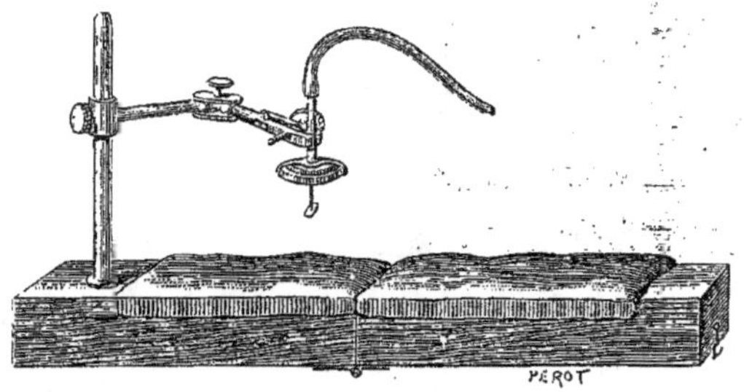

Fig. 1. — Disposition du sphygmographe veineux pour l'examen clinique (d'après François-Franck).

un petit disque auquel est appendue la tige exploratrice. Par son poids celle-ci
tend légèrement la membrane et s'applique sur le trajet de la veine dont elle
suit très-exactement tous les mouvements. Si l'on réunit ce premier tambour à
un autre instrument enregistreur de même capacité par un tube de caoutchouc
assez court, on obtient des courbes veineuses dans lesquelles les moindres accidents sont indiqués :

1° Le pouls veineux jugulaire normal présente un soulèvement et un affaissement brusques au début de la courbe totale ; ces deux accidents initiaux
sont en rapport avec la systole et la diastole de l'oreillette droite. Pendant la
systole de l'oreillette, le sang contenu dans cette cavité est projeté dans le ventricule d'une part, et produit d'autre part un léger reflux dans les gros troncs
veineux situés dans le voisinage immédiat de l'oreillette. Ce reflux ne se propage pas dans les veines jugulaires, mais il suffit à y arrêter ou tout au moins
à y ralentir brusquement le cours du sang, d'où le soulèvement des parois de
la veine.

2° A la suite de ce premier soulèvement, les jugulaires présentent un affaissement brusque (A) : c'est le pouls négatif qui coïncide avec la diastole auriculaire
(Weyrich, Potain). Les parois de l'oreillette, après s'être resserrées et avoir
expulsé la plus grande partie du sang de la cavité auriculaire, se relâchent

brusquement et permettent ainsi l'afflux rapide d'une nouvelle quantité de sang ; ce liquide maintenu aux abords de l'oreillette pendant la systole auriculaire précédente, s'étant accumulé dans les réservoirs veineux voisins où il a acquis une certaine pression, ne peut en effet que se précipiter dans la cavité à parois flasques qui s'ouvre devant lui. L'affaissement des veines du cou résulte donc de la rapidité avec laquelle tout le système se décharge dans l'oreillette, une dépression se trouvant créée par le fait du déversement brusque du sang dans l'oreillette.

3° La systole ventriculaire qui survient immédiatement après celle de l'oreillette contribue à augmenter l'aspiration thoracique et explique l'affaissement progressif des jugulaires qui se montre pendant toute la durée de la systole (de A en A′).

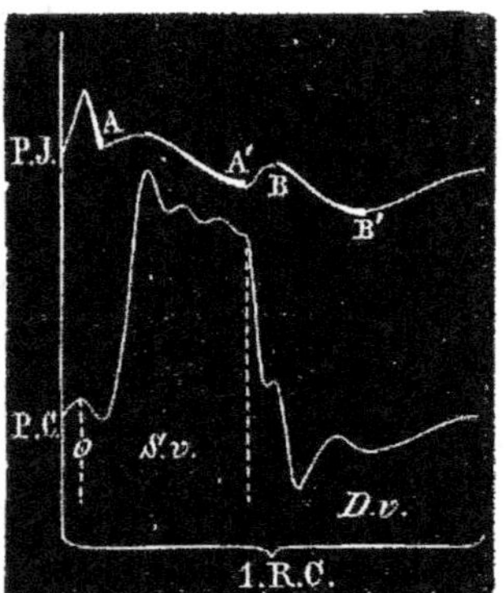

Fig. 2. — Schéma des rapports du pouls jugulaire normal P.J. avec les différents actes d'une révolution cardiaque complète l'C. Un premier soulèvement veineux se produit en même temps que la systole de l'oreillette O. Le premier affaissement commence avec la diastole de l'oreillette et dure de A en A′, sauf une légère interruption. Un second soulèvement A′ survient à la fin de la systole ventriculaire S.v. et est suivi d'un second affaissement Bb′ en rapport avec le début de la diastole ventriculaire D. v. (figure reproduite d'après François-Franck).

4° Au début de la contraction du ventricule, il y a cependant un soulèvement peu marqué de la veine. Il correspond sans doute à l'ébranlement dû à la fermeture des valvules atrioventriculaires droites.

5° Un troisième soulèvement survient à la fin de la systole ventriculaire. François-Franck l'attribue à l'ébranlement provenant du déplacement brusque de la base du cœur (qui s'affaisse et retombe pour ainsi dire par son poids), et en partie aussi de la clôture des valvules sigmoïdes.

6° Immédiatement après ce petit soulèvement se produit une nouvelle dépression du tracé veineux, coïncidant avec le relâchement du ventricule droit et la chute brusque dans ce ventricule du sang qui s'est accumulé dans les voies afférentes pendant les périodes précédentes (flot de l'oreillette de Chauveau et Marey) de B en B′.

7° Cette deuxième dépression des veines du cou ne dure qu'un temps assez court du reste, ce qui s'explique aisément par le fait de la réplétion croissante de tout le système : pendant la diastole ventriculaire, en effet, le sang veineux continue à affluer vers le cœur, mais il trouve de moins en moins à se loger dans les cavités ventriculaire, auriculaire et veineuse. La réplétion graduelle de ces organes s'accuse sur les jugulaires par le soulèvement progressif qui marque la fin de la pulsation veineuse du cou.

Dans ses recherches récentes sur la courbe pléthysmographique du cerveau, Léon Fredericq a montré que le pouls veineux se transmet jusque dans la cavité crânienne, et que le pouls du cerveau résulte d'une combinaison de la pulsation du ventricule gauche, transmise par les artères, avec la pulsation de l'oreillette droite, transmise par les veines.

Vitesse du sang dans les veines. La vitesse moyenne du sang dans l'ensemble du système des veines peut se calculer approximativement. Il suffit de connaître l'aire des surfaces de section successives de l'ensemble de l'arbre artériel, capillaire et veineux, pour en déduire directement la vitesse relative moyenne du sang dans chacune de ces portions successives. En effet, dans les différentes sections de l'appareil circulatoire les vitesses sont nécessairement en raison inverse des aires ou surfaces de section :

$$\frac{v}{v'} = \frac{s'}{s}.$$

Car il est évident que la même quantité de sang (environ 180 grammes par seconde) passe dans le même temps à travers chaque section du système. Si la vitesse du sang est, par exemple, de 50 centimètres par seconde dans l'aorte et si les deux veines caves réunies, qui lui correspondent, représentent deux fois et demie la section de l'aorte, il s'ensuit que la vitesse moyenne du sang dans les veines caves est à celle de l'aorte comme :

$$1 : 2\ 1/2,$$

c'est-à-dire de 20 centimètres par seconde.

Comme les veines ont partout un calibre au moins double de celui de l'artère qui leur correspond, il s'ensuit que la vitesse du sang y est en général inférieure à la moitié de ce qu'elle est dans les artères[1]. En outre, la vitesse du courant veineux doit s'accélérer à mesure que l'on s'éloigne des origines du système. pour se rapprocher du cœur, attendu que le calibre de l'ensemble de l'arbre veineux décroît progressivement des capillaires à l'oreillette droite.

Borelli évaluait la capacité de l'ensemble du système veineux au double de celle de l'arbre artériel. Haller admettait le rapport de 9 à 4.

A côté de cette donnée générale, on peut dire que la vitesse du courant sanguin en un point déterminé du système veineux présente une valeur éminemment variable. Le moindre obstacle, une pression insignifiante extérieure suffit à ralentir et à arrêter le cours du sang dans les veines superficielles. Heureusement les voies par lesquelles s'effectuent la circulation de retour sont multiples. L'une d'elles se trouve-t-elle momentanément oblitérée, d'autres s'offrent au sang pour le ramener au cœur.

La vitesse du courant sanguin veineux n'a été mesurée directement qu'un très-petit nombre de fois. Volkmann avait trouvé, au moyen de son hémodromomètre, que la vitesse du sang est notablement plus faible dans les veines que dans les artères correspondantes, ce qui confirme les déductions théoriques émises précédemment. Cyon et Steinmann arrivèrent à des résultats différents en expérimentant au moyen du compteur de Ludwig sur des chiens narcotisés ou curarisés. Pour eux, la vitesse du sang serait dans les veines peu différente de ce qu'elle est dans les artères.

Léon Frederico.

Bibliographie. — Voyez les traités d'anatomie descriptive et chirurgicale, d'histologie, de physiologie, et les dictionnaires de médecine. — Servet (Michel). *Christianismi Restitutio.* Genève, Nuremberg, 1553. — Vésale (André). *De humani corporis fabrica.* Bâle, 1543. — Colombo (Realdo). *De re anatomica.* Venise, 1559. — Césalpin (André). *Questionum peripateticarum,* 1553. — Fabricius ab Aquapendente. *De venarum ostiolis.* Patav., 1574, 1603. — Du même. *Opera omnia.* Lipsiæ, 1687. — Harvey (W.) *Exercitatio anatomica de motu cordis*

[1] Les veines pulmonaires seules sont plus étroites que l'artère pulmonaire, aussi la vitesse du sang y est-elle plus grande que dans l'artère pulmonaire.

et sanguinis in animalibus, 1628, trad. Richet, 1879. — Waleus. *Epistola ad Gasp. Bartholinum de motu chyli et sanguinis*, 1660. — Du même. *Opera medica omnia.* — Sténon (Nic.). *Acta medica Hafniensia*, 1675, t. II, p. 143. — Kemper et Reichelmann. *De valvularum in corporis hominis et brutorum natura.* Helmstedt, 1682. Voir *Halleri disp. anat.*, vol. II. — Homberg. *Observation sur un battement des veines semblable au battement des artères.* In *Mémoires de Paris*, 1704. — Méry. *Question de physique.* In *Mém. de l'Acad. des sciences*, 1707, p. 167. — Gerike. *De valvulis venarum et earum usu.* Helmstedt, 1723. — Wintringham. *Experimental Inquiry on some Parts of Animal Structure.* Londres, 1740, p. 100. — Hales (E.). *Hœmostatique ou la statique des animaux*, trad. de Sauvages. Genève, 1744. — Klanke. *De usu venarum.* Lugd. Bat., 1752. — Bertin. *Mémoires sur la principale cause du gonflement et du dégonflement alternatif des veines jugulaires.* In *Mém. de l'Acad. des sciences*, 1753. — Verschuir. *De arteriarum et venarum vi irritabili.* Groningæ, 1766, p. 18. — Wildegans. *De causis motus progressivi in venis.* Gottingæ, 1772, p. 14. — Autenrieth. *Diss. inaug. experim. de sang. venoso.* Stuttgart, 1792. — Sœmmerring. *De corporis humani fabrica.* Trajecti ad Mos., 1800. — Walther. *Physiologie des Menschen.* Landshut, 1808, II, p. 75. — Lerminier. Art. Veines. In *Dictionn. des sciences médic.* Paris, 1815, V, p. 240. — Zugenbuhler. *Dissertatio de motu sanguinis per venas*, 1815. In *Journ. génér. de méd.*, t. LIII, 1815. — Marx. *Diatribe anatomico-physiologica de structura et vita venarum.* Carlsruhe, 1820. — Bourdon. *Recherches sur le mécanisme de la respiration et de la circulation du sang.* Paris, 1820. — Magendie. *De l'influence des mouvements de la poitrine et des efforts sur la circulation du sang.* In *Journal de physiologie de Magendie*, 1821. — Du même. *Mém. sur l'action des artères dans la circulation*, lu à l'Acad. des sciences en 1817. In *Journal de physiologie*, 1821, I, p. 102. — Bichat. *Anatomie générale.* éd. Béclard. Paris, 1821, II, 328. — Formey. *Versuch einer Würdigung des Pulses.* Berlin, 1823, p. 23. — Barry (D.). *Recherches expér. sur les causes du mouvement du sang dans les veines.* Paris, 1825. — Barry. *Exp. Res. on the Influence of the Atmosph. Pressure upon the Blood in the Veins*, etc. London, 1826. — Ellerby. *Experiments on the Venous Circulation.* In *Lancet*, 1826, XI. — Searle. *Critic of Analysis at the Memoir read by Dr Barry.* London, 1827. — Wedemeyer. *Untersuchungen über den Kreislauf des Blutes*, etc. Hannover, 1828. — Breschet. *Rech. anat., physiol. et pathol. sur le système veineux.* Paris, 1828. — Reynaud. *Des obstacles à la circulation du sang dans le tronc de la veine porte.* 1829. In *Journ. hebd. de méd.*, IV. — Bérard. *Mémoire sur un point d'anatomie et de physiologie du système veineux*, 1830. In *Archiv. gén. de médecine*, XXIII, p. 169. — Coudret. *Nouvelles recherches sur les causes de la circulation veineuse.* Thèse de Paris, 1830. — Poiseuille. *Recherches sur les causes du mouvement du sang dans les veines.* In *Journal hebd. et univ. de méd. et de chirurgie*, I, 1830. — Marshall Hall. *Essay on the Circulation of the Blood.* London, 1831. — Flourens. *Expériences sur la force de contraction propre des veines principales dans la grenouille.* In *Annales des sciences nat.*, XXVIII, p. 65, 1833, et *Mém. de l'Acad. des sciences.* — Chassaignac. *Quels sont les agents de la circulation veineuse?* Thèse de concours Paris, 1835. — Anke (N.). *Beitrag zur Lehre von der Blutbewegung in den Venen*, etc. Moscou, 1835. — Räuschill. *De arteriarum et venarum structura.* Vratislav, 1836. — Allison. *Exper. proving the Exist. of a Venous Pulse independent of the Heart.* In *Amer. Journ. of Med. Sciences*, 1838. — Stannius (H.). *Ueber krankhafte Verschliessung grösserer Venenstämme des menschlichen Körpers.* Berlin, 1839. — Schwann. *Mikroscopische Untersuchungen*, 1839. — Raciborski. *Hist. anat., phys. et pathol. du système veineux.* In *Mém. de l'Acad. roy. de méd.*, 1841. — Mogk (C.-F.-G.). *De vi fluminis sanguinis in venarum cavarum systemate.* Marburgi. — Mogk et Ludwig. *Zeitschrift für rat. Med. I. R.*, III, p. 51, 1844. — Solon (Martin). *Sur le pouls veineux*, 1844. — Kölliker. *Ueber die Musculatur der Gefässe.* In *Zeitschr. f. rat. Med. I. R.*, 1849. — Du même. *Handbuch der Gewebelehre.* — Gubler. *De la contractilité des veines.* In *Bull. de la Soc. de biologie*, 1849. — Volkmann. *Hœmodynamik*, 1850. — Remak. *Hist. Bemerkungen über die Blutgefässwände.* In *Müller's Arch.*, 1850. — Wahlgren. *Venensystemets anatomi.* Lund, 1851. — Salter. Art. Vein, dans *the Cyclopædia of Anat. and Physiol. de Todd.* London, 1849-1852. — Wharton Jones. *Discovery that the Veins of the Bat's Wings are endowe with rythmical Contractility.* in *Phil. Trans.*, 1852. — Verneuil. *Le système veineux*, 1853. — Weyrich. *De cordis aspiratione experimentali.* Dorpati, 1853. — Hamernik. *Ueber einige Verhältnisse der Venen*, etc. In *Prager Vierteljahrschrift für die praktische Heilkunde*, 1853. — Galler. *Comptes rendus.* t. XXXVI, p. 378, 1853. — Houzé de l'Aulnoit. *Rech. anat. et physiol. sur les valv. des veines.* Thèse de Paris, 1854. — Heynsius. *Bijdr. tot eene physische verklaring der vaatgeruischen.* In *Nederl. Lancet*, IV, p. 20, 1854. — Weber (Th.). *Arch. f. physiol. Heilkunde*, XIV, p. 41, 1855. — Remak. *Ueber contractile Klappensäche*, etc. In *Deutsche Klinik*, 1856. — Chauveau. *Études prat. sur les murm. vascul.*, etc. In *Gaz. méd. de Paris*, 1858. — Donnell (Mac). *Recherches sur les valvules des veines rénales et hépatiques.* In *Journal de la physiologie*, 1859. — Milne Edwards.

Leçons sur la physiologie et l'anat. comp., IV, 1859. — Suquet. *Circulation dérivative dans les membres*, 1860. — Buisson (Ch.). Thèse, 1862. — Colin. *Sur les mouvements pulsatiles et rythmiques du sinus de la veine cave supérieure chez les Mammifères*. In *Comptes rendus*, 1862, et *Ann. des sc. nat.*, 1863. — Goltz. *Virchow's Archiv*, XXVIII, p. 423, 1863, et *Centralblatt für med. Wissenschaften*, n° 38, 1863. — Marey. *Physiol. méd. de la circulation*, p. 122, 1863. — Bamberger. *Würzb. med. Zeitschrift*, IV, p. 232, 1863. — Geigel. *Ibidem*, p. 232. — Fasce (Luigi). *Istologia delle arterie e delle vene*. Palermo, 1865. — Friedreich. *Deutsches Arch. für klin. Med.*, I, p. 241, 1865. — Voit. *Zeitschr. für Biologie*, I, p. 390, 1865. — Jacobson. *Ueber die Blutbewegung in den Venen*. In *Virchow's Archiv*, XXXVI, p. 80, 1866, et *Arch. f. Anat. u. Physiol.*, 1867, p. 224. — Potain. *Note sur les dédoublements normaux des bruits du cœur*. In *Bull. de la Soc. méd. des hôpitaux*, juin 1866. — Ledentu. *Recherches anat. et physiol. sur la circulation veineuse du pied et de la jambe*. Thèse de Paris, 1867. — Quincke (H.). *Beob. über Capillar. und Venenpuls*. In *Berliner klin. Wochenschr.*, p. 357, 1868. — Potain. *Recherches sur les mouvements et les bruits qui se passent dans les veines jugulaires*. In *Mém. de la Soc. méd. des hôpitaux*, 1868. — Berthold. *Zur Blutcirculation in geschlossenen Höhlen*. In *Centralblatt für med. Wiss.*, 1869. — Thamm. *Beitrag zur Lehre über Venenpuls und Gefässgeräusche*. In *Berliner klin. Wochenschrift*, 1869. — Koch. *Ueber Venenpuls und Undulation*, 1869. — Niemeyer (Paul). *Entwurf einer einheitlichen Theorie der Herz-, Gefäss- und Lungengeräusche*. In *Deutsch. Archiv f. klin. Medicin*, VII. 1870-1871. — Braune. *Ueber einen Saug- und Druckapparat an den Fascien des Oberschenkels des Menschen*. In *Ber. der sächs. Gesellsch.*, 1870, et *Das Nervensystem des menschl. Körpers*, I et II, 1873. — Ceradini. *Annali univ. di medicina*, CCXI. p. 587, 1870. — Jolly. *Puls. des veines crân.*, 1871. — Eberth. Art. Blutgefässe dans *Stricker's Handbuch der Gewebelehre*, 1871. — Rovida. *Del polso delle vene*. In *Riv. clin. di Bologna*, 1871. — Du même. *Der Venenpuls*. In *Moleschott's Unters.*, 1871. — Cyon (E.) et Steinmann. *Die Blutgeschwindigkeit in den Venen*. In *Mél. biol. de l'Acad. sc. St-Pétersbourg*, VIII, p. 53, 1871. — Soboroff. *Unters. über den Bau der normalen und ectatischen Venen*. In *Virchow's Archiv*, 1872. — Cramer (et Bergmann von). *Druck in der Jugularis*. Dissert. Dorpat, 1873. — Rosapelly. *Rech. théor. et expér. sur les causes et le mécanisme de la circulation du foie*. Thèse de Paris, 1873. — Colin. *Sur les mouvements rhythmiques des veines caves*. In *Comptes rendus*, 1874. — Weil (A.). *Die Auscultation der Arterien und der Venen*, 1875. — Ranvier. *Traité technique d'histologie*, p. 572, 1876. — Klemensiewicz. *Mittheilungen des Vereins der Ærzte von Steiermark*, 1875-1876, p. 41. — Braune. *Beiträge zur Kenntniss der Venenelasticität*. In *Beitr. zur Anat. und Phys.* (Carl Ludwig's), 1875. — Brunton et Fayrer. *Note of indep. Pulsation of the Pulmonary Veins and Vena Cava*. In *Proceed. of the Roy. Soc.*, 1876. — Diemer. *Ueber die Pulsation der Vena cava inferior*. Inaug. Dissert. Bonn, 1876. — Franck (Fr.). *Trav. du labor. de Marey*, 1877, p. 225. — Luciani. *Delle oscillazioni della pressione*. Turin, 1877. — Picard. *Inject. d'air dans la veine rectale*. Lyon, 1878. — Feltz. *Exp. démontr. le rôle de l'air introduit dans le système art. et veineux*. In *Comptes rendus*, LXXXVI, p. 352. — Bardeleben. *Ueber Venenelasticität*. In *Jenaische Zeitschrift*, XII, p. 21, 1878. — Mosso. *Sulpolso negativo*. In *Arch. p. l. scienze mediche*. Turin, II, p. 401, 1878. — Heynsius (A.). *Over de oorzaken der tonen en geruischen in het vaatstelsel*. In *Onderzoekingen*. Leiden, p. 200, 1878. — Roy (Ch.-S.) et Brown (Gr.). *Neue Methode den Blutdruck in den kleinsten Arterien, Venen und Capillaren zu messen*. In *Arch. für Anatomie und Physiologie*, 1878, p. 158, et *Journ. of Physiology*, II, p. 323, 1880. — Paschutin. *Centralblatt für med. Wissenschaften*, p. 625, 1879. — Labbé (Ch.). *Sur la circul. vein. du cerveau*, etc. In *Arch. de phys. norm. et path.*, p. 135, 1879. — Ozanam. *De la circulation veineuse par influence*. In *Comptes rendus*, XCIII, p. 92. — Gottwald. *Der normale Venenpuls*. In *Arch. für die ges. Physiologie*, XXV, p. 1. — Bardeleben. *Jenaische Zeitschrift*, XIV, p. 467, 1880, et *Sitzungsber. der Jen. Ges.*, 1880, p. 35, 1881, p. 15. — Riegel. *Zur Kenntniss von d. Verh. des Venensystems u. norm. und path. Verhältnisse*. In *Berliner klinische Woch.*, 1881, n° 18. — Du même. *Ueber den normalen und path. Venenpuls*. In *Deutsches Archiv f. klin. Med.*, XXXI, p. 1 et 471, 1881. — Mosso. *Sulla circol. del sangue nel cervello dell' uomo*. In *Arch. p. l. scienze med.*, 1880. — Rollet. Art. Blutbewegung. In *Hermann's Handbuch der Physiologie*, 1880. — Franck (Fr.). *Mouvements des veines du cou*, etc. In *Gaz. hebdom. de méd. et de chirurgie*, mars-avril 1882. — Helfreich. *Zur Lehre vom Venenpuls der Retina*, etc. In *Arch. für Ophthalm.*, XXVIII, Abth. III, p. 1, 1882. — Jarjavay. *Les canaux de sûreté*, 1883. — Sabourin. *Progrès médical*, 1883. — Sappey. *Mémoire sur les veines portes access*. In *Journ. de l'anat. et de la phys.*, p. 517, 1883. — Labbé. *Anomalies des sinus de la dure-mère*. In *Arch. de physiologie*, p. 1, 1883. — Retterer et Robin. *Sur la distribution des fibres élastiques dans les parois art. et veineuses*. In *Journ. de l'anat.*, 1884. — Bourceret. *Circulations locales*. Paris, 1885. — Frédéricq (Léon). *La courbe pléthysmographique du cerveau du chien*. In *Arch. de biol.*, 1885.   L. F.

§ II. **Pathologie chirurgicale.** LÉSIONS TRAUMATIQUES DES VEINES. 1° *Contusion*. Dans toute contusion des parties molles, les veines sont intéressées à des degrés variables suivant leurs rapports plus ou moins immédiats avec les points contus et suivant l'intensité même de la contusion. Tantôt les veines superficielles seules sont atteintes, tantôt les veines profondes elles-mêmes sont plus ou moins lésées.

Les différents traumatismes, les fractures, les projectiles de guerre (B. Langenbeck), peuvent déterminer la contusion des veines.

Nicaise a montré que cette lésion veineuse peut se produire dans certaines opérations chirurgicales, dans l'extirpation de certaines tumeurs qui nécessitent de violentes tractions sur les parties environnantes riches en réseaux veineux, et surtout dans la ligature des artères pendant les efforts du chirurgien pour dénuder le vaisseau et le séparer des veines qui l'accompagnent presque toujours.

O. Weber, qui a étudié les complications de ces traumatismes veineux, a démontré que les accidents qui leur sont le plus souvent consécutifs sont : la thrombose, la périphlébite suppurée, la pyohémie, les hémorrhagies secondaires.

Dans les cas légers, il se forme un thrombus qui tantôt s'organise et oblitère définitivement la veine, tantôt se résorbe, et le vaisseau reprend sa perméabilité.

Si la contusion a été plus violente et localisée, il se produit une rupture des tuniques interne et moyenne, une coagulation du sang qui oblitère le vaisseau. Ce n'est que dans les cas de contusion avec attrition que toutes les tuniques cèdent, la tunique moyenne ne peut pas se rétracter assez pour empêcher l'écoulement du sang dans le tissu cellulaire.

Dans un cas de contusion de la veine fémorale par une balle, Langenbeck vit une grave hémorrhagie se produire au moment de la chute de l'eschare.

Enfin, d'après O. Weber, sous l'influence de la contusion les deux tuniques externes peuvent se séparer de l'externe, déterminer une thrombose et suppurer.

2° *Ruptures des veines*. Elles sont *incomplètes* ou *complètes*, comme nous l'avons déjà vu, suivant que les tuniques sont complétement ou en partie seulement divisées. Elles peuvent se produire à la suite d'une contusion. Richerand a vu la veine cave déchirée à la suite d'une contusion de l'abdomen par une roue de voiture. La rupture peut être *spontanée*, c'est celle produite par un violent effort musculaire, par une crampe, une contraction tétanique.

D'après Portal, la rupture peut se produire sous la seule pression du sang : il a en effet signalé un cas de rupture de la veine cave supérieure à l'occasion d'un bain froid. Sénac l'a observée dans la période algide et la fièvre intermittente. Enfin elle a été notée pendant l'accouchement.

Ces ruptures sont surtout consécutives aux chutes d'un lieu élevé, à certaines fractures, surtout celles du crâne, de la colonne vertébrale, du bassin; à la production et à la réduction des luxations et principalement dans les cas de luxation de l'épaule où la déchirure de la veine axillaire a été notée par Hayes, Froriep, Hailey, Malgaigne, Dupuytren, etc.

Dans le cas de *rupture incomplète*, les symptômes sont obscurs ; il se forme un thrombus qui s'étend quelquefois assez loin et qui oblitère le plus souvent définitivement le vaisseau.

Si la rupture est *complète*, il se produit une hémorrhagie veineuse qui tantôt s'écoule au dehors, s'il y a une communication avec une plaie, tantôt s'épanche dans les mailles du tissu cellulaire et forme une tumeur sanguine de volume et d'aspect variables. Hayes a vu l'aisselle remplie de sang et le grand pectoral très-fortement soulevé.

Ces hémorrhagies peuvent être très-fortes et même s'accompagner de syncope. Elles s'arrètent dès que la veine est oblitérée par un caillot ; la circulation veineuse se rétablit alors par les collatérales. Il se forme à partir de ce moment une tumeur veineuse qu'on a désignée inutilement sous le nom d'*anévrysme diffus veineux*. Ultérieurement, si la collection n'est pas très-abondante, elle peut se résorber ou s enkyster. Enfin, si la collection sanguine est considérable, il peut en résulter une inflammation violente du tissu cellulaire, un phlegmon gangréneux avec *phlébite* et *pyohémie*.

Le diagnostic de ces collections sanguines d'origine veineuse est quelquefois très-difficile, surtout quand la tumeur s'est enkystée et s'est séparée du vaisseau qui l'avait produite. On ne pourra pourtant pas les confondre avec un anévrysme dont elles n'ont ni les battements, ni le souffle, ni l'expansion.

Le *pronostic* est extrêmement variable, des plus graves, fatal même pour les ruptures des grosses veines, il est tout à fait en rapport avec le volume et l'importance du vaisseau lésé.

Le *traitement* est des plus simples : repos et position convenable du membre, réfrigérants locaux, résolutifs, compression modérée.

3° *Arrachement des veines.* Cette lésion a été très-peu étudiée, et cela s'explique en raison de son peu d'importance et de ses suites insignifiantes le plus souvent.

La rupture des tuniques veineuses s'opère à une hauteur qui n'est pas la même pour toutes les tuniques, ainsi que cela se passe pour les artères. Cependant ici l'allongement de la tunique celluleuse est bien moins marqué que celui des artères. Quant au rebroussement en dedans des tuniques externe et moyenne, il manque presque constamment. Néanmoins, en raison du cours ascensionnel du sang, il ne s'écoule presque pas de sang par les veines ainsi rupturées ; le sang est retenu au-dessus par les valvules. La minime quantité de sang qui s'écoule du vaisseau veineux ne peut provenir que de l'abouchement de petites veines collatérales au-dessous d'une valvule.

Les mêmes phénomènes se produisent identiquement dans le cas de section franche des veines, dans une amputation, par exemple.

4° *Dénudation des veines.* Cet accident se produit fréquemment dans la plupart des opérations, mais surtout au cou, à l'aisselle, au bassin, etc. ; dans toutes les régions riches en veines et surtout dans les ligatures d'artères, l'ablation de tumeurs, à la suite de suppurations, de gangrène, etc.

Le plus souvent aussi cet accident n'entraîne après lui aucune suite fàcheuse. Cependant quelques auteurs ont signalé à sa suite quelques redoutables complications, la thrombose, les hémorrhagies secondaires. Dans ces cas la dénudation était étendue et portait sur des vaisseaux veineux de premier ordre.

D'après M. Ollier, à la suite d'une thrombose consécutive à une dénudation veineuse produite dans les conditions que nous venons d'indiquer, la mort peut survenir en dix-huit ou trente-six heures.

W. Gross regarde la dénudation de la jugulaire externe comme plus grave que sa ligature, ce qui est absolument inexact.

Dussautour a vu, en effet, que la dénudation guérit très-facilement quand il ne se produit pas de réaction inflammatoire autour d'elle. Nous pouvons même ajouter qu'avec les précautions antiseptiques cette complication n'est plus du tout à redouter.

5° *Plaies des veines. Piqûres.* Leur gravité, presque toujours insignifiante, varie avec le volume de l'instrument piquant, avec sa forme et suivant qu'il est retiré tout de suite où qu'il séjourne dans la plaie et suivant son degré de propreté. Le sang s'écoule quelquefois en jet pendant un court instant, puis en bavant, et ne tarde pas à s'arrêter par suite de la formation d'un caillot. Tout le monde sait quelles précautions il faut prendre pour que l'écoulement sanguin persiste au gré de l'opérateur dans la pratique de la saignée.

Le sang s'infiltre dans la gaîne celluleuse de la veine et dans le tissu celluleux périveineux : il se forme alors un caillot qui subit les transformations ordinaires.

Les piqûres des troncs veineux de premier ordre peuvent quelquefois entraîner après elles les complications les plus sérieuses, surtout si le corps piquant reste en partie ou en totalité dans le vaisseau ou en contact avec lui. MM. Nicaise et Davat, qui ont fait des expériences à ce sujet, ont vu un caillot fibrineux entouré d'un caillot rouge se déposer sur le corps étranger et devenir ainsi l'origine d'une thrombose, de la phlébite.

Les corps étrangers piquants signalés dans les observations de piqûre d'un tronc veineux important sont le plus souvent des aiguilles, des arêtes de poissons ayant pénétré dans l'estomac et de là ayant en suivant des trajets variables blessé tantôt la veine mésaraïque supérieure comme dans le cas de Lambron, tantôt la veine coronaire droite (Andrew).

Enfin on a encore signalé parfois la piqûre des troncs veineux par des esquilles.

Plaies par instruments tranchants. La lésion intéresse toute la circonférence ou une partie seulement de la circonférence du vaisseau : la section est donc *complète* ou *incomplète.*

Dans le cas de section incomplète, la plaie peut-être *latérale*, et celle-ci est elle-même longitudinale, oblique ou transversale.

Dans les plaies *longitudinales*, les lèvres de la plaie s'écartent à peine et l'écartement cesse par simple compression du vaisseau entre la plaie et la périphérie. Ce symptôme est d'ailleurs commun à toutes les plaies des veines. Il se forme en général et très-vite un caillot qui assure l'hémostase.

Dans les plaies *transversales*, les bords de la plaie s'écartent et, comme l'a montré Nicaise, ils s'écartent d'autant plus que la plaie est plus grande, ce qui paraît tenir à la rétraction des fibres élastiques de la tunique moyenne et peut-être aussi à la prédominance des fibres musculaires longitudinales sur les fibres musculaires circulaires.

Étudions maintenant comment se fait l'hémostase dans ces différents cas.

Dans les *plaies latérales*, O. Weber a montré que l'hémostase provisoire se faisait par un caillot formé en dehors de la plaie, s'étendant jusqu'à elle, et faisait même une légère saillie dans son intérieur, affectant ainsi la forme d'un bouchon, d'un clou (Travers).

D'après Trousseau, Rigot, Travers, Weber, la partie du caillot incluse dans le vaisseau serait lisse, régulière comme une membrane.

L'*hémostase définitive* résulte ensuite de l'inflammation des parois veineuses, d'une phlébite localisée (Cornil et Ranvier); le caillot est pénétré par les vaisseaux de nouvelle formation (*vasa vasorum*), puis résorbé (Ollier, Travers), et à la place il existe un tissu de cicatrice, tissu d'inflammation (Ranvier), tissu à éléments fibro-plastiques (Ch. Robin).

Malgaigne, Travers, Weber, ont admis la réunion par première intention des plaies latérales des veines, réunion absolument niée par Trousseau et Rigot. Cette réunion, qui devait en effet être exceptionnelle à l'époque septique, est parfaitement admissible et possible depuis l'application rigoureuse des pansements antiseptiques.

D'ailleurs les recherches récentes de Walton, Hueter et Baumgarten, tendent à démontrer que la cicatrisation directe des lèvres d'une plaie veineuse est possible sans l'interposition d'un thrombus. Cette réunion aurait même été observée dans certaines plaies par armes à feu.

Quelquefois la cicatrice est mince, peu résistante, elle peut même se laisser dilater en ampoule (Ollier), surtout si l'on comprime le tissu veineux au-dessus d'elle.

MM. Ch. Robin et Porta ont voulu retrouver dans cette cicatrice les trois tuniques de la veine normale, mais la plupart des histologistes n'ont pu rencontrer qu'un tissu cicatriciel, tissu conjonctif feutré, entre-mêlé de fibres élastiques (Cornil et Ranvier), sans fibres musculaires et contenant très-peu de *vasa vasorum* (Tripier).

Enfin il faut noter comme terminaison possible, mais rare, des plaies latérales des veines, la formation d'une thrombose et l'oblitération définitive.

Les *sections complètes*, c'est-à-dire celles comprenant toute la solution de continuité du vaisseau, sont plus graves. Ici, comme dans le cas de section totale d'une artère, les tuniques élastiques et musculaires se requevillent, se rétractent dans leur gaîne et effacent plus ou moins la lumière du vaisseau. L'hémorrhagie a lieu par le bout périphérique. Quant au bout central, il ne donne lieu à une hémorrhagie que lorsqu'une veine collatérale vient s'ouvrir entre la solution de continuité et la première valvule située au-dessus.

L'hémorrhagie peut être arrêtée par les contractions musculaires, l'affaissement des parois veineuses (Nicaise). Elle peut au contraire être favorisée dans certaines régions par les rapports qu'elles affectent soit avec des tissus résistants (parois crâniennes), soit avec des aponévroses (veines du cou).

Nicaise a très-bien étudié le mécanisme suivant lequel se fait l'hémostase primitive. Elle aurait lieu sous l'influence de deux caillots, l'un extérieur à l'ouverture du vaisseau, en rapport avec le tissu cellulaire de la gaîne veineuse d'une part et la plaie des parties molles, caillot de nature fibrineuse, actif, tandis que l'autre, intérieur, intra-veineux, est noir, passif (Broca). Il y aurait donc en quelque sorte un double bouchon, ou bouton double formé par les deux caillots séparés l'un de l'autre par un léger étranglement. Telle est la disposition observée du côté du bout périphérique; quant au bout central, il est obturé par un mince caillot noirâtre qui subit bientôt les transformations définitives déjà décrites à propos des plaies latérales.

La réunion par première intention, niée jusqu'à présent par la plupart des auteurs, ne paraît pas impossible, mais des observations absolument concluantes manquent encore.

Rheil, Abernethy, O. Weber, ont admis que l'oblitération de la veine sectionnée pouvait résulter d'adhérences établies entre les différents points de sa face interne endothéliale. Ces adhérences ont été complétement niées par Billroth. Hunter, Dupuytren, Travers, les regardent comme possibles, mais se produisant toutefois dans des cas tout à fait exceptionnels. Or les recherches de Cornil et Ranvier en ont péremptoirement démontré l'existence dans les sections veineuses des amputations. Là toute la portion veineuse située entre la plaie et les premières valvules ne contient pas de sang ; elle ne peut s'oblitérer que sous l'influence d'une endophlébite et d'une périphlébite adhésive.

Enfin l'hémostase définitive résulte d'un processus inflammatoire analogue à celui que nous avons décrit, il se produit une inflammation de la membrane interne de la veine, *endophlébite*, puis pénétration des caillots par les éléments embryonnaires de néo-formation, vascularisation de ce nouveau tissu de bourgeons qui se fusionnent, prennent la place du caillot dont les éléments primitifs sont résorbés. La veine est bientôt oblitérée complétement par ce nouveau tissu survenu sous l'influence de l'endophlébite végétante, à l'extérieur même processus inflammatoire en *périphlébite*. Ces deux foyers se réunissent et subissent plus tard sous toutes les transformations qui aboutissent au tissu cicatriciel. La veine ainsi oblitérée, et oblitérée définitivement, reste souvent adhérente à la cicatrice tégumenteuse.

Tels sont les phénomènes qui se passent quand la plaie ne s'infecte pas. Il n'en est pas de même dans les cas de plaie infectée d'emblée par un corps septique ou infectée secondairement par défaut de soins ou dans le cas d'état diathésique spécial du malade. La plaie veineuse peut alors aboutir aux complications les plus graves, phlébite étendue et suppurée, infection purulente, pyohémie, etc. (*voy.* PHLÉBITE, PYOHÉMIE, etc.).

Pour les hémorrhagies secondaires, nous renvoyons le lecteur à l'article HÉMORRHAGIE VEINEUSE.

Plaies contuses des veines.   Elles peuvent être consécutives à tous les traumatismes, mais on les rencontre cependant plus volontiers à la suite des plaies par armes à feu, à la suite des fractures comminutives (Roux, Langenbeck). Stromeyer a vu la jugulaire ulcérée par un fragment du maxillaire entraîné par une balle.

L'importance de la solution de continuité varie avec l'intensité de la contusion.

Les bords de la plaie sont irréguliers, déchiquetés ; les parois veineuses sont quelquefois escharifiées autour de l'ulcération et, en se détachant, augmenteront plus tard l'étendue de celle-ci.

Les balles ne produisent quelquefois que de simples fissures, comme Schwartz et Stromeyer l'ont observé pour la jugulaire. Comme symptômes, on note au moment de l'accident un écoulement sanguin presque toujours faible, à moins qu'il ne s'agisse d'un gros tronc veineux.

L'hémostase primitive est d'ailleurs rapidement assurée par la facilité que le caillot rencontre à se former au niveau des irrégularités de la solution de continuité.

Dans un cas, Langenbeck a vu la thrombose de la veine médiane basilique produite par une balle restée dans la plaie.

Pœkels, Fischer, ont vu le même fait se produire sous l'influence d'une balle logée au niveau du golphe de la veine jugulaire.

Gross a signalé un fait dans lequel un plomb, après avoir perforé une paroi de la jugulaire, était venu se loger et s'enkyster sur la surface interne de la paroi opposée, sans qu'il y eût traces d'inflammation, de caillots et d'orifice primitif.

Lancereaux a remarqué que ces plaies s'accompagnent presque toujours du décollement de la tunique externe sous l'influence de l'attrition produite par la contusion ; comme cette tunique renferme les vaisseaux nourriciers du vaisseau, il peut en résulter une mortification consécutive plus ou moins étendue.

Tels sont les faits qui accompagnent les plaies contuses des veines. Plus tard il peut s'ajouter de graves complications. Lorsque les eschares des parties molles qui entourent une veine contusionnée se détachent, surtout si l'escharification s'étend aux parois veineuses elles-mêmes, il peut s'établir un travail inflammatoire qui, en se communiquant aux caillots, les ramollit, les décolle et peut entraîner consécutivement des hémorrhagies secondaires redoutables (Breschet, Langenbeck).

Enfin dans toutes ces plaies les complications secondaires sont l'hémorrhagie, la thrombose, la phlébite, la pyohémie, l'entrée de l'air, etc.

Au point de vue du *traitement* trois méthodes peuvent être employées pour assurer l'*hémostase*; la compression, la cautérisation et la ligature.

1º *Compression.*   Elle est médiate ou immédiate. La compression médiate peut être faite dans les cas où la plaie est peu étendue. M. Ollier a conseillé de réunir les lèvres de la solution de continuité par une suture qui exerce déjà la compression et de comprimer par-dessus. M. Verneuil comprime modérément pour ne pas produire des accidents inflammatoires.

La compression *immédiate* peut être faite avec le doigt (Ollier) ou au moyen d'un instrument compressif imbibé de substances hémostatiques. Éviter en général l'emploi du perchlorure de fer.

2º *Cautérisation.*   On peut cautériser la plaie soit au moyen de caustiques chimiques ou d'un cautère ordinaire, thermocautère. Elle s'applique surtout aux hémorrhagies veineuses en nappe (Nicaise).

3º *Ligature.*   Elle peut être *circulaire* ou *latérale*. La ligature circulaire doit être employée quand malgré l'emploi des moyens précédents l'hémorrhagie persiste.

La ligature *latérale* appliquée aux plaies latérales des grosses veines du cou par Blandin, Bérard, Guthrie, Travers, etc., a été rejetée par Nélaton, Malgaigne.

Dans un cas de large plaie de la jugulaire nous l'avons vu employer avec un succès complet.

Il est inutile d'ajouter que le chirurgien, quelle que soit la méthode qu'il choisisse, devra avant toutes choses s'entourer des précautions antiseptiques les plus rigoureuses.

Que se passe-t-il après la ligature circulaire dans l'intérieur du vaisseau ? Les membranes ne sont que plissées et non sectionnées (Nélaton, Nicaise) ; sur la membrane même se dépose un caillot conique dont les transformations ont été étudiées par Travers, Trousseau et Rigot, Renaut et Bouley, et Nicaise.

Ce caillot est formé de couches concentriques et diminue peu à peu de volume. De fibrino-globulaire au début il devient fibrineux et stratifié (Terrier).

Plus tard, vers le septième ou huitième jour, d'après Waldeyer, Thiersch, Maier, Cornil et Ranvier, Tschausolf, il se produit une endophlébite végétante qui pénètre le caillot et aboutit finalement à la production d'un tissu cicatriciel absolument semblable à celui décrit précédemment.

Les mêmes faits doivent se passer du côté du bout cardiaque, mais ce point a été beaucoup moins étudié.

D'après Nicaise, le fil à ligature tombe du dixième au dix-huitième jour après la ligature.

Quant à la circulation, Sappey a démontré son rétablissement par les veines collatérales, il l'a prouvé expérimentalement.

Boyer, Nélaton, redoutaient la gangrène à la suite de la ligature des veines : or on n'en connaît pas un seul fait positif. Il ne se produit même pas de l'œdème consécutif, quelquefois il y a une légère infiltration séreuse qui disparaît très-rapidement sous l'influence de la circulation collatérale compensatrice.

Il faut absolument rejeter l'opération préconisée par Gensoul et Langenbeck à savoir la ligature concomitante de la veine et de l'artère correspondante (Tessier). Liddel est dans l'erreur quand il affirme que la blessure de la veine fémorale entraîne une hémorrhagie qui ne peut être arrêtée que par la ligature de l'artère fémorale.

Quelquefois, en raison même de la vitesse de la circulation collatérale, la ligature du bout périphérique ne suffit pas, il faut y joindre celle du bout central. D'une façon générale il vaut même mieux lier les deux bouts absolument comme pour une artère (Bardeleben).

Voici en dernier lieu quelques résultats statistiques fournis par la ligature circulaire et la ligature latérale des veines.

Ligature circulaire (statistique rapportée par Poulet) : 55 cas de ligature de la jugulaire interne, dont 36 de la jugulaire isolément; 25 guérisons.

Le nombre des guérisons est beaucoup plus élevé depuis l'antisepsie, et surtout depuis l'emploi du catgut antiseptique. Ligature latérale statistique de Fisher : 7 cas, 5 morts; Lister, 1 cas, veine axillaire, guérison; Marguardt, 1 cas, jugulaire interne, guérison; Blasius sur 100 cas, 41 morts, 59 guérisons.

Enfin Pilcher vient récemment de rapporter encore 9 cas nouveaux de guérison. Comme nous le disions précédemment, depuis l'antisepsie les résultats sont complétement changés et la ligature latérale, rejetée complétement par Pirogoff, Nicaise, Billroth, Tillaux, etc., défendue autrefois par Bérard, Pollin, Denonvilliers, Hueter, doit être toujours employée pour la veine jugulaire et la veine axillaire, pour lesquelles elle donne presque constamment des succès; elle doit être appliquée d'une façon générale pour toutes les plaies incomplètes des veines toutes les fois que l'hémorrhagie ne nécessite pas immédiatement la ligature circulaire. Elle doit être faite avec un fil fin et absolument aseptique (Pilcher).

Si la suture ne tient pas et si l'hémorrhagie se reproduit, on est toujours à temps de pratiquer la ligature circulaire complète au-dessous de la plaie.

Nous pensons avec Braun que la ligature latérale faite à l'abri de toute infection peut amener la réunion immédiate de la solution de continuité et assurer ultérieurement la perméabilité de la veine, ce qui peut être de la plus haute importance pour les veines du cou, par exemple, et pour les veines fémorale ou axillaire.

Introduction de l'air dans les veines. Cet accident signalé par tous les auteurs paraît néanmoins être très-rare, à ce point que Velpeau, Gerdy, Blandin, l'ont mis en doute.

Nous avons vu plusieurs fois des blessures, des solutions de continuité étendues des veines du cou, et jamais nous n'avons été témoin de l'accident que nous allons pourtant décrire.

Les veines dont la blessure expose le plus à cet accident sont celles situées près du cœur et soumises plus que toutes à l'aspiration thoracique.

Elles sont de plus maintenues béantes par des plans aponévrotiques qui les soutiennent (Bérard) et les maintiennent largement ouvertes quand elles sont lésées.

Cette béance est quelquefois favorisée par l'induration de la veine elle même ou des tissus voisins, comme Hogde l'a signalé pour la veine saphène indurée et Lione, Vintrich, pour les veines utérines après l'accouchement.

Cet accident est encore favorisé par l'effort, les violentes inspirations. Les *symptômes* sont caractéristiques. C'est tout d'abord un bruit de sifflement, de glouglou (*gurgling, hissing* ou *bubling sound*), quelquefois c'est un rouflement prolongé (Nicaise).

Immédiatement après, le malade est pris de tremblements, d'une anxiété extrême, il pâlit, une angoisse inexprimable se peint sur ses traits et il tombe en syncope.

Le cœur a des battements tumultueux, irréguliers, petits. La mort peut succéder rapidement à la syncope.

Dans quelques cas plus heureux, le malade revient peu à peu à lui, comme à la suite d'un accident d'anesthésie, sans accidents consécutifs. Dans d'autres cas il y a eu des convulsions, une paralysie, hémiplégie transitoire (V. Moth).

Dans un cas Bégin a pu lier la veine immédiatement après le sifflement caractéristique. Tarloch obtint le même résultat pour une plaie de la jugulaire.

Dans quelques autopsies faites à la suite d'accidents de cette nature, Handyside, Bryant, auraient trouvé des bulles d'air, du sang écumeux, dans le cœur droit, l'artère pulmonaire, les poumons et même jusque dans le cœur gauche et les vaisseaux de grande circulation.

Le dernier et le plus important travail sur cette question est la thèse de M. Couty. Il range en quatre groupes les différentes théories émises pour expliquer cet accident.

1° *Théorie centrale.* Cette théorie défendue par Morgagni, Bichat, admettait que l'air introduit dans la circulation pénétrait jusque dans le cerveau et allait directement troubler les fonctions cérébrales.

2° *Théorie cardiaque.* L'air agirait directement sur le cœur, le paralysant *par action mécanique* en le distendant, en le forçant, pour Nysten, Magendie, Amussat, Muron et Laborde; *par action chimique* comme un poison, pour Marchal, Osé; *par action réflexe*, pour Arloing et Tripier, qui admettent que l'air contenu dans le cœur droit paralyse le cœur par action réflexe sur les pneumo-gastriques.

3° *Théorie pulmonaire.* Les accidents sont dus à une obstruction des capillaires (Poiseuille, Erichsen) ou à une lésion des parois, à l'emphysème (Leroy d'Étioles). Dans ses expériences Poiseuille avait observé que le sang spumeux circulait beaucoup plus difficilement que le sang ordinaire dans les capillaires.

4° *Théorie de Couty.* L'auteur commence d'abord par réfuter les autres théories qui, d'après lui, reposent sur des observations inexactes ou incomplètes.

La *théorie cérébrale* est fausse parce que l'air n'arrive pas jusqu'au cerveau, la *théorie cardiaque* est inexacte, car le cœur est paralysé le dernier, la théorie pulmonaire est incomplète, car le sang spumeux ne peut pas oblitérer les capillaires suffisamment pour expliquer une telle soudaineté des accidents, enfin dans quelques cas l'air n'a pas eu même le temps d'arriver au poumon (théorie pulmonaire).

Poulet résume ainsi les expériences et les conclusions de Couty :

Il résulte de ces expériences que l'affection comprend quatre périodes :

1° Diminution de l'ondée aortique et accélération cardiaque;

2° Chute de la tension plus marquée, accélération respiratoire, syncope avec cri et chute;

3° Ondée aortique nulle ou à peu près. Contracture des muscles striés et lisses, convulsions et évacuations par anémie cérébrale;

4° Tension nulle, mort du cerveau, arrêt respiratoire et cardiaque. *La mort succède donc à une asystolie aiguë due à la distension des cavités droites du cœur avec insuffisance tricuspide telle que l'ondée pulmonaire peut être d'emblée supprimée.*

Que doit-on faire en présence d'un accident aussi grave? Fermer tout de suite l'orifice du vaisseau ouvert en le comprimant avec un doigt, puis ranimer le blessé, pratiquer la respiration artificielle, recourir à tous les moyens employés contre la syncope et l'asphyxie. On a encore préconisé l'électrisation des pneumogastriques (Oré), les saignées et les inhalations d'oxygène (Couty). Dès que le malade est revenu à lui, il faudra pratiquer la ligature de la veine.

Statistique de Fischer: 27 cas, 14 guérisons.   René Duzéa.

BIBLIOGRAPHIE. — **Lésions traumatiques des veines.** — Richter. *Diss. de vuln. venarum.* Tubinguen, 1812. — Cooper (A.) and Travers. *On Wounds of the Veins.* In *Surg. Essays,* 1818. — Hogdson et Breschet. *Traité des maladies des artères et des veines,* 1819. — Abernethy (J.). *Surg. Obs. of the ill Consequences of Venasections.* London, 1825. — Trousseau et Ricot. *Arch. gén. de méd.,* 1827. — Samson. Thèse de concours, 1830. — Renaut et Bouley. *Lig. des veines.* In *Rev. de méd. vét.,* 1859. — Raciborsky. *Hist. des découvertes rel. au syst. veineux.* In *Mém. de l'Acad. roy. de méd.,* 1841. — Amussat. *Rech. expér. sur les blessures des os et des veines.* Paris, 1843. — Després. Thèse agrég., 1844. — Cruveilhier. *Des oblitérations des veines.* In *Traité d'an. path.,* 1852. — Verneuil. *Le système veineux,* 1853. — Hoffmann (A.). *De la lig. des veines.* Thèse de Paris, 1856. — Rigal (Ph.). *Du mode d'oblitération des veines après la lig.,* 1857. — Ollier. *Des plaies des veines.* Thèse agrég. chir. Paris, 1857. — Robin et Ollier. *Mém. sur quelques points de la cicatr. en gén. et sur celle des artères en part.* In *Bull. de la Soc. de biol.,* 1858. — Langenbech. *Arch. f. klin. Chir.,* 1861. — Emmert. In *Beiträge.* — Weber (O.). *Pitha et Billroth,* 1865. — Legouest. *Arch. gén. de méd.,* 1867. — Gross (W.). *Amer. Journ. of Med. Sciences,* 1867. — Bouchard. *Path. des hémorr.,* 1869. — Hayes. *Amer. Journ. of Med. Sc.,* 1873. — Agnew. *Phil. Med. Times,* Aug 1873. — Pilcher. *Phil. Med. Times,* 1882. — Alberti. *Deutsche Zeitschr. f. Chir.,* 1884. — Pilcher. *Ann. of Med. and Surg.,* 1885. — Braun (H.). *Arch. de Langenbeck,* t. XXVIII, 1886.

De l'introduction de l'air dans les veines. — *Discussion de l'Acad. de méd.,* 1838. — *Arch. de méd.,* 1838. — Oré. *Gaz. hebd.,* 1863. — Green. *Amer Journ.,* 1864. — Tarloch. *Ibid.,* 1875. — Fischer. *Sammlungen klinischer Vorträge,* n° 113. — Courvernier. *Rec. de Hayem,* t. XXIII. — Buttma. Thèse de Paris, 1839. — Loville. Thèse de Paris, 1850. — Mevé. Thèse de Paris, 1866. — Couty. Thèse de Paris, 1875. — Cons. en outre les traités classiques.   R. D.

§ III. **Pathologie médicale.** *Voy.* Phlébite, Phlegmatia alba, Varices, Varicocèle, etc.

VEINE LYMPHATIQUE (Grande). Nous avons déjà dit, à propos du canal thoracique (*voy.* ce mot), que tous les vaisseaux lymphatiques de l'économie aboutissaient chez l'homme à deux canaux collecteurs de premier ordre : le *canal thoracique* et la *grande veine lymphatique,* lesquels viennent se jeter à leur tour dans le système veineux.

La *grande veine lymphatique* (*truncus lymphaticus dexter seu minor*) est le rendez-vous de tous les vaisseaux lymphatiques qui ne sont pas tributaires du canal thoracique. Longue tout au plus de 1 à 2 centimètres, elle est située à la partie antéro-latérale de la base du cou, entre la jugulaire interne et la sous-clavière. Là convergent, pour la former :

a. Les vaisseaux lymphatiques du membre supérieur droit (tronc sous-clavier);

b. Les vaisseaux lymphatiques de la moitié droite de la tête et du cou (tronc jugulaire) ;

c. Les vaisseaux lymphatiques du poumon droit (tronc broncho-médiastin) ;

d. Les vaisseaux lymphatiques de la moitié droite des parois du thorax, à l'exception des lymphatiques intercostaux, qui aboutissent par un tronc descendant à la citerne de Pecquet.

Ainsi constituée, la grande veine lymphatique se dirige en bas et en dedans et vient s'ouvrir dans l'angle de réunion des veines jugulaire interne et sous-clavière du côté droit. Elle représente assez exactement, comme on le voit, le crochet terminal du canal thoracique.

Anomalies. Les troncs d'origine de la grande veine lymphatique sont très-variables en nombre, mais ils le sont aussi par la manière dont ils se terminent : au lieu de se fusionner en un tronc commun pour former la grande veine lymphatique, comme l'indique la description précédente, ils peuvent conserver leur indépendance et s'ouvrir alors isolément soit dans la veine sous-clavière, soit dans la jugulaire interne, ou même dans le tronc veineux brachio-céphalique. Il existe sur ce point des particularités individuelles variant à l'infini.

L. Testut.

VÉLAR. Nom vulgaire du *Sisymbrium officinale* Scop. (*Erysimum officinale* L.), qu'on appelle également *Erysimum*, *Tortelle*, *Herbe aux chantres*. C'est une herbe annuelle, à fleurs jaunes, très-commune dans les lieux incultes, les décombres, sur le bord des chemins, au pied des murs dans les villages. Ses feuilles, acerbes et astringentes, servent à faire des infusions théiformes, employées communément, dans les campagnes, contre les catarrhes et les enrouements (*voy.* Sisymbre).

Ed. Lef.

VÉLELLIDÉS (*Velellidæ* Eschsch.). Groupe d'animaux Cœlentérés, de l'ordre des Siphonophores.

Chez les Vélellidés, le *tronc commun* est transformé en un disque aplati, de nature cartilagineuse ou cornée, parcouru intérieurement par un système de galeries concentriques remplies d'air; et muni, sur ses bords, de nombreux tentacules disposés sur un ou plusieurs rangs. A la face inférieure de ce disque sont disposés, autour d'un polype nourricier ou *Hydranthe* très-gros, des polypes de même nature, mais beaucoup plus petits, dépourvus de filaments préhensiles et portant à leur base des grappes de bourgeons sexuels. Ceux-ci se séparent de très-bonne heure et deviennent des *Méduses* indépendantes, qui ont été décrites sous le nom générique de *Chrysomitra* et qui produisent les éléments génésiques (œufs ou spermatozoides).

Les Vélellidés renferment seulement les deux genres *Velella* Lamk et *Porpita* Lamk.

Les Vélelles ont le disque cartilagineux, elliptique, pourvu, à sa partie inférieure légèrement bombée, d'une crête triangulaire, en forme de voile, toujours placée obliquement par rapport au grand axe. L'espèce type, *V. spirans* Eschsch., se trouve assez communément dans la Méditerranée, notamment dans le golfe de Naples et le détroit de Messine. C'est l'*Holothuria spirans* de Forskal et le *Velella mediterranea* de Delle Chiaje.

Dans les Porpites, au contraire, le disque est orbiculaire, hyalin, sans crête véliforme; de plus, les tentacules marginaux sont disposés sur plusieurs rangs et les plus développés d'entre eux sont pourvus de capsules urticantes pédicellées. Le *P. mediterranea* Eschsch. ou *Holothuria denudata* Forsk. habite la Méditerranée ; on le trouve surtout dans le détroit de Messine.   Ed. Lef.

VELLA.   Genre de plantes Dicotylédones appartenant à la famille des Crucifères.

Les *Vella* vrais sont des petits arbrisseaux rameux, dressés et spinescents, à feuilles entières, à fleurs jaunes assez grandes.

On en a séparé, pour en faire le type du genre *Carrichtera* Adans., une espèce annuelle, herbacée, à feuilles pinnatiséquées, dont les grappes de fleurs sont opposées aux feuilles. Ces fleurs d'un blanc jaunâtre, à veines pourprées, précèdent une silique courte, à valves renflées, renfermant 4 semences globuleuses.

Cette espèce, *Carrichtera annua* DC. (*Vella annua* L.), de l'Europe méridionale, de la Barbarie et de l'Orient, a une saveur âcre et piquante, qui rappelle celle du Cresson. On lui attribue des propriétés antiscorbutiques.

Galien donnait le nom de *Vella* à notre *Cresson de fontaine* (*Nasturtium officinale* R. Brown).   Pl.

Bibliographie. — De Candolle. *Systema veget.*, II, 641, et *Prodromus*, I, 224. — Boissier. *Voyage botan. en Espagne*, t. X. — Bentham et Hooker. *Genera plant.*, I, 86. — Mérat et de Lens, VI, 850.   Pl.

VELLA (Luigi).   Physiologiste italien distingué, né le 22 septembre 1825, à Pianceretto, près Verulli, reçu docteur à Turin en 1848, fut un élève de Claude Bernard et fit à Turin les premières leçons sur la physiologie expérimentale. Agrégé en 1858, il fut en 1860 professeur extraordinaire de physiologie à Modène, professeur ordinaire à Bologne en 1865. Il mourut le 21 mai 1886, laissant un grand nombre de mémoires sur la physiologie, publiés dans les *Comptes rend. de la Soc. de biol. de Paris*, les *Memorie della Soc. delle sc. biolog. di Torino*, etc.   L. Hn.

VELLARINE.   Principe actif de l'*Hydrocotyle asiatica* (*voy.* Hydrocotyle).   L. Hn.

VELLEMINFROY (Eau minérale de).   *Athermale, sulfatée calcique moyenne, carbonique moyenne.* Dans le département de la Haute-Saône, dans l'arrondissement de Vesoul, émerge une source dont l'eau claire et limpide est traversée par des bulles gazeuses assez rares. Elle est sans odeur, et son goût est fade sans être désagréable. Sa température est de $12°,3$ centigrade. Henry (Ossian) en a fait en 1859 l'analyse chimique au laboratoire de l'Académie de médecine de Paris, et a trouvé que 1000 grammes de cette eau contiennent :

Sulfate anhydre de chaux	1,34
— soude	0,10
— magnésie	0,38
Bicarbonate de chaux et de magnésium	0,58
Chlorure de sodium, calcium et magnésium	0,12
Silice, alumine, phosphate, matière organique, oxyde de fer et principe arsenical	0,10
Total des matières fixes	2,92
Gaz acide carbonique libre	1/6 du volume.

L'eau de la source de Velleminfroy est usitée en boisson seulement, et ses effets physiologiques et thérapeutiques ressemblent beaucoup à ceux de l'eau de la source du Pavillon de Contrexéville, c'est-à-dire qu'elle se montre utile dans les affections calcu.euses des voies urinaires et biliaires, les dyspepsies, les gastralgies, les tympanites de provenance intestinale, les constipations opiniâtres, les catarrhes chroniques de la vessie, la goutte, l'albuminurie et la pyélite.

L'eau minéralisée de la source de Velleminfroy doit être employée à dose relativement considérable, de 4 à 8 verrés tous les matins à jeun, et aux repas pure ou coupée de vin. Il importe, en effet, que cette eau traverse en grande quantité les voies digestives, biliaires et urinaires, pour produire les résultats que l'on en attend dans les affections que nous venons de citer.

On n'*exporte* pas l'eau de Velleminfroy et pourtant sa composition en principes fixes et gazeux en permettrait aisément le transport.   A. R.

VELLERON (Eau minérale de). *Protothermale, bicarbonatée sodique et potassique moyenne, ferrugineuse faible, carbonique moyenne.* Dans le département de Vaucluse, dans l'arrondissement et à 18 kilomètres de Carpentras, dans le canton et à 5 kilomètres de l'Isle. La source de Velleron, connue sous le nom de source de *Notre-Dame-de-Santé,* sort comme une source artésienne d'une cavité d'où elle s'élève en gerbes de 2 mètres de hauteur environ. Son eau est claire et limpide, sans odeur, son goût fade et légèrement ferrugineux. Des bulles gazeuses grosses et nombreuses la traversent et donnent un aspect mousseux au jet de l'eau de cette source. Elle rougit légèrement les préparations de tournesol et sa température s'élève à 14°,9 centigrade. Henry (Ossian) a fait en 1858 l'analyse sommaire de l'eau transportée de cette source. Ce chimiste a trouvé dans 1000 grammes les principes suivants :

Bicarbonate de soude.	} 1,450
— potasse.	
— chaux.	0,490
— magnésie.	0,119
— protoxyde de fer.	0,002
Sulfate de soude.	} 0,730
— chaux.	
Chlorure de sodium.	0,0C7
Silice ou silicate, alumine, phosphate terreux, principe arsenical et matière organique.	0,100
Total des matières fixes.	2,898
Gaz acide carbonique libre.	0gr,460

L'eau de la source de Notre-Dame-de-Santé est employée en boisson, mias il existe un établissement où l'on donne de 700 à 800 bains par saison, et où cette eau s'applique en bains et en douches après avoir été chauffée artificiellement. On la conseille dans les affections stomacales, hépatiques et rénales, où sont indiquées les eaux bicarbonatées moyennes, et dans celles où les eaux ferrugineuses faibles conviennent. Les bains et les douches, les bains surtout, déterminent une poussée fréquente, ce qui arrive rarement à des eaux protothermales. Les sources qui ont une constitution élémentaire semblable à celle de la source Notre-Dame-de-Santé de Velleron ne produisent en général aucune manifestation cutanée.

La *durée de la cure* varie de vingt à trente jours.

On n'*exporte* pas l'eau de Velleron, quoique sa température primitive et sa composition chimique permettent un transport même éloigné.   A. R.

VELLOSIA. Genre de plantes de la famille des Apocynacées, tribu des Plumériées, dont les représentants, voisins des *Alyxia* (*voy*. ALYXIE), s'en distinguent par les feuilles qui sont alternes. Les trois ou quatre espèces connues sont des arbustes des régions tropicales de l'Amérique, qui n'offrent aucun intérêt au point de vue médical.

Le *V. inedita* Guib. ou *Pao-Pereira* des Brésiliens est la même plante que le *Geissospermum læve* H. Bn. (*voy*. GEISSOSPERMUM). ED. LEF.

VELPEAU (ALFRED-ARMAND-LOUIS-MARIE). Célèbre chirurgien, naquit à Brèche (Indre-et-Loire), le 18 mai 1795, et mourut à Paris, le 24 août 1868. Il était le fils d'un maréchal-ferrant; à l'âge de vingt ans, il vint à Tours pour étudier la médecine sous Bretonneau; en 1822, il fut reçu aide d'anatomie à la Faculté de médecine de Paris après un brillant concours, en 1823 docteur en médecine, chef de clinique à l'hôpital de la Faculté et agrégé dans la section de médecine.

Son premier travail fut le *Traité d'anat. chirurgicale* (Paris, 1825-1826, 2 vol. in-8°; 3e édit., *ibid.*, 1837, et nombreuses traductions), dont il réunit les éléments sous la direction de Cloquet lorsqu'il était aide d'anatomie. Comme chef de clinique, il eut l'occasion de s'occuper d'obstétrique et il fit paraître en 1829 son *Traité élém. de l'art des accouchements* (Paris, 1829, 2 vol. in-8°), qui fut réédité en 1835 avec des développements considérables. En 1828, Velpeau fut nommé chirurgien à l'hôpital Saint-Antoine, puis de 1830 à 1834 fut attaché à la Pitié. Vers cette époque, en 1832, il publia ses *Nouveaux éléments de médecine opératoire* (Paris, 1832, 3 vol. in-8°, avec atlas), dont la 2e édit. refondue et augmentée d'un traité de petite chirurgie vit le jour en 1839, 4 vol. in-8°, avec atlas. A la suite de cet important ouvrage, il fit paraître son *Embryologie ou ovologie humaine*, etc. Paris, 1833, in-fol. avec planches.

Velpeau se présenta successivement à plusieurs chaires vacantes et fut nommé en 1834 à celle de clinique chirurgicale, en remplacement de Boyer; il soutint à cette occasion une thèse remarquable : *De l'opération du trépan dans les plaies de tête* (Paris, 1834, in-4°). Il avait enfin trouvé sa voie; il resta fidèle à la chirurgie. Depuis trois ans, il était membre de l'Académie de médecine. Pendant trente-quatre ans Velpeau fut le professeur de clinique externe le plus suivi et le mieux apprécié; il enseignait à la Charité. En 1866, il publia ses leçons : *Cliniq. chir. de la Charité*. Leçons recueillies par A. Regnard, etc., in-8°. En 1842, il remplaça Larrey à l'Institut.

Velpeau était doué d'un tact chirurgical rare et d'une habileté remarquable dans le diagnostic, mais il était moins brillant opérateur que quelques-uns de ses collègues, et aussi professeur moins brillant, quoique net et précis dans son exposition. Il n'y a pas une branche de la chirurgie aux progrès de laquelle il n'ait contribué. Le nombre de ses publications est considérable; on en trouve l'énumération à la suite de son éloge par Béclard (*Mém. de l'Acad. de méd.*, t. XXIX, p. 56). Nous nous bornerons à mentionner encore de lui son *Traité des maladies du sein et de la région mammaire* (Paris, 1854, in-8°; 2e édit., 1858), son ouvrage le plus neuf et le plus personnel. A notre Dictionnaire il a donné l'article ANGIOLEUCITE. L. HN.

VELTHEIMIA. Genre de Liliacées, du groupe des Asphodélées, établi en 1769 par Gleditsch (*Act. Berol.*, p. 66), aux dépens des *Aletris* de Linné. Ce sont des herbes bulbeuses, à feuilles lancéolées, ondulées, d'un très-beau vert. Leurs fleurs, de couleur rouge vif ou orangé, sont nombreuses, pendantes et disposées en épis simples; chacune d'elles présente un périanthe simple, tubuleux, à trois divisions, six étamines insérées sur le tube du périanthe, et un ovaire supère, surmonté d'un style filiforme, à stigmate cuspidé. Le fruit est une capsule membraneuse, à trois angles saillants, élargis en forme d'ailes.

Le *V. viridifolia* Willd. (*Aletris capensis* L.), originaire du cap de Bonne-Espérance, est souvent cultivé en Europe comme plante d'ornement. Ses fleurs sont pourvues, à la base du périanthe, de plusieurs glandes qui sécrétent un suc miellé de saveur agréable. Ed. Lef.

VELTHUYSEN (Lambert). Né à Utrecht, en 1622, exerça dans sa ville natale à l'administration de laquelle il prit part jusqu'en 1674, époque à laquelle il fut destitué avec tous ses collègues. C'était un cartésien; il a publié : *Tractatus duo medico-physici, unus de liene, alter de generatione.* Ultrajecti, 1657. L. Hn.

VELUETTE. Nom donné à la *Piloselle* (*Hieracium Pilosella* L.), de la famille des Composées. Pl.

VELVOTE. Nom donné indistinctement aux *Linaria Elatine* Mill. et *L. spuria* Mill., de la famille des Scrophulariacées. Pl.

VENABLES (Robert). Médecin anglais de la première moitié de ce siècle, fut professeur de médecine légale à la *North London Medical School* et publia, outre des articles dans les recueils périodiques : *Clinical Report on Dropsies*, etc. London, 1824. — *A Practical Treatise on Diabetes*, etc. London, 1825. — *A Manual of Aphorisms in Chemistry*, etc. London, 1834. — *Lectures on the Chemical History... of Calculus*, etc. London, 1839, et collabora depuis 1832 au *Cyclopaedia of Practical Medicine.* L. Hn.

VENEL (Les deux).

Venel (Gabriel-François). Né à Tourbes, près Pézenas, le 23 août 1723, reçu docteur à Montpellier en 1742, cultiva également la chimie et la médecine. Élève de Rouelle, il dirigea le laboratoire du duc d'Orléans, puis, dans un voyage en Allemagne, étudia les eaux de Seltz et inventa les eaux gazeuses artificielles. Il fut chargé avec Bazin de faire l'analyse de toutes les eaux minérales de France. En 1759, il obtint au concours la chaire de matière médicale de la Faculté de médecine de Montpellier. Il l'occupa avec éclat et introduisit en quelque sorte la chimie dans cette école. Il mourut le 29 octobre 1775. Outre ses dissertations et des opuscules sur les eaux minérales de Seltz, de Passy (1755, 1757), sur l'usage de la houille (1775), on a de lui : *Précis de matière médicale*, etc. Paris, 1787, 2 vol. in-8°. L. Hn.

Venel (André-Joseph). Orthopédiste habile, né sur les bords du lac de Genève, le 28 mai 1740, mort le 9 mars 1791. En 1769, il établit à Verdun une école de sages-femmes, pour lesquelles il rédigea un *Précis d'instruction*, etc. Yverdun, 1778, in-8°. En 1779, il alla se perfectionner à Montpellier et à son retour se fixa à Orbe.

On a encore de lui :

I. *Nouv. secours pour les corps arrêtés dans l'œsophage.* Lausanne, 1769, in-8°. — II. *Description de plusieurs nouveaux moyens mécaniques propres à prévenir les courbures latérales et la torsion de l'épine du dos.* Lausanne, 1788, in-8°.   L. Hn.

VENEZUELA. *Voy.* COLOMBIE.

VENI-VELL-GETTA. Nom tamoul de la *Coque-du-Levant (Anamirta cocculus)*, de la famille des Ménispermées.   PL.

VENIN. On donne le nom de venin à certains liquides qui jouissent de propriétés malfaisantes et qui sont sécrétés par des animaux en santé.

Les animaux qui sécrètent un venin sont appelés *venimeux;* leur propriété est la *venimosité*. Il importe de ne pas les confondre avec ceux dont la chair ou quelques organes agissent à la manière des poisons et auxquels on réserve l'épithète de *vénéneux*.

Ainsi plusieurs serpents, le scorpion, l'abeille, sont venimeux, tandis que la chair de la moule, dans certaines conditions, la chair et les œufs de quelques poissons, sont vénéneux.

Autrefois, et par ce mot, je veux dire une vingtaine d'années, on établissait avec soin la distinction entre les venins et les virus. L'idée dominante alors attribuait aux virus la nature amorphe. On croyait que le virus était une humeur de l'organisme qui prenait des qualités malfaisantes et contagieuses par un changement isomérique, sous l'influence de causes variées, tels que la misère, la chaleur, le froid, etc. Comme il arrive toujours en pareil cas, c'est-à-dire chaque fois que la généralisation précède les faits, on a érigé plus d'une erreur à la hauteur de caractères distinctifs absolus. Par exemple, on disait que les venins se distinguaient des virus : 1° par la nature de la substance organique qui les constitue, laquelle peut être extraite et se montre différente de celle des autres humeurs, tandis que la substance qui constitue les virus paraît semblable à celles qui entrent dans la composition des liquides de l'économie ; 2° par leur action, dont l'intensité dépend de la quantité, tandis qu'elle est subordonnée principalement à la qualité pour les virus; 3° par la manière dont ils s'épuisent dans l'organisme où ils ont été introduits, tandis que les virus paraissent se multiplier au point de rendre les sujets qui sont atteints d'une maladie virulente propres à la transmettre; 4° par leur production immanente, en dépit des influences extérieures, tandis que l'élaboration des virus serait largement dépendante de ces influences.

Les progrès de la science ont fait justice des exagérations et des erreurs inscrites dans ce tableau comparatif. On a appris que la partie fondamentale des virus est un être vivant, microscopique, végétal, susceptible souvent de vivre pendant un certain temps en dehors de l'organisme et toujours de se multiplier dans les liquides ou les tissus de l'économie où il s'est introduit et où il rencontre les conditions nécessaires à sa nutrition. Il ne peut donc plus être question de comparer les virus aux venins sous prétexte que ce sont les uns et les autres des produits liquides. Il serait peut-être plus intéressant, à l'heure actuelle, de chercher les ressemblances qui existent entre le processus de l'infection de l'organisme par les venins et les virus, ressemblances qu'il est permis de prévoir depuis que les accidents causés par beaucoup de virus sont attribués aux substances amorphes et liquides qu'ils déversent dans l'organisme au cours de leur évolution et de leur multiplication.

Entrer plus longuement dans cette discussion serait ici un hors-d'œuvre. Cet article relatera certains faits que le lecteur rapprochera plus tard de ceux qui seront consignés dans l'article VIRUS. Alors, il comprendra plus facilement l'idée que nous voulons exprimer et il arrivera probablement à cette conclusion que, quoique très-différents par leur nature, les venins et les virus se rapprochent les uns des autres par quelques-uns de leurs effets.

ORIGINE DES VENINS. Les venins sont des produits de sécrétion. Ils sont donc élaborés par des cellules isolées ou rapprochées sous forme de glandes ou glandules dépendant de l'ectoderme. Les glandes venimeuses se rattachent à la peau ou aux muqueuses à épithélium ectodermique, telles que les muqueuses buccale et anale.

Souvent les venins sont versés directement sur le plan ectodermique duquel dépend la glande venimeuse, comme les venins cutanés du crapaud, de la grenouille et de certains poissons. Mais souvent aussi les glandes sont munies de réservoirs pour l'accumulation du venin, et d'organes variés, dents, aiguillons, dards, etc., propres à inoculer le venin. On trouvera aux articles ABEILLE (1re série, tome I), SCORPIONS (2e série, tome VIII), SERPENTS (3e série, tome IX), la description de l'appareil vénénifère de ces animaux qui intéressent particulièrement le médecin. Nous ajouterons que les rayons des nageoires de plusieurs poissons se terminent par des pointes dures et acérées qui introduisent dans la peau des personnes qui les touchent l'humeur âcre et irritante sécrétée par les glandules cutanées : telles sont les nageoires de la vive, du chabot, etc., etc.

On trouve des glandes venimeuses dans tous les embranchements du règne animal. Parmi les Vertébrés, ce sont les animaux à sang froid, les Reptiles, les Batraciens et les Poissons, qui présentent les venins les plus nombreux et les plus dangereux. On ne connaît pas d'Oiseaux venimeux. Si l'on en croit certaines versions, les Ornithorhynques, parmi les Mammifères, posséderaient une glande venimeuse sous la peau du membre abdominal et un ergot perforé pour l'inoculation du venin, mais aujourd'hui on met ce fait en doute. Les espèces venimeuses abondent chez les Invertébrés, particulièrement dans les classes des Insectes et des Arachnides. Nous n'entreprendrons pas de les citer; d'ailleurs un grand nombre déterminent sur nous des accidents si minimes, comme le cousin, la puce, la punaise, qu'on les oublie volontiers dans une énumération des animaux dangereux. Au surplus, il en a été ou il en sera question dans les articles spéciaux. Mais les Apides, les Aranéides, les Scorpionides, sont des ennemis avec lesquels il faut compter. Il n'est pas jusqu'aux Mollusques qui n'aient aussi quelques espèces dangereuses pour l'homme : tels sont les cônes, dont les piqûres ont causé de la tuméfaction et de la douleur.

Il est bon de ne pas assimiler aux venins les liquides odorants, fétides, irritants ou colorés, qu'émettent un grand nombre d'animaux de toutes classes pour éloigner, arrêter ou tromper l'ennemi qui les chasse. Dugès les a décrits sous le nom d'humeurs défensives. A défaut de sécrétions spéciales, quelques sujets, comme les crapauds et la grenouille, projettent leur urine avec force.

PROPRIÉTÉS PHYSIQUES ET CHIMIQUES DES VENINS. Les venins diffèrent beaucoup

les uns des autres au point de vue physique et au point de vue chimique. Laiteux, épais dans le crapaud, le venin est vert et simplement visqueux dans les
crotales, citrin dans la vipère. Il est toujours soluble dans l'eau, sans saveur et
sans odeur.

On a attribué au venin tantôt une réaction neutre, tantôt une réaction acide.
Ces divergences tiennent certainement aux conditions diverses dans lesquelles la
réaction a été essayée. M. Kaufmann, qui vient de se livrer à des recherches
approfondies sur le venin de la vipère, dans le laboratoire de physiologie de
l'École vétérinaire de Lyon, recherches encore inédites, a observé que le venin
frais de la vipère commune est toujours acide et rougit fortement le papier
bleu de tournesol, tandis que, après quelques jours de conservation en solution
aqueuse, il se borne à décolorer le papier bleu. Toutefois, chez les Hymé-
noptères, le venin, bien qu'il soit acide, résulte du mélange de deux liquides,
l'un alcalin, l'autre acide, sécrétés par des glandes distinctes (Carlet).

Outre de l'eau, de l'albumine, du mucus, des matières grasses et des matières
colorantes, des sels, notamment des chlorures et des phosphates, les venins
renferment une substance albuminoïde qui leur communique leur activité
spéciale. On l'appelle *vipérine* ou *échidnine* dans le venin des vipères, *crota-
line* dans le venin des crotales, *najine* dans celui des najas, etc.

L'étude de ce principe a été faite sur le venin des serpents ; aussi engageons-
nous le lecteur à se reporter, pour le connaître d'une manière complète, à
l'article SERPENTS VENIMEUX (3e série, tome IX, p. 589).

Les venins qui ne se déversent pas à la surface de la peau et des muqueuses
et qui sont recueillis immédiatement à la sortie des canaux vecteurs, sur un
corps stérilisé, ne tiennent en suspension aucun micro-organisme vivant.
M. Kaufmann a semé du venin de vipère, avec toutes les précautions d'usage,
sur de la gélatine et de l'agar agar peptonés : les tubes se sont toujours montrés stériles.

L'action essentielle des venins ne doit donc pas être attribuée à des microbes.

EFFETS DES VENINS. — Les venins manifestent leurs effets quand ils franchissent
la barrière épidermique qui protége la peau et les muqueuses, c'est-à-dire lorsqu'ils sont introduits dans l'intérieur du derme ou du tissu conjonctif sous-
cutané, ou déposés à la surface d'une plaie récente. Appliqués simplement sur
l'épithélium intact d'une muqueuse délicate, ils produisent une irritation locale
sans conséquence fâcheuse pour la santé générale du sujet. Le venin des Hymé-
noptères, dont la composition a été indiquée plus haut, ne produit les effets
ordinaires du venin qu'à la condition de contenir ses deux liquides constituants.
Si la glande alcaline est rudimentaire ou nulle, comme chez les Sphégides, le
venin présente simplement la propriété anesthésique (Carlet).

Les animaux ne sont pas tous sensibles au même degré à l'action des venins.
Les Vertébrés à sang chaud, les oiseaux d'abord, les Mammifères ensuite,
en ressentent les effets bien plus vivement que les Vertébrés à sang froid. Dans
chaque classe, quelques espèces présentent une sorte d'immunité contre certains venins. Nous tenons de M. le professeur Lortet que le cobaye est insensible
aux piqûres de l'abeille. M. Viaud-Grand-Marais signale, à l'article SERPENT précité, que les chiens et les chats résistent relativement mieux que l'homme à la
morsure de la vipère.

On a affirmé que les venins restent sans effet sur leurs porteurs et sur les
animaux de la même espèce. Ne s'est-on pas montré trop absolu ? Cl. Bernard a

établi autrefois que le crapaud peut être tué par son propre venin, si l'on en accumule sous la peau une très-forte dose.

L'immunité des porteurs de venin se réduit probablement à une question de tolérance beaucoup plus grande que celle des autres animaux et surtout plus grande que celle des Vertébrés à sang chaud. M. Kaufmann a vu une petite vipère résister à une dose de venin capable de tuer au moins quatre cobayes. Au moment de l'injection du venin sous la peau, la vipère s'est agitée; elle semblait en proie à une vive douleur, mais, au bout de quelques instants, elle se roula tranquillement en cercle; elle n'a rien offert de particulier les jours suivants. Que serait-il advenu, si la dose eût été deux ou trois fois plus considérable? Il est permis de se demander si le résultat n'aurait pas été conforme à celui que Cl. Bernard obtint sur le crapaud.

On a beaucoup parlé du suicide du scorpion. A plusieurs reprises, on en a repoussé la possibilité, soit par obstacle mécanique à l'exécution d'un acte de cette nature, soit parce que le venin du scorpion est sans effet sur son producteur et sur les autres scorpions. Mais, si les scorpions ne meurent pas généralement des inoculations qu'on leur fait plus ou moins artificiellement, ils n'en éprouvent pas moins quelque malaise, comme le faisait remarquer dernièrement M. Bourne dans la *Revue scientifique* du 6 août 1887.

M. Bourne s'est aperçu que le scorpion piqué avec le dard d'un autre sujet de son espèce s'engourdissait un peu. C'est probablement là le commencement d'une envenimation dangereuse.

M. Kaufmann a remarqué, au cours des recherches que nous avons signalées, que la région du corps où le venin était déposé exerçait une influence manifeste sur les effets ultérieurs. Il ne s'agit point d'une simple variation dans les phénomènes locaux, mais d'une différence dans l'action toxique générale du venin. Six cobayes divisés en trois lots reçoivent la même quantité de venin par injection sous-cutanée : 1° à la face interne d'une cuisse; 2° au-dessus des narines ; 3° à la face latérale du thorax. Les sujets inoculés à la cuisse et à la tête sont morts en deux jours; les autres ont survécu.

Ce fait servira probablement à expliquer la gravité variable qu'ont présentée des morsures portant sur des points différents du corps.

Les effets des venins se divisent en phénomènes locaux et phénomènes généraux, inégalement marqués suivant les venins et les conditions de l'envenimation. Parfois, à la suite de la morsure des grands serpents exotiques, les phénomènes généraux se déroulent rapidement, en l'absence presque complète des phénomènes locaux. D'autres fois, après la morsure d'animaux faiblement venimeux, les effets se limitent presque aux symptômes locaux, ou bien les phénomènes généraux sont négligeables.

Pour tous les venins les accidents locaux débutent par de la rougeur, de la tuméfaction et une sensation de chaleur ou de brûlure plus ou moins intense. Du venin de l'abeille à celui des Ophidiens les effets retentissent toujours sur les vaisseaux de la région de manière à produire la simple dilatation passive, ou de l'œdème véritable, ou de l'extravasation sanguine.

Les effets généraux sont essentiellement dépressifs. On les a décrits longuement aux articles SCORPIONS et SERPENTS. Nous nous bornerons donc à indiquer certains détails ou quelques phénomènes qui ne figurent pas dans les articles spéciaux.

M. Kaufmann a étudié, à l'aide d'appareils enregistreurs, les modifications de la circulation sanguine consécutives à l'injection du venin de la vipère dans le tissu conjonctif et dans les veines. Il a constaté, sur le chien, que le nombre des battements du cœur augmente en peu de temps de plus du double, que l'amplitude des pulsations diminue graduellement, au point d'être à peine perceptible sur les graphiques, que le rhythme des battements était d'une régularité parfaite, comme si l'animal devenait indifférent aux choses qui l'environnent, et pourtant il donne jusqu'à la fin des signes d'une intelligence développée. La tension artérielle baisse considérablement; elle passe, par exemple, de 155 à 48 millimètres. Cette énorme chute de la pression artérielle peut s'expliquer par la faiblesse des systoles, mais aussi et principalement par une grande dilatation des réseaux vasculaires de l'appareil digestif et des reins. La muqueuse gastrique surtout est rouge comme l'œdème sanguinolent local. Rien donc d'étonnant que les vomissements hématoïdes et l'hématurie figurent parmi les symptômes généraux de l'échidnisme.

On a toujours dit que les venins étaient des poisons du sang, qu'ils en altéraient la composition et les globules et déterminaient une augmentation de l'acide carbonique dans le plasma. M. Kaufmann nous permet de juger par des chiffres de cette dernière altération. Sur un chien qui a reçu du venin de vipère dans le tissu cellulaire il recueille et analyse les gaz du sang artériel et du sang veineux. Cette opération lui fournit les chiffres suivants :

GAZ DU SANG ARTÉRIEL.		GAZ DU SANG VEINEUX.	
CO_2	31,8	CO_2	46,2
O	14,9	O	3,7
Az	2,0	Az	1,2

M. Kaufmann a mieux précisé que ses devanciers l'altération des globules sanguins. Il a observé qu'après les injections intra-veineuses du venin de vipère les globules rouges paraissent plus petits et échangent leur forme discoïde contre la forme sphérique.

Le même expérimentateur a encore fait une remarque fort intéressante. Le venin diffuse lentement autour du point d'inoculation et séjourne longtemps en quantité appréciable dans les tissus qui sont le siége de l'engorgement local. La preuve, c'est qu'on en peut recueillir assez sur un chien, avec la sérosité de l'œdème sanguinolent, pour tuer des cobayes ou des grenouilles. A ce moment, si on cherche le venin dans le foie, dans les reins, dans le poumon, dans les centres nerveux, on ne le trouve pas en quantité physiologiquement appréciable. Cette observation porte avec elle un double enseignement, savoir : 1° qu'une thérapeutique énergique aura chance de détruire le venin sur place, pourvu qu'elle ne soit pas trop tardive ; 2° que le venin ne s'épuise pas entièrement dans l'organisme envenimé, contrairement aux assertions anciennes. Toutefois, la quantité de venin que l'on recueille sur un malade est insuffisante pour tuer un animal de la même taille.

Les effets généraux finissent toujours par s'étendre au système nerveux moteur, dont les extrémités périphériques sont souvent tuées, comme par l'action du curare, et à la moelle, dont l'excitabilité est accrue, puis aux ganglions intra-cardiaques, dont l'action frénatrice est exagérée, enfin aux filets du nerf dépresseur de la circulation, qui sont directement excités à la surface de l'endocarde.

TRAITEMENT DE L'ENVENIMATION. Il consiste à détruire le venin sur place par des corps plus ou moins caustiques, à favoriser l'élimination du principe actif par des diurétiques ou des sudorifiques, à soutenir ou à relever les forces du blessé par des excitants diffusibles.

L'énergie du traitement est proportionnée à la gravité des effets du venin. Il est impossible d'en parler longuement d'une manière générale ; le lecteur consultera avantageusement les traitements spéciaux qu'il trouvera dans d'autres parties de cet ouvrage. Néanmoins nous ajouterons qu'à la suite des essais tentés par M. Kaufmann pour détruire le venin sur place cet expérimentateur est resté convaincu que l'un des agents les plus actifs à opposer localement au venin de la vipère est la solution d'acide chromique à 1 pour 100. Injectée immédiatement après l'inoculation et aussi près que possible de celle-ci, la solution d'acide chromique a empêché complétement l'évolution, sur le chien, des effets locaux et généraux. Injectée après l'apparition des phénomènes locaux, en plusieurs points dans l'épaisseur et autour de la tuméfaction, l'acide chromique arrête le gonflement, prévient le noircissement de la tumeur et amène peu à peu la rétrocession des accidents. A ce titre, la solution chromique ne produit ni eschare ni chute de peau.

Immunité acquise contre les effets des venins. « Les psylles, les marses, les goumis indiens, etc., dit M. Viaud-Grand-Marais (3e série, t. IX, p. 401), prétendent posséder de naissance la faculté d'être impunément mordus, les uns parce qu'ils ont du sang de serpent dans les veines, les autres au titre de parent de saint Paul, les derniers par privilége de caste. Cette prétendue immunité n'existe pas, en dehors de tout traitement, quand ils sont mordus par des Reptiles ayant leur appareil à venin intact. »

M. Viaud ne croit donc pas à la possibilité d'acquérir ou de communiquer l'immunité contre les effets des venins.

Nous faisons bon marché, quant à nous, de la généalogie des psylles pour expliquer l'immunité dont ils se prétendent pourvus, mais il nous semble bon d'examiner le premier motif qu'ils invoquent sous une forme emphatique et qui peut être ramenée raisonnablement à la formule plus précise et moins prétentieuse que l'on emploie aujourd'hui pour expliquer l'immunité contre les effets des virus. Avoir du sang de serpent dans les veines veut dire qu'à une époque antérieure l'organisme a été plus ou moins imprégné de venin de serpent.

Lorsque l'imprégnation des organismes par les venins a été faite avec précautions et ménagements, a-t-on observé une certaine immunité consécutive? Portée sur le terrain expérimental, cette question a reçu un commencement de solution positive.

Paul Bert déclare que les expériences qu'il a faites avec le venin d'abeille xylocope l'ont amené à penser qu'il peut se faire une accoutumance à l'action des venins. Nous savons que M. le professeur L. Lortet a constaté, en s'exposant plusieurs fois de suite aux piqûres de l'abeille commune, que les effets locaux sont de moins en moins prononcés, de sorte qu'une inoculation de venin semble créer dans la région où elle a été faite une immunité contre les inoculations ultérieures. M. Kaufmann s'est demandé si des inoculations successives de venin de vipère, à très-petite dose, ne seraient pas susceptibles de créer une immunité relative. Les expériences instituées sur des cobayes ont donné des résultats conformes à ses prévisions, surtout lorsque les inoculations d'épreuve étaient faites dans la même région que les inoculations à petite dose. M. Kaufmann ne saurait évaluer présentement le degré d'immunité qu'il a communiqué artificiellement; de nouvelles expériences sont nécessaires.

Quoi qu'il en soit, il est probable que les blessures venimeuses, quand elles ne sont pas mortelles, laissent après elles, dans l'organisme imprégné et guéri, une aptitude à résister à de nouvelles morsures, pourvu que la quantité de venin que celles-ci déposent dans les tissus ne surpasse pas trop notablement la première.

Sous ce rapport, il existe une analogie frappante entre les effets des venins et ceux de la plupart des virus. Cette analogie est pleine d'intérêt; elle permettra d'édifier sur une base plus solide la théorie de l'immunité; à ce point de vue, elle mérite d'être étudiée avec persistance.   ARLOING.

BIBLIOGRAPHIE. — *Voy.* celle des articles ABEILLE, SCORPIONS, SERPENTS.   A.

VENISE (STATION HIVERNALE ET MARINE). Venise est une belle ville d'Italie, située au fond de l'Adriatique, peuplée de 130000 habitants. Elle est entourée du côté du rivage de lagunes avec de nombreuses flaques d'eau douce mêlée à l'eau de la mer. La ville, dont les maisons sont presque toutes bâties sur pilotis, est formée par une centaine de petites îles, reliées entre elles par un grand nombre de canaux et par environ 200 ponts de pierre ou de bois. Venise a été construite sur un espace triangulaire dont la base est au nord-ouest. Elle est incomplétement abritée au nord par la chaîne des Alpes septentrionales, à l'est par les Alpes Juliennes et Carniques, au sud par une branche de l'Apennin et à l'ouest par les Alpes occidentales. Au nord-ouest la chaîne des Alpes a une élévation suffisante, mais au nord-est les Alpes Juliennes et Carniques, quoique plus rapprochées de Venise, ne protégent pas assez la ville contre les vents qui soufflent de ce côté. L'Apennin est trop éloigné et sa chaîne est trop basse pour abriter suffisamment Venise au sud et au sud-ouest. Du côté de la mer, la ville est découverte et le sirocco, vent du sud-est, lui arrive sans obstacle en traversant l'Adriatique. Le golfe de Venise et surtout ses deux canaux principaux, le Rio-Grande et la Giudecca, favorisent la circulation de l'air. C'est à l'embouchure commune du grand canal et de la Giudecca que se réunit la colonne des vents du sud et de l'est, et qu'elle se répand dans les nombreuses petites rues de la ville de terre. L'orientation de Venise fait comprendre facilement que son atmosphère n'est jamais ni très-froide, ni très-chaude : aussi sa température moyenne est-elle, les hivers froids, de 5°,5 centigrade. La moyenne du printemps est de 12°,6 centigrade, de 22°,8 centigrade en été, et en automne de 15°,2 centigrade. Venise n'est donc pas une station hivernale chaude, mais elle est très-remarquable par une température dont les transitions ne sont pas brusques. La stabilité du climat à la fin de l'automne et en hiver tient à ce que les terres du rivage oriental de l'Italie ne s'échauffent pas autant que celles du littoral occidental. L'eau douce et l'eau salée qui entourent la ville sont assez réfractaires à l'action du soleil. Le rayonnement des nuits est peu sensible. L'hygromètre marque en moyenne 87 degrés, et la pluie qui tombe annuellement dans la ville est évaluée à 933 millimètres. Schouw a remarqué pendant ses sept années d'observation à Venise que la durée moyenne des neiges en hiver a été de cinq jours et demi. Les orages sont fréquents sur l'Adriatique, mais le ciel de la ville est presque toujours pur et éclatant. Les courants d'air qui suivent les canaux purifient l'atmosphère : aussi les fièvres d'accès sont-elles très-rares à Venise, elles s'observent seulement, et encore sont-elles accidentelles, sur les rives de la lagune aux endroits où la communication des eaux avec la mer est difficile; elles ne sont assez fréquentes qu'à l'embouchure des fleuves.

En résumé, l'air de Venise est calme et habituellement humide; pendant l'hiver et l'automne sa température n'est pas élevée, mais elle ne baisse jamais d'une façon subite. Les habitants de Venise ont en général un tempérament nerveux, accompagné d'un lymphatisme marqué; ils sont rarement sanguins. Il résulte de ces remarques que le climat réussit surtout à ceux qui ont une grande plasticité du sang et sont disposés aux congestions et aux hémorrhagies actives. Cependant un séjour d'hiver à Venise convient aussi particulièrement, quoique les indigènes offrent les attributs d'une constitution où prédominent les liquides blancs, aux lymphatiques et aux scrofuleux éréthiques, c'est-à-dire à ceux qui ne sont sujets à aucune bouffissure, à aucun écoulement ni à aucune suppuration des membranes muqueuses ou cutanées. Dans les pays froids, où l'atmosphère est souvent brumeuse, comme en Angleterre, par exemple, le lymphatisme et la scrofule sont fréquents. Aussi les malades anglais, qui sont essentiellement migrateurs, viennent souvent demander au ciel de Venise d'améliorer leur mauvaise constitution, de corriger le développement trop considérable de leur système de vaisseaux blancs, d'augmenter la richesse des globules de leur sang et de donner à leurs tissus une plus grande vitalité. L'ingestion de boissons coupées d'eau de mer et les bains marins artificiellement chauffés conviennent alors, si l'air extérieur n'a pas une température suffisante pour que ceux-ci puissent être pris en pleine mer. Les rhumatisants, les névralgiques, les ataxiques, les hyperesthésiques et les chloro-anémiques névropathiques, se trouvent bien du séjour de Venise. Avant d'analyser l'utilité de son atmosphère chez les tuberculeux, il est important d'étudier avec soin la constitution des phthisiques et la période de la maladie. En effet, la douceur et la constance de la température et de l'hygrométrie de l'air sont indiquées pour les poitrinaires dont la toux est sèche et fréquente, surtout s'ils ont une grande irritabilité nerveuse, une disposition inflammatoire prononcée et une tendance marquée aux hémoptysies. C'est surtout au début de la tuberculose que réussit le climat de Venise. Les phthisiques au second degré doivent en être écartés, à moins que leur excitabilité ne soit extrême et que leurs forces ne soient conservées. Ceux dont les crachats sont abondants et la vitalité générale déprimée ne doivent pas venir à Venise, pas plus que les poitrinaires dont la maladie est trop avancée, au troisième degré, par exemple. Ce sont ceux affectés de laryngite chronique, de catarrhe bronchique, d'asthme sec et nerveux, qui se trouvent le mieux d'une ou de plusieurs saisons à Venise où leur soulagement est la règle commune. Les personnes qui souffrent d'une maladie organique du cœur ou des gros vaisseaux artériels et qui éprouvent une grande difficulté à respirer obtiennent en général un mieux appréciable dans l'atmosphère légère et pure de Venise. Mais en pareille circonstance les médecins ne doivent pas cacher à la famille de ces malades que leur affection est incurable. L'époque la plus convenable pour séjourner à Venise est du mois d'octobre à la première quinzaine de mai, car il ne faut pas attendre que la chaleur soit trop considérable et que le sirocco se fasse sentir. Les quartiers que les hivernants doivent habiter de préférence sont ceux de la place Saint-Marc et de ses environs, la Piazetta, les rives du grand canal, le Rialto et le quai des Esclavons. Venise n'a pas, comme la plupart des stations hivernales, des rues poussiéreuses qui gênent la promenade de beaucoup de malades, surtout à certaines heures de la journée où les vents soufflent avec une intermittence périodique. Les détails que nous avons donnés sur la topographie et l'anémologie de cette station nous dispensent d'insister plus longuement sur l'avantage des promenades et des distractions de Venise. Les bains de mer se prennent surtout au Lido, et ne doivent jamais être d'une longue durée, pour que la réaction qui les suit soit facile et prompte, lorsqu'on les prend surtout quand la température de l'air n'est pas assez élevée pour qu'un refroidissement subit soit possible. Venise n'a pas à proprement parler de plage, et ses bains de mer ne sont presque jamais suivis pendant la fin de l'automne, l'hiver et le commencement du printemps, c'est-à-dire pendant le temps où cette ville est fréquentée par les étrangers   A. ROTUREAU.

VENTILATION. Un air pur est encore plus nécessaire à la santé qu'une alimentation saine. Les maladies les plus nombreuses et les plus graves ont en effet pour origine la viciation de notre atmosphère : indépendamment des morts plus ou moins violentes dues à la diminution de son oxygène, à l'augmentation de son acide carbonique, à son mélange avec des gaz toxiques, tels qu'ammoniaque, hydrogènes sulfuré et carboné, oxyde de carbone, à sa pénétration par des poussières industrielles, son insalubrité provoque encore, de mille autres manières, la maladie et ses conséquences.

Toutes les altérations de l'air, si grosses de menaces pour la vie, sont la suite forcée et à peu près exclusive des limitations que nous lui faisons subir. Tant que l'atmosphère reste largement ouverte et en libre communication avec ses diverses parties, grâce à son agitation incessante et aux réactions de ses éléments, elle neutralise dans son immensité toutes ses viciations locales; mais aussitôt qu'une masse restreinte est plus ou moins isolée de ce vaste ensemble, et se trouve ainsi soustraite aux équilibrations assainissantes du brassage atmosphérique, le méphitisme qu'y versent des sources intarissables s'y accumule sans obstacle, si bien que par la solidarité de l'effet et de la cause le terme d'air confiné est devenu synonyme d'air malsain.

Trois moyens de puissance inégale se présentent pour combattre l'altération de l'air clos : le cubage qui atténue dans des proportions infimes, mais pourtant utiles, l'écart des dimensions entre l'atmosphère libre et la fraction d'air qu'on en sépare; l'aération qui consiste à remplacer, en ouvrant d'une façon forcément exceptionnelle et transitoire les baies de communication et d'éclairage, portes et fenêtres, la masse d'air emprisonnée par une masse égale d'air neuf; enfin la ventilation qui imprime à l'air clos un renouvellement continu par des dispositions naturelles ou artificielles, ou par des moyens mécaniques. C'est de cette dernière et importante ressource contre la viciation de l'air confiné qu'il doit être question dans cet article.

L'étude d'hygiène que j'aborde se présente forcément sous plusieurs points de vue : 1° son historique; 2° l'indication des différents procédés par lesquels on peut effectuer la ventilation des espaces clos; 3° les règles spéciales qui constituent la technique de la ventilation; 4° l'étude comparative des différentes formes de ventilation; 5° les bases des calculs par lesquels on établit pour chaque cas particulier le tarif de la ventilation; 6° les nombreuses applications de la ventilation; 7° enfin, le contrôle de la ventilation.

1. HISTORIQUE. L'art de la ventilation est d'origine à peu près contemporaine,

et la question n'en a même guère été consciemment soulevée que par les travaux de Lavoisier sur la nature, la composition et le rôle de l'air.

Avant cette époque cependant, et dès le seizième siècle, comme le rapporte l'ingénieur Georges Agricola dans son *Traité de l'art métallurgique*, publié à Bâle en 1546, la ventilation avait été empiriquement utilisée pour assainir l'exploitation minière alors si terriblement désastreuse. Ses moyens grossiers, mais pourtant efficaces, étaient alors de gros soufflets manœuvrés à bras d'hommes ou par manéges à chevaux, qui refoulaient l'air du dehors dans les galeries à l'aide de tuyaux en bois; l'air ainsi introduit par l'un des puits de la mine ressortait par l'autre après avoir parcouru le chantier souterrain.

Ce n'est ensuite que dans le courant du dix-huitième siècle que l'on commence avec timidité à appliquer ce moyen d'assainissement aux habitations de l'homme.

En 1714, tout d'abord, paraît le *Traité de la méchanique du feu*, écrit par un avocat au parlement de Paris, qui était en même temps un physicien distingué, par le savant français Nicolas Gauger, où l'auteur établit, à l'aide d'expériences nombreuses, que l'air s'échauffe rapidement par contact, que le plus chaud s'élève au-dessus de celui qui l'est moins, « comme une pièce de bois au-dessus de l'eau, » parce que « en même volume il est moins pesant, » et se trouve ainsi conduit à proposer un système de cheminée à flamme renversée introduisant un courant d'air plus ou moins chaud, quelque froid qu'il fasse au dehors, et qui vient ainsi alimenter d'air pur extérieur la *chambre et ceux qui y sont*. Gauger est donc à la fois, comme le fait justement observer Wazon, l'inventeur du chauffage rationnel et de la ventilation méthodique des habitations et, du premier coup, il les met même à la portée de tous par les changements fondamentaux qu'il apporte à la construction de la cheminée. Les quelques lignes suivantes de son intéressant ouvrage prouvent qu'il a saisi toute l'importance sanitaire du renouvellement de l'air : « Si cette manière d'échauffer la chambre, remarque le savant avocat, est utile à ceux qui se portent bien, l'on peut dire qu'elle est nécessaire aux malades, à ceux qui les gouvernent et qui les voient : car l'haleine gâtée des malades, les humeurs corrompues qu'ils transpirent, ce qui s'exhale des remèdes qu'ils prennent et qu'ils rendent, se mêlant continuellement avec un air qui reste toujours le même (parce qu'on n'ose rien ouvrir pour en faire entrer de nouveau, pour peu qu'il fasse froid), le corrompent de plus en plus : ainsi un malade respire un air plus corrompu, plus empesté que celui qu'il exhale; ceux qui le voient respirent le même air; et peut-on douter que ce ne soit souvent la cause de la mort des infirmes et de la maladie de ceux qui les ont gouvernés ou qui les ont vus souvent ? »

Un autre physicien français, le docteur Désaguliers, réfugié à Londres à la suite de la révocation de l'édit de Nantes, traduisait en anglais, un an après, le livre de Gauger, et, s'inspirant de ses idées sur les avantages de la ventilation, appliquait cette invention en 1723 à « purifier du mauvais air » la Chambre des Communes, puis la Chambre des Lords. Il mit en œuvre pour y parvenir les principaux moyens auxquels on a recours encore en les perfectionnant, c'est-à-dire les cheminées d'appel évacuant l'air par la chaleur, les ventilateurs mécaniques agissant par aspiration ou par refoulement, l'introduction de l'air chaud en hiver ou frais en été, mais disséminé et ralenti de manière à ne pas dégénérer en courants nuisibles. Il convient donc de voir en lui et en Gauger les véritables initiateurs de la ventilation dans les édifices publics et les habitations particulières, et de rapporter par conséquent à l'honneur de deux Français cette pratique sanitaire dont l'Angleterre sut la première utiliser les bienfaits en l'introduisant, dès cette époque, dans ses palais, ses hôpitaux, ses casernes et ses prisons.

Ce ne fut qu'en 1767 que la France se mit à son tour à assainir ses habitations par le renouvellement de leur air, mais son premier pas dans cette entreprise réalisa un nouveau progrès. Le système de l'ingénieur Gennety que suscitèrent ces projets d'assainissement, mais qui, malheureusement, resta lui-même à l'état de projet, supprimait en effet les points morts d'aérage qui sont encore l'échec de tant de dispositions ventilatrices. L'air extérieur pénétrait dans chaque pièce par en bas, la remplissait, s'élevait vers le plafond disposé en cône, s'engageait au sommet de ce dernier dans un tuyau qui cheminait horizontalement entre le plafond et le plancher des pièces superposées, pour aboutir finalement par un tuyau vertical à une cheminée d'appel commune à toutes les pièces et dans laquelle un foyer de chaleur déterminait le tirage. En fait, la première application de ventilation eut lieu au palais de la Chambre des pairs, et l'on signala même à cette occasion un résultat qui contribua fort à en confirmer les avantages hygiéniques : tandis que l'odeur de la salle se trouvait sensiblement atténuée, on constatait en revanche, à l'extrémité du conduit d'évacuation, une odeur tellement infecte qu'il était impossible de la supporter un seul instant; il fallut même renouveler au bout de l'année la tige en cuivre du paratonnerre qui passait à côté de cet orifice, et que son altération par l'hydrogène sulfuré provenant de la salle avait mise hors de service.

Malgré tout, l'extension de ces applications ne se faisait que lentement, et ne s'étendit guère, jusqu'au siècle actuel, qu'à quelques établissements privilégiés.

Il fallait, pour donner de l'élan à de pareils travaux, que les découvertes, à d'autres titres encore si remarquables, de Lavoisier, sur la constitution chimique et le rôle physiologique de l'air, vinssent éclairer les idées au sujet de son importance hygiénique et de son mode de viciation. Les hôpitaux lui parurent, avec raison, les premiers édifices à assainir, et en 1786, avec Bailly, il proposait de procéder à une ventilation méthodique de ces édifices. « La chambre la plus aérée ne peut l'être, disaient ces deux réformateurs, qu'autant qu'on en ouvre les fenêtres, et, lorsque le froid se fait sentir, nous savons bien qu'elles restent presque toujours fermées dans les hôpitaux, quoiqu'on ordonne de les ouvrir à certaines heures. Il faut donc procurer un renouvellement d'air qui n'incommode ni les malades, ni ceux qui les servent, et qui se fasse de lui-même. Nous observons que les ventouses d'Angleterre sont simples et seulement au plancher supérieur; celles que nous avons dessein de faire seront doubles; les unes au plancher inférieur et les autres au plafond pour leur correspondre. Si l'on veut que la circulation soit complète, il ne suffit pas de ménager à l'air intérieur une issue pour sortir, il faut encore ouvrir à l'air du dehors un passage pour entrer et pour chasser l'air du dedans. On pourrait même perfectionner ce moyen de renouvellement et en obtenir un avantage de plus : ce serait de faire passer le tuyau qui apporte l'air du dehors à travers un poêle, et pendant l'hiver l'air renouvelé serait à la fois pur et chaud. »

Ces propositions si prévoyantes et si sages ne furent point accueillies. Il faut arriver à l'année 1840 pour trouver, en France, la trace d'un projet de ventilation d'un édifice quelconque. C'est le savant Darcet qui propose à cette époque un projet de ventilation pour l'hôpital Necker, de Paris, à l'exemple de l'Angleterre qui commença t à s'engager résolûment dans cette voie, mais il annonce lui-même en 1842, dans les *Annales d'hygiène*, qu'aucune suite ne fut donnée à sa proposition.

Un an plus tard, en 1843, dans son *Traité de la chaleur*, Peclet établissait qu'il y avait en France un seul hôpital pourvu d'appareils ventilateurs : c'était celui d'Alais.

En 1845 on essaya, à Charenton, un système de ventilation par les cendriers de fourneaux, qui ne réussit pas.

Enfin en 1846, ainsi que le constate Husson dans son *Étude sur les hôpitaux*, on se décidait à Paris à appliquer le système Duvoir, qui unissait le chauffage et la ventilation, à l'un des pavillons de l'hôpital Beaujon, où il devint aussitôt pour les médecins et les architectes. un objet d'intéressantes études. La construction de l'hôpital Lariboisière, continue l'ancien directeur de l'Assistance publique, fournit une occasion de renouveler ces expériences. L'autorité supérieure, indécise sur le système auquel elle devait donner la préférence, décida en 1853 que les deux présentant les meilleures garanties de bonne exécution seraient appliqués concurremment dans ce nouvel hôpital. Dans les pavillons de droite furent donc placés les appareils à vapeur construits par Farcot (système fusionné des ingénieurs Thomas, Laurens et Grouvelle), procurant le chauffage et la ventilation des salles par *insufflation;* dans les pavillons de gauche les appareils *aspirateurs* à circulation d'eau chaude, de l'invention de Duvoir-Leblanc, avec chaleur d'appel et chambre à air dans les combles. Chacun de ces systèmes, aux termes de l'engagement pris par les constructeurs, devait procurer une température moyenne de 16 à 18 degrés dans les salles et une ventilation de 60 mètres cubes par heure et par malade. La comparaison des deux systèmes s'est trouvée, suivant Grassi, à l'avantage de celui de Laurens, qui donnait un chauffage satisfaisant et une ventilation constante de 90 mètres cubes, tandis que le système Duvoir, avec égalité de chauffage, ne procurait que 30 mètres cubes par malade et par heure. Un troisième système, dont le docteur belge Van Hecke était l'inventeur, celui de la ventilation par insufflation et de chauffage par calorifères à air chaud, a été plus récemment expérimenté à Beaujon et à Necker.

Les résultats furent loin de répondre aux dépenses énormes que nécessitèrent ces installations, et la mortalité des malades, dit Wazon, se montra même supérieure dans ces hôpitaux, si savamment et coûteusement ventilés, à celle des autres hôpitaux de Paris, ventilés seulement par l'ouverture des fenêtres. De tels échecs émurent vivement les médecins et les hygiénistes. En 1861 et 1862, l'Académie de médecine, la Société de chirurgie de Paris, s'en occupèrent longuement, et Malgaigne, Larrey, Devergie, Gosselin, Broca, Giraldès, Le Fort, Marjolin, Trélat, Verneuil, c'est-à-dire médecins et chirurgiens confondus, s'y montrèrent unanimes à condamner ces systèmes compliqués de ventilation comme funestes aux malades et aux blessés; que dis-je! entraînées par leur mouvemen de réaction, ces hautes autorités cliniques allèrent même jusqu'à conclure qu'il valait mieux s'en tenir, pour effectuer le chauffage et la ventilation des hôpitaux. à l'emploi des simples cheminées à feu nu. On verra par la suite de cet article que ce ne sont pas les moyens de ventilation qui sont responsables de ces graves insuccès, mais qu'il faut en accuser la direction vicieuse que tous les systèmes et tous les appareils, quels qu'ils soient, peuvent donner aux courants de renouvellement de l'air.

Cette conviction, qui ne tarda pas à s'imposer, releva les courages, un moment ébranlés par ces avortements et ces condamnations, et l'étude comme les applications de l'assainissement atmosphérique par la ventilation ne tardèrent pas à reprendre une grande activité qui s'est encore accrue de nos jours.

C'est donc en tout cas, on le voit, avec notre siècle que surgit sérieusement la notion de l'importance inhérente, pour la conservation de la santé, à la pureté de l'air que nous respirons, et c'est pendant sa durée que s'accumulent les efforts destinés à maintenir cette pureté de notre atmosphère, par son renouvellement continu, dans les espaces où nous l'emprisonnons.

II. Procédés de ventilation. Il y a lieu de diviser la ventilation en *ventilation naturelle* et *ventilation artificielle*, et de subdiviser cette dernière, à son tour, par la différence des systèmes, en *ventilation physique* et *ventilation mécanique*.

Ventilation naturelle. La ventilation naturelle est celle qui se fait comme inconsciemment en vertu des différences de température, de pression et de composition entre l'air du dedans et celui du dehors au moyen d'ouvertures diverses qui n'étaient pas destinées à cet usage.

Ces différences de température, de pression, de composition entre les deux masses d'air dont le mélange nous intéresse, air confiné et atmosphère libre, sont des conditions en quelque sorte constantes, quoique inégales à elles-mêmes et sujettes à d'incessantes alternances.

Ainsi la température intérieure différera généralement de l'extérieure, et sera tantôt plus, tantôt moins élevée, selon qu'elle subira dans un cas l'influence du chauffage artificiel, du calorique dégagé par les habitants eux-mêmes, de la chaleur obscure emmagasinée à travers les surfaces vitrées, ou qu'elle sera modifiée dans un autre par la suppression du rayonnement solaire, ou par la vaporisation des matières humides.

La pression atmosphérique, à son tour, sera troublée dans son équilibre d'une façon sensible et en divers sens : les consommations incessantes des éléments de l'air, particulièrement de l'oxygène, qui sont la conséquence de la respiration des êtres vivants, des fermentations végétales et animales, et de ces mille combinaisons qui s'effectuent entre ses gaz et les autres corps, tendront dans une mesure faible, mais réelle, à diminuer sa densité dans les espaces clos, quand les dégagements de vapeurs et de gaz n'y produiront pas, à leur tour, l'effet opposé; mais l'influence des vents sera ici prépondérante : cette intervention ventilatrice a lieu, elle aussi, par pression et par appel, et s'exerce sous ces deux formes aussi bien par l'intermédiaire du sol que par celui des murailles, à travers des voies de communication dont je m'occuperai bientôt. Les vents peuvent être horizontaux, ascendants ou descendants, sauf à participer de ces diverses directions par leur obliquité variable; les vents horizontaux, en frappant plus ou moins perpendiculairement les façades des constructions, tendent à y refouler de l'air, ou agissent sur elles ainsi que sur les toits et sur le sol environnant par l'aspiration axiale que leur passage détermine; les vents ascendants et les vents descendants produisent de même sur l'enveloppe de la maison ou sur son terrain périphérique, les premiers un appel, les seconds une pression, qui retentissent puissamment à l'intérieur, et tendent en particulier à y attirer, ou refouler, avec succès quand les tuyaux de dégagement sont mal disposés, les gaz infects des fosses et des égouts.

Enfin, l'altération de l'air confiné contribue à son tour, en vertu des lois de diffusion et d'endosmose, à faciliter ses échanges avec l'air extérieur, à travers les épaisses membranes qui constituent les parois de nos bâtiments.

Les ouvertures par lesquelles s'effectue la ventilation spéciale qui nous occupe sont elles-mêmes très-diverses. L'échange d'air qui constitue cette ventilation a pour voies, en effet, les joints des portes et des fenêtres, les tuyaux des cheminées, les cages d'escalier, d'ascenseurs, de monte-charges, la porosité du sol et des murailles.

Les portes et fenêtres de nos habitations ne sont pas destinées à rester habituellement ouvertes. Lorsqu'elles le sont toutes à la fois et largement, si elles existent nombreuses et surtout si elles s'envisagent, l'air du dehors a bientôt remplacé l'air du dedans. Il est facile de se convaincre que dans ces conditions il suffit de quelques instants inappréciables pour renouveler entièrement une atmosphère intérieure : supposons que par la différence de température existant naturellement sur des façades à orientation inverse il se produise un courant aérien d'une vitesse égale seulement à $0^m,50$ par seconde, déplacement à peine sensible et facile à réaliser, par chaque couple de fenêtres opposées de 2 mètres carrés chacune il entrera tout aussitôt dans la pièce et en sortira 1 mètre cube d'air par seconde, et il faudra donc 1 minute seulement pour remplir d'air neuf chaque 60 mètres cubes d'espace. C'est en partie pour cela que la disposition des logements collectifs en pavillons isolés offre de si grands avantages ; pour qui a pu constater la différence que présentent à l'odorat l'atmosphère des salles d'hôpital à une seule rangée de fenêtres et l'air relativement tolérable de celles à fenêtres opposées, l'utilité de cette disposition ne saurait faire un doute.

Mais même fermées, ce qui est leur état normal, les ouvertures en question laissent circuler l'air, sous l'influence des causes ci-dessus indiquées, à travers leurs joints et leurs crevasses, de façon à établir un échange continu qui constitue une véritable ventilation. On a depuis longtemps apprécié, par une approximation évidemment très-large, que de ce chef le cube d'air clos pouvait être considéré comme double pour une jouissance de 24 heures. En certains cas il y a donc là quelque compensation à la mauvaise qualité de nos bois et à la confection habituellement défectueuse de nos fermetures ; mais cette ventilation naturelle concentrée dans des orifices étroits et peu nombreux prend trop souvent la forme de courants d'air, d'autant plus incommodes et même nuisibles qu'ils portent sur des parties plus sensibles de notre organisme, sur les pieds, les épaules, la tête ; du reste, que de fois cet avantage relatif se trouve même annihilé par l'usage des bourrelets, cache-joints, rideaux et portières !

Les cheminées ordinaires de nos habitations construites exclusivement dans un but de chauffage rendent aussi des services réels comme moyen de ventilation. D'abord, quand du combustible y brûle en hiver, il s'y fait un tirage d'air dont l'intensité varie avec la quantité de chaleur produite, la section et la hauteur du tuyau, et la température extérieure ; on peut s'en faire une idée, d'après cette indication de Morin, que 1 kilogramme de bois appelle ainsi et évacue sur les toits, dans les conditions ordinaires, environ 100 mètres cubes d'air, comprenant celui qui a servi à la combustion et celui qui est passé entre le manteau et le combustible ; ou encore d'après cette autre évaluation générale de von Fodor, qu'une bonne cheminée anglaise évacue par le tuyau de fumée par heure : au rez-de-chaussée, 15 mètres de hauteur de tuyau, 750 mètres cubes d'air ; au premier étage, 13 mètres de tuyau, 663 ; au deuxième étage, 9 mètres de tuyau, 575 ; au troisième étage, 6 mètres de tuyau, 432. Mais ce n'est pas uniquement en hiver que les tuyaux de cheminée, ces organes respiratoires, comme les appelle Fonssagrives, assainissent ainsi l'intérieur des maisons; même lorsqu'il n'y a pas de feu dans les foyers qu'ils surmontent, ils servent à d'utiles échanges entre l'atmophère du dedans et celle du dehors; ces deux masses distinctes d'air étant désormais en communication facile, il suffit que leur température diffère et détruise l'équilibre de leurs poids spécifiques, pour qu'un large courant ascendant ou renversé s'y produise, et ces différences de température sont à peu près inévitables. A l'abri du rayonnement solaire, l'air intérieur sera souvent en été plus frais que celui du dehors, ce qui amènera ce dernier à descendre à travers le tuyau de cheminée dans la pièce où il prend naissance; plus souvent encore l'extrémité de ce tuyau, faisant saillie sur la toiture, s'échauffera elle-même au contact des rayons du soleil et une ascension d'air en résultera dans sa cavité, transformée de la sorte en gaîne d'appel. C'est ce que Franklin avait le premier signalé avec une précision digne d'être retenue : « Si la partie du tuyau de cheminée qui s'élève au-dessus du toit est un peu longue, écrivait le célèbre ami de Washington, qu'elle ait trois de ses côtés successivement exposés à la chaleur du soleil, savoir ceux qui sont exposés au levant, au midi et au couchant, et que le côté tourné au nord soit défendu des vents froids par les bâtiments attenants, il pourra souvent arriver qu'une telle cheminée soit si échauffée par le soleil qu'elle continue à tirer fortement de bas en haut pendant toutes les vingt-quatre heures, et peut-être pendant plusieurs jours de suite. » Le général Morin a calculé que la cheminée de son cabinet évacuait dans ces conditions, c'est-à-dire sans y faire de feu, mais la température de la pièce différant de celle du dehors d'environ 12 degrés, jusqu'à 400 mètres cubes d'air à l'heure.

Les cages d'escalier remplissent, souvent sans qu'on s'en doute, pour l'ensemble de la maison ou de l'édifice, ce rôle avantageux de gaîne ventilatrice dont les tuyaux de cheminée assurent la possession à chaque pièce. Ces cages constituent en effet, toujours en dehors de leur destination réelle, un immense tuyau traversant verticalement la construction dans toute sa hauteur et recouvert au sommet par un vitrage généralement ouvert sur ses côtés. Ce vitrage qui domine la toiture pour préserver l'escalier contre les intempéries du dehors en assurant son éclairage reçoit par suite aisément la radiation solaire, et non-seulement échauffe ainsi par contact le sommet de la colonne d'air contenue dans l'escalier, mais en raison des propriétés spéciales du verre qui est plus diaphane que diathermane, circonstance qui détermine, on le sait, l'élévation de la température dans les serres, emmagasine également de la chaleur obscure à ce même niveau. Il en résulte une ascension de la colonne d'air contenue dans la cage d'escalier, et par suite un appel qui se fait sentir d'autant mieux à chaque étage de la maison que ces derniers sont mis successivement et non simultanément en rapport avec l'escalier par l'ouverture éventuelle de leur porte d'entrée.

Enfin, la porosité du sol et des matériaux qui forment les parois de nos constructions fournit de nouveaux moyens d'échange atmosphérique d'une importance considérable, quoique diversement appréciée.

Sur l'air que le sol peut transmettre à l'habitation dont il forme la base il n'y a pas de divergence sans doute, et tout le monde s'accorde à le trouver mauvais.

L'air tellurique est un air forcément insalubre (Arnould), et la ventilation des maisons par l'intermédiaire du sol ne pourrait être admise qu'à la condition de se faire du dedans au dehors, mais, comme on continuera de le voir par la suite de cet article, la plupart des procédés naturels ou artificiels de ventilation consistant à attirer l'air extérieur dans l'habitation plutôt qu'à l'y refouler, le sol de celle-ci tend plutôt, par conséquent, à lui fournir de l'air qu'à livrer passage au sien. Bonne ou mauvaise, la ventilation naturelle par le sol est en tout cas une réalité, qu'il faut s'appliquer à connaître et, en certaines circonstances, à combattre.

Les expériences de Hervé-Mangon, Pettenkofer, Roth (de Dresde), etc., montrent qu'en fait il n'est pas de terrain si compacte qu'il ne laisse passer aisément les courants atmosphériques, et par des constatations multipliées Wiel et Gnehm ont établi qu'en moyenne le sol renferme le tiers de son volume d'air, ce qui nous permet de concevoir quel libre passage il offre aux courants atmosphériques. Il importe donc de fermer le plus possible ces voies si largement ouvertes à la ventilation naturelle presque toujours de nature à attirer l'air tellurique dans nos habitations.

L'accord n'est ni aussi complet ni aussi facile en ce qui concerne la ventilation par les murailles.

Comme le sol de leur emplacement, les matériaux de nos constructions sont beaucoup plus perméables qu'il ne le semblerait au premier abord, et il y a lieu de compter pour les rechercher ou les exclure avec les échanges atmosphériques plus ou moins prononcés qui peuvent s'effectuer par cette voie. C'est Pettenkofer qui a le premier observé avec quelle facilité surprenante l'air peut traverser le mortier, les pierres, les briques, le bois, et qui a le premier aussi appelé l'attention sur l'importance que pouvait avoir au point de vue de l'hygiène cette respiration inattendue de nos demeures. Layet (de Bordeaux) a repris cette étude, et J. Lang de Heidelberg a commencé dans cet ordre d'idées quelques comparaisons intéressantes.

Voici, par exemple, comment s'échelonnent, selon cet architecte sanitaire, d'après leur ordre décroissant de perméabilité, les principaux matériaux de construction usités dans la région qu'il habite : 1° Tuf calcaire; 2° scories, Hardt et Sieg, 1873; 3° scories de Zuffenhausen, près de Stuttgart; 4° scories anglaises; 5° scories d'Osnabruck, 1873; 6° scories d'Osnabruck, 1871; 7° pierres de cendrine; 8° bois de pin d'au-dessus de Hirn (coupe transversale); 9° mortier léger; 10° brique pâle, d'Osnabruck; 11° béton; 12° brique à la main, très-cuite, de Munich; 13° klinker (pierre d'enduit), non vitrifié; 14° ciment de Portland; 15° brique à la machine, de Munich; 16° pierre de sable vert, de la Haute-Bavière; 17° pierre de sable vert, de Suisse; 18° brique à la main, peu cuite, de Munich; 19° bois de chêne, d'au-dessus de Hirn; 20° plâtre coulé; 21° klinker vitrifié, ce dernier imperméable.

Les recherches de Märker faites directement sur des pans entiers de murailles, selon les dispositions indiquées par Pettenkofer, établissent que par mètre carré de surface et pour une épaisseur de 72 centimètres de divers matériaux il passerait en 1 heure, sous l'influence d'une différence thermométrique de 1 degré, les quantités suivantes d'air : à travers la brique humide, $1^m,68$ cube; le grès, $1^m,69$; la pierre calcaire, $2^m,32$; la brique cuite, $2^m,83$; le tuf calcaire, $3^m,64$; le pisé, $5^m,12$. En rapportant ces chiffres au mètre cube de mur, l'auteur formule ensuite pour ces diverses substances leur coefficient de perméabilité. Il y a dans cette manière de procéder plusieurs causes d'erreur. Schürmann, sans mieux faire lui-même, reproche avec raison à son prédécesseur de n'avoir

pas tenu compte des changements de température, de la pression du vent ni de
l'épaisseur des murailles ; ajoutons que les fissures et les crevasses inappréciables sur une surface un peu étendue de muraille faussent encore inévitablement de pareilles expériences. Du reste, il faut reconnaître que Märker lui-même
ne leur attribue pas une valeur absolue.

Il ne suffit évidemment pas, sur ce sujet, de connaître le rapport de perméabilité des divers matériaux de construction : il est nécessaire, pour juger du
concours effectif qu'ils apportent par elle à la ventilation naturelle, de connaître,
outre le degré absolu de perméabilité de chacun d'eux, l'influence que la pression exerce sur le passage de l'air à travers leurs pores, et les modifications
qu'y apporte leur plus ou moins grande épaisseur. Des expériences de Hudelo et
de Somasco nous fournissent à cet égard des indications qui ont encore besoin
d'être étendues et contrôlées. Elles établissent qu'une pierre de liais, par
exemple, laissant passer pour une épaisseur égale à 1, 4 volumes d'air, en
laisse passer 2 volumes pour une épaisseur égale à 5, et 1 volume pour une
épaisseur égale à 25, d'où résulterait cette conclusion assez inattendue que le
passage de l'air à travers les matériaux perméables n'est presque pas modifié
par leur inégalité d'épaisseur, et qu'on peut donc accroître indéfiniment celle
des murailles sans réduire d'une façon sensible le volume d'air qui les traverse.
Ces mêmes expériences démontreraient encore que les quantités d'air passant à
travers les matériaux en question sont à peu près proportionnelles aux pressions
qu'elles subissent, ce qui limiterait beaucoup en revanche les effets ventilateurs
de la perméabilité, puisque cela aurait même pour conséquence de les supprimer
dans les cas d'équilibre entre les pressions extérieure et intérieure. Enfin les
expériences de Hudelo et de Somasco réduisent notablement la puissance même de
cette perméabilité, au point de faire dire à Émile Trélat ce que j'objectais tout
à l'heure aux manipulations de Märker : « Que les belles expériences de Pettenkofer ont peut-être été faites avec des appareils où les joints étaient nombreux
et étendus et qu'il est à craindre que l'air n'ait passé directement par les fissures », et de faire ajouter à cet appréciateur autorisé que la ventilation par la
porosité des murailles « ne peut être considérée comme une ressource notable
dans l'aérage », puisque « la quantité d'air introduite à travers les murs n'en-
tretiendrait dans l'atmosphère intérieure qu'un renouvellement horaire égal à
peine au vingtième de la capacité habitée. »

Les défauts de précision et les contradictions que je viens de signaler impor-
teront peu du reste, si l'appréciation qu'il reste à porter sur la valeur sanitaire de
la ventilation par les murailles nous conduit à repousser en principe et par suite
à supprimer dans les applications cette conséquence de leur perméabilité.

La ventilation naturelle des murailles est contrariée par certaines pratiques
architecturales, présentant de leur côté quelques avantages, dont l'abandon
commence la série des griefs à invoquer contre elle. Elle est plus ou moins
supprimée par les enduits imperméables, silicate de potasse, ciment, briques
vernies, peinture à l'huile, stuc, plâtreries, etc., et les papiers de tapisseries
eux-mêmes lui opposent une sérieuse barrière ; le badigeon à la chaux au contraire la respecte, ce qui serait au moins un profit pour les maisons pauvres.
Mais un obstacle moins évitable se rencontre pour elle dans l'humidité des murs,
et on va voir que ce dernier est même de nature à changer absolument cette
fois ses avantages en inconvénients.

La vapeur d'eau qui pénètre dans les matériaux des murs s'y condense et en

bouche les pores d'une façon plus ou moins complète et plus ou moins durable :
ainsi se trouve souvent affaiblie et quelquefois détruite la ventilation à laquelle
Pettenkofer attache tant d'importance, et ces caractères d'inégalité et d'incertitude en font, comme le fit observer Nägeli, l'une des plus mauvaises au contraire, en raison de la trompeuse sécurité qu'elle donne. On pourrait estimer
sans doute qu'il vaut encore mieux cela que rien, mais cet appel même d'humidité qui résulte de la perméabilité respectée des matériaux dans nos demeures
constitue un vice des plus graves qui doit faire rejeter la ventilation par les
murailles en raison des conséquences qu'elle entraîne. Je pense, en effet, en me
séparant désormais du naturaliste allemand, pour qui l'humidité des murailles
est une condition de salubrité des habitations, que cette humidité, tout en filtrant
l'air du dehors et en épurant celui du dedans, fixera surtout des matières putres-
cibles et des germes de fermentation et, au lieu de nous garantir contre les
agents infectieux, servira d'élément à leur multiplication.

   J'ajoute qu'indépendamment de la vapeur d'eau chargée des souillures atmosphériques les poussières sèches de l'air, avec les micro-organismes qu'elles
comprennent, pénétreront dans les pores des murailles, si on les laisse ouverts
pour le mode de ventilation que je discute. Même en l'absence de l'humidité qui
les développe, ces dangereuses substances y trouveront des espaces propres à
les conserver, à les emmagasiner pour l'avenir : il convient donc de leur en fermer le plus possible l'accès en renonçant sans hésiter à renouveler par cette voie
l'air intérieur de nos habitations.

   Ventilation artificielle physique.   Il convient de distinguer, en raison de la
différence de leur outillage, deux ordres de ventilation artificielle. Celle dont je
vais m'occuper ici consiste à utiliser artificiellement les agents principaux de la
ventilation naturelle, à savoir les différences de température et de pression atmosphériques. On la désigne généralement sous le nom de ventilation naturelle
parce que ses procédés ont en effet, comme je viens de le reconnaître, le même
caractère que ceux de la ventilation ainsi nommée précédemment, mais il y a là
une équivoque regrettable, car la première de ces ventilations s'éloigne autant
de la seconde que la réglementation raisonnée d'un principe peut différer de
ses applications fortuites. La désignation nouvelle que je lui donne me paraît
plus logique ; la qualification d'artificielle la distingue, comme cela doit être, de
la ventilation que je viens de décrire, et le titre de physique, en rappelant
qu'elle emprunte aussi ses procédés aux forces naturelles, la différencie en
même temps d'une autre ventilation artificielle, de la puissante ventilation qui
est basée sur les moyens mécaniques.

   La ventilation dont il s'agit en ce moment n'est donc que le perfectionnement
scientifique de la ventilation naturelle et présente comme celle-ci cet avantage
considérable que, due surtout à la disposition architecturale des maisons ou des
édifices, elle fonctionne pour ainsi dire d'elle-même, sans frais par conséquent
comme sans surveillance.

   Toutes les voies de la ventilation naturelle ont été, pour constituer la ventilation artificielle physique, plus exactement appropriées au rôle qu'elles remplissent et plus spécialement dirigées vers le but à atteindre.

   Au point de départ se trouve la prise de l'air et par conséquent doit se
placer le choix de ce principe, choix dont la ventilation naturelle ne tient aucun
compte, et dont il est rationnel au contraire que toute ventilation artificielle
se préoccupe. L'air qui peut être introduit dans les habitations se présente en

effet dans des conditions diverses de pureté. Il est mal entendu d'aller le puiser dans les sous-sols et les caves ou même dans les greniers et sous les combles, comme le font trop souvent des architectes ignorants des lois les plus élémentaires de l'hygiène. L'air des rues, moins mauvais, mais loin d'être parfait encore, est souvent le seul accessible dans les villes, car les forces ventilatrices dont on dispose ici ne permettent guère d'aller se pourvoir de ce fluide à de plus grandes distances. On lui préférera autant que possible celui des places, des jardins et des squares, qui est toujours de l'air urbain sans doute, mais plus renouvelé par la grande atmosphère, plus assaini par les influences multiples de la végétation, plus assimilable, en un mot, à l'air salubre de la campagne. En tout cas, il faut le prendre à une certaine distance du sol, au-dessus de 2 mètres, par exemple, car les couches inférieures sont souillées à la fois par les émanations du support terrestre et par la précipitation des poussières atmosphériques. Convient-il de prendre l'air aussi haut que possible et ses couches les plus élevées sont-elles ou non les plus pures ? « Le fait est que l'air le plus pur est entre 2 et 15 mètres, dit Arnould : il ne faut donc le prendre ni à la surface du sol, ni à 20 mètres de hauteur. » Cette affirmation ne concerne évidemment que l'air des villes où l'on peut supposer à la rigueur que trop au-dessus des maisons il a reçu tous les méphitismes émanés des agglomérations vivantes et du travail industriel ; elle ne m'en paraît pas moins très-contestable.

L'air d'accès ayant été choisi de la sorte aussi pur que possible, il importe maintenant de ne pas le laisser s'altérer pendant son trajet d'entrée. A cet effet les gaînes d'introduction seront d'abord aussi courtes que le permettront les conditions de la recherche ci-dessus recommandée ; elles seront construites en matières incapables de se déliter ou de se putréfier ; leurs orifices seront garantis par des toiles métalliques contre la pénétration d'impuretés étrangères, et des portes de nettoyage seront ménagées, ainsi que l'a demandé Bouvet, à chacune de leurs coudures, pour le cas où ces pénétrations se seraient néanmoins produites. On peut, en outre, chauffer ou rafraîchir cet air, s'il n'est pas à une bonne température, l'humidifier ou le dessécher, s'il ne remplit pas les conditions hygrométriques réclamées par nos organismes. On pourrait même le purifier de ses impuretés, soit en le lavant à travers de la poussière ou des nappes d'eau, soit en le filtrant à travers une couche de charbon ou de coton, ou plus simplement, comme l'a conseillé Roth (de Londres), à travers une simple toile fermant l'entrée de sa prise, soit enfin en le brûlant au moyen d'un foyer ou d'une toute autre source de calorique disposés à cette intention.

Il est encore de règle fondamentale que l'air de ventilation pénètre dans les pièces habitées d'une façon insensible et non à l'état de courant d'air. Pour atteindre cet autre but on donne aux orifices d'entrée des formes et des dispositions spéciales que je signalerai en décrivant chacune d'elles.

L'aménagement le plus simple consiste naturellement à utiliser pour ces orifices d'entrée les baies existant déjà sur les façades des habitations, et servant même par intervalles à l'aérage, c'est-à-dire les fenêtres. A cet effet on remplace, par exemple, un ou plusieurs carreaux de vitre par des lames de verre inclinées de dedans en dehors et séparées par de petits intervalles, comme les lamelles de bois des persiennes ; l'éclairage n'en est pas affaibli et l'air peut entrer sans courant bien prononcé ; à l'aide d'un mécanisme fort simple on change même à volonté l'inclinaison des lames et par suite l'intensité comme la direction du courant. Ou bien c'est un carreau tout entier qui s'incline plus ou moins en soufflet dans la partie supérieure et fixe de la croisée qu'on désigne sous le nom d'imposte; les côtés triangulaires de l'ouverture ainsi produite restant fermés par des joues en verre, en métal, en bois, en cuir, n'importe; et l'ouverture en rectangle qui subsiste étant dirigée vers le haut, l'air prend en entrant une direction oblique ascendante qui garantit les habitants de la pièce contre son choc. C'est ici le cas de signaler les *vitres à perforations tronco-niques*, introduites dans l'architecture sanitaire par Geneste et Herscher à l'insti-gation d'Émile Trélat. Ces vitres comprennent jusqu'à 5000 trous par mètre carré, ouvrant ainsi à l'air extérieur sur cette même surface une section d'en-trée de 5 décimètres carrés; et comme l'évasement des perforations est dirigé vers l'intérieur, les veines fluides de l'air s'épanouissent sensiblement en péné-trant dans la pièce. Toujours pour obvier à cet inconvénient du courant d'air froid on utilise quelquefois, en Russie particulièrement, la disposition des croi-sées en doubles châssis, disposition destinée à la conservation du calorique inté-rieur : les châssis accouplés ne remplissent pas leur cadre et laissent l'un en haut, l'autre en bas, un intervalle, ce qui ne permet à l'air du dehors de péné-trer dans l'appartement qu'après avoir circulé de bas en haut ou de haut en bas entre les deux châssis, en s'échauffant ainsi au contact du calorique échappé de la pièce. Il serait superflu d'entrer plus longuement dans le détail des mille combinaisons que la fantaisie plutôt que le jugement des constructeurs a su donner à ces entrées d'air à travers les fermetures des fenêtres et des portes extérieures. Je n'en signalerai qu'une autre, parce qu'elle est, même pour des esprits sérieux, l'occasion d'une étrange erreur; il s'agit d'un orifice rond rempli par une petite roue à hélice très-répandue sous le nom de moulinet ou de tour-niquet brise-air. Ces moulinets ont sans doute dans une faible mesure l'avantage de disséminer, d'éparpiller l'air, qui n'entre avec quelque vitesse qu'à la condi-tion de les faire tourner, mais, comme leur force de rotation est tout entière empruntée à ce courant d'entrée, ils ne sauraient eux-mêmes animer ce courant, et constituer, comme le pense Arnould, par exemple, des appareils même minus-cules de propulsion.

Tant qu'on limite de la sorte l'établissement des bouches d'entrée aux ouver-tures ordinaires des habitations, leur nombre se trouvant forcément restreint, c'est par la vitesse de l'air qu'on est réduit à satisfaire aux exigences de la ven-tilation, et l'on ne saurait donc éviter l'inconvénient des courants d'air qu'en disposant ces orifices de façon que l'air du dehors n'arrive pas immédiatement au contact des habitants et puisse avant cela s'équilibrer avec celui de l'inté-rieur. Cet air entre donc en général par la partie supérieure des fenêtres et l'obliquité de l'orifice le dirige vers le plafond. Mais il y a là de graves incon-vénients. D'abord c'est aussi par en haut, par le plafond, que se fait le plus facilement la sortie de l'air dans la ventilation naturelle dont la ventilation artificielle physique emprunte les procédés; il en résulte que, l'air de renouvelle-ment entrant par le haut de la pièce et sortant aussi à ce même niveau, le renouvellement de l'air n'est plus que nominal. En outre, si malgré tout l'air entré par le haut ressort effectivement par le bas de la pièce, c'est la ventila-tion descendante qui se trouve réalisée, et nous verrons bientôt que, sauf dans quelques circonstances exceptionnelles, ce n'est pas à elle que l'on doit logique-ment donner la préférence.

On surmontera facilement la difficulté que je signale et d'autres en même

temps, en partant de ce principe que chaque élément d'une construction comme
chaqu e rouage d'un appareil doit être limité à un rôle unique; toute partie
affectée à plusieurs destinations ne peut guère accomplir ses diverses charges
qu'au détriment de chacune d'elles. Les fenêtres d'une maison sont destinées à
l'éclairage, et, si on veut les faire servir aussi à la ventilation, elles ventileront
mal et éclaireront moins bien. L'accès de l'air doit donc être assuré par des
voies spéciales, par des conduits d'arrivée en métal ou en poterie, qui, tout en
permettant d'aller le puiser au point d'élection, de lui conférer sur son trajet
les qualités qui lui manquent, se prêteront aussi à subordonner absolument son
entrée aux exigences d'une salubrité parfaite. On pourra toujours, s'il y a lieu,
faire alors monter ces tuyaux verticalement dans l'épaisseur des murailles ou
dans les angles des pièces, pour les faire ouvrir au-dessus de la taille d'un homme,
à 2 mètres environ ou même au niveau du plafond; mais, si l'on veut, comme
cela conviendra le plus souvent à mon avis, pour conserver à la ventilation sa
direction ascendante, faire entrer l'air par en bas, il sera désormais facile d'é-
viter les impressions inhérentes à sa trop grande vitesse, en multipliant à l'infini ces orifices d'entrée. On dispose à cet effet les ventouses qui constituent ces
dernières soit tout le tour de la pièce au niveau de la plinthe, soit sur le plancher
lui-même, et on les garnit de plaques en fonte ou en fer criblées de trous, de
grilles à mailles fines qui brisent et dispersent la gerbe d'air et atténuent encore
les influences de son contact. Il va sans dire que ces ventouses ou les conduits
qui les desservent seront munis d'obturateurs à registres permettant de graduer
à volonté la puissance du courant.

En fait, pour éviter la production du courant d'air, il faut que la section
collective des bouches d'entrée soit de beaucoup supérieure à celle plus ou
moins unique de la cheminée d'évacuation. Supposons avec Bouvet qu'une cheminée évacuant la somme fort modeste de 400 à 500 mètres cubes à l'heure ne
soit desservie que par la ventouse traditionnelle de 10 centimètres sur 20, il
est clair que, celle-ci devant suffire à elle seule au renouvellement d'une pareille
masse d'air, ce dernier y prendra une vitesse proportionnelle, à savoir la vitesse
excessive de 5 à 7 mètres par seconde. Pour qu'un courant d'air soit insensible
il faut qu'il ait au plus une vitesse de 50 centimètres par seconde : c'est donc une
section d'entrée 10 à 14 fois supérieure qu'il faudrait substituer à la précédente,
et ce n'est là qu'un minimum, car il conviendra toujours d'atténuer indéfiniment la vitesse de l'air à son entrée. La règle est donc de donner aux orifices
d'entrée la plus grande section possible, pour assurer à l'air de ventilation la plus
faible vitesse (Hudelo).

Mais cette précaution ne produira même tout son effet qu'à la condition de
faire affluer l'air du dehors avec une égale facilité à toutes les bouches d'entrée,
car, si l'une d'elles était à cet égard mieux desservie que les autres, c'est par
celle-là de préférence que se ferait la pénétration et la vitesse du courant y
serait par suite accélérée. Pour assurer cette égalité de répartition il convient
d'abord de donner à un tuyau d'accès qui desservirait plusieurs bouches, et à
son orifice extérieur, une section au moins égale à celle de toutes les ventouses
d'entrée réunies; ensuite il faut autant que possible, au lieu d'ouvrir les ventouses successivement sur la paroi du tuyau, les desservir par un branchement
spécial, d'autant plus perpendiculaire, d'autant plus long et d'autant plus étroit,
pour en atténuer les transmissions, que la ventouse correspondante est plus
rapprochée de l'orifice extérieur. Il sera difficile en pratique d'arriver ainsi à

une répartition bien égale de l'air entre toutes les ventouses d'entrée, et l'idéal serait évidemment pour atteindre un pareil but de desservir chacun de ces orifices par un tuyau distinct, sauf à compenser encore par la section de celui-ci les pertes relatives de vitesse qui pourraient résulter de courbures dissemblables et de longueurs différentes; mais il y aura souvent à cette multiplicité de prises des difficultés ou des inconvénients bien supérieurs à l'avantage qui les réclame, et on pourra se contenter le plus souvent d'affecter une prise spéciale à chaque pièce ou seulement à chaque étage d'une maison, pour équilibrer suffisamment les vitesses de l'air à ses diverses entrées. Il faut considérer ici que les conditions dans lesquelles se fait la pénétration de l'air dans les locaux sont déjà de nature à lutter contre la production des courants dont nous voulons écarter les désagréments et les dangers : par le fait de pénétrer dans un espace considérable relativement à son propre volume, l'air entrant subit en effet une perte de force vive, des tourbillonnements et des reflux qui en réduisent énormément la vitesse; en outre, les grilles elles-mêmes formées de vides et de pleins qui garnissent d'habitude ses orifices d'introduction exercent sur lui la même influence, car en deçà de ces grilles il se forme derrière leurs pleins dans les colonnes du fluide correspondant aux vides tout autant de petits remous qui tendent à en détruire aussi la vitesse initiale.

Il ne suffit pas d'avoir ménagé à l'air du dehors des accès faciles et convenables, il faut maintenant l'amener à s'engager dans ces accès.

C'est le plus souvent par l'attraction exercée au moyen des cheminées d'appel qu'on poursuit ce but : d'où résulte naturellement pour nous l'obligation d'étudier la disposition la plus convenable à donner à ces tuyaux et la force à employer pour y mettre l'air en mouvement.

De même qu'on a choisi au dehors l'air le plus pur pour l'admettre dans l'intérieur des habitations, ainsi convient-il de placer tout d'abord les orifices de sortie sur les points où se ramassera de préférence l'air vicié du dedans. A ce titre c'est donc au niveau des plafonds que devront généralement s'ouvrir ces bouches d'évacuation. L'idéal à cet égard est la disposition des plafonds en double pente, et mieux encore en voûte ogivale, comme dans les pavillons hospitaliers de Tollet; alors l'air souillé s'élevant déjà naturellement par sa propre température n'est jamais réfléchi vers le plancher, mais tend de partout à gagner les baies ménagées sous le Reiterdach ou les tabatières du faîtage. Si les dimensions horizontales, longueur et largeur, de l'enceinte, sont égales, la voûte transformée en coupole et percée à son sommet représente aussi une disposition des plus heureuses pour une excellente ventilation. C'est ce qui existe dans la plupart des salles de théâtre au plus grand profit, quoi qu'on en ait dit, de l'assainissement réclamé par ces édifices essentiellement insalubres. Aussi ce fut avec les plus grands regrets que des esprits judicieux virent inaugurer vers 1850 dans un certain nombre de théâtres de Paris, au Châtelet, au théâtre Lyrique, à la Gaieté, au Vaudeville, le système des plafonds lumineux destiné à gagner un certain nombre de places par la suppression du lustre, mais qui plaçait un écran malencontreux sur le trajet ascensionnel d'évacuation de l'air souillé. Heureusement que le mauvais effet produit au point de vue décoratif vint ici au secours de l'hygiène et qu'on y a depuis renoncé pour revenir à l'excellent système Darcet, ainsi qu'en témoigne le splendide lustre du nouvel Opéra. Mais il est rare qu'on puisse éviter dans une construction les plafonds horizontaux, qui sont la conséquence forcée de la superposition des étages : c'est donc dans les angles formés par la rencontre des murailles que passeront généralement les cheminées d'appel.

On peut utiliser à cet usage les tuyaux des cheminées ordinaires de chauffage Ces tuyaux, nous l'avons vu, sont déjà naturellement en hiver, quand du feu y est allumé, et même en été lorsque, sans la chaleur du foyer, leur température intérieure est plus élevée que celle du dehors, de véritables cheminées d'appel travaillant au renouvellement de l'air. Leur principal inconvénient consiste en ce qu'elles s'ouvrent au niveau du plancher et que, lorsqu'elles fonctionnent, comme c'est l'habitude, en qualité de cheminées d'évacuation et non d'introduction, la ventilation de la pièce est par suite descendante. On a cherché à corriger ce défaut. Munde a proposé dans ce but un appareil bien simple qui permet au tuyau de la cheminée de soutirer l'air souillé dans la zone supérieure du local. Ce ventilateur consiste en un tube métallique qui traverse obliquement de bas en haut la paroi antérieure de la cheminée s'ouvrant d'un côté au niveau du plafond, de l'autre dans la cavité du tuyau. En été, cet orifice n'offre aucun inconvénient, mais en hiver, avant que le tirage soit bien établi dans la cheminée, ou quand il s'y ralentit par une cause ou une autre, il peut fonctionner en sens inverse et remplir la pièce de fumée; pour éviter ce reflux inacceptable le ventilateur de Munde est muni d'une valve que l'on ferme en pareilles circonstances, mais on n'évite alors l'inconvénient du système qu'en se privant de son avantage. Munde n'a du reste à ce sujet pas plus la priorité que la supériorité, car sa prétendue invention fonctionne depuis longtemps à l'hôpital Sainte-Eugénie de Lille, à l'hôpital militaire de Vincennes et ailleurs encore (Arnould), et sa valve de protection a été surpassée par le ventilateur d'Arnott, *self-regulating chimney-ventilator*, qui, d'après son titre, comme on le voit, fonctionne sans exiger une intervention assujettissante et par suite à peu près illusoire. Malgré ce perfectionnement il n'en reste pas moins que, le ventilateur en question s'étant fermé automatiquement ou non, la cheminée prend de nouveau dans le bas de la pièce l'air qu'elle évacue au dehors. Du reste ce n'est pas le seul inconvénient à signaler en pareil cas; les tuyaux de cheminées en général, avec ou sans la ventouse de plafond, pour être utilisés comme tuyaux d'appel, ou pour servir seulement d'aboutissant à des gaînes spéciales de ventilation, demandent à être tenus plus larges en raison de la colonne d'air qui doit s'ajouter aux gaz du foyer; alors, pour peu que le tirage du foyer se ralentisse et même sans cela, le courant peut se renverser en entier ou partiellement dans ces tuyaux et ramener l'air dans la pièce au lieu de l'en extraire, entraînant plus ou moins avec celui-ci la fumée et tous les produits de combustion.

Tous ces profitages architecturaux ne vaudront d'ailleurs jamais les tuyaux d'évacuation spéciaux placés aux points les plus convenables et égalisés en nombre aux besoins de la ventilation. Ici la multiplicité des orifices ne saurait plus avoir pour but de ralentir la vitesse de l'air en vue d'éviter la formation de courants qui, aux niveaux élevés où on doit placer ces orifices et à plus forte raison dans les tuyaux de sortie, ne sont plus dangereux ni incommodes; se trouveraient-ils plus près de la zone habitée que ces courants ne seraient pas encore fort à redouter, car de même que pour les bouches d'entrée il ne faudrait pas juger de l'agitation de l'air au voisinage des orifices de sortie, d'après la vitesse de ce dernier dans le tuyau d'évacuation qui leur fait suite : il n'y a donc guère à en calculer le nombre que de façon à éviter toute stagnation d'air dans des points morts de ventilation. Plus la conformation des pièces sera conçue de façon à condenser sur lui-même l'air souillé, plus aussi les orifices en question pourront-ils être réduits en nombre : c'est ainsi que dans les baraques à Reiterdach et les pavillons en voûte ogivale de Tollet ils se ramassent facilement, comme nous l'avons déjà vu, sur une même ligne à l'arête du toit, et que par un plafond en coupole comme celui des théâtres ils peuvent se réduire à une ventouse unique située au sommet de la voûte. Il sera même avantageux, s'il y a plusieurs orifices et à leur suite plusieurs tuyaux d'évacuation, de les réunir, en un canal commun avant la sortie définitive de l'air ; sans doute il faudra donner à ce réceptacle une ampleur et une forme telle que l'appel d'air se répartisse également sur tous les tuyaux qui y aboutissent et que l'air vicié d'une pièce ne puisse par son intermédiaire refluer dans une autre; mais sous ces réserves la réduction de tous les tuyaux d'évacuation en un collecteur unique permettra de placer l'orifice définitif de sortie de l'air souillé assez au-dessus et au loin des orifices d'entrée pour que cet air et ses impuretés ne rentrent pas dans les locaux habités, comme aussi le plus souvent d'utiliser au mieux les diverses forces dont nous disposons pour déterminer l'appel.

Ce sont ces forces naturelles dont il me reste à indiquer l'emploi, qu'on les affecte, comme c'est en même temps plus facile et plus ordinaire, à l'aspiration de l'air ou à son refoulement.

La plus influente est celle qui résulte des écarts de température entre le dedans et le dehors, écarts dont le fait est presque constant et dont le sens peut seul s'intervertir. L'air chaud tendant à s'élever et l'air froid à descendre, en présence des orifices à niveaux différents dont il vient d'être question il y aura toujours un mouvement et par suite un renouvellement d'air, soit que l'air chaud de l'intérieur s'élevant à travers les tuyaux d'évacuation attire l'air extérieur par les bouches d'entrée, soit au contraire que l'air du dedans, plus froid que celui du dehors, tende à s'abaisser et s'échappant pour cela par les bouches d'entrée renverse la ventilation en appelant l'air du dehors par les tuyaux de sortie. Le principe général est donc ici, pour ventiler une pièce, de lui assurer au moins deux communications avec l'air extérieur à des niveaux inégaux et dans des conditions d'échauffement différentes, principe bien simple et cependant bien efficace, appliqué même, sous le titre de théorème de Callot, à l'importante ventilation des tunnels et des mines. En fait, c'est le siphon que l'on approprie aux conditions des fluides gazeux en le renversant et que l'on affecte à l'usage actuel en plaçant l'espace à ventiler entre ses deux ouvertures. En pratique la construction de ces siphons prendra maintenant les allures les plus diverses, depuis la disposition élémentaire qui consiste à dresser des tuyaux de cheminée à travers les combles de la toiture et à ouvrir des ventouses dans les planchers ou leurs plinthes, jusqu'au tuyautage complexe qui constitue un système de ventilation assez usité en Angleterre sous le nom de *siphon automoteur Watson*. Ce dernier a pour but de faire servir au renouvellement de l'air dans les maisons ou édifices toute travée verticale mettant en communication leurs divers étages, comme cages d'escalier, d'ascenseur, de monte-charges, etc., et s'établit d'après la description qu'en a donnée de Freycinet de la façon suivante : on élève sur la cage d'escalier, par exemple, une tourelle qu'on divise par une cloison verticale en deux compartiments d'inégale hauteur et qu'on recouvre d'une calotte laissant l'air circuler librement au-dessous; il y a là les conditions d'un tirage atmosphérique en même temps que les deux extrémités de la veine d'air qu'il met en mouvement, et il ne s'agit plus que de relier ces extrémités avec les espaces à ventiler. Ces espaces sont les pièces ou les appartements qui s'ouvrent sur l'escalier; au-dessus des portes formant ces communications on pratique un orifice partagé en deux moitiés superposées qui se relient par des tuyaux, d'un côté : l'une avec le compartiment haut, l'autre avec le compartiment bas de la tourelle; et de l'autre : l'une avec les couches supérieures, l'autre avec les couches inférieures de l'air emprisonné dans les pièces. L'échauffement de l'atmosphère intérieure détermine alors évidemment un courant qui fait sortir l'air par le compartiment le plus élevé de la tourelle, tandis qu'il le fait entrer par le plus bas; si l'atmosphère intérieure est au contraire plus fraîche que celle du dehors, le courant ne s'en établit pas moins, seulement il prendrait une direction inverse sans un détail de structure qu'il faut encore signaler. Entre les deux moitiés superposées de l'ouverture pratiquée au-dessus des portes de l'escalier se trouve un diaphragme mobile autour d'un axe horizontal; selon qu'on relie par son moyen la moitié supérieure ou inférieure de l'ouverture en question avec le compartiment élevé ou le compartiment bas de la tourelle, on peut naturellement aussi renverser la ventilation et compenser de la sorte à volonté les changements imprimés à sa direction par les alternances de température.

Habituellement l'atmosphère des locaux habités est plus chaude que celle du dehors; en hiver cela va de soi en raison du chauffage artificiel; en été les abris intérieurs seraient par eux-mêmes plus frais que l'entourage de la maison, où l'air, plus ou moins, est échauffé par le soleil, mais ils ne conservent guère cette fraîcheur relative que tant qu'ils restent inoccupés et leur température s'élève promptement au-dessus de celle du dehors quand des êtres vivants y déversent du calorique par leur rayonnement cutané, par leur convection pulmonaire, par leurs vaporisations, en raison moyenne, on le sait, de 2700 calories dans les vingt-quatre heures. Donc le sens de la ventilation sera déterminé en thèse générale par la prédominance de la température intérieure, mais exceptionnellement cette ventilation pourra se renverser sous l'influence d'une interversion de températures. Pour éviter cette faible tendance au renversement de la ventilation, il suffit de maintenir la légèreté relative de l'air dans les tuyaux d'évacuation, particulièrement de leur réceptacle collectif, et l'on y arrive sans peine à l'aide de quelques artifices. C'est ainsi qu'en élevant l'extrémité de ce réceptacle un peu au-dessus du niveau de la toiture on fait aisément servir à ce but le rayonnement solaire, comme l'avait indiqué Franklin. On l'atteint plus aisément et plus énergiquement encore en établissant dans sa cavité ou sur un point du tuyau d'évacuation un foyer quelconque de chaleur. Tous les médecins connaissent quel profit pour la ventilation d'une chambre de malades on obtient par le simple soin de placer la veilleuse en été dans l'âtre dépourvu de combustible, et Coulier à l'aide de becs de gaz allumés dans les cheminées d'appel a plus efficacement encore réveillé la ventilation languissante dans des salles d'hôpitaux, calculant que la combustion de 1 mètre cube de gaz peut ainsi introduire par heure au moins 2500 mètres cubes d'air. Rien n'empêche d'ailleurs de proportionner cet important auxiliaire aux résistances de la colonne d'air à mouvoir, ou au degré de vitesse qu'il est nécessaire de lui imprimer, en remplaçant le bec de gaz par une couronne de becs, par exemple, ou par une source plus puissante encore de chaleur. Dans ces hautes cheminées qui servent autant à l'assainissement qu'aux opérations de certaines usines, c'est à l'aide de véritables fourneaux à coke ou à houille qu'on arrive à soulever et à garantir de tout contre-courant l'énorme colonne d'air qu'embrasse leur paroi. Quoique les exigences de l'assainissement privé soient généralement plus modestes, la valeur du combustible n'y entre pas moins en grand compte dans l'exercice de la ventilation, et il est profitable aux intérêts de l'hygiène de considérer que la chaleur d'appel peut être ici souvent ou bien utilisée à d'autres services, ou bien empruntée à des sources qui la fournissent gratuitement. Comme exemple je ferai d'abord observer qu'un foyer de chaleur est en général aussi un foyer d'éclairage et qu'il est assez facile de le plier secondairement au second usage en l'employant spécialement au premier, comme l'a proposé Wiel, par exemple, et comme l'a effectué Houzé de l'Aulnoit dans les salles de l'hôpital Saint-Sauveur à Lille. Je signalerai ensuite la disposition bien plus commune qui consiste à faire passer les tuyaux de ventilation à côté, autour, ou mieux au centre des tuyaux ordinaires de chauffage ou de cuisine, tuyaux de fumée, d'air chaud, d'eau chaude ou de vapeur. Cela se pratique vulgairement à l'aide de gaînes concentriques dont on entoure les tuyaux de poêle.

Méhu, ancien élève de l'École des mines de Saint-Étienne, a proposé dans un but analogue, mais qui s'en distingue sur un point, de faire arriver dans le tambour commun du tuyau d'appel un conduit apportant de la vapeur fournie par un générateur *ad hoc*, ou par un générateur destiné, comme dans les mines, à d'autres usages. La vapeur, en se condensant, devait selon lui, d'une part échauffer l'air pour déterminer l'appel par écart de température comme ci-dessus, d'une autre produire le vide et concourir ainsi puissamment, par un moyen différent, à l'ascension de l'air intérieur. Mais ce procédé n'a pas répondu aux espérances qu'il avait fait concevoir; le travail utile ne dépasse pas en effet les 5/100 ou 6/100 de la force dépensée, et le rendement est inférieur à celui des plus mauvais ventilateurs mécaniques dont se rapproche l'appareil de Méhu par ses moyens, sinon par son principe, et auxquels par conséquent il n'y a pas avantage à le substituer.

L'emploi de la chaleur artificielle n'en reste pas moins, d'après ce qui précède, une puissante ressource pour activer dans des proportions considérables le renouvellement de l'air intérieur. Mais affecté simplement, comme on l'a vu, à la production de l'appel, ce procédé présente en hiver l'inconvénient d'enlever à l'intérieur de l'air chaud en ne le remplaçant que par l'air froid du dehors. Le moyen le plus naturel de parer à cet inconvénient est de chauffer l'air avant son entrée et, pour ne pas consommer inutilement une double quantité de chaleur, d'employer même à ce chauffage de l'air la chaleur destinée à le mettre en mouvement, ce qui se trouve réalisé à la seule condition d'appliquer cette chaleur sur le courant d'air qui entre, et non sur celui qui sort, autrement dit de faire entrer l'air dans la pièce et non de l'en faire sortir par le chauffage. En fait, cela se pratique sur une longue échelle; tous les calorifères à air chaud, depuis les cheminées et les poêles calorifères, Peclet, Douglas-Dalton, Fordet, Joly, Wiel, Geneste et Herscher, etc., jusqu'aux calorifères centraux ou de cave qui envoient du dehors de l'air chaud dans la pièce, ne sont en somme que des appareils de ventilation physique par refoulement d'air chaud. C'est là ce qui constitue l'union du chauffage et de la ventilation, union contre laquelle quelques esprits, des plus distingués cependant, Émile Trélat, Arnould, se sont élevés avec énergie malgré ses avantages considérables. Un pareil désaccord ne mérite pas seulement qu'on le signale, il exige qu'on le discute.

Que reproche-t-on à cette association qui est en tout cas une économie de combustible et à laquelle on doit encore tenir compte de cette circonstance que, la nécessité du chauffage s'imposant par elle-même, bien des locaux sont ventilés qui ne l'auraient pas été sans cela? Ce n'est pas sans doute d'employer la chaleur à la ventilation, puisque, si l'on chauffe les locaux sans les ventiler par le chauffage, il faudra bien toujours les ventiler, et pour les ventiler employer le plus souvent, et ici avec l'assentiment de tous, de la chaleur qui constitue, nous venons de le voir, l'un des moyens les plus simples et les plus efficaces d'aspiration. L'entrée de l'air chauffé reste donc la seule chose à critiquer, ce qui revient à blâmer, comme on y arrive ouvertement du reste, le chauffage par l'air chaud. A mon avis et à celui de presque tous les hygiénistes, le chauffage par l'air chaud est cependant de tous les procédés de chauffage le plus sanitaire, à tel point que tous les autres procédés, ceux qui transportent le calorique à l'aide de l'eau, comme ceux qui utilisent la vapeur avec ou sans pression, se transforment presque toujours en calorifères à air chaud, véritables poêles de ventilation, unissant ainsi la ventilation au chauffage et employant eux-mêmes l'air pour intermédiaire définitif entre la source de chaleur et l'homme. C'est à l'article Chauffage que sont exposés les avantages des calorifères à air chaud ; pour défendre contre l'attaque dont elle est l'objet l'association de la ventilation et du chauffage, j'ai seulement à montrer ici que l'air chauffé n'a pas les inconvénients qu'on lui attribue. Cela n'est pas difficile, car pour réfuter les imputations dont il s'agit il suffit presque de les citer.

Peut-on admettre avec Arnould que l'air chauffé par l'homme perd ses propriétés vitales, alors qu'il les garde, s'il est chauffé par le soleil? Comme si l'homme employait à cette opération un autre calorique que la nature, ou si quelques degrés de température de plus pouvaient porter sérieusement atteinte à la constitution de l'aliment respiratoire! Peut-on s'effrayer avec lui à la pensée « des longs voyages que l'air chauffé doit accomplir dans des canaux sombres où il se charge de poussières et de gaz nuisibles », alors qu'il n'est pas bien difficile de garantir ces canaux contre les pénétrations insalubres, de les nettoyer au besoin par les portes de ramonage, et même de les éclairer par des regards, ce qui ne paraît pas être de première nécessité? Peut-on, par une crainte presque aussi superstitieuse, redouter encore, avec Somasco, qu' « en chauffant brusquement de l'air il s'opère peut-être une transformation allotropique des deux gaz ou de l'un des deux gaz qui entrent dans sa composition, transformation dont certains corps, le soufre, le phosphore, nous donnent l'exemple », sans même en savoir assez sur cette mystérieuse opération pour ne pas ballotter ses conséquences entre la présence et l'absence de l'ozone?

L'air échauffé est un air raréfié ; son volume, dit Arnould, étant 1 à 0 degré, devient d'un tiers à peu près plus grand à 100 degrés. J'accorde le fait, mais j'en conteste la mesure; si l'air chaud est en effet dilaté, celui dont nous entourent les calorifères ventilateurs ne saurait l'être dans de pareilles proportions, car, s'il a atteint cette température, il ne la possède plus naturellement lorsqu'il se répand autour de nous; d'autre part, à moins de ne pas se chauffer du tout, on élèvera bien un peu sans doute par la chaleur rayonnante qu'on veut substituer à l'air chauffé la température et le volume de l'air ambiant. Si le soleil échauffe en effet beaucoup moins l'air qu'il ne le traverse, c'est qu'il rayonne dans l'espace vide et ne trouve pas, comme dans les pièces de nos habitations lorsqu'il y pénètre, ou comme les sources de rayonnement appelées à chauffer ces dernières, les parois, des meubles, des objets divers qui rendent aux molécules de l'air une bonne partie de la chaléur reçue par cette voie. L'air artificiellement chauffé sera donc moins raréfié que ne le représente Arnould, et l'air d'une pièce chauffée par un autre agent le sera de son côté plus qu'il ne le pense; s'il y a sans doute un peu moins de dépression atmosphérique dans le second cas que dans le premier, il ne peut plus s'agir, on le voit, que de différences infinitésimales et par suite insignifiantes, d'autant plus que de telles dépressions ne sauraient elles-mêmes intéresser sérieusement une hématose qui reste assez insensible à des influences d'altitude représentant des écarts beaucoup plus considérables.

L'air échauffé est aussi un air desséché, ajoutent les adversaires de l'union du chauffage et de la ventilation. Si l'air naturel avait toujours le degré hygrométrique, oscillant, on le sait, entre 50 et 70, que réclament les hygiénistes, son dessèchement par le chauffage pourrait être considéré comme un inconvénient, sans arriver pour cela toutefois à constituer une objection, puisqu'on peut, avec une précision mathématique, donner à l'air que l'on chauffe l'humidité que l'on veut. Mais il n'en est même pas ainsi; l'air naturel est en général ou trop sec ou trop humide. Or, s'il est mauvais sans doute de dessécher l'air quand il est trop sec, c'est avantageux quand il est trop humide, et, comme dans l'air que l'on chauffe en hiver c'est le second défaut qui prédomine, le chauffage de l'air devient au contraire un avantage.

Ainsi l'air chauffé est non-seulement le meilleur moyen de fournir à l'organisme humain le supplément de calorique dont il a besoin, mais ce qui nous importe ici, il est aussi, pourvu que son chauffage ait été accompli avec les précautions nécessaires, un moyen qui ne présente aucun inconvénient.

J'en verrais en revanche à lui substituer le chauffage exclusif par le rayonnement, comme le proposent Arnould et Trélat, acculés devant l'obligation de chauffer sans air chaud pour ne pas ventiler en chauffant. Alors même qu'on en viendrait, par les artifices de construction à peu près impraticables que proposent ces auteurs, à diminuer un peu les multiples désavantages de ce procédé, il en resterait encore bien plus qu'il n'en faut pour le subordonner absolument au précédent.

J'ai dit plus haut qu'en thèse générale on devait condamner l'affectation d'un même agent à la production de deux résultats distincts. Cette condamnation du double emploi semble sans doute pouvoir s'appliquer à l'union du chauffage et de la ventilation, et donner raison à ce désir exprimé par Trélat, « que nos artifices de construction ou d'appareils n'agissent sur l'air que pour le faire entrer chez nous tel qu'il est à l'extérieur, en assurant ce but pour lui-même et pour lui seul, sans le subordonner à rien d'autre, sauf à assurer le chauffage des personnes par des moyens différents. » Car, si l'on unit les deux opérations, continue le même architecte sanitaire, on ne peut plus diminuer ou augmenter à volonté le chauffage sans altérer solidairement dans le même sens la ventilation et réciproquement; or, il faut reconnaître que les besoins de ventilation et de chauffage ne marchent pas en général parallèlement : ainsi, lorsque dans une salle il y a plus de monde, par exemple, la ventilation doit être naturellement activée et le chauffage ralenti et réciproquement. Trélat ne saurait le juger impraticable et n'y trouve qu'un surcroît de manipulations et de dépenses, mais il ne l'évite pas avec son système, puisque, tout distincts qu'y soient la ventilation et le chauffage par leur provenance et leur caractère, il faudra bien là aussi maintenir l'un et l'autre dans le même rapport avec les divergences dés besoins. Quant à me mettre d'accord moi-même avec le principe supérieur de la division du travail, il m'est facile de le faire maintenant en complétant ma pensée sur le problème dont je discute la solution. Ce que j'ai voulu réfuter, c'est le blâme essentiel, absolu, porté contre l'union du chauffage et de la ventilation ; c'est l'opinion d'Arnould exprimée en termes formels que *la ventilation gagnerait à ne plus être un moyen de chauffage* et que *le mieux serait de rendre ces deux opérations, excellentes et nécessaires, indépendantes l'une de l'autre.* Pour moi, cette union n'a rien de mauvais ; elle est insuffisante, mais non nuisible ; il faut y ajouter et non la détruire. Cela étant, voici sous sa forme idéale la notion qui en découle : Le maintien de la pureté de l'air dans un milieu circonscrit est le but primordial : il faut donc ventiler par les divers moyens indiqués ci-dessus et selon les règles qui seront exposées plus loin. Mais la production d'une température sanitaire, moins importante, est aussi à rechercher ; pour atteindre cet autre but, le meilleur moyen est de chauffer l'air qui entre, quel que soit le procédé qui l'ait mis en mouvement. Ce chauffage ne peut s'effectuer qu'en intervenant dans la ventilation, soit en l'entravant, soit pour y concourir : or, s'il ne faut pas en principe demander au même rouage deux services différents, il est bon cependant que des rouages distincts s'entr'aident au lieu de se combattre.

On peut activer l'appel dans les cheminées d'évacuation par d'autres concours que celui de la chaleur artificielle. C'est ainsi qu'on a songé à utiliser dans ce but la puissance raréfiante du vent. Lorsqu'une colonne d'air en mouvement passe le long d'une couche d'air immobile, il se produit à la surface de la première une traction par frottement qui entraîne la seconde dans le même sens. Un grand nombre d'appareils plus ou moins ingénieux ont été tirés de ce principe soit pour augmenter le tirage dans les cheminées de combustion et les empêcher de fumer, soit aussi pour activer l'appel des tuyaux de ventilation.

Les uns, comme la cape à vent de Wolpert, sont constitués par un tuyau mobile, continuant verticalement par en bas la cheminée d'appel et s'ouvrant latéralement par en haut après s'être recourbé pour prendre la direction horizontale. Grâce à une girouette qui surmonte ce tuyau, l'ouverture évasée en entonnoir se présente toujours dans le sens opposé au côté d'où vient le vent : l'effet de celui-ci est donc d'aider à la sortie de l'air. Un système analogue est formé par un tuyau en T pivotant autour de l'extrémité terminale du tuyau d'évacuation, au moyen d'une girouette qui maintient constamment sa branche horizontale dans la direction du vent régnant. La colonne de vent que cette disposition amène à s'engager en toute circonstance dans cette branche s'y condense dans un entonnoir et traverse ensuite dans cet état de concentration la colonne de l'air évacué en occupant son axe central et en activant sa marche. Mais les girouettes se rouillent et finissent par ne plus tourner, alors le vent s'engouffre dans de semblables appareils et les fait fonctionner à rebours : aussi Wolpert a-t-il construit sur le même principe un ventilateur immobile qui s'est répandu de Suisse en Allemagne et en France, et qui a servi de modèle à une foule d'engins analogues. Un tuyau vertical continue la cheminée et supporte une caisse d'aspiration en forme de cône tronqué dont la grande entrée, s'emboîtant sur le tuyau, laisse tout autour de ce dernier une ouverture circulaire, et dont la petite, protégée par un couvercle, présente comme autre orifice l'espace resté vide entre elle et cet opercule. Dans quelque sens que souffle le vent, il se forme ainsi toujours contre ces surfaces courbes et inclinées un courant latéral qui réagit par aspiration sur la colonne d'air intérieure.

Un autre système consiste à percer le tuyan d'évacuation de fenêtres latérales qui peuvent se boucher à l'aide de plaques mobiles autour d'un axe vertical; le vent ferme lui-même l'orifice qui lui correspond, et par la solidarité des alternances ouvre du même coup celui qui lui est opposé ; de la sorte il ne pénètre jamais dans le tuyau d'évacuation, ce qui gênerait la sortie dé l'air, et souffle au contraire toujours de façon à la favoriser. Le capuchon chinois est un appareil du même genre constitué par un chapeau en cône aplati, oscillant dans tous les sens, et qui s'incline sous l'effort du vent de façon à fermer aussi le tuyau de sortie du côté par cù vient ce courant atmosphérique et à ouvrir le côté vers lequel il souffle. Il y a encore le ventilateur fixe de Buchan, de Glasgow, le ventilateur à chaperon de Chouly, le ventilateur à hélice de Piron, le ventilateur de J. Howorth, qui a pour principe la vis d'Archimède, et mille autres modèles qu'il est aussi inutile qu'impossible d'énumérer. On invente du reste tous les jours de nouveaux capuchons de tirage ou chapeaux de ventilation, un peu sans doute comme s'accumulent les remèdes en thérapeutique tant que la maladie reste incurable; chaque exposition d'hygiène en fait surgir de nouveaux types dont la bizarrerie de formes constitue en général la principale différence. En rendant compte de celle tenue à Londres en 1884, Vallin a signalé comme doués d'une grande puissance ceux de Lamb, de Stevens, de Kite; j'hésite à y croire, malgré la valeur du témoignage. En général, le moindre défaut de ces appareils est de ne fonctionner que lorsqu'il fait du vent, ce qui les rend plus appropriés à des habitations mobiles, qui se créent des courants extérieurs lorsque ceux-ci n'existent pas naturellement, tels que les navires à vapeur et les wagons de chemins de fer. Il y a même lieu de se demander si le tirage par l'aspiration du vent ne se fait même pas aussi bien à l'aide d'un simple tube ouvert horizontalement qu'avec le concours compliqué de tous les capuchons qui précèdent. C'est du moins ce qui résulterait d'expériences fort intéressantes rapportées par Peggs au Congrès d'hygiène de Paris de 1878, et faites à l'observatoire royal de Kew sous la direction de Douglas-Galton, Rogers Field et William Eassie. Ces expériences portèrent sur le ventilateur de Boyle, le chapeau injecteur de Scott et le chapeau hollandais de Lloyd, réputés les meilleurs, et voici à leur égard les conclusions instructives du jury telles que les donne le rapport du *Sanitary Institute* de la Grande-Bretagne : « Après avoir comparé avec soin les différents chapeaux entre eux, et chacun d'eux avec un tube simple et ouvert à son extrémité supérieure, et servant de type de comparaison, la sous-commission a trouvé qu'aucun des chapeaux présentés ne détermine un plus rapide courant d'air que ce simple tube dans les mêmes conditions. La seule utilité du chapeau est d'empêcher la pluie de tomber dans les tuyaux de ventilation. Comme le chapeau n'est d'aucune utilité dans la ventilation, puisqu'il ne détermine pas un courant plus rapide que le tube ouvert, la sous-commission demande que la médaille du *Sanitary Institute* ne soit décernée à aucun des inventeurs. »

Ce n'est pas seulement à l'aspiration qu'on a eu l'idée d'appliquer la force que représentent les courants d'air extérieur; on s'est encore servi du vent comme moyen de propulsion, pour faire pénétrer par refoulement et non plus par appel l'air neuf dans l'intérieur des habitations. Il n'y avait pour cela qu'à retourner les girouettes des appareils mobiles, à renverser le fonctionnement des valves à bascule, à incliner en sens inverse les surfaces de réflexion des courants, afin de faire entrer l'air du dehors dans les tuyaux de ventilation, au lieu d'appeler au dehors celui qui en remplit la cavité. Ce renversement de construction est si facile à concevoir que cela me dispense d'insister sur les détails spéciaux de ces appareils également très-nombreux.

Je n'en donnerai donc pour exemples que quelques-uns des plus simples, parce qu'ils sont en même temps les plus pratiques. Tel est le ventilateur de Tobin, formé de tubes s'ouvrant sur la façade, traversant la muraille et se recourbant à leur entrée dans la pièce au niveau du plancher pour s'ouvrir finalement à l'intérieur de celle-ci après une ascension de 4 à 5 pieds de hauteur. Cette dernière partie du tuyau peut être masquée, comme l'indique l'inventeur, par un piédestal, un vase, etc., et servir même ainsi à la décoration de l'appartement. Les tubes de Tobin sont destinés à capter pour ainsi dire les vents extérieurs et commencent pour cela par des entonnoirs où le vent s'engouffre, mais on comprend qu'ils peuvent avoir un effet inverse. Je signale encore, parce qu'il est très-employé en Angleterre, un système de construction qu'on rattache à l'utilisation du vent par l'insufflation d'air, bien qu'on puisse tout aussi bien n'y voir, comme dans le précédent, que des ventouses d'entrée destinées à fournir l'air neuf aspiré par les cheminées d'appel : c'est celui qui consiste dans 'emploi des briques à perforations coniques d'Ellison. Ces briques ont la forme et les dimensions ordinaires et se prêtent comme les autres aux diverses exigences des constructions, mais elles sont traversées par deux, trois ou quatre conduits s'ouvrant par des orifices inégaux sur les deux bords opposés qui doivent correspondre l'un à la façade extérieure, l'autre à la paroi intérieure de la pièce. Les orifices extérieurs sont de 1 centimètre de diamètre et les intérieurs de 4 et, lorsqu'un grand nombre de ces briques ont été disposées dans la muraille, le plus souvent en cordon au niveau soit du plafond, soit de la plinthe, où leur surface vernie et à jour dessine la traditionnelle bordure, cette muraille se trouve percée par une infinité de canaux infundibuliformes présentant au vent extérieur leur petit orifice. Quand le vent souffle sur une façade, dit à leur sujet Vallin, l'air pénètre par l'étroit orifice extérieur et il perd d'autant plus de sa force et de sa vitesse que le conduit qu'il traverse s'élargit davantage : il n'y a donc plus à craindre les courants froids par l'air de renouvellement. Si avec un soufflet et un tube en caoutchouc, continue le même appréciateur, on pousse de l'air dans la grande ouverture, on fait facilement flotter un petit drapeau placé à 1 mètre de la petite; si le même soufflet est mis en rapport au contraire avec la petite extrémité de la perforation conique, le drapeau reste immobile même quand on le rapproche à 50 centimètres de l'orifice évasé de la brique; l'expérience est simple et frappante.

Tous ces appareils, en fait, sont incomplets, n'ayant pour but les uns que la sortie, les autres que la pénétration de l'air, alors que l'emploi rationnel du vent pour la ventilation des maisons permet évidemment la réunion de ces deux ordres de service. On a donc imaginé encore des ventilateurs qui utilisent les courants aériens extérieurs à la fois pour le refoulement et pour l'appel. Le ventilateur du docteur Hammond en est la réalisation la plus simple; c'est la reproduction des manches à vent de la marine; deux tuyaux partant du local à ventiler s'élèvent au-dessus du toit et se recourbent horizontalement pour s'ouvrir, en s'évasant, dans deux directions opposées; le vent, dans quelque sens qu'il souffle, pénètre dans l'une des bouches et aspire sur la seconde. Le ventilateur de Muir, un peu moins primitif, est aussi plus efficace. C'est une cage rectangulaire divisée en quatre gaînes par deux cloisons en diagonales qui surmonte verticalement le faîtage de la construction. Chacune des gaînes a sa paroi externe ouverte en lames de persienne et se continue par le bas avec des tuyaux de ventilation indépendants d'une gaîne à l'autre, et communiquant les uns avec la partie supérieure, les autres avec l'inférieure d'une ou de plusieurs pièces. Dans quelque direction que souffle le vent, il agit toujours à la fois par pulsion en entrant dans la gaîne qui s'ouvre en face de lui, et par aspiration en s'éloignant de celle qui lui est opposée; dans chaque pièce qui se trouve reliée par un ou plusieurs tuyaux avec chaque gaîne ou compartiment de la cage rectangulaire, il entre donc de l'air et il en sort sous la seule influence d'un courant d'air extérieur.

En somme, le vent est un médiocre agent de ventilation; par appel, il n'agit qu'avec une force insignifiante; par refoulement, il implique la pénétration incommode et nuisible des poussières dont il est toujours plus ou moins chargé.

Ventilation artificielle mécanique. Il est des cas où la ventilation physique est insuffisante. Lorsque les causes de souillure atmosphérique sont considérables, soit que l'agglomération des êtres vivants dépasse les proportions ordinaires, soit surtout, comme cela se présente dans les galeries de mines ou les ateliers de l'industrie, que des émanations délétères envahissent en abondance le milieu respiratoire, le secours des machines devient indispensable pour renouveler l'air dans une mesure préservatrice.

Dans ces appareils, dont la dimension et la puissance varient donc naturellement selon les quantités d'air à mettre en circulation et les vitesses à lui donner, nous avons à considérer deux ordres de rouages, ceux qui consistent à produire la force et ceux qui transforment la force produite en mouvement atmosphérique. Je me bornerai pour le moment à les envisager sous ce double aspect. C'est à tort en effet que les hygiénistes les distinguent en appareils à pulsion et appareils à appel d'air : la pulsion et l'appel sont deux procédés opposés de ventilation dont nous aurons sans doute à rechercher ailleurs et à comparer la valeur; mais, comme l'aspiration successive de l'air en implique nécessairement le refoulement, et que le refoulement de ce fluide ne peut non plus se concevoir sans une aspiration compensatrice, ce n'est pas dans les appareils eux-mêmes, c'est dans leur application que se trouve une pareille différence.

Je n'ai pas à insister sur les générateurs de la force : ce sont tous ceux qu'emploie l'industrie, pour des besoins croissants à l'infini, et dans un outillage qui se perfectionne en proportion, depuis les muscles des animaux ou de l'homme, les courants aériens ou les chutes hydrauliques, jusqu'aux moteurs à gaz et surtout aux machines à vapeur. Les courants électro-dynamiques trop chers encore pour un pareil usage y trouveront certainement un emploi le jour, assurément prochain, où le problème du transport à distance de forces motrices qui se perdent sera définitivement résolu. Mais, si le principe moteur qui se retrouve à peu près dans les mêmes conditions partout où du mouvement est à produire ne nous intéresse pas directement, il n'en est pas de même de l'emploi spécial de la force première, et il convient de donner ici les types principaux des nombreux instruments que, sous le nom de ventilateurs mécaniques, les ingénieurs ont mis à la disposition des hygiénistes pour faire circuler l'air dans les maisons et les édifices.

Le plus simple est celui de la trompe à eau, qui a naturellement cet agent pour moteur exclusif. Quoique l'effet utile de cet appareil ne soit que d'environ 15 pour 100, il peut rendre, dit Wazon, de grands services quand on dispose d'une chute d'eau, parce que son entretien est presque nul, et que, en raison du contact direct de l'air avec une masse d'eau froide et pulvérisée, il fournit, si l'on veut, un courant d'air frais. La trompe à eau ou ventilateur à entraînement par l'eau se compose d'un tuyau de bois vertical surmonté d'un entonnoir dans lesquels on fait tomber l'eau. Une veine liquide se forme dans l'entonnoir et tombe de là dans le tuyau sans remplir le calibre de ce dernier et entraînant avec elle dans une caisse placée au-dessous l'air que lui fournit l'ouverture supérieure de l'entonnoir ainsi qu'un certain nombre d'ouvertures latérales. Arrivée dans la caisse, cette colonne formée d'air et d'eau se brise en tombant sur une tablette disposée de façon à faciliter la séparation de l'eau et de l'air. L'eau s'écoule par un orifice spécial; quant à l'air, il s'accumule et se comprime dans la partie supérieure de la caisse, et en vertu de la pression qu'il y acquiert peut être lancé, par une conduite, dans les points où il est utile. On l'emploie à alimenter des foyers industriels, comme aussi à ventiler par pulsion des édifices, des ateliers et des galeries minières. On voit qu'on pourrait faire servir ce système à l'appel de l'air souillé aussi bien qu'au refoulement de l'air neuf.

L'entraînement de l'air ne se fait pas seulement à l'aide de l'eau, il peut être déterminé par un autre courant d'air, animé lui-même d'une très-grande vitesse. C'est ainsi que l'ingénieur français Piarron de Mondésir eut le premier l'idée d'employer à la ventilation des tunnels dont il dirigeait le percement sur la ligne de Bologne à Florence l'air comprimé à l'aide duquel on faisait mouvoir les tarières en acier qui perforaient la roche. Ce jet puissant d'air, après avoir produit son travail mécanique, passait à travers une sorte d'injecteur Giffard au centre d'un tuyau disposé pour l'évacuation ou pour l'appel et dans lequel il entraînait avec lui une colonne d'air considérable. Tresca a soumis les appareils Piarron à un contrôle exact, d'où il est résulté que chaque cheval vapeur employé à la compression d'air pour le forage entraînait en moyenne 6600 mètres cubes d'air par heure. Cet ingénieux procédé de ventilation, au dire de Wazon, peut rendre d'utiles services quand on a besoin de diviser la force pour actionner de nombreuses bouches d'introduction ou d'extraction d'air. On comprime alors fortement de l'air dans un réservoir central d'où partent des injecteurs en nombre indéfini; ces injecteurs en soufflant dans des tuyaux de cheminée y déterminent un courant qui peut à volonté être utilisé pour extraire l'air vicié ou pour introduire de l'air pur. Pour moi, je comprends l'avantage de l'entraînement par l'air quand on dispose d'air comprimé pour un autre travail, mais comprimer de l'air qu'on pourrait envoyer ou puiser directement dans les milieux à ventiler, pour l'employer lui-même à mouvoir, avec une perte considérable, la colonne de ventilation, me paraît un assez pauvre calcul.

En tout cas, la ventilation mécanique dispose d'appareils plus spéciaux et plus efficaces. L'un des plus anciens est la vis de Motte, qui est en fait un ventilateur à hélice. Déjà en 1834 Sochet, ingénieur de la marine à Toulon, avait proposé d'employer l'hélice à la ventilation des navires; son idée fut reprise en 1840 par un ingénieur belge, du nom de Motte, qui est resté au système. L'appareil, dit aussi *vis pneumatique*, se compose d'un cylindre dans lequel, à l'aide d'un essieu et d'une poulie de renvoi, un moteur quelconque met en rotation une vis sans fin, ou vis d'Archimède; le cylindre, communiquant par l'une de ses extrémités avec les tuyaux d'extraction et s'ouvrant par l'autre dans l'atmosphère libre, attire l'air souillé et l'expulse au dehors. Il est clair qu'on pourrait retourner le travail en renversant seulement les rapports du cylindre ou la rotation de la vis, et faire servir à la ventilation par refoulement cet appareil destiné et généralement employé à la ventilation par appel.

La vis de Motte dans sa constitution fort simple, mais un peu rudimentaire, présentait des imperfections assez sérieuses. Combes, ingénieur en chef des mines, tout en en reconnaissant les avantages, soupçonna le premier, ce que Glépin ne tarda pas à démontrer, qu'un contre-courant se formait dans le cylindre et diminuait dans des proportions considérables, jusqu'à celle de 76 pour 100, son travail utile. Comme le courant de sortie s'établissait près de l'enveloppe, et celui de rentrée dans le voisinage de l'axe, Combes crut remédier à cet inconvénient en augmentant l'épaisseur du noyau central; mais la vis en devint plus massive et plus difficile à mouvoir, ce qui neutralisait en partie les avantages du perfectionnement. C'est ce qui amena l'ingénieur Pasquet, un autre Belge, à construire la même pièce, l'axe de rotation, en tôle creuse, et à lui donner la forme d'un cône, à base tournée du côté des tuyaux d'appel; en outre, il remplaça la vis sans fin par trois ailes disposées autour de ce cône central. Ce nouveau ventilateur à hélice fut loin de tenir ses promesses, car d'après les constatations de Glépin les rentrées d'air extérieur y prirent une intensité plus grande, et l'effet utile tomba jusqu'à la proportion de 10 pour 100, plus de moitié moindre que celle du précédent.

Guérin, ingénieur de la maison Léon Duvoir, fut encore moins heureux avec un appareil du même genre. Son ventilateur, dit le général Morin, se compose de deux demi-spires ayant chacune sept palettes planes en forme de trapèze, inclinées à 58 degrés sur le plan de rotation, et dirigées selon le plan tangent à la surface hélicoïde qui serait formée par l'axe des bras qui les supportent. Ce ventilateur pouvant, selon le sens de sa marche, servir pour l'aspiration comme pour l'insufflation, Morin l'a essayé dans les deux cas et lui a trouvé d'effet utile moyen, dans l'aspiration 9 pour 100, dans l'insufflation seulement 4 pour 100.

Le professeur belge Lesoinne paraît avoir mieux réussi dans le même ordre de recherche. Estimant *à priori* que le meilleur appareil récepteur de la force du vent devait, en prenant son moteur ailleurs, être aussi le meilleur appareil pour produire ce dernier, il eut l'idée de construire son ventilateur à hélice sur le modèle des moulins à vent. L'effet utile de cet appareil, prévu seulement, il est vrai, par le calcul, serait de 26 pour 100.

Quoi qu'il en soit, on le voit, les appareils à hélice ne sont donc encore que des ventilateurs très-imparfaits ou pour le moins très-dispendieux. Aussi leur emploi ne s'est-il pas généralisé, surtout en dehors de l'industrie. C'est en 1853 seulement qu'on en fit en France la première application aux hôpitaux. Dans les pavillons de l'aile droite à Lariboisière, ainsi que je l'ai rappelé à l'historique de cet article, fut établi un appareil de ce genre construit par Farcot, suivant le système fusionné des ingénieurs Thomas, Laurens et Grouvelle; cet appareil, mis en mouvement par une machine à vapeur de 8 à 10 chevaux, injecte de l'air pris au sommet de la tour qui surmonte la chapelle, pour l'obtenir plus frais et plus pur. Son fonctionnement a survécu à de graves critiques, émanées, dit Arnould, d'hommes fort compétents, puisque l'on compte parmi eux le général Morin. L'une des plus sérieuses porte sur la dépense qu'il entraîne; après les frais de l'installation qui s'élevèrent à 480000 francs, ceux

de l'entretien montent chaque année à plus de 80000 francs. Deux ans plus
ard, on essaya aux hôpitaux Beaujon et Necker un système proposé par l'ingénieur belge Van Hecke, dont la machine n'avait que 2 chevaux de force et
qui devait cependant fournir un cube d'air relativement considérable; on réalisa
sans doute une économie de combustible, mais on n'obtint aucun bénéfice en
travail utile. Récemment, quelques autres applications de ventilateurs à hélice
ont été faites à des hôpitaux ou édifices. A l'opéra nouveau de Vienne, le ventilateur de pulsion est une hélice, système Heger, de 1 mètre et demi de rayon,
actionnée par une machine à vapeur de 12 chevaux pour fournir de 40000 à
120000 mètres cubes d'air par heure. Au nouvel Hôtel-Dieu de Paris, l'ingénieur Durenne a aussi établi un ventilateur à hélice, dont la forme est à peu
près celle des hélices de bateau à vapeur. Enfin la grande salle du palais du Tro-
cadéro est à son tour ventilée par un appareil à hélice construit par Geneste et
Herscher. Mais ce sont là des applications absolument isolées, et le fonctionnement trop coûteux de semblables machines en empêche évidemment la diffusion.

Wazon estime cependant qu'il y aurait un meilleur parti à tirer de leur
principe et formule pour arriver à ce but, avec les indications techniques
qu'elles comportent, les règles générales que voici : donner à l'air des sections
constantes de passage, afin d'éviter les pertes de charge causées par les contractions et les élargissements; éviter le choc de l'air par le premier élément des
palettes; donner à la palette une forme permettant de réduire le nombre de
tours au minima; donner à la palette une inclinaison de sortie telle que l'air
conserve une direction parallèle à l'axe et une vitesse maxima; éviter les rentrées d'air dans le voisinage de l'axe de rotation; enfin éviter surtout, pour les
ventilateurs aspirants, de rejeter l'air dans l'atmosphère avec une grande vitesse,
car la force vive de cet air cause dans ce cas une perte inutile de force
motrice.

Quoi qu'il en soit de ces espérances, les ventilateurs centrifuges dont il me
reste à parler n'en paraissent pas moins devoir garder une supériorité considérable sur les ventilateurs à hélice.

Ils ont d'abord celle de l'ancienneté, si c'en est une. Avec un peu de bonne
volonté, on pourrait en voir déjà la première réalisation dans un ventilateur
décrit et figuré au cours d'un ouvrage d'Agricola, *De re metallica*, publié
en 1557. Mais, dès 1728 ou 1734, on trouve une application sérieuse du principe de la force centrifuge à la ventilation. A la première de ces dates un
mécanicien français du nom de Téral paraît avoir construit un appareil de ce
genre; en tout cas, à la seconde, un docteur également français, Désaguliers,
que j'ai signalé à l'historique comme l'un des premiers à conseiller et à mettre
en pratique l'assainissement par la ventilation, en présentait à la Société royale
de Londres un modèle de son invention, l'établissait même deux ans plus tard
à la Chambre des communes et en recommandait l'emploi dans les navires, les
hôpitaux, les prisons et jusque dans les chambres de malades. A la description
qu'il en donne et qu'il est curieux de retenir on reconnaît sans hésitation,
malgré l'obscurité du langage, l'ingénieux appareil dont je vais m'occuper.
« La boëte, dit ce physicien hygiéniste, renferme une roue de 7 pieds de diamètre et de 1 pied d'épaisseur; cette boëte est cylindrique; la roue est divisée
en 12 cavités par des séparations qui tendent de la circonférence au centre, mais
qui sont éloignées du centre de la distance de 9 pouces, étant ouverte du côté
du centre et du côté de la circonférence, et elles sont seulement fermées à la

circonférence par la boëte. La roue fait ses révolutions par le moyen d'une manivelle fixée à son axe. Cet axe tourne dans deux fourchettes de fer, ou dans deux demi-cylindres de fonte concaves. De l'autre côté de la boëte vers le milieu, à la hauteur de l'axe, il sort un tuyau carré de bois, que j'ai nommé tuyau d'aspiration; on le fait toujours monter jusqu'au haut de la chambre du malade, soit que cette chambre soit éloignée ou qu'elle soit proche de l'endroit où est la machine. Autour de l'axe, dans un des plans circulaires de la machine, il y a une ouverture de 18 pouces de diamètre; c'est précisément vis-à-vis de cette ouverture que le tuyau d'aspiration s'insère dans la boëte et qu'il communique de là avec toutes les cavités. Lorsqu'on vient à tourner avec vivacité la roue, l'air est pompé de la chambre du malade et est porté au centre de la roue, d'où ensuite il est repoussé pour sortir promptement par l'ouverture de la circonférence. A mesure que le mauvais air sort de la chambre du malade, il rentre par les petites fentes et les petits passages de l'air nouveau que lui fournissent les chambres voisines. Mais outre cela, quand on a épuisé le mauvais air, pour redonner de l'air nouveau, il ne s'agit que d'appliquer à l'ouverture de la circonférence les tuyaux qui vont à la chambre du malade, et de faire pomper par l'ouverture centrale où était le tuyau d'aspiration l'air de la chambre où est la machine. »

Mais il n'y avait encore là que le principe, empiriquement appliqué, de la ventilation centrifuge. Ce n'est qu'en 1838 que Combes, par de savantes études sur la théorie analytique de cet instrument, inaugura son perfectionnement technique, dont la formule définitive n'est pas cependant encore arrêtée. C'est ce qui fait que les constructeurs, cherchant par tâtonnement le type parfait que le calcul mécanique n'a pas indiqué jusqu'ici, ont depuis présenté une multitude de modèles entre lesquels l'expérience seule est appelée à prononcer. C'est ainsi qu'au ventilateur centrifuge de Combes, complétement abandonné malgré les espérances qu'il avait fait concevoir, ont succédé ceux de Dolfus, de Lloyd, de Gwyne, de Golay, de Perrigault, celui de l'ingénieur allemand Schiele, qui jouit en France d'une faveur assez peu méritée selon Wazon, et celui de Guibal (de Mons), dont le perfectionnement fondamental, d'après le même auteur, a obtenu un succès complet. Aussi ce dernier ventilateur est-il appliqué dans beaucoup de mines, où il donne des résultats extrêmement satisfaisants. Disons tout de suite que son perfectionnement consiste dans les conditions suivantes : Guibal avait constaté que la principale cause de perte dans les ventilateurs centrifuges résidait dans la force vive que possède l'air à sa sortie de l'appareil ; pour l'atténuer, il a rétréci par une vanne tranchante l'ouverture de sortie et a doublé cette dernière d'un conduit rectangulaire s'évasant progressivement; il est ainsi parvenu à rejeter l'air dans l'atmosphère avec une vitesse assez faible et une perte de force bien moindre que celle des autres ventilateurs. Wazon a aussi donné la description d'un appareil du même genre où il s'est efforcé de réduire à leur minimum les défauts savamment analysés des appareils précédents, mais son travail, très-sérieux d'ailleurs, étant resté à l'état de théorie, l'expérience, seul juge souverain encore en pareille matière, n'a pu se prononcer à son sujet.

Quoi qu'il en soit de leurs constructions différentes, le type général de ces appareils, conforme à l'idée primitive de Désaguliers et représenté par le tarare agricole, consiste dans une caisse ou *buse* cylindrique, dans laquelle se meut une roue à palettes actionnée par un moteur quelconque. Au niveau de l'axe de la roue, qui porte sur les parois planes de la buse, se trouve d'un côté une ouverture dite *œil central*, à laquelle aboutit le tuyau d'aspiration; sur la circonférence de la buse règne au contraire une fente circulaire par laquelle l'air est repoussé. Les palettes de la roue en mouvement chassent par cette fente dans la direction de la tangente l'air contenu dans les augets que leurs intervalles constituent, et pour réparer cette perte la caisse appelle de l'air par l'œil central. Ainsi ce système, bien plus efficace que celui à hélice, car il permet beaucoup mieux d'éviter les courants de rentrée, peut servir également à l'appel et au refoulement, selon qu'on met le tuyau d'aspiration en communication avec le local à ventiler ou avec l'atmosphère extérieure, et réciproquement la fente circulaire avec l'atmosphère extérieure ou le local à ventiler. Sans doute les ingénieurs ne les considèrent en général comme supérieurs aux précédents qu'à la condition de les faire ventiler par appel; cela tient à ce que, les constructeurs s'efforçant, ici comme avec l'hélice, de rejeter l'air dans l'atmosphère avec la plus faible vitesse possible, afin d'éviter une perte de force motrice, on pense que le refoulement s'en trouverait lui-même affaibli. Mais il n'en est évidemment rien : si la vitesse de la colonne d'air à la sortie du ventilateur est moindre, sa section est proportionnellement plus grande, et en somme l'air est rendu à l'atmosphère et serait introduit dans l'intérieur des ateliers ou des chambres, si l'on employait l'appareil au refoulement en quantités égales par de plus larges surfaces, ce qui est même au point de vue de l'hygiène un avantage au lieu d'un inconvénient.

Les ventilateurs centrifuges me semblent donc, à tout prendre, mieux appropriés qu'aucun autre aux difficultés mécaniques et aux conditions sanitaires que présente le renouvellement de l'air. En raison de leur puissance supérieure, c'est surtout sur les points où de grandes masses d'air doivent être mises en mouvement qu'on les a jusqu'à ce jour utilisés de préférence : ainsi dans les mines contre l'accumulation des gaz irrespirables et la formation des mélanges explosibles, ou dans les ateliers pour en extraire les vapeurs toxiques et les poussières irritantes; mais ils conviendraient aussi mieux que les précédents pour l'assainissement des logements collectifs et des salles d'hôpitaux. On les a toutefois très-peu affectés jusqu'ici à ce dernier usage. Je citerai comme exemple d'une de ces rares applications l'hôpital Tenon, à Ménilmontant, où l'on injecte de l'air neuf au moyen de deux ventilateurs centrifuges, actionnés par une machine à vapeur de 6 chevaux, tandis qu'une cheminée centrale de 4^m,50 de diamètre sur 6 mètres de hauteur, chauffée par des tuyaux de vapeur, y exerce l'appel de l'air souillé. C'est également à l'aide d'une petite pompe rotatoire à air, manœuvrée à bras d'homme, que Ch. Joly, avec une persistance digne de plus de succès, propose de ventiler les salons des maisons particulières pendant les bals ou les fêtes qui s'y donnent, au moyen d'un réseau de conduits percés d'un nombre considérable de trous, et dissimulés dans les corniches.

On le voit, ce ne sont pas les appareils qui manquent à la ventilation mécanique, et ce n'est pas non plus la puissance qui peut manquer à ces appareils. A grands frais sans doute, mais le prix de revient est une question secondaire quand il s'agit de santé et de vie, on peut donc faire passer à leur aide par heure plus de 100 000 mètres cubes d'air pur à travers des milieux clos; à mesure que l'hygiène élève ses prétentions à ce sujet, et porte de 10 à 50, de 50 à 100 et au delà, le cube d'air neuf qu'il faut fournir par tête et par heure à une atmosphère limitée pour en éviter la viciation, les constructeurs, augmentant en pro-

portion la force de leurs engins, en mettent le rendement à la hauteur de ses
exigences. Et cependant personne n'est entièrement satisfait des résultats sanitaires ainsi obtenus, et dans les hôpitaux plus particulièrement on ne s'est pas
nettement aperçu (Arnould) que la ventilation mécanique ait décidément abaissé
la mortalité. Les raisons de cet insuccès relatif seront indiquées dans une autre
partie de cet article.

III. TECHNIQUE DE LA VENTILATION. Nous venons de voir les dispositions et
les appareils par lesquels on peut renouveler l'air des espaces clos, afin d'en prévenir la viciation. La question que nous avons maintenant à envisager est de
savoir, étant donné les divers agents à l'aide desquels ce renouvellement peut
être effectué, quelles sont les conditions qui dominent et qui, par conséquent,
permettent de calculer par avance leur degré exact d'efficacité.

Il va sans dire que la recherche dont il s'agit est absolument impossible en
ce qui concerne la ventilation naturelle; celle-ci dépend de forces trop variables :
différences de température, de pression, de composition chimique de l'air, ainsi
que de dispositions trop mobiles : dimensions des ouvertures représentées par
les joints des portes et fenêtres, degré de perméabilité des parois et du sol,
section et hauteur des conduits d'appel ou de refoulement représentés par les
tuyaux de cheminée, les cages d'escalier, les ciels ouverts, etc., pour qu'on
puisse songer à soumettre à une formule quelconque une ventilation d'essence
aussi capricieuse.

D'autre part, le problème, insoluble dans le cas qui précède, se trouve résolu
par avance, si nous voulons l'appliquer à la ventilation mécanique. Les machines
ventilatrices, à rendement encore bien faible en proportion de la force dépensée,
n'en offrent pas moins, dans leur imperfection, une somme déterminée de
travail utile exprimée en nombre de mètres cubes d'air extraits ou refoulés
dans un temps donné, dans une heure, par exemple, qui représente généralement ici l'unité de temps; et comme l'air extrait des locaux à ventiler, ou
refoulé dans ces espaces, dont la clôture est loin d'être hermétique, et où
d'ailleurs des communications ont été établies avec l'atmosphère extérieure,
doit naturellement dans le premier cas être remplacé par une égale quantité
d'air, et dans le second en expulser une exactement semblable, on a pour mesure
toute faite de la ventilation la puissance même de la machine. Il y aurait cependant à tenir compte des pertes de vitesse qui s'imposent à l'appareil par l'étroitesse, la longueur et les courbures des tuyaux d'arrivée ou d'évacuation; mais
ce sont là, généralement, des additions de résistance sans grande portée et
dont les effets disparaissent dans la réduction bien plus considérable du travail
utile inhérente aux imperfections de la machine.

Nous avons à nous occuper en revanche des conditions de motricité de l'air
dans les colonnes d'entrée ou de sortie que la ventilation artificielle détermine
par différences de température. Ces colonnes de ventilation représentées par la
cavité des tuyaux d'arrivée ou d'appel se meuvent en fait par suite des différences de poids qui existent entre elles et une colonne extérieure de même
section et de même hauteur. L'équilibre thermométrique auquel correspond
l'immobilité de l'air est rompu par l'échauffement ou le refroidissement relatif
de l'air intérieur du tuyau, et, si la colonne que cet air constitue est portée, je
suppose, par l'élévation de sa température, au double de son volume, ce qui la
réduit à la moitié de son poids, c'est en vertu d'une pression égale à la moitié
perdue de ce poids qu'elle s'élèvera dans la cheminée. C'est pour cela que les

cheminées élevées, que les cheminées monumentales des usines, par exemple, ont un tirage si considérable. Considérons, pour préciser, une cheminée de 1 mètre carré de section et de 25 mètres de hauteur par une température de 0 degré à l'extérieur comme à l'intérieur : la cheminée en question contient ainsi 25 mètres cubes d'air pesant $32^{kg},4$, colonne d'air qui fait équilibre à une colonne extérieure de même section, de même hauteur et de même température, et qui reste par conséquent immobile. Si on porte maintenant l'air de cette cheminée à la température de 100 degrés, sans que rien soit changé à la température du dehors, il se dilate, sort en partie de son tuyau, et la colonne intérieure ne pèse plus que $25^{kg},75$, soit $8^{kg},65$ de moins que l'extérieure. Cette différence de poids représente la pression qui soulève l'air de la cheminée et le fait sortir par son orifice supérieur. Si les rapports de température étaient renversés, le résultat serait naturellement inverse.

Dans le calcul qui précède, j'ai porté l'excès de température à 100 degrés, mais l'échauffement d'une cheminée peut être plus ou moins considérable, d'où il suit qu'il faut faire appel au coefficient de dilatation de l'air pour rendre ce même calcul applicable à tous les cas. L'air se dilate, on le sait, de 1/273 millième de son volume primitif par chaque degré d'élévation de sa température ; pour l'unité de volume, sa dilatation sera donc égale à l'excès total de température divisé par ce coefficient, soit $\dfrac{T-t}{273}$. Dans les cheminées de même section les volumes d'air sont naturellement entre eux dans le rapport des hauteurs h, mesurées sur la verticale qui sépare les orifices, et la force des pressions proportionnelle à cette différence de hauteur s'exprimera donc par la fraction $\dfrac{h(T-t)}{273}$. Il est facile maintenant, sur ces données, de calculer la vitesse de l'air qui traversera dans l'unité de temps une cheminée dont on connaît l'excès de température. La vitesse d'écoulement d'un fluide est égale, on le sait encore, à celle, par exemple, que prendrait un corps de même masse en tombant d'une hauteur équivalente à la différence de charge ; en désignant cette hauteur par H, on a ainsi $V=\sqrt{2gH}$; dans le cas qui nous occupe H est égal à l'excès de poids de la colonne extérieure de la cheminée sur l'intérieure, soit $\dfrac{h(T-t)}{273}$,

d'où la formule suivante : $V=\sqrt{\dfrac{2gh(T-t)}{273+t}}$. V est la vitesse cherchée exprimée en mètres cubes par seconde ; h, la hauteur métrique de la cheminée ; g est la valeur constante de la vitesse acquise, soit $9^m,809$; t, la température extérieure ; T, la température à l'intérieur du tuyau de cheminée.

Il résulte de cette formule qu'à égalité de température extérieure, pour doubler, par exemple, le tirage, il faut donner au tuyau de cheminée une largeur double, ou une hauteur quatre fois plus grande, ou y réaliser une température quatre fois plus élevée, ou réciproquement qu'avec un tuyau de section moitié moindre ou de hauteur quatre fois plus petite, ou à température quatre fois plus basse, on aura un tirage de moitié moins fort. Mais cette proportionnalité n'est illimitée qu'en principe ; en fait, si la hauteur de la cheminée devenait excessive, la colonne d'air ne s'échaufferait pas également dans toute sa hauteur et alors l'air plus froid d'en haut opposerait à l'ascension de l'air chaud du bas une résistance qui troublerait les conditions de la vitesse ; de même, si la

largeur dépassait certaines limites, la température ne pourrait rester la même
sur tous les points de la section et il s'établirait des courants inverses qui affai-
bliraient l'effet général. La donnée n'en reste pas moins pratiquement juste
quand elle se limite aux conditions ordinaires. Remarquons à ce sujet que, dans
l'application, augmenter la hauteur des cheminées n'est pas toujours facile, et
qu'il y a d'ailleurs plus de profit à augmenter la section, ainsi que le fait
observer Putzeys ; puisque le volume d'air évacué croît en raison de la racine
carrée de la première et en raison directe de la seconde, il faudra, en effet, je
le répète, pour extraire deux fois plus d'air, un conduit quatre fois plus haut et
seulement deux fois plus large.

Connaissant la vitesse que prendra l'air dans les tuyaux d'appel, nous pouvons
désormais apprécier le volume qu'ils pourront en évacuer, en faisant entrer en ligne
de compte l'aire de leur section. Naturellement, plus cette section sera grande
et plus pour une même vitesse de l'air le cube évacué de ce fluide sera considérable, d'où il suit que pour apprécier ce cube on n'aura qu'à se conformer à

la formule $Q = a\sqrt{\dfrac{2gh(T - t)}{273 + t}}$, Q exprimant le nombre de mètres cubes d'air

évacués par seconde, et a l'aire de la section de la cheminée, autrement dit
qu'à multiplier la section par la vitesse. Mais cette proportionnalité, à son tour,
n'est pas absolue, car avec la diminution de la surface de section s'accroît la
proportion de résistance par frottement que présentent les parois, d'où la
nécessité d'introduire dans le calcul un coefficient dont la valeur ne saurait être
exactement fixée.

Voici, d'après Wazon, quelques exemples de prévisions calculées d'après ces
formules et contrôlées par l'observation :

Hauteur de la cheminée.	Différence de température.	Vitesse par seconde	
		calculée.	observée.
4m,1	66 degrés.	4m,5	1m,7
10m,6	156 —	10m,3	2m,9
14m,0	162 —	12m,8	3m,3
16m,8	170 —	14m,5	3m,5

On voit par ces exemples que la vitesse réelle peut être notablement inférieure
à la vitesse théorique : c'est que les causes de déperdition de vitesse sont nombreuses et puissantes. J'ai déjà signalé comme telles le frottement de l'air contre
les parois du tuyau et l'abaissement de température du premier à la partie
supérieure du second ; il faut y ajouter que l'air, s'échappant dans l'atmosphère
au lieu d'être rejeté dans le vide, y rencontre une résistance très-variable, selon
que cette atmosphère est calme ou que la direction des vents exerce sur l'orifice
des cheminées un appel ou un refoulement. En outre, les différences de température prévues ne peuvent jamais être constantes, en raison des variations de
l'atmosphère extérieure.

Voilà pourquoi les nombreux physiciens, tels que Knapp, Tresca, Hudelo,
Wolffhügel, qui ont étudié la théorie du tirage des cheminées, n'ont pu en
fournir encore une formule entièrement satisfaisante au point de vue de son
exactitude pratique. Celle qui précède, comme les autres, ne permet donc que
de fixer les principes généraux de ce tirage, mais jamais de prévoir, avec une
certitude même approximative, le rendement d'une installation ventilatrice, et
il ne faut s'en servir qu'à titre de renseignements pour établir, dans les cas

particuliers, les dimensions à donner aux tuyaux, comme le poids du combustible à brûler.

On a reconnu en pratique que dans les conditions ordinaires de hauteur, avec une différence de 20 à 25 degrés entre les températures intérieure et extérieure, on obtient à l'orifice supérieur de la cheminée une vitesse d'écoulement de 2 mètres par seconde, à la condition que la canalisation de l'air d'entrée soit assez courte pour ne pas opposer de résistance sensible à l'appel. Partant de ces données, Bouillard a établi comme suit les sections de la cheminée d'appel, des conduits collecteurs et de leurs bouches intérieures, pour deux salles d'hôpital de 16 lits à ventiler en raison de 80 mètres cubes par lit et par heure, soit de 1280 mètres cubes par heure, ou de $0^{m3},355$ par seconde, pour chaque salle :

1° La vitesse de l'air dans la cheminée générale d'évacuation étant de 2 mètres par seconde, pour un volume total de 2560 mètres cubes par heure, on devra donner à cette cheminée une surface de section de $\dfrac{0^{m2},711}{2}$, soit de $0^{m2},355$, c'est-à-dire de 1 mètre sur 0^m35, par exemple, de côté.

2° Chaque collecteur, en raison de deux par salle, soit de quatre en tout, ayant à réunir l'air souillé de 8 lits, soit $0^{m3},177$ par seconde, qu'il faut réduire à une vitesse de $1^m,20$, devra offrir une section de $\dfrac{0^{m2},177}{1,20}$, soit de $0^{m2},1475$ · on pourra donc leur donner $0^m,45$ sur $0^m,35$.

3° Enfin, la section totale des orifices intérieurs d'appel, au niveau desquels la vitesse de l'air devra encore être réduite à $0^m,80$, pour que dans la partie habitée de la salle le mouvement de ce fluide ne dégénère pas en courant sensible, devra présenter, à son tour, une surface de $\dfrac{0^{m2},711}{0,80}$, soit de $0^{m2},886$, ou de $0^{m2},443$ par salle. A ce titre, si l'on ménage à chaque couple de lits un orifice, il faudra donner à ces derniers une section de $0^{m2},0553$, qu'on obtiendra sensiblement par $0^m,23$ sur $0^m,23$.

La section collective des bouches d'entrée de l'air nouveau s'obtient de la même manière en divisant par la vitesse fixée pour cette arrivée le volume de l'air à admettre par seconde, soit ici $0^m,355$, en raison de 1280 mètres cubes par heure et par salle, par $0^m,50$, par exemple, si l'on veut encore ralentir la vitesse de l'air à ses entrées plus rapprochées en général des habitants de la salle que ses orifices de sortie.

Les indications qui précèdent sont relatives, je l'ai dit, au cas, qui est le plus habituel, où la canalisation de l'air d'entrée est courte et ne présente pas de résistance sensible. S'il en était autrement, pour maintenir la vitesse de sortie de l'air à 2 mètres par seconde, tout en conservant à la canalisation les dimensions précédentes, il faudrait augmenter l'échauffement de l'air et porter l'écart de température à 50 ou 40 degrés.

IV. Des différentes formes de ventilation. De quelque façon qu'on mette l'air en mouvement pour en renouveler la provision dans un espace habité, on pourra utiliser de diverses manières le courant de renouvellement produit par ces multiples procédés. Le choix à faire entre ces différentes formes de ventilation présente des difficultés intéressantes, qui sont encore l'objet de controverses entre les hygiénistes.

Celui de ces débats que j'aborderai le premier est la comparaison de la ventilation par appel et de la ventilation par pulsion. A l'époque où la ventilation mécanique parut devoir résoudre toutes les difficultés du problème, surgit la grande question de savoir s'il valait mieux employer les machines à insuffler de l'air dans les locaux qu'à l'aspirer hors de leur enceinte. Les deux appareils posés à cette époque à l'hôpital Lariboisière, où l'appel fonctionne dans les pavillons de gauche et la pulsion dans ceux de droite, restent comme un souvenir monumental des vives discussions auxquelles on se livrait dès ce moment à ce sujet, et de l'embarras dans lequel les hygiénistes plaçaient déjà sur ce point les architectes (Arnould). La ventilation naturelle en effet et la ventilation physique qui en utilise les procédés en les perfectionnant, quoique aptes aussi à refouler de l'air, se prêtent mieux, comme on l'a vu, à l'évacuation qu'au refoulement de ce fluide, et c'est donc surtout avec l'introduction des machines, permettant plus facilement de choisir entre les deux systèmes, que cet embarras devait apparaître.

Le grand argument du général Morin qui, dès le début, se posa comme partisan résolu de l'appel, était que le bénéfice à poursuivre consiste moins à diluer qu'à extraire l'air vicié. Enlever à 100 mètres cubes d'air souillé 10 mètres cubes, pour les remplacer par 10 d'air pur, est en effet théoriquement plus avantageux que d'ajouter aux 100 mètres cubes primitifs 10 mètres cubes d'air pur qui chasseront de la masse totale 10 mètres cubes sans doute, mais 10 mètres cubes dont l'air nouveau formera lui-même une partie. Dans le premier cas 90 mètres cubes d'air souillé recevront 10 mètres cubes d'air pur, et la souillure diminuera donc de 1/10, tandis que dans le second ce sont 100 mètres cubes d'air souillé qui recevront les 10 mètres cubes d'air pur et la diminution de la souillure ne sera que de 1/11. Cet argument, que les partisans de l'appel continuent à invoquer en faveur de ce système, perd dans la pratique, il faut le reconnaître, à peu près toute sa valeur. Pour qu'il y conservât sa portée théorique, il faudrait admettre que l'air insufflé se diffuse instantanément dans toute la masse aérienne de l'espace où il pénètre, et qu'il ne peut expulser l'air ancien à l'opposé de son entrée, sans s'être mélangé à lui sur tous les points dans une proportion égale. Ce n'est pas ce qui arrive en réalité dans les espaces relativement considérables qui nous occupent, quand les ouvertures d'entrée et de sortie sont, comme il convient, suffisamment éloignées; l'air insufflé augmente la tension de l'air inclus et en chasse un volume égale au sien, avant d'avoir pénétré lui-même jusqu'à l'autre extrémité de l'espace, en transmettant seulement l'excédant de pression de molécule à molécule. Il en est certainement ainsi, même en supposant aux deux airs qui se mêlent une température pareille, à plus forte raison lorsque leur degré thermométrique diffère, comme cela se présente habituellement, puisqu'alors c'est surtout le poids relatif du courant d'entrée qui détermine sa direction. Sans doute, il arrive souvent, et c'est là, comme nous le verrons, le plus grand écueil des installations ventilatrices, que l'air admis par les ventouses d'entrée gagne plus ou moins directement les bouches de sortie, et qu'ainsi l'espace clos, vicieusement ventilé malgré l'efficacité réelle des appareils, perde son air nouveau, au lieu de son air souillé; mais il ne faut pas reprocher plus spécialement à l'insufflation ce résultat tout aussi normal et tout aussi fréquent avec l'appel, et ce ne serait pas du reste ici pour avoir dilué l'air souillé avec le nouveau, mais au contraire pour n'avoir pas assez imprégné l'un par l'autre, que le refoulement se trouverait en faute. D'après les représentations figurées qui ont été faites des veines d'insufflation et d'appel, rendues visibles au moyen de fumée ou de poussières, c'est même le premier de ces systèmes, l'insufflation, qui paraît moins propre que l'appel à déterminer ces colonnes d'air, allant directement des bouches d'entrée à celles de sortie à travers l'atmosphère confinée des salles, sans se mêler à elle et, par suite, sans la purifier; la veine d'insufflation, en effet, s'étale devant la résistance de l'air intérieur, tandis qu'en arrière du vide virtuel produit dans le tuyau d'évacuation celle d'appel se forme de préférence en cône allongé, presque en cylindre, avec les courants en ligne droite allant dans le sens de la plus forte pression, c'est-à-dire de la bouche d'entrée à la bouche de sortie. De sorte que, si en principe l'aspiration soutire plus d'air vicié que le refoulement, en pratique, on le voit, ce serait plutôt le contraire. Du reste, l'idéal des applications est justement de combattre dans l'un et l'autre système les imperfections qui s'opposent encore à la conservation complète de l'air neuf.

Il est cependant des circonstances où, conformément à l'argumentation de Morin, l'extraction d'air vicié paraît par elle-même préférable à l'introduction d'air neuf; c'est lorsqu'il importe d'écarter rapidement dans certaines opérations industrielles ces poussières minérales ou organiques, irritantes ou vénéneuses, qui sont la cause assez fréquente encore de pneumoconioses, par exemple, ou d'empoisonnements. Il semble alors plus rationnel, en effet, d'éloigner par l'aspiration l'air chargé de ces poussières, que de pousser ces dernières par le refoulement dans le milieu et jusque dans les voies respiratoires des ouvriers. Sans doute! Mais là encore l'avantage de l'appel est absolument subordonné à la disposition vicieuse du refoulement, et cesse d'exister pour peu que la veine d'air injectée soit dirigée de façon à s'emparer des poussières au point où elles se dégagent pour les entraîner loin de l'ouvrier.

On a dit aussi en faveur de l'appel qu'il permettait de brûler à l'aide du foyer qui le détermine, et grâce à la possibilité de n'avoir affaire qu'à une seule ou qu'à un petit nombre d'ouvertures de sortie, l'air souillé que la ventilation rejette au dehors. Cet air représente en effet un danger atténué, mais réel pour le voisinage, et il y a sans doute un avantage incontestable et pas assez recherché à le stériliser par la destruction de ses matières organiques et surtout de ses ferments organisés, avant de le rendre à l'atmosphère commune, quand il a été vicié par le séjour des êtres vivants, particulièrement des malades et de certains malades; à ce titre la cheminée de chauffage, qui ventile par appel, rend des services considérables, bien que généralement ignorés, et l'hygiène ne saurait trop réclamer ce correctif de la ventilation, laquelle n'assainit nos habitations qu'en infectant leur entourage. C'est avec sa garantie qu'on devrait ventiler les hôpitaux, assurer dans les égouts une aspiration constante et d'une façon générale, restituer à l'atmosphère toutes les fractions qu'on en a contaminées. Il ne faudrait même pour assurer cette combustion si salubre de l'air provenant des milieux habités que des dispositions beaucoup moins difficiles et coûteuses à réaliser qu'il ne semble, mais ces dispositions ne seraient ni beaucoup plus difficiles ni beaucoup plus coûteuses avec la ventilation par refoulement qu'avec celle par appel, et l'autorité de l'hygiène d'ailleurs n'en est pas encore arrivée à pouvoir réclamer dans les conceptions architecturales une place pour cette exigence sanitaire.

A ces motifs assez peu sérieux, on le voit, invoqués en faveur de l'appel, les partisans du refoulement en ont opposé qui ne le sont pas davantage. Ils ont

d'abord invoqué contre l'appel la dépression atmosphérique qui en résulte et
qui a pour conséquence l'atténuation de l'hématose, et porté du même coup au
crédit du refoulement la fixation sur l'hémoglobine d'une proportion plus forte
d'oxygène. Il resterait à prouver qu'une suroxygénation du sang est réellement
un avantage ; j'admets volontiers, en tout cas, que son inconvénient serait inférieur à celui d'une anoxémie, mais les différences de pression en plus ou en
moins sont ici tellement minimes qu'on ne saurait, en vérité, attacher quelque
importance à leur intervention respiratoire, et baser sur elles par conséquent
un jugement de quelque valeur.

Il faut attribuer, à mon avis, et pour la même raison, une insignifiance égale
à un autre résultat, restreint d'ailleurs à quelques cas particuliers, des changements de pression atmosphérique qu'entraînent, en sens inverse, le refoulement
et l'appel. Dans l'air raréfié les cordes vocales vibrent moins bien, on le sait,
et les vibrations qu'elles impriment à ce fluide sont de plus portées à l'oreille
avec moins d'intensité ; au contraire, la parole, le chant, sont remarquablement
facilités dans les milieux à air comprimé et les voix y prennent même un
timbre métallique. La raréfaction de l'air par appel serait donc dans les théâtres,
dans les salles mêmes de cours ou conférences, un inconvénient, et sa compression
par le refoulement un avantage au point de vue de l'acoustique, ce qui n'inté-
resserait pas seulement le sentiment artistique ou l'enseignement oral, mais aurait
pour l'hygiène elle-même des conséquences réelles : l'appel, en effet, obligerait
les acteurs ou les orateurs à forcer leur voix, et les spectateurs ou auditeurs à
fatiguer leurs oreilles, tandis que le refoulement épargnerait cette fatigue aux
uns et aux autres. Oui, sans doute, mais à la condition que ces différences de
pression fussent assez accusées pour présenter les effets que nous venons de leur
reconnaître à un degré sensible !

Une objection plus importante opposée à l'appel est qu'il introduit dans le
local ventilé des éléments autres que l'air pur du dehors, tandis que le refoulement les écarte, les emprisonne et en garantit l'atmosphère intérieure. Cette
opinion mérite qu'on l'étudie sous ses différents aspects.

L'aspiration qui amène dans une pièce l'air pur du dehors y attire au même
titre tous autres gaz, vapeurs ou émanations quelconques, ainsi notamment les
odeurs de cuisine, l'air tellurique et les gaz d'égout. Ce serait là une objection
capitale contre le système de ventilation par appel, s'il n'était de principe absolu
et de réalisation facile de rompre de semblables solidarités atmosphériques en
rendant indépendante dans une habitation l'atmosphère des cuisines, des caves,
et surtout celle des lieux d'aisance.

Les appareils de chauffage sont influencés par la ventilation aspirante qui,
contrariant leur tirage, tend à les faire fumer, ce qui serait encore un grave
inconvénient, si cet effet était inséparable de cette cause. Mais il est loin d'en
être ainsi, et dans l'application cette séparation se fait même toute seule.
D'abord, tant qu'il s'agit d'appareils de chauffage centraux, c'est-à-dire par
calorifères extérieurs, de quelque nature qu'ils soient, à air chaud, à eau
chaude, à vapeur, l'appel de la ventilation ne peut amener que de l'air, chaud
ou froid, selon le système, les produits de combustion n'ayant ici aucun aboutissant dans les salles. Il ne reste donc sous le coup du danger qui m'occupe
que les pièces chauffées, comme dans les maisons particulières, par des cheminées ou des poêles, calorifères ou non. En pareil cas, il n'y a généralement d'autres
moyens de ventilation que ceux du chauffage lui-même et de ses tuyaux, de

sorte que l'appel est ici une condition de tirage, au lieu d'être une provocation à fumer. Si à cette ventilation jugée insuffisante on voulait ajouter une ventilation spéciale, il faudrait enfreindre les règles les plus élémentaires non-seulement du chauffage, mais du bon sens, pour opposer l'appel de la ventilation à celui du foyer comme par l'emploi du ventilateur de Munde, au lieu d'accroître l'un et l'autre par la concordance de leur fonctionnement.

Les matériaux de nos habitations sont poreux, on l'a déjà vu, et, malgré les enduits et revêtements imperméables dont on les recouvre, tendent à verser dans l'atmosphère qu'ils enclosent les substances et ferments putrides qui les imprégnent. On a dit que la ventilation par appel ramenait ces souillures dans l'air que nous inspirons, tandis que celle par refoulement les expulsait, au contraire, à travers les parois, ou les emprisonnait pour le moins dans leur épaisseur. J'estime que la première alternative attribuée au refoulement, celle qui consiste dans l'expulsion radicale à travers les murailles des impuretés qui les ont pénétrées, ne saurait se réaliser dans une mesure assez appréciable pour en tenir compte, et qu'en supposant retournée, par la substitution du refoulement à l'appel, la respiration par porosité que préconise si fort Pettenkofer, on n'arriverait guère qu'à condenser dans les interstices de la maçonnerie le contingent de vapeurs et de poussières nocives dont l'air confiné est lui-même le véhicule. La question se ramène donc à savoir s'il ne vaut pas mieux évacuer directement ces dernières avec l'air souillé que les emmagasiner tout à côté de nous dans le cube de matériaux qui circonscrit nos demeures. Or, si l'on réfléchit seulement que les pierres de nos murs arrivent saines de la carrière, et les briques de nos cloisons bien plus encore des fours où elles ont été cuites, on sera forcé de convenir que, si le refoulement pouvait influencer d'une façon appréciable leur imprégnation ultérieure, il serait mille fois plus prudent de les en garantir par l'appel que de s'en préserver par le refoulement.

C'est surtout dans les mines, et particulièrement dans les houillères, qu'il parut y avoir une grande importance à retenir dans la roche par la ventilation de refoulement, au lieu d'en faciliter le dégagement par la ventilation d'appel, les gaz dangereux à tant de titres que cette dernière renferme. En premier lieu, par suite de la disposition même des galeries de circulation et des culs-de-sac d'attaque, qui rend difficile l'accès ou la sortie de l'air, la dépression ou la compression de ce dernier, sous l'influence des appareils ventilateurs, atteint une proportion plus forte qu'ailleurs. D'autre part, l'élément nuisible préexiste réellement dans les fissures du filon et dans les cellules du minerai et y est maintenu, liquéfié même et peut-être solidifié, par les pressions énormes auxquelles ces gisements se trouvent soumis avant leur exploitation, de sorte qu'en ajoutant la dépression de l'air à celle qui résulte de la formation des surfaces de taille, on favorise évidemment dans une certaine mesure les exhalations redoutables qui se produisent à leur niveau ; cela est si vrai qu'on a depuis longtemps remarqué les rapports existant entre la formation du grisou et la baisse du baromètre. Toutefois, malgré ces conditions en apparence tellement défavorables au système de l'appel en ce qui concerne la ventilation des mines, c'est lui qu'on met presque généralement en œuvre. Les motifs de cette préférence s'appuyant sur des considérations de salubrité et de sécurité, il importe de les consigner ici. D'abord, l'avantage d'emprisonner l'acide carbonique, l'oxyde de carbone, le protoxyde d'azote et les autres gaz nuisibles, dans les parois d'une mine par le refoulement de l'air, au lieu de les évacuer au dehors par une aspiration continue, est moins réel en pratique qu'en théorie : comme l'aspiration, en effet, agit d'une façon constante, c'est par masses indéfiniment fractionnées et, par suite, extrêmement réduites, que ces éléments dangereux traversent les chantiers souterrains pour être définitivement expulsés, tandis que, la compression s'opposant à leur dégagement, ils restent et s'accumulent au voisinage à l'état de menace incessante, prêts à envahir l'espace qu'on leur interdit, à la moindre défaillance de la ventilation; il faut dire aussi qu'à travers les pores microscopiques où les pressions extérieures luttent contre les expansions du dedans les phénomènes de diffusion et de dialyse doivent intervenir en favorisant l'envahissement des espaces atmosphériques; et, en outre, quel que soit l'obstacle que la compression de l'air puisse opposer aux exhalations gazeuses, on conçoit, toute réflexion faite, qu'il ne saurait être en lui-même très-efficace, puisqu'il est évidemment illusoire en présence du soufflard d'une crevasse, et ne constitue qu'un surcroît bien minime de résistance à joindre à celle que représente la cohésion même de la roche. En outre, si, contrairement aux prévisions, la ventilation par refoulement paraît ainsi moins apte que l'autre à prévenir les menaces d'asphyxie ou d'explosion, la ventilation par appel l'emporte sans hésiter sur sa rivale en ce qu'elle se prête mieux aux conditions inévitables du travail industriel; celui des deux puits qu'on affecte dans chaque galerie de mines à l'aérage, étant en effet encombré par ses appareils, il ne peut plus servir à l'exploitation, et c'est par le puits opposé que devra se faire le transit des ouvriers : dès lors ces derniers, si l'on ventilait par refoulement, se trouveraient sans cesse dans le courant vicié de l'air de sortie, tandis qu'avec l'appel ils se trouvent, au contraire, baignés par l'air neuf et pur de renouvellement.

On le voit, sous la réserve de quelques cas particuliers, les deux systèmes se font à peu près équilibre au point de vue de leurs avantages hygiéniques, et on n'a guère à prononcer entre eux qu'au point de vue de leur facilité relative d'application. A cette simple question de convenance pratique se réduit donc l'irritant problème qui avait si fortement agité nos pères, et à ce titre sa solution dépend naturellement des circonstances et ne saurait se formuler *à priori*.

Un autre problème qui intéresse directement l'efficacité sanitaire de la ventilation a pour objet la disposition respective des orifices d'entrée et de sortie de l'air, quel que soit d'ailleurs le principe de sa mise en mouvement. Hudelo a le premier appelé l'attention sur la forme différente que prend dans une pièce le courant de ventilation, suivant les diversités de cette disposition et les conditions thermiques de l'air introduit par ces orifices. Je reproduis les remarques de cet ingénieur, mais en les pliant à un ordre qui me paraît plus logique. Il y a ici trois dispositions fondamentales à considérer :

a. Les orifices d'entrée et de sortie peuvent être situés au même niveau, soit à celui du plancher, soit à celui du plafond, soit encore dans l'intervalle à celui des fenêtres, par exemple. Si alors l'air entrant a la même température que celui de la pièce, il s'établira naturellement un courant horizontal allant presque directement d'une ouverture à l'autre, plus ou moins renflé vers son milieu, selon son degré de lenteur, mais ne formant jamais qu'une veine fusiforme de renouvellement à travers la totalité de l'atmosphère incluse. Si la température des deux airs est différente, la trajectoire du courant de ventilation prendra la forme d'une courbe, quand le plafond ou le plancher n'y feront pas obstacle, et la direction de la courbure dépendra du sens de la différence thermique : si l'air entrant est plus froid que l'air de la pièce, les orifices étant situés en haut, le courant s'infléchira vers le plancher pour remonter vers le plafond, présentant par conséquent sa convexité vers en bas, tandis que, si le premier air est plus chaud que le second, les orifices étant situés en bas, la veine d'air neuf remontera d'abord vers le plafond pour retomber ensuite vers le plancher, formant comme un pont au-dessus du sol. Dans ces deux derniers cas la courbe de la veine aérienne augmentant sa longueur, le renflement intérmédiaire de diffusion se prononcera davantage et le brassage de l'atmosphère intérieure sera un peu moins imparfait. On peut désigner cette forme de ventilation sous le nom de *ventilation horizontale.*

b. Les orifices d'entrée peuvent être situés en haut et ceux de sortie en bas. Si l'air entrant a la même température que celui de la pièce, il n'obéira dans son trajet qu'à la force à laquelle il doit son mouvement et qui lui imprime sa direction en même temps que sa vitesse; il se formera ainsi des veines descendantes d'air neuf plus ou moins verticales, d'ailleurs, selon que les ouvertures opposées s'envisageront davantage et s'ouvriront dans la pièce par des sections plus horizontales. Ces veines naturellement tendront à se renfler dans leur parcours, renouvelant d'autant moins imparfaitement l'air des parties latérales que ce renflement se prononcera davantage; mais la différence de température étant nulle et n'intervenant par conséquent pour rien dans la marche de l'air, c'est seulement en raison de sa vitesse moins ou plus prononcée que la trajectoire de chaque molécule se tendra davantage et que la diffusion de l'air neuf dans l'air vieux se trouvera plus ou moins favorisée. Tout autre sera la tendance du renouvellement total de l'atmosphère intérieure, si les températures des deux airs diffèrent : alors dans un cas le brassage général que l'hygiène doit avoir pour objectif sera aussi faible, dans l'autre aussi complet que possible. Supposons, en effet, que l'air entrant soit plus froid que l'air intérieur, son poids spécifique le poussant dans le même sens que son courant, il traversera la pièce plus vite, en se diffusant moins, et y formera des colonnes de ventilation isolées à diamètre presque égal à celui des orifices, tandis que, si l'air entrant est au contraire plus chaud que l'air intérieur, sa légèreté relative combattra sa vitesse, qui, n'étant jamais grande, sera facilement annulée, et ses couches successives s'étaleront en nappe au-dessous du plafond, la nouvelle abaissant toujours la précédente, de sorte que l'air de renouvellement n'arrivera jamais aux bouches de sortie sans avoir chassé devant lui la totalité de l'air souillé. C'est là ce qu'on appelle la *ventilation descendante.* Mais il y a, comme on le voit, dans cette nouvelle forme de ventilation, deux types bien distincts au point de vue de leur résultat sanitaire, constitués l'un par des colonnes verticales d'air neuf qui renouvellent à peine l'air souillé, l'autre par des couches horizontales du premier fluide expulsant dans leur retombée la totalité du second.

c. Enfin, les orifices d'entrée peuvent être situés en bas et ceux de sortie en haut de la pièce. Alors les alternatives qui précèdent, en se reproduisant, vont, on le conçoit, amener des conséquences inverses. Si l'air arrive plus chaud, il montera vers le plafond en colonnes tendues, se dressant sur les orifices d'entrée comme sur leur base, et l'atmosphère de la pièce ne se renouvellera que très-partiellement; s'il arrive plus froid, il s'étalera d'abord en nappe sur le plancher et ne s'élèvera qu'après s'être étalé, renouvelant l'atmosphère de la pièce dans la totalité de ses parties. Cette forme de ventilation, qui est la *ventilation ascendante,* présente donc, comme la précédente, la même distinction d e ventilation en nappe et de ventilation en colonne, seulement c'est un écart opposé des températures qui détermine la production de l'un ou l'autre type et réalise une différence dans la distribution de l'air fort importante, je le répète, au point de vue de la salubrité.

Amené maintenant à comparer les trois formes de ventilation que je viens de décrire, je n'hésite pas d'abord à rejeter, d'accord en cela du reste avec tous mes confrères, comme absolument et toujours vicieuse la ventilation qui se fait entre des bouches situées à peu près au même niveau, c'est-dire la ventilation horizontale. Si elle se produit dans une pièce au-dessus de hauteur d'homme, le renouvellement de l'air se passe en dehors de la zone de respiration et reste sans utilité; il en est de même, si le trajet de la veine d'air horizontale occupe les couches inférieures de l'atmosphère confinée et, de plus, ici le courant d'air inutile devient incommode et quelquefois dangereux. Pour renouveler efficacement l'air intérieur, un courant horizontal de ventilation doit soufflér au niveau de la tête des habitants, et on voit tout de suite que l'air neuf de renouvellement, loin de jouer à leur profit son rôle d'épurateur, va servir ainsi, tout au contraire, à porter les haleines individuelles de l'un à l'autre, de façon que la personne placée, par exemple, auprès de l'orifice de sortie, respirera l'air déjà respiré par tous ses compagnons. Du reste, il n'aura rien perdu pour cela de son inconvénient le courant d'air, qui est plus prononcé de sa part que de toute autre; par la sensation de froid qui est la conséquence de tout courant d'air d'une température inférieure à celle du corps, le courant d'air horizontal agit d'une façon plus funeste que les courants ascendants ou descendants, pour une raison qu'a très-judicieusement signalée Angiboust : tandis qu'une colonne d'air verticale, qui monte ou qui descend, entoure complétement le corps de l'homme et répartit du moins également et symétriquement sur ce dernier le refroidissement dû à son contact, le courant d'air horizontal, en effet, n'atteint le patient que d'un seul côté, desharmonisant ainsi la perte de calorique qu'il lui inflige et provoquant par là des impressions excito-vasomotrices plus efficaces au point de vue des genèses morbides. L'expérience, d'accord avec les prévisions physiologiques, montre à son tour la fréquence des pneumonies, des affections rhumatismales et catarrhales, des névralgies, etc., sous l'influence des courants d'air horizontaux.

La réprobation de la ventilation horizontale n'est donc pas en suspens, mais la difficulté commence lorsqu'il s'agit de juger entre la ventilation ascendante et la ventilation descendante. En fait, à cet égard les opinions des hygiénistes se partagent, les uns préférant, avec C. Joly, par exemple, faire arriver l'air de ventilation par le haut, les autres, avec Hudelo, par le bas de la pièce.

On a dit contre la ventilation de bas en haut qu'elle tend à soulever les poussières du plancher, altérant ainsi l'air qu'elle doit épurer; [on lui a surtout reproché de ne pas pénétrer et entraîner assez complétement cet air, parce qu'elle se bornerait à faire passer par des routes linéaires et invariables toute la quantité d'air neuf introduit par elle. C'est par cette méthode, ajoute Arnould, que l'on court le risque d'obtenir de minces filets d'air, d'ailleurs froids, courant tout droit de l'orifice d'entrée vers celui de sortie, sans renouveler la masse d'air qui les entoure, sans se diffuser dans les locaux. On n'en sent les inconvénients, continue l'éminent professeur de Lille, nulle part mieux que dans ceux de nos théâtres qui sont ventilés par la chaleur et le trou du lustre; l'air s'engouffre dans ce trou, et les spectateurs reçoivent des courants glacés quand on ouvre les portes, sans que l'intérieur de la salle soit aéré. « Il semble donc,

conclut-il, que l'on puisse adopter *dans tous les cas* la ventilation descendante. »
Je suis loin de partager cette opinion et je crois au contraire qu'il convient de
préférer, en général, la ventilation ascendante, sauf à réserver l'autre pour
quelques situations exceptionnelles que j'indiquerai tout à l'heure.

Maintenons-nous donc pour le moment en présence des conditions habituelles.
Je n'insisterai pas, pour en disculper la ventilation de bas en haut, sur le soulèvement des poussières déposées sur le plancher, car il va de soi que l'air de
ventilation ne doit pas être un vent de tempête, qu'il y a aussi des poussières
au plafond d'une pièce, et par-dessus tout qu'un local sanitairement tenu sera
régulièrement balayé; j'insisterai moins encore sur la sensation de froid provoquée par l'air d'ascension, car il est évident que cette sensation n'existera pas,
si l'on fait arriver de l'air plus chaud que celui de la pièce. La seule considération qui mérite un sérieux examen est celle qui concerne le brassage plus
complet de l'air. Il faut observer ici en premier lieu que la ventilation descendante n'a pas plus le privilége exclusif que la possession ininterrompue de cet
avantage. D'après ce qui précède, en effet, la pénétration par nappes de l'air
nouveau qui, contrairement à sa pénétration par colonnes, assure l'évacuation
totale de l'air vicié, ne dépend point de la direction du courant, mais de la
différence de température entre l'air d'entrée et l'air intérieur, de telle sorte
que cette importante prérogative appartient sans doute à la ventilation descendante, si l'air entre plus chaud que celui de la pièce, mais échappe à cette
dernière pour appartenir à la ventilation ascendante, si l'air entre plus frais. La
ventilation de haut en bas ne saurait donc être pour le motif en question préférée
à celle de bas en haut dans tous les cas, et dans le dernier lui est, au contraire,
inférieure. J'estime, d'autre part, qu'il en est de même dans la seconde alternative, c'est-à-dire quand l'air entrant est plus chaud et tend alors, si la ventilation est ascendante, à se mêler moins facilement avec l'air intérieur. Cet
inconvénient incontestable, qu'on peut d'ailleurs atténuer indéfiniment en multipliant et disséminant le plus possible les orifices d'entrée, est loin de neutraliser, à mon avis, le bénéfice que trouve l'hygiène à diriger le courant de
ventilation dans le même sens que celui de l'expiration pulmonaire. L'idéal à
poursuivre, on en conviendra, est de ne pas faire respirer deux fois le même
air. Dans les circonstances habituelles, la température des locaux habités oscillant autour de 15 degrés, l'air expiré, toujours beaucoup plus chaud et par
suite beaucoup plus léger que l'air ambiant, commencera forcément par monter,
entraînant avec lui ses souillures organiques et organisées que leur extrême
volatilité rend absolument solidaires de leur véhicule gazeux. Cela n'est vrai,
pourrait-on dire, qu'en ce qui concerne l'oxygène et l'azote de l'expiration,
l'acide carbonique restant un peu plus lourd que l'air ambiant, malgré son
excès de température, et pesant encore par litre à 36 degrés environ $1^{gr},78$.
alors que 1 litre d'air à 15 degrés n'en pèse que $1^{gr},24$. Il n'est pas dit pour
cela que l'acide carbonique se sépare immédiatement de l'air expiré et gagne
en effet le bas plus tôt que le haut de la pièce. Des faits nombreux, au con-
raire, sembleraient établir le mouvement inverse : ainsi Leblanc avait jadis
constaté dans la salle de l'Opéra comique, à la fin d'une représentation, l'existence d'un millième et demi de CO^2 au parterre et de trois millièmes au paradis,
et, conformément à ce résultat, les recherches de nombreux expérimentateurs
depuis Lavoisier, de Humboldt et de Gay-Lussac, par Bérard, Cadet de Gassicourt, Darcet et Marc, jusqu'à Lassaigne, Coulier, Angus-Smith, Arnolt et Petten-

kofer, montrent aussi que l'acide carbonique dégagé par la respiration des habitants comme l'oxyde de carbone produit par les combustibles de chauffage et d'éclairage se ramasse toujours dans le haut des pièces. Mais en renonçant à des témoignages un peu trop en opposition avec les lois de la pesanteur, et en admettant que l'acide carbonique de l'expiration tombe aussitôt vers le sol, comme sa proportion dans l'air expiré n'est que de 1/20, il n'entraînera qu'une faible partie des impuretés organiques et la masse de ces dernières s'élèvera vers le plafond de la pièce, permettant ainsi de dire que l'air expiré commence par monter. Avec une ventilation ascendante l'évacuation immédiate de cet air, vicié par excellence, se trouve favorisée, tandis qu'elle est empêchée par la ventilation descendante qui, pour l'extraire, doit tout d'abord le ramener dans la zone de respiration. « L'air le plus altéré chimiquement est plutôt dans les zones supérieures de la pièce, la bouche des humains dans une zone relativement pure, et, quelle que soit la porte ouverte à l'extérieur, il se place naturellement en bas pour s'élever ensuite, à mesure qu'il s'échauffera par la respiration et la présence des individus. Les phénomènes naturels semblent donc indiquer la ventilation de bas en haut plutôt que l'inverse. Hudelo a dit encore avec raison que l'air venant de haut en bas ramène l'air vicié des couches supérieures vers les personnes présentes et que par là, ces personnes se trouvant assez près de l'orifice d'évacuation, sur le passage de l'air expulsé, sont précisément toujours dans la couche la plus impure » (Arnould). Je m'étonne que l'auteur de ces réflexions et de ces citations si judicieuses ne soit pas, comme moi, partisan, pour la généralité des applications, de la ventilation ascendante, et je me range à cet égard à l'opinion de Wazon, qu' « il est indispensable d'opérer l'extraction de l'air vicié par la respiration par la partie supérieure de la pièce, car, si on voulait l'extraire par en bas, comme on le fait trop souvent, on le rabattrait ainsi dans la zone de la respiration et on empoisonnerait les occupants. »

J'ai cependant reconnu que la ventilation descendante était préférable dans certaines circonstances exceptionnelles qu'il est maintenant facile de caractériser. Lorsque l'atmosphère d'une salle sera souillée par des substances plus lourdes que l'air et tendant à gagner les couches inférieures, c'est naturellement dans ce sens qu'il conviendra, d'après ce qui précède, de diriger le courant de ventilation destiné à les extraire. C'est surtout dans les ateliers de l'industrie que nous rencontrerons des indications semblables; dans toutes les opérations qui entraînent le dégagement de sulfure de carbone, par exemple, on a raison de placer les ouvriers sur un plancher à claire-voie permettant à ses vapeurs de gagner par leur poids un espace vide ménagé au-dessous, d'où la ventilation descendante les enlève sans les ramener dans la zone habitée; il en est de même lorsqu'il s'agit de vapeurs mercurielles, et chaque fois encore que l'air se charge de poussières minérales irritantes ou toxiques que leur poids tend également à accumuler vers les couches inférieures de l'atmosphère confinée; dans tous ces cas, l'altération des couches inférieures de l'air par les dégagements industriels, l'emportant en danger sur celle des couches supérieures par la respiration des êtres vivants, il est rationnel de renverser le courant normal de la ventilation et d'évacuer l'air par le bas des salles. Ce n'est point là, du reste, changer de principe, c'est au contraire lui rester fidèle, car la règle qui domine tout est d'éloigner le plus tôt possible les émanations nuisibles à l'organisme.

V. RECHERCHE DU TARIF DE LA VENTILATION. Nous savons désormais par quelles dispositions ou quel mécanisme on peut renouveler l'air d'une pièce habitée, et sous quelle forme, dans quelle direction, avec quelle vitesse, il convient d'y faire pénétrer ce courant de ventilation. J'ai maintenant à indiquer la mesure suivant laquelle il faudra utiliser cette puissance d'assainissement pour la mettre en rapport avec les exigences sanitaires.

Le problème à résoudre étant de maintenir l'air clos dans son état de pureté primitive, ou aussi près que possible de cet état, la première condition pour établir ce qu'on a appelé le *tarif de la ventilation* est de connaître le degré d'activité de la souillure. Les causes de viciation d'un milieu atmosphérique, comme on l'a vu ailleurs, sont nombreuses, et je ne saurais ici les envisager en détail individuellement; mais en considérant la plus habituelle de ces causes, qui se trouve du reste en même temps la plus influente, nous aurons une idée suffisante des difficultés et des solutions que comporte une pareille recherche. On a dit avec raison que l'haleine de l'homme est mortelle à l'homme, et il est donc naturel que la viciation de l'air, dans ses logements privés ou collectifs, par le fait même de leur habitation, appelle ainsi plus spécialement notre intérêt.

Cherchons donc dans quelle mesure il faudra ventiler un espace clos occupé par une ou plusieurs personnes pour combattre la source de souillure atmosphérique dont il s'agit.

Si l'on pouvait diriger le mécanisme respiratoire de façon que l'homme, dans un milieu atmosphérique, séparât nettement l'air qu'il rejette de celui où il puise, la viciation de ce milieu par la respiration se bornerait à la consommation de la provision d'air qu'il représente, et le problème que je poursuis se réduirait à une extrême simplicité : on sait en effet ce que l'homme absorbe en moyenne d'oxygène en un temps donné, ainsi que la quantité d'air qu'il peut et doit introduire dans ses poumons pour que le sang y prenne cette quantité de l'élément nécessaire à ses combustions organiques, de sorte que le tarif physiologique de la respiration donnerait sans plus de calcul le chiffre de l'air à mettre par la ventilation à la disposition de son hématose. On admet en général avec Vierordt, par exemple, qu'un adulte dans les conditions d'existence ordinaires absorbe en moyenne de 21 à 22 litres d'oxygène par heure; on sait d'autre part que dans les conditions normales de pression et de composition atmosphériques il faut introduire 20 fois plus d'air dans les poumons pour que le sang puisse s'y charger de cette quantité d'oxygène : c'est donc environ 420 et en chiffre rond 400 litres d'air par heure que l'homme appelle par la respiration dans sa cavité pulmonaire, en raison à peu près de 14 inspirations par minute et de 1/2 litre d'air par inspiration, et c'est aussi ce même tarif de renouvellement qui satisferait à ses besoins respiratoires dans la condition que je viens d'indiquer. En fait, c'est bien à ce chiffre de 400 litres d'air par heure et par homme que dans leur acceptation inexacte de cette condition absolument fictive, s'étaient d'abord arrêtés Payen, Valentin, Dalton, Dumas, Longet et bien d'autres physiologistes ou hygiénistes contemporains. Cela ne soumettrait, on le voit, la puissance ventilatrice qu'à une obligation bien modeste et facile à réaliser. Mais la condition dont il s'agit, quoique satisfaite dans des circonstances exceptionnelles, ainsi dans l'industrie des plongeurs par le moyen des scaphandres, ou dans les professions à atmosphères asphyxiantes par le respirol de Léard, par exemple, ou le respirateur du colonel de pompiers Raulin, n'est pas et ne peut être généralisée, et l'homme par son organisation respiratoire rejette forcément l'air qu'il inspire dans le milieu où il continue d'inspirer. Sans doute, grâce à la direction des courants de ventilation, par la ventilation ascendante notamment, on peut arriver dans une certaine mesure à chasser l'air qui vient de servir vers les orifices de sortie de la pièce, et à le remplacer par un courant d'air neuf; mais, comme les gaz se diffusent avec une extrême rapidité et que les courants de ventilation ne doivent pas atteindre à une grande vitesse, le mélange de l'air souillé avec l'air neuf se fait toujours dans une forte mesure, et nous pouvons considérer par suite que chaque habitant d'un milieu atmosphérique ajoute ainsi minute par minute à son air primitif 6 ou 7 litres d'air souillé.

C'est contre cette souillure, qui se complique encore, par le même fait, de la présence d'êtres vivants, des impuretés volatiles dues à la respiration entanée, à l'exfoliation épidermique, aux macérations tégumentaires, aux exhalations intestinales, sans compter les poussières étrangères à l'organisme que la surface du corps ou les vêtements ont importées du dehors, c'est contre cette souillure qui commence avec la première expiration pulmonaire, et qui s'accroîtrait rapidement dans un milieu hermétiquement fermé, que la ventilation doit combattre. On voit tout d'abord que son intervention ne saurait jamais arriver à empêcher absolument la viciation de l'air, puisquelle ne peut faire autre chose que de mêler de l'air neuf à de l'air souillé; contrairement et parallèlement à la respiration humaine qui verse de l'air souillé dans le cube d'air clos et pur, la ventilation y verse de l'air neuf, et on peut donc concevoir qu'en élevant de plus en plus son tarif on ralentisse les progrès de la souillure, qu'on l'empêche même de dépasser une proportion donnée en un temps donné, mais non qu'on la neutralise indéfinement et encore moins qu'on puisse la prévenir. Aussi ne puis-je m'expliquer comment ce but impossible à atteindre a pu être poursuivi par un de nos hygiénistes les plus distingués, Layet, et son erreur partagée par l'auteur d'un de nos meilleurs traités d'hygiène, Arnould. Dans un travail intitulé *Coefficients d'aération*, vivement attaqué, comme on le verra bientôt dans une autre de ses prétentions, et qui aboutit à la présentation d'intéressantes tables dont les minutieux calculs se trouvent malheureusement annulés par cette confusion, le savant hygiéniste de Bordeaux estime qu'on peut, par un tarif de ventilation variant avec la grandeur du local, le chiffre des individus qui y respirent, le nombre de bougies ou becs de gaz qui y brûlent, etc., arriver à maintenir l'atmosphère exactement dans son état de pureté primitive. « Supposons, dit-il pour coneréter tout son raisonnement, un espace de 10 mètres cubes dans lequel respire une seule personne. Ces 10 mètres d'air ont la viciation normale, c'est-à-dire $5/10\,000$ de CO^2. Au bout d'une heure la respiration y aura versé 20 litres de CO^2 qui forment les $20/10\,000$ de 10 mètres cubes. Ces 10 mètres cubes présentent donc au bout d'une heure un chiffre de viciation égal à $5+20/10\,000$, c'est-à-dire $25/10\,000$. Au bout de dix heures le chiffre de viciation sera représenté par les $5/10\,000$ de viciation normale déjà existante plus 10 fois 20 litres, c'est-à-dire par $205/10\,000$. Pour connaître la quantité d'air qu'il faudra faire passer et respirer pendant ces dix heures pour que le degré de viciation produit par le gaz carbonique exhalé conserve le rapport normal de $5/10\,000$, on n'a qu'à faire la règle de trois suivante : $205:x::5:10\,000$, et le calcul nous donne pour x le chiffre de 410 mètres cubes, soit de 41 mètres cubes par heure. » Oui, sans doute, pour ramener 10 mètres cubes contenant 205 litres, soit $205/10\,000$ de CO^2, à la proportion de 5/10 000 de ce gaz, il suffit exactement d'y ajouter 205 litres d'air, mais d'air sans aucun 10 000ᵉ de CO², et l'auteur oublie que l'air dont il dispose pour ventiler les maisons et les édifices contient, d'après sa propre prémisse, 5/10 000 du gaz à diluer. Du moment où l'on ne peut ajouter que de l'air chargé de 5/10 000 de CO² à une masse quelconque de ce gaz qui en contient davantage, il est impossible de ramener jamais la proportion à 5/10 000, et l'on ne pourra que réduire, on ne pourra point annuler la différence ; une quantité que l'on divise indéfiniment diminue de plus en plus, mais ne cesse pas d'exister. Il est donc évident, je le répète, que le problème ne saurait consister à maintenir par la ventilation une masse donnée d'air où des êtres vivants respirent à sa proportion initiale de CO², mais simplement à l'empêcher d'atteindre dans un temps déterminé la proportion nuisible de ce gaz, ou plus généralement la limite de viciation tenue pour dangereuse.

Pour juger avec précision par quelle formule on remplira ce rôle possible, il importe donc de savoir quelle est la progression de la souillure elle-même et tout d'abord, par conséquent, quelles en sont la nature précise et la dose offensive.

La respiration des êtres vivants, pour laisser dans l'ombre les souillures accessoires que j'y ai associées ci-dessus, peut influencer l'air clos en en absorbant l'oxygène, en en augmentant la proportion d'acide carbonique, en en élevant l'hygrométricité par l'addition de vapeur d'eau, et finalement en y introduisant des matières étrangères. Ces diverses altérations ont une gravité très-différente, et c'est naturellement sur la plus intense d'entre elles qu'il conviendra de mesurer le renouvellement atmosphérique.

L'absorption d'oxygène n'est ni bien active, ni bien menaçante. Elle n'est pas bien active, puisque dans des conditions des plus défavorables, à l'amphithéâtre de la Sorbonne, où 900 auditeurs avaient séjourné une heure et demie environ dans un espace de 1000 mètres cubes, presque de 1 mètre cube par tête seulement, Leblanc en 1842, après une leçon de Dumas, ne constatait qu'une diminution de 1 pour 100 d'oxygène. Elle n'est pas non plus bien menaçante, puisqu'à la pression ordinaire l'asphyxie ne se produit chez les animaux, d'après les expériences de Cl. Bernard confirmées par celles de P. Bert, qu'à 3,5 pour 100 d'oxygène environ, et que la respiration reste normale à 15 pour 100 de ce gaz dans l'air, comme on le constate chez l'homme dans les mines de pyrites d'Helgoat, par exemple, ou sur les hauts plateaux de l'Anahuac, des Cordillères, etc., dans des villes comme Mexico, Bogota, Potosi, situées au-dessus de 2500 mètres d'altitude, où la dépression de l'atmosphère, équivalente à ce niveau à la perte du quart de son poids, réalise et au delà ce même degré d'appauvrissement. Cependant cette absorption d'oxygène servait abusivement autrefois de base au calcul qui m'occupe. On disait : l'homme adulte, comme je le rappelais tout à l'heure, introduit en moyenne dans ses poumons 10 mètres cubes d'air en vingt-quatre heures, soit 420 litres par heure ; il y a dans cette quantité d'air 1/5 environ, soit 2 mètres cubes d'oxygène, dont 1/4, soit 500 litres d'oxygène, entrent définitivement dans le sang pour être consommés journellement par l'organisme : c'est donc 500 litres d'oxygène que le cube d'air clos où il respire, s'il peut les fournir, c'est-à-dire s'il est lui-même de 10 mètres cubes, perdra par conséquent dans une journée, et pour les y maintenir intégralement il suffit d'y faire circuler pendant le même temps 2 mètres cubes d'air neuf, ce qui revient par heure à un peu moins de 84 litres. C'est là un tarif de ventilation bien modeste, on le voit, et qui ne risque point de n'être pas réclamé, car nous allons nous trouver en présence d'exigences bien supérieures.

Il y a ensuite à prévenir, ai-je dit, la viciation de l'air par l'acide carbonique. L'oxygène de l'air inspiré est remplacé dans l'air expiré par un volume un peu moindre du gaz en question : au bout d'une heure un homme aura donc substitué dans une masse de 10 mètres cubes d'air clos, par exemple, aux 20 ou 25 litres d'oxygène absorbé, 15 ou 20 litres de CO_2; en tenant compte des 5 litres environ du même gaz que contenait l'air pur du début, cela fait de 20 à 25 litres qu'il y en aura au bout de ce temps dans ce milieu respiratoire, soit pour 10 mètres cubes 20 ou 25/10 000 au lieu de 5 que contient à peu près l'atmosphère libre. Il n'y a certes pas là de quoi asphixier personne, puisqu'on sait depuis les expériences encore de Claude Bernard, confirmées par les épreuves personnelles de Pettenkofer et de Förster, qu'au-dessous de la proportion de 1 pour 100, de 100 litres par conséquent dans le cas actuel, ce gaz est absolument inoffensif, et qu'il en faudrait même ici plus de 1000 litres pour qu'il fût immédiatement mortel ; je doute même que l'usage habituel d'un air ainsi chargé de 2/1000 et demi de CO_2, soit de cinq fois seulement sa proportion normale de ce gaz, eût pour l'économie les conséquences effrayantes qu'Arnould lui attribue par une concession inconsciente à d'anciennes théories désavouées quelques lignes plus loin, à savoir : « L'infériorité permanente de la signification, autant dire de la nutrition tout entière, l'anémie, la dépression vitale et tous ses corollaires en ce qui concerne le système nerveux. » Sans doute ce sont là des conséquences fatales et largement appliquées d'une mauvaise aération, mais ce n'est pas précisément aux quelques millièmes de CO_2 ajoutés à ceux de l'air pur qu'il faut en attribuer la responsabilité, car l'acide carbonique de l'air ne nuit, on le sait, qu'en empêchant l'exhalation par les poumons de celui qui se forme dans l'organisme, et on ne voit pas qu'un pareil obstacle puisse en accroître la proportion dans le sang au delà des limites de ses oscillations physiologiques. Cela est si vrai qu'on serait loin de se préoccuper de ces doses insignifiantes du gaz en question, si sa provenance était tout autre qu'un organisme vivant, alors que le CO_2 fourni par ce dernier ou par la combustion d'un morceau de charbon est cependant, de toute nécessité, le même élément chimique. En revanche on verra, et c'est même là l'origine des confusions que je viens de combattre, que, si la respiration dans les circonstances ordinaires ne vicie pas sérieusement une atmosphère confinée par l'addition d'acide carbonique, elle la souille par l'addition de produits d'un autre ordre, dont l'accumulation se règle assez exactement sur celle de ce gaz et exige indirectement ainsi que la ventilation l'empêche d'atteindre non-seulement aux proportions indiquées, mais à des proportions bien plus faibles encore : c'est dire qu'en formulant sur ces dernières bases le tarif du renouvellement sanitaire de l'air clos on aura largement satisfait en tout cas aux appréhensions que je viens de signaler.

En ce qui concerne la vapeur d'eau exhalée dans l'acte respiratoire, cette dernière ne saurait nuire par elle-même qu'en élevant l'humidité de l'air au delà de ses limites sanitaires, et nous savons, pour nous fixer sur le degré de ventilation que cette circonstance exigerait, que l'air expiré emporte du poumon toute l'eau qu'il est capable de contenir à la température qu'il y prend. Ainsi les 400 litres d'air que l'homme fait circuler en une heure à travers le champ

de l'hématose, en passant des 15 degrés de température et 60 degrés d'hygrométricité extérieures, que nous pouvons considérer comme les conditions habituelles, aux 36 degrés de chaleur et aux 100 degrés de saturation que leur
donnent leur contact avec le calorique et l'eau du sang pulmonaire, apportent
dans le même temps au cube d'air clos dans lequel il respire un excédant de
53 milligrammes d'eau par litre environ, soit pour 400 litres de 13 grammes.
En supposant un cube très-réduit de 13 mètres il faudrait à ce titre une heure
entière pour faire passer l'état hygrométrique de ce milieu aérien de 60 degrés
que je prends pour terme moyen de son amplitude sanitaire à 70 degrés qui
en seraient la limite supérieure extrème, et par suite, on le voit, le renouvellement de l'air n'aurait pas besoin d'être bien intense pour maintenir un niveau
acceptable, surtout si l'on introduisait cet air avec une saturation inférieure à
celle de l'air initial : il suffirait en effet de compenser les 400 litres d'air de
respiration qui apportent l'excédant de 13 grammes d'eau par une quantité
double seulement d'air neuf à 15 ou 20 degrés hygrométriques et aux mêmes
15 degrés de température, qui représenteraient un déficit d'égale valeur, pour
neutraliser absolument cette humidification de l'air par l'exhalation pulmonaire. De ce chef encore, on le voit, le concours à demander à la ventilation
ne serait guère considérable.

Il le sera dans des mesures infiniment plus élevées pour obvier au danger
de premier ordre que représente la souillure de l'air par l'introduction des
matières étrangères qu'exhale le poumon. Je l'ai dit ailleurs et j'ai à le répéter
ici pour établir sur cette importante notion la mesure du renouvellement
atmosphérique, c'est surtout aux matières organiques rejetées dans les échanges
de l'hématose, matières encore mal définies chimiquement, mais dont l'activité
physiologique et morbide n'est plus contestable, et qui vont à ce titre depuis
la substance putrescible et putride jusqu'aux ptomaïnes septiques ou aux organismes virulents, c'est surtout à ces exhalations animales qu'est due l'insalubrité des milieux respiratoires. Ce qui vicie le plus sérieusement l'air clos où
respirent des êtres vivants, ce qui le rend nuisible avant qu'il ait pu le devenir
par là consommation de son oxygène, l'augmentation de son acide carbonique
ou l'accumulation de vapeur d'eau, ce sont par conséquent, avec quelques gaz
étrangers tels qu'ammoniaque, hydrogène carboné et sulfuré, acides gras volatils et autres produits obscurs, les matières organiques en vapeur ou plutôt en
poussière et les matières organisées qui les accompagnent ou qui s'y ajoutent et
qui, en tout cas, s'y développent, s'y transforment et s'y multiplient à l'infini.
Cette matière organique et organisée, encore vaguement définie, disais-je au
point de vue chimique, n'en est pas moins, en fait, nettement reconnue ; on a
constaté, par exemple, qu'elle noircit l'acide sulfurique, décolore le permanganate de potasse, et communique à l'eau une odeur très-fétide (Proust), ou encore
qu'elle verdit, avec une intensité proportionnelle à son abondance, une solution
de chlorure d'or ; Ira Remsen en a dosé la quantité relative, qui dans les circonstances ordinaires ne dépasserait pas selon lui 50 centigrammes par 10 000 mètres
cubes, ce qui fait en poids $\dfrac{1}{25\,860\,000}$ et en volume $\dfrac{1}{20\,000\,000\,000}$; Lemaire
l'a étudiée au microscope dans la vapeur d'eau extraite à l'aide de son conden-
sateur de l'air d'une caserne, liquide qui lui présenta deux heures après un
nombre considérable de mycrophytes et de microzoaires en voie de développement et quatre heures plus tard les formes plus accusées de bactéries, de

vibrions et de monades; et finalement Miquel, à l'instigation de Pasteur, en depuis confirmé surabondamment l'existence et précisé la nature à l'aide de son aéroscope. Le milieu atmosphérique envahi par ces exhalations animales devient un foyer de plus en plus actif, un marécage aérien, où s'élaborent ainsi les agents de nombreuses infections et de toutes les contagions, ce groupe morbide constitué par les maladies à la fois les plus terribles et les plus évitables, et que William Parr a si heureusement qualifiées par le terme de *zymotiques*.

Depuis que cette causalité, déjà sérieusement soupçonnée après les expériences de Montegazza, qui, faisant respirer des animaux de même espèce et de même poids sous des cloches de dimensions égales, voyait vivre beaucoup plus longtemps que les autres ceux dont il absorbait les émanations organiques par du charbon animal, a été mise récemment hors de doute, grâce surtout aux patientes recherches de Miquel et aux importants travaux de Pasteur, on s'est occupé avec ardeur de rechercher quelles proportions cette souillure si délétère devait atteindre dans une atmosphère saine pour la rendre nocive, afin de pouvoir baser sur la connaissance de cette proportion l'intensité de renouvellement aérien nécessaire pour l'empêcher de se réaliser.

Sur le premier point l'hygiène en est restée malheureusement encore à des appréciations vagues et arbitraires, mais il faut convenir qu'il ne pouvait guère en être autrement.

Comment fixer d'abord la dose à laquelle les exhalations organiques arriveront à rendre une atmosphère nuisible, alors que le danger de leur mélange commence sensiblement avec leur seule apparition, et que l'accumulation de ces matières, au lieu de l'inaugurer, se borne à accroître ce danger? Il en est des substances en question comme des agents infectieux ou contagieux qu'elles représentent ou qu'elles entretiennent : elles nuisent par leur qualité plus encore que par leur quantité, et ce n'est pas précisément leur puissance morbifique qu'augmente l'accroissement de leur proportion, c'est surtout le risque d'en rencontrer les effets.

Il résulte, sans doute, de certaines expériences de Chauveau et de Pasteur, que les virus eux-mêmes, pour réaliser leurs désordres dans l'organisme qu'ils attaquent, ont besoin de présenter une certaine condensation. Ainsi Chauveau est parvenu à stériliser les virus liquides en réduisant indéfiniment la proportion de leurs granulations, et Pasteur a expliqué ces résultats en les assimilant à ce qui se passe dans les ballons d'élevage. Dans le lieu d'une inoculation artificielle ou naturelle s'établirait, entre les éléments normaux de l'organisme et les microbes étrangers des transmissions morbides, le même combat que celui dont on est témoin dans les liquides de culture et qui permet d'isoler les espèces par le triomphe définitif de la mieux appropriée au milieu ou de la plus nombreuse dès le début. Il semble donc que le nombre des microbes septiques présents dans un volume d'air, et par suite la quantité de la substance organique qui leur sert de véhicule, doivent atteindre un certain niveau pour arriver à rendre cet air effectivement nuisible : mais, d'une part, les agents organisés de l'air confiné ne sont pas en rapport absolu de ses souillures organiques, et par-dessus tout l'extrême rapidité et l'abondance excessive de leurs proliférations rendent tout à fait illusoire la préservation relative que représente cette condition de mesure; car la condensation nécessaire pour assurer le méphitisme de ces ferments morbides tend à se réaliser incessamment et presque instantanément par la présence d'un seul de leurs germes, et la proportion nocive est ainsi la conséquence fatale et comme immédiate de la proportion la plus inoffensive. Ce qu'il faut donc admettre, en dernière analyse, c'est que les exhalations animales, insidieuses comme leurs effets pathologiques, nuisent dans l'air en toute proportion ; que, par suite, l'air confiné se trouve vicié, non-seulement parce qu'on y a respiré pendant un certain temps, mais par cela seul qu'on y a respiré ; qu'un air est donc altéré dès le premier instant de son service, et qu'il n'y a de réellement sain, et cela sous certaines réserves encore, que l'atmosphère libre du dehors, parce que l'immensité de ses dimensions atténue continuellement et à l'infini la viciation de ses diverses parcelles.

Ainsi un air clos est vicié dès qu'il contient une parcelle de matière exhalée d'un organisme animal, et il contient une parcelle de cette matière dès qu'il a servi à la respiration, ne serait-ce que d'un seul être vivant. Voilà la stricte vérité. On ne pouvait cependant s'y tenir dans les applications de l'hygiène, car, s'il est vrai que la nocivité d'une atmosphère commence avec l'usage qu'on en fait, il est incontestable qu'elle s'accroît rapidement et comme en progression géométrique avec cet usage, et qu'elle finit par devenir considérable après avoir été insignifiante au début. Il y a donc un moment où d'insignifiante elle devient sérieuse et effective, et c'est là un point qu'il importait de déterminer en pratique, mais, on le voit aussi, la notion de cette limite devait être forcément assez arbitraire et essentiellement approximative.

Elle était en outre très-difficile à formuler : comment caractériser, en effet, un degré de contamination de l'air par ces substances indécises et insaisissables qui fournissent de leur présence si peu de signes sensibles, en même temps qu'elles semblent, en passant de l'état organique à celui d'organisation, transformer leur inertie en activité morbifique ? De quelle valeur scientifique, par exemple, pouvait être cette loi si souvent posée que l'air altéré par la respiration serait devenu nuisible, au moment où il commence à affecter l'odorat ? Sans compter que la finesse de l'odorat varie avec les individualités nerveuses et que Degen et de Chaumont, par exemple, sont à cet égard deux fois plus sensibles que Pettenkofer, il est manifeste que les matières odorantes ajoutées dans ces circonstances à une atmosphère confinée, ammoniaque, hydrogène sulfuré, etc., n'y constituent qu'un inconvénient presque sans importance, et que les substances à redouter surtout dans un pareil milieu n'ont pas au contraire d'odeur sensible qui puisse en révéler l'introduction : un air qui affecte l'odorat n'est donc pas forcément vicié par les exhalaisons organiques dont je m'occupe, et plus sûrement encore un air qui n'a point d'odeur peut être envahi déjà par les agents nuisibles. Il a fallu renoncer cependant à peser ou à mesurer directement, et cela pour les comparer entre elles et pour fixer une limite à leur accumulation, les quantités si minimes de matière organique contenues dans les atmosphères même les plus fortement souillées ? En condensant la vapeur d'eau d'un milieu confiné à l'aide d'un ingénieux appareil calqué sur celui de Lemaire et en se basant sur la gamme de coloration que l'on obtient, comme je le rappelais tout à l'heure, quand on traite par le chlorure d'or une eau plus ou moins chargée de matière animale, MM. Geneste, Herscher et Somasco, proposaient de juger par l'intensité relative de la nuance verte déterminée dans le liquide recueilli de la proportion de matière animale versée par la respiration dans un certain volume d'air. Les inventeurs de ce procédé ont renoncé d'eux-mêmes à le divulguer comme à s'en servir, et ces louables efforts sont restés sans imitateur. Il serait plus logique du reste de s'adresser, dans cette détermination d'insalubrité aérienne, plutôt aux formes vivantes qui en sont les agents directs qu'à la substance inerte par elle-même dont ces derniers s'alimentent ; l'aéroscopie microscopique si perfectionnée par Miquel à l'Observatoire de Montsouris a laissé un instant espérer que le problème dont je m'occupe serait résolu par elle. Sans doute on peut ainsi compter avec assez de précision les microbes d'un air souillé, mais, dans l'ignorance où nous sommes des caractères qui distinguent les ferments nuisibles des espèces inoffensives, et réduit que l'on se trouve à les apprécier par les cultures différentielles et les inoculations, il est impossible de reconnaître parmi ces figures suspectes les agents réels des transmissions morbides, à plus forte raison d'en supputer le nombre. Du reste, s'il en était autrement, on pourrait objecter encore à cette estimation de l'insalubrité de l'air par le nombre actuel de ses organismes septiques qu'en excluant d'un pareil contrôle la matière organique elle-même ce foyer imminent, quoique inerte de proliférations nouvelles, on entache d'une erreur ou au moins d'une incertitude originelle le résultat d'un semblable calcul. Il a donc fallu tourner la difficulté en appréciant cette matière organique, si insaisissable par ses proportions, au moyen de témoignages suffisamment précis, quoique indirects. La respiration animale apporte à l'atmosphère diverses souillures qui sont en quelque sorte solidaires et parallèles; non-seulement elle y verse les matières organiques dont il s'agit de fixer la proportion nocive, mais elle y prend en même temps de l'oxygène et y introduit de l'acide carbonique. Ces trois faits distincts, absorption d'oxygène, émission d'acide carbonique, exhalation de matière animale, produits simultanés d'un même acte vital, marchent en quelque sorte de pair, montant ou baissant ensemble en intensité, et il était naturel de songer à mesurer et à qualifier l'élimination de substance organique par le plus manifeste et le plus pratiquement appréciable des trois, par l'addition d'acide carbonique. C'est ce qui a été fait.

On a donc établi, par exemple, que, lorsque l'air d'un espace clos où des êtres vivants respirent arrive à contenir 1/1000 d'acide carbonique, moment où il présente en général de l'odeur, il doit être considéré comme malsain. Naturellement sur cette détermination assez élastique de la limite de souillure les exigences des hygiénistes ont beaucoup varié : ainsi, à côté de la proportion précédente de 1/1000 formulée par Pettenkofer, Parkes, plus exigeant, a posé celle de 0,8, Seidel, plus difficile encore, celle de 0,7, et finalement Roth et Lex celle de 0,6 pour 1000. Pour être aussi sévère que ces derniers, tout en restant plus exactement dans les données de la solution, je dirai moi-même avec Wiel et Gnehm que l'air doit être considéré comme malsain dès qu'il dépasse de 1 à 2/10 000 le chiffre extrême de sa contenance normale en acide carbonique, chiffre qui peut être fixé moyennement, on le sait, à 5/10 000 : ainsi à 6/10 000 et surtout à 7/10 000 l'acide carbonique commence à indiquer l'insalubrité d'une atmosphère, à la condition évidemment, qui ressort de ce qui précède, et qui est pourtant, nous le verrons, trop souvent perdue de vue, que cet accroissement provienne de la respiration animale.

Quelle que soit maintenant la proportion plus ou moins rigoureuse d'acide carbonique acceptée dans ces conditions comme limite de souillure, il reste à savoir comment on déterminera la quantité d'air neuf à introduire dans un local habité par des êtres vivants pour que cette proportion ne soit point réalisée, en présence du tribut incessant de ce gaz qu'y verse leur haleine. Ici commencent entre les hygiénistes des désaccords qui n'ont cependant aucune raison de subsister, étant donné le caractère absolument mathématique de pareils problèmes!

Ces désaccords sont tout récents et témoignent du moins de l'intérêt que cette question soulève. Ainsi, naguère encore, hygiénistes et architectes s'en tenaient à un rapport définitif plus ou moins élevé selon les éléments pris pour base du calcul, mais indiquant par un chiffre constant les besoins de ventilation par heure et par individu, quels que fussent la grandeur du local, la durée du service, le nombre de ses habitants. On fixait alors avec Peclet la quantité d'air à fournir par la ventilation à 6 mètres cubes par tête et par heure ; on l'élevait avec Leblanc à 8 mètres, avec Arago au chiffre rond de 10, avec le général Morin, plus exigeant, à celui de 20 à 25 mètres cubes pour des adultes, sans se préoccuper, je le répète, de savoir si la pièce à ventiler avait, par exemple, 50 ou 1000 mètres cubes, s'il devait s'y réunir quelques habitants épars ou s'y tenir une nombreuse assemblée, enfin si son occupation devait durer une heure seulement ou une journée tout entière.

Mais plusieurs esprits se sont élevés depuis contre cette application d'un tarif uniforme de ventilation, en dépit de circonstances diverses leur paraissant de nature à en modifier la teneur, et n'ont point réussi à convaincre tout le monde.

Ainsi certains ont prétendu qu'on devait, dans le calcul du renouvellement d'air nécessaire pour éviter d'atteindre la limite de souillure, tenir compte de la grandeur du local dans lequel s'effectue la respiration, tandis que d'autres ont continué de formuler des tarifs indépendants du cubage, fixant avec Hudelo le chiffre invariable de 30 mètres cubes par tête et par heure, ou avec Wazon celui de 30 mètres cubes par enfant de dix à quinze ans, et de 40 mètres cubes par adulte, ou plus exigeants, mais non plus rigoureux, celui de 60 mètres cubes avec Pettenkofer. Il est plus dangereux encore de soutenir une erreur que de la commettre, et on lit donc avec regret, à cet égard, dans un livre d'ailleurs plein d'enseignements utiles sur l'hygiène des habitations privées, publié tout dernièrement par les deux Putzeys, l'un professeur d'hygiène et l'autre lieutenant du génie, que « la quantité d'air à fournir est une constante ; elle ne varie pas, comme l'ont prétendu certains hygiénistes, avec le cube de chambre offert à l'habitant ; non, *c'est une constante*. Vouloir faire entrer en ligne de compte le temps et l'espace, c'est introduire des facteurs sans utilité pratique ni théorique ». Le désaccord que je signale ne pouvait éviter d'aboutir à la tribune de la Société de médecine publique et s'y produisit en effet, dans des conditions qui méritent d'être relatées, à l'occasion du mémoire de Layet sur les coefficients d'aération, travail important dont j'ai déjà contesté, dont j'ai à contester encore certaines conclusions, mais dont je crois devoir approuver, contre la Société pour ainsi dire tout entière, l'idée fondamentale, à savoir « qu'il ne saurait y avoir un chiffre unique de ventilation, toujours le même, aucun compte n'étant tenu de la grandeur du local et du nombre de personnes qui y respirent ». Cette prétention du professeur d'hygiène de Bordeaux de faire intervenir dans la détermination des chiffres de ventilation les variations du cubage absolu ou relatif des salles trouva d'abord un opposant résolu dans l'ingénieur Ch. Herscher. Celui-ci, rééditant sous une autre forme les calculs de Donkin et de Lenz, réussit par une argumentation savante, à convaincre l'assemblée que « la capacité d'une salle de réunion n'influe réellement pas sur le nombre de mètres cubes d'air de ventilation dont il faut pourvoir régulièrement cette salle dans un temps donné ». Il présenta pour cela, ramenés à des tracés de courbes saisis-sants, les résultats d'opérations effectuées selon la formule $y = \dfrac{v}{V}\left(1 - \dfrac{1}{e^{an}}\right)$, dans laquelle y signifie la viciation cherchée au bout de n périodes ; v, le volume de gaz et vapeur viciés par heure et par personne ; V, le volume d'air insufflé dans le local pendant une heure ; n, le nombre de périodes ; a, le rapport entre le volume renouvelé pendant une période et le volume de la capacité ; e, 2 718, base des logarithmes népériens, et fit voir que, d'après ces résultats « pour 4, comme pour 10, comme pour 20 mètres cubes de capacité par personne, le coefficient cherché est toujours le même nombre de mètres cubes d'air pur à fournir par heure (dans l'espèce 60 mètres cubes), pour que la viciation ne dépasse pas la limite fixe de 5/10 000 de CO_2 en plus des 5/10 000 normaux, la fraction de différence étant si minime qu'elle peut être négligée ». Entraînés par un raisonnement mathématique qui devait à cette étiquette son apparence de rigueur, Vallin, Hudelo, Émile Trélat, André, abandonnant sans défenseur l'opinion de Layet, se convertirent séance tenante à celle de Herscher, et même deux ans après, revenant sur cette question, le savant professeur du Val-de-Grâce accentuait encore le mirage qui avait fasciné la savante assemblée par l'exposé d'un contrôle expérimental aussi spécieux qu'habile où l'eau remplaçait l'air, et l'aniline l'acide carbonique.

Eh bien, je m'inscris à côté de Layet contre une théorie si hautement patronnée. Pour moi, la question ne saurait faire un doute : plus le cube d'air initial dévolu à chaque habitant sera considérable, plus lentement aussi se réalisera la proportion de CO_2 que l'on ne veut pas atteindre, et moins par con-séquent on aura besoin de faire parvenir de l'air neuf pour en empêcher la réali-sation. Ce n'est même là qu'un théorème bien élémentaire, en vérité, et je n'aurais pas insisté davantage à son sujet, si je n'y étais forcé par le caractère de ses contradicteurs. Herscher ne donnant que le résultat et non le détail de ses opérations, je ne saurais indiquer où se trouve l'erreur, mais pour établir qu'elle existe il suffit d'opposer à son argumentation des résultats contradic-toires obtenus par un calcul à la portée de tout le monde, et dont tout le monde en conséquence se trouve en mesure de constater la justesse. Voici ces résultats :

L'homme qui a respiré pendant une heure dans 4 mètres cubes d'air, et qui a reçu pendant ce temps 60 mètres cubes d'air extérieur, se trouve désormais dans 4 mètres cubes d'un mélange constitué par 64 mètres cubes d'air, conte-nant du chef de cette quantité d'air pur 52 litres de CO_2, et du chef de sa respiration 20 litres de ce même gaz : le rapport de cette viciation est donc de 64 mètres cubes d'air à 52 litres de CO_2. Celui qui a respiré pendant le même temps avec la même addition d'air neuf par heure dans un espace de 20 mètres cubes d'air, se trouve au bout de ce temps dans une atmosphère viciée dans la proportion de 80 mètres cubes à 60 litres de CO_2. Sans doute, aucun d'eux n'a réalisé la viciation de 1/1000, mais cette égalité des résultats ne tient qu'à l'élévation du chiffre de la ventilation ou qu'à l'insuffisance de la limite de viciation. En fait, Herscher a pris et donné le change en donnant pour base à ses calculs un chiffre de ventilation trop fort et une limite de viciation trop faible, comme il est facile de s'en rendre compte. Si d'une part on ne fournis-sait à l'homme qui respire dans 4 mètres cubes que la quantité d'air suffisante à celui qui dispose de 20 mètres, la différence des situations apparaîtrait d'une façon saisissante : en effet, grâce à 20 mètres cubes seulement de ventilation par heure, le second, celui qui dispose d'un cube initial de 20 mètres, aurait réalisé à la fin de la première heure la proportion de 40 mètres cubes d'air avec 20 litres de CO_2 normal et 20 litres de CO_2 exhalé, soit 40 litres de CO_2, c'est-à-dire qu'il aurait atteint tout juste sans le dépasser le rapport de 1/1000, tandis que le premier avec 4 mètres cubes d'air initial et 20 mètres cubes d'air de renouvellement aurait 24 mètres cubes d'air à 12 litres de CO_2 normal + 20 litres de CO_2 exhalé, soit 32 litres de CO_2, c'est-à-dire qu'il aurait dépassé de beaucoup la même limite de souillure. De même encore, si nous portions, par une juste exigence, la limite de souillure à 8/10 000 au lieu de 1/1000, les 60 mètres cubes de Herscher n'empêcheraient pas un individu respirant dans un espace de 4 mètres cubes de le souiller dès la première heure, alors qu'avec 20 mètres cubes d'air initial on ne réaliserait ce degré de souillure qu'après plusieurs heures de séjour. Le compte n'en est pas plus difficile à fournir : 4 mètres cubes d'air initial + 60 d'air de ventilation, en tout 64 mètres cubes d'air, contenant avec les 20 litres de CO_2 exhalé 52 litres de ce gaz, dépassent la proportion de 8/10 000, puisque pour 64 mètres cubes cette proportion ne donne que 51^{lit},2 ; en revanche, 20 mètres cubes d'air initial + 60 d'air de ventilation, en tout 80 mètres cubes d'air, contenant avec les 20 litres de CO_2 exhalé 60 litres de ce gaz, n'atteignent pas cette même proportion de 8/10 000, puisque pour 80 mètres cubes d'air cette proportion donne 64 litres.

« Lorsque Herscher vint soutenir à la Société de médecine publique que les dimensions du local à ventiler n'influent en rien sur la proportion de mètres cubes d'air qu'on doit y faire passer, que, par exemple, dans une chambre de 100 mètres cubes, on peut indifféremment loger 4 hommes ou 20 hommes, pourvu que dans l'un ou l'autre cas on envoie le même volume d'air par homme et par heure, cette assertion, dit Vallin, parut choquante à plusieurs membres de cette Société. Mais notre collègue appuyait sa proposition sur une démonstration algébrique, il y faisait même intervenir le calcul intégral ; il n'y avait rien à répondre à cela ». Sans doute mon arithmétique est bien modeste à côté des savants théorèmes qui éblouirent ceux que j'ai dû combattre, mais la vérité comme la victoire n'est pas toujours du côté de Goliath.

Ce n'est pas seulement la condition d'espace, c'est aussi celle de temps, on l'a vu, que la plupart des auteurs précédents ont jugée sans valeur dans le calcul du tarif de ventilation. Je suis encore de ceux qui pensent autrement. Il n'est guère difficile non plus de comprendre que, lorsque le même espace sera occupé pendant des temps inégaux, la quantité d'air neuf nécessaire pour diluer l'acide carbonique ne saurait être proportionnelle à la durée de l'occupation, mais devra augmenter en conséquence ; que, par exemple, le chiffre du renouvellement aérien qui conviendra par tête et par heure pour un espace occupé pendant deux heures pourra être insuffisant, si son occupation doit durer davantage. Cependant, sur ce point aussi, la complication naturelle du sujet a provoqué quelques illusions. Au bout d'une heure, le chiffre de la viciation est représenté par la proportion d'acide carbonique expiré ajoutée à celle de ce gaz dans l'air pur ; si le premier rapport augmente proportionnellement au nombre d'heures, le second reste fixe, de telle sorte que la proportion définitive s'affaiblit au lieu de se maintenir : ainsi, en prenant un cube de 10 mètres, une production de 20 litres de CO_2 par heure, et la moyenne habituellement admise de 5/10 000 de ce gaz dans l'air de renouvellement, nous aurons au bout d'une heure 25 litres de CO_2 à diluer et au bout de dix heures 205 litres seulement au lieu de 250. Il semble donc de prime abord que la ventilation pourra s'atténuer elle-même quand elle devra porter sur un temps plus long, et qu'en tout cas on n'a pas besoin d'en augmenter le tarif horaire pour un séjour plus long, comme quelques-uns se sont laissés aller à le croire, ne voyant pas que, si leur prémisse était vraie, on arriverait forcément à cette conclusion absurde que, si l'occupation d'un espace se prolongeait à l'infini, aucune ventilation n'y serait plus nécessaire. Voic. l'explication : il ne s'agit pas de ramener, comme l'ont cru les auteurs auxquels je fais allusion, 10 mètres cubes d'air de la proportion de 25 ou de 205/10 000 de CO_2 à celle de 5/10 000 avec de l'air sans CO_2, mais de maintenir avec de l'air à 5/10 000 à la proportion de 6/10 000, par exemple, un cube d'air qui tend à augmenter cette même proportion initiale par l'addition d'une quantité de CO_2 proportionnelle au temps d'occupation : on voit alors qu'après la première heure on aura, si nous conservons les mêmes rapports, 10 mètres cubes à 5/10 000 augmentés de 20/10 000, soit 10 mètres cubes à 25/10 000, et après la deuxième heure 10 mètres cubes d'air à 6/10 000 augmentés de 20/10 000, soit 10 mètres cubes à 26/10 000 : or, pour que 10 mètres cubes à 25/10 000 soient réduits à 6/10 000 avec de l'air à 5/10 000, il faut y ajouter 190 mètres cubes de cet air, car on a ainsi en effet 10 mètres cubes à 25 litres + 190 mètres cubes à 95 litres = 200 mètres à 120 litres, ce qui constitue bien la proportion de 6 pour 10 000, tandis que 10 mètres cubes à 26/10 000 réclament, pour donner le même résultat, 240 mètres cubes d'air à 5/10 000, puisqu'on a dès lors 10 mètres cubes à 26 litres + 200 mètres cubes à 100 litres = 210 mètres cubes à 126 litres, soit encore exactement la proportion de 6 pour 10 000. Il faudra par conséquent, pour maintenir ici l'air de l'espace en question à 0,6 pour 1000 de CO_2, y faire entrer 190 mètres cubes d'air, si l'on y reste une heure, et 190 + 200, soit 390 mètres cubes, si l'on y reste deux heures : le tarif de la ventilation s'exprimera donc par le chiffre de 190 mètres cubes par tête et par heure pour une seule heure d'occupation, de 195 mètres cubes par tête et par heure pour deux heures d'occupation, et continuerait ainsi à s'élever progressivement, si le local devait être occupé trois, quatre, cinq heures, etc.

Hagenbach, Kohlrausch, Jacoby, Seidel, ont donné des formules algébriques permettant de résoudre avec une précision mathématique pour chaque cas particulier les exigences que je viens de reconnaître, ainsi que d'autres moins saillantes encore. Voici celle de Seidel, telle que cet auteur l'a proposée (in *Pettenkofer's Vorlesungen*, 1 Heft, S. 110) :

$$y = 2,30258\, m.\ \mathrm{Log.}\ \frac{p-q}{a-q}.$$

Log. signifie le logarithme indiqué par les tables comme différence de deux logarithmes, Log. $(p - q)$ — Log. $(a - q)$;

m est le volume donné d'air clos ;

p, sa proportion initiale de CO_2 pour 1000 ;

a, la proportion de CO_2 pour 1000 à ne pas atteindre dans un temps déterminé dans le volume d'air donné ;

q, la proportion de CO_2 pour 1000 de l'air introduit ;

y, le volume d'air neuf à introduire pendant le temps donné pour empêcher la proportion *p* de CO_2 du volume *m* d'atteindre la proportion *a*.

A l'aide de cette formule, en adoptant avec Seidel 0,7 pour 1000 de CO_2 comme limite de la viciation atmosphérique, en mettant le volume d'air clos introduit à 20 mètres cubes, en prenant pour la proportion de CO_2 dans l'air de début comme dans l'air d'introduction la moyenne habituelle de 5/10 000, et en fixant finalement la durée de l'occupation à cinq heures, on trouverait que le renouvellement atmosphérique doit être de 100 mètres cubes par personne et par heure. Si l'on se contentait pour limite de viciation de la proportion encore satisfaisante assurément de 1 pour 1000, on arriverait dans les mêmes conditions au tarif de 50 mètres cubes en chiffres ronds. D'après ce que je viens de dire, ces chiffres diminueraient un peu, s'il s'agissait d'un séjour inférieur à cinq heures, ou si l'on disposait par personne d'un espace cubique supérieur à 20 mètres, comme ils augmenteraient légèrement en revanche, si l'occupation du local devait se prolonger davantage ou si sa capacité se trouvait plus réduite. En pratique et dans les circonstances ordinaires on peut les considérer comme des moyennes suffisantes.

Il ne saurait, quoi qu'on en dise, s'élever la moindre objection contre ces solutions mathématiques d'un problème d'hygiène. Les sciences biologiques doivent emprunter le plus possible les procédés des sciences exactes et, quand elles n'aboutissent pas ainsi à des conclusions entièrement satisfaisantes, ce n'est pas, en vérité, à la précision du raisonnement, c'est à l'incertitude de ses données qu'il faut s'en prendre. Dans le cas qui nous occupe, les éléments des calculs qui précèdent se prêtent à des écarts qui différencient les résultats et atténuent leur autorité.

Ainsi la proportion d'acide carbonique dans l'air extérieur n'est pas absolument fixe et varie, comme on le sait, de 4 à 6/10 000 ; selon que le chiffre adopté se trouvera au-dessus ou au-dessous de la réalité, comme l'excédant se confond avec l'indice de la viciation respiratoire, il entachera forcément la formule d'une cause d'erreur en plus ou en moins.

Une autre quantité que l'on traite en constante dans de pareils calculs et qui est loin cependant d'être invariable est le chiffre même de la viciation produite par la respiration des êtres vivants. Cette souillure dont l'acide carbonique n'est sans doute que l'étiquette, selon l'expression fort juste de Fonssagrives, mais qui se modèle précisément sur les proportions de ce gaz dans un milieu respiratoire, cesse donc d'être la même, s'il s'agit d'enfants ou d'adultes, de gens en repos ou d'ouvriers en travail, d'individus sains ou de sujets malades, etc. Il y a là de quoi modifier sensiblement l'activité de la viciation atmosphérique, et par suite les exigences de la ventilation, comme le montrent les chiffres qui suivent. En ce qui concerne l'âge, par exemple, l'expiration de CO_2, d'après les recherches d'Andral et Gavarret, est à 8 ans de 18^{gr},3 par heure ; à 15 ans, de 31^{gr},9 ; à 16 ans, de 39^{gr},5 ; de 18 à 20 ans, elle monte encore à 41^{gr},7 ; de 29 à 40, elle se maintient à 44^{gr},7, pour tomber de 40 à 60 au taux de 37 grammes, et de 50 à 80 à celui plus bas encore de 33^{gr},7. L'influence du travail musculaire mesurée depuis Lavoisier par de nombreux expérimentateurs est encore plus considérable ; Scharling entre autres avait constaté qu'un homme, pendant qu'il agitait une lourde massue, exhalait trois fois plus de CO_2 qu'à l'état de repos, et Smith a obtenu des résultats qui expriment des différences plus grandes encore, à savoir : pendant le sommeil,

19 grammes par heure ; couché, 23 grammes ; assis, 29 grammes ; marchant avec une vitesse de 2 milles à l'heure, 70^{gr},5 ; avec une vitesse de 3 milles, 100^{gr},6, et sur une roue, avec une vitesse de 28 pieds, 65 lignes par minute, 189^{gr},6. L'état de maladie modifie à son tour l'expiration d'acide carbonique dans une mesure moindre sans doute, mais d'une façon plus difficile encore à prévoir, et par suite à faire entrer dans les données du calcul : ainsi, tandis que, d'après Doyère, cette exhalation diminue notablement dans la période algide du choléra, elle augmente, d'après Leiden et Liebermeister, de 50 pour 100 par l'effet de la fièvre et même de 150 pour 100 pendant l'apyrexie des intermittences. Et il faut compter encore avec l'influence du sexe, de l'alimentation, de la température, des dispositions idiosyncrasiques, et il faut considérer d'autre part que c'est par suite de notre impuissance à saisir directement la véritable cause de l'insalubrité aérienne que nous basons nos solutions sur le chiffre du CO_2, élément qui ne nous donne donc que très à peu près et très-aventurément la mesure de ceux qui sont réellement nuisibles. 100 blessés dans une salle, dit fort judicieusement Arnould, ne font pas sensiblement plus d'acide carbonique que 100 individus sains : osera-t-on dire cependant que les premiers n'ont pas 10 fois plus besoin d'air neuf que les seconds? Déjà le général Morin avait signalé qu'à l'hôpital de Vincennes, où l'on avait cru pouvoir fixer le tarif de ventilation à 30 mètres cubes par lit et par heure, il avait fallu l'élever au double, et il est aujourd'hui admis par tout le monde que, pour formuler la puissance que doit atteindre le renouvellement de l'air dans une salle de malades, il faut prendre pour limite de viciation par l'acide carbonique un chiffre plus rigoureux que partout ailleurs.

Ce n'est pas tout encore. On croit généralement être arrivé aux dernières limites de la précision en considérant que l'air doit être fourni à une collection d'habitants en proportion exacte de leur nombre, c'est-à-dire en multipliant par ce nombre le cube de la salle et le tarif de la ventilation. Je suis convaincu que l'on reste ainsi bien au-dessous des exigences sanitaires réelles. Aucun hygiéniste au courant de tout ce qui concerne la genèse du méphitisme atmosphérique, ne contestera que 500 personnes, par exemple, souilleront l'air d'une salle de 5000 mètres cubes plus que 5 personnes celui d'une salle de 50, ou 1 seule personne celui d'une salle de 10. Ce n'est là sans doute qu'une impression sans appui positif, mais il y a cependant des analogies qui militent en sa faveur ; sans compter que plus le nombre d'habitants augmente, plus aussi s'accroissent les chances d'introduction par quelqu'un d'entre eux de ferments aptes à féconder le marais de leur atmosphère, je signalerai seulement qu'il existe des milieux de culture capables d'exciter comme d'atténuer les virulences et que le mélange de substances putrides diverses favorise les phénomènes de la putréfaction.

Mais voici maintenant une considération d'un autre ordre qui infirme plus sérieusement encore les réglementations dont j'apprécie la portée. Les chiffres précis qui les constituent indiquent la quantité d'air à introduire par tête et par heure dans un espace donné pour empêcher qu'il s'y réalise une proportion de CO_2 reconnue comme le début de l'insalubrité ; en supposant ces tarifs de ventilation parfaits, malgré les causes d'inexactitude dont je viens de montrer l'existence dans les éléments mêmes des calculs, en les supposant encore applicables, car on ne peut indéfiniment accroître l'intensité du renouvellement atmosphérique sans arriver à des vitesses qui produisent des courants dangereux, il n'en faut pas moins reconnaître qu'ils ne peuvent obtenir leur effet d'assainissement qu'à la condition suivante : c'est que la dose déterminée d'air neuf ne sera pas seulement introduite dans l'espace en question, mais mélangée exactement avec tout l'air contenu dans cet espace : or c'est là précisément qu'est le grand écueil de la ventilation. On a eu beau prouver par le calcul que 100 mètres cubes par tête et par heure empêcheront le CO_2 d'un local de monter à 0,6 ou 0,7 dix-millième, réaliser par des machines les puissantes aspirations ou insufflations que la mise en mouvement d'une pareille masse d'air pourra souvent nécessiter, constater même avec l'anémomètre que cette entreprise difficile a été réellement effectuée, rien ne prouve que les 100 mètres cubes en question ne seront pas passés, par exemple, en colonne étroite à travers l'enceinte, laissant ses habitants respirer, dans des points morts de ventilation, des accumulations de CO_2 et de ses dangereux accompagnateurs. Voilà ce qui explique les insuccès retentissants qui jetèrent, à tort, tant de défaveur sur les travaux et les entreprises du général Morin, après l'engouement exagéré dont ils avaient été d'abord l'objet. Voilà ce qui fait que, malgré les contrôles expérimentaux appliqués à divers tarifs de ventilation par Thomas et Laurens, Péligot, Trélat, Grassi et tant d'autres, on ne saurait généraliser d'une manière absolue ces tarifs et adopter avec Wazon, par exemple, comme justement consacrés par la pratique, les chiffres invariables de 12 à 15 mètres cubes pour des écoles d'enfants, de 25 à 30 mètres cubes pour des écoles d'adultes, de 40 mètres cubes pour des théâtres et casernes de dimensions ordinaires, de 60 mètres cubes pour des salles d'hôpitaux, de 80 mètres cubes pour des ateliers de grandeur moyenne. Quelque satisfaisants qu'ils paraissent sans doute par eux-mêmes, ces tarifs de ventilation, si l'on veut procéder d'une façon rationnelle et précise, ne peuvent être considérés comme applicables à tous les cas, puisque en outre des éventualités qui dominent leur recherche, telles que volume de l'espace, nombre de ses habitants, etc., il dépend encore de la forme des locaux et de la disposition des appareils que l'air de renouvellement introduit selon ces tarifs soit utilisé en entier ou reste totalement sans emploi.

À tous ces titres donc la formule de Seidel ou toute autre remplissant les mêmes conditions d'exactitude mathématique ne sauraient donner à l'hygiéniste une sécurité absolue tout en restant indispensable pour préciser ses exigences dans la limite du possible. Il faudra donc y avoir recours pour établir dans chaque cas d'application particulière un tarif de ventilation aussi parfait que le permet l'état actuel de la science ; mais on ne devra jamais perdre de vue les causes d'erreur et d'impuissance que je viens de signaler et, après les avoir atténuées pour le mieux, il n'en conviendra pas moins, par prudence, d'exagérer les chiffres définitivement obtenus. C'est ici le cas de paraphraser, avec quelques réserves toutefois, à l'égard de l'aliment pulmonaire, le mot heureux de Foucher de Careil sur l'approvisionnement d'eau : Pour qu'il y ait assez d'air, il faut qu'il y en ait trop.

La viciation de l'air clos peut obéir, je l'ai dit en commençant ce chapitre, à des causes autres que son occupation par des hommes ou des êtres vivants. La recherche du tarif de ventilation destiné à les combattre devra se baser sur les mêmes principes sans s'appuyer naturellement sur les mêmes données : il est donc inutile d'entrer ici dans la multitude de situations qu'un tel problème soulève, mais il est nécessaire de montrer quelles modifications s'imposent dans l'application des calculs précédents à des circonstances différentes. Supposons que l'air clos, au lieu d'être vicié par les exhalaisons organiques dont l'acide carbonique de la respiration donne la mesure, doive sa souillure, par exemple, à la pénétration d'un élément toxique émané de quelque opération industrielle, tel qu'acide chlorhydrique, sulfure de carbone, vapeur mercurielle, poussière arsénicale, etc., nous aurons évidemment à poser comme objectif de la ventilation, au lieu de la dilution du CO_2 au 6 ou au 7 dix-millièmes, l'atténuation du nouveau mélange dans des proportions suffisantes pour le rendre inoffensif. Cette remarque si simple était pourtant nécessaire, parce qu'il arrive aux meilleurs esprits de commettre à ce sujet une étrange méprise : ainsi, par exemple, Wazon, Layet et d'autres à leur suite, calculent le volume d'air qu'il faut introduire dans une pièce où brûlent des bougies, des lampes à huile, des becs de gaz, en se basant comme pour l'air clos altéré par la respiration animale sur l'obligation de ne pas y laisser dépasser selon Seidel la proportion de 0,7, ou, selon Pettenkofer, celle de 1 pour 1000 de CO_2. Il y a là une erreur fondamentale : c'est lorsque l'acide carbonique est fourni par la respiration animale que sa proportion de quelques dix-millièmes en plus indique la présence de matières organiques à dose nuisible; mais cette même proportion d'acide carbonique, inoffensive en soi, cesse absolument d'avoir une pareille signification quand sa provenance est autre ; parce que l'acide carbonique exhalé par un de nos appareils de chauffage aurait atteint dans l'air du local la proportion jugée nuisible quand elle implique d'autres souillures respiratoires, cela ne prouverait évidemment pas que de l'oxyde de carbone, de l'ammoniaque, de l'hydrogène sulfuré, encore moins des ptomaïnes ou des microbes, se trouvent aussi dans cet espace en quantités nocives. Il est même heureux qu'il n'en soit pas ainsi et qu'il faille calculer autrement le tarif de ventilation exigé par cette autre cause, habituelle aussi, de viciation atmosphérique. Considérons en effet les difficultés pratiques qui en seraient la conséquence. 1 kilogramme d'acide stéarique produit en brûlant environ $2^{kg},785$ d'acide carbonique ou 1406 litres de ce gaz; chaque bougie de l'Étoile, consommant environ par heure 11 grammes de cette substance, produit donc $15^{lit},45$ de CO_2 et nécessiterait dans un local de dimensions ordinaires, en se contentant de la limite modeste de 1 millième, une ventilation additionnelle de $30^{m3},9$ par heure. De même le bec Bengel, qui consomme dans le même temps 105 litres de gaz de houille pour fournir une lumière égale à celle de la lampe Carcel, produit ainsi d'après les analyses de Payen 88 litres de gaz acide carbonique qui exigeraient à leur tour 176 litres d'air neuf par heure pour maintenir l'air clos au degré de pureté réclamé par Pettenkofer. On voit dans quelle énorme et inacceptable mesure il faudrait augmenter, dans un salon éclairé par une centaine de bougies ou une quinzaine de becs de gaz, le renouvellement exigé par ses habitants !

VI. APPLICATIONS DIVERSES DE LA VENTILATION. Pour obéir à la complexité des exigences qui découle de toutes les indications précédentes, la disposition des espaces à ventiler et des appareils ventilateurs devra sensiblement varier selon la destination des locaux et l'effet atmosphérique à produire. Il serait donc nécessaire pour compléter cette étude d'envisager encore d'une façon spéciale la ventilation des maisons particulières, des écoles, des casernes, des ateliers, des mines, des hôpitaux, des prisons, des théâtres, des églises, des navires, des égouts, etc. Mais il m'est impossible d'entrer en d'aussi longs développements, qui feraient du reste double emploi dans ce Dictionnaire, puisqu'on trouvera ce qui concerne ces détails aux articles consacrés à chacun de ces mots.

VII. Contrôle de la ventilation. L'hygiène est une science d'utilité qui ne doit pas se contenter de poser les principes, mais qui a pour devoir absolu de viser toujours aux applications. Il importe de savoir dire si une habitation, une école, un édifice, sont bien ventilés, et si de ce chef ils ne risquent pas de porter préjudice à la santé de leurs habitants. A la théorie de la ventilation il faut donc ajouter son contrôle ; ce sera la conclusion naturelle et pratique de cette étude.

Ce contrôle peut être fait de trois manières.

a. On peut apprécier directement *à priori* la valeur des dispositions architecturales et des appareils mécaniques destinés à la ventilation. On vérifiera pour cela, d'après les indications qui précèdent :

Si la prise d'air neuf a lieu dans un endroit bien choisi au point de vue des qualités de ce mélange gazeux ;

Si les conduits d'arrivée sont d'une section suffisante, bien répartis entre les pièces à desservir, et garantis contre l'invasion des poussières ou l'introduction d'animaux ;

Si les bouches d'entrée sont bien situées et assez nombreuses ;

Si la direction des veines de renouvellement est ascendante plutôt que descendante ou horizontale ;

Si les orifices de sortie sont exactement placés aux aboutissants de l'air vicié ;

Si les tuyaux de sortie ont une ampleur convenable et en cas d'appel une hauteur suffisante ;

Si ces tuyaux débordent suffisamment les toits de la construction à laquelle ils appartiennent ainsi que ceux des maisons avoisinantes ;

Enfin si les appareils ventilateurs, dans le cas où il en existe, sont d'un bon type et en bon état.

b. Il se pourrait que tous les détails de l'installation parussent convenables, et que cependant, par suite d'un vice inaperçu, le système ne fonctionnât pas d'une façon satisfaisante. Il faudra donc aussi le juger à l'œuvre et prendre directement la mesure de la ventilation.

Pour cela nous avons d'abord les moyens vulgaires à l'aide desquels on peut rendre sensible le mouvement des molécules atmosphériques : la main, le doigt mouillé surtout, qui perçoivent une agitation très-légère de l'air; la flamme d'une bougie qui s'incline sous la même influence; la fumée d'un cigare ou toute autre qui dessinent la forme et concrètent en quelque sorte la vitesse des courants; les corps légers tels que poussières, duvet, coton, etc., qui se maintiennent en suspension dans l'atmosphère et dérivent dans le sens et avec la vitesse de ses propres mouvements; des ballonnets en baudruche gonflés par l'hydrogène et équilibrés avec un peu de sable qui se conduisent de même et dessinent plus nettement dans l'espace les courants de ventilation; enfin les divers tourniquets placés à demeure et en évidence sur le trajet de ces courants pour témoigner par leur rotation plus ou moins rapide comme par leur immobilité, de l'intensité, de l'existence ou de l'arrêt du renouvellement aérien.

Mais ces divers artifices, d'ailleurs fort imparfaits, serviront mieux à constater l'existence et à vérifier la direction qu'à mesurer la puissance du renouvellement aérien. C'est donc à l'anémomètre que l'on aura finalement recours pour établir exactement le nombre de mètres cubes d'air que les installations examinées arrivent à introduire dans un espace ou à en extraire. Je n'ai pas à décrire ici ces instruments, dont celui de Combes destiné à mesurer la ventilation des mines et depuis appliqué à celle des casernes, hôpitaux, édifices publics, etc., et même des maisons particulières, est le type le plus usité, ni à exposer la façon dont on les manœuvre ; ce sont des détails qui ont leur place aux articles ANÉMOMÈTRE et ANÉMOMÉTRIE ; il me suffit de dire comment par leur moyen on peut apprécier le volume d'air effectivement introduit ou extrait par la ventilation. Quand, à l'aide de la formule $v = a + b \times n$ (a et b étant des constantes spéciales pour chaque instrument, n le nombre de tours par seconde effectué par son axe de rotation, et v le nombre de mètres parcouru par seconde par la colonne d'air), on a obtenu le chiffre de la vitesse de l'air sur divers points de la section d'un tuyau de ventilation, et fait avec ces divers résultats un chiffre moyen de vitesse, afin d'éviter l'erreur qui peut résulter en pareil cas de la formation dans les tuyaux de veines de vitesse inégale, on devra multiplier la surface de section du tuyau par ce nombre pour obtenir le volume d'air qui la traverse en un même temps, puis multiplier encore ce résultat par 3600 pour rapporter le volume d'air en question à une heure de durée. Mettons, par exemple, que l'air ait une vitesse moyenne de 2 mètres par seconde dans un tuyau de 7 décimètres carrés de section, cela nous donnera comme volume d'air déplacé $7 \times 20 = 140$ décimètres cubes par seconde, soit 140 décimètres cubes $\times 3600$ ou 5'04 mètres cubes par heure. En répétant ce même travail sur tous les tuyaux d'entrée ou de sortie quand il y en a plusieurs et additionnant les résultats, on aura le volume total d'air introduit ou extrait par heure. On pourra ainsi juger si le tarif effectif de la ventilation répond aux exigences de sa destination.

c. Mais, je l'ai fait remarquer, le nombre convenu de mètres cubes d'air neuf peut passer à travers l'espace à ventiler sans assainir réellement cet espace, en raison de l'insuffisance de son mélange avec l'air intérieur. Aussi le véritable contrôle de la ventilation doit-il moins consister à s'assurer que l'installation peut fournir ou fournit en effet le volume d'air sanitaire qu'à vérifier si, quelle que soit son activité, la circulation de l'air a réussi, en fait, à produire son résultat utile, c'est-à-dire à maintenir l'atmosphère intérieure au-dessous de la limite de souillure. Comme le disait au Congrès d'hygiène de 1878 le baron de Derschau, ce sont les effets de la ventilation plutôt que sa puissance qu'il convient de contrôler.

Ceci revient à faire l'analyse même de l'air contenu dans un espace clos après qu'il a servi à l'usage auquel il est destiné : ainsi, par exemple, dans les salles d'hôpitaux ou les dortoirs des casernes à la fin de la nuit et avant l'aération du matin, dans les salles de théâtre après la représentation, dans les ateliers à la fin du travail. Je ne saurais entrer ici dans les détails spéciaux de ces importantes analyses, pour lesquelles l'hygiène actuelle s'est créé des procédés et un outillage appropriés à ses besoins, et qui varient à l'infini selon le genre de souillure qu'il s'agit de rechercher dans l'air, poussières ou microbes, acide carbonique, oxyde de carbone, ammoniaque, carbures d'hydrogène, etc.; leur place naturelle est aux articles AIR et AÉROSCOPIE.   EMILE BERTIN-SANS.

BIBLIOGRAPHIE. — DÉSAGULIERS (J.-T.). *An Account of an Instrument or Machine for changing the Air of the Room of Sick People, in a little Time, by either drawing and Foul Air, or forcing in fresh Air; or doing Both successively, without opening Doors and Windows.* In *Philos. Transactions*, p. 41, 1735. — HALES. *A Description of Ventilators : whereby a great Quantity of Fresh Air may with Ease be conveyed into Mines, Goals, Hospitals*, etc., *in Exchange for their noxious Air*, London, 1743. — DUHAMEL (H.-L.). *Différents moyens pour renouveler l'air des infirmeries et généralement de tous les endroits où le mauvais air peut incommoder la respiration.* In *Mém. de l'Acad. des sc. de Paris,*

1748. — Sutton. *Account of a new Method for extracting the foul Air out of the Ships.* London, 1749. — Pommyer. *Observation sur un nouveau ventilateur.* In *Mém. de l'Acad. des sc. de Paris,* 1752. — Du même. *Nouveau ventilateur rectifié d'après celui de M. Hales.* In *Machines approuvées par l'Académie,* t. VII, p. 413, 1753. — Du même. *Soufflet ou ventilateur pour renouveler l'air des salles des malades.* In *Machines approuvées par l'Académie,* t. VII, p. 379, 1754. — Pelloutier. *Dissertatio de aeris renovatione ad præcavendos curandosque morbos efficaci.* Halæ, 1755. — Duhamel (H.-L.). *Moyen de conserver la santé aux équipages des vaisseaux, avec la manière de purifier l'air des salles des hôpitaux.* Paris, 1759. — Gernété. *Purification de l'air croupissant dans les hôpitaux, les prisons et les vaisseaux de mer, par le renouvellement continuel d'un air pur et frais,* etc. Nancy, 1767. — Paul (G.-O.). *Description of his Method, invented by him, and used under his Direction, for the Ventilation of Hospitals.* In *Transact. of the Soc. for the Encouragement of Arts,* t. XIX, p. 299, 1770. — Gautier. *Machine pour rafraîchir l'air.* In *Mém. de la Soc. de Nancy,* t. II, p. 261, 1775. — Maret. *Mém. sur la construction d'un hôpital dans lequel on détermine quel est le meilleur moyen à employer pour entretenir dans les infirmeries un air pur et salubre.* In *Nouv. mém. de Dijon,* t. I, p. 25, 1782. — Day (Th.). *On the Removal of confined and infectious Air, with Remarks,* etc. Maidstone, 1784. — Herholdt (J.-D.). *Reinigung der Luft in Bergwerken und auf Kriegsschiffen,* etc. Copenhagen, 1802. — Woltmann (K.). *Theory and Description of a Ventilator, for airing Vessels, Vaults, Mines,* etc. Hambourg, 1805. — Gauger (Nicolas). *La méchanique du feu, ou l'art d'en augmenter les effets et d'en diminuer la dépense, contenant le traité des nouvelles cheminées.* Paris, 1714. — Rommershausen (El.). *Luftreinigungsapparat zur Verhütung der Ansteckung in Lazarethen,* etc. Halle, 1815. — Meyler (A.). *Observations on the Ventilation and on the Dependances of Heat on the Purity of the Air which we respire.* London, 1818. — Pajot des Charmes. *Application du calorique qui se perd dans les cheminées des forges et des chaudières d'usine à un ventilateur et à une étuve.* Paris, 1813. — Hûn (C.-G.). *Briefe über die Mittel die atmosphärische Luft, besonders bei allgemein verbreiteten ansteckenden Krankheiten, zu reinigen.* Leipzig, 1815. — Parent-Duchâtelet. *Rapport sur le curage des égouts.* In *Annales d'hygiène publique et de médecine lég.,* 1re série, t. II, p. 30. Paris, 1829. — Keraudren. *Application du système des fosses inodores au renouvellement de l'air dans la cale des vaisseaux.* In *Annales d'hygiène publ. et de méd. lég.,* 1re série, t. XII, p. 90. Paris, 1834. — Tredgold (Th.). *The Principles of Warming and Ventilating Public Buildings, Dwelling Houses,* etc. London, 1836. — Combes. *Mémoire sur les mouvements de l'air dans les conduites et sur la ventilation des mines.* In *Comptes rendus de l'Académie des sciences,* t. IV, p. 945, 1837. — Du même. *Théorie du ventilateur.* In *Comptes rendus de l'Académie des sciences,* t. VI, p. 492, 1838. — Du même. *Note sur le ventilateur à force centrifuge.* In *Comptes rendus de l'Académie des sciences,* t. VI, p. 893, 1838. — Darcet. *Considérations générales relatives au rapport de M. Bourdon sur les diverses applications des procédés de ventilation.* Paris, 1838. — Hæberl u. Martin. *System einer vollständigen Lufterneuerung in Kranken- und Versorgungshäusern, Irrenanstalten, u. s. w., für den Winter und Sommer.* München, 1840. — Combes. *Supplément à l'aérage des mines,* 1841. — Darcet. *Sur l'application du système de ventilation des magnaneries à l'assainissement des hôpitaux.* In *Annales d'hygiène publ. et de méd. lég.,* 1re série, t. XXVII, p. 518. Paris, 1842. — Peclet. *Instruction sur l'assainissement des écoles primaires et des salles d'asile.* Paris, 1842. — Meissner (P.-T.). *Zur Berichtigung der widersprechenden Ansichten über die Heizung mit erwärmter Luft, in hygienischer,* etc. In *OEsterreichische Wochenschrift,* nᵒ 30, 1842. — Darcet. *Note sur la nécessité d'augmenter le diamètre des prises d'air et des bouches de chaleur des poêles et des calorifères.* In *Annales d'hygiène publ. et de médecine lég.,* 1re série, t. XXIX, p. 332. Paris, 1843. — Guérard (A.). *Sur la ventilation des filatures.* In *Annales d'hygiène publique et de méd. lég.,* 1re série, t. XXX, p. 112. Paris, 1843. — Poumet. *Mémoire sur la ventilation dans les hôpitaux.* In *Annales d'hygiène publ. et de méd. lég.,* 1re série, t. XXXII, p. 1. Paris, 1844. — Reid (D.-B.). *Illustrations of the Theory and Practice of Ventilation, with Remarks on Warming, exclusive Lighting and Communication of Sound.* London, 1844. — Glépin. *Mémoire sur les appareils de ventilation des mines,* 1844. — Combes. *Aérage des mines, supplément,* 1845. — Grouvelle (P.). *Chauffage et ventilation de la nouvelle Force, à Paris.* In *Procès-verbaux du Conseil général de la Seine.* Paris, 1845. — Peclet. *Rapport présenté au Conseil municipal du dép. de la Seine sur les procédés de chauffage et de ventilation de la nouvelle Force à Paris.* Proposé par MM. Grouvelle et L. Duvoir, in *Procès-verbaux du Conseil général de la Seine.* Paris, 1845. — Lassaigne. *Considérations sur la théorie admise de certains appareils de ventilation.* In *Annales d'hyg. publ. et de médecine lég.,* 1re série, t. XXXVI, p. 297. Paris, 1846. — Poiseuille. *Note sur la ventilation des navires.* In *Comptes rendus de l'Académie des sciences de Paris,* t. XXI, p. 1427, 1846. — Sieveking (E.). *Andeutung über Ventilation.* Hambourg, 1846. — Guérard (A.). *De la ventilation* et du chauffage des édifices publics et en particulier des hôpitaux. In Annales d'hygiène publ. et de méd. lég., 1re serie, t. XXXVIII, p. 348. Paris, 1847. — Robinet. Sur un essai de ventilation dans les hôpitaux. In Bull. de l'Acad. de méd., t. XII, p. 575, 1846-1847. — K. (F.-A.). Heizung und Lüftung über Häberl's Lufterneuerung, und Meisner's Heizung mit erwärmter Lufte. Leipzig, 1847. — Hæsendonck (A.-J. van). Rapport sur un mode de chauffage et de ventilation de la salle des séances du conseil communal d'Anvers. In Ann. de la Soc. méd. d'Anvers, p. 97, 1847. — Papillon. De la ventilation appliquée à l'hygiène militaire. In Ann. d'hygiène publ. et de méd. lég., 1re série, t. XLI, p. 371, et t. XLII, p. 5. Paris, 1849. — Boudin. Études sur le chauffage, la réfrigération et la ventilation des édifices publics. In Mém. de méd., etc., milit., 2e série, t. V, p. 1, 1850. — Kirkbide (T.-S.). Notice of some Experiments in Heating and Ventilating Hospitals and other Buildings by steam and hot Water. In American Journal of Med. Science, 2e série, t. XIX, p. 298, 1850. — Noirsain. On the Heating and Ventilation of Buildings by Means of Apertures situated in the Upper and Lower Portion of a Flue. In Medical Times, July 1851. — Meissner. Die Ventilation und Erwärmung der Kinderstube und des Krankenzimmers, mit Berücksichtigung der Feuerwirthschaft kleiner Wohnungen und des Sparherdes. Wien, 1852. — Boudin. De la circulation de l'eau considérée comme moyen de chauffage et de ventilation des édifices publics. In Annales d'hygiène publ. et de méd. lég., 1re série, t. XLVII, p. 241, et t. XLVIII, p. 34. Paris, 1852. — Gaultier de Claubry. Du chauffage et de la ventilation des grands édifices et en particulier des hôpitaux. In Annales d'hygiène publ. et de méd. lég., 1re série, t. XLVIII, p. 302. Paris, 1852. — Cheronnet. Expériences sur l'appareil de ventilation d'été, construit par M. Duvoir-Leblanc pour la salle des séances de l'Académie des sciences à l'Institut. In Comptes rendus de l'Académie des sciences, t. XXXV, p. 344, 1852. — Robinet. De la ventilation dans les hôpitaux. In Moniteur des hôpitaux, t. I, p. 27, 241, 1853. — X. Rapport sur les deux systèmes de ventilation établis à titre d'essai dans la prison cellulaire des femmes à Bruxelles. In Annales d'hygiène publ. et de méd. lég., 1re série, t. L, p. 459. Paris, 1853. — Uytterhœvem (A.). De la ventilation naturelle des hôpitaux et des édifices publics. In Journal de Bruxelles, juillet 1853. — Deschamps. Du chauffage et de la ventilation des édifices publics, avec notes de M. Gaultier de Claubry. In Annales d'hygiène publ. et de méd. lég., 1re série, t. XLIX, p. 523. Paris, 1853. — Boileau. Article Ventilation. In Dictionnaire des arts et manufactures. Paris, 1854. — Grouvelle. Article Ventilation. In Diction. des arts et manufactures. Paris, 1854. — Peclet. Nouveaux documents sur le chauffage et la ventilation. Paris, 1854. — Boudin. De la ventilation et du chauffage des hôpitaux, des églises et des prisons. In Annales d'hygiène publ. et de méd. lég., 2e série, t. I, p. 305. Paris, 1854. — Huzard. Des ventouses d'aération dans les bergeries, vacheries, etc. In Annales de l'agriculture française, 1855. — Stromeyer (B.). Ueber den Verlauf des Typhus unter den Einfluss einer methodischen Ventilation. Hannover, 1855. — Grassi. Étude comparative des deux systèmes de chauffage et de ventilation établis à l'hôpital Lariboisière. Thèse de Paris, n° 148, 1856. — Boudin. Parallèle des deux systèmes de chauffage et de ventilation, employés à l'hôpital de Lariboisière, et appréciation de quelques propositions contenues dans la thèse de M. Grassi. In Annales d'hygiène publ. et de méd. lég., 2e série, t. VI, p. 465. Paris, 1856. — Grassi. Réponse aux objections critiques de M. Boudin. In Annales d'hygiène publ. et de méd. lég., 2e série, t. VI, p. 472. Paris, 1856. — Licques (R. de). Ventilation des navires. In Sentinelle toulonnaise, 1857, et Moniteur des hôpitaux, t. V, p. 486, 1857. — Rigby (Ed.). Ventilation in the General Lying in Hospital. In Med. Times and Gaz., t. II, p. 606, 1857. — Castellan. Chauffage et ventilation des habitations privées, chauffage et ventilation des hôpitaux. Étude comparative des deux systèmes, etc. Thèse de Paris, n° 240, 1857. — Grassi. Étude du système de chauffage établi par le docteur Van Hecke dans l'un des pavillons de l'hôpital Beaujon. In Ann. d'hygiène publ. et de méd. lég., 2e série, t. VII, p. 67. Paris, 1857. — Du même. Ventilation des navires. In Annales d'hygiène publ. et de méd. lég., 2e série, t. VIII, p. 113. Paris, 1857. — Guérard (A.). Sur l'explosion des appareils à eau, employés pour chauffer et ventiler les édifices publics ou particuliers. In Annales d'hygiène publ. et de méd. lég., 2e série, t. IX, p. 380. Paris, 1858. — Tripier (A.). Sur la ventilation des salles de spectacle. In Annales d'hygiène publ. et de méd. lég., 2e série, t. X, p. 67. Paris, 1858. — Kinnell. System of Ventilation. In Med. Times and Gazette, t. II, p. 467, 1858. — Gaudry (J.). Mémoire sur l'explosion d'un calorifère à eau et sur l'installation en général des calorifères ventilateurs dans les grands édifices publics, églises, etc. In Mém. de la Soc. des ing. civils, 1858. — Pettenkofer (Max von). Ueber den Luftwechsel in Wohngebäuden. München, 1858, et in Virchow's Archiv, Bd. XVI, S. 192, 1859. — Petit. Système d'assainissement par la ventilation naturelle. In Journal des connaissances méd. prat., t. XXVI, 1859. — Laurent et Thomas. De la ventilation des hôpitaux et des établissements publics. In Nouv. Annales de la construction, 1859. — Vernois et Grassi. Note sur le nouvel appareil de ventilation établi à l'hôpital Necker, d'après le système de M. Van Hecke.

In *Annales d'hygiène publ. et de méd. lég.*, 2ᵉ série, t. XI, p. 30. Paris, 1859. — Böhm (C.). *Zur Ventilationsfrage mit besonderer Rücksicht auf Spitäler.* In *Zeitschrift der Gesellschaft der Ærzte zu Wien*, neue Folge, Bd. II, S. 273, 369, 433, 1859. — Grassi. *Étude des appareils de chauffage et de ventilation établis à l'hôpital Necker.* In *Annales d'hygiène publ. et de méd. lég.*, 2ᵉ série, t. XI, p. 39. Paris, 1859. — Grassi et Grouvelle. *Réclamations relatives à la ventilation des hôpitaux.* In *Annales d'hygiène publ. et de méd. lég.*, 2ᵉ série, t. XII, p. 158. Paris, 1859. — Peclet (E.). *Traité de la chaleur considérée dans ses applications.* Paris, 1860. — Husson (E.). *Rapport sur le système de chauffage et de ventilation de M. le docteur Van Hecke.* Bruxelles, 1860. — Wolpert, *Principien der Ventilation und Luftheizung.* Braunschweig, 1860. — Haller (C.). *Die Luft und Erwärmung der Kinderstube und des Krankenzimmers*, 1860. — Reuleaux. *Der Meier'sche Vorrichtungsventilator.* In *OEsterreichische Zeitschrift für die Hygiene*, Bd. I, Heft 1, 1860. — Morin. *Rapport de la commission sur le chauffage et la ventilation des bâtiments du Palais de Justice.* Paris, 1861. — Hamal (Ch.). *De l'aérage considéré sous le triple point de vue hygiénique, économique et scientifique.* Paris, 1861. — Schärling. *Einige Anweisungen zur Verbesserung der Luft in den Wohnungen.* In *Henke's Zeitschrift*, 1861. — Böhm. *Der Versuchsbau und der Sonnenbrenner, nebst allgemeine Bemerkungen über Ventilation und Heizung*, 1862. — Morin. *Études sur la ventilation.* Paris, 1863. — Stahmann. *Die Ventilation in Krankenhäusern und ändern öffentlichen Anstalten.* In *Casper's Vierteljahrsschrift*, Bd. XXIV, S. 78, 227, 1863. — Angidoust. *La ventilation des hôpitaux.* Bruxelles, 1863. — Braun (Carl). *Ueber Luftwechsel, den neuen Ventilationsbau, mit Benutzung der natürlichen Temperatur-Differenzen*, etc. In *Zeitschrift der k. k. Gesellschaft der Ærzte in Wien*, t. XX, p. 165, 1864. — Saintpierre (C.). *Sur la production d'oxygène ozonisé par l'action mécanique des appareils de ventilation.* In *Montpellier médical*, t. XII, 1864. — Du Burguet. *Essai sur l'aérage du tunnel des Alpes au moyen de la pulvérisation de l'eau et de l'eau courante.* Riberac, 1864. — Gallard. *Aération, ventilation et chauffage des salles de malades dans les hôpitaux.* In *Union méd.*, 2ᵉ série, t. XXVI et XXVII, 1865. — Sicard. *Stand der Ventilationsfrage.* Wien, 1866. — Valerius (H.). *Les applications de la chaleur, avec un exposé des meilleurs systèmes de chauffage et de ventilation*, 1867. — Piarron de Montdésir et Lemaitre. *Communication relative à la ventilation par l'air comprimé.* In *Mémoire présenté à la Société des ingénieurs civils.* Paris, 1867. — Du Mesnil. *Ventilation du Palais de l'Industrie.* In *Annales d'hygiène publ. et de méd. lég.*, 2ᵉ série, t. XXVIII, p. 433. Paris, 1867. — Chaumont (De). *On Ventilation of cubic Space.* In *Edinb. Med. Journ.*, t. XII, p. 1024, 1867. — Schinz. *Die Heizung und Ventilation in Fabrikgebäuden*, 1868. — Robillard. *Extrait d'un rapport sur le système de chauffage dit système Regnault.* In *Recueil de mémoires de méd. milit.*, 3ᵉ série, t. XX, 1868. — Fresca. *Procès-verbal des expériences de ventilation par l'air comprimé faites au Conservatoire des Arts et Métiers.* Paris, 1868. — Gallard. *Sur les applications hygiéniques des différents procédés de chauffage et de ventilation.* In *Annales d'hygiène publ. et de méd. lég.*, 2ᵉ série, t. XXX, p. 74, 1868, et t. XXXI, p. 293. Paris, 1869. — Degen. *Practisches Handbuch für Einrichtungen der Ventilation und Heizung von öffentlichen und Privatgebäuden*, etc. München, 1869. — Leeds. *Lectures on Ventilation*, 1869. — Castarède-Lamarthe. *Du chauffage et de la ventilation des habitations privées.* Thèse de Paris, n° 34, 1869. — Schenk. *Die Luft in den Schulen.* Würzburg, 1870. — Woestyn (C.). *Des moyens de détruire les miasmes contagieux, tant dans l'air des salles que dans celui qui est expulsé*, etc. In *Comptes rendus de l'Académie des sciences*, t. LXX, p. 560, 608, 673, 1870. — Berger. *Ueber Heizung und Ventilation der Alten.* In *Virchow's Archiv*, Bd. L, S. 57, 1870. — Du même. *Moderne und antike Heizungs- und Ventilations Methoden.* In *Virchow-Holgendorf'sche Vorträge*, Heft 112, 1870. — Breiting (Karl). *Die Luft in Schulzimmern.* In *Deutsche Vierteljahrsschrift, für öffentliche Gesundheitspflege*, II, 1870. — Märker (Max). *Untersuchungen über natürliche und künstliche Ventilation, vorzüglich in Stallgebäuden, sowie über die Porosität einiger Baumaterialen.* Göttingen, 1871. — Leeds (Lewis-W.). *A Treatise on Ventilation.* Philadelphia. 1872. — Jarvis (Ed.). *Ventilation of Dwellings and Sick-rooms.* In *Boston Med. and Surg. Journal*, 1872. — Joly. *Traité prat. du chauffage, de la ventilation*, etc. Paris, 1872. — Stede u. Niemeyer. *Boden-Ventilation als Schutzmittel wider Cholera und Typhus*, 1873. — Euler. *Heizung und Ventilation.* In *Berliner Industrieblätter*, 1871-1873. — Oppenr. *Ueber Deckeventilation und Reiterdach.* In *Deutsche Klinik*, n° 30, 1873. — Coulier. *Ventilation économique et chauffage des cafés, salles d'asile*, etc. In *Annales d'hygiène publ. et de méd. lég.*, 2ᵉ série, t. XXXIX. Paris, 1873. — Ross (G.). *On the Ventilation of Schools*, etc. In *Med. Times and Gaz.*, vol. I, 1873. — Lohmayer. *Heckmann's Heizungs- u. Ventilations-System.* In *Wiener med. Presse*, S. 1200, 1873. — Niemeyer (P.). *Ueber Theorie und Praxis von Ventilation u. Heizung*, etc. In *Monatsblatt für med. Statistik u. öffentl. Gesundheitspflege*, n° 1, 1874. — Herter (G.). *Ueber die Ventilation öffentlicher Gebäude.* In *Vierteljahrsschrift für gerichtliche Medicin* und öffentliche Sanit., XXI, 1874. — Morin. Manuel pratique du chauffage et de la ventilation. Paris, 1874. — Joly (Ch.). Traité pratique du chauffage, de la ventilation et de la distribution des eaux. Paris, 1874. — Devillez. Ventilation des mines. Mons, 1875. — Bosc (Ernest). Traité complet, théorique et pratique, du chauffage et de la ventilation des habitations particulières et des édifices publics. Paris, 1875. — Fisher (T.-W.) and Nichols (W.-R.). Ventilation of Railroad-cars. In Sixth Annual Report of Massachusetts Board of Health, 1875. — Virchow (Rud.). Gutachten der wissenschaftlichen Deputation über die zweckmässigste Ventilation und Heizung der Schulzimmer. In Zeitschrift für gerichtliche Medicin, 1875. — Drysdale and Hayward. Supplement to Health and Comfort in House-Building, or Ventilation with Warm Air by Self-Acting Suction Power. London, 1876. — Leeds (Lewis-W.). A Treatise on Ventilation. New Edit., Philadelphia, 1876. — Wolfflügel. Heizung und Ventilation der Eisenbahnwaggons. In Zeitschrift für Biologie, Bd. XII, S. 565, 1876. — Kedzie (R.-C.). Ventilation of Railroad-cars. In Fourth Report of Michigan Board of Health, 1876. — Strohmayer (Leopold). Heizung, Ventilation und Wasserleitung, Bericht über die Weltausstellung in Philadelphia, 1876. — Gérardin (A.). Ventilation des voitures circulant sur les voies ferrées. In Annales d'hygiène publ. et de médecine lég. Paris, 1876. — Wolffhügel (Gustav). Ueber die Prüfung von Ventilations-Apparaten. München, 1876. — Fischer (Hermann). Bericht über die Ausstellung von Heizungs- und Lüftungs-Anlagen in Cassel. In Dingler's polytechnisches Journal, Bd. 226, Heft 3, und in früheren Heften, 1877. — Bodemer. Ventilationskamin. Zschopau, 1877. — Munde. Zimmerluft, Ventilation und Heizung. Leipzig, 1877. — Hæsecke. Theoretisch-practische Abhandlung über Ventilation in Verbindung mit Heizung. Berlin, 1877. — Lang (Karl) und Wolffhügel (Gustav). Ueber Lüftung und Heizung von Eisenbahnwagen. In Zeitschrift für Biologie, XII, 1877. — Lunge. Zur Frage der Ventilation mit Beschreibung des minimetrischen Apparates zur Bestimmung der Luftvereinigung. Zürich, 1877. — Lang. Ueber natürliche Ventilation und Porosität von Baumaterialen. Stuttgart, 1877. — Wolpert. Leitfaden zum Verständniss der Heizung und Ventilations-Apparate. Stuttgart, 1877. — Du même. Ueber die saugende Wirkung des Windes an Rohrmündungen. In Zeitschrift für Biologie, Bd. XIII, S. 406, 1877. — Märcker. Untersuchungen über die Diffusion von Kohlensäure durch poröse Scheidewände. In Supplementheft der landwirthschaftlichen Jahrbücher, 1877. — Bordiau. Quels sont les meilleurs systèmes de chauffage et de ventilation des locaux destinés à recevoir un grand nombre de personnes, tels que fabriques, ateliers, salles de spectacle, écoles, crèches, salles d'hôpitaux, etc. ? In Congrès international d'hygiène, de sauvetage et d'économie sociale de Bruxelles, t. I, p. 247. Paris-Bruxelles, 1877. — Serta. Mémoire sur le chauffage et la ventilation des voitures à voyageurs. In Congrès international d'hygiène, de sauvetage et d'économie sociale de Bruxelles, t. I, p. 253. Paris-Bruxelles, 1877. — Somasco. Mémoire sur le chauffage et la ventilation. In Congrès international d'hygiène, de sauvetage et d'économie sociale de Bruxelles, t. I, p. 256. Paris-Bruxelles, 1877. — Phéné. Mémoire sur la nécessité d'améliorer la ventilation dans les mines de houille. In Congrès international d'hygiène, de sauvetage et d'économie sociale de Bruxelles, t. II, p. 169. Paris-Bruxelles, 1877. — Lenthold. Quel est le meilleur système de ventilation des wagons d'ambulance? In Congrès international d'hygiène, de sauvetage et d'économie sociale de Bruxelles, t. II, p. 259. Paris-Bruxelles, 1877. — Peltzer, Hirsch, Wolffhügel. Débat sur le meilleur système de ventilation des wagons au Congrès d'hygiène de Bruxelles. In Congrès international d'hygiène, de sauvetage et d'économie sociale de Bruxelles, t. II, p. 263. Paris-Bruxelles, 1877. — Wazon (A.). Chauffage et ventilation des édifices publics et privés. In Rapports sur l'Exposition universelle de 1878. Paris, 1878. — Ferrini. Technologie der Wärme, Feuerungsanlagen, Ventilations, etc., etc., übersetzt von Schröter. Jena, 1878. — Wolpert (Ad.). Théorie und Praxis der Ventilation und Heizung, 2. Auflage. Braunschweig, 1878. — Sander (Friedr.). Ueber die Principien der Ventilation und Heizung mit besonderer Rücksicht auf die Ausstellung in Cassel. In Niederrhein. Correspond.-Blatt für öffentliche Gesundheitspflege, VII, 1878. — Briggs (Robert). Report on the Ventilation of the Hall of Representatives and of the South Wing of the Capital of the United States, 1878. — Tomlinson (Ch.). A rudimentary Treatise on Warming and Ventilation, 1878. — Recknagel (C.). Ventilation der Wohnungen. In Deutsche Vierteljahrsschrift für öffentliche Gesundheitpflege, Bd. XI, Heft 2, 1879. — Du même: Theorie des natürlichen Luftwechsels. In Zeitschrift für Biologie, Bd. XI, S. 1, 1879. — Hudelo. Des orifices d'accès et de sortie de l'air dans la ventilation. In Bulletin de la Soc. de méd. publique et d'hygiène professionnelle, février 1879. — Cowles (Ed.). Contribution to the Study of Ventilation. In Tenth Annual Report of Massachusetts Board of Health, 1879. — Gubler et Napias. Ventilation des ateliers. In Congrès international d'hygiène de Paris, t. I, p. 619. Paris, 1880. — Geneste, Herscher et Somasco. Sur la condition de l'air qu'il convient d'introduire dans les habitations chauffées et ventilées artificiellement. In Congrès international d'hyg. de Paris, t. II, p. 299. Paris, 1880. — De Delschau, Bourdin,

Hudelo. *Discussion sur la condition de l'air qu'il convient d'introduire dans les habitations chauffées et ventilées artificiellement.* In *Congrès intern. d'hyg. de Paris*, t. II, p. 307. Paris, 1880. — De Derschau. *Sur le contrôle à établir dans les installations de chauffage et de ventilation.* In *Congrès internat. d'hygiène de Paris*, t. II, p. 310. Paris, 1880. — Bouvet (A.), Rotu de Londres, Trélat, Janssens, De Derschau. *Discussion sur le contrôle à établir dans les installations de chauffage et de ventilation.* In *Congrès internat. d'hyg. de Paris*, t. II, p. 313. Paris, 1880. — Peggs (W.). *Expériences faites à l'observatoire royal de Kew (Angleterre) sur les capuchons ventilateurs.* In *Congrès internat. d'hygiène de Paris*, t. II, p. 333. Paris, 1880. — Tollet (C.). *Sur les logements collectifs, hôpitaux, casernes, etc.* In *Congrès internat. d'hyg. de Paris*, t. II, p. 350. Paris, 1880. — Layet (A.). *Note sur les coefficients d'aération ou sur le renouvellement d'air nécessaire pour prévenir les effets de l'encombrement humain dans les espaces habités.* In *Revue d'hygiène et de police sanitaire*, n° 12, 1880. — Herscher (Ch.), Vallin, Hudels, Trélat (Émile), André (O.). *Discussion sur les coefficients d'aération.* In *Revue d'hygiène et de police sanitaire*, t. III, p. 201, 1881. — Layet (A.). *Sur la ventilation des tunnels.* In *Gazette hebdomadaire des sciences médicales de Bordeaux*, 26 mai 1881. — Zuber (C.). *Des gaz d'égout et de leur influence sur la santé publique.* In *Revue d'hygiène et de police sanitaire*, t. III, p. 648, 1881. — Rozsahegyi (A. von). *Ueber die Luftbewegung in den Münchener Sielen.* In *Zeitschrift für Biologie*, t. XXV, p. 25, 1881. — Martin (A.-J.). *L'exposition internationale médicale et sanitaire de Londres.* In *Revue d'hygiène et de police sanitaire*, t. III, p. 1003, 1881. — Courtois (A.-H.). *Note sur la détermination des dimensions et des éléments d'allures des ventilateurs à force centrifuge.* In *Génie civil*, p. 368, 15 juin 1882. — Poucuet. *Le nouveau théâtre de Genève, chauffage, ventilation mécanique*, etc. In *Génie civil*, p. 505, sept. 1882. — Napias (H.) et Martin (A.-J.). *Édifices publics, chauffage et ventilation.* In *l'Étude et les progrès de l'hygiène en France de 1878 à 1881*, p. 212, Paris, 1882. — Soffit (J.). *Ventilation par refroidissement; étude sur la ventilation des salles de réunion, et particulièrement des salles d'école, des casernes, des hôpitaux, des logements d'animaux dans les fermes et des wagons.* Paris, 1882. — Trélat (Émile). *Influence exercée par la porosité des murs sur la salubrité des habitations et précautions qu'elle suggère.* In *Congrès internat. d'hygiène et de démographie de Genève*, t. II, p. 370. Genève, 1883. — Smith (Adolph), Vallin, Van Overbeck de Meyer, Trélat (É.), Herscher, De Suzor. *Discussion sur l'influence exercée par la porosité des murs.* In *Congrès internat. d'hygiène et de démographie de Genève*, t. II, p. 370. Genève, 1883. — Radau (R.). *Les vêtements et les habitations dans leurs rapports avec l'atmosphère.* In *Revue des Deux Mondes*, 15 juillet 1883. — Martin (A.-J.). *De quelques appareils nouveaux pour le chauffage et la ventilation des voitures.* In *Revue d'hygiène et de police sanitaire*, t. V, p. 104, 1883. — Vallin (E.). *Contrôle expérimental du théorème de Donkin, Lenz, Herscher, sur les coefficients de ventilation.* In *Revue d'hygiène et de police sanitaire*, t. V, p. 951, 1883. — Herscher (Ch.), Hudelo, Lunier. *Discussion sur les coefficients de ventilation à la Soc. de médecine publique.* In *Revue d'hygiène et de police sanitaire*, t. V, p. 1020, 1883. — Vallin (E.). *L'Exposition internationale d'hygiène à Londres.* In *Revue d'hygiène et de police sanitaire*, t. VI, p. 724, 1884. — Du même. *Congrès d'hygiène de La Haye.* In *Revue d'hygiène et de police sanitaire*, t. VI, p. 772, 1884. — Et tous les traités généraux d'hygiène. E. B.-S.

VENTOUSES. (*Ventosa*, de *ventus*, vent, air; *cucurbitulæ*). Nom qui a été donné à un petit appareil destiné à faire momentanément le vide sur une surface plus ou moins circonscrite du corps, de manière à y provoquer un appel fluxionnaire dans un but thérapeutique. Chez les Anciens on se servait, à cet effet, de cornes ouvertes par les deux bouts, la grande ouverture étant appliquée sur la peau et la petite étant bouchée avec de la cire, après qu'on avait soustrait l'air par succion, ou de petits vases métalliques ou en toute autre matière, à orifice rétréci en goulot, dans lesquels on jetait préalablement une mèche enflammée. Depuis très-longtemps on ne se sert plus que de petites cloches en verre, de forme hémisphérique, d'une dimension qui ne dépasse guère de 5 à 10 centimètres de diamètre, un peu rétrécies à l'orifice fait en forme de goulot, à rebords mousses et épais, évasés vers le fond surmonté d'un bouton pour en faciliter le maniement. A défaut de ce petit appareil et en cas d'urgence on se sert très-bien d'un verre à bordeaux ou même d'un grand verre commun à pied. Pour faire le vide dans ces appareils, au moment de les appliquer, on les pose pen-

dant quelques instants au-dessus de la flamme d'une lampe à alcool, ou bien
on projette dans leur intérieur des brins de papier, d'étouppe ou de ouate,
imbibés d'alcool, que l'on allume immédiatement avant l'application. On se sert
avec plus d'avantage encore de ventouses à pompe, verres à ventouse portant à
leur sommet une armature métallique munie d'un robinet, sur laquelle se visse
un petit corps de pompe aspiratrice dont on fait mouvoir le piston jusqu'à soulèvement suffisant du tégument et des tissus sous-jacents, après quoi on ferme
le robinet qui, ouvert, établissait une communication entre la ventouse et le
corps de pompe. C'est, sans contredit, le meilleur moyen pour faire le vide le
plus complet et avec le plus de sûreté, sans risquer de brûler les malades.
Enfin on peut se servir aussi, pour le même objet, de la ventouse Blatin en
caoutchouc vulcanisé, dans laquelle le vide se fait par le retour élastique des
parois, de la ventouse à leur forme et à leur dimension naturelle après pression
préalable, ou de la *terabdelle* de Damoiseau, ou de la ventouse Charrière,
consistant en une ventouse ordinaire en verre munie d'un robinet sur lequel se
visse une poire de caoutchouc.

Quel que soit le procédé mis en usage, dès que le vide est fait ou va se faire
dans la ventouse, on applique le plus hermétiquement possible, par une assez forte
pression, le rebord mousse de l'orifice de la ventouse sur la peau, de manière à
intercepter toute pénétration d'air. Presque aussitôt le tégument est congestionné et soulevé par l'afflux des liquides dans les tissus sous-jacents et forme
sous la ventouse une tuméfaction qui la remplit en partie. Dès qu'on juge que
la durée de l'opération a été suffisante, ce qui ne demande pas généralement
plus de quelques minutes, il suffit, pour la faire cesser, de presser du doigt
l'un des points circonférentiels de la peau, en même temps que l'on cherche
à renverser la ventouse par le bouton qui la surmonte, pour faire rentrer l'air
dans l'appareil et le détacher. Si l'on se sert d'une ventouse à pompe, il suffit
de tourner le robinet dont la fermeture avait intercepté toute communication
avec l'air extérieur. La tuméfaction s'affaisse aussitôt, mais incomplétement
et non sans conserver des traces de l'opération, telle qu'une congestion de la
peau, parfois même avec ecchymose, qui persiste assez longtemps.

Lorsque l'application de la ventouse, telle que nous venons de la décrire, est
faite sans autre opération préalable ou consécutive, elle constitue ce que l'on
appelle la ventouse sèche. L'effet de l'application de plusieurs ventouses sèches
soit simultanées, soit successives et à courts intervalles, est une dérivation qui
ne manque pas d'une certaine puissance, et dont l'efficacité est manifeste
lorsqu'elle est faite conformément à certaines indications.

Veut-on obtenir en même temps que cet effet de dérivation fluxionnaire et
irritative une déplétion sanguine, on pratique préalablement sur les portions de
téguments qui devront être recouvertes par les ventouses ou immédiatement
après une première application de ventouse sèche, des mouchetures ou scarifications légères soit avec la pointe d'une lancette, la lame d'un bistouri convexe,
ou avec un scarificateur à ressort, dit *scarificateur Larrey*. Ce sont là les ventouses scarifiées. On obtient les mêmes résultats avec d'autres appareils spéciaux
tels que le *bdellomètre* de Sarlandière, se composant d'un scarificateur mécanique
contenu dans une ventouse à pompe et pouvant être élevé et abaissé dans l'intérieur de la ventouse, sans qu'il soit nécessaire de la déplacer, soit avec la *terabdelle* de Damoiseau (*voy.* le mot BDELLOMÈTRE).

L'usage des ventouses remonte très-loin dans le temps. Hippocrate en faisait usage et en a signalé notamment les bons effets, soit pour arrêter des hémorrhagies utérines, soit pour combattre l'angine ou pour décongestionner une articulation tuméfiée. Il avait également recours en diverses circonstances aux ventouses scarifiées. C'est par de grandes ventouses appliquées sur les hypochondres que Galien arrêtait les hémorrhagies nasales. Celse, dans le livre II, § 10, du *Traité de la médecine*, a formulé le mode d'emploi et les indications des ventouses dans les maladies chroniques comme dans les maladies aiguës et surtout dans les affections locales. Leur usage est toujours resté depuis dans la pratique. Les ventouses sèches ou scarifiées sont un des agents les plus efficaces de la méthode mise en œuvre dans tous les cas où il y a indication de soustraire momentanément à la circulation générale une certaine quantité de sang qui devra rester quelque temps séquestrée dans un point plus ou moins éloigné du foyer morbide, sans qu'il en résulte une déperdition, c'est-à-dire dans les cas d'hyperémie, de congestions récentes, légères, ou même violentes, mais mobiles et passagères, surtout dans les congestions avec tendance hémorrhagique; dans les cas d'inflammations peu intenses survenant chez des débilités, dans les bronchites aiguës, les pleurésies sèches, dans les congestions hépatiques, dans les engorgements spléniques consécutifs aux fièvres palustres, dans les congestions pulmonaires des tuberculeux et généralement dans les congestions secondaires des fièvres graves. Dans ces diverses circonstances les ventouses sèches multiples et répétées à des intervalles rapprochés produisent habituellement de très-bons résultats.

On les a appliquées également avec avantage dans certains cas de métrite, d'aménorrhée, etc.

On a encore eu recours aux ventouses dans les cas de piqûres et morsures virulentes ou venimeuses, soit pour arrêter l'absorption des produits inoculés, soit pour en atténuer les effets, en attendant l'emploi de moyens plus énergiques. Des expériences faites sur des enfants vaccinés ont prouvé que, si les ventouses ne s'opposent pas à l'absorption du vaccin, elles en retardent du moins les effets. N'en dût-on obtenir que ce résultat, cette pratique peut rendre encore de grands services.

Les ventouses scarifiées, spoliatives en même temps que dérivatives, sont surtout indiquées dans les cas d'inflammation locale intense d'un organe ou viscère important, en ayant égard toutefois à l'état des forces du sujet. Certaines affections chroniques, telles que les arthrites, avec ou sans épanchement, des névralgies rebelles, peuvent être combattues avec avantage par ce moyen (*voy.* pour l'usage et les effets des grandes ventouses l'article HÉMOSPASIE).   BROCHIN.

VENTRICULES DU CERVEAU (ANATOMIE). § 1. APERÇU EMBRYOLOGIQUE. On appelle ventricules cérébraux l'ensemble des cavités formées dans l'encéphale aux dépens de l'extrémité antérieure du canal qui occupe le centre du névraxe embryonnaire. Cependant on distingue quelquefois les ventricules du cerveau proprement dit du ventricule du cervelet ou 4e ventricule. Bien que le développement de ces cavités ait été le sujet d'une étude complète dans ce Dictionnaire (*voy.* ENCÉPHALE), nous devons le rappeler en quelques mots, car l'embryologie est ici inséparable de l'anatomie descriptive.

Le cerveau de l'embryon est formé au début de trois dilatations du tube cérébro-spinal, qui se succèdent d'avant en arrière et qu'on nomme *vésicule cérébrale antérieure* (prosencéphale), *vésicule cérébrale moyenne* (mésencé-

phale) et *vésicule cérébrale postérieure* (métencéphale). Ce stade primitif est
de courte durée. La vésicule antérieure émet au devant d'elle un bourgeon
creux, d'abord unique, qui ne tarde pas à être divisé par un sillon longitudinal
en deux parties symétriques, rudiments des hémisphères cérébraux : ce sont les
vésicules hémisphériques (prosencéphale secondaire). Celles-ci restent unies au
fond du sillon antéro-postérieur par une lame nerveuse, la *lame unissante* (*lt*,
fig. 1, II). Les cavités des vésicules hé-
misphériques formeront les *ventricules
latéraux*. La partie centrale de la vésicule antérieure porte maintenant le
nom de *cerveau intermédiaire*. Celui-ci
donnera naissance aux couches optiques
et au *ventricule moyen* (thalamencéphale), qui continue à communiquer avec
chaque ventricule latéral, d'abord par
une fente assez large, plus tard par un
simple orifice, fente et *trou de Monro*.
Il est important de noter aussi, pour
l'intelligence des modifications ultérieures, que la lame qui unit au fond
de la scissure médiane les deux hémisphères se continue en arrière avec le
toit du cerveau intermédiaire, limite en
avant la cavité du ventricule moyen
et se prolonge jusqu'à la région du
chiasma où elle prend le nom de *lame
terminale* (*lt*, fig. 1, II).

La vésicule moyenne ne se segmente
pas, mais ses parois s'épaississent au
point de réduire la cavité à un simple

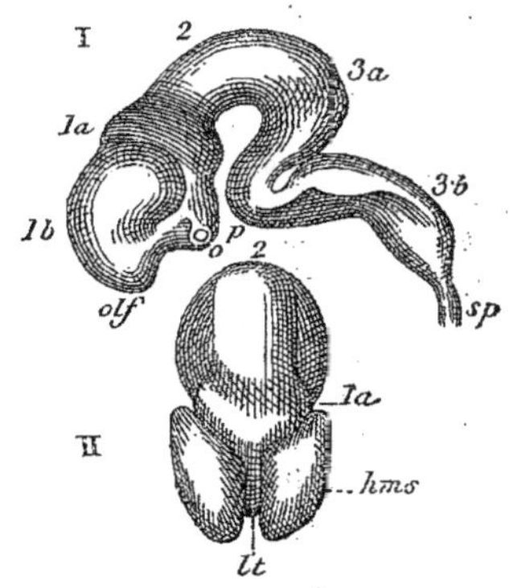

Fig. 1. — *Cerveau d'un embryon humain de
six semaines* (d'après Milhalkovics). — Gros-
sissement 3/1. — I, vu de côté. II, vu de face.

1a, cerveau intermédiaire. — 1b, cerveau antérieur secondaire. — hms, vésicule hémisphérique. — lt, lame unissante, lame terminale.
— 2, cerveau moyen. — 3a, cerveau postérieur secondaire. — p, flexion du pont. —
3b, arrière-cerveau. — sp, moelle. — olf, lobe
olfactif.

canal qui sera l'*aqueduc de Sylvius*. La vésicule postérieure se partage en *cerveau postérieur secondaire* (métencéphale) ou vésicule du cervelet, et en
arrière-cerveau (épencéphale), ou vésicule du bulbe, mais cette segmentation
assez superficielle laisse indivise la cavité du cerveau postérieur primitif qui
formera le *quatrième ventricule*.

§ II. VENTRICULES LATÉRAUX. A. *Mode de formation*. Le ventricule latéral
n'est d'abord qu'une simple cavité hémisphérique; la forme compliquée qu'il
présente à l'état définitif résulte de modifications qui s'effectuent dans les
rapports, la forme et la capacité des vésicules primitives. Celles-ci en effet ne
tardent pas à s'accoler par leur face interne immédiatement au devant de la
lame unissante, dans un champ triangulaire, à sommet antérieur, à base
concave dirigée en arrière. Il se forme ainsi entre les deux ventricules une
cloison qui sera le *septum lucidum*. La soudure des hémisphères toutefois n'a
pas lieu sur toute l'étendue de la cloison, mais suivant ses trois bords seulement,
de sorte qu'au centre du septum persistera une cavité qui n'est en rien comparable aux ventricules cérébraux et ne communiquera pas avec eux. C'est à tort
qu'on l'a nommée ventricule de la cloison ou 5e ventricule.

En même temps que se développe le septum, et déjà même auparavant, les vésicules hémisphériques ont changé de forme par suite de leur accroissement irrégulier. Tandis que leur base, d'où naîtra l'insula de Reil, s'épaissit, leur partie postéro-supérieure s'étend d'avant en arrière. Il résulte de là que la vésicule et la cavité qu'elle contient se développe en arc de cercle autour d'une région basilaire presque fixe. Le ventricule prend ainsi la forme d'un fer à cheval à convexité postérieure. Quand, au quatrième mois, paraît le lobe occipital, la cavité ventriculaire y pousse un prolongement et se trouve ainsi fixée dans sa forme, sinon dans ses dimensions définitives. Celles-ci en effet diminuent graduellement. Ce rétrécissement a des causes multiples.

1° La paroi inférieure de la vésicule hémisphérique s'épaissit pour former le *corps strié*, qui se soude aux parois du cerveau intermédiaire devenues couches optiques. Le ventricule est ainsi rétréci par en bas.

2° La faux primitive du cerveau refoule de chaque côté devant elle la face interne des hémisphères sur laquelle se creuse une dépression profonde qui contient un prolongement des enveloppes cérébrales et qu'on nomme *scissure choroïdienne*. Celle-ci suit la courbure du ventricule et s'étend du trou de Monro à la pointe du lobe sphénoïdal. C'est en pénétrant dans cette scissure que les dépendances de la faux primitive envahissent les ventricules pour former les plexus choroïdes.

3° Les cavités ventriculaires sont rétrécies également par la production à leur intérieur de plis saillants qui correspondent à des sillons de la surface des vésicules. D'abord paraît la *scissure d'Ammon* (Mihalkovics) et le *pli d'Ammon*. La scissure d'Ammon est située au-dessus de celle que la faux primitive a creusée sur la face interne des vésicules et lui est parallèle. Le pli d'Ammon ne restera visible chez l'adulte que dans la corne sphénoïdale, où il formera le *grand hippocampe*.

La scissure calcarine se dessine ensuite sur le lobe occipital et produit dans le ventricule une saillie qui sera l'*ergot de Morand*.

4° Enfin, l'apparition du système commissural donne au ventricule sa forme définitive. La scissure choroïdienne en bas, la scissure d'Ammon en haut, limitent une circonvolution assez large dite *circonvolution arquée*. Celle-ci ne tarde pas à être divisée par un sillon longitudinal en deux parties superposées : l'arc *marginal supérieur* et l'arc *marginal inférieur*. Au devant du sommet convexe du *septum lucidum*, sur son bord inférieur et supérieur, naissent des fibres transversales qui vont former un système commissural important nommé le *corps calleux*. Celui-ci se développe d'avant en arrière entre les deux arcs marginaux. Il résulte de cet accroissement antéro-postérieur qu'une partie de la faux primitive se trouve incluse dans le cerveau où elle deviendra la toile choroïdienne, bien que, comme on le verra, elle soit en réalité en dehors de toute cavité encéphalique primitive.

D'autre part, l'arc marginal supérieur situé au-dessus du corps calleux restera forcément extérieur aux ventricules, pour devenir le *tractus de Lancisi* et le *corps godronné*, tandis que l'arc inférieur, placé sous la commissure, se soudera, dans une partie de son trajet, à celui du côté opposé, pour donner naissance au trigone et à ses piliers postérieurs. Les piliers antérieurs se forment aux dépens de la lame unissante, en arrière du bord postérieur du *septum lucidum*.

Toutes les parties qui entrent dans la constitution des ventricules latéraux nous sont maintenant connues.

B. *Anatomie descriptive.* La configuration générale du ventricule latéral, si compliquée au premier abord, paraît très-simple, si l'on suit les différentes phases de sa formation. Au fur et à mesure qu'autour de la région axiale le manteau des hémisphères s'étend en avant, puis en arrière et en bas, leur cavité se prolonge dans le même sens. Aussi, quand les gros ganglions de la base se sont développés sur le trajet des pédoncules cérébraux et soudés entre eux, chaque ventricule figure un canal elliptique enroulé autour de ces parties et mérite bien alors le nom de canal circumpédonculaire. Il commence dans l'épaisseur du lobe antérieur du cerveau, un peu en avant du ventricule moyen, derrière l'extrémité antérieure réfléchie du corps calleux; de là il se dirige en arrière et en dehors en décrivant une courbe dont la convexité regarde en dedans (fig. 2); arrivé vers le bourrelet du corps calleux, il change de direction, se contourne d'arrière en avant, de haut en bas, et un peu de dedans en dehors, et vient se terminer derrière la pointe du lobe sphénoïdal, immédiatement en arrière du quadrilatère perforé, en convergeant légèrement à son extrémité vers celui du côté opposé.

Ce canal ne revient donc pas à son point de départ, mais l'ellipse qu'il décrit est interrompue en bas et en avant, au niveau de la région qui a servi de pivot à l'accroissement de l'hémisphère. Il faut ajouter encore qu'au moment de sa réflexion il envoie en arrière un diverticule qui s'enfonce dans l'épaisseur du lobe occipital.

On peut donc distinguer à chaque ventricule trois régions : une supérieure et antérieure ou corne *fronto-pariétale*, une inférieure et réfléchie ou corne sphénoïdale, une postérieure ou occipitale. Ces trois cornes présentent en arrière une région commune à laquelle nous donnerons le nom de carrefour ventriculaire. Situés symétriquement de chaque côté de la ligne médiane, les ventricules latéraux sont séparés l'un de l'autre, mais communiquent entre eux par l'intermédiaire du ventricule moyen.

1° *Corne fronto-pariétale.* La corne fronto-pariétale a une longueur totale d'environ 60 à 70 millimètres (Schwalbe). Par son extrémité antérieure, elle est distante de 1 à 2 millimètres de la face interne de l'hémisphère, dont elle s'écarte en arrière de 25 à 30 millimètres. Les deux cornes fronto-pariétales divergent donc fortement par leur extrémité postérieure. Elles sont séparées en avant de la surface du cerveau par une épaisseur de 30 millimètres de substance nerveuse et restent à une distance à peu près égale de

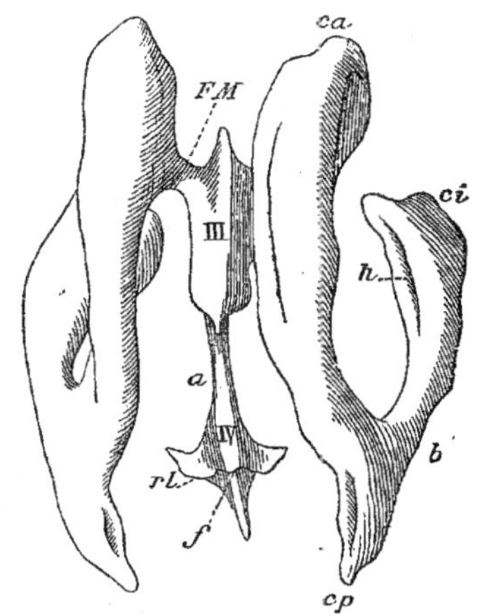

Fig. 2. — *Moule des ventricules* (d'après Welcker (emprunté à Schwalbe).

IV, quatrième ventricule. — *f*, fastigium ou tente du quatrième ventricule. — *rl*, recessus latéraux. — *a*, aqueduc de Sylvius. — III, troisième ventricule. — FM, orifice de communication du troisième ventricule avec le ventricule latéral. — *ca*, corne antérieure du ventricule latéral. — *cp*, corne postérieure. — *ci*, corne inférieure avec *h*, empreinte du pied d'hippocampe. — *b*, carrefour ventriculaire.

sa face supérieure. On peut diviser la corne fronto-pariétale en deux segments assez dissemblables, l'un antérieur, l'autre postérieur. L'antérieur répond à la région des hémisphères où s'est développée la cloison transparente; le postérieur comprend toute la partie située en arrière du trou de Monro. Tous les deux offrent ceci de commun que leur paroi supérieure est formée par la face inférieure du corps calleux, leur paroi inférieure par les renflements ganglionnaires du corps opto-strié, leur bord externe par la convergence de ces deux parois. La différence essentielle entre ces deux segments, c'est qu'en dedans l'antérieur est limité par une véritable face, le *septum lucidum*, et le postérieur par un simple bord. Nous décrirons d'abord le segment postérieur, de structure beaucoup plus compliquée.

Segment postérieur. La longueur est de 50 à 55 millimètres, c'est-à-dire de la moitié environ de la longueur totale de la corne. Il présente la forme d'une fente horizontale à laquelle on peut, comme nous l'avons dit, décrire deux parois, l'une supérieure, l'autre inférieure, et deux bords, l'un externe et l'autre interne.

La paroi inférieure est occupée dans toute la longueur de sa moitié externe par une masse grise, légèrement saillante, qui est une dépendance du corps strié : c'est le *noyau caudé* ou intra-ventriculaire du corps strié. Il a la conformation d'une virgule dont la grosse extrémité ou tête est dirigée en avant. La partie effilée du noyau ou queue se prolonge en arrière jusque dans le plafond de la corne sphénoïdale. Si l'on incise le noyau gris, on trouve sous sa coupe elliptique des fibres blanches qui font partie du prolongement intra-cérébral du pédoncule et constituent cette région connue sous le nom de capsule interne. En dehors de la capsule se trouve un second noyau du corps strié, le noyau lenticulaire, que nous n'avons pas à décrire parce qu'il n'appartient pas au ventricule (*voy.* CORPS OPTO-STRIÉS).

En dedans du noyau caudé le plancher ventriculaire est formé par les couches optiques. La partie externe de la face supérieure de la couche optique entre seule dans la constitution du ventricule latéral, où elle se présente sous l'aspect d'une zone triangulaire qui contraste par sa blancheur avec la couleur grise du noyau caudé, et porte sur son extrémité antérieure une saillie désignée sous le nom de *corpus album subrotondum* ou de *tuberculum anterius* (Vicq-d'Azyr). C'est à cette saillie que répond le centre antérieur ou olfactif de Luys.

Entre la face supérieure de la couche optique et le corps strié existe sur le plancher du ventricule un sillon oblique d'arrière en avant et de dehors en dedans, qui loge un tractus blanchâtre d'une structure complexe. Il contient en allant de haut en bas :

1° Une lamelle blanche que l'on décrit d'ordinaire, sous le nom de *lame cornée*, comme un épaississement de la membrane épendymaire, mais qui est formée, en partie, de fibres nerveuses tapissées par l'épithélium de l'épendyme;

2° La veine du corps strié;

3° Plus profondément une nouvelle bandelette de fibres longitudinales que les auteurs désignent du nom de *tænia semi-circularis*. On voit donc qu'il faut considérer le tractus logé dans le sillon opto-strié comme un faisceau nerveux contenant dans son épaisseur la veine du corps strié; la largeur est en moyenne de 4 millimètres à son origine, de 2 millimètres dans le reste de son étendue. Les fibres qui le composent naîtraient, pour Luys, du centre olfactif de la couche optique; pour Meynert, elles émergeraient de la tête du noyau caudé; pour

Schwalbe, du pilier du trigone et du fond du segment antérieur de la corne
frontale; ce qui est certain, c'est que le *tænia semi-circularis* se recourbe en
arrière avec le prolongement du noyau caudé, l'abandonne alors pour suivre le
plafond de la corne sphénoïdale et se termine dans la substance grise du crochet
terminal de la circonvolution de l'hippocampe, au niveau du noyau amygdalien,
qui lui-même est en relation avec la racine externe du nerf olfactif.

Quant à la veine du corps strié, elle quitte le sillon opto-strié pour se rendre
au trou de Monro et repose directement sur la saillie antérieure de la couche
optique. Dans son trajet, elle reçoit une série de petites veines qui rampent sur
la face convexe du noyau caudé. Deux de ces veines sont plus larges et à peu
près constantes; elles viennent de la tête du noyau ventriculaire.

Sur le plancher du ventricule nous trouvons encore, reposant sur la face supérieure de la couche optique, les plexus choroïdes et la bandelette geminée ou
moitié du trigone. Celle-ci est représentée par un faisceau blanc longitudinal
qui est en contact sur la ligne médiane avec la face inférieure du corps calleux.
En dehors de la surface d'adhésion, le trigone s'écarte du corps calleux pour se
mettre en contact avec la face supérieure de la couche optique; il en résulte un

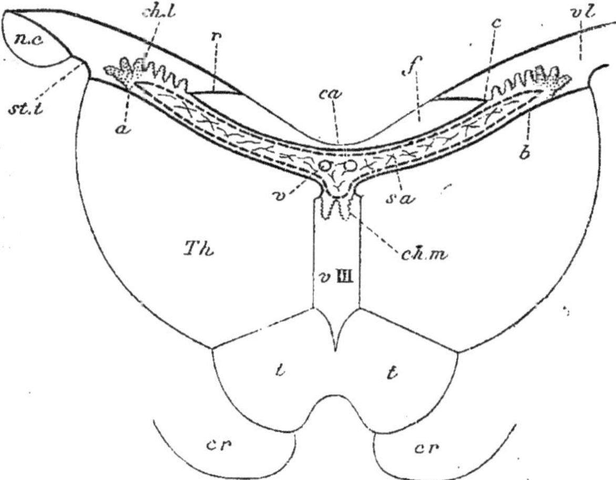

Fig. 3. — *Coupe demi-schématique des ventricules cérébraux* (d'après Schwalbe).

*v*III, ventricule moyen. — *Th*, couche optique. — *cr*, pédoncule cérébral. — *t*, région de la calotte
du pédoncule. — *nc*, noyau caudé. — *stt*, tænia semi-circularis. — *vl*, ventricule latéral. —
r, prolongement du ventricule latéral entre la face supérieure du trigone, *f*, et la face inférieure du
corps calleux, *ca*. — Du bord externe du trigone, la pie-mère se dirige vers *a*, et porte à son extrémité les plexus choroïdes *chl*. — Les feuillets de la pie-mère sont représentés par les lignes ponc-
tuées et l'épithélium des plexus choroïdes par les lignes dentelées. — *b*, sillon de la face supérieure
de la couche optique, parallèle au bord externe du trigone. — *a*, insertion de l'épithélium des plexus
choroïdes sur la face supérieure de la couche optique. — Entre les deux feuillets de la pie-mère,
on voit le tissu cellulaire sous-arachnoïnien, *sa*, et la coupe transversale de deux grosses veines.
r. — *chm*, plexus choroïde du ventricule moyen.

espace angulaire dans lequel se prolonge le ventricule (*voy.* fig. 3, *r*). En avant,
la bandelette geminée devenue indépendante suit le bord postérieur et concave
de la cloison transparente. Dans cette partie de son trajet elle est séparée de

celle du côté opposé ainsi que du toit du ventricule, et forme un cordon blanc de 3 millimètres de diamètre, qui constitue le pilier antérieur du trigone. Ce pilier contourne obliquement de haut en bas et de dedans en dehors l'extrémité antérieure de la couche optique sans lui adhérer et délimite ainsi dans sa concavité un orifice qui est le trou de Monro.

Enfin le bord externe du trigone limite avec la couche optique sur laquelle il repose une fente par laquelle s'introduit un lacis de capillaires pelotonnés dont l'ensemble forme un tractus rougeâtre, granuleux : c'est le plexus choroïde du ventricule latéral, qui commence au trou de Monro et se prolonge dans la corne sphénoïdale. Il faut remarquer que la paroi ventriculaire ne présente pas de solution de continuité au niveau de la ligne de pénétration des plexus. La fente que nous venons de décrire répond en effet à la scissure que le prolongement de la faux primitive se creuse sur la face interne des hémisphères, dont les parois refoulées en dedans ne sont pas détruites, mais transformées en une simple couche épithéliale. Cet épithélium s'insère en haut sur le bord externe du trigone, tapisse le plexus et s'attache sur la face supérieure de la couche optique près du sillon opto-strié, suivant une ligne assez oblique pour couper en avant le tubercule antérieur et rejoindre en arrière la lame cornée (*voy.* fig. 3, *chl, a*).

Ce mode d'insertion de l'épithélium choroïdien nous explique comment il se fait qu'une faible portion seulement de la couche optique entre dans la constitution des ventricules latéraux, et il est intéressant de remarquer que, d'après Mihalkovics, cette région du thalamencéphale proviendrait des parois de la vésicule hémisphérique. Nous voyons aussi par là que les plexus choroïdes, quoiqu'ils reposent sur le plancher du ventricule, se trouvent en réalité en dehors de sa cavité, dans laquelle ils sont invaginés, mais dont les sépare une couche épithéliale de recouvrement.

La face supérieure du segment antérieur de la corne fronto-pariétale est formée uniquement par les fibres transversales du corps calleux.

Le bord externe résulte de l'union de la face supérieure et du noyau caudé.

Le bord interne répond à la soudure du corps calleux et du trigone.

Segment antérieur. En haut, en avant et en bas, le segment antérieur est limité par le corps calleux au moment de sa réflexion ; la tête du noyau caudé proémine dans sa cavité en arrière et en dehors. Cette région dans son ensemble a la forme d'une cupule hémisphérique dans laquelle fait saillie en arrière l'extrémité antérieure du noyau strié intra-ventriculaire. Son bord interne surtout doit attirer notre attention : il est formé par le *septum lucidum*, tendu comme dans un cadre entre le genou du corps calleux et les piliers antérieurs du trigone. Ce septum a la forme d'un triangle curviligne dont le sommet dirigé en avant est reçu dans la concavité du genou du corps calleux. Son bord postérieur est concave et se continue avec la face supérieure du trigone. Son bord supérieur, convexe, adhère à la face inférieure du corps calleux ; de l'union de ce bord avec le précédent résulte un angle très-aigu qui se prolonge en arrière jusqu'au point de jonction du corps calleux et du trigone. Le bord inférieur de la cloison transparente repose sur la partie réfléchie du corps calleux.

Nous avons vu que le *septum lucidum* doit son origine à ce que chez l'homme les parois internes des hémisphères cérébraux arrivées au contact ne se soudent que suivant les bords du champ triangulaire d'accolement. Aussi reste-t-il entre les deux lames de la cloison une étroite fissure verticale (5ᵉ ventricule) qui est surtout très-manifeste en bas et en avant, mais qui disparaît généralement en haut et en arrière par suite de l'union des plans limitants. Elle mesure en moyenne 2 millimètres de largeur et présente un diamètre antéro-postérieur de 4 centimètres, une hauteur de 12 à 14 millimètres (Sappey). Son étendue varie du reste suivant les individus. Chez les animaux, la soudure est complète. Nous savons déjà que cette fente ne communique avec aucune des cavités qui l'avoisinent.

Le mode de développement du septum nous rend compte en même temps de sa structure. En allant de la face interne qui regarde le ventricule de la cloison vers la face externe qui limite le ventricule latéral, nous trouvons dans chaque lame :

1° Une couche grise, rudiment de l'écorce cérébrale ;

2° Une couche de fibres blanches médullaires ;

3° Une nouvelle couche grise qui appartient au revêtement épendymaire du ventricule latéral. Les fibres blanches se continuent inférieurement avec les faisceaux dits pédoncules du *septum lucidum*, qui se perdent dans la substance blanche centrale entre la base du noyau lenticulaire et l'écorce ; leur relation avec la couche médullaire s'explique facilement par ce fait que la lame tout entière n'est qu'une dépendance de la paroi de l'hémisphère.

D'autres fibres blanches naissent de la cloison devant la commissure antérieure et vont aux piliers antérieurs du trigone.

Le long du bord inférieur de la cloison nous trouvons une veine qui se porte en arrière et se jette dans la veine du corps strié : c'est la veine du *septum lucidum*.

2° *Carrrefour ventriculaire.* La partie la plus reculée de la corne fronto-pariétale représente un véritable carrefour commun aux trois cornes. Cette région élargie du ventricule se montre sous l'aspect d'une fente limitée par deux faces, l'une supérieure, l'autre inférieure, et située dans un plan oblique de haut en bas et de dedans en dehors. Le plancher du carrefour a l'aspect d'un triangle curviligne dont le bord externe est convexe, dont le bord antérieur et l'interne sont concaves, et dont les angles se continuent respectivement avec les trois cornes correspondantes (fig. 2, *b*). La face supérieure du carrefour est remarquable surtout par la disposition spéciale qu'affectent à ce niveau les fibres du corps calleux. Celles-ci, pour se rendre au lobe occipital et sphénoïdal, s'épanouissent en arrière et en bas, et s'étalent comme un éventail dont le bourrelet du corps calleux serait le manche. Le bord postérieur de cet éventail est occupé par un gros faisceau blanc qui se dirige vers la pointe du lobe occipital en décrivant un trajet à concavité interne et qu'on appelle le *forceps major* ou *posterior*.

Tout le reste des fibres commissurales divergentes forme le *tapetum* de Reil, et comprend l'ensemble de ce que M. Sappey a décrit sous le nom de cornes postérieures et inférieures du corps calleux.

3° *Corne sphénoïdale.* La corne sphénoïdale est aplatie de haut en bas et de dehors en dedans, de telle sorte qu'elle contourne la racine de l'hémisphère non par ses faces, comme la corne frontale, mais par ses bords (Sappey). On peut lui décrire deux parois, l'une supérieure et externe, l'autre inférieure et interne, et deux bords dont l'un regarde en dedans et l'autre en dehors. Son extrémité inférieure s'arrête à 12 millimètres environ en arrière de l'extrémité antérieure de la circonvolution de l'hippocampe, à 25 millimètres de la pointe du lobe temporo-sphénoïdal.

La paroi supéro-externe se continue en haut avec le plafond du carrefour ventriculaire, en arrière avec la face supéro-externe de la corne occipitale. Elle est formée par cette expansion du corps calleux désignée sous le nom de *tapetum*. Sur sa partie la plus interne, on trouve la queue du noyau caudé (Schwalbe) et plus en dedans l'extrémité postérieure du *tænia semi-circularis* qui occupe presque le bord interne de cette paroi.

Au niveau de l'extrémité antérieure de la corne sphénoïdale, la face supérieure aboutit à un renflement de 10 millimètres de large (Schwalbe) qui proémine dans le ventricule et répond au noyau gris de l'amygdale.

La face inféro-interne de la corne sphénoïdale est de beaucoup la plus compliquée. Si l'on veut avoir une idée d'ensemble de la disposition de ses parties constituantes, il faut se reporter encore aux données embryologiques que nous avons rappelées. Nous savons qu'à une certaine période du développement on trouve à la face interne des vésicules cérébrales et en allant de bas en haut : 1° la scissure choroïdienne, au niveau de laquelle le prolongement de la pie-mère refoule en dedans la paroi des hémisphères; 2° l'arc marginal, qui se divise bientôt en deux arcs secondaires, l'un inférieur, l'autre supérieur; 3° la scissure d'Ammon, qui détermine l'involution du pli du même nom. Comme toutes ces parties se recourbent par en bas avec le prolongement sphénoïdal du ventricule en décrivant un arc elliptique, elles vont se retrouver dans la région qui nous occupe. Mais on comprend facilement qu'après leur réflexion derrière le bourrelet du corps calleux elles seront ici disposées dans un ordre précisément inverse, c'est-à-dire que de haut en bas nous reconnaîtrons : 1° la scissure choroïdienne, qui devient la partie latérale de la grande fente de Bichat, par laquelle les plexus choroïdes s'invaginent dans la corne sphénoïdale, séparés ici encore de sa cavité par une couche épithéliale; 2° au-dessous d'elle, les deux arcs marginaux entre lesquels ne vient plus s'interposer le corps calleux, l'inférieur devenu supérieur, transformé en un faisceau blanc appelé corps bordé, le supérieur donnant naissance au corps godronné; 3° enfin, au-dessous de ce dernier, la scissure d'Ammon devenue la scissure de l'hippocampe qui chemine, comme l'avait très-bien indiqué Gratiolet, entre le corps godronné et le pli unciforme. C'est ce sillon qui refoule en dehors et en haut vers le ventricule la corne d'Ammon, laquelle se trouvera ainsi en rapport par son bord interne et sa face supérieure avec les lames nerveuses dérivées des deux arcs marginaux.

Il faut noter que, si dans cette région les rapports respectifs des parties ne se sont pas modifiés, c'est en raison de l'absence du corps calleux, tandis qu'au niveau de la corne fronto-pariétale cette commissure s'est fusionnée avec l'arc marginal supérieur devenu tractus de Lancisi, et a naturellement laissé en dehors de la cavité du ventricule la scissure d'Ammon, qui a disparu pour faire place à un sillon secondaire, dit du corps calleux ou ventricule du corps calleux. Comme on le voit, ces notions d'embryologie simplifient remarquablement l'étude des cavités cérébrales.

Nous pouvons maintenant décrire en détail les organes que l'on trouve sur la paroi inféro-interne de la corne sphénoïdale. Le plus important, ou du moins le plus volumineux, c'est la corne d'Ammon. On appelle ainsi une saillie étroite, cylindroïde, longue d'environ 50 millimètres, large en haut de 8 à 10 millimètres, plus volumineuse à son extrémité antérieure et inférieure, où elle présente d'ordinaire 3 à 5 bosselures séparées par des dépressions ; cette disposition, qui rappelle vaguement l'aspect d'une griffe d'animal, lui a fait donner aussi le nom de grand pied d'hippocampe. La corne d'Ammon est convexe en dehors, concave en dedans, et présente à considérer deux faces, deux bords et deux extrémités. La face supérieure, fortement convexe, est saillante dans la cavité du ventricule : on la nomme *alveus*. Elle est tapissée d'un revêtement blanc formé par l'épanouissement de l'un des faisceaux postérieurs du trigone (*Muldenblatt*). La face inférieure adhérente repose sur la circonvolution de l'hippocampe, dont la portion correspondante porte le nom de lit ou subiculum de la corne d'Ammon. Par son bord externe ou convexe, elle s'unit au prolongement que le corps calleux envoie à la corne sphénoïdale. Son bord interne loge dans sa concavité le *corps godronné* et se trouve bordé par la *bandelette de l'hippocampe*. Son extrémité antérieure ou inférieure se continue au niveau du crochet (*uncus*) avec la circonvolution de l'hippocampe, et son extrémité postérieure avec le bourrelet du corps calleux et le pilier postérieur du trigone.

Mais c'est surtout la bandelette ou tænia de l'hippocampe (*fimbria*, corps frangé, corps bordé et mieux corps bordant) qui est en connexion intime avec le trigone. Nous savons déjà que ce faisceau blanc représente un prolongement direct du pilier postérieur de la voûte avec lequel il se continue par son extrémité postérieure. Par son extrémité antérieure, plus étroite, la bandelette se termine dans le crochet de l'hippocampe. Son bord interne, légèrement concave, est libre et proémine dans la partie latérale de la fente de Bichat ; il répond en avant à la couche optique. Son bord externe convexe se continue avec le revêtement blanc de la corne d'Ammon.

Ajoutons que, d'après Schwalbe, la face supérieure du corps bordé porte sur toute son étendue et le long de son bord externe une crête longitudinale nettement accusée ; elle donne insertion à l'épithélium des plexus qui se porte de là sur la queue du *tænia semi-circularis* située sur la paroi opposée.

Le corps godronné (corps denté, *fascia dentata*) limite en haut le sillon qui sépare la circonvolution de l'hippocampe de la corne d'Ammon. Cette bandelette de couleur foncée est située dans la courbure de la corne immédiatement au-dessous et un peu en arrière du corps frangé ; elle répond par ses deux faces à deux lames de substance blanche, dont l'une recouvre la convexité de la corne d'Ammon (*Muldenblatt*) dont l'autre recouvre sa concavité (*Kernblatt*). Une lame blanche continue semble séparer ainsi le corps godronné du noyau gris de la corne d'Ammon ; mais l'isolement n'est pas complet, et par son bord externe la substance grise du corps godronné se continue avec celle de l'hippocampe (*voy.* CERVEAU).

Son bord antérieur présente douze ou quatorze petites échancrures qui lui donnent un aspect festonné. En avant le corps godronné se continue avec le revêtement cortical du crochet de l'hippocampe, en arrière avec les nerfs de Lancisi par l'intermédiaire d'un petit faisceau gris dit *fasciola cinerea*. Il faut donc considérer le corps godronné comme une portion de l'écorce cérébrale née aux dépens de l'arc marginal supérieur, mais dans laquelle la substance grise ne s'est développée qu'à partir du point où s'arrêtent les fibres transverses du corps calleux.

Il reste encore à signaler sur la paroi inféro-interne de la corne sphénoïdale une éminence mentionnée par Malacarne sous le nom de cuissart, par Meckel sous celui d'éminence collatérale, et située en dehors et au-dessus de la corne d'Ammon : aussi Vicq d'Azyr l'a-t-il encore appelée l'accessoire du pied d'hippocampe, mais son existence n'est pas constante.

Le bord externe de la corne sphénoïdale décrit une courbe parallèle à la branche externe de la scissure de Sylvius.

Le bord interne, concave en bas et en avant, est occupé par la branche inférieure de la scissure choroïdienne, que l'on désigne en anatomie descriptive sous le nom de partie latérale de la fente de Bichat. Celle-ci est limitée en bas par la circonvolution de l'hippocampe, en haut par la face inférieure de la couche optique, et laisse pénétrer dans le ventricule les plexus choroïdes de la corne sphénoïdale continus en arrière et en haut avec ceux de la corne frontale.

La fente de Bichat est fermée du côté du ventricule par un épithélium qui recouvre les plexus choroïdes et s'insère en haut à l'extrémité réfléchie du *tænia semi-circularis*, en bas à la crête longitudinale du corps bordé. Une partie de celui-ci est donc réellement en dehors du ventricule, comme le fait remarquer Schwalbe. Le corps godronné est de même à l'extérieur des cavités encéphaliques.

4° Corne occipitale (cavité digitale ou ancyroïde). La corne occipitale naît de l'angle postérieur du carrefour ventriculaire et s'étend suivant une courbe concave en dedans jusqu'en un point variable du lobe postérieur; tantôt elle en atteint la pointe, tantôt en reste distante de 3 centimètres (Sappey). D'après Engel, cité par Henle, la corne postérieure gauche est la plus étendue (66 fois sur 100).

Le prolongement occipital du ventricule a la forme d'une cavité prismatique triangulaire à laquelle on peut distinguer trois faces dont l'une supérieure et externe est inclinée à 45 degrés, l'autre est inférieure et la dernière interne.

La face supéro-externe est formée par la partie postérieure du *tapetum* ou *corne occipitale* du corps calleux.

La face inférieure répond à la masse blanche qui constitue le lobe occipital, et en particulier à un gros faisceau blanc de fibres longitudinales connu sous le nom de *fasciculus longitudinalis inferior* (Burdach), lequel représente une commissure entre la pointe du lobe sphénoïdal et le lobe occipital. Ce faisceau soulève dans son trajet le plancher du ventricule.

La face interne présente deux éminences superposées dont la plus inférieure répond à une région de la surface de l'hémisphère fortement déprimée par la *scissure calcarine*. Celle-ci fait proéminer dans l'intérieur du ventricule une saillie, analogue à celle de l'hippocampe, et qu'on nomme *ergot de Morand*, ou *calcar avis* ou *petit pied d'hippocampe*. L'ergot de Morand présente comme la cavité ancyroïde une courbure dont la concavité regarde en dedans; sa face supérieure est en rapport avec le prolongement postérieur du corps calleux; sa face inférieure se confond avec la paroi de la corne occipitale, sa base se continue avec le bourrelet du corps calleux et la corne d'Ammon; son sommet est légèrement arrondi. Son volume n'est pas toujours en rapport avec les dimensions de la cavité qu'il occupe (Sappey) : il est du reste très-variable suivant les individus. D'après les frères Wenzel, le petit hippocampe pourrait faire défaut soit des deux côtés, soit d'un côté seulement. Longet en a aussi constaté l'absence. Au-dessus de cette saillie Henle décrit un deuxième renflement longitudinal qui correspond à ce faisceau du corps calleux désigné sous le nom de *forceps major*. L'anatomiste allemand nomme cette saillie accessoire *bulbus cornu posterioris*.

§ III. Ventricule moyen. Les transformations du cerveau intermédiaire sont simples ; ses parois latérales s'épaississent pour former les couches optiques, qui s'unissent en dehors aux renflements nés de l'éminence ganglionnaire de la vésicule hémisphérique. La paroi supérieure s'amincit au point de se réduire à un simple épithélium qui tapisse la face inférieure de la lame de pie-mère étendue dans le sens transversal de la face supérieure d'une couche optique à celle du côté opposé, et dans le sens antéro-postérieur jusqu'au trou de Monro. Cette paroi émet en arrière un diverticule en doigt de gant qui donnera naissance à la glande pinéale. La face inférieure se déprime, de sorte que le fond du ventricule s'allonge en un cône dont la base se trouve séparée des couches optiques par un sillon dit sillon de Monro. Du sommet du plancher ventriculaire part un diverticule analogue à celui de la paroi supérieure et qui entre dans la constitution de l'hypophyse ou glande pituitaire.

Au début, le ventricule moyen est libre au fond du sillon interhémisphérique, mais il est bientôt recouvert par les hémisphères cérébraux qui le débordent en tous sens, et son toit se trouvera de plus entièrement caché par le corps calleux doublé du trigone. Aussi, lorsqu'on veut mettre à découvert chez l'adulte la cavité du 3e ventricule, il faut, après avoir abrasé la substance cérébrale jusqu'au niveau du corps calleux, sectionner cette commissure ainsi que le trigone. Lorsqu'on a enlevé en plus la pie-mère avec son épithélium, c'est-à-dire la paroi supérieure, le ventricule se présente sous la forme d'un entonnoir aplati sur les côtés, et auquel on peut distinguer quatre parois, dont deux latérales, une postérieure, une antérieure, un sommet et une base.

Les parois latérales sont parcourues de chaque côté par le sillon de Monro, qui part du fond de l'aqueduc de Sylvius, contourne le bord inférieur de la couche-optique en décrivant une courbe à convexité inférieure et va se terminer au trou de Monro correspondant. Ce sillon partage le ventricule en deux régions, l'une supérieure appartenant à la couche optique, l'autre inférieure dite de l'infundibulum, que l'on étudie souvent isolément, mais que nous confondrons avec la précédente dans une description commune.

La face interne de la couche optique, qui forme la plus grande partie de la paroi latérale du ventricule, a une coloration grise. Elle est légèrement convexe en dedans et unie à celle du côté opposé par un pont transversal de substance nerveuse qui est la commissure médiane du cerveau ou encore commissure grise ou molle. C'est une lame horizontale et quadrilatère à bords libres légèrement concaves. Son diamètre antéro-postérieur peut atteindre 12 millimètres ; elle présente quelquefois une certaine épaisseur (jusqu'à 6 millimètres) et dans ce cas elle a sur une coupe verticale la forme d'un triangle à sommet inférieur (Henle). Cependant Schwalbe a vu aussi le sommet dirigé en haut et séparé de la base par une dépression de profondeur variable. On arriverait ainsi par transition à ces faits de commissures doubles et superposés observés par quelques anatomistes. Les cas d'absence de la commissure sont douteux : car sa rupture accidentelle se produit avec la plus grande facilité.

Au-dessous du sillon de Monro la paroi latérale est complétée dans la région de l'infundibulum par une couche grise qui adhère à la bandelette des nerfs optiques, dans l'espace compris entre le bord antérieur des pédoncules cérébraux

et le chiasma, et qui se continue avec la substance perforée antérieure d'une
part, avec le *tuber cinereum* d'autre part.

En haut, cette paroi a pour limite un tractus blanc nettement dessiné qui,
parti de la glande pinéale dont il forme le pédoncule antérieur, suit exactement l'angle de séparation des faces supérieure et externe de la couche optique
et s'étend jusqu'au trou de Monro où il s'unit aux piliers antérieurs du trigone.

La paroi postérieure du ventricule descend très-obliquement de haut en bas
et d'arrière en avant. On y observe en partant de l'extrémité supérieure : 1º la
base de la glande pinéale ; 2º un faisceau blanc transversal, qui est la commissure blanche postérieure du cerveau ; 3º l'orifice antérieur de l'aqueduc de
Sylvius, et auquel les anciens anatomistes donnaient le nom d'anus, par opposition au prétendu orifice vulvaire ; 4º une partie blanche formée par la protubérance annulaire ; 5º l'espace interpédonculaire et la lame perforée postérieure ;
6º la base des tubercules mamillaires ; 7º le *tuber cinereum*.

L'étude de la glande pinéale (*conarium*) se rattache directement à celle du
ventricule en raison même de son développement. C'est un petit corps grisâtre
situé dans l'épaisseur de la toile choroïdienne, au-dessous du bourrelet du corps
calleux, entre les tubercules quadrijumeaux antérieurs ; sa forme est celle d'un
cône à base antérieure ; son diamètre antéro-postérieur ou longueur est de 8 à
12 millimètres, son diamètre transverse au niveau de la base de 6 à 8 millimètres.

La base du conarium se dédouble en deux lamelles, l'une supérieure, l'autre
inférieure, qui comprennent dans leur intervalle un diverticule du 3º ventricule :
c'est le *recessus pinealis* ou *infra-pinealis* (Mihalkowicz), qui correspond au prolongement embryonnaire parti du cerveau intermédiaire.

La lamelle supérieure renferme en très-grande abondance ces concrétions de
phosphate et de carbonate de chaux dites sable cérébral qui se retrouvent du
reste, mais moins nombreuses, dans le corps de la glande ; c'est elle aussi qui
émet de chaque côté les pédoncules antérieurs que nous connaissons déjà et les
pédoncules transverses superposés à la commissure blanche postérieure et allant
se perdre dans les couches optiques.

De la lamelle inférieure de la base partent les pédoncules inférieurs de la
glande, qui passent au devant de la commissure blanche pour pénétrer également dans la couche optique. Il faut ajouter encore que, la toile choroïdienne
s'insérant à l'extrémité postérieure de la glande, c'est-à-dire au voisinage de son
sommet (A. Key et Retzius), il se produit entre la membrane et la face supérieure
de l'organe un deuxième cul-de-sac de la cavité ventriculaire (*recessus supra-
pinealis* de Reichert).

La commissure postérieure est un cordon de fibres médullaires en rapport : en
haut avec l'orifice qui conduit dans la petite cavité pinéale et avec les pédoncules transverses de la glande, en bas avec l'extrémité antérieure de l'aqueduc
de Sylvius ; de chaque côté elle plonge dans la paroi latérale du ventricule. Elle
a la forme d'une lamelle enroulée en forme d'un demi-cylindre dont la face supérieure se continue en haut avec la lame inférieure du diverticule pinéal, dont
la convexité dirigée en avant détermine la saillie de la commissure et dont la
face inférieure se met en rapport en arrière avec la lame blanche qui recouvre
les tubercules quadrijumeaux.

Les autres parties énumérées plus haut qui complètent la paroi postérieure
du ventricule n'ont pas besoin d'une description particulière.

Le sommet ou plancher du 5ᵉ ventricule répond au *tuber cinereum*, lame grise légèrement convexe qui se porte obliquement en haut et en arrière pour rejoindre la paroi postérieure qu'elle contribue du reste à former. A l'union de son 1/3 antérieur avec ses 2/3 postérieurs elle émet un prolongement remarquable connu sous le nom de tige pituitaire, qui est en continuité directe avec la glande pituitaire ou plutôt avec son lobe postérieur. Ce dernier représente avec la tige pituitaire les restes du diverticule creux émané de la paroi inférieure du cerveau intermédiaire. Mais la cavité qui continue celle du ventricule ne persiste chez l'adulte que dans la tige pituitaire, laquelle constitue ainsi le sommet de l'infundibulum : elle a disparu au contraire dans le lobe glandulaire. Exceptionnellement cependant celui-ci peut rester creux et il est alors tapissé comme le canal central de la tige par un épithélium cylindrique à cils vibratils (Luschka).

Rappelons seulement ici que le lobe antérieur de la glande pituitaire n'a avec le postérieur que des rapports de voisinage, qu'il n'est autre chose qu'un cul-de-sac de l'épithélium pharyngien intimement soudé au prolongement infundibulaire du ventricule.

La paroi antérieure de la cavité n'est pas rectiligne : son trajet est celui d'une ligne deux fois brisée sur elle-même (Sappey). D'abord dirigée en bas et en avant, elle se dévie d'abord au niveau du bec du corps calleux, puis une seconde fois au niveau du chiasma, et se décompose ainsi en trois plans successifs tous inclinés dans le même sens.

Rien de plus facile que de concevoir la constitution de cette paroi en apparence si compliquée, si l'on veut se rappeler que la paroi antérieure primitive du cerveau intermédiaire est formée par une lame nerveuse qui prolonge en avant et en bas la lame unissante (*voy.* fig. 1, *lt*) et se recourbe jusqu'au chiasma. Or la partie de cette paroi qui est en rapport avec le bord postérieur du *septum lucidum* a subi des modifications profondes par suite du développement des piliers antérieurs du trigone et de la commissure blanche, auxquels elle a donné naissance, mais son extrémité inférieure ne s'est pas transformée et reste visible à la face inférieure de l'encéphale au niveau de son union avec le chiasma, et prend dans cette partie de son trajet le nom de lamelle grise des nerfs optiques, lame terminale (*lamina cinerea* de Burdach).

C'est ainsi que les trois plans de la paroi antérieure sont formés successivement : le supérieur par les piliers antérieurs de la voûte et la commissure blanche antérieure, le moyen par la lame terminale, l'inférieur par le chiasma.

1° La commissure blanche est un faisceau cylindrique de fibres blanches qui unit entre elles les régions axiales de chaque hémisphère ainsi que les lobes olfactifs qui en dérivent ; il est important de noter que, dans la série des Vertébrés, elle a une existence plus générale que celle du corps calleux.

Sa partie moyenne saillante dans le ventricule mesure 5 millimètres dans son diamètre vertical, 3 1/2 à 4 millimètres dans le sens antéro-postérieur. Elle répond, en arrière, au coude décrit par les piliers antérieurs de la voûte ; en bas, à une dépression qui correspond à l'angle de réunion du plan supérieur avec le plan moyen de la paroi antérieure du ventricule ; en avant, à la lamelle grise des nerfs optiques. Par ses extrémités elle passe de chaque côté sous le noyau lenticulaire en décrivant une courbe à convexité postérieure, parallèle à celle des bandelettes optiques, et peut être poursuivie jusqu'à la pointe du lobe sphénoïdal, en dehors du noyau amygdalien.

Les deux piliers antérieurs du trigone descendent derrière la commissure en divergeant et s'enfoncent dans la substance grise de la paroi latérale du ventricule. En se séparant sous un angle aigu ils limitent avec le bord supérieur de la commissure une dépression triangulaire qui paraît s'enfoncer dans la cloison. C'est là que Vieussens plaçait l'orifice de communication du 3° ventricule avec le 5°. Cette dépression, ainsi que la face postérieure de la commissure et les piliers antérieurs du trigone, sont tapissés par l'épithélium épendymaire.

D'autre part, au moment où les piliers contournent l'extrémité antérieure des couches optiques, leur bord postérieur concave en arrière et en dehors circonscrit de chaque côté avec ce renflement un orifice ovalaire, le trou de Monro.

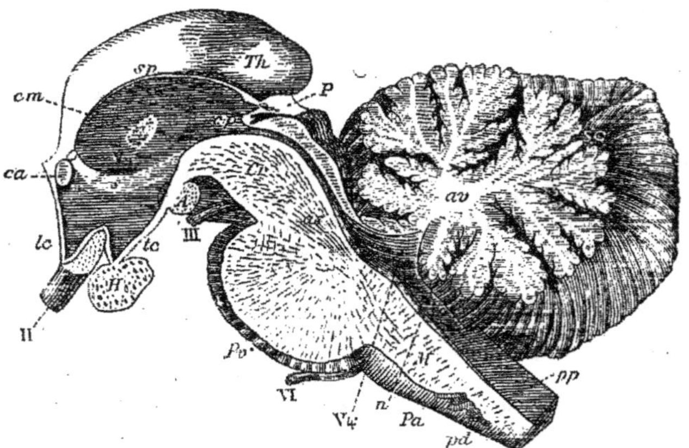

Fig. 4. — *Coupe antéro-postérieure de l'encéphale* (d'après Reichert).

Th, couche optique. — *sp*, pédoncules antérieurs de la glande pinéale. — *cp*, commissure blanche postérieure et au-dessus d'elle le recessus pinéal du troisième ventricule. — *p*, glande pinéale. — *cm*, commissure grise. — *ca*, commissure blanche antérieure. — V3, troisième ventricule. — *s*, pilier antérieur du trigone. — *lc*, lame terminale, lame sus-optique. — II, chiasma optique. — H, corps pituitaire. — *tc*, tuber cinereum. — A, tubercule mamillaire. — *Cr*, pédoncule cérébral. — *as*, aqueduc de Sylvius. — *Pv*, pont de Varole. — M, moelle allongée. — V⁴, quatrième ventricule. — *n'*, voile médullaire postérieur, valvule de Tarin, se continuant avec l'épithélium de la toile choroïdienne inférieure. — Le bord antéro-supérieur du triangle V⁴ est formé par le voile médullaire antérieur, valvule de Vieussens, recouvert par un segment de cervelet appelé lingula. — *Pa*, pyramide. — *pd*, entre-croisement des pyramides. — *pp*, corps restiforme. — *av*, arbre de vie. — III, nerf de la troisième paire. — VI, nerf de la sixième paire.

2° La lamelle grise des nerfs optiques ou *lamina terminalis*, c'est-à-dire le plan moyen de la paroi antérieure, s'étend du bec du corps calleux et de la commissure antérieure au bord antérieur du chiasma; elle n'est bien visible que quand on a recliné celui-ci en arrière ou mieux encore sur une coupe antéropostérieure du ventricule (*voy.* fig. 4, *lc*).

3° Le chiasma qui fait encore partie de cette paroi est entièrement confondu avec le *tuber cinereum* par sa face supérieure. En avant de lui, l'angle antéroinférieur du ventricule présente un petit cul-de-sac (*recessus opticus* du chiasma, [Michel, *Arch. f. Ophthalmol.*, Bd. XIX, p. 78]) limité en arrière par le chiasma, en avant par la lame grise sus-optique; il représente un reste de la fente qui du cerveau intermédiaire se prolonge dans le pédoncule optique (Mihalkowicz).

Enfin la base du ventricule est limitée en arrière et sur les côtés par les pédon-cules de la glande pinéale qui couronnent sa circonférence. Mais, lorsque le ven-tricule moyen est intact, il possède de plus une *paroi supérieure* représentée par la toile choroïdienne tapissée de son épithélium. L'embryologie nous a appris qu'en réalité c'est ce dernier qui forme le véritable plafond de la cavité, et que la membrane sus-jacente n'en est que la doublure. Cet épithélium s'insère de chaque côté à l'angle de la face supérieure de la couche optique avec sa face interne. Au niveau de son insertion, il est le siége d'épaississements qui après l'ablation de la pie-mère restent adhérents aux tractus pédonculaires et dessinent ainsi des stries dentées très-apparentes (*tœniæ ventriculi tertii*). En avant la couche épendymaire s'attache avec la toile choroïdienne sur les piliers antérieurs de la voûte et se continue sur la paroi antérieure de la cavité.

§ IV. Toile choroïdienne et plexus choroïdes : fente de Bichat. La descrip-tion de la paroi supérieure du 3e ventricule se complète par celle de la toile choroïdienne, à laquelle se rattache directement l'étude des plexus choroïdes. Mais pour bien suivre le trajet de ces prolongements ventriculaires de la pie-mère il est nécessaire de connaître d'abord les voies par lesquelles ils s'introduisent dans les cavités encéphaliques.

Or, si l'on examine un cerveau couché sur sa convexité, on trouve à sa base une fente très-considérable en forme de fer à cheval à concavité antérieure : c'est la fente cérébrale de Bichat, qui s'étend de la scissure de Sylvius d'un côté à la scissure du côté opposé en passant au-dessous du bourrelet du corps calleux et en contournant les pédoncules cérébraux : elle présente donc une partie médiane ou transversale et deux portions latérales ou antéro-postérieures. La partie médiane est limitée en haut par le bourrelet du corps calleux, en bas par la face supérieure de l'isthme de l'encéphale, qui porte les tubercules quadrijumeaux.

Chaque portion latérale de la fente de Bichat présente également deux bords : l'inférieur, formé par la circonvolution de l'hippocampe; le supérieur, par la face inférieure de la couche optique et le pédoncule cérébral.

Mais cette description de la fente de Bichat, telle qu'elle est reproduite par les auteurs classiques, ne tient compte que des parties apparentes à l'extérieur; en réalité, ce qu'on appelle la branche latérale de la fente n'est qu'un segment de la grande scissure choroïdienne auquel fait suite celui qui se poursuit dans la corne fronto-pariétale tout le long de la bandelette géminée et par lequel se fait également l'invagination de la pie-mère vers la cavité du ventricule latéral. Cette partie latérale de la fente de Bichat ainsi complétée correspond alors à la scissure choroïdienne primitive et peut être appelée fente marginale (Aeby), dénomination qui a pour avantage de rappeler ses connexions avec l'arc marginal. La partie médiane de la fente de Bichat reconnaît au contraire une origine em-bryonnaire toute différente; elle résulte du mode de développement du corps calleux qui, s'avançant d'avant en arrière, a fini par recouvrir la toile choroï-dienne.

Mais, de quelque façon qu'on envisage cette fente, on voit qu'elle n'aboutit de toutes parts qu'à un cul-de-sac qui, si l'on suit la pie-mère sous le bourrelet du corps calleux, sera limité en haut par la grande commissure transversale du cerveau, en bas par l'épithélium de la toile et sur les côtés par celui des plexus choroïdes. Ce n'est qu'en faisant abstraction de la couche épithéliale qu'on peut dire que la fente de Bichat donne accè dans les ventricules. Dans ces conditions aussi, c'est-à-dire après l'ablation de la pie-mère, la fente qu'avec Aeby nous appellerons marginale forme le véritable orifice d'entrée de la grande ouverture des hémisphères de Foville et Gratiolet : la bordure de cette fente est alors représentée par l'arc marginal primitif. Schwalbe a même cru pouvoir considérer l'ensemble des dépendances de cet arc chez l'adulte comme une circonvolution distincte, la circonvolution marginale interne ; celle-ci comprendrait un segment supérieur dans lequel il fait rentrer les piliers antérieurs du trigone et la bandelette géminée, et un segment inférieur qui comprend la bandelette de l'hippocampe et le corps godronné : la structure de cette dernière lame nerveuse, sa continuation avec la substance grise de la corne d'Ammon, rappellent encore la nature de ces parties et leur provenance corticale.

Toutefois il faut ajouter que, si l'on a isolé l'hémisphère à l'aide d'une coupe médiane suivie de la section du pédoncule cérébral, il résulte du faible développement de la bordure marginale que le cordon de la bourse ventriculaire, pour emprunter la comparaison de Gratiolet, se trouve constitué en apparence par cette région si distincte de l'hémisphère que Broca a appelée le lobe limbique et dont les deux segments, c'est-à-dire la circonvolution du corps calleux et le pli unciforme, décrivent une couche parallèle et concentrique à celle de l'arc marginal.

Ces dispositions étant connues, nous pouvons facilement décrire celles de la toile choroïdienne. Celle-ci est un repli de la pie-mère invaginée sous le bourrelet du corps calleux ; elle se présente sous l'aspect d'une membrane triangulaire composée de deux feuillets superposés et continus sur les bords et le sommet du triangle ; on peut lui décrire deux faces, deux bords, une base et un sommet.

La *face supérieure* de la toile est convexe d'arrière en avant, concave transversalement (Sappey). Elle répond à la face inférieure du trigone, qui lui adhère par quelques tractus vasculaires.

La *face inférieure* repose par ses parties latérales sur la face supérieure de la couche optique ; sa partie moyenne passe comme un pont sur la base du ventricule moyen et présente de chaque côté de la ligne médiane des tractus rougeâtres longitudinaux qui sont les *plexus choroïdes* du ventricule moyen. En avant, chacun de ces derniers se recourbe pour se continuer à travers le trou de Monro avec les plexus choroïdes du ventricule latéral ; en arrière ils convergent l'un vers l'autre au niveau de la glande pinéale. Sous-jacents au feuillet inférieur de la membrane, ils proéminent dans la cavité ventriculaire, tapissés par la couche épithéliale que nous connaissons déjà.

Le *sommet* de la toile, qui répond aux piliers antérieurs du trigone et plus particulièrement à leur point de bifurcation, est bifide, et chacune de ses divisions se trouve comme encadrée dans la courbure que forment par leur réunion le plexus choroïde du ventricule latéral avec celui du ventricule moyen.

La *base* occupe la partie moyenne de la fente de Bichat. En ce point les deux feuillets de la toile enveloppent la glande pinéale en passant l'un au-dessus, l'autre au-dessous d'elle, pour se continuer, le premier avec la pie-mère cérébrale, le second avec la pie-mère cérébelleuse.

Dans la base de la toile, ouverte par l'écartement de ses deux feuillets, pénètre le tissu sous-arachnoïdien ainsi que les veines que nous décrirons plus loin. Bichat plaçait en ce point l'orifice d'un canal qui aurait fait communiquer le ventricule moyen avec la cavité de l'arachnoïde, et, comme conséquence de cette disposition, il avait été amené à penser que la membrane épendymaire n'était qu'un prolongement de la séreuse. L'existence de ce canal de Bichat est absolument niée par les anatomistes modernes.

Les bords de la toile choroïdienne sont garnis de granulations vasculaires, les plexus choroïdes des ventricules latéraux. Ces dernières dépendances de la pie-mère qu'il nous reste à décrire se présentent sous la forme de deux cordons vasculaires qui suivent, comme nous l'a montré leur développement, un trajet parallèle à la scissure choroïdienne. Si nous les supposons partis de la corne sphénoïdale où ils se continuent avec la pie-mère extérieure, ils se portent d'abord en haut, en arrière et en dedans, parallèlement à la corne d'Ammon, qu'ils recouvrent en partie, puis horizontalement jusqu'au trou de Monro, qu'ils traversent pour aller se continuer entre eux ainsi qu'avec les plexus du ventricule moyen. On peut comparer ainsi, avec M. Sappey, chacun de ces tractus à un cône très-allongé et contourné en *S* italique, dont la base se trouve dans la corne sphénoïdale et dont le sommet tourné en avant répond au trou de Monro.

Situé sur le plancher ventriculaire, chaque plexus longe d'abord le tænia de l'hippocampe qu'il masque complétement, puis le bord externe du trigone qu'il encadre. Au niveau du carrefour ventriculaire, où il se trouve logé moins à l'étroit, il présente un épaississement que l'on a nommé glomérule choroïdien et qui souvent se distingue par des productions kystiques à contenu colloïde ou caséeux.

Les plexus choroïdes sont constitués par des prolongements villeux de la pie-mère mesurant de 1 à 2 millimètres de longueur et subdivisés en franges plus petites de 0,^{mm}5 qui à leur tour se décomposent en houppes de 0,^{mm}07 seulement. Leur stroma est formé d'un tissu conjonctif dense parsemé de cellules graisseuses, surtout chez le nouveau-né, et englobant un réseau des capillaires unciformes. Leur face libre est tapissée par un épithélium qui, chez l'embryon, est garni de cils vibratiles. Cette couche épithéliale sépare complétement le plexus choroïde de la cavité ventriculaire : aussi l'on peut dire avec M. Mathias Duval que ces cordons vasculaires passent non par les trous de Monro, mais à côté d'eux.

§ V. Vaisseaux des ventricules du cerveau. La circulation des parois ventriculaires est assurée surtout par des artères qui naissent directement de l'hexagone de Willis et de ses branches, et accessoirement par des rameaux moins importants qui accompagnent le prolongement central de la pie-mère. Nous examinerons successivement ces deux ordres de vaisseaux.

Le corps calleux reçoit sa principale artère de la cérébrale antérieure par l'intermédiaire de la frontale interne postérieure. L'artère du corps calleux fournie par cette dernière suit la ligne médiane parallèlement à celle du côté opposé jusqu'au bourrelet du corps calleux où elle se termine dans la glande pinéale. Quelques-uns de ses rameaux perforent quelquefois les fibres blanches sous-jacentes et se répandent dans l'épendyme de la paroi supérieure du ventricule latéral.

C'est la circulation des gros ganglions de la base qui est la plus compliquée. La tête du noyau caudé reçoit ses artères du segment de la cérébrale antérieure qui fait partie de l'hexagone de Willis. Ces branches pénètrent dès leur origine dans l'espace perforé antérieur et se divisent en cinq ou six rameaux presque sous-épendymaires qui ne dépassent pas les deux premiers centimètres du noyau intra-ventriculaire. De l'artère sylvienne, à 1 centimètre ou 1 centimètre 1/2 de son origine, naissent les artères striées internes et externes. Les premières, qui vont se distribuer uniquement au noyau lenticulaire, ne doivent pas nous occuper ici. Il n'en est pas de même des artères striées externes. Celles-ci en effet fournissent deux groupes de rameaux destinés aux parois du ventricule. Les uns, antérieurs ou *lenticulo-striés*, après avoir rampé sur la face externe du noyau lenticulaire, sur la limite de la capsule interne, se distribuent au bord externe et à la partie la plus reculée du noyau caudé. Les autres, postérieurs ou *lenticulo-optiques* (Duret), se dirigent en haut et en arrière pour se rendre à la partie antérieure de la couche optique et former les artères *optiques externes antérieures* (Duret).

A la couche optique aboutissent encore d'ailleurs d'autres branches artérielles ventriculaires : la partie antérieure de la face interne de ce ganglion reçoit les *artères optiques antérieures internes*, qui naissent de la communicante postérieure, pénètrent entre le *tuber cinereum* et les tubercules mamillaires et se ramifient sur la partie la plus antérieure du 5ᵉ ventricule et les parois de l'infundibulum. L'extrémité postérieure de la couche optique est vascularisée par les *artères optiques postérieures, internes et externes*. Les premières surtout se distribuent à la paroi ventriculaire ; elles naissent soit de la cérébrale postérieure, soit de la communicante postérieure, pénètrent en arrière des tubercules mamillaires et vascularisent la partie la plus reculée des faces latérales du ventricule moyen en donnant quelques ramuscules à la commissure grise. Les artères optiques postérieures externes naissent de la cérébrale postérieure dans la partie moyenne de son trajet autour du pédoncule et pénètrent dans les corps genouillés et la partie postéro-externe de la couche optique.

Le plancher du ventricule moyen reçoit toutes ses artères de la communicante postérieure, qui fournit des rameaux à la partie postérieure du chiasma, au *tuber cinereum*, aux tubercules mamillaires et à la tige pituitaire. Toutes les parties qui entrent dans la constitution de la paroi antérieure du ventricule moyen, c'est-à-dire les piliers antérieurs du trigone, la commissure blanche, le bec du corps calleux et la lame grise sus-optique, reçoivent leurs vaisseaux de la communicante antérieure. Quant à la paroi postérieure du ventricule, elle est vascularisée par des artérioles venues de la communicante postérieure et du tronc de la cérébrale postérieure.

Pour le prolongement postérieur et la corne sphénoïdale du ventricule latéral nous avons à signaler deux artères destinées spécialement à ces régions. L'une est l'artère de la corne d'Ammon, qui naît de la cérébrale postérieure et se ramifie non pas sur la face ventriculaire de cette saillie, mais dans le sillon qui la sépare du pli unciforme. L'autre est fournie à l'ergot de Morand par l'artère occipitale, branche de la cérébrale postérieure ; elle rampe dans la scissure calcarine et donne dans ce trajet des rameaux qui traversent l'écorce et se distribuent au petit hippocampe.

Le deuxième ordre des vaisseaux qu'il nous reste à décrire comprend tous ceux qui suivent le trajet de la pie-mère ventriculaire. Ces artères, ainsi que les précédentes, ont été particulièrement bien décrites par M. Duret. Elles sont au nombre de trois :

1° L'*artère choroïdienne antérieure* ou *choroïdienne inférieure* (Sappey), qui naît de la terminaison de la carotide interne, quelquefois de la sylvienne, longe la bandelette optique et pénètre dans la corne sphénoïdale au niveau de son extrémité antérieure. Là elle donne des rameaux au crochet de l'hippocampe et se ramifie dans les plexus choroïdes.

2° L'*artère choroïdienne postérieure et latérale* (Duret) vient de la cérébrale postérieure, qui généralement contourne le pédoncule avant de lui donner naissance. Elle se dirige ensuite d'arrière en avant et de dedans en dehors à travers le tissu cellulaire compris entre les deux feuillets de la toile, et se divise en deux rameaux dont l'un se rend aux plexus choroïdes du ventricule latéral et l'autre uniquement à la toile choroïdienne. Souvent ils sont distincts dès leur origine; en tout cas, ils se séparent à leur entrée dans le ventricule.

3° L'*artère choroïdienne postérieure moyenne* provient soit des cérébelleuses supérieures, soit de la cérébrale postérieure dans un point très-rapproché de la ligne médiane. Elle chemine d'arrière en avant de chaque côté de la glande pinéale et se termine également par deux rameaux dont l'un est destiné aux plexus choroïdes du ventricule moyen, l'autre à la toile choroïdienne. M. Duret a montré que les artères de la toile sont complétement indépendantes de celles des plexus vasculaires. Les premières donnent des rameaux à toutes les parties voisines, à la couche optique, à la glande pinéale, à la face inférieure du trigone, au noyau caudé, qui pourrait même être presque exclusivement nourri par elles. Ces artères de la toile choroïdienne contribuent donc à la nutrition des régions centrales de l'encéphale. C'est ainsi que, dans le 3e ventricule, on voit deux petites artérioles suivre d'arrière en avant la face inférieure de cette membrane et émettre tous les millimètres environ des petits ramuscules très-grêles qui pénètrent perpendiculairement dans les faces internes de la couche optique et se distribuent de plus aux commissures blanches et grise. Les artères des plexus choroïdes, au contraire, ne fournissent aucune branche aux parois ventriculaires.

Il faut noter encore que les artères des noyaux gris, artères lenticulo-striées, lenticulo-optiques et optiques proprement dites, forment un système complétement indépendant de la circulation périphérique du cerveau. En outre, ce sont des artères terminales, c'est-à-dire qu'elles ne contractent point d'anastomoses entre elles à leur terminaison; chacune d'elles, par conséquent, fournit à un territoire distinct, et en cas d'oblitération elles ne peuvent se suppléer réciproquement.

Si la plupart des artères traversent l'écorce cérébrale avant d'arriver à destination, les veines, au contraire, sont situées dans la toile choroïdienne. La circulation veineuse des ventricules a surtout été bien décrite par M. Sappey. Deux grosses veines ramènent le sang des régions centrales de l'encéphale et parcourent d'avant en arrière le tissu sous-arachnoïdien compris entre les deux feuillets de la membrane ventriculaire: ce sont les *veines de Galien*. Elles naissent en avant et de chaque côté de trois vaisseaux plus petits, qui convergent vers le sommet de la toile choroïdienne; ce sont : la veine du *corps strié*, qui chemine d'arrière en avant dans le sillon opto-strié; celle des *plexus choroïdes*, qui longe ordinairement le bord externe de ces tractus, et celle du *septum lucidum*. En arrière, les deux veines de Galien s'unissent pour former un tronc unique qui se jette dans le sinus droit. Dans leur trajet, elles reçoivent des branches collatérales qui se succèdent d'avant en arrière dans un ordre à peu près constant.

1° De la partie antérieure et supérieure de la couche optique naît une veine, nommée veine de la couche optique. Elle reçoit souvent un rameau accessoire venu du corps strié et se dirige un peu obliquement en arrière et en dedans pour rejoindre le tronc de la veine de Galien.

2° La corne d'Ammon et la base du cerveau donnent naissance à des racines veineuses qui se réunissent bientôt en un tronc unique, la *veine basilaire*. Celle-ci pénètre dans la toile choroïdienne et se termine comme la veine de la couche optique en arrière de laquelle elle est située.

3° Une troisième veine collatérale émane de l'ergot de Morand, c'est la veine dite cérébrale postéro-inférieure. Enfin la veine de Galien reçoit encore très-près de la ligne médiane quelques vaisseaux dont l'existence n'est pas constante, les veines cérébelleuses supérieures et médianes (Cruveilhier) venues de la face supérieure du cervelet, et la veine de la glande pinéale ou *vena azygos conarii* de Weber. Cette dernière, impaire, se jette souvent dans le tronc qui résulte de la convergence des deux veines de Galien.

§ VI. Quatrième ventricule ou ventricule du cervelet. A. La division du cerveau postérieur indiquée d'abord par un léger sillon se trouve bientôt nettement accusée par une forte courbure, convexe en avant, la courbure du pont, qui se produit à l'union du cerveau postérieur secondaire et de l'arrière-cerveau. Ces deux segments se différencient encore davantage par le développement inégal de leur paroi postérieure qui s'amincit dans la région de l'arrière-cerveau, au point de se réduire à une simple couche épithéliale, tandis que dans la région du cerveau postérieur elle donne naissance à une forte lame nerveuse qui deviendra le cervelet.

Pour comprendre le mode de constitution de la paroi supérieure du 4° ventricule il est nécessaire d'entrer encore ici dans quelques considérations embryologiques. Cette question a été très-nettement exposée par Schwalbe, auquel nous empruntons ces détails (fig. 5).

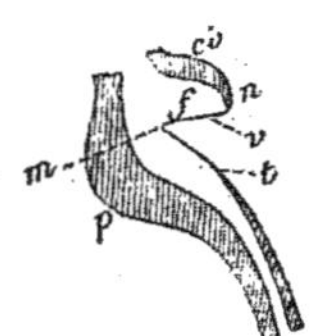

Fig. 5. — *Schéma des transformations au toit du quatrième ventricule* (d'après Schwalbe).

cb, lame cérébelleuse. — *v*, voile médullaire postérieur (valvule de Tarin). — *t*, lame de recouvrement du quatrième ventricule. — *m*, continuité de la valvule de Tarin avec la lame de recouvrement. — *f*, fond du pli formé par la lame cérébelleuse, fastigium. — *p*, protubérance.

Lorsque se produit la forte inflexion du pont de Varole, la partie du plafond qui fait immédiatement suite à la lame cérébelleuse forme un pli concave en avant, de sorte que la paroi postérieure du 4° ventricule comprend alors trois segments différents :

1° Une lame cérébelleuse (*cb*), qui donne naissance à la presque totalité du cervelet ;

2° Une lame repliée en avant et en bas (*v*), qui deviendra le voile médullaire postérieur ou valvule de Tarin ;

3° Un feuillet membraneux réduit à une simple couche cellulaire ou épendymaire (*t*), qui forme le plafond de la moitié postérieure du ventricule.

Par suite du développement considérable du cervelet celui-ci finira bientôt par recouvrir les deux autres segments. Enfin il faut noter qu'une lame de pie-mère pénètre dans le cul-de-sac formé par le voile médullaire postérieur à son union avec la portion amincie du plafond. Cette lame peut être considérée comme formée de deux feuillets, l'un supérieur appartenant à la face inférieure du cervelet et du voile médullaire, l'autre inférieur qui recouvrira le reste de la paroi (*t*). Sur le cerveau de l'adulte les deux feuillets de la pie-mère sont soudés par leurs faces contiguës et de plus le feuillet inférieur est confondu par sa face ventriculaire avec la mince couche épithéliale qui dans la moitié postérieure du ventricule représente seule le plafond primitif. Cependant sur les bords de la cavité qu'elle limite et tout à fait à son extrémité postérieure cette paroi a gardé une certaine épaisseur et forme ainsi des tractus de substance nerveuse que nous aurons à décrire.

La lamelle de la pie-mère qui s'est introduite dans le cul-de-sac décrit plus haut et figuré en *z* constitue une membrane appelée toile choroïdienne inférieure ; on voit dès à présent que l'épithélium qui tapisse sa face inférieure est en continuité avec le bord inférieur et antérieur des valvules de Tarin, qui n'aura réellement de bord libre qu'après l'ablation de la pie-mère tapissée de son épithélium. La cavité du 4e ventricule de l'embryon est donc fermée de toutes parts : reste à savoir s'il en est de même plus tard.

Chez l'adulte, le 4e ventricule est une cavité rhomboïdale, intermédiaire d'une part au bulbe et à la protubérance qui constituent sa paroi inférieure ou antérieure et d'autre part au cervelet qui contribue à former sa paroi supérieure ou postérieure.

Terminé en pointe à son extrémité inférieure, qui se continue avec le canal central de la moelle, il s'élargit à sa partie moyenne, puis se rétrécit de nouveau en haut pour se continuer avec le 3e ventricule par l'aqueduc de Sylvius. Aplati de haut en bas, il présente à considérer une paroi inférieure ou plancher, une paroi supérieure ou toit, quatre bords, dont deux supérieurs et deux inférieurs, et quatre angles dont un antérieur, un postérieur et deux latéraux.

La paroi inférieure, tapissée dans toute son étendue d'une couche de substance grise qui continue celle de la moelle, a la forme d'une dépression losangique comprise entre l'écartement des cordons postérieurs du bulbe en bas et l'écartement des pédoncules cérébelleux supérieurs en haut. Son angle inférieur excavé et très-accusé a été décrit, en raison de sa forme, sous le nom de *calamus scriptorius;* le sommet de l'angle constitue le bec du calamus. Sur la ligne médiane du plancher, le canal central de la moelle ouvert est continué par un sillon médian qui représente le grand axe du losange et qu'on appelle la tige du calamus. A droite et à gauche de ce sillon naissent des stries blanches transversales, non symétriques, qui convergent de dedans en dehors : ce sont les racines postérieures du nerf acoustique ou barbes du calamus. Elles marquent le petit axe du losange et le divisent en deux triangles dont le supérieur appartient à la protubérance et l'inférieur au bulbe. Les racines de l'acoustique en nombre très-variable, de 1 à 12, se dessinent très-nettement sur le plancher du ventricule et circonscrivent entre elles des stries de substance grise, *fasciolæ cinereæ* d'Arnold, qui forment par leur convergence sur les bords du ventricule un renflement, le *tæniola cinerea* d'Henle.

Les barbes du calamus ne se rendent pas toutes au tronc de l'acoustique ; quelques-unes, moins nombreuses, se dirigent obliquement en haut et en dehors pour se rendre au cervelet ; l'une d'elles, plus apparente, est connue sous le nom de *baguette d'harmonie de Bergmann.*

Dans la moitié inférieure du losange on trouve de chaque côté du sillon médian : 1° un triangle à pointe inférieure dirigée vers le bec du calamus et à base supérieure : c'est l'*aile blanche interne*, qui correspond au noyau principal de l'hypoglosse, c'est-à-dire à la base de la corne antérieure.

2° Plus en dehors, un triangle de coloration foncée à sommet supérieur : c'est l'*aile grise*, qui répond au noyau d'origine des nerfs mixtes (glosso-pharyngien, pneumogastrique et spinal), c'est-à-dire à la base de la corne postérieure.

3° Enfin, en dehors du précédent, se trouve un triangle placé, comme le premier, la pointe en bas et de teinte semblable : c'est l'*aile blanche externe*, qui est en relation avec l'un des noyaux de l'acoustique.

Il faut encore ajouter que l'aile blanche interne répond à un relief (*funiculus teres*) en dehors duquel le plancher présente une dépression correspondant à l'aile grise (*fovea posterior*).

La moitié supérieure du losange montre immédiatement au-dessus des barbes du calamus une petite saillie bien marquée, l'*eminentia teres*, qui correspond au coude du facial et au noyau commun à ce nerf et au moteur oculaire externe. De chaque côté de l'*eminentia teres* existe une nouvelle dépression, la *fovea anterior*, colorée ordinairement en bleu par une veine superficielle assez volumineuse et désignée pour cette raison par Arnold sous le nom de *substantia ferruginea* ou *locus cœruleus*. Mais le véritable *locus cœruleus*, celui des frères Wentzel, est situé un peu plus haut, au-dessus de l'*eminentia teres* et de la *fovea*, et s'étend le long du bord externe du ventricule presque jusqu'au voisinage de l'orifice de l'aqueduc. Cette zone doit en effet sa coloration à une couche de substance grise à grosses cellules vésiculaires et pigmentées ; elle est en relation avec les racines moyennes du trijumeau (Duval).

Enfin, à la partie la plus élevée du plancher ventriculaire, de chaque côté de la ligne médiane et au niveau de l'orifice de l'aqueduc, on peut limiter une zone à laquelle répondent le noyau d'origine du moteur oculaire commun et celui du pathétique. Aucun détail anatomique ne signale ces noyaux à l'extérieur.

Le toit ou paroi supérieure du ventricule comprend deux parties dérivant l'une de la lame cérébelleuse, l'autre de la paroi amincie de l'arrière-cerveau.

Le cervelet oppose au plancher du ventricule : 1° un plan supérieur et antérieur, formé par la valvule de Vieussens (voile médullaire antérieur ou supérieur) ; 2° un plan inférieur et postérieur constitué sur la ligne médiane par l'extrémité antérieure du vermis inférieur et les valvules de Tarin (voile médullaire inférieur) et plus en dehors par l'extrémité la plus élevée du lobule tonsillaire et le lobule du pneumogastrique.

La valvule de Vieussens qui unit les bords internes des pédoncules cérébelleux supérieurs tourne vers la cavité du ventricule sa face inférieure blanche et unie ; sa face supérieure est surmontée d'un prolongement linguiforme de l'éminence vermiculaire supérieure (*lingula*).

Entre cette valvule et la face postérieure de la protubérance flotte dans l'intérieur du ventricule le sommet du *vermis inferior*, formant une saillie que Malacarne a décrite sous le nom de luette : aplatie de haut en bas, libre et arrondie en avant, continue sur les côtés avec la valvule de Tarin, cette lamelle présente en effet quelque analogie de forme avec le prolongement médian du voile du palais. Il faut noter cependant que les anatomistes allemands désignent l'extrémité antérieure du *vermis inferior* sous le nom de *nodulus*, réservant celui de luette ou uvula au lobe moyen de l'éminence vermiforme, en raison de ses rapports avec les lobules tonsillaires ou amygdales.

Toujours est-il que de cette extrémité se détachent de chaque côté les valvules de Tarin, qui vont se rattacher en dehors au lobule du pneumogastrique. Chacun de ces replis se porte d'abord en avant parallèlement à la valvule de Vieussens, et présente une face supérieure limitant avec le voile médullaire supérieur un espace en nid de pigeon, une face inférieure recouverte par l'amygdale, un bord postérieur convexe adhérant au lobule tonsillaire, enfin un bord antérieur qu'on décrit généralement comme bord libre, mais qui en réalité se recourbe en bas et en arrière pour se continuer avec l'épithélium de la toile choroïcienne.

Sur une coupe du ventricule passant par la ligne médiane (fig. 4) on voit que la lame cérébelleuse représentée par la valvule de Vieussens forme avec le voile médullaire postérieur ou valvule de Tarin un cul-de-sac que nous avons signalé à la période embryonnaire, mais qui chez l'adulte prend une forme triangulaire et représente la partie élargie du ventricule, tandis que la région postérieure ou bulbaire a l'aspect d'une fente comprise entre deux surfaces planes. Le triangle qui avoisine l'aqueduc du Sylvius porte le nom de tente du ventricule (fig. 4, v^4) et son sommet celui de fastigium (Reichert).

Le segment postérieur du toit dérive tout entier du plafond de l'arrière-cerveau réduit à un feuillet épithélial (*membrana tectoria s. obturatoria*), qui tapisse la toile choroïdienne inférieure. Celle-ci se comporte donc par rapport à cette partie du toit du 4e ventricule comme la toile choroïdienne supérieure relativement au toit du ventricule moyen, c'est-à-dire que, quand la membrane vasculaire a été enlevée, cette région du ventricule se trouve à découvert.

Cependant quelques segments de la paroi supérieure de l'arrière-cerveau s'épaississent et donnent naissance à deux lamelles de tissu nerveux dont l'une s'appelle l'obex ou verrou et l'autre le tænia ou *ligula* du 4e ventricule.

L'obex ou verrou est un tractus triangulaire de substance grise à base supérieure concave, jeté comme un pont entre les deux pyramides postérieures au niveau de la pointe du *calamus scriptorius*. Il recouvre la petite fossette située sur le prolongement du canal central de la moelle et qu'on appelle quelquefois ventricule d'Arantius ; son existence n'est pas constante.

Le tænia est un faisceau blanc très-grêle qui s'étend le long des bords latéraux du ventricule. Il naît en dedans de l'extrémité supérieure de la pyramide postérieure, longe les bords du plancher ventriculaire sur une longueur de 5 millimètres environ, puis change brusquement de direction pour croiser presque à angle droit le corps restiforme et se terminer près du sillon collatéral du bulbe et des racines des nerfs mixtes.

En raison de ce changement de direction, certains auteurs décrivent au tænia deux parties : l'une, qui est parallèle au corps restiforme, *ligula* ou *ponticulus* de Henle ; l'autre, qui lui est perpendiculaire (voile médullaire inférieur de Henle).

Le point d'insertion de la *ligula* marque exactement les limites latérales du plancher du 4e ventricule ; on doit considérer les bords internes de ces tractus comme prolongés et réunis par l'épithélium qui tapisse la face ventriculaire de la toile choroïdienne et les plexus choroïdes ; en arrière ils se continuent quelquefois avec l'obex.

Le segment antérieur du tænia ou voile médullaire inférieur coupe perpendiculairement le corps restiforme et aboutit, comme nous l'avons dit, au niveau de l'origine apparente du glosso-pharyngien et du pneumogastrique. Pour bien en comprendre les connexions, il est nécessaire de savoir d'abord comment se comportent les plexus choroïdes du 4e ventricule. Or ces deux cordons vascu-

laires, après avoir cheminé de chaque côté de la ligne médiane, à la face inférieure
de la toile choroïdienne, et être arrivés à peu près au milieu de la hauteur du
ventricule, se portent l'un à droite, l'autre à gauche, pour gagner les angles ou
diverticules latéraux (*recessus laterales*), et apparaissent à la face inférieure de
l'encéphale, en dehors des corps restiformes, dans l'angle compris entre ce dernier d'une part, le lobule du pneumogastrique, les racines du facial et de
l'acoustique, d'autre part; leur face inférieure est en rapport avec les racines de
la 9e et de la 10e paire. Si on récline ces dernières vers la ligne médiane, on voit
l'extrémité externe du voile médullaire inférieur qui, sous forme d'une lamelle
quadrilatère, s'enroule d'arrière en avant et de bas en haut autour de la saillie
des plexus choroïdes, et représente ainsi une sorte de gaîne embrassant les
touffes du bouquet vasculaire : disposition qui a valu à cette portion du tænia le
nom de corbeille de fleurs ou de corne d'abondance (Bochdalek). Enfin cette
lamelle nerveuse se continue avec l'épithélium des plexus choroïdes transverses,
qui à son tour se prolonge jusqu'au bord concave de la valvule de Tarin.

Nous avons, comme on le voit, poursuivi chez l'adulte l'épendyme de la paroi
postérieure de l'arrière-cerveau depuis l'obex jusqu'au voile médullaire postérieur. Mais cette couche ainsi que la pie-mère qui la recouvre sont-elles partout
ininterrompues et ne présentent-elles en aucun point de leur trajet quelque
solution de continuité? C'est un point qui mérite une étude particulière et dont
nous nous occuperons dans le paragraphe suivant.

Il nous reste d'abord à terminer la description du ventricule par celle de ses
bords et de ses angles.

Les bords supérieurs répondent à la ligne d'union des pédoncules cérébelleux
supérieurs avec la protubérance annulaire.

Les inférieurs sont formés par cette partie de la pie-mère qui s'étend du tænia
aux lobules tonsillaires.

L'angle inférieur se continue avec le canal central de la moelle; le supérieur,
avec l'aqueduc de Sylvius.

Les angles latéraux sont formés par deux diverticules qui contournent les
parties latérales du bulbe et prolongent la cavité du ventricule jusqu'au niveau
de l'origine des nerfs glosso-pharyngien et pneumogastrique, ainsi qu'il a été
dit plus haut. Ils ont été décrits par Reichert sous le nom de *recessus laterales.*

B. *Toile choroïdienne inférieure et plexus choroïdes du 4e ventricule ;
trou de Magendie.* La toile choroïdienne du 4e ventricule est décrite ordinairement comme une simple lamelle dépendant de la pie-mère bulbaire. En
réalité, il existe ici une disposition analogue à celle de la toile choroïdienne
supérieure. Nous avons vu en effet que le prolongement membraneux qui
s'insinue dans le pli formé par le voile médullaire postérieur avec le toit de
l'arrière-cerveau se compose, comme celui qui pénètre dans la fente de Bichat,
de deux feuillets.

Le feuillet supérieur tapisse le *vermis inferior*, les amygdales, et arrive au
niveau des valvules de Tarin ; il se recourbe transversalement le long de leur
bord concave pour se continuer avec le feuillet inférieur.

Celui-ci est jeté comme un pont sur le toit du segment bulbaire du ventricule
et présente la forme d'une lame triangulaire dont le sommet répond à l'obex,
les bords latéraux au tænia et la base à l'union des deux feuillets de la toile,
c'est-à-dire au bord concave des valvules de Tarin. La base porte des houppes
vasculaires qui dans leur ensemble constituent un tractus transversal saillant

dans le ventricule. De la partie moyenne de ce cordon se détachent à angle droit deux prolongements qui occupent le feuillet inférieur de la toile choroïdienne et se dirigent en arrière parallèlement à la ligne médiane. Ces traînées vasculaires sont les plexus choroïdes du 4e ventricule. Comme le fait remarquer Schwalbe, ils ont la forme d'un T et on peut les diviser en médians et en transverses. Nous avons déjà plus haut suivi les prolongements des plexus transverses dans les diverticules latéraux du ventricule, jusque dans l'espace sous-arachnoïdien où ils font saillie entre le lobule du pneumogastrique et les racines des nerfs mixtes.

Quant aux plexus médians, ils s'accolent à la face inférieure du vermis du cervelet et viennent proéminer, comme nous allons le voir, au voisinage de l'angle inférieur du ventricule.

Le feuillet inférieur de la toile choroïdienne occupé par les plexus est aussi celui qui est tapissé par l'épithélium épendymaire, dont la provenance et les connexions nous sont connues.

C'est ici le lieu d'examiner si cette membrane présente une solution de continuité qui permette à la cavité ventriculaire de communiquer avec celle de l'espace sous-arachnoïdien : question encore controversée.

L'histoire du développement tend à faire penser *à priori* que le 4e ventricule doit être clos de toutes parts : l'anatomie comparée apporte des preuves directes à l'appui de cette opinion, en nous apprenant qu'il en est réellement ainsi chez certains animaux domestiques, le cheval, le chien, le mouton. Cependant, chez l'homme, on sait que Magendie a, le premier, en 1842, dans ses *Recherches anatomiques et physiologiques sur le liquide céphalo-rachidien*, décrit un orifice de communication entre la cavité du ventricule et l'espace sous-arachnoïdien. Luschka, en 1855, en affirme de nouveau l'existence. Key et Retzius, en 1876, le considèrent également comme normal et constant. Cette manière de voir est partagée par Sappey et par Schwalbe. D'après ce dernier auteur, l'orifice de Magendie, qui présente des dimensions variables, peut mesurer jusqu'à 6 millimètres de large sur 8 millimètres de long ; son extrémité inférieure correspond à l'obex, à son extrémité supérieure on voit faire saillie les plexus choroïdes médians. La description donnée par Sappey ne diffère pas beaucoup de la précédente.

Par contre, d'autres anatomistes, aussi nombreux, soutiennent que cette ouverture est accidentelle et le résultat même de la manière dont on procède à sa démonstration. C'est ainsi que pensent en particulier Burdach, Cruveilhier, Reichert et Kölliker.

Cette question a été reprise dans ces derniers temps par M. Marc Sée. Cet anatomiste injecte dans l'espace sous-arachnoïdien, au niveau de la région lombaire, un liquide tenant en suspension du bleu de Prusse non dissous ; il a préalablement enlevé la calotte crânienne et par les coupes appropriées est arrivé sur les ventricules latéraux et sur le moyen ; en ouvrant alors la paroi supérieure de l'une ou l'autre de ces cavités, il voit le liquide injecté s'écouler par l'orifice ainsi pratiqué. Par conséquent l'espace sous-arachnoïdien de la moelle communique avec les cavités ventriculaires.

L'examen anatomique a donné à M. Marc Sée les résultats suivants : « Quand on a déchiré le feuillet arachnoïdien qui va du cervelet au bulbe, on trouve d'abord au-dessous de l'arachnoïde une foule de trabécules conjonctives qui s'étendent irrégulièrement entre les deux organes, puis plus profondément une lamelle mince de forme triangulaire et d'apparence celluleuse qui des bords du sinus rhomboïdal va jusqu'aux lobules amygdaliens du cervelet. Cette lamelle généralement assez résistante à son insertion cérébelleuse devient de plus en plus ténue à mesure qu'on approche du bec du calamus, où se voit d'ordinaire un orifice de dimensions fort variables et ne paraissant être qu'une des lacunes que laissent entre eux les faisceaux conjonctifs de la lamelle. Les bords de cet orifice n'ont rien de régulier et, quand on les examine à la loupe, on reconnaît que fréquemment ils se continuent avec de petites trabécules ou de petits vaisseaux sanguins, ce qui donne lieu aux différences de forme signalée par les auteurs ».

Cependant, d'après M. Marc Sée, le trou de Magendie n'a pas l'importance qu'on lui attribue et, quand le bulbe est logé dans la gouttière laissée entre les deux amygdales, il est probable qu'il est obturé à peu près complétement et ne se laisse traverser par les liquides que sous l'influence d'un certaine pression.

Dans un travail plus récent, M. Carl Hess donne de l'orifice de Magendie une description un peu plus compliquée, mais qui se rapproche cependant par certains côtés de celle de M. Marc Sée. Pour éviter les causes d'erreur qui peuvent résulter des injections ou du simple examen à l'œil nu, M. Hess a fait ses recherches au moyen de coupes régulières sur les organes bien durcis. On peut résumer de la façon suivante les conclusions auxquelles est arrivé cet auteur. La toile choroïdienne émet en arrière, au niveau de l'angle inférieur du ventricule, un prolongement en doigt de gant qui a une direction à peu près horizontale. Supposons que le doigt de gant ait été coupé en deux dans le sens de sa longueur et que sa moitié inférieure ait disparu par atrophie : sa moitié supérieure qui loge l'extrémité terminale des plexus médians présente sur la ligne médiane, au voisinage de ces derniers, sa consistance normale, mais sur les côtés, où elle se continue avec la pie-mère des bords du ventricule, elle se transforme en un réseau de fibrilles circonscrivant de nombreux orifices et reliées au tissu conjonctif sous-arachnoïdien. En arrière des plexus derrière lesquels cette lamelle s'accole à la pie-mère du vermis inferior elle se comporte de même.

Il résulte de cette disposition que l'orifice de Magendie n'est pas une simple perforation de la pie-mère, mais un court canal cylindrique qui a pour parois un tissu réticulé continu avec le tissu sous-arachnoïdien et dont l'extrémité apparente est limitée en haut par la saillie des plexus choroïdes, en bas par la lamelle de la pie-mère qui recouvre l'angle inférieur du ventricule.

Comme M. Marc Sée M. Hess considère cette ouverture comme une lacune agrandie du tissu conjonctif de la pie-mère qui se crible de nombreux orifices par suite d'une sorte de raréfaction dont il est devenu le siége. Contrairement à l'opinion généralement reçue, M. Hess admet de plus que cette disposition se rencontre déjà chez l'embryon ; dès les premières périodes du développement l'enveloppe vasculaire ne se montre point en tant que membrane continue sur tout le plafond ventriculaire, mais en un point déterminé elle se résout en une série de trabécules circonscrivant des lacunes plus ou moins larges dont quelques-unes finissent plus tard par se confondre en un orifice unique.

Pour expliquer ces changements de texture de la pie-mère, M. Hess suppose que le développement de cette membrane est lié intimement à celui de la paroi sous-jacente de l'arrière-cerveau ; que dans la région où celle-ci se réduit à une couche épithéliale la vascularisation cesse, d'où raréfaction et atrophie de la pie-mère. Par suite de l'arrêt de nutrition, l'épithélium finit lui-même par disparaître en un point circonscrit, soit à cause de la pression du liquide interventriculaire, soit à cause de la traction exercée par les parties périphériques.en voie de croissance. Chez l'homme, la condition favorable à la production de l'orifice de Magendie est la distance relativement considérable qui sépare le vermis du calamus, et qui a pour conséquence la distension de la pie-mère, jetée comme un pont entre ces deux parties.

L'ouverture qui existe à la pointe du 4e ventricule n'est pas la seule qui ait été mentionnée. Déjà, en 1849, Bochdalek avait soutenu que les plexus choroïdes latéraux proéminent librement dans l'espace sous-arachnoïdien, au niveau de l'extrémité des récessus latéraux; après lui Luschka, Key et Retzius, Schwalbe, décrivent avec plus de précision ces orifices qui viennent s'ouvrir de chaque côté entre les racines des nerfs mixtes et le lobule du pneumogastrique. Enfin M. Marc-Sée et Hess confirment l'opinion de leurs prédécesseurs.

L'existence de ces ouvertures latérales paraît même plus constante que celle du trou de Magendie, et, chez les animaux où celui-ci fait défaut, elles remplissent le même but et font communiquer largement le 4e ventricule avec la cavité sous-arachnoïdienne.

C. *Vaisseaux du 4e ventricule.* Le plancher du ventricule est surtout vascularisé par des branches artérielles qui naissent de la spinale antérieure ou du tronc basilaire sur la face antérieure du bulbe et de la protubérance. Ces vaisseaux ont été décrits par M. Duret sous le nom d'*artères bulbaires médianes.* Ils ont tous pour caractère de naître grêles d'un gros tronc, de se diriger suivant un trajet rectiligne à travers le bulbe, jusqu'au plancher du 4e ventricule, où ils se terminent par des ramifications sous-épendymaires.

Outre ces rameaux, une autre artère plus volumineuse affecte des rapports intimes avec le 4e ventricule : c'est l'artère *cérébelleuse postéro-inférieure.* Elle naît de la vertébrale, contourne les faces latérales du bulbe et se rapproche de la pointe du *calamus scriptorius.* A partir de là elle suit les corps restiformes, s'écarte des bords du ventricule, puis s'en rapproche de nouveau pour se diviser en deux branches qui se rendent l'une au *vermis inferior,* l'autre aux lobes latéraux du cervelet. Dans le trajet l'artère fournit :

1° Près de la pointe du ventricule, une artériole qui se rend à la toile choroïdienne;

2° Plus haut, une branche longue et grêle qui va aux plexus choroïdes;

3° Près de la division du tronc principal, un deuxième rameau pour la toile, artère supérieure de la toile choroïdienne.

Les pyramides postérieures reçoivent d'ordinaire une artériole spéciale venue du rameau ascendant de la spinale postérieure.

Pour plus de détails sur la circulation artérielle du bulbe et de la protubérance *voy.* ces mots.

Les veines du 4e ventricule ne présentent rien de particulier à signaler.

§ VII. Aqueduc de Sylvius. Pour compléter cette étude des cavités encéphaliques il nous reste encore à décrire le canal qui s'étend du ventricule moyen au 4e ventricule et qui dérive de la vésicule cérébrale moyenne : on l'appelle l'aqueduc de Sylvius. Sa longueur totale est de 1 centimètre à 1 centimètre 1/2. Les parois sont formées : la supérieure, par la valvule de Vieussens, les tubercules quadrijumeaux et la commissure blanche postérieure; l'inférieure, par la région de la calotte des pédoncules.

Le sillon médian du 4e ventricule se prolonge sur le plancher de l'aqueduc, qui prend ainsi une forme de gouttière. C'est sur des coupes transversales qu'on juge le mieux de la forme de l'aqueduc. En arrière, au niveau de la valvule de Vieussens, et en avant sous la commissure postérieure, sa coupe présente l'aspect d'un triangle à base supérieure, à sommet inférieur. Sous les tubercules quadrijumeaux antérieurs, le canal a la forme d'un cœur de carte à jouer, à pointe dirigée en bas. Sous les tubercules postérieurs, l'aqueduc se réduit à une simple fente verticale.

§ VIII. Membrane de l'épendyme. Toutes les cavités ventriculaires sont tapissées par une membrane continue qu'on nomme l'épendyme. Elle est formée de cellules épithéliales primitivement ciliées, mais qui, avec les progrès de l'âge, perdent leurs prolongements vibratils, sauf dans l'aqueduc; plus rarement elles les conservent sur le plancher du 4e ventricule. Au-dessous des cellules épithéliales existe souvent chez l'adulte, d'après Henle, une mince couche lamineuse de $0^{mm},3$ d'épaisseur. Sur le corps strié d'un cerveau normal le même auteur a trouvé au-dessous de l'épithélium mesurant $0^{mm},015$ d'épaisseur une lame conjonctive striée de $0^{mm},04$ à $0^{mm},06$ et enfin, au-dessous de celle-ci, un nouveau feuillet de tissu lamineux d'aspect réticulé et d'une épaisseur de $0^{mm},075$. En règle générale, les cellules de l'épendyme reposent directement sur la substance nerveuse vers laquelle leur base émet un prolongement filiforme simple ou bifurqué. Elles peuvent atteindre une longueur de près de 60 μ (Pouchet et Tourneux).

Sur les plexus choroïdes, les cellules épendymaires deviennent pavimenteuses, mais gardent néanmoins une certaine épaisseur ($0^{mm},04$), surtout si on la compare à leur grand diamètre, qui n'est que de $0^{mm},02$; leur face profonde est encore garnie de filaments très-ténus, et le protoplasma renferme presque constamment à côté du noyau un corpuscule coloré qui ne serait autre chose qu'une hématie ayant pénétré dans la substance cellulaire.   E. Wertheimer et Curtis.

Bibliographie. — Burdach. *Bau und Leben des Gehirns*, Bd. II, 1822. — Bochdalek. *Prager Vierteljahresschrift*, 1849. — Cruveilhier et Sée. *Traité d'anatomie descriptive*, 4e édition, 1862. — Duret. *Recherches anatomiques sur la circulation cérébrale. Arch. de physiol.*, 1874. — Duval (M.). *Origine embryonnaire de la région lenticulo-optique. Bull. de la Soc. de biol.*, 1879, p. 36 et 201. — Henle (J.). *Handbuch der Nervenlehre des Menschen*, 2e édition, 1879. — Huguenin. *Les centres nerveux*, trad. Keller, 1879. — Hermann. Art. Encéphale de ce Dictionnaire. — Key et Retzius. *Studien zur Anatomie des Nervensystems und Bindegewebes*, 1876. — Kollmann. *Entwickelung der menschlichen Adergeflechte*, 1861. — Kölliker. *Traité d'embryologie*, trad. Schneider, 1882. — Hess (Carl). *Das Foramen Magendii und die Oeffnungen an den Recessus laterales des vierten Ventrikels. Morphologisches Jahrbuch*, 1885. — Luschka. *Anatomie des Menschen*, t. III, 1865. — Du même. *Die Adergeflechte des menschlichen Gehirns*. Berlin, 1855. — Magendie. *Recherches anatomiques et physiologiques sur le liquide céphalo-rachidien*, 1842. — Morel et Duval. *Manuel de l'anatomiste*, 1883. — Quincke. *Archiv de Reichert et Du Bois-Reymond*, 1872. — Quain. *Anatomy*, t. II, 1882. — Reichert. *Bau des menschlichen Hirnes*, 1861. — Renault. *Recueil de médecine vétérinaire*, 1829. — Schwalbe. *Lehrbuch der Neurologie*, 1881. — Du même. *Medicin. Centralblatt*, 1869, n° 30. — Sée (Marc). *Sur la communication des cavités ventriculaires avec les espaces sous-arachnoïdiens. In Revue mensuelle*, II, 1878, et III, 1879. — Sappey. *Traité d'anatomie descriptive*, t. III, 3e édition, 1877. — Virchow. *Handbuch der speciellen Pathologie und Therapie*, 1854.   E. W. et C.

VENTS. La production des vents est intimement liée aux variations de température; d'autres causes peuvent intervenir, nous en indiquerons les principales. Partout où une couche d'air échauffée se dilate, elle tend à devenir plus légère, à s'élever dans l'atmosphère, et est remplacée par l'air ambiant plus froid. De là un vent qui souffle, à la surface du sol échauffé, des régions plus froides vers la région chaude. L'air chaud, qui s'est élevé, se déverse en revanche vers les parties froides et produit ainsi, dans les hautes régions, un vent en sens contraire.

Dans nos appartements l'air est plus chaud que celui de dehors, mais, plus ou moins emprisonnné, n'attire celui-ci que faiblement, et le vent qui pénètre par les fissures des portes et fenêtres procède fréquemment de grands courants atmosphériques qui, passant sur les habitations, y entrent par leur propre force d'impulsion. Mais, si un foyer est allumé dans l'appartement, le courant qui se fait par la cheminée établit un appel de l'air de la chambre ou bien même de celui de la rue ; et, si l'appel est énergique, si la colonne d'air attirée est considérable, rapide, et à une basse température, elle peut être nuisible à ceux qui se trouvent sur leur passage et qui, voulant se chauffer, s'enrhument. Les *rhumes de chaleur* qu'on gagne au coin du feu et qui se traduisent surtout par un écoulement nasal ont quelquefois, croyons-nous, cette origine. Aussi est-il important de ne pas placer un bureau de travail entre la cheminée et les ouvertures de la pièce.

Une autre cause de vents, c'est la différence de l'état hygrométrique de deux masses d'air voisines : il en résulte une différence de densité de ces deux masses d'air, car un mélange d'air et de vapeur d'eau est moins dense que de l'air sec dans les mêmes conditions de température et de pression.

D'une manière générale, ce sont des différences de densité dues à l'action du soleil qui constituent les causes principales des vents. De là un échange continuel de courants, surtout entre les mers et les continents, et une absence complète d'équilibre dans l'atmosphère. Les calmes ne sont que l'indice d'un changement de direction du vent.

Si, comme lors d'un violent orage, une condensation subite d'une grande quantité de vapeur d'eau a lieu, de violents coups de vent peuvent se produire ; l'air des régions voisines se précipite dans les espaces où la pression a diminué. Il arrive parfois que le phénomène se propage de proche en proche, au rebours de la direction du vent ; Franklin avait donné à ces vents le nom de *vents d'aspiration ;* ce fait s'observe rarement, car la transmission de pression a lieu en général plus vite que le mouvement de transport de l'air. Indépendamment des courants accidentels et très-variables qui peuvent s'établir dans l'atmosphère, on distingue les suivants :

1° *Vents alizés.* Deux vents constants qui règnent dans les régions tropicales, l'un septentrional, dans la direction du nord-est ; l'autre méridional, dans la direction du sud-est. La formation de ces mouvements atmosphériques est due à l'échauffement de la nappe d'air qui recouvre la zone équatoriale et qui, raréfiée, gagne perpendiculairement les régions supérieures et se répand ensuite dans la direction des pôles, tandis que les couches inférieures attirées des pôles à l'équateur viennent les remplacer. Ces courants nord et sud sont les *alizés ;* les courants supérieurs, les *contre-alizés.* L'alizé nord et l'alizé sud ne se confondent pas sur la ligne équatoriale, mais sont séparés par une zone dite des *calmes,* quoique sujette aux orages, qui se déplace en suivant la marche du soleil entre les tropiques. De la direction générale des alizés et contre-alizés il résulte, dans chaque hémisphère, un circuit sur lequel on a coutume de distinguer deux segments : l'un qui s'étend des environs de l'équateur aux tropiques et dans lequel le contre-courant reste très-élevé ; l'autre (circuit *dérivé*) qui descend plus ou moins loin vers les pôles en se rapprochant de plus en plus du sol. On appelle *courant équatorial* le courant supérieur qui vient de l'équateur et *courant polaire* le courant inférieur qui vient des pôles. Si la terre était immobile, ce double mouvement paraîtrait s'accomplir dans la direction du méridien où on l'observerait, mais la terre, on le sait, tourne d'occident en orient avec une vitesse qui croît des pôles à l'équateur à raison de l'étendue également croissante des parallèles. Bien que l'atmosphère tourne avec elle, la vitesse de l'alizé ne la suit pas dans ce mouvement d'accélération progressive, en sorte que, pour l'observateur, emporté, lui, dans le mouvement de rotation terrestre, les alizés paraissent s'incliner de plus en plus vers l'ouest en avançant vers l'équateur, et que l'alizé nord semble ainsi souffler du nord-est au sud-ouest, l'alizé sud du sud-est au nord-ouest. Inversement, le courant supérieur ou équatorial, à mesure qu'il gague, en se dirigeant vers les pôles, des parallèles de moins en moins étendues, paraît s'incliner de plus en plus vers l'est, et venir conséquemment de l'ouest. En même temps, nous l'avons dit, il se rapproche de plus en plus du pôle, finit par toucher le courant polaire marchant en sens inverse, d'où résultent des collisions qui se traduisent en perturbations atmosphériques.

En Europe le vent d'ouest n'est pas ordinairement froid, même en hiver, parce qu'il n'y arrive qu'après avoir passé sur le Gulf-Stream.

2° *Moussons.* Vents périodiques qui règnent dans certaines régions et sont comme des déviations des vents alizés. Tandis que l'alizé sud-est règne toute l'année, au sud de l'équateur, de Madagascar à la Nouvelle-Hollande, avec la même régularité que sur les grandes mers de l'autre côté de la ligne, dans la mer des Indes et dans le golfe du Bengale le vent souffle du sud-ouest d'avril à octobre et du nord-est d'octobre à avril. Ces changements s'expliquent également par des circonstances de température, jointes aux différentes étendues des parallèles, qu'il serait trop long d'exposer ici.

3° *Vents étésiens.* Courants atmosphériques déterminés par le foyer d'appel du Sahara et qui se font sentir sur la Méditerranée. Le *mistral*, vent du nord-ouest, qui souffle dans le midi de la France et sur la Méditerranée, est dû en partie à l'influence du Sahara, mais surtout à l'échauffement des plaines sablonneuses de la Crau, de la Camargue et des Bouches-du-Rhône. Ce vent, dépouillé de toute son humidité par son passage sur les montagnes du Cantal et de l'Auvergne, est d'une sécheresse extrême.

Brises. Vents qui ne sont sensibles que sur le littoral et qui soufflent de la mer de huit ou neuf heures du matin au coucher du soleil, et de la terre du soir au matin. Ils dépendent de ce que, dans le jour, la terre s'échauffant plus que la mer, son atmosphère se dilate et établit un foyer d'aspiration, et que, tout au contraire, pendant la nuit, la terre se refroidit plus que l'eau.

En Europe « l'été est froid et pluvieux, si le courant équatorial est bien établi ; sec et brûlant, si nous sommes dans le courant de retour ; humide et chaud, si nous sommes dans l'anse comprise entre les deux : dans ce cas les orages sont fréquents » (J. Arnould). A Paris, c'est le vent d'ouest qui prédomine ; il est à lui seul plus fréquent que l'ensemble des autres vents. L. HAHN.

VÉNUS (*Venus* L.). Genre de Mollusques-Lamellibranches, du groupe des Siphoniens, et type de la famille des Vénéridés.

La coquille des *Venus* est ovale, équivalve, assez épaisse, souvent régulièrement striée, avee les bords finement crénelés. Le ligament, court et extérieur, recouvre l'écusson et la charnière présente trois fortes dents cardinales. L'animal a le manteau divisé, dans toute sa longueur, en deux lobes égaux qui tapissent les parois intérieures des valves de la coquille. Ce manteau est frangé vers ses bords, et son extrémité antérieure se prolonge en deux siphons cylindriques assez longs, réunis entre eux jusqu'au milieu de leur longueur, et terminés chacun par une couronne de papilles, que l'on considère comme des organes du toucher. Le pied est comprimé, linguiforme, presque aussi large que la coquille.

Le genre *Vénus* renferme un grand nombre d'espèces disséminées dans presque toutes les mers du globe. Toutes vivent à peu de distance des côtes, où elles s'enfoncent dans le sable ou la vase. Quelques-unes, comme les *V. decussata* L., *V. virginea* L., *V. verrucosa* L., etc., sont comestibles et vendues sur les marchés de Paris, sous les noms de *Clauvisses* ou *Clovisses*. Le *V. mercenaria* Chemn. ou *Wampum* se mange également sur les côtes de l'Amérique du Nord. Des fragments de sa coquille, taillés et percés, ont servi pendant longtemps de monnaie courante aux peuplades voisines du littoral atlantique de l'Amérique du Nord.

Éo. Lef.

VEPPALEI. Nom tamoul du *Wrightia antidysenterica* (*Nerium antidysentericum* L.), de la famille des Apocynées.   Pl.

VER. *Voy.* Vers.

VER A SOIE. Nom vulgaire de la Chenille du *Bombyx mori* Linné, insecte lépidoptère, produisant la soie proprement dite et domestiqué en Chine depuis un temps immémorial. D'autres Chenilles de Bombycides forment aussi un cocon de soie, mais celle-ci est inférieure en beauté et en prix à celle du Ver à soie ordinaire de la Chine (*voy.* Bombyx, Chenilles, Paons de nuit, Soie (*Zoologie*).

Historique. Les historiens désignent sous le nom de Sères (cu persan *ser* ou *zer*, qui signifie or) un peuple qui, depuis une antiquité reculée, semblait occupé à l'industrie de la soie. Cette dénomination peut s'appliquer au peuple chinois. Le nom de soie est lui-même chinois, dérivant de *sse* transformé en *ser*, il a pour synonymes les mots *kin* ou *cin*, parce qu'on donnait à la soie la valeur de l'or. L'empereur de la Chine reçoit pour épithète les noms de *Serkji*, roi de l'or, et le mot *Tsin*, d'où nous avons fait Chine, désigne le pays que les Anciens appelaient *Sinæ*. Les Grecs nommaient la soie σηρικόν et les Romains *sericum*.

Au dire des annales chinoises, Fou-hi (3400 ans avant J.-C.) aurait inventé deux instruments de musique dont les cordes étaient en soie ; ces cordes provenaient du Ver à l'état encore sauvage. Sous Hoang-ti (2650 avant J.-C.) le Ver à soie fut rendu domestique par les soins de l'impératrice Si-ling-chi, qui enseigna l'art de filer le cocon et de tisser la soie. Les populations reconnaissantes placèrent l'épouse du souverain au rang des génies bienfaisants sous le nom de Sien-thsan, la première qui a élevé des Vers à soie.

Dès la plus haute antiquité, les Vers à soie du Mûrier blanc ont été soignés, leurs cocons dévidés, des étoffes fabriquées dans la petite province de Canton ; cette industrie y a été constamment florissante. La Chine tenait tellement à la soie que

pour en garder le monopole elle avait mis la peine de mort pour celui qui ose-
rait porter au loin le Ver à soie. Les provinces les plus célèbres pour la production sont encore, comme jadis, Tchekian, Nankin et Canton, dont le sol est couvert de Mûriers et qui sont situées sur la frontière sud du Céleste-Empire.

La soie était donc, fort longtemps avant notre ère, une matière précieuse
répandue dans l'extrême Orient, par suite de la culture du Ver à soie, mais la
connaissance n'en parvint en Europe qu'après la conquête de l'Inde par Alexandre
le Grand. Les monarques de Perse portaient des tissus de soie. Alexandre, en
prenant la tunique des Mèdes et la tiare persane, à l'instar de Darius vaincu,
fit usage de vêtements de cette matière spéciale.

C'est par la Corée que le Ver à soie a été propagé au Japon. Les Romains
tiraient leur soie de *Serica*, mais ils n'avaient aucune idée de l'insecte qui la
fournit; ils la confondaient avec le coton et pensaient qu'elle était produite par
des arbres. La soie ne se répandit que peu à peu par le commerce à l'extérieur
de la Chine. Du temps d'Ézéchiel (600 ans avant J.-C.), on trouve la soie entrant
dans la parure des femmes juives. Les vêtements appelés *médiques* par Hérodote et par Xénophon étaient des tissus de soie. On en vit pour la première fois
à Rome aux jeux donnés par Jules César (46 ans avant J.-C.). Plus tard, Hélio-
gabale (217-222 de notre ère), élevé dans les temples syriens, présida plusieurs
fois le sénat avec des vêtements de soie exclusivement réservés aux femmes
d'après Lamprinus, l'historien. Les soieries s'estimaient au poids de l'or, selon
l'épithète *isochrysos* des Grecs, sous l'empereur Aurélien (270-275), qui refusait
à l'impératrice Severina une robe de cette soie que les femmes d'ouvriers aisés
et même de paysans portent aujourdhui. « Que les Dieux me préservent, disait
Aurélien, de donner tant d'or pour si peu de fil ! »

Le gouvernement chinois veillait avec une vigilance intéressée à ce qu'il ne
sortît de l'empire que des tissus ouvrés, source de bénéfices précieux. Il ne passait au dehors ni œufs, ni chenilles, ni cocons, ni fils de soie. On comprend les
erreurs d'Aristote, répétées par Pline, et qui ont longtemps égaré les historiens.
On parlait de la soie produite par un insecte de l'île célèbre de Cos dans l'Archipel ; il s'agissait de la soie d'un Bombycide sauvage. Ces anciens natura-
listes croyaient que la véritable soie, dite abyssinienne, car elle arrivait d'Abyssinie par la voie du commerce, provenait d'un arbre ; ils confondaient avec un
fruit les cocons de l'*Attacus mylitta* (*voy.* Bombyx, Paons de nuit). Plus tard, Pau-
sanias semble attribuer l'origine de la soie à une Araignée plutôt qu'à un
insecte ; ce n'est que vers le quatrième siècle qu'on trouve dans une phrase des
Homélies de saint Basile l'indication exacte du Ver et de son cocon.

On attribue à une princesse chinoise la propagation du Mûrier et de la soie
hors des limites du Céleste-Empire. Cette princesse, fiancée à un roi de la petite
Boukharie, apprit qu'il n'y avait ni Mûriers ni Vers à soie dans sa patrie future
et, désolée de se voir privée des belles étoffes qui faisaient son orgueil, elle
voulut enfreindre les lois les plus sévères. Elle cacha dans sa coiffure des graines
de Mûrier et des œufs de Ver à soie ; les gardes n'osèrent porter les mains sur
une personne du sang impérial et laissèrent sortir les éléments d'un important
commerce pour les contrées centrales de l'Asie.

De la Chine, Vers à soie et Mûriers se répandirent de proche en proche, cultivés par les peuples qui trouvaient ainsi des vêtements fastueux pour leurs despo-
tiques souverains et un objet de commerce des plus avantageux. Peu à peu le
Ver à soie passe dans les provinces de Hainan, Koangsi, Yunnam, dans le Cambodge

et le grand Thibet au sud, puis à l'ouest par le petit Thibet, la Boukharie, le Lahore, le Caboul, jusque sur les bords de la mer Caspienne, enfin en Perse, en Palestine par Bagdad et en Anatolie jusqu'à Smyrne.

L'Inde proprement dite et surtout le Bengale ne reçurent le Ver à soie du Mûrier que fort tard et presque avec indifférence. La culture du Mûrier offrait quelques difficultés aux paresseux Hindous; d'autre part, ils possédaient des Vers à soie d'autres espèces, sauvages, donnant sans efforts de bons produits ; la soie dite *tussah* était chez eux solide et abondante. Ils n'avaient pas grand intérêt à introduire une soie plus belle, plus brillante, mais plus difficile à obtenir. Remarquons de nouveau que la soie tussah de l'Inde, provenant de gros cocons bruns, était confondue d'abord par les Grecs et les Romains avec la soie chinoise. Les Égyptiens ne connaissaient pas la soie; aucune momie d'Égypte n'est enveloppée dans un tissu soyeux, mais dans des linges de filaments végétaux, parfois extrêmement fins.

La ville de Turfau, dans la petite Boukharie, a été longtemps le rendez-vous des caravanes venant de l'ouest et l'entrepôt des soieries de la Chine. Elle était la métropole des Sères de l'Asie supérieure ou de la Sérique de Ptolémée. Les Sères expulsés par les Huns vinrent s'établir dans la grande Boukharie et dans l'Inde. C'est d'une de leurs colonies, de Sérinde ou Ser-indi, que des moines grecs de l'ordre de saint Basile apportèrent au péril de leur vie, en 552, à Constantinople, des graines de Mûrier et des œufs de Ver à soie, renfermés dans des tiges de Bambou. On fit éclore les œufs à la chaleur du fumier; les environs de Constantinople devinrent le lieu de production des tissus de soie que le commerce européen se procurait au commencement du moyen âge. C'est de là que Charlemagne fit venir son manteau ; c'est aussi Constantinople qui fournit aux abbés de Saint-Denis l'oriflamme ou bannière de soie rouge à flammes d'or, qui à partir de 1124 devint l'étendard des rois de France et les suivit dans les grandes guerres.

La culture du Mûrier et l'élevage du Ver à soie se répandirent en Grèce et surtout dans le Péloponnèse, qui reçut et qui a gardé le nom de Morée (de *morus*, Mûrier). Au huitième siècle, les Arabes apportèrent l'industrie de la soie en Espagne, où le Mûrier noir fut d'abord seul cultivé, tandis que le Mûrier blanc, préférable, restait confiné en Grèce. En 1146, Roger II introduisit la culture de la soie en Sicile et en Calabre ; ce n'est qu'au quinzième siècle qu'elle arrivait au nord de l'Italie. Par la Provence, le Mûrier et le Ver à soie passèrent en France, après l'occupation du royaume de Naples par les princes de la maison d'Anjou ; en 1345, le sénéchal de Nîmes et de Beaucaire envoyait à Jeanne de Bourgogne douze livres de soie récoltée en Provence. En 1466, Louis XI transporta à Plessis-les-Tours les Mûriers et leurs précieux insectes. Catherine de Médicis encouragea l'industrie qui florissait dans son pays et des pépinières de Mûriers s'établirent près de Toulouse, dans le Bourbonnais et dans l'Orléanais. Sous Henri IV, par les conseils d'Olivier de Serres et malgré le sévère Sully, toujours en garde contre le relâchement des mœurs par le luxe, les Mûriers se propagèrent dans tout le royaume ; on en planta même aux Tuileries, une magnanerie et une filature de soie y furent installées. Sous Louis XIII, la sériciculture fut négligée, mais Colbert sous Louis XIV lui donna un élan considérable.

Louis XV rendit plusieurs arrêts pour favoriser l'établissement des manufactures de soie ; des pépinières de Mûriers furent établies et les arbres gratuitement distribués. De 1700 à 1788, la France produisait environ 6 millions de kilogrammes de cocons. La production tomba de moitié sous la République, se releva sous l'Empire et dans les premières années de la Restauration, mais sans revenir au chiffre précédent. C'est à partir de 1820 qu'elle reprit un mouvement ascendant considérable jusqu'en 1854, où se sont fait sentir pour la première fois des atteintes épidémiques. J. Dumas estimait que la production annuelle de la soie sur toute la terre pouvait à cette époque être évaluée à onze cents millions de francs, chiffre dans lequel la France figurait en moyenne pour 100 millions et qui s'est élevé à 117 millions en 1853, dernière année de la grande production indigène. Les Vers à soie, atteints de maladies, ont depuis cette époque donné un cocon de moins en moins productif. Je reviendrai plus tard sur les épidémies qui ont décimé ces insectes et fait éprouver de si grandes pertes à une des industries les plus intéressantes de notre pays.

L'Italie ainsi que la Grèce n'ont pas été avec la France les seules contrées où on ait élevé le Ver à soie. La Dalmatie, les Principautés moldo-valaques, les provinces méridionales et caucasiennes de la Russie, la Syrie, les contrées montagneuses du Liban, ont reçu le Ver séricigène. Olivier de Serres disait que tout endroit où vient la Vigne et au delà peut suffire au Mûrier. Élisabeth d'Angleterre essaya l'introduction du Ver à soie ; presque au même moment (1593-1595) la duchesse d'Aschott planta des Mûriers aux environs de Leyde et s'habilla avec des tissus de soie ; en 1607 des pépinières des Mûriers furent établies près de Bruges. Des essais tentés en Suède et en Danemark n'ont pas réussi à cause du froid des hivers. En 1820 la Bavière, imitée par le Wurtemberg et la Prusse, essaya la culture du Mûrier. Enfin l'acclimatation du Ver à soie a eu lieu dans les terres lointaines, en Bolivie, au Pérou, au Chili, au Brésil, en Australie. La Nouvelle-Zélande est propice au Ver à soie. Dans les Antilles, on peut faire jusqu'à huit récoltes par an.

Les contrées qui ont toujours produit et qui donnent encore de nos jours la plus grande quantité de soies filées sont la Chine et le Japon. On connaît incomplétement les races de Ver à soie de ces régions si étendues. Dans les parties chaudes du sud de la Chine, de l'Indo-Chine, où le Mûrier végète toute l'année, il y a des races de Ver à soie polyvoltines, c'est-à-dire se succédant rapidement dans une même année. Depuis les funestes épidémies qui rendent si peu productives les éducations européennes, on a recours au Japon et à la Chine pour les premières soies (L.-F. Crognier, *Recherches historiques et statistiques sur le Mûrier, les Vers à soie et la fabrication de la soierie*, 1825. — R.-P. Lesson, *Histoire de la soie considérée sous tous les rapports*. Rochefort, 1846. — Ernest Pariset, *Histoire de la soie*. Paris, 1862).

Caractères zoologiques et biologie. Le plus utile des Lépidoptères ou Papillons a une livrée fort simple. Le mâle est à peine plus petit que la femelle : l'envergure des ailes est de 40 à 45 millimètres, la couleur blanche ou un peu jaunâtre. Les deux rangées de dentelures antennaires sont noires dans les deux sexes. Les ailes antérieures sont fortement échancrées et recourbées en pointe falciforme ; une bande transversale d'un jaune brun plus ou moins pâle se trouve sur les deux ailes, plus marquée chez les mâles, ainsi qu'un croissant discoïdal.

La chenille, ou larve, la plus parfaite des fileuses, le Ver à soie type actuel, est glabre au terme de son développement, blanchâtre, à segments épais. Tête petite, prothorax renflé, avant-dernier anneau avec une corne étroite, recourbée en arrière à la manière de celle des Sphyngiens. Cocon ample, relativement au volume de la chrysalide et de l'adulte, arrondi, fermé aux deux bouts, un peu étranglé au milieu chez le mâle, tantôt d'un beau blanc, parfois jaune ou verdâtre, céladon (Cornalia, *Monografia del Bombice del Gelso* [Bombyx Mori]. Milano, 1854, avec tab.).

On peut dire avec certitude que le Ver à soie du Mûrier, ainsi que son papillon, représente parmi les Insectes le mouton parmi les Mammifères domestiques, et si différent du Mufflon. Le Ver à soie est dégénéré héréditairement par une domestication fort reculée, d'époque incertaine, tant elle est lointaine ; ses individus périraient sans les soins continuels de l'homme. Les chenilles savent à peine se tenir sur le Mûrier, elles tombent au moindre vent, elles n'ont plus l'instinct de se garantir sous les feuilles du soleil et de la pluie, ni de se soustraire aux recherches de leurs ennemis, tant Insectes parasites qu'Oiseaux. Les femelles écloses restent immobiles, remuant seulement les ailes par intervalles, les mâles tournant autour d'elles, en battant les ailes, mais sans s'élever ni voler. Il est probable cependant que le Ver à soie du Mûrier existe sauvage dans les forêts de l'intérieur de la Chine, de la Perse et des pentes de l'Hymalaya oriental, où le Mûrier blanc se trouve à l'état spontané. Ce doit être alors un Bombycien de vol rapide comme l'*Endromis versicolora* L. de notre pays, avec lequel il a tant de rapports comme chenille et comme papillon. Martins a fait à Montpellier l'expérience d'élever exclusivement le Ver à soie sur le Mûrier en plein air ; à la troisième génération les mâles avaient recouvré le vol. Suivant l'opinion la plus répandue la couleur jaune était celle du cocon, les races blanches sont moins fréquentes et de temps en temps la teinte jaune reparaît dans la soie. De même, parmi le Serin domestique à teinte jaune reparaît le vert du type sauvage aux Canaries. Il y a des Vers à soie noirâtres, dits Moricauds ou Bouchards, race robuste qu'on a regardée comme premier type de l'espèce ; la chenille aurait blanchi par domestication et serait devenue albinos. On trouve aussi des Vers à soie zébrés, noirs et blancs. Enfin, quelques auteurs admettent deux espèces primitives très-voisines : l'une foncée à cocons jaunes, l'autre à cocon blanc, et ces espèces confondues par des croisements et par la domestication auraient fourni le type actuel.

Les œufs du papillon éclos du Ver à soie ou de la femelle du *Bombyx mori*, ce qu'on nomme la *graine*, sont d'abord jaune clair, puis au bout de huit à onze jours d'un jaune jonquille, puis gris roussâtre et enfin gris d'ardoise avec une légère dépression centrale. On a signalé des femelles produisant des œufs féconds sans accouplement, par parthénogenèse, et d'où proviennent des chenilles, puis des adultes des deux sexes. Ce fait était déjà connu de Malpighi (M. Malpighi, *Dissertatio epistolica de Bombyce*, etc. Londini, 1669, in-4°, traduction et notes par E. Maillot. Montpellier, in-4°, 1878).

La conservation des œufs est un des points essentiels de l'éducation des Vers à soie. Les Chinois, avant de les faire éclore, les baignent dans des liquides de différentes natures, l'eau salée, l'eau de chaux, l'urine de vache ; ils les laissent même dans de l'eau de chaux ou l'eau salée pendant vingt-quatre jours. Ces lotions, peu ou point pratiquées en Europe, doivent avoir leur utilité. Dandolo a préconisé le vin, d'autres une solution légère de sulfate de cuivre. Pour provoquer l'éclosion, on employait anciennement la chaleur du fumier ; on y substitua plus tard la chaleur humaine ou celle du lit, enfin on s'est servi de couveuses artificielles et de chambres d'incubation chauffées par des poêles.

Les éclosions des œufs se font à toutes les heures, mais principalement de cinq à dix heures du matin et surtout de cinq à sept heures. On donne le nom d'âges du Ver à soie aux périodes de son existence, séparées par des mues ou changements de peau. Le 1er âge comprend 5 jours; le 2e, 4; le 3e, 6; le 4e, 7, et le 5e, 10 environ. Entre ces âges ont lieu les mues pendant lesquelles le Ver à soie reste immobile, le corps à moitié relevé comme les chenilles de Sphinx. En mue, le Ver à soie ne mange pas, il a disposé autour de lui des fils attachés aux objets voisins et, appuyé sur ces fils, il quitte son ancienne peau qui se fend au milieu du dos. Maurice Girard a trouvé que le Ver, pendant la mue, a la même température à la surface du corps que le milieu ambiant, et même un peu plus basse; cette température, dans les périodes de voracité, ou *frèzes*, succèdant à la mue, s'élève notablement. Au 1er âge, le Ver à soie est noir et poilu, puis de couleur noisette au moment où va s'opérer la première mue. Au 2e âge, il est presque glabre, d'un cendré foncé, à anneaux apparents; il devient bientôt d'un gris clair, enfin d'un blanc jaunâtre avec apparition de croissants plus foncés sur les second et cinquième segments de l'abdomen. Le Ver à soie ayant 1 millimètre au moment de l'éclosion acquiert peu après 2 millimètres de long; au début du 2e âge, il a 9 millimètres; du 3e, 14 millimètres; du 4e, 27 millimètres; du 5e, 40; enfin, du 5e, 92 à 96 millimètres (C.-M. Bonafous, *Traité de l'éducation du Ver à soie et de la culture du Mûrier*, etc. Paris, 1840, Bouchard-Huzard, 4e édition, in-8°, avec figures coloriées).

Il est impossible de mentionner ici, même sommairement, l'éducation des Vers à soie. Les *Magnaneries* sont des établissements ou locaux où se font les élevages; on donne le nom de Magnaniers aux éducateurs soignant les Vers. Ces expressions dérivent du vieux mot *Magnan* par lequel au dix-septième siècle on désignait le Ver à soie. Diouloufet les fait venir de *magna nens*, la chenille grande fileuse; Bonafous, du verbe italien *magnarer*, manger, ou de *maniar* en langue romane, par allusion à la faim dévorante des Vers à soie. Ces magnaneries ont reçu des perfectionnements successifs et Dandolo a institué divers procédés de ventilation, par des cheminées d'appel, etc. (V. Dandolo, *Art d'élever les Vers à soie*, etc. 7e édition, trad. de l'italien. Paris, 1861, Bouchard-Huzard, avec fig. et nombreux ouvrages du même auteur). Mais, dans ces établissements grandioses où les frais généraux croissent moins que l'augmentation du produit, les règles de l'hygiène sont souvent enfreintes ou impossibles à appliquer. L'entassement, le surchauffage, affaiblissent les races de Ver à soie et les prédisposent aux atteintes épidémiques. Les Chinois n'ont pas de magnaneries, ils font des éducations sous des hangards, si le climat le permet, ou dans des chambres bien ventilées, avec des feuilles de Mûrier venu de semis, et en employant les plus grands soins pour maintenir la pureté de l'air. Les locaux rustiques dont parle Boissier de Sauvages et ceux des Cévennes, où de Quatrefages a remarqué les éducations les plus robustes, consistent en étables ou en cabanes à sécher des châtaignes. Nos petits hôpitaux sont plus favorables aux guérisons des maladies fébriles et des opérés que les vastes établissements où l'encombrement est trop souvent inévitable.

Maladies du Ver à soie. Ces maladies peuvent être ramenées à quatre principales : la grasserie, la muscardine, la pébrine ou maladie corpusculaire, la flacherie. On a augmenté cette liste en prenant pour des maladies plusieurs de leurs symptômes plus ou moins constants. Je ne dirai rien de la touffe, accident qui survient au moment où les Vers à soie vont filer et quand l'air du dehors trop chaud ne permet plus l'aération ; l'insecte succombe alors à la manière d'un Vertébré supérieur frappé de congestion. La pébrine a déjà été présentée dans un article spécial (*voy.* Pébrine).

La grasserie, ou le gras, ou la jaunisse, consiste en une infiltration générale du Ver à soie par une matière grasse, huileuse et jaunâtre. Ce mal est dû aux miasmes des litières et débute au 3e âge ; il constitue rarement une épidémie ; on séquestre les Vers attaqués et parfois on les rétablit par l'aérage. On doit enterrer les Vers morts de peur que les poules ne les mangent, ce qui, paraît-il, les empoisonnerait. On peut rattacher à la flacherie ce qu'on appelle le Rouge, caractérisé par une teinte rougeâtre de la chenille au sortir de l'œuf ; le rouge paraît dû à une incubation par trop forte chaleur. La luzette ou luisette, ou clairène, se manifeste au 5e âge ; le Ver devient d'un rouge clair, puis d'un blanc sale, à corps transparent, mais raccourci, rendant du liquide par la filière. Les chenilles mangent sans arriver à faire le cocon, elles se bornent à une couche plate de fils (Vers tapissiers). On peut tirer parti de ces Vers en les faisant macérer dans du vinaigre, les ouvrant et étirant au dehors le liquide de chaque glande séricigène. On obtient ainsi, après dessiccation par l'oxygène de l'air, les fils si résistants connus sous le nom de *fils de Florence*.

La lienterie ou dysenterie, flusso de Cornalia, est accidentelle et due à la nourriture par des feuilles mouillées, dans les années humides et froides. Les excréments des Vers sont alors liquides et visqueux tenant en suspension des fragments de feuilles non digérés. Il faut au plus tôt changer cette nourriture malsaine et donner des feuilles non mouillées.

La muscardine est survenue de 1830 à 1837, lorsque, à l'exemple des industriels italiens, les éducations en grand des Vers à soie sont devenues prédominantes en France, à la place des éducations dans chaque maison. La muscardine est ainsi appelée d'après le muscardin, qui en Provence est un bonbon ou une dragée blanche, efflorescente. Cette épidémie a eu moins d'extension et de gravité que celles de pébrine et de flacherie qui lui ont succédé. Dans la muscardine, le Ver à soie prend une teinte d'un jaune rougeâtre ou brunâtre, offrant des plaques plus foncées. Le cocon est produit, mais la chenille ne se chrysalide pas ; son corps est durci, racorni et momifié. Bassi a reconnu en 1835 que le Ver est envahi par un cryptogame développé dans le tissu adipeux et qui a reçu le nom de *Botrytis Bassiana*. Après la mort du Ver, les filaments du cryptogame sortent par les stigmates et recouvrent le corps d'une sorte de moisissure cotonneuse ou farineuse, ce qui, avec le durcissement, le fait comparer à la dragée ou muscardin.

Audouin a démontré par des inoculations à des Vers sains et à d'autres Chenilles, ainsi qu'à des larves de Coléoptères, que la muscardine n'est pas exclusive au Ver à soie, mais qu'elle atteint beaucoup d'insectes. La muscardine peut se montrer en tout lieu ; elle ne fait pas perdre la récolte de l'année ; elle empêche la reproduction et le grainage. On peut arrêter la reprise de la muscardine pour l'année suivante en désinfectant le local, en passant au chlorure de chaux tout le matériel, en faisant des fumigations avec l'acide hypoazotique ou l'acide sulfureux, toutes les issues étant fermées.

La flacherie, les morts-plats, morts blancs, negrone (à cause des cadavres noircis), est anciennement connue, mais confondue souvent avec d'autres maladies, en particulier avec la pébrine. Elle s'accompagne de symptômes regardés à tort comme des maladies spéciales, ainsi la menuaille, la maladie des petits, l'atrophie. Avec la flacherie, les Vers, tout en continuant à manger et à muer, deviennent inégaux en taille; beaucoup restent de petite dimension, ne donnent que peu ou point de cocons chétifs. Les Vers sont dits arpions ou harpions, ou passis; ils sont grêles ou maigres, le corps est flasque, vidé, comme huilé par places, les déjections sont liquides. Dans cet état, ils se fixent fortement par leurs fausses pattes, beaucoup après la mort pendent renversés aux brindilles où ils se sont accrochés. Pasteur, dès 1867, reconnut dans le Gard que les chambrées de Vers décimés par la pébrine étaient en même temps des Vers flats; la flacherie s'associait ainsi à la pébrine et plus tard prit le dessus, d'une manière d'autant plus désastreuse qu'elle frappait le plus souvent les Chenilles au moment de la montée, alors que toutes les dépenses de l'éducation sont faites. La mort peut arriver rapide et même presque foudroyante. Les Vers récemment morts conservent leur coloration, mais bientôt ils deviennent ardoisés, prennent une couleur noirâtre et pourrissent; ils se vident et l'intérieur du corps s'échappe en bouillie brunâtre. Une odeur aigre, intense, due aux acides gras volatils, se fait sentir dans la magnanerie. Il faut savoir que la flacherie se rencontre souvent sur nos chenilles indigènes et d'espèces variées, soit dans la nature, soit élevées en captivité.

Les désordres internes qui accompagnent la flacherie et qui portent sur les voies digestives sont causés par des Vibrions ainsi que par un ferment en chapelet, formé d'un nombre variable de grains ou spores, sphériques ou subsphériques, longs d'un millième de millimètre, ressemblant à ceux de la fermentation acétique. La flacherie est une maladie de l'appareil digestif, le Ver digère mal, la présence des Vibrions est un signe de flacherie avancée; elle s'observe sur les Vers à la quatrième mue, près de faire leurs cocons. Le ferment en chapelet correspond à un état moins sérieux de l'affection et, quand il ne se développe que dans les derniers jours de la vie de la chenille, il permet la confection du cocon, la nymphose et l'éclosion du papillon. La récolte industrielle reste, mais le grainage est très-compromis.

Le ferment en chapelet granuleux provoque dans le tube intestinal des Vers une fermentation de la feuille ingérée, d'où le manque d'appétit, la lenteur des mouvements, l'inaptitude à filer le cocon. Les vieux éducateurs brûlaient alors de l'encens, du thym, des parfums, faisaient des feux flambants, afin de ranimer les Vers. La graine obtenue dans ces conditions est mauvaise et l'année suivante la flacherie surviendrait. On doit examiner le tube digestif des chrysalides, l'estomac, la poche cæcale, voir s'il n'existe ni grains ni vibrions. Le méconium du Papillon est lui-même important à considérer, au lieu d'être, comme à l'état normal, jaune ou orangé, il est gris ou brun-noirâtre.

La flacherie est héréditaire, ainsi que Pasteur l'a démontré en 1868, et contagieuse; la poussière d'une magnanerie infestée, placée sur les feuilles et ingérée par les Vers, leur donne la maladie, de même les feuilles de Mûriers fermentées, ou l'eau renfermant des Vibrions et imbibant ces feuilles, etc. Les Vibrions enkystés reprennent la vie quand ils sont humectés. Les germes de la flacherie conservent leur action pendant des années.

Pasteur a donné une méthode lente, exigeant des soins minutieux, mais permettant de régénérer une race atteinte de pébrine ou de flacherie. Il est arrivé, par la sélection, à des reproducteurs donnant une graine saine et intacte. L'isolement diminue les ravages de la flacherie comme de la pébrine, et empêche la contagion. Il faut avoir de plus en plus recours aux éducations en grande surface et avec les feuilles de Mûrier venus de graines et aussi vigoureux que possible (L. Pasteur, *Les maladies des Vers à soie*, 2 vol. in-8° avec planches, lithochromies, photographies. Paris, Gauthier-Villars, 1870).

Usages alimentaires et médicaux. En Chine, les chrysalides de Ver à soie servent dans l'alimentation. Aldrovande rapporte que de son temps les soldats mangeaient les Vers à soie, il dit même que cet aliment n'a ni mauvaise odeur ni saveur désagréable.

L'ancienne médecine employait la soie du *Bombyx mori* dans son arsenal de recettes. Le *Sericum* était fourni par le cocon ou la bourre de soie, on obtenait ainsi les gouttes anglaises céphaliques, recommandées dans l'hystérie, l'hypochondrie et autres maladies nerveuses. Les propriétés attribuées à ces gouttes étaient dues à l'esprit volatil de soie rectifié et au sous-carbonate d'ammoniaque huileux, liquide, obtenu à feu nu, par distillation. La soie entrait dans la confection d'hyacinthe, dans l'électuaire Diamoschus, la confection de l'Alkermès, le sirop antispasmodique de Pomme, celui d'essence de citron d'Aldrovande. Ce dernier auteur avançait, dans sa crédulité, qu'un cordon de soie pourrait guérir l'angine après avoir servi de collier à une vipère.

Les chirurgiens se sont servis avec succès de fils de soie et surtout de crin de Florence, soit pour lier le pédicule des petites tumeurs, soit comme moyen de suture immédiate (*vcy.* LÉPIDOPTÈRES, PAPILLONS, BOMBYX, PAONS DE NUIT, SOIE [*Zoologie*]).   A. LABOULBÈNE.

VER DE MÉDINE. *Voy.* FILAIRES et HELMINTHES (n° 33).

VER DU CAYOR. Bérenger-Féraud a observé dans le Cayor, au Sénégal, une sorte d'éruption furonculeuse dont chaque bouton donna issue à une larve de Diptère. Cette maladie se voit aussi bien chez les animaux (Chien) que chez l'Homme. Em. Blanchard a émis l'opinion que le Ver du Cayor est la larve d'une Mouche appartenant au genre *Ochromyia* Macquart, qu'il a proposé d'appeler *O. anthropophaga.*

L'adulte serait donc voisin des Lucilies (*voy.* ce mot), mais la larve se rapproche bien plutôt des Dermatobies, puisqu'elle se développe dans l'épaisseur de la peau, à la façon du Ver macaque (*voy.* CUTÉRÈBRE, DERMATOBIE, ŒSTRES).

P. Dutrieux a observé dans l'Ounyamouési, pendant la saison des pluies, une maladie parasitaire toute semblable à la précédente. Elle est due au développement, dans la peau de l'Homme ou du Bœuf, d'un œuf pondu par une grosse Mouche, sur la nature de laquelle on est encore dépourvu de renseignements. Ce parasite est appelé par les indigènes *founza ia ngômbé*, c'est-à-dire *Ver du Bœuf.*   RAPHAËL BLANCHARD.

BIBLIOGRAPHIE. — BÉRENGER-FÉRAUD. *Larves de Mouches dans la peau de l'Homme.* In *Cpts. rendus de l'Acad. des sciences*, LXXV, p. 1133, 1872. — DU MÊME. *Études sur les larves de Mouches qui se développent dans la peau de l'Homme, au Sénégal.* In *Revue des Sociétés savantes* (2), VI, 1872. — DUTRIEUX (P.). *Souvenirs d'une exploration médicale dans l'Afrique intertropicale.* Thèse de Paris, 1885, p. 60.   R. BL.

VER LUISANT. On donne ce nom aux larves et aux femelles vermiformes d'Insectes coléoptères du genre *Lampyris* proprement dit. Les œufs pondus par les femelles des Lampyres sont phosphorescents dans l'obscurité, ainsi que l'avait signalé De Géer et que je l'ai constaté plusieurs fois. De ces œufs sortent des larves dont les derniers segments abdominaux brillent en dessous avec plus ou moins d'éclat. Les nymphes, après la transformation des larves, ont pareillement des plaques lumineuses à l'extrémité de l'abdomen. Je m'en suis assuré récemment pour la nymphe du *Lampyris noctiluca* mâle ; celles de la femelle sont pareilles. Enfin, à l'état adulte, sexué ou de perfectose, les *Lampyris noctiluca* L. et les espèces congénères répandent une belle lumière dans l'obscurité à la volonté de l'animal. Le mâle pourvu d'élytres et d'ailes est bien moins lumineux, mais il a des plaques ou des points phosphorescents. Les femelles offrent la presque totalité des trois derniers segments abdominaux d'un blanc jaunâtre, pendant le jour, et le soir d'une teinte verdâtre, éclatante, caractéristique. Ce sont elles qui ont frappé les observateurs et le vulgaire par cette lumière verdâtre, phosphorescente; ces femelles relèvent leur abdomen et répandent ainsi une clarté spéciale qui attire le mâle, muni d'yeux globuleux avec un prothorax à espaces transparents.

L'aspect des femelles du genre *Lampyris* est vermiforme ou plutôt larviforme. Le nom de Ver luisant vient évidemment de cette ressemblance de l'insecte parfait avec sa larve. Les femelles des Drilus et d'autres genres voisins ont aussi l'apparence de larves, mais aucune d'elles ne brille dans l'obscurité.

Il est facile, avec un peu d'attention, de distinguer les femelles du *Lampyris noctiluca* et les larves du même insecte. Les femelles ont la tête volumineuse avec des antennes assez allongées et de onze articles, le prothorax et les deux autres segments thoraciques plus grands, les pattes longues, pourvues de tarses à double crochet. Les larves ont la tête petite, à antennes presque invisibles, le prothorax et les autres segments à peu près de même forme, les pattes très-courtes et les tarses simplement onguiculés. La coloration des insectes, larve et femme adulte, est noirâtre ou ardoisée, mais l'intervalle des segments est rosé ou plus clair chez la femelle, tandis que la larve n'a pas les intervalles différemment colorés et, de plus, une tache blanchâtre se trouve sur chaque segment, en dessus et latéralement.

Les *Lucioles* (*Luciola*) sont des Lampyrides qui brillent dans l'obscurité au moyen de plaques phosphorescentes des derniers segments abdominaux, mais les deux sexes sont pourvus d'ailes et volent facilement le soir dans les pays chauds. On les appelle communément : Mouches phosphorescentes, Bêtes à feu (*voy.* COLÉOPTÈRES, INSECTES). A. LABOULBÈNE.

VER MACAQUE. *Voy.* DERMATOBIE, ŒSTRES et MACAQUE (*Ver*).

VER MOYOQUIL. *Voy.* DERMATOBIE, ŒSTRES et MACAQUE (*Ver*).

VÉRATRE (*Veratrum* Tourn.). § I. **Botanique.** Genre de plantes Mono cotylédones, de la famille des Colchicacées, qui a donné son nom au groupe des Vératrées.

L'espèce type, *V. album* L., est une grande herbe vivace, dont la tige souterraine ou rhizome, couverte d'écailles alternes et de nombreuses racines adventives, donne naissance à des rameaux aériens dressés, hauts d'environ 1 mètre et portant des feuilles alternes, sessiles, ovales-lancéolées, fortement nerviées-plissées. Les fleurs, très-nombreuses et de couleur blanchâtre, sont polygames et disposées en grappes terminales étalées-dressées. Elles ont un périanthe à six divisions sessiles et persistantes, six étamines insérées à la base des divisions du périanthe, à anthères réniformes, s'ouvrant transversalement en deux valves, et un ovaire à trois loges pluriovulées. Le fruit est une capsule triloculaire, renfermant plusieurs graines, entourées d'une aile irrégulière, e pourvues d'un albumen charnu.

Le *V. album*, qu'on appelle vulgairement *Vraiso*, *Varaire*, *Vératre*, cro ì dans les régions alpines et subalpines de l'Europe centrale et méridionale. On le rencontre fréquemment en France, dans les prairies basses et humides des montagnes du Jura, de l'Auvergne, des Alpes et des Pyrénées. Le *V. lobelianum* Bernh., de la Russie, et le *V. californicum* Dur., de la Californie et des contrées occidentales des États-Unis, n'en sont que des variétés. Son rhizome charnu, connu sous le nom d'*Hellébore blanc*, est un drastique et un vomitif énergiques, très-vénéneux à haute dose.

Le rhizome du *V. viride* Sol., espèce commune dans l'Amérique du Nord, surtout au Canada et dans les contrées septentrionales des États-Unis, possède les mêmes propriétés. C'est l'*Hellébore blanc d'Amérique* du commerce et l'*Indian Poke* des pharmacopées américaines.   Ed. Lef.

§ II. **Thérapeutique.** *Voy.* Hellébore blanc.

VÉRATRINE. I. Chimie. En 1818, Meissner retira des semences du *Veratrum sabadilla* une substance qu'il désigna sous le nom de *vératrine*. L'année suivante, Pelletier et Caventou annoncèrent que la vératrine existe non-seulement dans la cévadille, mais encore dans l'hellébore blanc (*Veratrum album*) et dans les bulbes du colchique commun (*Colchicum autumnale*), la caractéristique de ce nouvel alcaloïde étant de provoquer de violents éternuments, même à dose excessivement faible. Merck ne fit guère, en 1855, que confirmer les recherches précédentes; au lieu d'être une masse amorphe, résineuse, il démontra que la vératrine, retirée de la cévadille, est un corps susceptible de cristalliser dans l'alcool absolu en prismes droits rhomboïdaux. Toutefois, une minime partie de la vératrine brute pourrait ainsi cristalliser.

L'étude des produits alcaloïdiques des Vératres a été reprise de nouveau en 1872 par Schmidt, Köppen et Weigelin, puis par Wright et Luff en 1878. Il résulte de ces nouvelles recherches qu'il existe deux variétés de vératrine, l'une soluble dans l'eau, l'autre insoluble (Weigelin); Schmidt et Köppen admettent que la vératrine du commerce est formée au moins de trois substances distinctes : les deux variétés précédentes, ainsi qu'une matière résineuse, à peine soluble, amorphe, pouvant se transformer comme la base cristallisée, dans la modification soluble par des lavages prolongés.

En 1878, Wright et Luff ont admis dans le *Veratrum sabadilla* la présence de deux alcaloïdes : l'un amorphe, la *vératrine*, donnant des sels cristallisables ; l'autre cristallin, la *cévadine* ou vératrine de Merck, donnant des sels difficilement cristallisables. Quant à la vératrine amorphe de Schmidt et de Köppen, qui fond à 147-152 degrés, elle serait formée par un mélange de vératrine amorphe et de vératridine. On admet aujourd'hui qu'il existe trois alcaloïdes dans le *Veratrum sabadilla* :

1° La *cévadine* ou *vératrine cristallisée* de Merck ;

2° La *vératrine*, alcaloïde incristallisable ;

3° La *cévadilline*, également incristallisable.

1° Cévadine ou vératrine cristallisée. *Formules :* $\begin{cases}\text{Équivalent } C^{64}H^{44}AzO^{18}.\\ \text{Atom.} \qquad C^{32}H^{44}AzO^{9}.\end{cases}$

On épuise 100 parties de cévadille avec de l'alcool chaud, additionné de 1 pour 100 d'acide tartrique; après concentration, on précipite par l'eau une matière résineuse, on ajoute une lessive de soude, ce qui précipite les alcaloïdes. On agite avec de l'éther, et on traite ce dernier par une solution aqueuse d'acide tartrique; on précipite par la soude et on reprend le précipité par l'éther; celui-ci est additionné de ligroïne et on abandonne le tout à l'évaporation spontanée. Il se sépare de la masse sirupeuse des cristaux qu'on lave et qu'on fait cristalliser de nouveau dans l'alcool. L'eau mère sirupeuse ne retient guère que de la vératrine amorphe et de la cévadilline.

10 kilogrammes de semences de cévadille fournissent environ 70 grammes d'alcaloïdes bruts, dont on peut retirer seulement 9 grammes de cévadine, 6 grammes de vératrine et 3 grammes de cévadilline.

La *cévadine, vératrine cristallisée, vératrine de Merck,* cristallise dans l'alcool en gros prismes rhomboïdaux, incolores, transparents, mais devenant opaques à l'air, sans doute en perdant de l'eau de cristallisation. Elle est insoluble dans l'eau, peu soluble dans l'éther, soluble dans l'alcool et le chloroforme. L'éther l'abandonne sous forme d'une masse résineuse. Elle est sans action sur la lumière polarisée. Elle fond à 205 degrés.

Elle se dissout aisément, même à froid, dans les acides, et ces solutés ne sont précipités que partiellement par l'ammoniaque ; le précipité se redissout lentement dans l'eau froide et la solution ne laisse par évaporation dans le vide qu'une masse amorphe (vératrine soluble).

Elle se dissout à chaud dans l'acide chlorhydrique concentré, avec une coloration violet foncé, qui passe au rouge vif à l'ébullition. Avec l'acide sulfurique on obtient une teinte jaune qui vire au rouge carmin, mais en présence du sucre, puis par une addition d'eau, il se produit une coloration vert foncé qui passe au bleu foncé. Cette dernière réaction est considérée comme caractéristique.

C'est une base très-toxique et vomitive, même à faible dose; sa poudre, en quantités à peine appréciables, jouit de la curieuse propriété de déterminer de violents éternuments.

Wright et Luff admettent qu'elle donne à la saponification de l'*acide cévadique* (acide méthylcrotonique de Frankland et Duppa) et une base amorphe, la *cévine,* vernis jaunâtre fusible à 145 degrés :

$$C^{64}H^{49}AzO^{18} + H^{2}O^{2} = C^{10}H^{8}O^{4} + C^{54}H^{45}AzO^{16}.$$

D'après Bosetti, l'eau de baryte dédouble la cévadine en acide angélique et en une nouvelle base amorphe, fusible à 182-183 degrés, la *cévidine,* donnant avec les acides des sels amorphes.

La cévadine possède une réaction alcaline; elle s'unit aux acides pour former des sels amorphes, excepté ceux formés avec le chlorure d'or et de mercure.

Le *chlorhydrate,* $C^{64}H^{49}AzO^{18}.HCl$, s'obtient en traitant la base par l'acide chlorhydrique dilué.

Le *chloroplatinate,* $C^{64}H^{49}AzO^{18}.HCl.PtCl^{2}$, est un précipité jaune, amorphe, soluble dans l'alcool, à peine soluble dans l'eau.

Le *chloromercurate,* $C^{64}H^{49}AzO^{18}.HCl.Hg^{2}Cl^{2}$, est un précipité cristallin, peu soluble, assez soluble dans l'eau et dans l'alcool.

Le *chloraurate*, $C^{34}H^{49}AzO^{48}.HCl.Au^2Cl^5$, cristallise dans l'alcool en aiguilles. Le *sulfate neutre* $(C^{64}H^{49}AzO^{18})^2S^2H^2O^8 + Aq$, est incristallisable. Il est anhydre à 100 degrés.

2° VÉRATRINE AMORPHE. *Formules :* $\begin{cases} \text{Équival. } C^{24}H^{35}AzO^{22}. \\ \text{Atom. } C^{37}H^{55}AzO^{11}. \end{cases}$ Le liquide sirupeux, dans lequel s'est déposé la cévadine, est simplement agité avec de l'éther ; la vératrine amorphe se dissout, tandis que la cévadilline reste dans le résidu.

On purifie l'alcaloïde en le transformant en sulfate, qu'on précipite par l'ammoniaque ; on fait alors un azotate qu'on décompose par le carbonate de soude, et on enlève la base par l'éther, véhicule dans lequel elle est très-soluble.

Elle se présente alors sous forme d'une masse résineuse, fusible à 180 degrés ; elle est soluble dans l'alcool et ses sels sont aisément cristallisables, ce qui la différencie nettement de la cévadine.

Chauffée avec de la soude, en solution alcoolique, elle se dédouble en acide vératrique et en *vérine :*

$$\underbrace{C^{74}H^{55}AzO^{22}}_{\text{Vératrine.}} + H^2O^2 = \underbrace{C^{48}H^{10}O^8}_{\text{Acide vératrique.}} + \underbrace{C^{54}H^{45}AzO^{16}}_{\text{Vérine.}}.$$

La *vérine* est un alcaloïde comparable à la cévine. Elle est sous forme d'un vernis jaunâtre, devenant visqueuse à 100 degrés et liquide vers 130 degrés, donnant des sels amorphes.

Le *chlorhydrate de vératrine*, $C^{24}H^{55}AzO^{22}.HCl$, est en cristaux confus.

L'*azotate*, $C^{74}H^{55}AzO^{22}AzO^6H$, est un sel à peine soluble dans l'eau bouillante.

Le *sulfate acide*, $C^{74}H^{52}AzO^{22}.S^2H^2O^8$, qui semble cristalliser avec 10 molécules d'eau, est en fines aiguilles, qui se transforment en une masse cornée lorsqu'on veut le dessécher. On l'obtient avec de l'acide dilué. Avec l'acide concentré, la vératrine amorphe donne un soluté qui se colore en jaune, puis en rouge vif, comme avec la cévadine.

3° CÉVADILLINE. *Formules :* $\begin{cases} \text{Équival. } C^{68}H^{65}AzO^{16}. \\ \text{Atom. } C^{34}H^{65}AzO^{8}. \end{cases}$ Le résidu insoluble dans l'éther, qui reste dans la préparation de la vératrine amorphe, est repris par un soluté tartrique ; on précipite avec du carbonate de soude et on agite avec l'éther, véhicule qui s'empare des substances étrangères sans toucher à l'alcaloïde.

La *cévadilline* est incristallisable. C'est un vernis à peine soluble dans l'éther et dans la benzine bouillante, facilement dans l'alcool amylique.

Bouillie avec la soude, en solution alcoolique, elle donne naissance à un acide qui paraît être l'acide méthylnotonique.

Ses sels sont incristallisables et gélatineux.

D'après ce qui précède, on voit qu'au point de vue médical il faut soigneusement distinguer entre eux les différents corps auxquels on a donné le nom de vératrine. En dehors de la vératrine de Merck, les autres ne cristallisent pas ; en outre, la vératrine cristallisée paraît susceptible de se modifier facilement pour fournir des produits incristallisables. L'histoire de la vératrine est donc encore incomplète et, si l'on veut faire des expériences avec ce produit, il faut soigneusement en indiquer l'origine et le mode de préparation.

EDME BOURGOIN.

BIBLIOGRAPHIE. — MEISSNER. *Trommsdorff.* In *News Journal,* 1818, t. V, 3. — PELLETIER et CAVENTOU. *Ann. chim. et phys.,* t. XIX, 69, 1820. — DUMAS et PELLETIER. *Composition de la vératrine.* In *Ibidem,* t. XXIV, 120. — COURBE. *Rech. chim. sur la vératrine.* In *Ibidem,* t. LII, 308. — LANGLOIS. *Hyperiodate de vératrine.* In *Ibidem,* t. XXXIV, 278, 3ᵉ s., et t. XLVIII, 504. — ERDMANN. *Réaction des alcaloïdes.* In *Rép. de chimie pure,* t. IV, 205. — MASING. *Sulfarséniate de vératrine.* In *Bull. de la Soc. chim.,* t. XII, 487. — WEIGELIN. *Alcaloïdes de la cévadille.* In *Bull. de la Soc. chim.,* t. XVII, 470. — WOOD. *Rech. physiologiques sur les deux alcaloïdes de la vératrine.* In *Bull. de la Soc. chim.,* t. XVIII, 259. — BRUNNER. *Rech. de la vératrine par la méthode Otto Stas.* In *Bull. de la Soc. chim.,* t. XXII, 64. — SCHMIDT et KÖPPEN. *Étude sur la vératrine.* In *Bull. de la Soc. chim.,* t. XXVII, 315. — WRIGHT et LUFF. *Sur les alcaloïdes des vératrum.* In *Bull. de la Soc. chim.,* t. XXXIV, 61. — TRAPP. *Réactions de la vératrine.* In *Journ. de ph. et chim.,* t. XLIV, 256 et 468, 3ᵉ série. — DELONDRE. *Sur la vératrine.* In *Ibidem,* t. XXVIII, 319, 3ᵉ série. — VAN-PRAG. *Études toxicologiques sur la vératrine.* In *Ibidem,* t. XXIX, 67. — LEPAGE. *Sur la vératrine.* In *Ibid.,* t. XX, 500, 4ᵉ s. — BULLOCK. *Sur la nature complexe de la vératrine.* In *Ibidem,* t. XIII, 319. E. B.

ARTICLES

CONTENUS DANS LE DEUXIÈME VOLUME

(5ᵉ série.)

———

Paris. Imprimerie A. Lahure, 9, rue de Fleurus.